中国药用红树

王长云　邵长伦　郭庆梅　主编

科学出版社

北　京

内 容 简 介

本书针对特殊海洋药用生物资源，对中国药用红树资源进行了系统阐述，运用大量的图片结合文字描述，介绍了中国红树资源现状、药用价值及开发应用情况，涉及药用红树植物的分类位置、形态特征、生境分布、药材鉴别、生理特性、资源状况、文献记载、药用价值、化学成分与药理研究、栽培技术、资源保护与开发应用等。

本书可作为从事海洋药物、海洋天然产物、药物化学、海洋药用生物资源、中药资源学等领域科研工作者的参考书，对于从事药物开发、规划、管理、资源保护的政策、法规制定的政府部门及管理者也有参考价值。

图书在版编目（CIP）数据

中国药用红树 / 王长云，邵长伦，郭庆梅主编. --北京：科学出版社，2024.11

ISBN 978-7-03-077418-7

Ⅰ.①中… Ⅱ.①王… ②邵… ③郭… Ⅲ.①红树科－药用植物－研究 Ⅳ.①R282.71

中国国家版本馆CIP数据核字（2024）第006411号

责任编辑：朱 瑾 习慧丽 / 责任校对：严 娜
责任印制：赵 博 / 封面设计：无极书装

斜 学 出 版 社 出版
北京东黄城根北街 16 号
邮政编码：100717
http://www.sciencep.com
北京建宏印刷有限公司印刷
科学出版社发行 各地新华书店经销
*

2024年11月第 一 版 开本：787×1092 1/16
2024年11月第二次印刷 印张：41 1/4
字数：985 000
定价：428.00元
（如有印装质量问题，我社负责调换）

《中国药用红树》
编委会

序

红树林生态系统在全球生态系统中具有极其重要的地位，栖息其中的生物资源具有极为丰富的物种多样性，是海洋药用生物资源开发利用的重点区域，也是海洋药物研究的热点区域。红树林分布于热带、亚热带海岸，在海陆交界处，受周期性潮水浸淹，形成既不同于典型陆地，又不同于典型海洋的独特生境。在这一特殊生境中，红树植物拥有特殊的新陈代谢机制，产生了新颖的次级代谢产物，成为药物研究开发的宝贵资源。国际上对红树植物次级代谢产物的研究始于20世纪中叶，2000年以来发现的化合物数量显著增加，许多化合物显示了抗菌、抗病毒、抗肿瘤、酶抑制、降压等生物活性，具有广阔的药用开发前景。

中国东南沿海分布着大片红树林，红树林植被是中国海岸带湿地生态系统的重要类型之一。红树林海岸居民在长期的医疗实践中，积累了极为丰富的红树植物的药用经验。研究发现，中国分布的红树植物含有大量结构新颖、活性显著的化合物，已引起国际海洋药物研究领域的广泛关注。近年来，中国在红树植物次级代谢产物研究方面取得了突出成果，国内外学者对一些重要的红树物种进行了较系统的生药学、化学、药理学研究，获得了大量的具有中国特色的药用植物信息资料。然而，迄今为止，尚未见红树林药用资源方面的专业性著作，对已有的研究成果，特别是对红树林药用价值的评价和论述缺失，制约了红树林药用植物资源的深度开发利用。

基于上述背景，该书的作者围绕海洋药用生物资源这一主题，对中国海洋药用生物资源进行了大规模的系统调查，特别是对红树林环境中的药用生物资源进行了调查研究，发现了具有开发价值的药用红树植物资源。结合上述研究工作，作者于该书中系统梳理、整编科学资料，运用大量的图片结合文字描述，详细介绍了中国红树资源状况和药用研究情况。全书以国际、国内研究取得的成果为基础，记载了红树分类、形态特征、药用鉴定、资源分布状况、药用价值，以及国内外对红树化学成分、药理作用的研究成果，融药用生物资源学、生药学、天然产物化学、药物化学、药理学、植物保护学等领域的知识于一体，具有科学性、系统性和实用性，为海洋药用生物资源高效、可持续利用提供了基础资料，对红树药用资源利用，乃至对海洋药物深度开发，具有重要的指导和借鉴价值。

管华诗

中国工程院院士

2023 年 5 月 7 日

前　言

中国东南沿海海岸带区域分布着大片的红树林，由于长期经受潮水浸淹，形成了海岸带湿地适盐植物的特殊生态结构类型。生存于这种特殊环境中的红树植物种类繁多，具有特殊的新陈代谢机制，产生了大量的不同于陆地植物的次级代谢产物，具有十分重要的药用价值。

国际上对红树植物次级代谢产物的研究始于 20 世纪中叶。随着对红树植物药用价值和应用前景的不断认识，发现的化合物数量显著增加，迄今已发现千余种结构新颖的活性化合物，显示了红树植物药物开发的潜力。

在中国，红树植物的药用价值最初由沿海居民偶然发现，经过长期的医疗实践和代代相传，积累了丰富的药用经验。2000 年以来，中国在红树植物次级代谢产物研究方面的成果突出，已对一些重要的红树植物物种进行了较系统的研究，获得了一系列结构新颖、活性显著的化合物。初步的统计表明，已研究的红树植物主要有木榄、秋茄树、老鼠簕、榄李、海漆、木果楝、桐花树、海榄雌、海杧果、莲叶桐等。从这些植物中发现的次级代谢产物的主要结构类型有二萜、三萜、甾体、黄酮、木脂素和生物碱等，尤以三萜最为常见。此外，还发现了木质素和芳香族类化合物。药理活性筛选评价表明，许多来源于红树植物的化合物显示了抗菌、抗病毒、抗肿瘤、抗炎、降压、抗糖尿病等药理活性，具有药用开发的广阔前景。

本书系统整理了中国药用红树植物资源状况及药用价值，围绕海洋生物资源高效开发利用的国家重大战略需求，重点根据药用红树植物物种的多样性及生长环境的特殊性，详细介绍了 11 科 25 种真红树和 10 科 13 种半红树的分类地位、形态特征、生境分布、药材鉴别、生理特性、资源状况、文献记载、药用价值、化学成分与药理研究、栽培技术、资源保护与开发应用等，结合国内外对红树植物的化学成分、药理作用等研究，总结了红树植物药用开发过程、技术、方法及研究成果。本书利用大量的文献、图文数据，特别是最新的研究资料，分析了目前研究开发存在的资源情况、栽培技术、资源保护与开发应用等问题，提出了药用红树资源保护、管理和开发对策，为海洋药用生物资源高效、可持续利用提供基础的参考资料。

本书获得国家海洋局①海洋公益性行业科研专项（201405038）、国家高技术研究发展计划（863 计划）项目（2013AA093000）、国家自然科学基金优秀青年科学基金项目（41322037）、泰山学者计划项目资助。中国工程院院士管华诗、中山大学教授林永成等

---

① 项目立项时间为 2014 年，2018 年 3 月国务院机构改革，组建中华人民共和国自然资源部，对外保留国家海洋局牌子。

对本书的编写给予了各方面的关怀和悉心的指导，谨在此表示衷心的感谢！在本书编写过程中，还得到了中国海洋大学吕志华教授、钱树本教授、武云飞教授、吴元熙教授等专家的指导和帮助，谨在此表示诚挚的谢意！

我们期待本书能够对海洋药物、海洋天然产物、海洋药用生物资源相关领域的研究具有借鉴和参考价值。本书是第一版，其中尚有许多不完善之处，敬请各位专家、学者批评指正，提出宝贵的改进意见。我们将努力在今后的工作中不断完善。

作　者
2023 年 2 月 17 日

目　录

1 中国红树植物总论

红树林是典型的海陆交界处最具生物多样性的生态系统，分布于热带、亚热带海岸。红树林主要由红树植物为主体的常绿灌木或乔木组成，生长在沿海潮间带上部，受周期性潮水浸淹，形成了海岸带湿地适盐植物的特殊生态结构类型，特别是在海湾或河口地带，常常形成壮观的潮滩湿地木本生物群落（Fu et al.，2021；Bibi et al.，2019；Guo，2015；Farnsworth and Ellison，1997；傅秀梅等，2009）。红树林中生长的木本植物为红树植物，其他草本植物或藤本植物为红树伴生植物。红树植物又可分为真红树和半红树两类。半红树植物是指既可以在潮间带集群生长成优势种或共建种，又可以在陆地非盐土上生长的两栖性植物。全球红树林分为东方群系和西方群系，其中以东方群系的印度-马来半岛地区多样性最为丰富。全球共有红树植物 16 科 24 属 84 种（含 12 变种），其中真红树植物有 11 科 16 属 70 种（含 12 变种），半红树植物有 5 科 8 属 14 种（杨盛昌等，2017）。

全球红树林自然分布范围大致在南北回归线之间，最北可达 32°N，最南可达 33°S（傅秀梅等，2009）。在红树林生态系统中，海洋与陆地建立起了一种交错复杂的互惠关系，形成了既不同于典型陆地生态，又不同于典型海洋生态的红树林生态区域。红树林生态系统养育着特殊的动植物群落，极大地丰富了生物多样性，并具有任何其他生态系统无法取代的生态学功能（Fu et al.，2021；生农等，2021；陶思明，1999；陈映霞，1995）。红树林是海洋生物资源的宝库之一，除了巨大的生态效益，红树林湿地的经济价值日益凸显。保育良好的红树林湿地生态系统可以成为食品、药品、饲料、化工原料、造纸原料、香料、建材和薪炭林等的天然采收场，也可以适度用作无公害养殖鱼虾、养蜂、饲养水禽等的天然养殖场（王亚楠等，2009）。

1.1 中国红树植物分布

从中国的自然地理条件和红树林的生态习性来看，中国历史上一直都有红树林的自然分布。红树林生态系统是中国海岸带湿地生态系统的重要类型之一，自然分布于海南、广东、广西、福建、浙江、台湾、香港、澳门等地（Fu et al.，2021；杨盛昌等，2017）。中国红树林湿地断续分布于东南沿海热带、亚热带海岸港湾、河口湾等受掩护水域，是印度-西太平洋红树林区系分布的北缘。红树林是地带性植物，种属数自南向北减少，林相高度自南向北降低，分布范围自南向北减小。其宏观纬度分布主要受温度等控制，包括气温、海水表层温度、霜冻频率等。寒流或暖流因影响气温、水温及红树植物繁殖体的传播，从而影响红树林的分布。中国红树林分布南界在海南岛南岸三亚市（18°12′N）。中国南海诸岛地处热带和赤道带，雨量丰富，适宜红树植物生长，但尚未发现红树林，仅有若干半红树植物生长，不能形成红树林群落。其可能原因是远离周边大陆，种源稀少；潮滩沉积物以珊瑚砂砾为主，完全缺乏细颗粒沉积物，土壤条件不适宜；大部分礁坪位于平均海平面以下，缺乏对波浪作用的抵御功能；位于平均海平面以上的高礁坪及灰沙岛虽适宜红树植物生长，但零星分布。广阔的南海诸岛有岛、屿、沙洲、礁、石、岩和暗沙261个（广东省地名委员会，1987），后有学者统计南海诸岛的岛礁270多个（赵焕庭等，2017），但大多处于开阔外海波浪作用之下，红树植物难以生根繁殖，而露出海面的主要岛屿只有35座，主要沙洲有13座，面积约1200hm²（陈史坚，1987），适合红树植物生长。中国红树林天然分布北界为福建福鼎市（27°20′N），人工引种北界为浙江乐清市（28°25′N）。受黑潮的影响，红树林沿台湾岛、琉球群岛向北可分布至日本鹿儿岛喜人町（天然分布北界，31°34′N）或静冈县（人工引种北界，34°38′N）。根据海洋气候资料，红树林（秋茄树）北界的1月平均气温与平均水温分别为：9.8℃、10.9℃（中国天然分布北界）；9.3℃、10.6℃（中国人工引种北界）；10.5℃、16.0℃（日本天然分布北界）（Fu et al.，2021；黄初龙和郑伟民，2004；杨盛昌等，1997）。

中国红树林在区系上属于东方群系，共有红树植物21科27属40种（含1变种）（表1.1），占全球红树植物种类的47.6%，占东方群系的50%。中国红树植物区系中，真红树有11科15属27种（含1变种），半红树有10科12属13种（杨盛昌等，2017；赵晟等，2007；林鹏，2001；林益明和林鹏，2001；张乔民和隋淑珍，2001），为高大的乔木和灌木。其中，无瓣海桑（*Sonneratia apetala*）为1985年从孟加拉国引种；厦门老鼠簕（*Acanthus xiamenensis*）实际为老鼠簕（*Acanthus ilicifolius*）；拟海桑实际为杯萼海桑（*Sonneratia alba*）与海桑（*Sonneratia caseolaris*）的杂交种，其拉丁名由 *Sonneratia paracaseolaris* 更正为 *Sonneratia × gulngai*。此外，柱果木榄（*Bruguiera cylindrica*）由英国人 Bullock 于19世纪在海南海口发现，但近年来调查未发现该种（王文卿和王瑁，2007），故未列入表1.1中。

表 1.1　中国红树植物种类及其分布

科	种	海南	广东	广西	福建	浙江	香港	澳门	台湾
真红树 true mangrove									
卤蕨科 Acrostichaceae	卤蕨 *Acrostichum aureum*	+	+	+	−		+	+	+
	尖叶卤蕨 *Acrostichum speciosum*	+							
楝科 Meliaceae	木果楝 *Xylocarpus granatum*	+							
大戟科 Euphorbiaceae	海漆 *Excoecaria agallocha*	+	+	+	−		+		+
海桑科 Sonneratiaceae	杯萼海桑 *Sonneratia alba*	+							
	海桑 *Sonneratia caseolaris*	+	△						
	拟海桑 *Sonneratia × gulngai*	+							
	海南海桑 *Sonneratia × hainanensis*	+							
	卵叶海桑 *Sonneratia ovata*	+							
	无瓣海桑 *Sonneratia apetala*	△	△	△	△				
红树科 Rhizophoraceae	木榄 *Bruguiera gymnorrhiza*	+	+	+	+		+		−
	海莲 *Bruguiera sexangula*	+	△		△				
	尖瓣海莲 *Bruguiera sexangula* var. *rhynchopetala*	+	△		△				

续表

科	种	海南	广东	广西	福建	浙江	香港	澳门	台湾
红树科 Rhizophoraceae	角果木 *Ceriops tagal*	+	−	−			+		−
	秋茄树 *Kandelia candel*	+	+	+	+	△	+	+	+
	红树 *Rhizophora apiculata*	+							
	红海榄 *Rhizophora stylosa*	+	+	+	△		−		+
	红茄苳 *Rhizophora mucronata*	+							+
使君子科 Combretaceae	红榄李 *Lumnitzera littorea*	+							
	榄李 *Lumnitzera racemosa*	+	+	+	△		+		+
	对叶榄李 *Laguncularia racemosa*	△	△	△	△				
紫金牛科 Myrsinaceae	桐花树 *Aegiceras corniculatum*	+	+	+	+		+	+	
马鞭草科 Verbenaceae	海榄雌 *Avicennia marina*	+	+	+	+		+	+	+
爵床科 Acanthaceae	小花老鼠簕 *Acanthus ebracteatus*	+	+						
	老鼠簕 *Acanthus ilicifolius*	+	+	+	+		+	+	
茜草科 Rubiaceae	瓶花木 *Scyphiphora hydrophyllacea*	+							
棕榈科 Palmae	水椰 *Nypa fruticans*	+							
半红树 semi-mangrove									
莲叶桐科 Hernandiaceae	莲叶桐 *Hernandia nymphiifolia*	+							
豆科 Leguminosae	水黄皮 *Pongamia pinnata*	+	+	+			+		+
锦葵科 Malvaceae	黄槿 *Hibiscus tiliaceus*	+	+	+	+		+		+
	桐棉 *Thespesia populnea*	+	+	+	△		+		+
梧桐科 Sterculiaceae	银叶树 *Heritiera littoralis*	+	+	+	△		+		+
千屈菜科 Lythraceae	水芫花 *Pemphis acidula*	+							+
玉蕊科 Lecythidaceae	滨玉蕊 *Barringtonia asiatica*	+			△				+
	玉蕊 *Barringtonia racemosa*	+			△				+
夹竹桃科 Apocynaceae	海杧果 *Cerbera manghas*	+	+	+	△		+		+
马鞭草科 Verbenaceae	钝叶臭黄荆 *Premna obtusifolia*	+	+	+					+
	苦郎树 *Clerodendrum inerme*	+	+	+	+		+		+
紫葳科 Bignoniaceae	海滨猫尾木 *Dolichandrone spathacea*	+	+						
菊科 Compositae	阔苞菊 *Pluchea indica*	+	+	+	+		+		+

注: "+"表示自然分布; "−"表示灭绝; "△"表示人工引种。

海南、广东和广西是中国红树林的主要分布地区（图 1.1）。海南红树植物物种数量最多，达 40 种，涵盖中国全部红树物种；其次为广东，有 24 种；广西有 20 种，福建有 19 种，浙江有 1 种，香港有 16 种，澳门有 9 种，台湾有 19 种。真红树在地理分布上以海南为主，达 27 种；其次为广东，有 15 种；广西有 12 种，福建有 11 种。半红树在地理分布上也以海南为主，有 13 种，其次为台湾，有 12 种；广东有 9 种，广西有 8 种。中国红树林的群系大致分为 8 个类型，即红树群落、木榄群落、海莲群落、红海榄群落、角果木群落、秋茄树群落、海桑群落和水椰群落（赵晟等，2007）。

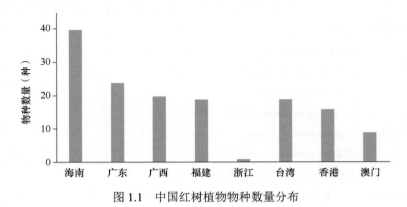

图 1.1　中国红树植物物种数量分布

历史上，由于社会经济的快速发展，中国红树林一度遭到破坏。自 20 世纪 90 年代末以来，各级政府采取了一些保护措施，红树林面积略有回升，2002 年为 22 024.9hm²，2019 年恢复到 35 749.25hm²（表 1.2）。

表 1.2　2019 年中国红树林分布状况

省份	红树物种数分布		红树林面积分布		宜林面积（hm²）
	科数	种数	面积（hm²）	占比（%）	
海南	21	40	4 710.00	13.17	13 539.7
广东	15	24	19 751.23	55.25	22 260.6
广西	14	20	8 780.70	24.56	12 503.0
福建	12	19	1 184.02	3.31	12 508.6
浙江	1	1	268.00	0.75	25 617.0
台湾	14	19	485.00	1.36	—
香港	13	16	510.00	1.43	—
澳门	9	9	60.30	0.17	—
合计	21	40	35 749.25	100	86 428.9

注："—"表示数据暂缺，宜林面积不含港澳台。

海南有真红树和半红树植物 21 科 40 种（含人工引种 2 种），其中 10 种真红树和 1 种半红树仅分布在该省。海南是中国红树植物种类最多最全、保护面积最大的省份，2019 年全省宜林面积 13 539.7hm²，其中红树林面积 4710.00hm²（表 1.2）。红树林主要分布于沿海一带河口港湾的滩涂上，即北部的海口、文昌、澄迈、临高、儋州，东部的琼海、万宁，南部的陵水、三亚，西部的东方、昌江等。东寨港和清澜湾的红树林面积较大。红树植物生长林带宽幅最大的有 2200m，一般在 100～600m。林中可见百年大树，大型物种树高为 5～15m，胸径为 20～45cm。林中层次分明：上层为乔木，中层为灌木，下层为幼树及草本植物（傅秀梅等，2009）。

广东有真红树和半红树植物 15 科 24 种（含人工引种 5 种），是中国红树林面

积最大的省份，其面积占全国红树林面积的 55.25%（表 1.2）。广东宜林滩涂面积为
22 260.6hm²，未成林地面积为 373.9hm²，天然更新林地面积为 607.4hm²（杨惠宁等，
2004），2019 年红树林面积达 19 751.23hm²。广东海岸线绵长，大陆岸线长 4084.48km，
岛屿岸线长 1805km，其中泥质岸线长 1288km，适宜红树植物生长的滩涂长 496km。广
东沿海各地均有红树林分布，西起廉江市高桥镇，南至徐闻县南山镇，北至饶平县海山
镇，其中以粤西段（尤其是湛江市）最为繁茂，面积约占全省现有红树林面积的 84.8%
（麦少芝和徐颂军，2005；傅秀梅等，2009）。

广西有真红树和半红树植物 14 科 20 种（含人工引种 2 种），2019 年红树林面积为
8780.70hm²，宜林面积为 12 503.0hm²。广西沿海地区位于北回归线以南，南濒北部湾，
海岸带属北热带季风区，多年平均气温为 22～23.4℃，冬季受北方冷气流入侵的影响，
1 月平均气温为 13.4～18.2℃（李春干，2004）。广西海岸线东起与广东接壤的洗米河口，
西至中越边界的北仑河口，呈东西走向，大陆海岸线总长 1595km，红树林断续分布，山
口和北仑河红树林面积较大。广西防城港红树林是全国最大的城市红树林，是中国最大、
最典型的海湾红树林，也是中国唯一的边界红树林。

福建有真红树和半红树植物 12 科 19 种（含人工引种 11 种），为人工引种数量最多
的省份，2019 年红树林面积为 1184.02hm²，宜林面积为 12 508.6hm²。福建大陆海岸线
长达 3752km，红树林主要分布在漳州市龙海区的东部、福建第二大江——九龙江入海口
的滩涂潮间带。该区域属于南亚热带海洋性气候，气候温暖，雨量充足，年平均气温为
21℃，年平均降水量为 1371.3mm，年平均相对湿度为 86%，年平均日照时数为 2719h，
年活动积温为 7503～7897℃，无霜期为 231～366d，海拔 0～3m，地势低洼开阔，湿
地资源丰富，宜林湿地面积达 2000hm²。九龙江口是福建省面积最大、种类最多、生长
最好的红树林分布区，红树林面积由 21 世纪初的 379.5hm²（薛志勇，2005；杨忠兰，
2002），增加至 2017 年的 420.2hm²（张婉婷等，2022）。

浙江红树林仅有秋茄树 1 种，属人工引种。浙江 2019 年宜林面积为 25 617.0hm²，
其中红树林面积为 268.00hm²，未成林地面积为 23 601hm²。浙江红树林主要分布于乐清
湾以南区域。乐清湾的气候属于中亚热带海洋性季风气候，冬暖夏凉，热量丰富，四季
分明，雨量充沛，年平均水温为 18.9℃，最高水温达 34.2℃，最低水温为 3.0℃。乐清湾
的滩涂面积约为 24 900hm²，滩面宽阔，湾内海水平静，营养盐类丰富，具有人工引种红
树林的条件（李根有等，2002；Du et al.，2004）。

近十年来，红树林的生态功能逐渐被认识，红树林的保护和管理开始受到重视。红
树林保护区的建立对红树林资源和生态系统恢复起到了明显的作用。截至 2017 年，中国
已建立 42 个国家级及地方级红树林自然保护区，其中国家级有 7 个（表 1.3）（杨盛昌等，
2017；环境保护部自然生态保护司，2012；傅秀梅和王长云，2008）。山口红树林生态自
然保护区 2000 年 1 月被接纳为世界"人与生物圈"保护区网络成员，是中国第一个被接
纳为该组织的红树林类型保护区。广西防城港市 2004 年 4 月获准列入全球第三大全球环
境基金（GEF）红树林国际示范区，是中国第一个被列为该类型的示范区。目前我国正
实施红树林保护与修复计划，远期目标为红树林面积达到 70 000hm²。需要指出的是，中
国南部沿海宜林面积达 86 428.9hm²（表 1.2），为今后红树林修复、培育和造林提供了发
展空间。

表 1.3　中国红树林自然保护区

保护区名称	地点	成立时间	级别
东寨港自然保护区	海南海口市美兰区	1980（B）；1986（A）	A
清澜自然保护区	海南文昌市	1981	B
亚龙湾青梅港自然保护区	海南三亚市	1989	C
三亚河红树林自然保护区	海南三亚市	1992	C
铁炉港红树林自然保护区	海南三亚市	1999	C
新盈红树林自然保护区	海南临高县	1983	D
新英湾红树林自然保护区	海南儋州市	1992	D
东场港红树林自然保护区	海南儋州市	1986	D
彩桥红树林自然保护区	海南临高县	1986	D
花场湾沿岸红树林自然保护区	海南澄迈县	1995	D
湛江红树林自然保护区	广东湛江市	1990（B）；1997（A）	A
内伶仃岛—福田自然保护区	广东深圳市	1984（B）；1988（A）	A
大鹏半岛自然保护区	广东深圳市龙岗区	2010	C
台山镇海湾红树林自然保护区	广东台山市	2000	D
淇澳—担杆岛自然保护区	广东珠海市	1989	B
电白红树林自然保护区	广东茂名市电白区	1999	C
惠东红树林自然保护区	广东惠东县	1999	C
南万红锥林自然保护区	广东陆河县	1999（C）；2001（B）	B
程村豪光红树林自然保护区	广东阳西县	2000	D
恩平红树林自然保护区	广东恩平市	2005	D
汕头湿地自然保护区	广东汕头市	2001	C
五里南山红树林自然保护区	广东徐闻县	1997	D
新寮仑头红树林自然保护区	广东徐闻县	1997	D
水东湾红树林自然保护区	广东茂名市电白区	1999	D
茂港红树林自然保护区	广东茂名市电白区	2001	D
南渡河口自然保护区	广东雷州市	2003	D
岗列对岸三角洲自然保护区	广东阳江市江城区	2005	D
平冈红树林湿地自然保护区	广东阳江市高新区	2005	D
山口红树林生态自然保护区	广西合浦县	1990	A
北仑河口自然保护区	广西防城港市防城区、东兴市	1990（B）；2000（A）	A
茅尾海红树林自然保护区	广西钦州市钦南区	2005	B
漳江口红树林自然保护区	福建云霄县	1992（B）；1998（A）	A
龙海九龙江口红树林自然保护区	福建漳州市龙海区	1988	B
泉州湾河口湿地自然保护区	福建泉州市惠安县、洛江区、丰泽区、晋江市、石狮市	2002（C）；2011（B）	B
环三都澳红树林自然保护区	福建宁德市蕉城区	1997	C

保护区名称	地点	成立时间	级别
姚家屿红树林自然保护区	福建福鼎市	2003	D
西门岛国家级海洋特别保护区	浙江乐清市	2005	A
淡水河口红树林自然保护区	台湾台北市	1986	B
关渡自然保留区	台湾台北市	1988	C
北门沿海保护区	台湾台南市	1986	D
米埔自然保护区	香港米埔	1984	E
路氹城生态保护区	澳门路氹填海区西侧	2003	F
合计：42	A：7；B：7；C：9；D：17；E：1；F：1		

数据来源：《全国自然保护区名录（2015 年版）》及近期保护区调整信息。

注：A-国家级；B-省级；C-市级；D-县级；E-香港；F-澳门。

1.2　中国红树植物的药用价值

红树林不仅具有重要的生态价值，还具有独特的药用价值。在红树林特殊环境中，红树植物种类繁多，具有特殊的新陈代谢机制，产生了大量的不同于陆地植物的次级代谢产物，具有十分重要的药用价值，在世界范围内引起了医药界的广泛关注，目前已开展了一系列生药学、药物化学、药理学、民族药理学及开发应用研究（Sayantani et al.，2021；Dahibhate et al.，2020；Bibi et al.，2019；Ye et al.，2016；Guo，2015；宁小清等，2013；王亚楠等，2009）。

从中国海岸开发史来看，东南沿海红树林海岸居民利用红树林生态系统有数百年历史，积累了极为丰富的红树植物药物利用经验（杜钦等，2016；赵可夫和冯立田，2001）。然而，随着沿海居民医疗条件的改善，以前用红树植物药物治疗的疾病，现在大多已采用西药和其他中成药治疗。同时，中国红树林因人为大规模开发利用和破坏，许多原来有大面积红树林分布的海岸，现在红树林资源已经很少或消失。这些严酷的现实，使得民间长期积累获得的丰富而宝贵的红树植物药物利用经验正在迅速被遗忘。但令人欣慰的是，鉴于红树植物所处的海陆交界滨海湿地特殊环境，红树植物含有大量结构独特、活性显著的药用成分，已引起现代药学科研人员的广泛关注（韦林垚等，2018；崔建国等，2017；Guo，2015；王友绍等，2004；Li et al.，2009；Wu et al.，2008a）。

在中国红树植物中，大多数有民间药用历史，已发现具有确切记载的药用物种有 30 多种，具有各种药用价值（表 1.4）。其中，民间药用的红树植物主要有 22 种，包括海漆、海桑、木榄、海莲、尖瓣海莲、角果木、秋茄树、红树、红海榄、榄李、海榄雌、小花老鼠簕、老鼠簕、水椰、水黄皮、黄槿、桐棉、银叶树、玉蕊、海杧果、苦郎树和阔苞菊。

表 1.4　中国药用红树植物及其民间药用情况

物种	民间药用情况			
	药用部位	功能与主治	服用方式	使用地区
卤蕨 *Acrostichum aureum*	叶及叶柄	止血，治疗创伤、风湿、蠕虫感染、便秘、象皮病	记录不详	广东、广西、海南、云南、福建、香港、台湾、澳门
尖叶卤蕨 *Acrostichum speciosum*	尚无药用记录			海南、广东、广西
木果楝 *Xylocarpus granatum*	种皮	治疗赤痢	记录不详	海南海口市琼山区、三亚市等地
	种仁	补益	记录不详	
海漆 *Excoecaria agallocha*	树汁，木材	泻下攻毒	内服：煎服；外用：适量涂擦或研末撒	福建、台湾、广东、香港、海南、广西东兴市
	茎，根栓皮	壮阳		
	叶	治疗癫痫、皮肤溃疡、麻风病		
	种子	止泻		
杯萼海桑 *Sonneratia alba*	果实	止血	榨汁发酵	福建、广东
		治疗扭伤	水煎服	
海桑 *Sonneratia caseolaris*	果实	治疗扭伤	外敷	福建、广东
	果实，花叶	内科用药	水煎服	
拟海桑 *Sonneratia×gulngai*	茎叶	记录不详	记录不详	海南
海南海桑 *Sonneratia×hainanensis*	叶，茎	记录不详	记录不详	海南
卵叶海桑 *Sonneratia ovata*	枝干，果实	记录不详	记录不详	海南
无瓣海桑 *Sonneratia apetala*	果实	保肝、抗氧化、增强记忆	记录不详	广东、海南、广西、福建
木榄 *Bruguiera gymnorrhiza*	果实（胚轴）	止泻	水煎服	海南海口市琼山区等沿海地区
	胚轴	治疗糖尿病		
	树皮	治疗腹泻、脾虚、肾虚，偶治疟疾		
	根皮	止血，治疗咽喉炎		
	叶	治疗疟疾		
海莲 *Bruguiera sexangula*	叶	治疗疟疾	水煎服	海南文昌市、海口市琼山区、陵水黎族自治县、儋州市
	树皮	治疗脾胃虚寒所致的脘腹冷痛、泄泻诸证		
	果实和胚轴	主治久泻肠滑		
尖瓣海莲 *Bruguiera sexangula var. rhynchopetala*	叶	治疗疟疾	水煎服	海南东海岸
角果木 *Ceriops tagal*	树皮	止血，治疗恶疮	外敷	台湾、广东南部（雷州半岛）、海南
	种子	止痒，治疗疥癣和冻疮	榨油外敷	
	叶	可为奎宁的代用品，治疗疟疾	水煎服	
	全株	治疗痈疽疮疡、丹毒、恶疱、无名肿毒、虫蛇咬伤、溃疡久不愈、各种外伤出血	内服：煎汤或研末冲水服。外用：适量捣敷患处	

物种	民间药用情况			
	药用部位	功能与主治	服用方式	使用地区
秋茄树 *Kandelia candel*	根	治疗风湿性关节炎	水煎服	福建、台湾、广东、香港、海南、广西
	树皮	主治外伤出血、水火烫伤	外敷	
红树 *Rhizophora apiculata*	内层树皮	治疗烧伤、烫伤	捣碎磨烂后外敷	海南海口市琼山区
红海榄 *Rhizophora stylosa*	树皮	收敛作用，治疗尿血病、肺虚久咳、泻痢日久、气陷肠滑	水煎服	台湾、广东南部、海南
红茄苳 *Rhizophora mucronata*	树皮	收敛作用，治疗咽喉肿痛、泄泻、痢疾、尿血病和心绞痛	水煎服	台湾、广东南部、海南
	树皮	治疗外伤出血	捣碎外敷	
红榄李 *Lumnitzera littorea*	尚无药用记录			海南三亚市、陵水黎族自治县
榄李 *Lumnitzera racemosa*	叶	治疗鹅口疮（雪口病）、湿疹、皮肤瘙痒	水煎服	台湾、广东、香港、海南、广西
对叶榄李 *Laguncularia racemosa*	叶，树皮	治疗炎症、发热、口疮、痢疾	记录不详	不详
桐花树 *Aegiceras corniculatum*	树皮，叶，根	镇痛，驱虫，抗菌	记录不详	福建、广东、香港、海南、广西
海榄雌 *Avicennia marina*	叶	主治脓肿	外敷	福建、台湾、广东等地
	树皮胶	避孕	外用	
	果实	主治痢疾	浸泡去涩后可炒食	
小花老鼠簕 *Acanthus ebracteatus*	果实	治疗疖疔	外敷	广东、海南、广西等地
	根	治疗乙型肝炎	水煎服	
	全株	治疗肝炎、胃痛、咳嗽和哮喘等		
老鼠簕 *Acanthus ilicifolius*	根	治疗乙型肝炎	捣碎水煎，加蜂蜜后口服	福建漳州市龙海区、广东、香港、海南澄迈县、广西沿海
		消炎，治疗无名肿痛	外敷	
		治疗神经痛、腰肌劳损、淋巴结肿大、胃痛、咳嗽等，解毒祛痰	水煎服	
	全株	消肿、解毒、止痛，治疗淋巴结肿大、急性肝脾疼痛、黄疸、胃痛、哮喘、不育症	水煎服	
瓶花木 *Scyphiphora hydrophyllacea*	茎，树皮	治疗肝癌	记录不详	海南海口市琼山区、文昌市、万宁市、三亚市

续表

物种	民间药用情况			
	药用部位	功能与主治	服用方式	使用地区
水椰 *Nypa fructicans*	叶	治疗蜈蚣咬伤、溃疡病	捣碎外敷	海南东南部的三亚市、陵水黎族自治县、万宁市、文昌市
莲叶桐 *Hernandia nymphiifolia*	茎, 树皮	增强氯喹抗慢性疟疾的作用	水煎和氯喹同服	台湾南部、海南
水黄皮 *Pongamia pinnata*	全株	催吐	捣敷或研末调敷,内服可引起呕吐,慎用	福建、台湾、广东、海南、广西
	种子	治疗疥癣、脓疮及风湿症		
	花	治疗糖尿病	内服,慎用	
黄槿 *Hibiscus tiliaceus*	叶, 树皮, 花	清热解毒,散瘀消肿,治疗木薯中毒	鲜花或嫩叶捣烂取汁冲白糖水	福建、台湾、广东、香港、海南、广西沿海
		治疗疮疖肿痛	嫩叶或鲜树皮捣烂外敷	
	叶	祛痰利水	掺水磨汁	
桐棉 *Thespesia populnea*	果实	去虱,肤痒,偏头痛	捣烂制药膏外用	台湾、广东、香港、海南、广西南部沿海
	叶	治疗头痛和疥癣	水煎服	
	木材	治疗霍乱、胸膜炎、疝痛		
	树皮	治疗痢疾,痔疮及各种皮肤疾病		
	花梗胶质	治疗皮肤病、跌打损伤	鲜品捣汁涂擦	
银叶树 *Heritiera littoralis*	树皮	治疗尿血病	水煎服	广东、广西、台湾
	种子	治疗腹泻和赤痢		
	种仁	补益	记录不详	
水芫花 *Pemphis acidula*	茎枝	记录不详	记录不详	海南、台湾
滨玉蕊 *Barringtonia asiatica*	果实, 种子, 树皮	杀虫,治疗皮肤病	捣烂外用	台湾屏东县、台东县
	叶	治疗胃痛和风湿	记录不详	
	树皮	治疗结核病	记录不详	
	果汁	抑制疥疮的形成	记录不详	
	果实	止痛,治疗咳嗽、流行性感冒、喉咙痛、痢疾和痢疾过后的脾脏肿胀	记录不详	
玉蕊 *Barringtonia racemosa*	根	退热止咳,但有一定毒性	水煎服	台湾(台北市、台中市和台东县等地)、广东、海南
	果实	止咳,治疗腹泻,但有一定毒性	水煎服	
		治疗皮肤病,果汁可治疗鼻溃疡	外用	
	叶	主治皮肤瘙痒、水痘	鲜品外敷	
	种子	主治目赤肿痛、黄疸、腹痛、疝痛、结膜炎	水煎服或入丸、散	

续表

物种	民间药用情况			
	药用部位	功能与主治	服用方式	使用地区
海杧果 *Cerbera manghas*	种子或种仁	用作外科膏药或麻醉药	只可外敷，不宜内服	台湾、广东南部、香港、海南、广西沿海
	叶	用于催吐、泻下、流产，治疗急性心力衰竭	记录不详	
苦郎树 *Clerodendrum inerme*	枝，叶，根	主治风湿骨痛、胃痛、感冒发热、疟疾、肝炎、肝脾肿大、跌打损伤、疮癣疥癫	外用水煎熏洗，或捣敷，或研末撒；内服捣汁饮	海南、广东、广西、福建、台湾、浙江
钝叶臭黄荆 *Premna obtusifolia*	茎，枝	记录不详	记录不详	台湾、广西、广东
海滨猫尾木 *Dolichandrone spathacea*	尚无药用记录			海南（三亚市、万宁市、文昌市）、广东（湛江市）
阔苞菊 *Pluchea indica*	叶	治疗小儿疳积、胃脘痛	擂烂取汁，和米粉制饼	台湾、广东、海南、广西
	茎叶	治疗腹痛下痢、瘰疬痰核、瘿瘤	水煎服	
	叶，根	解热镇痛（印度）		
	全株	治疗腹泻、腰痛、创伤		

中国 40 种红树植物中，几乎所有种类都涉及化学成分的研究。从红树植物发现的主要化合物类型有二萜、三萜、甾体、黄酮、木脂素、多糖和生物碱等，并有少量酚类、脂肪酸、芳香族等化合物（表 1.5），研究较多的主要有木榄、秋茄树、老鼠簕、榄李、海漆、木果楝、桐花树、海榄雌和玉蕊等，其中对木果楝的研究最为深入，从中得到的化合物已达近百个，包括一系列新颖的柠檬苦素四降三萜化合物。药理活性筛选评价表明，红树植物中的大量化合物显示抗菌、抗肿瘤、抗氧化、酶抑制、降压等生物活性，这对红树植物化学成分的现代化学和药理学研究，传统民间药用植物药效物质基础的阐释，以及新药的研究开发，都有重要的启迪和借鉴意义。

表 1.5 中国红树植物化学成分及其药理作用

物种	化合物类型	植物部位及内生真菌	生物活性
卤蕨 *Acrostichum aureum*	甾体，黄酮，酚酸，其他	叶，叶柄	抗肿瘤，抗菌，抗炎，抗氧化，抑制酪氨酸酶
尖叶卤蕨 *Acrostichum speciosum*	尚无记录	叶，茎，根，内生真菌	抗微生物，抗烟草青枯菌，抗金黄色葡萄球菌，抗白念珠菌
木果楝 *Xylocarpus granatum*	三萜，柠檬苦素，生物碱，多酚，黄酮，甾体	果实，种子，树皮，枝条	抗肿瘤，抗菌，抗人类免疫缺陷病毒（HIV），杀虫，抗疟，抗肉毒菌，抗过敏，抑制黑色素形成，抗炎，神经保护，拒食

续表

物种	化合物类型	植物部位及内生真菌	生物活性
海漆 Excoecaria agallocha	二萜，三萜，甾体，黄酮，有机酸，其他	茎，叶，全株	抑菌
杯萼海桑 Sonneratia alba	脂肪酸，其他	茎，叶	抗细菌和细胞毒活性
无瓣海桑 Sonneratia apetala	三萜，甾体，黄酮，木脂素，多酚，其他	树干，叶，果实	抗氧化，增强记忆
海桑 Sonneratia caseolaris	黄酮，糖苷，萜类，甾体，皂苷，苯衍生物	茎，枝，叶	抗肝癌，细胞毒活性
拟海桑 Sonneratia×gulngai	二萜，甾体，苯衍生物，脂肪酸，丁内酯，木脂素，其他	茎，叶	对细胞周期中关键的磷酸酶有抑制作用，细胞毒活性
海南海桑 Sonneratia×hainanensis	生物碱	茎，叶	（鲜有报道）
卵叶海桑 Sonneratia ovata	萜类，甾体，苯衍生物，联苯，降木脂素，苯丙素，糖苷，黄酮，其他	枝干，果实	抗肿瘤，抗溶血
木榄 Bruguiera gymnorrhiza	二萜，三萜，甾体，黄酮，鞣质，苯丙素，氰苷，芳香族，其他	茎，枝，叶	抗炎，抗肿瘤，抗氧化，抗真菌，抗病毒，抗糖尿病和心血管疾病
海莲 Bruguiera sexangula	三萜，酚类，黄酮，生物碱，含硫化合物	根，茎，叶，花	抑制酪氨酸酶活性和黑色素合成，抗氧化，抗肿瘤
尖瓣海莲 Bruguiera sexangula var. rhynchopetala	二萜，三萜，甾体，木质素，酚苷，吡喃酮衍生物，含硫化合物	茎	COX-2 抑制，抗菌，杀虫
角果木 Ceriops tagal	二萜，三萜，甾体，黄酮，芳香族等	茎，嫩枝，胚胎	抗肿瘤，抗菌，止痛，清除超氧化银离子
秋茄树 Kandelia candel	三萜，甾体，黄酮，多酚，脂肪酸	皮，叶，果实	降低血清胆固醇，细胞毒活性，抑菌，酶抑制
红树 Rhizophora apiculata	三萜，黄酮，多糖，脂肪醇	树皮，根	抗氧化，抗 HIV，抗肿瘤，抗菌
红海榄 Rhizophora stylosa	三萜，甾醇，酚类，黄烷醇衍生物	叶，茎枝	抗 HIV、抗猴泡沫病毒、抗菌、清除自由基和保护线粒体
红茄苳 Rhizophora mucronata	多糖，萜类，甾体	树皮	抗肿瘤，抗 HIV，抗菌，杀虫，抗牛痘病毒，抗脑心肌炎病毒
红榄李 Lumnitzera littorea	黄酮，大环内酯，2,5- 二酮哌嗪，萜类	细枝，叶，根，内生真菌	抗微生物，抗感染，抗炎，抗氧化，护肝，α-葡萄糖苷酶抑制
榄李 Lumnitzera racemosa	三萜，黄酮，脂肪酸，鞣质，芳香酸	茎，叶	抗高血压，抗菌，保肝，细胞毒活性，抗氧化，酶抑制
对叶榄李 Laguncularia racemosa	萜烯，酮类，羧酸，酚酸，含硫去甲倍半萜等	枝，叶	抗氧化，蛋白激酶抑制等
桐花树 Aegiceras corniculatum	三萜，降三萜，甾体，多糖，黄酮，多酚，羟基苯醌	茎，嫩枝，树皮	鱼毒，抗真菌，酶抑制，抑制 HL-60 增殖

物种	化合物类型	植物部位及内生真菌	生物活性
海榄雌 *Avicennia marina*	三萜, 黄酮, 环烯醚萜苷	叶	抗氧化, 抑菌, 抗病毒, 抗凝血, 抗肿瘤
小花老鼠簕 *Acanthus ebracteatus*	苷类, 生物碱, 腺苷, 脂肪醇苷, 苯甲醇	果实	抗微生物, 抗肿瘤, 抗氧化
老鼠簕 *Acanthus ilicifolius*	三萜及三萜皂苷, 甾体, 黄酮, 木质素, 生物碱, 其他	种子, 地上部分	拒食, 抗肿瘤, 抗炎, 抗病毒, 抗氧化, 保肝
瓶花木 *Scyphiphora hydrophyllacea*	三萜, 环烯醚萜, 甾体, 黄酮, 多酚, 苷类, 苯丙素, 芳香族化合物, 鞣花酸, 倍半萜	茎, 树皮（茎）	抗肝癌
水椰 *Nypa fructicans*	甾体, 苷类	果实	蜈蚣咬伤、溃疡病
莲叶桐 *Hernandia nymphiifolia*	木质素, 生物碱	叶	增强氯喹抗慢性疟疾的作用
水黄皮 *Pongamia pinnata*	黄酮, 三萜, 生物碱, 甾体, 氨基酸	种子, 花, 根皮, 茎皮, 叶子, 心材	抗菌, 抗炎, 镇痛, 抗溃疡, 抗惊厥, 降血糖, 抗疟原虫, 抗氧化, 抗痢疾, 治疗高血脂
黄槿 *Hibiscus tiliaceus*	三萜, 倍半萜, 甾体, 黄酮, 酰胺	叶, 树皮, 茎, 枝干, 心材	抗炎, 镇痛, 抗肿瘤, 抗氧化, 抗菌, 抗病毒
桐棉 *Thespesia populnea*	曼宋酮, 萜类, 异黄酮, 甾体, 联苯	叶, 树皮, 心材, 果实	抗肿瘤, 抗菌, 消炎, 抗氧化
银叶树 *Heritiera littoralis*	倍半萜, 三萜, 甾体, 黄酮, 有机酸, 蒽醌	叶, 茎, 根	虫毒, 鱼毒, 抗炎, 抗肿瘤, 抗菌, 抗氧化
水芫花 *Pemphis acidula*	黄酮, 多糖	叶, 茎枝	抗氧化, 抑菌
滨玉蕊 *Barringtonia asiatica*	萜类, 皂苷	叶, 果肉, 种子, 树皮, 根皮	抗肿瘤, 抗微生物
玉蕊 *Barringtonia racemosa*	萜类, 皂苷, 黄酮, 内酯, 鞣花酸, 双氢杨梅素, 没食子酸	茎, 皮	抗肿瘤, 抗微生物, 抗氧化, 虫鱼毒性, 哮喘
海杧果 *Cerbera manghas*	强心苷, 萜类, 木脂素, 黄酮, 孕甾酮, 其他	叶, 茎, 根, 果实, 种子	抗菌, 抗氧化, 抗肿瘤, 强心, 抗癌
苦郎树 *Clerodendrum inerme*	三萜, 甾体, 黄酮, 生物碱, 糖苷	地上部分	抗肿瘤, 抗菌, 拒食
钝叶臭黄荆 *Premna obtusifolia*	二萜, 糖苷	茎, 枝	抗炎, 抗氧化
海滨猫尾木 *Dolichandrone spathacea*	糖苷, 黄酮	茎, 皮	抗炎, 抗菌
阔苞菊 *Pluchea indica*	噻吩, 倍半萜, 奎尼酸, 黄酮, 三萜, 甾体	叶, 茎, 根	抗炎, 镇痛, 神经药理学作用, 抗氧化, 保肝

卤蕨（*Acrostichum aureum*），属于卤蕨科（Acrostichaceae）卤蕨属（*Acrostichum*）。卤蕨是一种常见的红树植物，也是真红树植物中分布最广的蕨类植物，兼具低等植物和

红树植物的双重特性，为红树林盐土的指示植物，属于嗜热性广布种（张娆挺和林鹏，1984）。卤蕨主要分布于我国广东、广西、海南、香港、台湾和澳门，在一些地区沿海及河口区域资源较为丰富。在民间，卤蕨作为止血和治疗创伤、风湿、蠕虫感染、便秘、象皮病等的传统草药，嫩叶可食用。卤蕨属是红树植物中唯一的蕨类植物属，化学成分与普通的红树植物有着较大的差别。药理学研究发现，卤蕨的叶及叶柄提取物中包含甾体、萜类、黄酮、苷类、氨基酸及硫酸酯等化合物，具有良好的抗肿瘤、抗菌、抗炎、抗氧化和抑制酪氨酸酶的活性，卤蕨叶还具有润肤美白的作用（Minh et al.，2022；钟晓等，2012）。

尖叶卤蕨（*Acrostichum speciosum*），属于卤蕨科（Acrostichaceae）卤蕨属（*Acrostichum*）。尖叶卤蕨是真红树植物中卤蕨属蕨类植物，兼具低等植物和红树植物的双重特性，是红树林盐土的指示植物，属于嗜热性窄布种。尖叶卤蕨主要分布于我国海南，为珍稀濒危物种，植物资源极为有限。历代本草和现代文献尚未见尖叶卤蕨的药用记载，活体植株在各地被用作绿化观赏植物。药理学研究显示，从尖叶卤蕨的叶、茎、根及内生真菌发酵产物中分离的活性成分，具有抗微生物、抗烟草青枯菌、抗金黄色葡萄球菌和抗白念珠菌的活性（Saad et al.，2013）。

木果楝（*Xylocarpus granatum*），又名海柚，属于楝科（Meliaceae）木果楝属（*Xylocarpus*）。木果楝为嗜热性窄布种。木果楝属植物全球共有 3 种，分布于亚洲、非洲和美洲（墨西哥）的热带海岸及大洋洲北部，传统上多有食用和药用价值（Islam et al.，2020；Li et al.，2013a）。我国仅有木果楝 1 种，主要分布于海南海口市琼山区和三亚市等地。在海南三亚市铁炉港，分布有中国最大的木果楝植株（王文卿和王瑁，2007）。木果楝已经处于濒危状态，不但数量少，而且果实结实率和种子的发芽率很低。木果楝的果实、种子、树皮或枝条均可入药，归大肠经，具有止泻止痢的功效（管华诗和王曙光，2009）。海南民间用木果楝种皮治疗赤痢，种仁被用作滋补品。东南亚国家民间用其治疗腹泻、霍乱和由疟疾引起的发热，还可将其作为昆虫拒食剂。现代研究表明，木果楝中含有三萜、柠檬苦素、生物碱、酚类、黄酮、甾体等化合物（Li et al.，2012，2022b；Wu et al.，2008b）。其中，柠檬苦素化合物具有广谱的生物活性，包括抗肿瘤、抗菌、抗HIV、杀虫、抗疟、抗肉毒菌、抗过敏、抑制黑色素形成、抗炎、神经保护和拒食等活性；木果楝乙酸乙酯提取物对 HeLa 细胞生长具有抑制活性；木果楝内酯化合物有较强的抑制癌细胞增殖的作用（常和平等，2012）。

海漆（*Excoecaria agallocha*），属于大戟科（Euphorbiaceae）海漆属（*Excoecaria*）。海漆是一种常见的嗜热性广布种（张娆挺和林鹏，1984），多分布于红树林高潮线附近的海滩内缘地段，以及大潮或特大潮水能淹没的海岸陆地，是典型的水陆两栖红树植物，也是红树林中的有毒植物。海漆主要分布于海南、广西、广东、香港、台湾，在东南沿海浅滩和高潮地带资源较为丰富。海漆树汁及木材具有泻下攻毒的功效，主治体实、肺热咳嗽、便秘、皮肤溃疡、手足肿毒；茎、根栓皮可用于壮阳；叶可用于治疗癫痫、皮肤溃疡、麻风病；种子可用于止泻。现代研究表明，海漆中含有二萜、三萜、甾体、黄酮、有机酸等化学成分（莫德娟和李敏一，2017；Liu et al.，2021a；Wang et al.，2007）。有毒成分主要为瑞香烷型（daphnane）二萜类化合物海漆毒素（excoecariatoxin）。毒理学研究证明，瑞香烷型二萜类化合物可刺激损伤人的皮肤。药理学研究表明，海漆乙醇提取物对香蕉炭疽病、辣椒枯萎病等的病原菌有抑制作用，某些成分还具有抗肿瘤、抗氧化和抗组胺释放的活性。

杯萼海桑（*Sonneratia alba*），属于海桑科（Sonneratiaceae）海桑属（*Sonneratia*）。杯萼海桑是海桑属一种耐盐红树植物，也是红树植物中耐盐能力最强的物种之一。杯萼海桑属于红树林先锋树种，是海桑属分布最广的物种，属于嗜热性窄布种（张娆挺和林鹏，1984）。在我国杯萼海桑主要分布于海南岛东海岸，从文昌市到三亚市均有生长，常见于海滩外缘，也分布在红树林中及内缘。杯萼海桑具有发达的根系，有良好的消滞潮汐的功能，对海浪冲击、水淹缺氧、生理性缺水胁迫的适应能力强，可以很好地保护堤坝免遭冲击，能防风防浪，促进海岸生态平衡；植株为淡绿色，大面积笋状呼吸根整齐地冒出海面，景观奇异，是热带沿海地区绿化造林的良好树种；木材还有一定的经济价值，可制作家具，亦可作为纸浆原料。海桑属植物是重要的红树资源，其果实具有药食同源特性。成熟果实可食用，马来西亚一带居民常将其作为水果，我国海南居民亦有食用习惯。果实榨汁发酵，有止血功能，还可治疗扭伤。从杯萼海桑（采自印度马哈拉施特拉邦）叶和茎的甲醇提取物分离的化合物的结构类型主要为脂肪酸。药理学研究表明，其生物活性主要表现在抗细菌和细胞毒活性。研究表明，海桑属植物富含甾醇、黄酮、酚类、糖苷等化合物，显示出抗氧化、抗肿瘤、抑制病原菌等生物活性（易湘茜等，2016；宫凯凯等，2016；Katsutani et al.，2020）。

无瓣海桑（*Sonneratia apetala*），属于海桑科（Sonneratiaceae）海桑属（*Sonneratia*）。无瓣海桑为潮间带滩涂优良的先锋造林树种，抗寒性强，能生长在低潮滩上，也能生长在中高潮滩上、土壤较硬实的贫瘠滩上，对海水淹浸的适应能力较强。无瓣海桑天然分布于东南亚等地，中国广东、海南、广西、福建引种栽培。无瓣海桑果实提取物具有抗氧化、增强记忆等作用（易湘茜等，2019，2017）。无瓣海桑果实具有保肝作用，从中分离获得了活性多糖（Liu et al.，2021b），从果实中还获得了黄酮苷等成分，显示了抗氧化活性（易湘茜等，2017）。

海桑（*Sonneratia caseolaris*），属于海桑科（Sonneratiaceae）海桑属（*Sonneratia*）。海桑属小乔木植物，生长于海边泥滩上的红树林中。如果一片树林以海桑为主要树种，那么从远处看，其外貌较其他树林疏散，呈现黄绿色。海桑为红树植物海桑群系的主要树种，是分布范围较窄的喜爱炎热气候的树种，在我国分布于广东、海南。海桑果实可药用，并记载为民间用药，具有活血消肿的功效，将果实制成糊状可涂治扭伤（国家中医药管理局《中华本草》编委会，1999）。海桑果实酸甜可食，也可作为提取果胶等的原料，还可以用于美容和酿酒；树干的提取物可用作食物。海桑树体高大，具有生长迅速、多笋状呼吸根等特点，对防风防浪、促淤造陆具有显著效果，为沿海滩涂生态恢复和海岸绿化的优良树种。海桑树皮具有中枢抑制、镇痛和抗炎作用（Munira et al.，2019）。从海桑中分离的化合物主要有黄酮、糖苷、萜类、甾体、皂苷和苯衍生物。药理学研究表明，其黄酮类化合物多具有抗氧化、抗肝癌（宫凯凯等，2016）。

拟海桑（*Sonneratia×gulngai*），属于海桑科（Sonneratiaceae）海桑属（*Sonneratia*）。拟海桑分布范围狭窄，个体数量稀少，在我国仅天然分布于海南。拟海桑的结果率低，大部分果实内没有可育种子，种子发芽率低，天然更新困难。拟海桑生长于高盐环境中，有适应干旱的特殊形态结构，对于研究海桑属植物的起源、分布、历史、演化，以及研究盐生植物均具有重要的科学意义。但拟海桑为稀有濒危植物,对其药用价值鲜有报道。现代研究发现,自拟海桑中分离的化合物主要有二萜、甾体、苯衍生物、脂肪酸、丁内酯、木脂素等(苗双等,2018;程灿玲等,2014),具有药用潜力。

海南海桑(Sonneratia × hainanensis),属于海桑科(Sonneratiaceae)海桑属(Sonneratia)。海南海桑属于乔木,为中国特有树种,仅分布于海南,现正处在濒危状态。海南海桑被载入《中国植物红皮书》,并被列入《中国生物多样性保护行动计划》中的优先保护野生植物名录,属于国家二级保护野生植物(中国生物多样性保护行动计划总报告编写组,1994)。海南海桑木材为装饰和建筑用材,其指状根经过处理后可作为木栓的代用品。海南海桑作为沿海红树林的构成树种之一,对于防风、防浪、固堤、保护农田和村庄、促淤造陆有显著效果,其树干饱满,材质好,生长速度较快,亦可作为红树林用材树种。鉴于其作为优先保护野生植物的特殊性,目前对其采集较为困难,对其天然产物的研究更少。有报道称,从海南海桑(采自东寨港)叶子和茎的甲醇提取物中分离到生物碱化合物(Liu et al.,2010)。

卵叶海桑(Sonneratia ovata),又名大叶海桑、桑海桑,属于海桑科(Sonneratiaceae)海桑属(Sonneratia)。在我国卵叶海桑仅分布于海南文昌市的清澜自然保护区,是一种濒危红树植物。作为沿海红树林的组成树种之一,卵叶海桑对于防风防浪、固堤、保护农田和村庄、促淤造陆具有显著效果,其树干饱满,材质好,亦可作为红树林用材树种。历代本草未见有关卵叶海桑的药用记载,对卵叶海桑化学成分的研究报道也较为少见。从卵叶海桑的枝干中获得萜类、甾体和苯衍生物等化合物,对癌细胞 BGC-823 表现出一定的抑制作用。一些学者对卵叶海桑的果实进行了研究,从中获得甾体、联苯、三萜、降木脂素、苯丙素、黄酮及其糖苷化合物(郑喆和裴月湖,2008;Nguyen et al.,2015)。

木榄(Bruguiera gymnorrhiza)属于红树科(Rhizophoraceae)木榄属(Bruguiera)。木榄为嗜热性广布种,生长于淤泥海滩或浅海盐滩,是构成红树林的优势物种,资源较为丰富(廖宝文和张乔民,2014)。木榄主要分布于我国海南、广东、广西、福建、香港。木榄作为海洋药用植物,已被《台湾药用植物志》《海洋药物》《现代本草纲目》等中草药专著收载。木榄是一种很有价值的海洋药用植物,民间用果实(胚轴)水煎液止泻;树皮用于治疗腹泻、脾虚、肾虚,偶治疟疾;叶用于治疗疟疾(邵长伦等,2009);海南琼山民间用木榄胚轴治疗糖尿病,且已有较长历史。药理学研究表明,木榄的主要药理功效为清热解毒、止泻、收敛、止血及截疟,因而民间用于治疗发烧和腹泻、止血、消除咽喉肿痛及对抗疟原虫等(尚随胜和龙盛京,2005)。有研究表明,木榄叶和胚轴的药理学特征有所不同(Golder et al.,2020)。已有研究发现,木榄中含有二萜、三萜、甾体、黄酮、鞣质、苯丙素、氰苷、芳香族等化合物,具有抗炎、抗肿瘤、抗氧化、抗真菌、抗病毒、抗糖尿病和心血管疾病的作用(谢蕾卉等,2018;邵长伦等,2009)。

海莲(Bruguiera sexangula)属于红树科(Rhizophoraceae)木榄属(Bruguiera)。海莲是一种常见的红树植物,为嗜热性广布种(廖宝文和张乔民,2014)。海莲天然分布于我国海南,广东、福建已引种成功。海莲是海南红树林的优势种类,资源较为丰富。《海洋药物》记载,叶煎汁,治疟疾;在民间海莲叶、树皮、果实作为收敛剂,是治疗脘腹冷痛、泄泻的传统草药,嫩叶可食用。现代研究表明,海莲中含有三萜、酚类、黄酮、生物碱、含硫化合物(郑彩娟等,2014;Li et al.,2010)。从海莲叶中获得的一种提取物可用于制备药品或化妆品，具有抑制酪氨酸酶活性和黑色素合成的作用，也具有吸收紫外线和抗氧化作用，多次涂抹对皮肤无刺激性不良反应（黄绵庆等，2016）。研究表明，海莲根、茎、叶、花的乙酸乙酯提取物均含有黄酮和总酚，均具有抗氧化活性，以海莲茎提取物抗氧化活性为最好（张旭等，2017）。

尖瓣海莲（*Bruguiera sexangula* var. *rhynchopetala*）属于红树科（Rhizophoraceae）木榄属（*Bruguiera*）。尖瓣海莲为海莲（*Bruguiera sexangula*）和木榄（*Bruguiera gymnorrhiza*）的杂交变种（王文卿和王瑁，2007），是一种常见的红树植物，为嗜热性广布种（廖宝文和张乔民，2014），是中国特有种（包淑云和林文瀚，2006）。尖瓣海莲天然分布于我国海南东海岸，以东寨港和清澜港较多，广东、福建已引种成功，资源较为丰富。在我国民间，用尖瓣海莲的树叶水煮熬汁，口服用于治疗疟疾。现代研究表明，尖瓣海莲及其内生真菌含有二萜、三萜、甾体、木质素、酚苷、吡喃酮衍生物、含硫化合物等（包淑云和林文瀚，2006；黄国雷等，2017；郑彩娟等，2014）。研究表明，尖瓣海莲及其内生真菌代谢产物具有抗菌、杀虫活性。

角果木（*Ceriops tagal*），别名剪子树、海柳子、海淀子，属于红树科（Rhizophoraceae）角果木属（*Ceriops*）。角果木为灌木或乔木，生长于海边和盐沼地带，为组成海岸红树林的植物种类之一。在我国，角果木原生于广东徐闻县、海南东北至南部的海滩、台湾高雄港等在潮涨时仅淹没树干基部的泥滩和海湾内的沼泽地，资源较为丰富。角果木在多国沿海被用作渔民社区的民族药物，具有抗氧化和抗癌活性（Thirunavukkarasu et al., 2021；Wang et al., 2014）。《中华海洋本草：第2卷 海洋矿物药与海洋植物药》记载，角果木味苦、涩，性凉，归肝、心经，具有清热解毒、敛疮、止血、通便、截疟的功效，主治恶疮、疮疡溃烂、外伤出血。角果木全株可用于收敛退热，还可用于止血、治疗疟疾。现代研究表明，角果木中含有二萜、三萜、甾体、黄酮、芳香族等成分，具有抗肿瘤、抗菌等活性（邓勤等，2020；Wang et al., 2012；邵长伦等，2009）。药理学研究发现，角果木具有良好的止痛作用，叶的水提取物有清除超氧化阴离子的调节机制。

秋茄树（*Kandelia candel*），属于红树科（Rhizophoraceae）秋茄树属（*Kandelia*）。秋茄树是一种常见的红树植物，属于抗低温广布种（廖宝文和张乔民，2014）。秋茄树天然分布于我国海南、广东、广西、福建、香港、澳门、台湾，为福建厦门市以北海岸区的优势种，浙江已引种成功，能成功引种到浙江的红树植物仅有秋茄树一种，资源较为丰富。《新华本草纲要》记载，秋茄树树皮可用作收敛剂。在民间，秋茄树的树根、树皮等作为治疗风湿性关节炎或外伤出血、水火烫伤的传统草药。现代研究表明，秋茄树中含有三萜、甾体、黄酮、多酚和脂肪酸等化学成分（吴秀彩等，2021；邵长伦等，2009）。药理学研究表明，秋茄树具有抗肿瘤、抑菌、抗氧化、降血糖和血脂、抗炎等多种药理活性（吴秀彩等，2021）。此外，秋茄树具有降低血清胆固醇活性（邵长伦等，2009），秋茄树树皮具有收敛、止血和抗菌效果；秋茄树根的乙醇浸取液可用于治疗风湿性关节炎；果实乙醇浸取液和水浸取液对3种植物病原真菌（*Fusarium oxysporum*、*Helminthosporium* sp.、*Stemphyllium* sp.）（黄梁绮龄等，1994）都有不同程度的抑制作用。

红树（*Rhizophora apiculata*），属于红树科（Rhizophoraceae）红树属（*Rhizophora*）。红树属于高大乔木，为嗜热性窄布种。红树科植物有16属120余种，分布于全球的热带地区。我国红树科植物有6属13种1变种，产于西南至东南沿海，主要分布于海南文昌市、乐东黎族自治县、三亚市，生长于淤泥海滩及红树林中，以及海浪平静、淤泥松软的浅海盐滩或海湾内的沼泽地，在淤泥冲积丰富的海湾两岸盐滩上生长茂密，常形成单种优势群落。民间常用红树树皮提取栲胶，其树皮入药具有敛肺止咳、涩肠止泻的功效。其木材燃值高，极易劈开，是一种良好的薪炭材。其胚轴脱涩可供食用或用作饲料。红树具有多种药用，可治疗肾结石、尿路结石。树皮还可用于治疗烧伤、烫伤（王友绍等，2004）。树皮和根含单宁约 13.6‰。现代研究表明，红树中含有三萜、黄酮、多糖和脂肪醇等成分。药理学研究发现，红树具有抗氧化、抗 HIV、抗菌、抗肿瘤等药理活性（Parthiban et al.，2023；孙海和张积仁，2002；姜广策等，2000）。

红海榄（*Rhizophora stylosa*），别名鸡爪榄、蜘蛛红树，属于红树科（Rhizophoraceae）红树属（*Rhizophora*）。红海榄是红树科中一种常见的红树植物，属于嗜热性广布种，生长于热带和亚热带沿海潮间带的海岸滩涂，具有特殊的生长环境，在我国海南、广东、广西、台湾等地均有分布，福建已引种成功。红海榄入药具有解毒利咽、清热利湿、凉血止血、敛肺止咳、涩肠止泻等功效。在民间，红海榄树皮入药具有收敛作用；胚轴富含淀粉，去单宁处理后可以与其他食物混合制饼，风味独特；叶子可以作为牛羊等家畜的青饲料（赵亚等，2004）。现代药物研究从红海榄中分离出三萜、甾醇、酚类、黄烷醇衍生物等化合物（周婧等，2017；梁成钦等，2011；杨旭红等，2008）。药理学研究表明，红海榄的提取物具有抗 HIV、抗猴泡沫病毒（SFV）、抗菌、清除氧自由基和保护线粒体等作用。

红茄苳（*Rhizophora mucronata*），属于红树科（Rhizophoraceae）红树属（*Rhizophora*）。红茄苳是嗜热性窄布种，一般为大灌木或乔木，生长于海岸淤泥滩中，单独或与其他红树科植物混生，在我国台湾分布较多，大陆分布较少。红茄苳是一种具有独特药用功能的红树植物（Suganthy and Devi，2016）。果实味甜可食；叶子具有很高的营养价值，可作为饲料；树皮入药，有收敛作用，可用来治疗外伤出血、尿血病和心绞痛，又为良好的鞣革原料。红茄苳化学成分主要是多糖、萜类和甾体化合物，其中萜类化合物含量较高。红茄苳具有抗肿瘤、抗 HIV、抗菌、杀虫、抗牛痘病毒、抗脑心肌炎病毒等药理活性，与其含有多糖、萜类和甾体化合物密切相关（Istiqomah et al.，2021；何磊等，2004）。从树皮中提取的多糖具有明显的抗肿瘤和抗 HIV 作用（Premanathan et al.，1999）。

红榄李（*Lumnitzera littorea*），属于使君子科（Combretaceae）榄李属（*Lumnitzera*）。红榄李是嗜热性窄布种，为热带红树林演替后期的种类，对光照、温度和生境的要求非常高，分布区十分狭窄，在世界范围内都是稀少种类。在我国仅海南岛海岸边有少数残存分布，为国家二级保护野生植物，亦为《关于特别是作为水禽栖息地的国际重要湿地公约》（以下简称《湿地公约》）濒危物种。红榄李的研究对中国热带海岸植物区系和盐碱土植物群落的研究都具有科学意义。从红榄李中分离的化学成分主要有黄酮、大环内酯、2,5-二酮哌嗪和萜类化合物等。

榄李（*Lumnitzera racemosa*），属于使君子科（Combretaceae）榄李属（*Lumnitzera*）。榄李为嗜热性窄布种，生长于沿海含盐较低、远离水域（靠近陆地）的红树林区的边缘，在我国主要分布在海南、广西、广东、香港、澳门和台湾等地，福建已引种成功。榄李药用有解毒、燥湿、止痒的功效。榄李的叶熬汁，可治疗鹅口疮（邵长伦等，2009）。榄李提取物具有抗高血压和蛋白酪氨酸磷酸酶抑制作用，其粗提物体外具有抑制癌细胞的作用。药物化学研究表明，榄李中主要含有三萜、黄酮、鞣质、脂肪酸、芳香酸等化合物，具有抗肿瘤、抗氧化、抗菌、细胞毒活性和保肝等药理活性（Eswaraiah et al.，2020；黄丹瑜等，2020；王继栋等，2006；张秋霞和龙盛京，2006）。

对叶榄李（*Laguncularia racemosa*），别名拉关木，又称假红树或白红树，属于使君子科（Combretaceae）对叶榄李属（*Laguncularia*）。对叶榄李为乔木，是红树林造林先锋树种和速生树种，喜热带海潮滩涂环境，不耐寒冷，能适应较高的海水盐度，对低盐度和缺氧状态的适应能力强，抗逆性较好。对叶榄李天然分布于美洲东岸和非洲西部的沿海滩涂，1999 年从墨西哥拉巴斯引入中国海南的东寨港自然保护区，并成功培育大量苗木引入广东、福建等地（王炳宇等，2020；钟才荣等，2011）。民间将对叶榄李用于治疗炎症、发热、口疮、痢疾。研究发现，对叶榄李提取物具有抗氧化、免疫激活、凝血酶抑制等作用（Santos et al.，2021；Rodrigues et al.，2015）。气质联用自动测试仪（ATD-GC/MS）分析表明，对叶榄李挥发物由萜烯、酮类、羧酸等化合物组成（姚贻烈等，2016）。从对叶榄李中分离鉴定出了酚酸、含硫去甲倍半萜等化合物，显示抗氧化、蛋白激酶抑制等生物活性（Shi et al.，2010；Xue et al.，2008）。

蜡烛果（*Aegiceras corniculatum*），别名桐花树，属于紫金牛科（Myrsinaceae）蜡烛果属（*Aegiceras*）。桐花树生长于海边潮水涨落的淤泥滩上，为红树林组成树种之一，有时亦成纯林，是抗低温广布种。在我国，桐花树主要分布于海南、广东、广西、福建、香港及澳门，是福建厦门市以北海岸区的优势种（秦汉荣等，2016；廖宝文和张乔民，2014）。在民间，桐花树的树皮、叶或根被作为镇痛、驱虫、抗菌的传统草药（田晓萌等，2017）。药理学研究发现，桐花树提取物具有抗炎、抗肿瘤、抗真菌等作用（Vinh et al.，2020；覃亮等，2012；徐佳佳和龙盛京，2006），含有三萜、降三萜、甾体、多糖、黄酮、多酚和羟基苯醌化合物（易湘茜等，2018；黄晓冬等，2014；Xu et al.，2004）。

海榄雌（*Avicennia marina*），又名白骨壤，属于马鞭草科（Verbenaceae）海榄雌属（*Avicennia*）。海榄雌为常绿灌木或小乔木，生长于海边和盐沼地带，为组成海岸红树林的植物种类之一。海榄雌属是重要的红树林药用植物，用于治疗风湿、麻痹、哮喘、消化不良、肿瘤等多种疾病（Das et al.，2018；Thatoi et al.，2016）。在我国，海榄雌产于海南、广西、广东、福建、香港、澳门、台湾沿海海岸。其树皮、树叶和果实晒干入药，用于治疗皮肤病，树皮和果实亦可鲜用，果实浸泡去涩后可炒食，也可作为饲料，又可治疗痢疾。现代研究表明，海榄雌中含有黄酮、三萜、环烯醚萜苷及其他类型的化合物（张萌等，2018；冯妍等，2007；孙星等，2009；王何健等，2014；邵长伦等，2009）。药理学研究还发现，海榄雌具有良好的抗氧化、抑菌、抗病毒、抗凝血、抗肿瘤等活性（张萌等，2018；孙国强等，2010；熊拯等，2012；赵丰丽等，2010；Namazi et al.，2013）。

小花老鼠簕（*Acanthus ebracteatus*），属于爵床科（Acanthaceae）老鼠簕属（*Acanthus*），异名小花老鼠簕（原变种）*Acanthus ebracteatus* var. *ebracteatus*。小花老鼠簕生长于潮汐可达的滨海地区，为组成海岸红树林的真红树植物种类之一。在我国小花老鼠簕主要产于广东阳江市、海南陵水黎族自治县和三亚市、广西等地。果实入药，味微苦，性凉，可解毒消肿，主治疮疖疔肿（国家中医药管理局《中华本草》编委会，1999）。根可治疗乙型肝炎，全株可治疗肝炎、胃痛、咳嗽和哮喘等（邵长伦等，2009）。现代研究表明，小花老鼠簕提取物含有苷类、生物碱、腺苷、脂肪醇苷、苯甲醇等化合物，具有抗微生物、抗肿瘤、抗氧化等作用（Olatunji et al.，2022）。

老鼠簕（*Acanthus ilicifolius*），俗称老鼠怕、软骨牡丹等，属于爵床科（Acanthaceae）老鼠簕属（*Acanthus*）。为红树林重要组成植物之一，生长于海岸及潮汐可达的滨海地带。老鼠簕主要产于海南、广东、福建。老鼠簕性寒、味淡，具有清热解毒、消肿散结、止咳平喘等功效，主治淋巴肿大、急慢性肝炎、肝脾肿大、胃痛、咳嗽、哮喘等。叶可治疗风湿病，果实与根混合捣成糊状用于治疗蛇咬伤，根及叶的提取液可作为毛发的防腐剂（南京中医药大学，2006）。老鼠簕的花具有抗氧化作用，叶具有抗病毒作用（陈艳萍等，2015）。现代研究表明，从老鼠簕中分离的化合物主要有生物碱、黄酮、三萜及三萜皂苷、木脂素、甾体等化合物（李元跃等，2021；Zhang et al.，2020；Singh and Aeri，2013；海芳等，2010）。药理学研究发现，对老鼠簕的药理作用研究主要集中在抗氧化、保肝、抗炎镇痛、抗肿瘤和抗菌等方面（李元跃等，2021；Zhang et al.，2019）。

瓶花木（*Scyphiphora hydrophyllacea*），属于茜草科（Rubiaceae）瓶花木属（*Scyphiphora*）。瓶花木生长于海拔 5～20m 的海边泥滩上，为组成红树林的灌木树种之一。在我国瓶花木产于海南海口市琼山区、文昌市、万宁市、三亚市。瓶花木的茎和树皮可用于治疗肝癌。现代研究发现，瓶花木含三萜、环烯醚萜、甾体、黄酮、多酚、苷类、苯丙素、芳香、鞣花酸、倍半萜等成分（李玉洁等，2019；邵长伦等，2009）。有报道称，瓶花木中的环烯醚萜类化合物具有 α-葡萄糖苷酶抑制作用（Paulin et al.，2020）。

水椰（*Nypa fructicans*），俗称露兜（万宁市）、烛子（文昌市），属于棕榈科（Palmae）水椰属（*Nypa*）。水椰为组成红树林的灌木树种之一，在我国水椰产于海南三亚市、陵水黎族自治县、万宁市、文昌市等地的沿海港湾泥沼地带。水椰有较高的经济价值，嫩果可生食或糖渍；花序割取汁液可制糖、酿酒、制醋；叶子可用于覆盖屋顶，亦可用于编织篮子等用具，在国外一些产地土著居民用其嫩叶制作卷烟纸。此外，水椰还有防海潮、围堤、绿化海口港湾和净化空气等用途。国外有资料介绍，其叶捣烂可用于治疗蜈蚣咬伤、溃疡病。现代研究发现，水椰的果实含甾体、苷类化合物等成分，包括豆甾醇、谷甾醇、β-谷甾酮、豆甾-4,22-二烯-3-酮、胡萝卜苷、薯蓣皂苷元和薯蓣皂苷（邵长伦等，2009）。

莲叶桐（*Hernandia nymphiifolia*），异名 *Hernandia sonora*，属于莲叶桐科（Hernandiaceae）莲叶桐属（*Hernandia*）。莲叶桐为一种常绿乔木，喜阳光，耐盐碱土地，常作为海岸林代表树种，具有良好的抗风能力。莲叶桐主要分布在热带地区，产于我国海南、台湾，为热带海岸林中最重要的组成树种（姚宝琪等，2011）。莲叶桐树形优美，可观叶、观果。化学成分研究表明，莲叶桐含木脂素和生物碱等化合物，其中木脂素包括去氧鬼臼脂素和曾多脂素等，生物碱包括去甲基异喹啉衍生物，对癌症、肿瘤、心血管疾病等有非常好的疗效（刘梨萍等，2014）。

水黄皮（*Pongamia pinnata*），属于豆科（Leguminosae）水黄皮属（*Pongamia*）。水黄皮是一种较为常见的半红树植物，自然生长于溪边、水塘边及海边潮水能到达的地方，在我国主要分布于东南部沿海的广东、海南、广西、香港及台湾等地。全株可入药，治疗疥癣、疱疹、发烧和疟疾等疾病（赵可夫和冯立田，2001）。在民间水黄皮种子和种子油用于治疗白斑病、麻风病、腰部风湿病、关节风湿病，叶子用于治疗痔疮、肿瘤、伤口发炎等病症。现代研究表明，从水黄皮的种子、花、根皮、茎皮、叶子及心材中分离得到 50 多种化合物，其中包括黄酮、三萜、生物碱、甾体及氨基酸等多种化合物（马建等，2014）。药理学研究表明，水黄皮有抗菌、抗炎、镇痛、抗溃疡、抗惊厥、抗疟原虫等功效，在抗氧化、抗痢疾、治疗高血脂、降血糖等方面有突出活性（Saghir et al.，2021）。

黄槿（*Hibiscus tiliaceus*），属于锦葵科（Malvaceae）木槿属（*Hibiscus*）。黄槿是一种泛热带半红树植物，一般生长于红树植物外围，在我国产于台湾、广东、福建等地。黄槿药用部分为叶、树皮和花，其性甘，淡，微寒，具有清热解毒、散瘀消肿的功效。广西民间用黄槿治疗疮疖肿痛、木薯中毒。黄槿叶掺水磨汁，可作祛痰剂和利尿剂。药理学也对其提取物的活性进行了研究，证实其提取物具有抗炎、镇痛、抗菌、抗病毒、抗肿瘤、抗氧化等活性，主要含三萜、倍半萜、甾体、黄酮、酰胺等化合物（王灿红等，2022；冯超等，2008）。

桐棉（*Thespesia populnea*），别名杨叶肖槿，属于锦葵科（Malvaceae）桐棉属（*Thespesia*）。桐棉属于半红树植物的一种，常生长于海边和海岸向阳处，在我国主要产于台湾、广东、海南。桐棉入药具有消炎止痛的功效，主治脑膜炎、痢疾、痔疮、疝痛、睾丸肿痛、疥癣。果实可捣烂制药膏，能去虱，也可用于治疗肤痒、偏头痛。叶水煮煎汁，可用于治疗头痛和疥癣。花梗胶质可用于治疗皮肤病、跌打损伤。（杨隽娴和田黎，2009）。现代研究表明，桐棉含有许多活性成分，包括曼宋酮（mansonone）、萜类、异黄酮、甾体、联苯等多种化合物（管华诗和王曙光，2009），还有一系列独特结构的化合物，如倍半萜、生物碱（Li et al.，2013b）。药理学研究表明，桐棉具有抗肿瘤、抗菌、消炎、抗氧化等多种作用（Charulatha et al.，2022）。

银叶树（*Heritiera littoralis*），属于梧桐科（Sterculiaceae）银叶树属（*Heritiera*）。银叶树是一种常见的半红树植物，在我国主要分布在广东、广西、海南、香港、台湾等地（刘镜法，2002）。银叶树的种子可用于治疗腹泻和赤痢，其种仁是一种滋补品。此外，我国民间常用其树皮水煎液治疗尿血病。其种子还可食用或者榨油（田艳等，2006）。现代研究表明，银叶树中含有倍半萜、三萜、甾体、黄酮、有机酸、蒽醌等化合物，部分化合物具有虫毒和鱼毒活性。药理学研究表明，银叶树含有抗炎、抗肿瘤、抗菌、抗氧化等活性（Lin et al.，2020）。

水芫花（*Pemphis acidula*），又称海芙蓉、海梅（台湾），属于千屈菜科（Lythraceae）水芫花属（*Pemphis*）。水芫花为多分枝小灌木，主要分布于我国海南和台湾。水芫花可以用来制作名贵的盆景，由于采挖严重，加之环境恶化，现已近于濒危状态。目前，关于水芫花中成分的研究很少，水芫花茎枝含多糖和黄酮化合物。药理学研究表明，水芫花茎枝提取物在体外具有抗氧化和抑菌活性（徐盛颖等，2016）。

滨玉蕊（*Barringtonia asiatica*），又名棋盘脚树，属于玉蕊科（Lecythidaceae）玉蕊属（*Barringtonia*）。滨玉蕊为常绿小乔木，盛产于我国台湾的屏东、台东和兰屿等地。在民间，滨玉蕊果实、种子、树皮有毒，可用于杀虫、治疗皮肤病（钟义，1992）。滨玉蕊的果汁可用于抑制疥疮的形成，叶可用于治疗胃痛和风湿，果实可用于止痛和治疗咳嗽、流行性感冒、喉咙痛、痢疾和痢疾过后的脾脏肿胀，树皮可用于治疗结核病。滨玉蕊根提取物对多种细菌均有抑制作用。现代化学和药理学研究表明，滨玉蕊中主要含有萜类及皂苷等化合物，药理活性包括抗肿瘤和抗微生物作用（Iwashina and Kokubugata，2016；黄建设，2004）。

玉蕊（*Barringtonia racemosa*），属于玉蕊科（Lecythidaceae）玉蕊属（*Barringtonia*）。玉蕊属于半红树植物的一种，为嗜热性广布种，生长于滨海地区林中，可在低盐分土壤中生存，也具有较强的耐盐性，在潮水浸及的地方也能正常生活。在我国玉蕊主要分布于台湾（台北市、台中市和台东县等地）、海南。玉蕊根具有与金鸡纳树相似的药效，有退热止咳作用，主治咳嗽。叶外用，治疗皮肤瘙痒及水痘。种子主治目赤肿痛、黄疸、腹痛、疝痛、结膜炎，种子芳香，有催生之效。果实主治咳嗽、哮喘、腹泻。果汁外用，可治疗鼻溃疡。现代研究表明，玉蕊含萜类特别是三萜及其皂苷、黄酮、内酯、3,3′-二甲氧基鞣花酸、双氢杨梅素、没食子酸等化学成分，部分化合物具有抗肿瘤和抗菌等活性（郭嘉铭等，2019）。玉蕊根部的提取成分对多种细菌有抑制作用（黄建设，2004）。

海杧果（*Cerbera manghas*），属于夹竹桃科（Apocynaceae）海杧果属（*Cerbera*）。海杧果为一种半红树植物，主要分布于我国广东南部、海南、广西南部、香港、澳门、台湾等地，福建已引种成功。海杧果味咸性平，具有催吐、泻下、流产等作用。在传统民间医学中，海杧果有镇痛、抗惊厥、强心剂和降压的作用（Maharana，2021）。海杧果有毒，民间常用其树叶流产等（管华诗和王曙光，2009）。现代研究表明，海杧果是海杧果属中含化学成分最丰富的物种，主要的化学成分是强心苷，其次是萜类（环烯醚萜及其他萜类），还含有木脂素、黄酮、孕甾酮及其他化合物（Maharana，2021；曹雷雷等，2013；王继栋等，2007）。叶的化学物质种类和数量最多，其次是果实、种子、茎和根。药理学研究表明，海杧果提取物及化学成分具有抗氧化、抗癌、抗菌、抗炎、DNA损伤保护等多种药理活性，特别是其所含有的海杧果苷是一种显效快、正性肌力作用强、持续时间短的强心苷，可用于治疗急性心力衰竭（林鹏等，2005）。

苦郎树（*Clerodendrum inerme*），属于马鞭草科（Verbenaceae）大青属（*Clerodendrum*）。苦郎树为一种半红树植物，常生长于海岸沙滩和潮汐可达的地方，在我国分布于海南、广东、广西、福建、香港、澳门、台湾沿海，内陆仅见于广西苍梧县、贵港市等地。苦郎树以根入药，可清热解毒、舒筋活络。在泰国，新鲜的苦郎树叶用于治疗皮肤病。苦郎树叶磨成的粉末与樟脑、大蒜和胡椒粉一起用于治疗水肿、肌肉疼痛、风湿疼痛；根用于治疗性病。从苦郎树分离出三萜、甾体、黄酮、生物碱、糖苷等化合物（Shanthi et al.，2020）。药理学研究表明，苦郎树提取物对供试的植物病原真菌有抑制作用。

钝叶臭黄荆（*Premna obtusifolia*），属于马鞭草科（Verbenaceae）豆腐柴属（*Premna*）。钝叶臭黄荆生长于低海拔的疏林或溪沟边，在我国分布于海南、台湾、广西和广东等地。对钝叶臭黄荆的药用研究集中在茎和枝，但报道并不多。目前从钝叶臭黄荆获得的化合物有萜类和糖苷，药理活性主要体现在抗炎和抗氧化（Salae and Boonnak，2013），具有潜在的药用研究价值。

海滨猫尾木（*Dolichandrone spathacea*），属于紫葳科（Bignoniaceae）猫尾木属（*Dolichandrone*）。海滨猫尾木为半红树植物，是20世纪80年代在海岸带植物调查和海南岛珍稀、濒危植物种类调查中首次发现的中国新分布种，见于海南万宁市乌石港牛岭海边、三亚市和广东。海滨猫尾木喜光，稍耐阴，树性强健，生长迅速，喜高温、湿润气候，不耐寒。海滨猫尾木不仅可以作为海岸防护林树种，还可以作为观赏树和行道树，具有一定的生态和经济价值（田广红等，2011）。未见海滨猫尾木药用记载。化学成分和药理活性研究表明，从海滨猫尾木中分离鉴定出了糖苷和黄酮等化合物，显示抗炎、抗菌等活性（Nguyen et al.，2018）。

阔苞菊（*Pluchea indica*），属于菊科（Compositae）阔苞菊属（*Pluchea*）。阔苞菊是红树林伴生植物，为多年生草本、直立灌木或亚灌木。在我国阔苞菊主要产于海南、广东、广西、福建、香港、澳门和台湾。阔苞菊味苦性温，可暖胃去积、软坚散结、祛风除湿（阮静雅等，2018），民间常用于治疗小儿食积、瘰瘤痰核、风湿骨痛等症。其化学成分主要包括噻吩、倍半萜、奎尼酸、黄酮、三萜及甾体等。药理学研究表明，阔苞菊提取物及化合物具有抗炎、抗菌、抗溃疡、抗氧化、杀虫和神经药理学等作用（阮静雅等，2018）。

上述药用红树植物大多具有民间药用记载，部分被历代本草记载，对于部分物种已开展了现代化学和药理学研究，为基于红树植物天然产物的药物筛选和新药开发奠定了良好的基础。鉴于红树林资源日益衰退和人们生活方式改变的现实，系统总结和挖掘民间药用经验，以发现疑难慢性病症的特效药物，具有重大的现实意义。然而，调查显示，尚有一些民间药用红树植物尚未进行过化学成分及药理作用研究，如尖叶卤蕨、红榄李、海滨猫尾木等，其药效物质基础有待分析和阐释。此外，药理学研究所选用的筛选评价模型针对性不强，如木榄的叶水煎液在民间具有治疗疟疾的作用，目前对其中的抗疟成分研究得不够，只从中分离获得了抗肿瘤活性成分。因此，针对民间药用情况进行红树植物的化学及药理学系统研究，阐明红树植物的药效物质基础，进而开发现代化新药，是今后红树林药用资源研究开发的重要方向。

红树林是一个复杂的生态系统，与红树植物共生的生物类群十分丰富，特别是在红树林分布的海陆交界区域，特殊的红树林环境孕育了独特的微生物类群，包括红树共生微生物、红树林沉积物中的微生物等，其也已成为药物研究开发的热点资源（Li et al.，2022a；Sayantani et al.，2021）。近二十年来，从红树林来源的微生物中发现了大量具有新颖结构的活性化合物，结构类型大多是生物碱、内酯、黄酮、醌类、萜类、甾体等，普遍具有抗菌、抗病毒、抗癌和清除自由基等生物活性。其中，从细菌中得到的化合物大部分来自链霉菌，而从真菌中得到的化合物主要来自曲霉属和青霉属真菌（Li et al.，2022a）。

鉴于红树林在预防和治疗许多疾病方面具有的药物及医药产品开发潜力，迫切需要开展准确、科学的调查研究，特别是获取有效的临床证据，验证其药理特性和毒性，以确保红树植物药用的安全和有效利用。

1.3　中国红树植物濒危物种及其保护

随着世界经济社会的发展，对资源的利用日益加剧，红树林资源在世界范围内遭受过度利用和破坏（Sandilyan and Kathiresan，2012）。无可否认，在过去的几十年中，中国红树林资源及环境也遭受了严重的破坏。20世纪60年代以来的毁林围海造田、毁林围塘养殖、毁林围海造地等不合理开发活动，使中国红树林面积剧减，其提供多种服务功能的能力逐渐变弱（傅秀梅等，2009）。经济快速发展、环境变化、人类活动过度干扰，严重影响了红树植物的生存环境，一些红树物种逐渐衰退，有 20 种红树植物成为濒危物种（表 1.6）（张颖等，2021）。其中，使君子科的红榄李（*Lumnitzera littorea*）仅分布于海南，数量稀少，为国家二级保护野生植物；木果楝（*Xylocarpus granatum*）也为国家二级保护野生植物；棕榈科的水椰（*Nypa fructicans*）为国家三级保护野生植物。海南海桑（*Sonneratia × hainanensis*）现已成为极危物种（傅秀梅等，2009）。

表 1.6　中国红树植物濒危物种

科	种	世界自然保护联盟分级	中国濒危等级
卤蕨科 Acrostichaceae	尖叶卤蕨 *Acrostichum speciosum*	CR	EN
楝科 Meliaceae	木果楝 *Xylocarpus granatum*	LC	VU，国家二级
海桑科 Sonneratiaceae	杯萼海桑 *Sonneratia alba*	LC	LC
	海桑 *Sonneratia caseolaris*	NT	NT
	拟海桑 *Sonneratia×gulngai*	—	EN
	海南海桑 *Sonneratia×hainanensis*	CR	CR
	卵叶海桑 *Sonneratia ovata*	NT	CR
红树科 Rhizophoraceae	海莲 *Bruguiera sexangula*	—	NT
	尖瓣海莲 *Bruguiera sexangula* var. *rhynchopetala*	—	VU
	红树 *Rhizophora apiculata*	LC	VU
使君子科 Combretaceae	红榄李 *Lumnitzera littorea*	LC	CR，国家二级
爵床科 Acanthaceae	小花老鼠簕 *Acanthus ebracteatus*	NT	EN
茜草科 Rubiaceae	瓶花木 *Scyphiphora hydrophyllacea*	—	VU
棕榈科 Palmae	水椰 *Nypa fructicans*	VU	VU，国家三级
莲叶桐科 Hernandiaceae	莲叶桐 *Hernandia nymphiifolia*	—	VU
梧桐科 Sterculiaceae	银叶树 *Heritiera littoralis*	VU	VU，省级（海南、广西）
千屈菜科 Lythraceae	水芫花 *Pemphis acidula*	—	VU
玉蕊科 Lecythidaceae	玉蕊 *Barringtonia racemosa*	EN	VU
马鞭草科 Verbenaceae	钝叶臭黄荆 *Premna obtusifolia*	—	VU
紫葳科 Bignoniaceae	海滨猫尾木 *Dolichandrone spathacea*		EN

注：CR-极危；EN-濒危；VU-易危；NT-近危；LC-无危；—-未列入濒危物种，无濒危等级。

红树林具有巨大的药用价值，但对其大规模开发利用必然会对红树林资源及其生态系统产生不良影响。为避免红树林资源遭受进一步的破坏，应在保护现有资源的基础上，引导沿岸居民进行大规模的药用红树植物的种植和栽培，先保护后开发，进行保护性开发利用，从而实现中国药用红树资源的可持续利用（Fu et al.，2021；滕红丽等，2008）。

参考文献

包淑云，林文瀚 . 2006. 红树植物尖瓣海莲的化学成分研究 . 中国中药杂志，31(14): 1168-1171.

曹雷雷，田海妍，王友绍，等 . 2013. 红树植物海芒果果实的化学成分研究 . 中国药学杂志，48(13): 1052-1056.

常和平，王思明，霍长虹，等 . 2012. 木果楝内酯化合物抑制人肺肿瘤细胞增殖活性及作用机制的研究 . 中国药理学通报，28(6): 807-810.

陈史坚 . 1987. 浅谈南海诸岛的开发和保护 . 海洋开发，(1): 25-29.

陈艳萍，谭道鹏，曾琪，等 . 2015. 老鼠簕叶化学成分及其抗流感病毒活性 . 中药材，38(3): 527-530.

陈映霞 . 1995. 红树林的环境生态效应 . 海洋环境科学，14(4): 51-56.

程灿玲，宫凯凯，李平林，等 . 2014. 红树植物拟海桑 (Sonneratia paracaseolaris) 化学成分研究 . 中国海洋药物，33: 53-57.

崔建国，卢艳，黄燕敏 . 2017. 红树林来源的化学成分及生物活性研究进展 . 天然产物研究与开发，29(9): 1626-1633.

邓勤，杨小波，徐静 . 2020. 红树植物角果木胚轴化学成分及生物活性研究 . 中国抗生素杂志，45(10): 982-988.

杜钦，韦文猛，米东清 . 2016. 京族药用红树林民族植物学知识及现状 . 广西植物，36(4): 405-412.

冯超，李晓明，田敏卿，等 . 2008. 药用红树林植物黄槿的化学成分研究 . 海洋科学，32(9): 57-60.

冯妍，李晓明，王斌贵，等 . 2007. 红树林植物海榄雌化学成分研究 . 中草药，38(9): 1301-1303.

傅秀梅，王长云 . 2008. 海洋生物资源保护与管理 . 北京：科学出版社：256-260.

傅秀梅，王亚楠，邵长伦，等 . 2009. 中国红树林资源状况及其药用研究调查 II . 资源现状、保护与管理 . 中国海洋大学学报 (自然科学版)，39(4): 705-711.

宫凯凯，秦国飞，李国强 . 2016. 海桑属红树植物及其内生真菌化学成分及生物活性研究进展 . 天然产物研究与开发，28(9): 1484-1491.

管华诗，王曙光 . 2009. 中华海洋本草：第 2 卷 海洋矿物药与海洋植物药 . 上海：上海科学技术出版社：305-520.

广东省地名委员会 . 1987. 历史上我国政府为南海诸岛命名的情况 // 广东省地名委员会 . 南海诸岛地名资料汇编 . 广州：广东省地图出版社：37-61.

郭嘉铭，于绡梅，苏芹婷，等 . 2019. 半红树植物玉蕊枝叶化学成分研究 . 中草药，50(23): 5690-5695.

国家中医药管理局《中华本草》编委会 . 1999. 中华本草 . 上海：上海科学技术出版社：658-659.

海芳，唐旭利，李国强，等 . 2010. 红树植物老鼠簕中的甾醇和萜类成分 . 天然产物研究与开发，22(4): 597-599.

何磊，王友绍，王清吉 . 2004. 红树植物红茄苳化学成分及其药理作用研究进展 . 中草药，35(11): 5-7.

环境保护部自然生态保护司 . 2012. 全国自然保护区名录 2012. 北京：中国环境科学出版社 .

黄初龙，郑伟民 . 2004. 我国红树林湿地研究进展 . 湿地科学，2(4): 303-308.

黄丹瑜，农旭华，张斌，等 . 2020. 榄李属植物化学成分及药理活性研究进展 . 海南师范大学学报 (自然科学版)，33(3): 265-375.

黄国雷，刘雨心，赵燕磊，等 . 2017. 红树植物尖瓣海莲 Brguiera sexangula var. rhynchopetala 化学成分研究 . 中国海洋药物，36(1): 7-13.

黄建设 . 2004. 红树植物玉蕊的化学成分和药理活性 . 天然产物研究与开发，16(2): 167-169.

黄粱绮龄，苏美玲，陈培榕 . 1994. 香港地区红树植物资源研究 (I)——四种常见红树植物抑制植物病源真菌效能的评价 . 天然产物研究与开发，6(1): 5-9.

黄绵庆，陶桂兰，杨照新，等 . 2016. 一种海莲叶提取物及其提取方法和应用：CN105687266B. 2019-06-07.

黄晓冬，吴雅清，许瑞安，等 . 2014. 红树植物桐花树叶片多酚提取物对酪氨酸酶活性抑制及抗自由基和抗菌活性分析 . 植物资源与环境学报，23(1): 30-38.

姜广策，林永成，周世宁，等 . 2000. 中国南海红树内生真菌 NO. 1403 次级代谢物的研究 . 中山大学学报：自然科学版，39(6): 68-72.

李春干 . 2004. 广西红树林的数量分布 . 北京林业大学学报，26(1): 47-52.

李根有，陈征海，刘安兴，等 . 2002. 浙江省湿地植被分类系统及主要植被类型与分布特点 . 浙江林学院学报，19(4): 356-362.

李玉洁，唐浩轩，李娟，等 . 2019. 红树植物瓶花木枝叶中化学成分研究 . 中草药，50(23): 5677-5682.

李元跃，刘韶松，高苏蕊，等 . 2021. 红树植物老鼠簕的化学成分和药理活性研究进展 . 集美大学学报 (自然科学版)，26(6): 489-500.

梁成钦，龚受基，周先丽，等 . 2011. 红海榄化学成分 . 中国实验方剂学杂志，17(2): 76-79.

廖宝文,张乔民.2014.中国红树林的分布、面积和树种组成.湿地科学,12(4): 435-439.

林鹏.2001.中国红树林研究进展.厦门大学学报(自然科学版),40(2): 592-603.

林鹏,林益明,杨志伟,等.2005.中国海洋红树林药物的研究现状、民间利用及展望.海洋科学,29(9): 76-79.

林益明,林鹏.2001.中国红树林生态系统的植物种类、多样性、功能及其保护.海洋湖沼通报,3: 8-16.

刘镜法.2002.广西的银叶树林.海洋开发与管理,19(6): 66-68.

刘梨萍,于瑞同,袁瑾,等.2014.莲叶桐树枝的化学成分.青岛科技大学学报(自然科学版),35(2): 162-166.

马建,吴学芹,陈颖,等.2014.水黄皮的化学成分和药理作用研究进展.现代药物与临床,29(10): 1183-1189.

麦少芝,徐颂军.2005.广东红树林资源的保护与开发.海洋开发与管理,22(1): 44-48.

苗双,满玉清,周肖龙,等.2018.红树植物拟海桑化学成分研究.中草药,49(5): 1025-1030.

莫德娟,李敏一.2017.中国海南半红树植物海漆的化学成分研究.天然产物研究与开发,29(1): 52-57.

南京中医药大学.2006.中药大辞典.2版.上海:上海科学技术出版社.

宁小清,林莹波,谈远锋,等.2013.广西药用红树植物种类及其民间药用功效研究.中国医药指南,11(18): 73-75.

秦汉荣,闭正辉,许政,等.2016.广西红树林蜜源植物桐花树蜜蜂利用调查研究.中国蜂业,67(2): 40-42.

阮静雅,徐雅萍,瞿璐,等.2018.阔苞菊地上部分黄酮类成分的分离与鉴定.沈阳药科大学学报,35(8): 607-610.

尚随胜,龙盛京.2005.红树植物木榄的活性成分研究概况.中草药,36(3): 465-467.

邵长伦,傅秀梅,王长云,等.2009.中国红树林资源状况及其药用调查Ⅲ.民间药用与药物研究状况.中国海洋大学学报,39(4): 712-718.

生农,辛琨,廖宝文.2021.红树林湿地生态功能及其价值研究文献学分析.湿地科学与管理,17(1): 47-50.

孙国强,赵丰丽,刘哲瑜,等.2010.白骨壤叶黄酮提取及抗氧化活性研究.中国酿造,11: 95-99.

孙海,张积仁.2002.一种新的蒽环类抗生素 R5 抗肿瘤活性的初步研究.解放军医学杂志,27(12): 1081-1083.

孙星,丁怡,林文翰.2009.红树林植物白骨壤化学成分的分离鉴定.北京大学学报:医学版,41(2): 221-225.

覃亮,路宽,董基,等.2012.桐花树多糖提取及其抑菌活性研究.中成药,34: 1367-1369.

陶思明.1999.红树林生态系统服务功能及其保护.海洋环境科学,18(10): 439-441.

滕红丽,杨增艳,范航清,等.2008.广西滨海生态过渡带的药用植物及其可持续利用研究.时珍国医国药,19(7): 1586-1587.

田广红,李玫,杨雄邦,等.2011.珠海淇澳岛海滨猫尾木的引种栽培研究.安徽农业科学,39(16): 9618-9619.

田晓萌,蔡晓婧,郭庆梅,等.2017.桐花树药用研究进展.辽宁中医药大学学报,19(11): 114-117.

田艳,吴军,漆淑华,等.2006.银叶树的三萜成分研究.中草药,37(1): 35-36.

田艳,吴军,张偲.2003.半红树药用植物杨叶肖槿的化学成分和药理作用研究进展.中草药,34(1): 82-84.

王炳宇,杨珊,刘强,等.2020.外来红树植物无瓣海桑和拉关木在海南东寨港的人工种植与自然扩散.生态学杂志,39(6): 1778-1786.

王灿红,孙照翠,马国需,等.2022.6 种黄槿倍半萜类成分的衍生化改造和体外抗肿瘤活性研究.现代药物与临床,37(3): 445-452.

王何健,易湘茜,谢文佩,等.2014.红树白骨壤果实中芳香脂类化学成分研究.广西科学,21(3): 260-263.

王继栋,董美玲,张文,等.2006.红树林植物榄李的化学成分.中国天然药物,4(3): 185-187.

王继栋,董美玲,张文,等.2007.红树林植物海芒果的化学成分研究.天然产物研究与开发,19(1): 59-62.

王文卿,王瑁.2007.中国红树林.北京:科学出版社.

王亚楠,傅秀梅,邵长伦,等.2009.中国红树林资源状况及其药用研究调查Ⅰ.生态功能与价值.中国海洋大学学报(自然科学版),39(4): 699-704.

王友绍,何磊,王清吉,等.2004.药用红树植物的化学成分及其药理研究进展.中国海洋药物,24(2): 26-31.

韦林垚,侯小涛,郝二伟,等.2018.药用红树植物抗肿瘤药理作用及其机制的研究进展.中国海洋药物,37(3): 93-100.

吴秀彩,杜正彩,郝二伟,等.2021.海洋中药秋茄的化学成分及药理活性研究进展.世界科学技术-中医药现代化,23(12): 4711-4723.

谢蕾卉,侯小涛,邓家刚,等.2018.木榄化学成分和药理活性研究进展.中国实验方剂学杂志,24(21): 225-234.

熊拯,钟秋平,林美芳,等.2012.白骨壤种子中总黄酮的提取及抗氧化性研究.食品研究与开发,33(8): 81-84.

徐佳佳,龙盛京.2006.桐花树化学成分及其生物活性作用的研究进展.时珍国医国药,17(12): 2393-2395.

徐盛颖,干晶露,张桑桑,等.2016.水芫花提取物的体外抗氧化活性和抑菌活性研究.黑龙江医药科学,39(1): 41-44.

薛志勇.2005.福建九龙江口红树林生存现状分析.福建林业科技,32(3): 190-193.

杨惠宁, 徐斌, 韩超群, 等. 2004. 雷州半岛红树林资源及其效益. 生态环境, 13(2): 222-224.

杨静雨, 唐敏敏, 陈丽, 等. 2022. 海南红树红榄李内生真菌 *Penicillium sclerotiorum* HLL113 次级代谢产物研究. 有机化学, 42(3): 896-900.

杨隽娴, 田黎. 2009. 潮间带盐生植物生境微生物药用前景. 菌物研究, 7(3-4): 221-224.

杨盛昌, 林鹏, 中须贺常雄. 1997. 日本红树林的生态学研究. 厦门大学学报 (自然科学版), 36(3): 471-477.

杨盛昌, 陆文勋, 邹祯, 等. 2017. 中国红树林湿地: 分布、种类组成及其保护. 亚热带植物科学, 46(4): 301-310.

杨旭红, 李怀标, 陈虹, 等. 2008. 红海榄叶的化学组成及其生物活性. 药学学报, 43(9): 974-978.

杨忠兰. 2002. 福建省红树林资源现状分析与保护对策. 华东森林经理, 16(4): 1-4.

姚宝琪, 刘强, 蔡梓, 等. 2011. 海南滨海木麻黄林下三种乡土树种的光合特性. 中南林业科技大学学报, 32: 92-101.

姚贻烈, 郑华, 陆小峰, 等. 2016. 广西北海拉关木挥发物的 ATD-GC/MS 分析及安全性评价. 广西植物, 36(6): 758-762.

易湘茜, 李家怡, 杜正彩, 等. 2019. 无瓣海桑果实提取物对衰老小鼠学习记忆能力的影响及其机制研究. 广西植物, 39(11): 1534-1540.

易湘茜, 李家怡, 高程海, 等. 2017. 无瓣海桑果实乙醇提取物及其不同极性萃取物抗氧化活性. 食品工业科技, 38(19): 27-30.

易湘茜, 覃媚, 高程海, 等. 2016. 红树海桑属植物化学成分及生物活性研究进展. 广西科学院学报, 32(4): 237-244.

易湘茜, 徐普, 邓家刚, 等. 2018. 红树桐花树胚轴化学成分研究. 世界科学技术-中医药现代化, 20(5): 684-689.

张萌, 周江煜, 韦玮, 等. 2018. 海洋中药白骨壤化学成分及药理作用研究进展. 中成药, 40(11): 2504-2512.

张乔民, 隋淑珍. 2001. 中国红树林湿地资源及其保护. 自然资源学报, 16(1): 28-36.

张秋霞, 龙盛京. 2006. 红树林植物榄李化学成分及生物活性的研究概况. 时珍国医国药, 17(10): 1912-1913.

张娆挺, 林鹏. 1984. 中国海岸红树林植物区系研究. 厦门大学学报 (自然科学版), 23(2): 232-238.

张婉婷, 马志远, 陈彬, 等. 2022. 福建省九龙江口红树林生态系统健康评价: 基于活力-组织结构-恢复力框架. 生态与农村环境学报, 38(1): 61-68.

张旭, 李静, 徐静, 等. 2017. 红树林植物海莲不同部位提取物抗氧化活性研究. 热带作物学报, 38(5): 849-853.

张颖, 陈光程, 钟才荣. 2021. 中国濒危红树植物研究与恢复现状. 应用海洋学学报, 40(1): 142-153.

赵晟, 洪华生, 张珞平. 2007. 中国红树林生态系统服务的能值价值. 资源科学, 29(1): 147-154.

赵丰丽, 叶日娜, 孙国强, 等. 2010. 白骨壤提取物抑菌活性研究. 食品科技, 35(4): 182-185.

赵焕庭, 王丽荣, 袁家义. 2017. 南海诸岛的自然环境、资源与开发. 热带地理, 37(5): 659-693.

赵可夫, 冯立田. 2001. 中国盐生植物资源. 北京: 科学出版社.

赵亚, 宋国强, 郭跃伟. 2004. 中国红树植物红海榄 (*Rhizophora stylosa*) 的化学成分研究. 天然产物研究与开发, 16(1): 23-25.

郑彩娟, 王德能, 夏成明, 等. 2014. 木榄属植物的化学成分研究进展. 广东化工, 41(4): 45-46.

郑喆, 裴月湖. 2008. 卵叶海桑化学成分的分离与鉴定. 沈阳药科大学学报, 25(1): 35-38.

中国生物多样性保护行动计划总报告编写组. 1994. 中国生物多样性保护行动计划. 北京: 中国环境科学出版社.

钟才荣, 李诗川, 杨宇晨, 等. 2011. 红树植物拉关木的引种效果调查研究. 福建林业科技, 38(3): 96-99.

钟晓, 刘红星, 黄初升, 等. 2012. 红树林植物卤蕨属的化学成分及生物活性研究进展. 广西师范学院学报: 自然科学版, 29(3): 41-45.

钟义. 1992. 海南省植物增补. 广西植物, 12(2): 105-106.

周婧, 李钢, 徐静. 2017. 红海榄不同部位总酚和总黄酮含量分析及抗氧化活性研究. 食品科技, 42(6): 220-224.

Bibi S N, Fawzi M M, Gokhan Z, et al. 2019. Ethnopharmacology, phytochemistry, and global distribution of mangroves—a comprehensive review. Mar. Drugs, 17(4): 231.

Charulatha S, Dharrunya H V, Dhanamurugan R, et al. 2022. Evaluation of antioxidant and antimicrobial potential of green synthesized Ag nanoparticles from ethanolic leaf extract of *Thespesia populnea*. J. Nat. Remedies, 22(2): 137-144.

Dahibhate N L, Utpal R, Kundan K. 2020. Phytochemical screening, antimicrobial and antioxidant activities of selected mangrove species. Curr. Bioact. Compd., 16(2): 152-163.

Das S K, Samantaray D, Mahapatra A, et al. 2018. Pharmacological activities of leaf and bark extracts of a medicinal mangrove plant *Avicennia officinalis* L. Clin. Phytosci., 4(1): 1-10.

Du Q, Chen Z H, Sun M J, et al. 2004. Investigation on mangrove resource and development plan in Zhejiang Province. For. Invent. Plan., 29(3): 9-12.

Eswaraiah G, Peele K A, Krupanidhi S, et al. 2020. GC-MS analysis for compound identification in leaf extract of *Lumnitzera racemosa* and evaluation of its in vitro anticancer effect against MCF7 and HeLa cell lines. J. King Saud Univ. Sci., 32(1): 780-783.

Farnsworth E J, Ellison A M. 1997. The global conservation status of mangroves. Ambio, 26(2): 328-334.

Fu X M, Tang H Y, Liu Y, et al. 2021. Resource status and protection strategies of mangroves in China. J. Coast. Conserv., 25: 42.

Golder M, Sadhu S K, Biswas B, et al. 2020. Comparative pharmacologic profiles of leaves and hypocotyls of a mangrove plant: *Bruguiera gymnorrhiza*. Adv. Tradit. Med., 20: 395-403.

Guo Y W. 2015. Exploring for bioactive secondary metabolites from the Chinese medicinal mangroves. Planta. Med., 81(16): 1402.

Islam M T, Sharifi-Rad J, Martorell M, et al. 2020. Chemical profile and therapeutic potentials of *Xylocarpus moluccensis* (Lam.) M. Roem. : a literature-based review. J. Ethnopharmacol., 259: 112958.

Istiqomah M A, Hasibuan P A Z, Nuryawan A, et al. 2021. The anticancer compound dolichol from *Ceriops tagal* and *Rhizophora mucronata* leaves regulates gene expressions in WiDr colon cancer. Sains Malays., 50(1): 181-189.

Iwashina T, Kokubugata G. 2016. Flavonoid properties in the leaves of *Barringtonia asiatica* (Lecythidaceae). Bull. Natl. Mus. Nat. Sci., Ser. B, 42(1): 41-47.

Katsutani K, Sugimoto S, Yamano Y, et al. 2020. Eudesmane-type sesquiterpene glycosides: sonneratiosides A-E and eudesmol β-D-glucopyranoside from the leaves of *Sonneratia alba*. J. Nat. Med., 74(1): 119-126.

Li J, Li M Y, Bruhn T, et al. 2012. Andhraxylocarpins A-E: structurally intriguing limonoids from mangroves *Xylocarpus granatum* and *Xylocarpus moluccensis*. Chem. Eur. J., 18: 14342-14351.

Li J, Li M Y, Bruhn T, et al. 2013a. Thaixylomolins A-C: limonoids featuring two new motifs from the Thai *Xylocarpus moluccensis*. Org. Lett., 15: 3682-3685.

Li K, Chen S, Pang X, et al. 2022a. Natural products from mangrove sediments-derived microbes: structural diversity, bioactivities, biosynthesis, and total synthesis. Eur. J. Med. Chem., 230: 114117.

Li L, Huang C G, Wang C Y, et al. 2010. Sexangulic acid, a new cytotoxic triterpenoid from the Chinese mangrove *Bruguiera sexangula*. Nat. Prod. Res., 24(11): 1044-1049.

Li M Y, Tian Y, Shen L, et al. 2013b. 3-*O*-methylthespesilactam, a new small-molecule anticancer Pan-JAK inhibitor against A2058 human melanoma cells. Biochem. Pharmacol., 86: 1411-1418.

Li M Y, Xiao Q, Pan J Y, et al. 2009. Natural products from semi-mangrove flora: source, chemistry and bioactivities. Nat. Prod. Rep., 26: 281-298.

Li S J, Zhao L K, Chen J J, et al. 2022b. Xylomexicanins K-N: limonoids from the leaves and twigs of *Xylocarpus granatum*. Nat. Prod. Res., 36(19): 5001-5008.

Lin G S, Li M Y, Xu N, et al. 2020. Anti-inflammatory effects of *Heritiera littoralis* fruits on dextran sulfate sodium-(DSS-) induced ulcerative colitis in mice by regulating gut microbiota and suppressing NF-κB pathway. BioMed Res. Int., (1): 8893621.

Liu G Y, Zhang Z S, Wang Y H, et al. 2021a. Highly oxygenated *ent*-atisane and podocarpane diterpenoids from *Excoecaria agallocha*. Nat. Prod. Res., 36(15): 3924-3930.

Liu H L, Huang X Y, Dong M L, et al. 2010. Piperidine alkaloids from Chinese mangrove *Sonneratia hainanensis*. Planta. Med., 76(9): 920-922.

Liu J J, Wu Y L, Wang Y F, et al. 2021b. Hepatoprotective effect of polysaccharide isolated from *Sonneratia apetala* fruits on acetaminophen-induced liver injury mice. J. Funct. Foods, 86: 104685.

Maharana P K. 2021. Ethnobotanical, phytochemical, and pharmacological properties of *Cerbera manghas* L. J. Biosci., 46(1): 25.

Manurung J, Kappen J, Schnitzler J, et al. 2021. Analysis of unusual sulfated constituents and anti-infective properties of two Indonesian mangroves, *Lumnitzera littorea* and *Lumnitzera racemosa* (Combretaceae). Separations, 8(6): 82.

Minh T T, Thu N H, Toan H K, et al. 2022. Three new phenolic sulfates from *Acrostichum aureum* collected from coastal area of Thai Binh Province, Vietnam and their cytotoxic activity. Rec. Nat. Prod., 16(1): 66-73.

Munira S, Ahmed S N, Islam M S, et al. 2019. Pharmacological screening for CNS depression, analgesic and anti-inflammatory potentials of *Sonneratia caseolaris* (Linn.) barks in different solvent fraction. J. Pharm. Res. Int., 29(5): 50813.

Namazi R, Zabihollahi R, Behbahanie, et al. 2013. Inhibitory activity of *Avicennia marina*, a medicinal plant in Persian folk medicine, against HIV and HSV. Iran. J. Pharm. Res., 12(2): 435-443.

Nguyen T H T, Pham H V T, Pham N K T, et al. 2015. Chemical constituents from *Sonneratia ovata* Backer and their in vitro cytotoxicity and acetylcholinesterase inhibitory activities. Bioorg. Med. Chem. Lett., 25(11): 2366-2371.

Nguyen V T, Do L Q, Nguyen T A, et al. 2018. New cycloartanes and new iridoids from *Dolichandrone spathacea* collected in the mangrove forest of Soc Trang province, Vietnam. J. Asian Nat. Prod. Res., 20(9): 889-896.

Olatunji O J, Olatunde O O, Jayeoye T J, et al. 2022. New insights on *Acanthus ebracteatus* Vahl: UPLC-ESI-QTOF-MS profile, antioxidant, antimicrobial and anticancer activities. Molecules, 27(6): 1981.

Parthiban A, Sachithanandam V, Lalitha P, et al. 2023. Isolation, characterisation, anticancer and anti-oxidant activities of 2-methoxy mucic acid from *Rhizophora apiculata*: an *in vitro* and *in silico* studies. J. Biomol. Struct. Dyn., 41(4): 1424-1436.

Paulin J P, Callanta R B P, Tan M A, et al. 2020. An α-glucosidase iridoid glycoside inhibitor from *Scyphiphora hydrophyllacea* (Rubiaceae). Acta Manilana, 68: 51-56.

Premanathan M, Kathiresan K, Yamamoto N, et al. 1999. *In vitro* anti-human immunodeficiency virus activity of polysaccharide from *Rhizophora mucranata*. Biosci. Biotechnol. Biochem., 63(7): 1187-1191.

Rodrigues C F B, Gaeta H H, Belchor M N, et al. 2015. Evaluation of potential thrombin inhibitors from the white mangrove (*Laguncularia racemosa* (L.) C. F. Gaertn.). Mar. Drugs, 13(7): 4505-4519.

Saad S, Taher M, Susanti D, et al. 2013. Antimicrobial activity of mangrove plant *Acrostichum speciosum*. J. Pure Appl. Microbiol., 7(SI): 253-257.

Saghir F, Hussain K, Tahir M N, et al. 2021. Antidiabetic screening, activity-guided isolation and molecular docking studies of flower extracts of *Pongamia pinnata* (L.) Pierre. J. Med. Plants By-Prod., 10(1): 85-92.

Salae A W, Boonnak N. 2013. Obtusinones D and E, linear and angular fused dimeric icetexane diterpenoids from *Premna obtusifolia* roots. Tetrahedron Lett., 54(11): 1356-1359.

Sandilyan S, Kathiresan K. 2012. Mangrove conservation: a global perspective. Biodiv. Conserv., 21(14): 3523-3542.

Santos D K D D, de Melo C M L, da Silva E M, et al. 2021. Investigation of nutritional contents, antioxidant and immunostimulatory activities of aqueous extract from *Laguncularia racemosa* leaves. Nat. Prod. J., 11(2): 231-243.

Sayantani M, Nabanita N, Punarbasu C. 2021. A review on potential bioactive phytochemicals for novel therapeutic applications with special emphasis on mangrove species. Phytomed. Plus, 1(4): 100107.

Shanthi P, Thiripura S U, Sownthariya C, et al. 2020. Phytochemical and FTIR analysis of a mangrove plant—*Volkameria inermis* L. Int. J. Pharma Bio-sci., 11(1): 1-5.

Shi C, Xu M J, Bayer M, et al. 2010. Phenolic compounds and their anti-oxidative properties and protein kinase inhibition from the Chinese mangrove plant *Laguncularia racemosa*. Phytochemistry, 71(4): 435-442.

Singh D, Aeri V. 2013. Phytochemical and pharmacological potential of *Acanthus ilicifolius*. J. Pharm. Bioallied Sci., 5(1): 17-20.

Suganthy N, Devi K P. 2016. Protective effect of catechin rich extract of *Rhizophora mucronata* against β-amyloid-induced toxicity in PC12 cells. J. Appl. Biomed., 14(2): 137-146.

Thatoi H, Samantaray D, Das S K. 2016. The genus *Avicennia*, a pioneer group of dominant mangrove plant species with potential medicinal values: a review. All Life, 9(4): 267-291.

Thirunavukkarasu P, Asha S, Rajeswari H, et al. 2021. Isolation and characterization of berberine from *Ceriops decandra* mangrove plant species. Pharm. Chem. J., 55(7): 691-697.

Vinh L B, Phong N V, Ali I, et al. 2020. Identification of potential anti-inflammatory and melanoma cytotoxic compounds from *Aegiceras corniculatum*. Med. Chem. Res., 29(11): 2020-2027.

Wang H, Li M Y, Katele F Z, et al. 2014. Decandrinin, an unprecedented C9-spiro-fused 7, 8-seco-*ent*-abietane from the Godavari mangrove *Ceriops decandra*. Beilstein J. Org. Chem., 10: 276-281.

Wang H, Li M Y, Wu J. 2012. Chemical constituents and some biological activities of plants from the genus *Ceriops*. Chem. Biodivers., 9(1): 1-11.

Wang J D, Zhang W, Li Z Y, et al. 2007. Elucidation of excogallochaols A-D, four unusual diterpenoids from the Chinese mangrove *Excoecaria agallocha*. Phytochemistry, 68(19): 2426-2431.

Wongsomboon P, Maneerat W, Pyne S G, et al. 2018. 12-hydroxycorniculatolide A from the mangrove tree, *Lumnitzera littorea*. Nat. Prod. Commun., 13(10): 1327-1328.

Wu J, Xiao Q, Xu J, et al. 2008a. Natural products from true mangrove flora: source, chemistry and bioactivities. Nat. Prod. Rep., 25: 955-981.

Wu J, Zhang S, Bruhn T, et al. 2008b. Xylogranatins F-R: antifeedants from the Chinese mangrove, *Xylocarpus granatum*, a new biogenetic pathway to tetranortriterpenoids. Chem. Eur. J., 14: 1129-1141.

Xu M J, Deng Z W, Li M, et al. 2004. Chemical constituents from the mangrove plant, *Aegiceras corniculatum*. J. Nat. Prod., 67: 762-766.

Xue D Q, Wang J D, Guo Y W. 2008. A new sulphated nor-sesquiterpene from mangrove *Laguncularia racemosa* (L.) Gaertn. F. J. Asian Nat. Prod. Res., 10(4): 319-321.

Ye F, Li X W, Guo Y W. 2016. Recent progress on the mangrove plants: chemistry and bioactivity. Curr. Org. Chem., 20(18): 1923-1942.

Zhang M Q, Ren X, Yue S J, et al. 2019. Simultaneous quantification of gour phenylethanoid glycosides in rat plasma by UPLC-MS/MS and its application to a pharmacokinetic study of *Acanthus ilicifolius* herb. Molecules, 24: 3117.

Zhang M Q, Ren X, Zhao Q, et al. 2020. Hepatoprotective effects of total phenylethanoid glycosides from *Acanthus ilicifolius* L. against carbon tetrachloride-induced hepatotoxicity. J. Ethnopharmacol., 256: 112795.

2 卤蕨科（Acrostichaceae）

2.1 卤蕨（*Acrostichum aureum*）

卤蕨，又名金蕨（中国科学院中国植物志编辑委员会，1990），属于卤蕨科（Acrostichaceae）卤蕨属（*Acrostichum*）。卤蕨是一种常见的红树植物，也是真红树植物中分布最广的蕨类植物，兼具低等植物和红树植物的双重特性，是红树林盐土的指示植物，属于嗜热性广布种（张娆挺和林鹏，1984）。卤蕨在我国主要分布于广东、广西、海南、香港、台湾和澳门，在一些地区沿海及河口区域资源较为丰富。在民间，卤蕨是一种止血和治疗创伤、风湿、蠕虫感染、便秘、象皮病等的传统草药，嫩叶可食用。现代研究表明，卤蕨中含有甾体、萜类、黄酮、苷类、氨基酸及硫酸酯等化合物。药理学研究还发现，卤蕨具有良好的抗肿瘤、抗菌、抗炎、抗氧化和抑制酪氨酸酶的活性，卤蕨叶还具有润肤美白的作用（钟晓等，2012）。这为研发抗肿瘤药、新型抗菌药和抗氧化原料提供了良好的资源。

【分类位置】 蕨类植物门 Pteridophyta 蕨纲 Filicopsida 薄囊蕨亚纲 Leptosporangiatidae 真蕨目 Eufilicales 卤蕨科 Acrostichaceae 卤蕨属 *Acrostichum* 卤蕨 *Acrostichum aureum* L., 1753（*Chrysodium aureum* Mett., 1856；*Chrysodium velgare* Fee, 1845；*Acrostichum inaequale* Willd., 1810；*Chrysodium inaequale* Fee, 1845）（中国科学院中国植物志编辑委员会，1990）。

【别名】 金蕨、黄金齿朵（秦松，2013）。

【形态特征】 卤蕨植株高达 2m（图 2.1）。根状茎直立，顶端密被褐棕色的阔披针形鳞片。叶簇生，叶柄长 30～60cm，直径为 2cm，基部褐色，被钻状披针形鳞片，向上为枯禾秆色，光滑；上面有纵沟，中部以上沟的隆脊上有 2～4 对互生的、由羽片退化的刺状突起；叶片长 60～140cm，宽 30～60cm，奇数一回羽状，羽片多达 30 对，基部一对羽片对生，较其上部的略短，中部羽片互生，长舌状披针形，长 15～36cm，宽 2～2.5cm，顶端圆而有小突尖，或凹缺而呈双耳，凹入处有微突尖，基部楔形，柄长 1～1.5cm（顶部的无柄），全缘，通常上部的羽片较小，能育。叶脉网状，两面可见。叶厚革质，干后黄绿色，光滑。孢子囊满布能育羽片下面，无盖。染色体数目：$2n=120$（王瑞江等，1989）。

在红树植物研究中，生长于过渡地带的卤蕨属于真红树还是半红树一直存在争议。牟美蓉（2007）和牟美蓉等（2007）对国内的 33 种红树植物成熟叶片结构性状和叶片主要元素的积累等叶片特征之间的差异进行了比较研究。潮间带的卤蕨叶片肉质化程度较低，为（2.23±0.12）g/dm² [真红树植物平均值为（3.90±0.89）g/dm²，半红树植物平均值为 [（2.16±0.94）g/dm²]；比叶面积（SLA）为（113.06±32.62）cm²/g[真红树植物平均值为（71.48±14.21）cm²/g，半红树植物平均值为（147.00±20.82）cm²/g]；单位质量叶片含氮量（Nmass）为（16.14±1.32）mg/g[真红树植物平均值为（14.72±

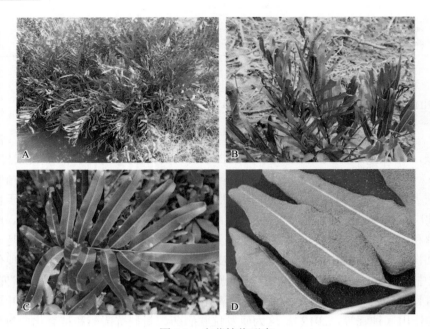

图 2.1　卤蕨植物形态

A. 全株（李国强摄）；B. 生殖期部分植株；C. 叶片；D. 孢子叶背面放大（徐克学摄）

4.47）mg/g，半红树植物平均值为（27.43±6.43）mg/g]；单位面积叶片含氮量（Narea）为（1.42±0.48）g/m²[真红树植物平均值为（2.26±0.60）g/m²，半红树植物平均值为（1.73±0.28）g/m²]；叶片中 Mg 含量为（0.19±0.07）g/m²，Na 含量为（0.63±0.12）g/m²，Cl 含量为（1.26±0.28）g/m²，总元素含量为（3.67±0.94）g/m²，Ca/Na 为 0.40±0.03（红树植物平均值为 0.74±0.38，半红树植物平均值为 2.41±1.84），K/Na 为 2.14±0.33（所有真红树植物叶片 K/Na 均小于 1）。基于叶片特征的比较结果，卤蕨归属于半红树植物更为合适。蒋巧兰（2007）研究了真红树和半红树及争议物种种内元素分布及耐盐的差异。卤蕨Ⅰ级根系（$d < 2mm$）中 Cl 含量为（21.40±4.19）mg/g，与苦郎树（半红树植物）接近，Ⅱ级根系（$d=2\sim5mm$）中 Cl 含量为（11.92±1.69）mg/g，相对Ⅰ级根系中 Cl 含量显著下降（$p < 0.05$）；Ⅰ级和Ⅱ级根系中 Na 含量分别为（16.38±4.60）mg/g 和（10.46±3.29）mg/g[半红树植物Ⅰ级平均值为（10.37±3.44）mg/g，Ⅱ级平均值为（7.98±1.75）mg/g]；不同直径根系中 K 含量分别为（14.61±3.33）mg/g（Ⅰ级）、（7.84±0.81）mg/g[Ⅱ级和Ⅲ级（$d=5\sim15mm$）]。卤蕨成熟叶中盐分含量为 24.70mg/g，其叶片耐盐能力不如尖叶卤蕨。卤蕨不同直径根系中各元素的含量比较为：Ⅰ级根系中 Cl 含量（21.40±4.19）mg/g ＞ Na 含量（16.38±4.60）mg/g ＞ K 含量（14.61±3.33）mg/g，K/Na 为 0.94±0.33，Ca/Na 为 0.49±0.16；Ⅱ级根系中 Cl 含量（11.92±1.69）mg/g ＞ Na 含量（10.46±3.29）mg/g ＞ K 含量（7.84±0.81）mg/g，K/Na 为 0.80±0.27，Ca/Na 为 0.43±0.05。卤蕨成熟叶中各元素的含量比较为：K 含量（17.54±0.96）mg/g ＞ Cl 含量（16.52±3.02）mg/g ＞ Na 含量（8.18±1.53）mg/g ＞ Ca 含量 ＞ Mg 含量，K/Na 为 2.19±0.33，Ca/Na 为 0.40±0.03。研究结果表明，卤蕨各器官中 Na、Cl 含量比真红树植物低，且随着根系发育过程 Na、Cl 含量有所下降，并且叶片的 K/Na 大于 1，大于真

红树植物。基于以上特点，把卤蕨归为半红树植物更为合理，这与卤蕨不仅分布于红树林生态系统中，还大片分布于远离红树林的区域较为吻合。

【生境分布】 卤蕨生长于海岸边泥滩、河岸边，适应于很少被潮水浸没的高潮位区域（郑德璋等，1995）（图2.2）。在我国卤蕨产于广东的徐闻县、阳春市、惠州市（姚少慧等，2013），广西的合浦县、钦州市、防城港市，海南的文昌市、陵水黎族自治县、海口市、三亚市，福建的云霄县（已灭绝）（王文卿和王瑁，2007），云南，台湾，香港，澳门等地。琉球群岛、亚洲热带海岸、大西洋的非洲西岸、美洲热带和大洋洲沿岸也有卤蕨分布。模式标本采自西印度群岛。

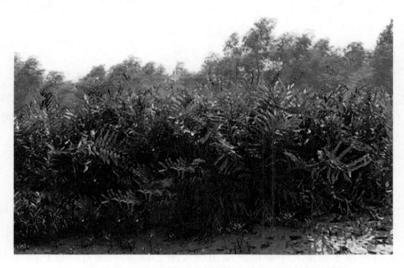

图2.2　生长于沿海滩涂红树林林缘的卤蕨（徐晔春摄）

【药材鉴别】

药材性状　叶及叶柄可入药。完整羽状叶片长50～150cm，宽约45cm，一回羽状复叶，常切成段。羽片多达30对，黄绿色，光滑，平展呈长披针形，长15～36cm，宽2～2.5cm；基部一对羽片对生，较上部的短，中部羽片互生。羽片长舌状披针形，顶端圆且具小突尖或凹缺，基部楔形，全缘。能育羽片较小，位于上部，下面满布无盖孢子囊。网状叶脉两面明显，厚革质。叶柄长约50cm，直径约2cm，基部褐色或黑褐色，被钻状披针形鳞片，上部枯禾秆色，无鳞片，上面有纵沟，中部以上沟的隆脊上有2～4对互生的、由羽片退化的刺状突起，质硬韧。气微，味微咸。偶见根状茎，顶端密被褐棕色的阔披针形鳞片（和焕香等，2018）。

组织构造　叶轴（采自海南东寨港）横切面（图2.3）类半圆形，上面（近轴面）微内凹，呈较明显的背腹状。表皮细胞小，外壁被厚角质层。下皮10～20余列细胞，壁极厚，胞腔很小，呈类圆形、椭圆形或三角状圆形。向内为基本组织，薄壁细胞中含淀粉粒或棕色物质，细胞壁具明显的网状增厚。网状中柱，约有43个分体中柱散生在基本组织中。最外一层分体中柱呈马蹄形的环状排列。紧靠上表面内方的分体中柱有11个，中央一个分体中柱较大，向两侧的分体中柱渐小，每侧5个；其下的分体中柱30余个，呈封闭的"山"字形排列，外围的分体中柱较小，内侧的较大；每一个分体中柱都为周韧型维管束，外方有小型的厚壁细胞包围，壁木化增厚（和焕香等，2018）。

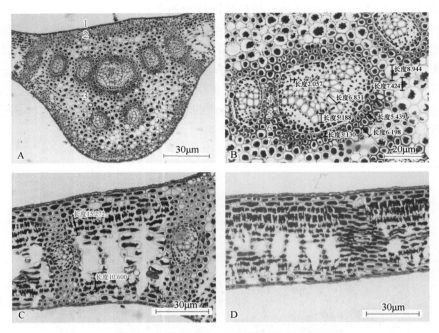

图 2.3　卤蕨叶轴横切面形态（单位：μm）

A. 叶轴完整横切面；B. 部分叶轴横切面（示分体中柱的分布形态）；C. 横切面放大（示分体中柱）；D. 基本组织薄壁细胞
1. 表皮；2. 下皮；3. 分体中柱；4. 基本组织；5. 一个分体中柱；6. 内皮层；7. 木质部（管胞）

　　羽片（采自海南东寨港）中脉部位横切面（图 2.4）为等面叶，栅栏组织不通过中脉。上下表皮细胞均为 1 列，外壁增厚，被厚角质层，下皮细胞 2 列，呈横向多角形，细胞壁略增厚，棕色，气孔仅分布于下表皮。上栅栏组织细胞 3～4 层，细胞呈长柱状至短柱状，排列紧密；下栅栏组织细胞 2～3 层，排列较疏松，细胞内含叶绿体。海绵组织细胞呈类圆形或椭圆形，大小不一，常垂直于表皮细胞成行排列或横向排列，形成大型的垂直于表皮细胞的气室。侧脉维管束有 1 个分体中柱，其上下均有厚壁细胞一直分化到下皮部位。中脉基本组织中有分体中柱 8～9 个，分二层排列，上表皮内方 6～7 个，略呈飞燕形排列，中央一个最大，下表皮内方 2 个，每一个分体中柱均具周韧型维管束，外方由内皮层和小型厚壁细胞包围，木质部由多角形管胞组成，韧皮部筛胞小，内含棕色物质。基本组织薄壁细胞内含淀粉粒及棕色物质，细胞壁具明显的网状增厚（和焕香等，2018）。

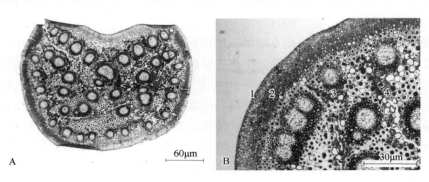

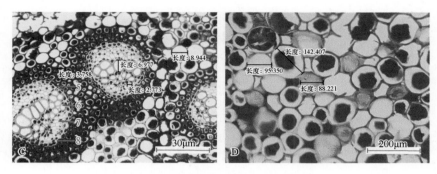

图 2.4 卤蕨羽片中脉部位横切面形态

A. 羽片横切面；B. 羽片横切面放大（示等面叶及羽片内侧脉）；C. 羽中脉部位横切面（示中脉分体中柱）；D. 羽片横切面
（示栅栏组织和海绵组织）

1. 表皮细胞；2. 下皮组织；3. 主脉维管束；4. 木质部；5. 韧皮部；6. 内皮层；7. 维管束鞘；8. 韧皮部（筛胞）

叶表面制片上表皮细胞呈长方形或多角形，垂周壁略增厚，呈曲折状弯曲，无气孔分布（图 2.5）。下表皮细胞呈多角形，垂周壁菲薄，微弯曲；气孔密集分布，保卫细胞大小为（46.88±4.78）μm×（35.38±2.30）μm，长宽比为 1.33；气孔开度（长×宽）为（20.21±3.70）μm×（4.60±0.95）μm，气孔指数为 29.71，气孔密度为（332.80±42.24）个/mm²，叶面积为（39.52±2.54）cm²。

鳞片（采自上海辰山植物园温室）形态为基部着生，呈披针形，长约 9.7mm，宽约 3.5mm，边缘具毛，中央部位细胞壁加厚，颜色较深，边缘在上部具有横向排列的细胞，先端极尖头（顾钰峰，2015）（图 2.6）。

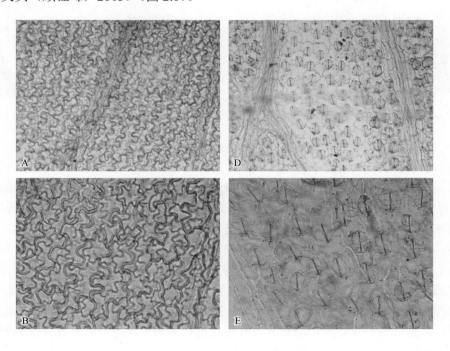

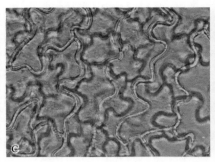
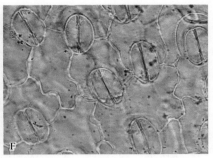

图 2.5　卤蕨叶表皮细胞形态

A～C. 上表皮（示上表皮形态）；D～F. 下表皮（示气孔形态与分布）

A、D. ×100；B、E. ×200；C、F. ×400

超微形态　孢子叶（采自广东）孢子极面观呈圆三角形，三边向外凸出。孢子大小为 59.2（49.0～73.5）μm×78.2（64.1～83.1）μm。具三裂缝，裂缝长度为孢子半径的 1/3～1/2（图 2.7）。外壁厚约 3.5μm。外壁分为两层，外层厚于内层，表面具颗粒状纹饰，扫描电镜下呈拟网状纹饰（张玉兰和王开发，2002）。

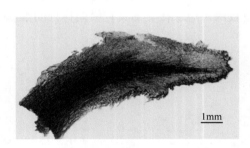

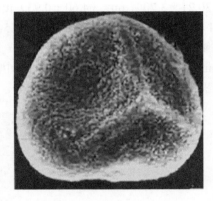

图 2.6　卤蕨叶柄基部鳞片形态（顾钰峰，2015）　图 2.7　卤蕨孢子极面观（张玉兰和王开发，2002）

【生理特性】　卤蕨属于嗜热性广布种，能够适应的最低月平均气温为 12℃，属于亚热带区系植物类型（张娆挺和林鹏，1984）。

卤蕨是卤蕨科沼泽盐生植物、半水生蕨类植物，又是海岸潮汐带生态环境的指示植物，可以生活在淡水区域（檀龙颜，2010）。珠海淇澳岛主要红树林树种抗寒性研究发现，植物抗寒性除了与生理调节有关，还与自身结构如叶片厚度、上下角质层厚度、上下表皮厚度、栅栏组织厚度、海绵组织厚度等密切联系，二者共同实现植物机体对低温的适应（朱宏伟等，2015）。珠海淇澳岛属于南亚热带海洋性气候，常年平均气温为 22.4℃，极低气温为 2.5℃，极高气温为 38.5℃，年平均海水盐度为 18.2‰，土壤属于滨海盐渍草甸沼泽土，其表土（0～13cm）全盐量为 20.8‰。对 1985 年从海南引种到珠海淇澳岛的卤蕨，采用低温胁迫处理，测算其叶片相对电导率和低温半致死温度，结果表明，在 9 个低温处理下，12℃时卤蕨平均相对电导率最大，为 26.85%，在 4～12℃卤蕨相对电导率高于同一温度下其他红树林树种；在 −4～0℃卤蕨相对电导率由 32.41% 迅速升到

65.74%。研究表明，卤蕨抗寒性处于中等水平，离体叶片低温半致死温度为 –2.144℃。能量是生态学功能研究中的基本概念之一，植物叶热值是植物含能产品能量水平的一种度量，可反映植物对太阳辐射能的利用状况，也是评价植物营养成分的指标之一。林益明等（2002）对广东深圳福田红树林自然保护区的 7 种红树植物的叶热值和灰分含量的季节变化进行了研究，结果表明，卤蕨的灰分含量一年四季均较高，平均为 12.50%（11.64%～13.58%），春季＞夏季＞冬季＞秋季，以春季最高，灰分含量的高低与植物吸收元素量有关，并可指示植物富集元素的作用。卤蕨属于嗜热性广布种，干重热值较低，平均为 17.62kJ/g，秋季＞冬季＞夏季＞春季，与灰分含量相反；去灰分热值平均为 20.13kJ/g，秋季＞春季＞夏季＞冬季。

【资源状况】 卤蕨为我国分布较广的常见红树林种类，但资源分布不均匀。

海岸植物调查研究发现，福建云霄县东方围垦海边潮滩红树植物内缘或潮汐可达的堤岸边有卤蕨生长，因此认为福建云霄县为卤蕨在我国分布的最北界，对研究海岸植物地理划分具有重要意义（张娆挺和黄敦勤，1992）。

广西北部湾为中国红树林三大重点分布区之一，现存红树林面积为 8375hm²，占全国红树林总面积的 37%，该地区分布有红树植物 8 科 11 种，其中卤蕨分布于合浦县、钦州市和防城港市（徐淑庆等，2010）。广西防城港市的北仑河口国家级自然保护区内，卤蕨为建群种，存在于保护区的新基、石角、交东、班埃、贵明、山心、佳邦、巫头、竹山、楠木山、独墩等地，可以形成卤蕨群落（梁士楚等，2004）。卤蕨群落的植物覆盖度为 40%～90%，卤蕨还与老鼠簕形成了卤蕨-老鼠簕群落，植物覆盖度为 40%～100%。在某些地势较高的海漆群落内，卤蕨等种类形成了草本层或灌草层，形成了海漆-卤蕨群落。广西沿海河口少，河口规模小，绝大部分红树林为海湾红树林，林中很难见到卤蕨。与广西其他海岸相比，北仑河口的卤蕨群落发育良好。卤蕨群落被发现于北仑河口的独墩中段滩涂上，生境土壤较硬实，群落外貌因叶片处于不同时期而呈绿色、褐色相杂。植株丛生，群落密度为 3.5 丛 /m²，群落高度为 0.95m，最高植株可达 1.2m，郁闭度约 0.7，常与低矮的老鼠簕及沟叶结缕草混生，该群落属于演替后期阶段类型（范航清和何斌源，2001）。海漆-桐花树＋老鼠簕＋卤蕨群落主要分布于北仑河口中游的孤立心滩上，或沿岸高地势滩涂上，高潮可及之处，土壤硬实，人为破坏破碎严重。群落一般呈 2 层，即海漆乔木层（2～4m 高）和桐花树、老鼠簕、卤蕨灌混生灌木层，群落郁闭度常在 0.85 左右。广西钦州湾红树林面积约占广西红树林总面积的 1/3，有 8 科 11 种红树植物，但卤蕨生长较少，仅在老鼠簕-卤蕨-桐花树群落中有分布，这种群落在 2554.2hm² 红树林中仅有 0.9hm²（李丽凤等，2013）。卤蕨作为伴生种常见于广西防城港黄竹江河汊口的海漆林中（黄安书，2012）。

广东惠州市红树林保护区中，有零星的卤蕨分布，在 7 科 7 种红树植物中，卤蕨的优势度仅为 0.0006，相对密度为 1.18%，相对频度为 1.82%，相对显著度为 0.20%（姚少慧等，2013）。在广州南沙经济技术开发区坦头村马安涌和合成涌上游的岸边地段，保留有卤蕨群落，高度为 1～1.5m，丛状，覆盖度达 60% 以上（刘秋红，2005）。在广东沿岸 8 个红树林代表性区域中，卤蕨分布于珠海淇澳岛红树林自然保护区，面积约 18hm²，单株均高 1.95m，胸径为 13.1cm（李娜，2014）。

在海南东寨港秋茄树＋桐花树天然红树林群落中，由于卤蕨对潮位变化非常敏感，其适宜生长于很少被潮水浸没的高潮位区域，与海漆、尖瓣海莲（榄李）以极少的数量存在（李洪旺等，2008）。在东寨港 19 种红树植物中，卤蕨随机分布于灌木丛中，未形成卤蕨群落。在海南三亚市青梅港的榄李-卤蕨群落，处于港湾中部东侧高潮滩，紧靠着超高潮带的木麻黄，群落覆盖度较小，仅 30%～40%（钟才荣等，2009）。由于潮水浸淹时间短，卤蕨高 0.4～1.4m，长势一般，散生于榄李的基部或呈小片状生长。在海口市三江一带分布有卤蕨群系（谢瑞红，2007）。

清澜自然保护区有真红树植物 24 种、半红树植物 13 科 17 属 17 种。真红树植物分为 12 个群系，半红树植物分为 3 个群系（农寿千，2011）。卤蕨群系主要分布于大潮能浸淹到的区域，也在红树林被破坏后的废弃盐渍土上大量分布，多为小面积群落，高 1～1.51m，郁闭度为 0.3～0.7。群落以卤蕨占绝对优势，覆盖度为 60%～85%，伴生有苦郎树、小花老鼠簕、玉蕊等。此外，卤蕨还分布于黄槿＋海桑群系的林下。

【文献记载】 卤蕨为传统草药。民间广泛用卤蕨止血和治疗创伤、风湿、蠕虫感染、便秘、象皮病等（钟晓等，2012）；卤蕨叶含淀粉、糖类、维生素 C 等营养物质，可作为蔬菜。在印度和斯里兰卡等国家，人们广泛食用卤蕨嫩叶，近年来我国一些地区的人们也开始喜食卤菜（赵可夫和冯立田，2001）。

【药用价值】 卤蕨具有解毒消肿、止咳平喘、泻下通便的功效，适用于创伤、溃疡、烫伤、哮喘、淋巴肿、胸痛等病症（侯小涛等，2016）。药理学研究还发现，卤蕨具有良好的抗肿瘤、抗菌、抗炎、抗氧化作用，卤蕨叶还具有润肤美白的作用（钟晓等，2012）。

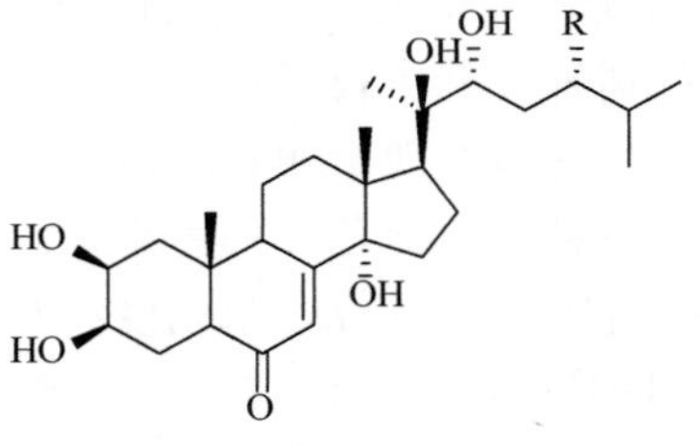

【化学成分与药理研究】 从卤蕨及其内生真菌获得的化合物类型主要有甾体类、萜类、黄酮类、苷类、氨基酸及硫酸酯类等。

甾体类 目前从卤蕨（采自中国海南）的乙醇提取物中分离得到的甾体类化合物有 ponasterone A 和 pterosterone（梅文莉等，2006），见图 2.8。

黄酮类 从卤蕨（采自孟加拉国孙德尔本斯；中国海南）的提取物中分离得到黄酮类化合物（图 2.9），主要有 quercetin-3-O-β-D-glucoside（hyperoside）、quercetin-3-O-β-D-glucosyl-(6→1)-α-L-rhamnoside（rutin）、quercetin-3-O-α-L-rhamnoside、quercetin-3-O-α-L-rhamnosyl-7-O-β-D-glucoside、kaempferol、山奈酚和槲皮素（梅文莉等，2006；Uddin et al.，2012）。从卤蕨根（采自中国海南）的内生真菌 *Penicillium* sp. 0935030 发酵提取物中分离得到黄酮类化合物甘草素（崔海滨等，2008）。

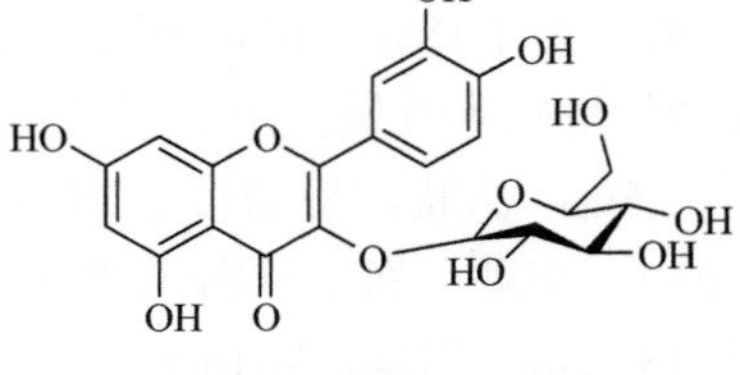

ponasterone A, R = H
pterosterone, R = OH

图 2.8 卤蕨中的甾体类化合物

quercetin-3-O-β-D-glucoside

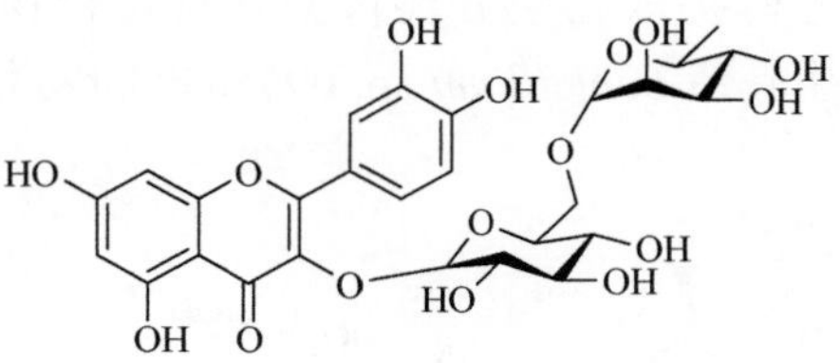

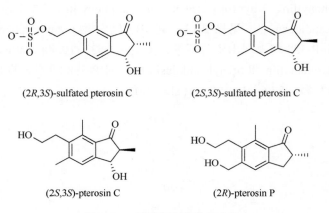

rutin

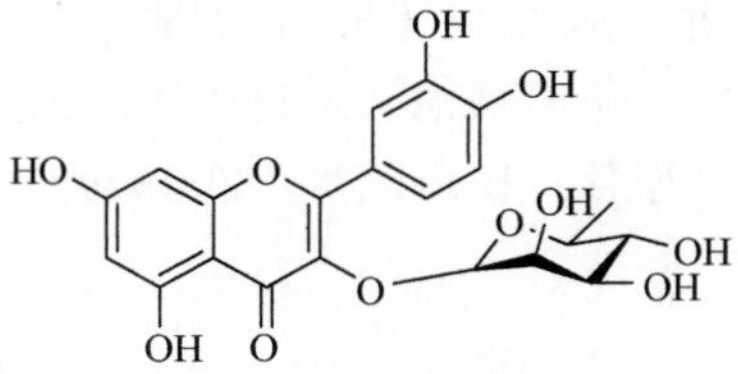

quercetin-3-*O*-α-L-rhamnoside

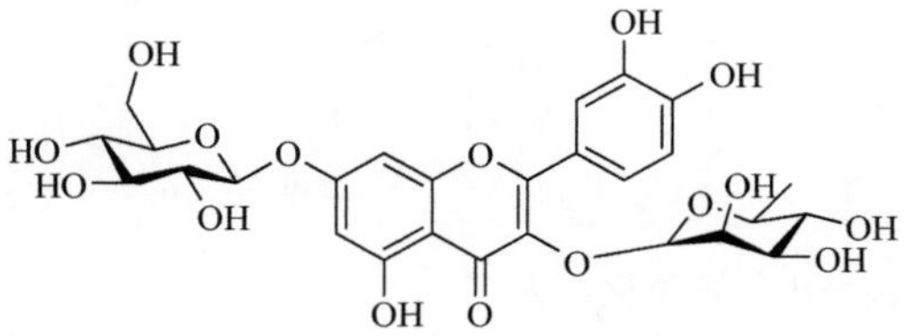

quercetin-3-*O*-α-L-rhamnosyl-7-*O*-β-D-glucoside

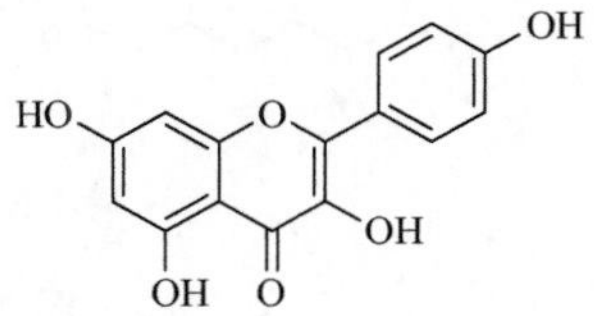

kaempferol

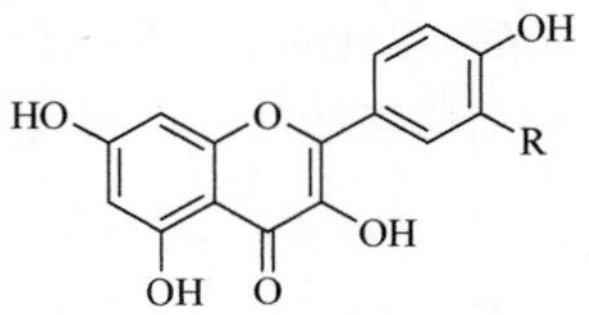

山柰酚，R＝H
槲皮素，R＝OH

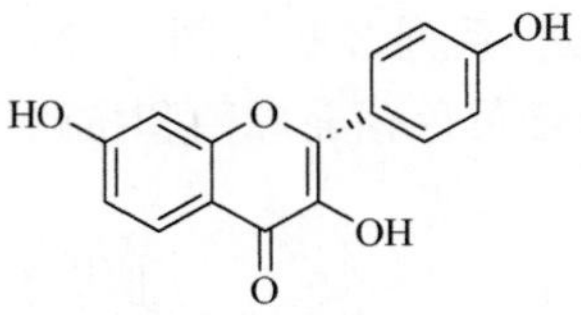

甘草素

图 2.9　卤蕨中的黄酮类化合物

萜类　从卤蕨（采自孟加拉国）的甲醇提取物中分离获得了萜类化合物（图 2.10），主要有 (2*R*, 3*S*)-sulfated pterosin C、(2*S*, 3*S*)-sulfated pterosin C、(2*S*, 3*S*)-pterosin C 和 (2*R*)-pterosin P。其中，化合物 (2*S*, 3*S*)-sulfated pterosin C 对 AGS、HT-29、MDA-MB-231 和 MCF-7 人类癌细胞和 NIH3T3 正常小鼠成纤维细胞的半抑制浓度（IC$_{50}$）为 23.9～68.8μmol/L，其中对 AGS 胃腺癌细胞的 IC$_{50}$ 最低，为 23.9μmol/L（Uddin et al.，2011）。从卤蕨根（采自中国海南）的内生真菌 *Penicillium* sp. 0935030 发酵提取物中分离得到三萜类化合物 (3*β*, 4*β*, 22*β*)-12-烯-3, 22, 23-三羟基-齐墩果烷（崔海滨等，2008）。

(2*R*,3*S*)-sulfated pterosin C

(2*S*,3*S*)-sulfated pterosin C

(2*S*,3*S*)-pterosin C

(2*R*)-pterosin P

图 2.10　卤蕨中的萜类化合物

苷类　从卤蕨（采自中国海南）的乙醇提取物中分离得到苷类化合物胡萝卜苷
（图2.11）。从卤蕨根（采自中国海南）内生真菌 *Penicillium* sp. 0935030 的发酵提取物中
分离得到尿苷（崔海滨等，2008）。

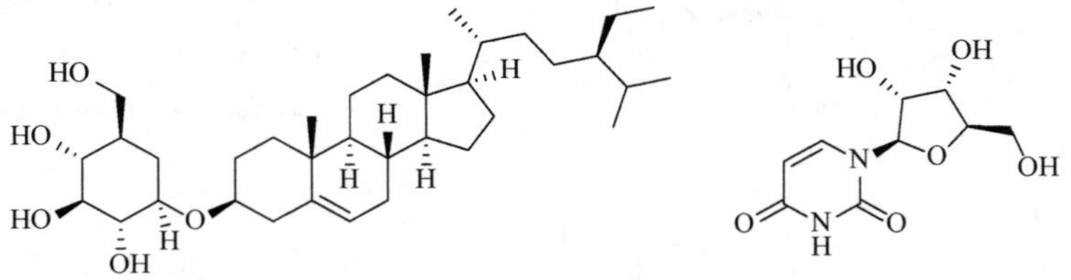

胡萝卜苷　　　　　　　　　　　　　尿苷

图2.11　卤蕨中的苷类化合物

多肽类　从卤蕨（采自中国海南）根的内生真菌 *Penicillium* sp. 0935030 发酵提取物
中分离获得一系列多肽（图2.12），分别为环（脯氨酸-苏氨酸）、环（脯氨酸-酪氨酸），
具有明显抗金黄色葡萄球菌和抗耐甲氧西林金黄色葡萄球菌活性（崔海滨等，2008）。

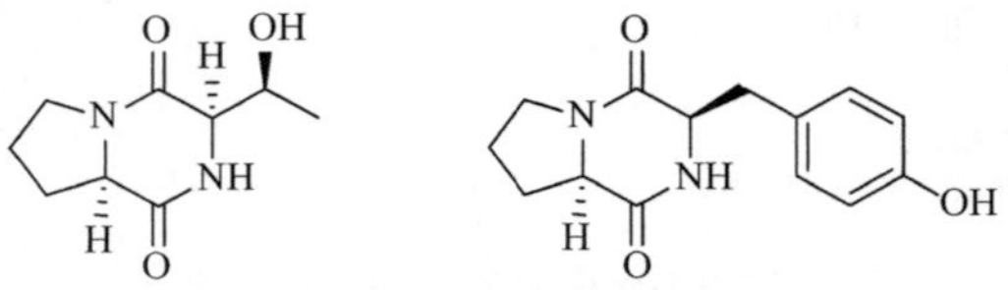

环(脯氨酸-苏氨酸)　　　　　　　环(脯氨酸-酪氨酸)

图2.12　卤蕨（采自中国海南）根的内生真菌 *Penicillium* sp. 0935030 发酵提取物中分离的多肽类化
合物

联苯类　从卤蕨根的内生真菌 *Aspergillus taichungensis* ZHN-7-07 发酵物的乙酸乙酯
提取物中分离获得丙烯化多羟基-对三苯基代谢物 prenylterphenyllin A～prenylterphenyllin
C 和 prenylcandidusin A～prenylcandidusin C，一个具有简单三环 C-18 骨架的多羟基-三
联苯基 4″-dehydro-3-hydroxyterphenyllin，以及其他联苯类化合物 prenylterphenyllin、ter-
prenin、deoxyterhenyllin、3-hydroxyterphenyllin、terphenyllin、3,3-dihydroxyterphenyllin、
candidusin A 和 candidusin C，见图2.13。其中，化合物 prenylterphenyllin A 对癌细胞
HL-60、A-549 和 P-388 均表现出中等活性，IC_{50} 为 1.53～10.90μmol/L，而化合物 4″-de-
hydro-3-hydroxyterphenyllin 和 prenylcandidusin B 仅对 P-388 细胞表现出中等活性，IC_{50}
分别为 2.70μmol/L 和 1.57μmol/L（Cai et al.，2011）。

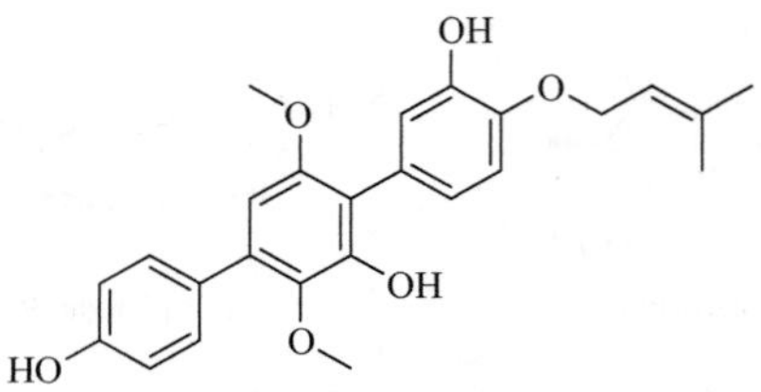

terprenin

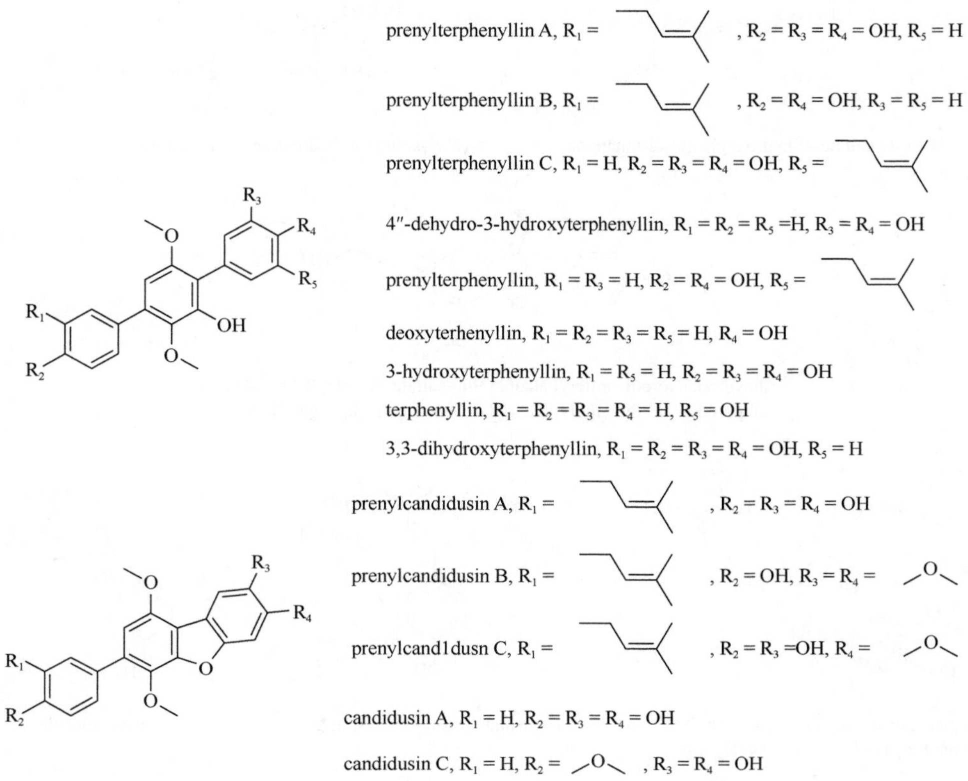

prenylterphenyllin A, R₁ = （结构）, R₂ = R₃ = R₄ = OH, R₅ = H

prenylterphenyllin B, R₁ = （结构）, R₂ = R₄ = OH, R₃ = R₅ = H

prenylterphenyllin C, R₁ = H, R₂ = R₃ = R₄ = OH, R₅ = （结构）

4″-dehydro-3-hydroxyterphenyllin, R₁ = R₂ = R₅ =H, R₃ = R₄ = OH

prenylterphenyllin, R₁ = R₃ = H, R₂ = R₄ = OH, R₅ = （结构）

deoxyterhenyllin, R₁ = R₂ = R₃ = R₅ = H, R₄ = OH

3-hydroxyterphenyllin, R₁ = R₅ = H, R₂ = R₃ = R₄ = OH

terphenyllin, R₁ = R₂ = R₃ = R₄ = H, R₅ = OH

3,3-dihydroxyterphenyllin, R₁ = R₂ = R₃ = R₄ = OH, R₅ = H

prenylcandidusin A, R₁ = （结构）, R₂ = R₃ = R₄ = OH

prenylcandidusin B, R₁ = （结构）, R₂ = OH, R₃ = R₄ = （结构）

prenylcand1dusn C, R₁ = （结构）, R₂ = R₃ =OH, R₄ = （结构）

candidusin A, R₁ = H, R₂ = R₃ = R₄ = OH

candidusin C, R₁ = H, R₂ = （结构）, R₃ = R₄ = OH

图 2.13 卤蕨根的内生真菌 *Aspergillus taichungensis* ZHN-7-07 发酵物的乙酸乙酯提取物中的联苯类化合物

其他类 从卤蕨（采自孟加拉国；中国海南）的根、茎、叶分离获得一系列其他类化合物（图 2.14），包括 2″-(methoxycarbonyl)-5″-methylpentyl 2′-methylhexyl phthalate、tetracosane、patriscabratine（Uddin et al.，2013，2012）、4-（3-4-二羟基苯基）-2-丁酮（梅文莉等，2006）、4-（3′-*O*-sulfate-4′-hydroxyphenyl）-2-butanone、4-（3′-*O*-sulfate-4′-hydroxyphenyl）-2（*R*）-butanol、dihydrodehydrodiconiferyl alcohol 9-*O*-sulfate、（+）-pinoresinol-4-*O*-sulfate、（+）-pinoresinol-4-*O*-glucoside、dihydrodehydrodiconiferyl alcohol-4-*O*-glucoside、（+）-isolarisiresinol-9-*O*-sulfate、isotachioside（Minh et al.，2022）、链烯酸酐衍生物 methylate cordyanhydride A（李衍荷等，2017）。其中，邻苯二甲酸酯衍生物 2″-（methoxycarbonyl）-5″-methylpentyl 2′-methylhexyl phthalate 具有很好的体外抗病毒活性，对 hPiV3 的活性最强[半数效应浓度（EC₅₀）为29.4μmol/L]，略强于阳性对照 BCX 2798（EC₅₀ 为 44μmol/L）（Uddin et al.，2013）；methylate cordyanhydride A 对藤黄微球菌（*Micrococcus luteus*）表现出一定的抑制作用（李衍荷等，2017）。化合物 patriscabratine 对 AGS、MDA-MB-231 和 MCF-7 细胞有一定的细胞毒作用，IC₅₀ 为 69.8～197.3μmol/L（Uddin et al.，2012）。从卤蕨根（采自中国海南）的内生真菌 *Penicillium* sp. 0935030 发酵提取物中分离得到了 1-（2-furanyl）-1, 2-ethanediol、mannitol（崔海滨等，2008）。

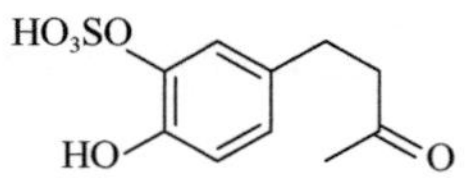

4-(3'-O-sulfate-4'-hydroxyphenyl)-2-butanone 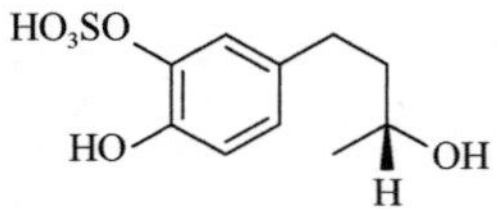   4-(3'-O-sulfate-4'-hydroxyphenyl)-2(R)-butanol

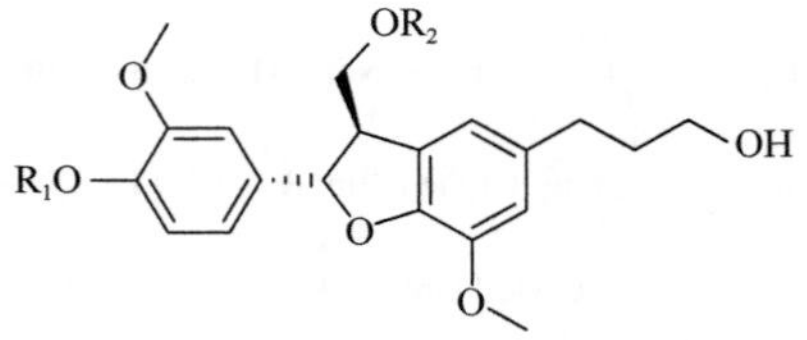

dihydrodehydrodiconiferyl alcohol 9-O-sulfate, R₁ = H, R₂ = OSO₃H

dihydrodehydrodiconiferyl alcohol 4-O-glucoside, R₁ = glc, R₂ = H

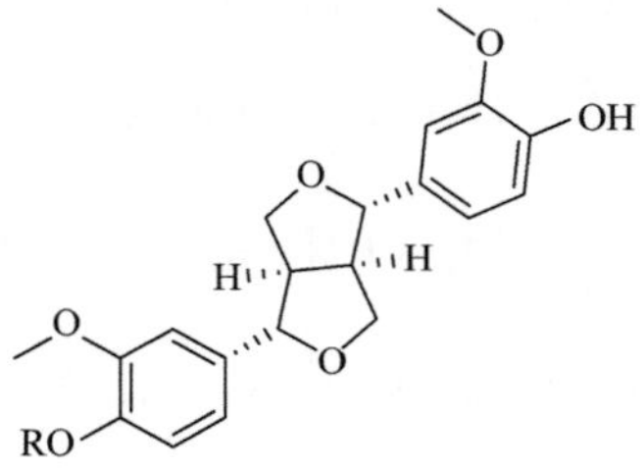

(+)-pinoresinol-4-O-sulfate, R = OSO₃H   (+)-isolarisiresinol-9-O-sulfate   isotachioside

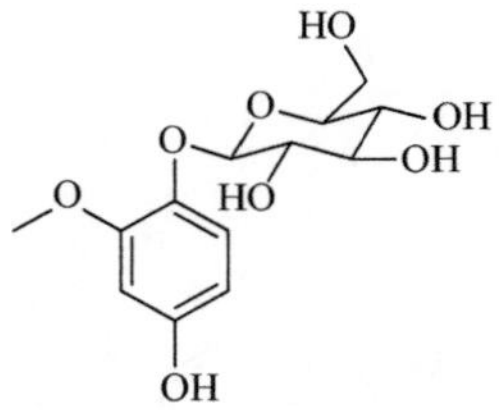

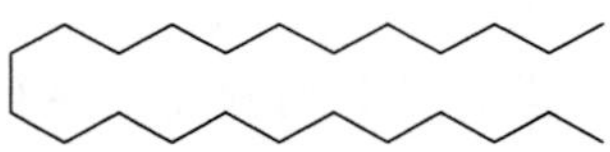

(+)-pinoresinol-4-O-glucoside, R = glc

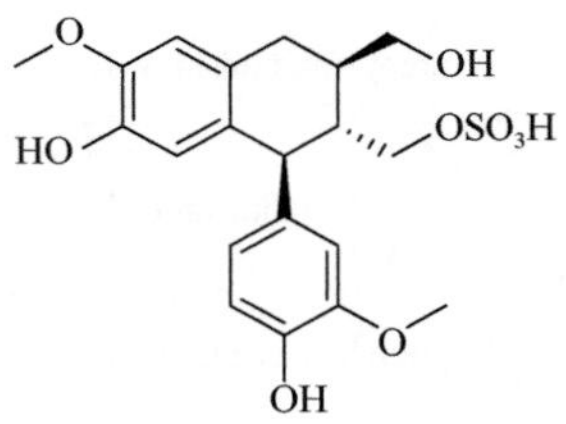

tetracosane 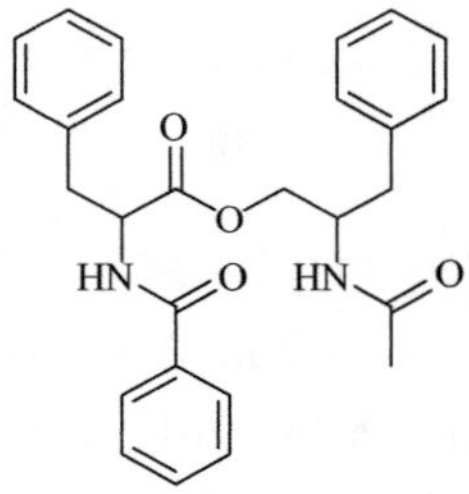   patriscabratine 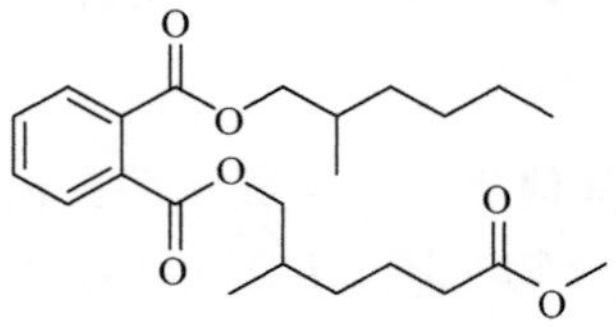   2″-(methoxycarbonyl)-5″-methylpentyl
2'-methylhexyl phthalate

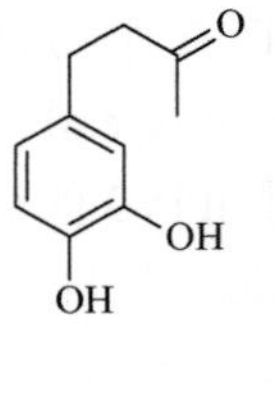

4-(3-4-二羟基苯基)-2-丁酮 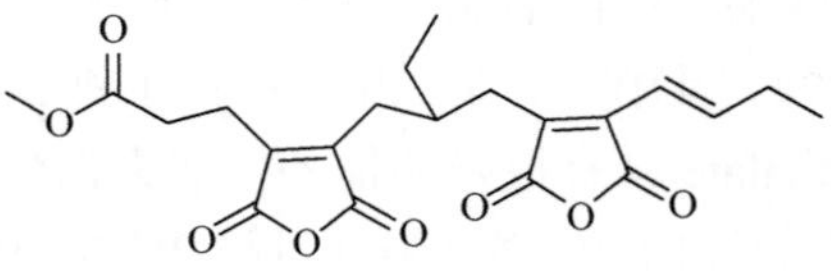   methylate cordyanhydride A   (3β,4β,22β)-12-烯-3-22-23-三羟基-齐墩果烷

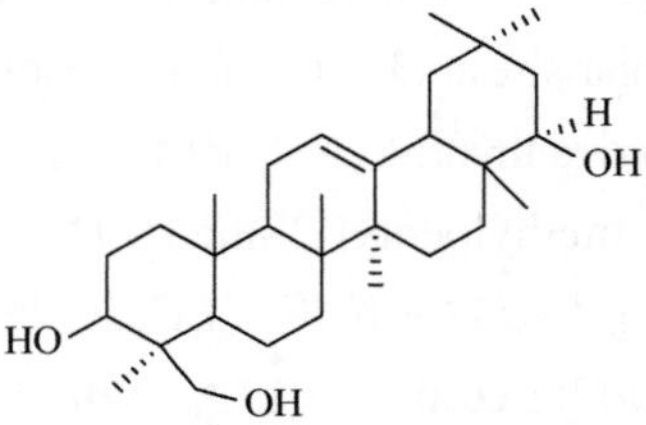

图 2.14　卤蕨中的其他类化合物

　　卤蕨水提取物对乙醇诱导的大鼠胃溃疡具有显著的胃保护作用，用卤蕨水提取物预处理实验动物可以显著减小溃疡面积，改善酒精引起的胃组织的病理损伤。研究表明，

卤蕨水提取物给药可以显著提高谷胱甘肽（GSH）、超氧化物歧化酶（SOD）、过氧化氢酶（CAT）的水平，降低丙二醛（MDA）的水平。此外，其可通过减少包括肿瘤坏死因子 α（TNF-α）、白细胞介素-1β（IL-1β）和白细胞介素-6（IL-6）在内的促炎性细胞因子的分泌，以及降低磷酸化的 IκBα 和 p65 的水平来减轻炎症浸润（Wu et al.，2018）。在研究海南红树植物提取物对 HeLa 细胞的生长抑制作用的过程中发现，卤蕨（采自中国海南文昌市）的乙酸乙酯提取物活性较强（IC_{50} 约为 0.6μg/ml），但是其水提取物未显示出活性（戴好富等，2005）。对卤蕨（采自新加坡丹戎巴加尔）叶片的甲醇提取物分析发现，其能有效抑制 WiDr 癌细胞增殖，IC_{50} 为（89.19±4.22）mg/ml（Arbiastutie et al.，2022）。

【**栽培技术**】　卤蕨通常生长于溪边浅水中或潮湿处，喜阴，不喜强光。卤蕨株形美观，既适用于蕨类植物专类园栽培观赏，又适宜盆栽，可在光线较充足的卧室、客厅等摆放。卤蕨在水中的茎节可以长出新植株而蔓延成片，繁殖通常采用分株繁殖和孢子繁殖两种方法。天然环境中，卤蕨以孢子繁殖为主，孢子借风力传播（王文卿和王瑁，2007）。卤蕨生长的适宜温度为 20～30℃，5℃以上可安全越冬。

孢子繁殖　通常当孢子囊盖逐渐变成褐色、黑色，囊群盖边缘开始反卷时，收集成熟的孢子用于播种。采下能育羽片中、下部的孢子叶，将其置于纸袋中保存在温暖干燥处，待孢子在孢子囊破裂后弹出。播种前将孢子过筛，用滤纸包裹后浸入 5% 的次氯酸钠溶液中消毒 5～10min，用无菌水冲洗 5min，或者将刚采集的孢子叶直接浸入消毒液中消毒，干燥后收集孢子播种。可用腐叶土、泥炭土等加少量珍珠岩及河沙配制成营养土，要求保水性能好、通透性强。播种前可用蒸汽法进行消毒。最适播种时间为春末夏初。孢子萌发后，用喷雾器每天喷水 2 次，持续 1 周。当形成幼孢子体时依然要保持湿度，每月适量喷施稀释的液体肥。当生长为 4～8 片叶，叶长 3～5cm 时，需要炼苗，之后进行移栽（李柯和王力超，2008）。

分株繁殖　将母株周围生出的小植株分离开，并将分离的小植株栽培于排水良好的基质中，适当遮阴，保持足够的温度和湿度。通常半个月施 1 次平衡肥，冬季半休眠期减少或停止施肥，土壤应保持湿润状态，冬季可稍干燥，但不能积水。研究表明，2.0cm×2.0cm 大小的片状体成活率最高达 100%，孢子体诱导率最高达 35.19%，且最先长出孢子体；1 倍浓度的日本园试配方营养液为生长的最佳浓度；轻基质为最佳的移栽基质，珍珠岩为诱导孢子体的最佳基质（俞巧玲等，2022）。

附：卤蕨孢子萌发及发育过程。观察研究卤蕨生活史特征，为卤蕨的迁地保育提供依据，主要包括配子体发育、胚胎发育和幼孢子体形成及孢子体发育等过程。卤蕨孢子为四面体形、三裂缝、书带蕨型（*Vittaria*-type）萌发，原叶体为两翼不对称的不规则心形，性器为同型孢子真蕨类所具有的一般类型。精子呈螺旋状，自精子器内释放后15min 内可保持活力。卤蕨胚胎发育方式为俯伏式（prone），即合子第一次分裂面平行于 X 平面，产生两个相等的子细胞，两个子细胞分别沿平行于 Z 平面的方向进行一次分裂，形成 4 个子细胞，随后这 4 个子细胞沿与 Y 平面平行的方向各进行一次分裂，形成8 细胞胚胎，细胞胚胎继续发育形成球形胚胎。此时，在胚胎外上和外下区域分别形成第一叶原始细胞和第一根原始细胞。第一叶原始细胞和第一根原始细胞分别产生第一叶原基和第一根原基，它们在突破帽状体后形成第一叶和第一根。第一叶形成后，在基足与第一叶原基之间的胚胎表层，有不活跃的茎干原基，在随后的发育中，它们恢复分裂能力并突出表层，分化出第二叶原基，后者发育成第二叶。卤蕨幼叶呈扇形，叶脉自基部以二叉分枝形式形成 3 条主脉，主脉以二叉分枝形式形成支脉，支脉端部啮合在一起形成网状脉。气孔器类型主要分为极细胞型（polocytic-type）、横列型（diacytic-type）和不等细胞型（anisocytic-type）。在卤蕨配子体发育过程中，白光条件最好，其次是黄光、红光和蓝光，且 25℃ 为配子体发育的最适温度。此外，pH 为 5.7～8.7 时，卤蕨孢子的萌发率较高（檀龙颜，2010）。

野生抚育　在自然环境中，卤蕨属于嗜热性广布种，可以在自然分布区域开展野生抚育。在热带沿海地区卤蕨的生长地进行封禁管理，划出专门的保护区，停止对沿海河口原生境的人为破坏，制止将现存的卤蕨湿地转化为农田、池塘、盐场及其他用途，以保护卤蕨种群。在卤蕨生长较为茂密的区域，根据卤蕨的生物学特性及其生长环境，适宜采取根部培土、剪除杂草、防治病虫害、人工辅助孢子繁育等措施，促进种群繁殖和生长，逐渐形成卤蕨群落。对于已遭受破坏的卤蕨生长区域，在封禁管理的基础上，采用分株繁殖、人工补种等方式进行补苗移栽，人为增加卤蕨的种群数量，人工补栽后要加强管理。对于已灭绝的卤蕨原产地，如福建云霄县，可以在卤蕨生长的原生境产地进行重新引种，研究卤蕨的栽培技术，实行仿野生栽培，加强人工管理、培育卤蕨的种群（陈士林等，2004）。

【资源保护与开发应用】

生态保护　卤蕨分布于海岸边泥滩或沿海河口区域的红树林边缘。为了抵御海洋风暴和海潮的侵袭，在长期的适应环境和形态进化过程中，卤蕨植株发展成庞大的密丛生蕨类植物，株高可达 2m，根系发达，可以固着海岸泥滩、促淤护岸；密丛生的卤蕨植株可以防风阻浪、减少海岸侵蚀。卤蕨的生态保护应与野生抚育工作相结合，借助中药材野生抚育的成熟技术，增加卤蕨的种群数量，保护野生资源，使之达到资源的可持续性。

海岸观赏景观　卤蕨主要分布于热带、亚热带沿海。这些高度盐渍化的潮间带，高温多雨，台风频繁，潮高浪急，红树植物能够适应这种特殊的环境条件。卤蕨植株密丛生，叶片呈羽状，厚革质，绿色，位于红树林的前面，与其他高等红树植物高低相参，融为一体，构成一道怡人的海岸观赏景观。

开发新药的原料　卤蕨中含有抗肿瘤、抗菌、抗炎及抗氧化等药理作用的多种活性物质，通过研究可以开发出抗肿瘤药物、新型抗菌药物、消炎药物等（钟晓等，2012）。

开发食品的原料　在卤蕨产区嫩叶经炒后可食用，应进一步研究卤蕨嫩叶的营养成分及食品安全性，为食品的开发奠定基础。

开发美容产品的原料　卤蕨叶片有润肤美白的作用，可开展卤蕨叶片美容美白机制和物质基础的研究，开发护肤美白产品（钟晓等，2012）。

参考文献

陈士林, 魏建和, 黄林芳, 等 . 2004. 中药材野生抚育的理论与实践探讨 . 中国中药杂志, 29(12): 1123-1126.

崔海滨，梅文莉，缪承杜，等．2008．红树植物卤蕨内生真菌 *Penicillium* sp. 0935030 中的抗菌活性成分研究．中国抗生素杂志，33(7): 407-410.

戴好富，梅文莉，洪葵，等．2005．海南 16 种红树植物的肿瘤细胞毒活性筛选．中国海洋药物，24(6): 44-46.

范航清，何斌源．2001．北仑河口的红树林及其生态恢复原则．广西科学，8(3): 210-214.

顾钰峰．2015．蕨类植物鳞片形态的研究．上海师范大学硕士学位论文．

和焕香，郭庆梅，孙丹丹，等．2018．卤蕨和尖叶卤蕨叶的性状与显微鉴别．中药材，41(11): 2537-2541.

侯小涛，郝二伟，邓家刚，等．2016．广西海洋药用生物名录．南宁：广西科学技术出版社．

黄安书．2012．广西湿地植被生态学研究．广西师范大学硕士学位论文．

蒋巧兰．2007．真红树和半红树体内元素分布及耐盐差异的比较研究．厦门大学硕士学位论文．

李洪旺，王旭，余雪标，等．2008．海南东寨港秋茄＋桐花天然红树林群落林分结构特征研究．热带林业，36(1): 30-33, 17.

李柯，王力超．2008．观赏蕨类植物的繁殖技术．南方农业（园林花卉版），2(4): 76-78.

李丽凤，刘文爱，莫竹承．2013．广西钦州湾红树林群落特征及其物种多样性．林业科技开发，27(6): 21-25.

李娜．2014．广东沿海红树林海洋生态效应研究．上海海洋大学硕士学位论文．

李衍荷，李晓明，徐蕊，等．2017．海洋红树林植物卤蕨内生真菌 *Cladosporium perangustum* MA-318 中一个新的链烯酸酐衍生物 methylate cordyanhydride A．海洋科学，41(9): 110-113.

梁士楚，刘镜法，梁铭忠．2004．北仑河口国家级自然保护区红树植物群落研究．广西师范大学学报（自然科学版），22(2): 70-76.

林益明，柯莉娜，王湛昌，等．2002．深圳福田红树林区 7 种红树植物叶热值的季节变化．海洋学报，24(3): 112-118.

刘秋红．2005．广州市红树林资源现状及其保护利用对策．福建林业科技，32(2): 125-136.

刘子玥，李洛武，刘保东．2013．卤蕨精子形态及行为的观察．现在与未来——中国植物学会第十五届会员代表大会暨八十周年学术年会论文集，1: 86.

梅文莉，曾艳波，丁中涛，等．2006．红树植物卤蕨化学成分的分离与鉴定．中国药物化学杂志，16(1): 46-48, 64.

缪绅裕，王厚麟．2001．大亚湾红树林与海岸植物叶片气孔特征及其发育．台湾海峡，20(2): 251-257.

牟美蓉．2007．基于叶片特征的真红树和半红树植物的比较研究．厦门大学硕士学位论文．

牟美蓉，蒋巧兰，王文卿．2007．真红树和半红树植物叶片氯含量及叶性状的比较．植物生态学报，31(3): 497-504.

农寿千．2011．清澜港红树林保护区植物多样性与植被类型特点研究．海南大学硕士学位论文．

檀龙颜．2010．卤蕨（*Acrostichum aureum*）和中华水韭（*Isoetes sinensis*）生活史的比较研究．哈尔滨师范大学硕士学位论文．

王瑞江，陈忠毅，黄向旭．1989．国产红树林植物的染色体计数．热带亚热带植物学报，6(1): 40-46.

王文卿，王瑁．2007．中国红树林．北京：科学出版社．

谢瑞红．2007．海南岛红树林资源与生态适宜性区划研究．华南热带农业大学硕士学位论文．

徐淑庆，李家明，卢世标，等．2010．广西北部湾红树林资源现状及可持续发展对策．生物学通报，45(5): 11-14.

姚少慧，孙妮，苗莉，等．2013．惠州红树林保护区红树植物群落结构特征．广东农业科学，40(17): 153-157.

俞巧玲，刘寒，吴广秀，等．2022．不同条件对卤蕨组培苗移栽的影响．分子植物育种，(12): 1-20.

张娆挺，黄敦勤．1992．福建红树植物卤蕨的记述．台湾海峡，11(4): 372-373.

张娆挺，林鹏．1984．中国海岸红树植物区系研究．厦门大学学报（自然科学版），23(2): 232-239, 266.

张玉兰，王开发．2002．我国某些红树植物花粉形态研究及其古环境意义．海洋地质与第四纪地质，22(4): 29-35.

赵可夫，冯立田．2001．中国盐生植物资源．北京：科学出版社．

郑德璋，廖宝文，郑松发，等．1995．海南岛清澜港红树树种适应生境能力与水平分布．林业科学研究，8(1): 67-72.

中国科学院中国植物志编辑委员会．1990．中国植物志：第三卷 第一分册．北京：科学出版社．

钟才荣，林贵生，陈元海．2009．三亚清梅港红树林群落特征调查．热带林业，37(3): 45-47.

钟晓，刘红星，黄初升，等．2012．红树林植物卤蕨属的化学成分及生物活性研究进展．广西师范学院学报（自然科学版），29(3): 41-45.

朱宏伟，郑松发，陈燕，等．2015．珠海淇澳岛主要红树林树种抗寒性研究．广东林业科技，31(2): 41-46.

Arbiastutie Y, Diba F, Masriani M. 2022. Cytotoxicity activity of several medicinal plants grow in mangrove forest against human's cervical (HELA), breast (T47D), and colorectal (WiDr) cancer cell lines. Int. J. Nutr. Pharmacol. Neurol. Dis., 12(2): 46-50.

Cai S, Sun S, Zhou H, et al. 2011. Prenylated polyhydroxy-*p*-terphenyls from *Aspergillus taichungensis* ZHN-7-07. J. Nat. Prod., 74(5): 1106-1110.

Minh T T, Thu N H, Toan H K, et al. 2022. Three new phenolic sulfates from *Acrostichum aureum* collected from coastal area of Thai Binh Province, Vietnam and their cytotoxic activity. Rec. Nat. Prod., 16(1): 66-73.

Thomas T. 2012. *In vitro* evaluation of antibacterial activity of *Acrostichum aureum* Linn. Indian J. Nat. Prod. Re., 3(1): 135-138.

Uddin S J, Bettadapura J, Guillon P, et al. 2013. *In-vitro* antiviral activity of a novel phthalic acid ester derivative isolated from the Bangladeshi mangrove fern *Acrostichum aureum*. J. Antivir. Antiretrovir., 5(6): 139-144.

Uddin S J, Grice D, Tiralongo E. 2012. Evaluation of cytotoxic activity of patriscabratine, tetracosane and various flavonoids isolated from the Bangladeshi medicinal plant *Acrostichum aureum*. Pharm. Biol., 50(10): 1276-1280.

Uddin S J, Jason T L H, Beattie K D, et al. 2011. (2*S*, 3*S*)-Sulfated Pterosin C, a cytotoxic sesquiterpene from the Bangladeshi mangrove fern *Acrostichum aureum*. J. Nat. Prod., 74(9): 2010-2013.

Wu X, Huang Q, Xu N, et al. 2018. Antioxidative and anti-inflammatory effects of water extract of *Acrostichum aureum* Linn. against ethanol-induced gastric ulcer in rats. Evid.-Based Compl. Alt., (1): 3585394.

2.2 尖叶卤蕨（*Acrostichum speciosum*）

尖叶卤蕨是真红树植物中卤蕨属的两种蕨类植物之一，属于卤蕨科（Acrostichaceae）卤蕨属（*Acrostichum*）。尖叶卤蕨兼具蕨类植物和红树植物的双重特性，是红树林盐土的指示植物，属于嗜热性窄布种。尖叶卤蕨主要分布于我国海南，为珍稀濒危物种，海南等地有引种栽培。历代本草和现代文献对尖叶卤蕨的药用研究记载较少，活体植株在各地被用于绿化观赏。尚未见关于尖叶卤蕨化学成分的报道，但其内生真菌及生长土壤中真菌发酵产物中分离的活性成分，具有抗微生物、抗烟草青枯菌、抗金黄色葡萄球菌和抗白念珠菌的活性（Saad et al.，2013）。通过研究卤蕨属植物，包括尖叶卤蕨的化学成分以及该属植物的生物活性，可以进一步揭示其药用价值，并发挥保护、开发利用红树植物资源的作用。

【分类位置】 蕨类植物门 Pteridophyta 蕨纲 Filicopsida 薄囊蕨亚纲 Leptosporangiatidae 真蕨目 Eufilicales 卤蕨科 Acrostichaceae 卤蕨属 *Acrostichum* 尖叶卤蕨 *Acrostichum speciosum* Willd., 1810（中国科学院中国植物志编辑委员会，1990）。

【形态特征】 尖叶卤蕨为多年生草本。植株高达 1.5m（图 2.15）。根状茎直立，连同叶柄基部均被鳞片。奇数一回羽状复叶，叶簇生，叶柄长约 50cm。羽片约 15 对，中部以下的羽片不能产生孢子囊，为不育叶。羽片长约 20cm，宽约 2.5cm，阔披针形，两侧并行，先端略变狭而渐尖，基部楔形，叶脉网状。小叶柄长约 1cm，中部以上的能育羽片长 15~18cm，宽约 2cm，顶部稍急尖而呈短尾状，无柄。羽片全缘，革质。孢子囊密布于能育羽片的背面（中国科学院中国植物志编辑委员会，1990）。

尖叶卤蕨的归属问题 在红树植物研究中，对于生长在过渡地带的尖叶卤蕨的归属问题一直存在争议。一些学者对国内的 33 种红树植物进行对比，研究了成熟叶片结构性状和叶片主要元素的积累等叶片特征之间的差异，趋向于把尖叶卤蕨归为半红树植物（牟美蓉等，2007）。尖叶卤蕨生长于潮间带或近潮间带，是在海水能浸淹到的地方生长的亚灌木植物，并可作为红树林盐土的指示植物。因此，对照中国红树植物检索表，另有学者认为应将尖叶卤蕨归为真红树植物（谢瑞红和周兆德，2008）。

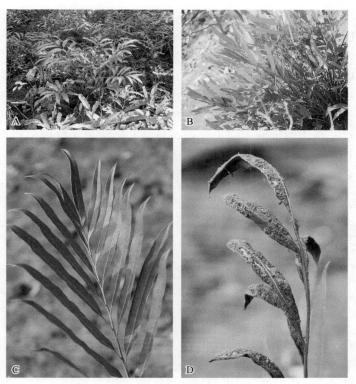

图 2.15　尖叶卤蕨植物形态

A. 植株（李国强摄）；B. 部分植株（季冬青摄）；C. 叶片（万鹏摄）；D. 孢子叶（万鹏摄）

【生境分布】　尖叶卤蕨生长于热带和亚热带海岸、潮间带滩涂、潮汐间的沼泽地带，偶生长于热带内陆（王文卿和王瑁，2007）（图2.16）。在我国尖叶卤蕨分布于海南东寨港、清澜港、三亚河，以及广东和广西等地（农寿千等，2011）。热带的亚洲其他地区及澳大利亚等地也有尖叶卤蕨分布（中国科学院中国植物志编辑委员会，1990）。

【药材鉴别】

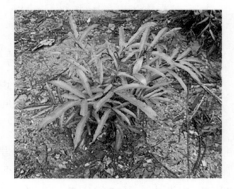

图 2.16　生长在滩涂的尖叶卤蕨（王文卿和王瑁，2007）

药材性状　药材为奇数一回羽状复叶，或切成的小段。完整叶片长约100cm，羽片约15对，光滑，中部以下为不育叶。羽片长约20cm，宽约2.5cm，阔披针形，先端略变狭而渐尖，基部楔形；网状叶脉；革质；小叶柄长约1cm。能育羽片位于中部以上，长约16cm，宽约2cm，下面布满孢子囊；羽片顶部稍急尖而呈短尾状，无柄。气微腥，味微咸（和焕香等，2018）。

组织构造　羽片中脉部位横切面（采自海南东寨港）为等面叶，栅栏组织不通过中脉。上下表皮细胞均为1列，外壁增厚，被厚角质层。上表皮内方下皮细胞1～2列，下表皮内方下皮细胞多为 1 列，细胞呈横向延长，气孔分布于下表皮。上栅栏组织细胞 2～3 列，细胞呈长柱状或短柱状，排列紧密；下栅栏组织细胞多为 1 列，排列较疏松，细胞内含叶绿体。海绵组织细胞呈类圆形、椭圆形或不规则形，大小不一，有大型气室。侧脉维管束为 1 个分体中柱，其上下均有厚壁细胞分化。中脉基本组织中有分体中柱 5～6 个，分二层排列，上表皮内方 3～4 个，呈飞燕形排列，中央一个最大，下表皮内方的 2 个分体中柱很小；每个分体中柱均具周韧型维管束，木质部由多角形管胞组成，韧皮部细胞小，内含棕色物质。基本组织薄壁细胞内含淀粉粒及棕色物质（图 2.17）。

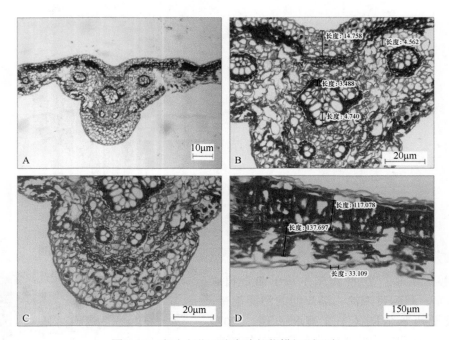

图 2.17　尖叶卤蕨羽片中脉部位横切面形态

A. 羽片横切面；B. 羽片部位（示等面叶及叶肉组织）；C. 中脉部位上表面（示上表皮及分体中柱）；D. 中脉部位下表面
（示下表皮及小型分体中柱）

　　叶轴横切面（采自海南东寨港）呈类圆形或长圆形，上表面内陷呈沟状，下表面钝圆，背腹鲜明（图 2.18）。表皮细胞小，外壁被厚角质层；下皮 10 余列细胞，壁极厚，细胞向内渐大。基本组织薄壁细胞中含淀粉粒或棕色物质。分体中柱 30 余个散生于基本组织中。上表面内方分体中柱的分布与叶中脉部位基本一致，中央一个分体中柱较大，向两侧的渐小，每侧 4 个分体中柱；之下的分体中柱 20 余个，每个分体中柱均具有限周韧型维管束，木质部较发达，管胞大型，韧皮部筛胞分布于木质部周围或两侧，形似双韧型，内皮层外侧的基本组织细胞小，壁木化增厚（和焕香等，2018）。

　　超微形态　尖叶卤蕨孢子（采自海南）极面观为圆三角形，三边略向内凹（张玉兰和王开发，2002）（图 2.19）。孢子大小为 50.7（44.2～58.2）μm×58.1（50.3～66.4）μm。赤道面观具三裂缝，其长度为孢子半径的 1/3～1/2。外壁厚约 3μm，分为两层，外层厚于内层，表面具细颗粒，光滑，扫描电镜下为颗粒状纹饰。

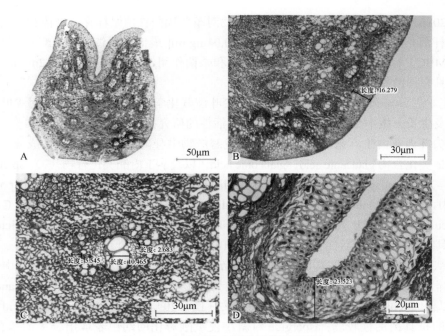

图 2.18　尖叶卤蕨叶柄基部横切面形态

A. 叶轴完整横切面；B. 叶轴上表面（示弯曲部位表皮和下皮组织）；C. 叶轴下表面（示分体中柱及基本组织）；D. 一个周韧型维管束

【生理特性】　尖叶卤蕨生长于热带或亚热带沿海潮间带滩涂，喜高温、湿润及强阳光等，抗寒性弱。适宜生长温度为 15～35℃（杨海鸥，2006）。

【资源状况】　在海口市的东寨港自然保护区，尖叶卤蕨生长于高潮带红树林林下或林缘，可以形成小群落。尖叶卤蕨资源极为有限，属于珍稀濒危红树植物物种（涂志刚等，2015；林卫海和梁振辉，2013）。莫燕妮等（2002）调查了海南岛红树林资源现状，发现尖叶卤蕨属于珍贵、稀有和濒危物种，其又是海南特有植物。在海南东寨港霞场村红树林内，尖叶卤蕨生长于杯萼海桑-瓶花木群落（10m×10m）中，高 0.6m，平均基径为 5.4cm，相

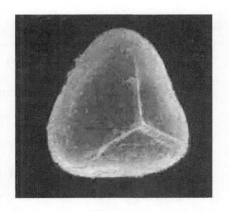

图 2.19　尖叶卤蕨孢子形态（张玉兰和王开发，2002）

对多度（RA）为 1.4%，相对频度（RF）为 7.7%，相对显著度（RD）为 0.2%，重要值为 9.3。

【文献记载】　历代本草和现代文献对尖叶卤蕨的药用研究记载较少，活体植株在各地被用于绿化观赏。尖叶卤蕨生长于海岸泥滩及红树林中，具有防海风和固海滩的作用（赵可夫和冯立田，2001）。

【药用价值】　尖叶卤蕨在创伤愈合（Kimura et al.，2017）、抗菌方面具有药用潜力。用尖叶卤蕨根茎乙醇提取物制成的水剂在大鼠肩胛创伤模型中显示了显著的促创伤愈合作用，10% 乙醇提取物水剂表现出最高的伤口收缩效率和最短的上皮形成时间（Herman et al., 2013)。尖叶卤蕨根的乙酸乙酯提取物对革兰氏阳性菌蜡样芽孢杆菌和革兰氏阴性菌大肠杆菌具有中等抗菌活性，在浓度为 0.04mg/ml[最低抑菌浓度（MIC）= 最低杀菌浓度（MBC）] 时对蜡样芽孢杆菌具有抑菌和杀菌作用，而在浓度为 0.012mg/ml 时对大肠杆菌具有抑菌作用（Saad et al., 2013）。

【化学成分与药理研究】 尚未见关于尖叶卤蕨化学成分的报道，但有对尖叶卤蕨内生真菌及生长土壤中真菌化学成分及其生物活性的研究报道。

从尖叶卤蕨内生真菌菌株（AS-1）的发酵产物中分离鉴定出几种活性成分，分别为 nonadride 类化合物 glaucanic acid、glauconic acid，以及 γ-丁内酯类化合物 (−)-spiculisporic acid、(−)-spiculisporic acid B、(−)-spiculisporic acid C 和 (−)-secospiculisporic acid B。其中，化合物 glaucanic acid、(−)-spiculisporic acid、(−)-spiculisporic acid C、(−)-secospiculisporic acid B 具有抗烟草青枯菌和抗金黄色葡萄球菌活性，(−)-spiculisporic acid B 具有抗白念珠菌活性（郭志凯等，2014）。

从尖叶卤蕨的叶内生真菌 *Aspergillus fumigatus* JRJ111048 的发酵培养液中分离得到酸酐衍生物 aspergide、一种脂肪酰胺类化合物 11-methyl-11-hydroxyldodecanoic acid amide 以及 spiculisporic acid B 等多种化合物（图 2.20）。其中，spiculisporic acid B 对白念珠菌的抗真菌活性较弱；aspergide 对斜纹夜蛾刚孵化的幼虫表现出强大的杀虫活性，表明它可以作为一种先导化合物用于昆虫控制剂的开发，或用于农业中害虫斜纹夜蛾的田间种群管理（Guo et al., 2017）。

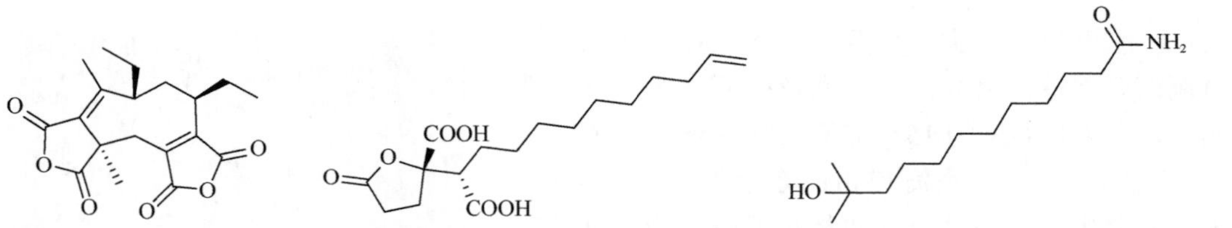

aspergide　　spiculisporic acid B　　11-methyl-11-hydroxyldodecanoic acid amide

图 2.20　尖叶卤蕨的叶内生真菌 *Aspergillus fumigatus* JRJ111048 的发酵培养液中分离的化合物

此外，从尖叶卤蕨生长的土壤中的红树林真菌泡盛曲霉（*Aspergillus awamori*）中分离出氧化甾醇（22E）-7α-methoxy-5α,6α-epoxyergosta-8 和（22E）-3β-hydroxy-5α,6α,8α,14α-diepoxyergosta-22-en-7-one（图 2.21），其对人非小细胞肺癌细胞 A549 增殖抑制的 IC$_{50}$ 分别为 70μmol/L 和 64μmol/L（Gao et al., 2010）。

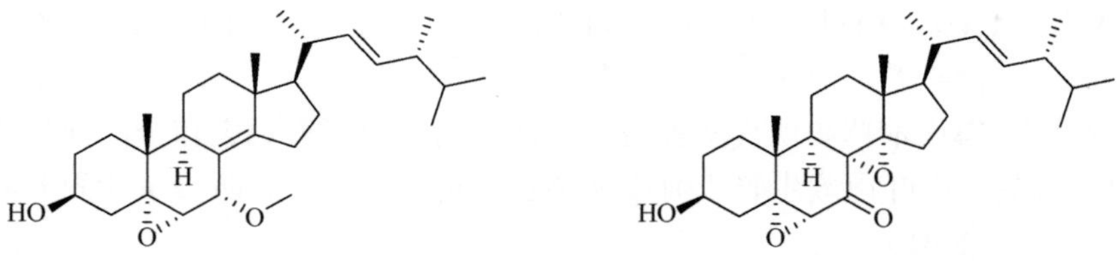

(22E)-7α-methoxy-5α,6α-epoxyergosta-8　　(22E)-3β-hydroxy-5α,6α,8α,14α-diepoxyergosta-22-en-7-one

图 2.21　尖叶卤蕨生长的土壤中的红树林真菌泡盛曲霉（*Aspergillus awamori*）中分离的化合物

【栽培技术】 目前在海南等地均有尖叶卤蕨引种栽培，通常采用孢子繁殖（胡宏友等，2012），生产中也采用分株繁殖。尖叶卤蕨是嗜热性窄布种，在自然界中属于非建群种，资源分布及适宜苗木繁育区域主要为琼东沿海。

人工繁育 云南西双版纳热带植物园淡水引种栽培尖叶卤蕨成功（杨海鸥，2006）。引种地环境：池塘、人工湖、河边浅水区和沼泽地均可。热带植物园于苗圃水池内培育尖叶卤蕨，5月初种植于园内水景中。栽培池塘水源为江水和雨水，干旱期以江水补充水源，雨季以雨水补充水源，均为淡水。栽培地要求：对于封过底的池塘，用石头及竹片编围成0.8m左右的种植穴，穴内回填塘泥或肥土；对于未封底的池塘，塘泥厚约30cm以上的，可直接种植于塘泥中，保持水面淹没其根部即可。根据池塘（湖）的大小、规模及景观设计要求，可丛植，也可成片栽培。栽培方法：繁殖方法主要有孢子繁殖法和分株繁殖法，生产上主要采用分株繁殖法。尖叶卤蕨由于长期生长于沿海滩涂，在适应环境的过程中，进化到根系极为发达，植株丛生而庞大，基部蘖芽多、易分株，分株后的芽苗可以直接植于塘内，用塘泥或泥土回填即可，不需要施肥。适应性：引种地气候条件比较适宜，冬季气温为2℃时，植株及叶片未见受低温伤害，叶片保持绿色，完好无损，但冬季植株生长缓慢。尖叶卤蕨属于生长于沿海滩涂的红树植物，长期适应盐生环境，但也能适应淡水环境，而且是唯一生长在水体中的大型蕨类植物，实属罕见。栽培管理：尖叶卤蕨栽培防风较为简单，管理粗放。植株定植后，在小苗生长初期，由于根系不发达，要注意加固根部泥土，以防倒伏；移植恢复期后，新叶开始抽出，新叶展开后叶片呈褐红色，经过15天左右，叶片由红褐色逐渐转为绿色，绿叶期长，枯叶少，平时注意修剪；如植株丛过于密集，可从根部分株取苗，减小株丛密度，保持疏密适当，增加通风透光和株形美观，提高观赏效果。在尖叶卤蕨栽培过程中，尚未发现病虫害。在云南西双版纳热带植物园引种的尖叶卤蕨，栽培引种苗高约0.4m，冠幅直径约0.3m，经过3年的栽培试验，植株生长旺盛，现在高度已达2.5m，冠幅直径达3m，单叶长度为1.5～2.5m，羽片长20～28cm。

野生抚育 尖叶卤蕨多生长于热带及亚热带海岸、潮间带滩涂、潮汐间沼泽，偶生长于热带内陆，属于嗜热性窄布种，属于珍稀濒危物种。建议在热带沿海尖叶卤蕨生长区域实行封禁管理，划出专门保护区，停止对原生境的人为破坏，制止将现存尖叶卤蕨湿地转为他用，以保护尖叶卤蕨种群。在尖叶卤蕨分布较为密集区域，适当进行根部培土、剪除杂草、防治病虫害、人工辅助孢子繁育等，促进种群繁殖和生长，逐渐形成尖叶卤蕨群落。对于已遭破坏的尖叶卤蕨生长区，在封禁管理的基础上，采用分株繁殖、人工补种等方式进行补苗移栽，人为增加尖叶卤蕨种群数量，加强后期管理。在适宜尖叶卤蕨生长的区域，如广东、广西的部分地区，可以进行引种栽培，研究尖叶卤蕨的栽培技术，实行仿野生栽培，加强人工管理，培育和繁殖尖叶卤蕨种群。

【资源保护与开发应用】

生态保护 尖叶卤蕨分布于潮间带滩涂、潮汐间沼泽等的红树林边缘。为了抵御海洋风暴和海潮带来的危害，在长期的适应环境和形态进化过程中，尖叶卤蕨植株发展成庞大的密丛生蕨类植物，根系发达，用于支撑和固着植株、防风阻浪、促淤护岸，抵抗倒伏和被海水淹没的危险。尖叶卤蕨的生态保护应与野生抚育工作相结合，借助中药材野生抚育的成熟技术，增加尖叶卤蕨的种群数量，保护野生资源，实现资源的可持续性利用。

海岸观赏景观　尖叶卤蕨属于嗜热性窄布种，主要分布于热带和亚热带沿海。在高度盐渍化的潮间带，高温多雨，台风频繁，潮高浪急，只有红树植物能够适应这种特殊的环境条件。尖叶卤蕨具有观赏价值（杨海鸥，2006），整丛植株冠幅庞大，直立挺拔，顶端新叶一片褐红色，下部为灰绿色。在自然环境中，尖叶卤蕨位于红树林的前面，与其他高等红树植物高低相参，融为一体，构成一道景色宜人的海岸观赏景观。

新药开发研究　目前尚未见尖叶卤蕨药用记录，且关于化学成分及药理研究几乎为空白。但有关研究表明，尖叶卤蕨内生真菌发酵产物具有抗烟草青枯菌、抗金黄色葡萄球菌和抗白念珠菌活性，为将海南珍稀植物内生真菌资源应用于热带农业生物源农药研发提供了理论依据。

参考文献

郭志凯，盖翠娟，袁靖喆，等．2014．海南特有红树植物尖叶卤蕨内生真菌抗农业病原菌次生代谢产物．2014年中国药学大会暨第十四届中国药师周论文集，10: 25.

和焕香，郭庆梅，孙丹丹，等．2018．卤蕨和尖叶卤蕨叶的性状与显微鉴别．中药材，41(11): 2537-2541.

胡宏友，陈顺洋，王文卿，等．2012．中国红树植物种质资源现状与苗木繁育关键技术．应用生态学报，23(4): 939-946.

林卫海，梁振辉．2013．海南东寨港国家级保护区红树林湿地资源保护中存在问题的探讨．热带林业，(41): 20-22.

莫燕妮，庚志忠，王春晓．2002．海南岛红树林资源现状及保护对策．热带林业，30(1): 46-50.

牟美蓉．2007．基于叶片特征的真红树和半红树的比较研究．厦门大学硕士学位论文．

牟美蓉，蒋巧兰，王文卿．2007．真红树和半红树植物叶片氯含量及叶性状的比较．植物生态学报，31(3): 497-504.

农寿千，杨小波，李东海，等．2011．清澜港红树林保护区植物特点研究．植物科学学报，29(4): 459-466.

彭莉萍，牛宪立，姬可平，等．2014．广东淇澳岛3种红树rDNA ITS序列分析．贵州农业科学，42(11): 29-32.

秦松，2013．中国海岸带植物资源．济南：山东科学技术出版社．

涂志刚，吴瑞，张光星，等．2015．海南岛清澜港红树植物群落类型及其特征．热带农业科学，35(11): 21-25.

王文卿，王瑁．2007．中国红树林．北京：科学出版社: 8.

谢瑞红，周兆德．2008．海南岛红树植物群系类型及其特征．海南大学学报（自然科学版），26(1): 81-85.

杨海鸥．2006．尖叶卤蕨在园林水景中的应用．中国花卉盆景，(4): 5.

张玉兰，王开发．2002．我国某些红树植物花粉形态研究及其古环境意义．海洋地质与第四纪地质，22(4): 29-35.

赵可夫，冯立田．2001．中国盐生植物资源．北京：科学出版社．

中国科学院中国植物志编辑委员会．1990．中国植物志：第三卷　第一分册．北京：科学出版社: 94.

Gao H, Hong K, Chen G D, et al. 2010. New oxidized sterols from *Aspergillus awamori* and the endo-boat conformation adopted by the cyclohexene oxide system. Magn. Reson. Chem., 48(1): 38-43.

Guo Z, Gai C, Cai C, et al. 2017. Metabolites with insecticidal activity from *Aspergillus fumigatus* JRJ111048 isolated from mangrove plant *Acrostichum specioum* endemic to Hainan Island. Mar. Drugs, 15(12): 381.

Herman H P, Darnis D S, Saad S, et al. 2013. Wound healing properties of ethanolic extract of *Acrostichum aureum* and *Acrostichum speciosum* rhizome in rats. J. Trop. Resour. Sustain. Sci., 1(2): 42-48.

Kimura N, Kainuma M, Inoue T, et al. 2017. Botany, uses, chemistry and bioactivities of mangrove plants V: *Acrostichum aureum* and *A. speciosum*. ISME GLOMIS Electron. J., 15(1): 1-6.

Saad S, Taher M, Susanti D, et al. 2013. Antimicrobial activity of mangrove plant *Acrostichum speciosum*. J. Pure Appl. Microbiol., 7(SI): 253-257.

3 棟科 （Meliaceae）

3.1 木果楝 (*Xylocarpus granatum*)

　　木果楝为红树植物之一，属于楝科（Meliaceae）木果楝属（*Xylocarpus*）。在自然环境中，木果楝属于嗜热性窄布种。该属植物全世界共有 3 种，主要分布于亚洲和非洲的热带海岸及大洋洲北部，我国仅有木果楝 1 种，主要分布于海南文昌市和三亚市沿海。在海南三亚市铁炉港，分布有中国最大的木果楝植株（王文卿和王瑁，2007）。在海南40 种红树植物中，木果楝已经处于濒危状态，不但数量少，而且果实结实率和种子发芽率很低（谢瑞红，2007）。海南民间用木果楝种皮治疗赤痢，种仁被用作滋补品；东南亚国家民间用其治疗腹泻、霍乱和由疟疾引起的发烧，还可将其作为昆虫拒食剂（霍长虹等，2008）。现代研究表明，木果楝中含有萜类、柠檬苦素、生物碱、酚类、黄酮、甾体等化合物。其中，柠檬苦素化合物具有广谱的生物活性，包括抗肿瘤、抗菌、抗 HIV、杀虫、抗疟、抗肉毒菌、抗过敏、抑制黑色素形成、抗炎和神经保护等活性（吴一兵，2013）。木果楝乙酸乙酯提取物对 HeLa 细胞生长具有抑制活性（霍长虹等，2008）。木果楝内酯化合物有较强的抑制癌细胞增殖的作用（常和平等，2012）。这为研发抗肿瘤药、新型抗菌药和抗氧化原料提供了良好的资源。木果楝已被载入《中国植物红皮书》，具有极高的保护价值（谢瑞红，2007）。

　　【分类位置】　被子植物门 Angiospermae 双子叶植物纲 Dicotyledoneae 原始花被亚纲 Archichlamydeae 芸香目 Rutales 芸香亚目 Rutineae 楝科 Meliaceae 楝亚科 Melioideae 木果楝族 Carapeae 木果楝属 *Xylocarpus* 木果楝 *Xylocarpus granatum* Koenig, 1784 （*Xylocarpus obovatus* Juss., 1830；*Carapa obovata* Bl., 1825）（中国科学院中国植物志编辑委员会，1997）。

　　【别名】　海柚（中国科学院华南植物研究所，1964）。

　　【形态特征】　木果楝为乔木或灌木，高达 5m；枝无毛，灰色，平滑。偶数一回羽状复叶，叶长 15cm，总轴与叶柄无毛，圆柱状，叶柄长 3~5cm（图 3.1）。小叶通常 4 片，对生，近革质，椭圆形至倒卵状长圆形，长 4~9cm，宽 2.5~5cm，先端圆形，基部楔形至宽楔形，边全缘，两面均无毛，常呈苍白色，侧脉每边 8~10 条，向上斜举，离边缘弯拱网结，网脉疏散，稍明显；小叶柄极短，长约 4mm，基部膨大。花组成疏散的聚伞花序，复组成圆锥花序，无毛，聚伞花序有花 1~3 朵，花梗长 1cm 或更长，花萼裂片圆形，花瓣白色，倒卵状长圆形，革质，长 6mm。雄蕊管卵状壶形，顶端的裂片近圆形，微 2 裂，花药椭圆形，基部心形，无毛；花盘约与子房等长，基部收缩，顶端肉质，有条纹；子房每室有胚珠 4 颗，花柱近四角形，无毛，柱头盘状，约与雄蕊管等高。蒴果球形，具柄，直径为 10~12cm，有种子 8~12 颗，种子有棱。花果期 4~11 月（中国科学院中国植物志编辑委员会，1997）。

　　木果楝虽然曾被归为半红树植物，但其各器官中 Ca 的含量相当高，采自海南文昌市的木果楝根系中 Na 和 Cl 的含量不高，但其成熟叶片中 Cl 的含量却很高，初步认为其应归属于真红树植物（蒋巧兰，2007）。

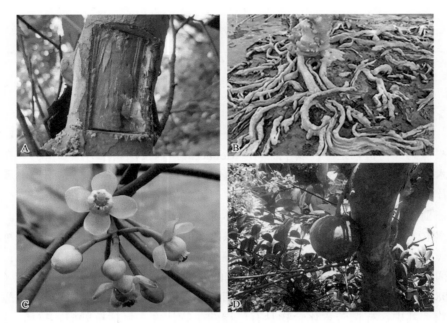

图 3.1　木果楝植物形态

A. 茎干（树皮剖开，示红色的皮部及木材）（王文卿和王瑁，2007）；B. 表面根（王文卿和王瑁，2007）；C. 花枝（示开放的花）（王文卿和王瑁，2007）；D. 果枝

【生境分布】　木果楝生长于潮间带浅水泥滩或混生于浅水海滩的红树林中，也可生长于淡水河口的淤泥中或涨潮可达的半咸水的海岸边（刘美玲，2008）（图 3.2）。木果楝产于我国海南的文昌市至三亚市一带，印度、越南、马来西亚也有分布。

【药材鉴别】

药材性状　干燥果实圆球形，直径为 9～11cm。果皮表面黄褐色或绿褐色，光滑无毛，可开裂为 4 瓣（图 3.3）。体较重，断面果皮厚，4 室，种子 8～12 粒。种子大而厚，有棱；表面黄棕色，破开可见内种皮呈海绵状。气微，味微咸、涩。

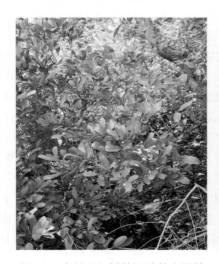

图 3.2　生长于红树林湿地的木果楝

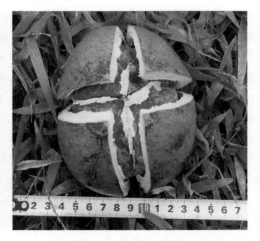

图 3.3　木果楝药材果实剖开形态（http://www.china-mangrove.org/page/3953）

　　茎枝圆柱形，有分枝；表面光滑无毛，灰色；质硬脆，易折断（图3.4）。完整的羽状复叶小叶4片，对生，叶长15cm，总轴与叶柄无毛，叶柄长3～5cm；小叶片呈椭圆形或倒卵状长圆形，灰绿色或淡绿色，长4～8cm，宽2～4cm，先端圆形，基部楔形至宽楔形，全缘，两面无毛，侧脉每边8～10条，近革质；小叶柄极短，基部膨大。

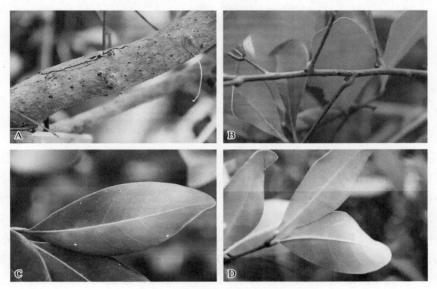

图3.4　木果楝鲜枝、叶药材形态

　　组织构造　茎横切面（直径为1cm）周皮由木栓层、木栓形成层和栓内层组成，皮孔突出于表面，内方均为栓化细胞（图3.5）。皮层狭窄，细胞切向椭圆形，由外向内逐渐增大。维管束外韧型，中柱鞘部位有非木化纤维束，切向断续排列；韧皮部狭窄，细胞较小；木质部宽广，年轮明显，导管单个或2～3个连接，射线1～3列细胞。髓部细胞类圆形，有的含单宁。

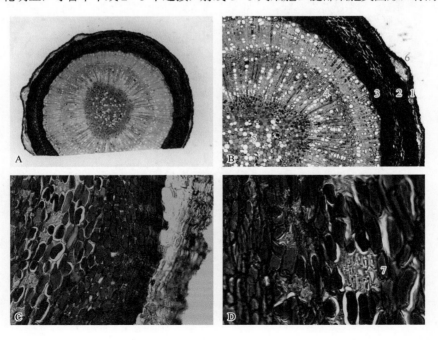

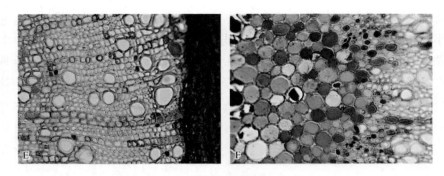

图3.5　木果楝叶茎横切面形态

A. 完整切面；B. 茎横切面；C. 周皮皮层部位；D. 韧皮部部位；E. 木质部部位；F. 髓部

1. 周皮；2. 皮层；3. 韧皮部；4. 木质部；5. 髓部；6. 皮孔；7. 中柱鞘纤维束

　　叶中脉部位横切面为典型的两面叶，叶片厚（390.08±34.65）mm，上表面较平坦，下表面突出（图3.6）。上表皮细胞1列，细小长方形或类方形，外被厚角质层，复表皮细胞2列，排列紧密，外列细胞小，切向长方形或长多角形，内列细胞明显变大，纵向长圆柱形，为薄壁贮水细胞。下表皮细胞1列，细胞切向长方形，气孔较多，复表皮细胞1列，排列较疏松。栅栏组织宽（104.13±4.84）mm，2～3列长圆柱形细胞，外层较长、大，内层较短、小。海绵组织宽（152.12±15.54）mm，约占整个切面的1/2，细胞排列极为疏松，有明显的通气组织。主脉维管束1个，无限外韧型，木质部导管发达，呈放射状排列；形成层明显；韧皮部细胞较小，排列紧密。在主脉、侧脉木质部外方有草酸钙方晶，韧皮部外方及下表皮内方有草酸钙簇晶分布。

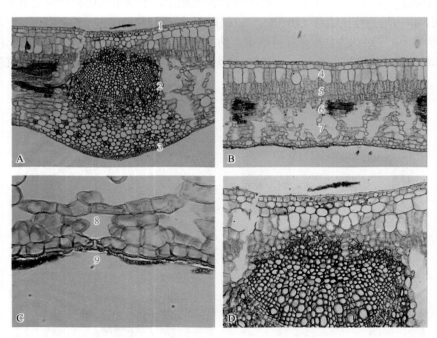

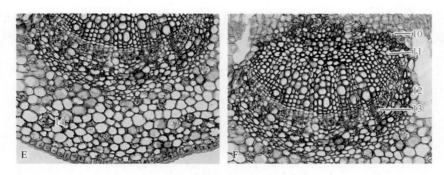

图 3.6 木果棟叶中脉部位横切面形态

A. 叶中脉部位；B. 叶肉部位；C. 叶下表面；D. 叶中脉部位上表面；E. 叶中脉部位下表面；F. 中脉维管束

1. 上表皮；2. 中脉维管束；3. 下表皮；4. 复表皮；5. 栅栏组织；6. 侧脉维管束；7. 海绵组织；8. 气室；9. 气孔；10. 草酸钙方晶；11. 木质部；12. 维管束鞘；13. 韧皮部；14. 草酸钙簇晶

　　叶表面制片上表皮细胞多角形或不规则多角形，垂周壁平直，少数微弓形，均匀增厚（图 3.7）。下皮细胞多角形，隐约可见，壁薄。下表皮细胞不规则多角形，垂周壁平直或微弯，平周壁被平直或不规则网状增厚纹理；气孔不定式，副卫细胞 5～7 个，被放射状、环绕状或平行的增厚纹理，气孔大小为（21.1～24.9）μm×（18.0～21.5）μm，气孔指数为 10.4。

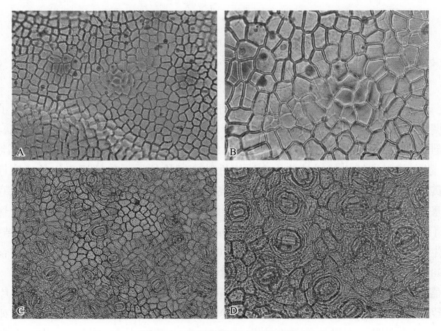

图 3.7 木果棟叶表皮细胞形态

A、B. 上表皮细胞；C、D. 下表皮细胞

A、C. ×200；B、D. ×400

　　超微形态 扫描电镜下，木果棟上表皮形成角质层纹理（图 3.8），纹理呈条纹状或不规则网状，其表面覆盖着细小颗粒状、鳞片状的蜡质，多角形表皮细胞隐约可见。下

表皮气孔分布密集，气孔呈阔椭圆形或类圆形，副卫细胞轮廓不明显，表面分布或环绕着条纹状角质纹理，条纹表面覆盖着蜡质，气孔器与表皮细胞持平，非内陷，气孔口呈椭圆形，内层结构清晰。

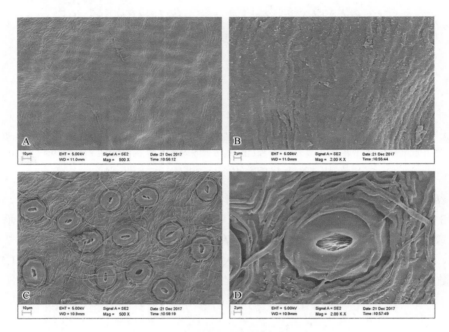

图 3.8　木果楝叶表面超微形态

A. 叶上表皮（示表皮细胞轮廓和角质纹理）；B. 叶上表皮（示角质纹理及蜡质）；C. 叶下表皮（示表皮细胞及气孔分布）；
D. 气孔放大（示气孔及周围角质纹理）

【生理特性】　田广红等（2012）对珠海淇澳岛引种的 23 种红树植物进行了适应性评价，调查了 2 年生引种树种的树高、地径、存活率、生长势、冠幅、干型、病虫害等，数据整理分析采用 Microsoft Excel 2003 和 SPSS 13.0 数据处理系统，采用层次分析法（AHP）建立起引进红树林树种的生态适应性综合评价体系，包括涵盖生长适应性、抗逆性和观赏性 3 个方面的 12 个评价指标（树高年均生长量、地径年均生长量、保存率、长势、抗寒性、病虫害、耐浸淹、耐贫瘠、花果、冠型、叶色、绿量），根据综合评价得分情况，将树种分为 4 类（0.6 分以上、0.5～0.6 分、0.4～0.5 分及 0.4 分以下）。结果表明，木果楝生长适应性得分 0.396，抗逆性得分 0.505 分，观赏性得分 0.550 分，综合评价得分 0.4590 分，表明木果楝在珠海淇澳岛红树林中的适应性一般。

杨盛昌和林鹏（1998）采用电导法定量测定了中国东南沿海红树植物叶片的抗寒力（半致死温度）变化，生长于海南东寨港的木果楝属于低温敏感类型，半致死温度高于 –4℃。实验表明，木果楝的抗寒力为（–2.8±2.6）℃，抗寒力较弱，为窄布种，北界纬度低，北移成功的可能性很小。

显胎生红树植物木榄、秋茄树，隐胎生红树植物海榄雌、桐花树，以及非胎生红树植物木果楝（海南东寨港自然保护区）的繁殖器官发育过程中 Fe、Mo、Zn 的含量具有一定的变化。李旷达等（2008）发现，在种子期非胎生红树植物木果楝的 Fe 含量显著低于胎生红树植物。在花蕾期，木果楝的 Mo 含量较低；在种子期，木果楝的 Mo 含量为

0.1056ng/mg，显著低于胎生红树植物（0.2882～0.3020ng/mg，平均值为0.2945ng/mg）。木果楝的 Mo 含量随发育进程变化呈现略微增加的趋势。在花蕾期，木果楝的 Zn 含量最低（0.0173μg/mg），胎生红树植物的 Zn 含量较高（0.0274～0.0657μg/mg），在木果楝的繁殖器官发育过程中，Zn 含量逐渐下降，且比同期的胎生红树植物低。

关于红树植物一些争议品种的归属研究，对木果楝的成熟叶片结构性状和叶片主要元素的积累等特征进行了探讨（牟美蓉，2007；牟美蓉等，2007）。采自海南清澜港潮间带的木果楝叶片肉质化程度为（2.87±0.20）g/dm²，比叶面积（SLA）为（110.91±6.98）cm²/g，单位质量叶片中 Cl 含量为（2.88±0.24）mg/cm²，这些都介于真红树植物和半红树植物之间，但更倾向于真红树植物。此外，木果楝的总元素含量较高（8.14g/m²），接近真红树植物的平均值（11.65g/m²），远远超过半红树植物的平均值（3.51g/m²）。叶性状特征表明，木果楝耐干旱贫瘠的能力、水分利用效率、耐盐性等与大多数红树植物接近，因此可以混生于浅水滩的红树林中；高含量的 Cl 对叶片肉质化形成具有协同作用。单位质量叶片含氮量（Nmass）为（24.82±1.04）mg/g，单位面积叶片含氮量（Narea）为（2.43±0.32）g/m²，Mg 含量为（0.23±0.19）g/m²，Na 含量为（0.92±0.19）g/m²，Ca/Na 为 2.67±0.96，K/Na 为 1.73±0.75，接近半红树植物；叶片中含有适量的 Ca、Mg、K 元素，对盐渍生境具有耐盐的适应特征，即维持叶片一定的 Ca、Mg 和 K 浓度而不致使植物体受到伤害。

蒋巧兰（2007）研究了真红树植物、半红树植物和争议物种体内元素分布及耐盐的差异。取自清澜港的木果楝不同直径根系中 Cl 的含量为：Ⅰ级根系（$d < 2mm$）为（17.00±3.00）mg/g，Ⅱ级根系（$d=2～5mm$）为（11.44±0.40）mg/g，Ⅲ级根系（$d=5～15mm$）为（5.37±1.68）mg/g，Ⅳ级根系（$d > 15mm$）为（4.84±2.60）mg/g。木果楝不同直径根系中 Na 含量为：Ⅰ级和Ⅱ级根系分别为（16.18±6.84）mg/g 和（14.23±5.12）mg/g，Ⅲ级和Ⅳ级根系分别为（6.67±1.04）mg/g 和（7.12±1.39）mg/g。木果楝不同直径根系中 K 含量为（7.94±1.23）mg/g，K/Na 为 0.53（Ⅰ级）、0.49（Ⅱ级）、0.75（Ⅲ级）、0.58（Ⅳ级），Ca/Na 为 0.66（Ⅰ级）、1.45（Ⅱ级）、1.86（Ⅲ级）、1.24（Ⅳ级）；成熟叶中 Na 含量为（14.34±2.68）mg/g，Cl 含量为（31.35±6.39）mg/g，K 含量为（17.39±12.08）mg/g，K/Na 为 0.75，Ca/Na 为 2.57；幼枝中 Na 含量为（9.24±2.54）mg/g，Cl 含量为（11.35±2.21）mg/g，K 含量为（13.56±1.51）mg/g，K/Na 为 1.55，Ca/Na 为 2.29；多年生枝中 Na 含量为（7.97±3.35）mg/g，Cl 含量为（4.38±1.21）mg/g，K 含量为（5.79±1.36）mg/g，K/Na 为 0.78，Ca/Na 为 1.86；树皮中 Na 含量为（5.34±1.50）mg/g，Cl 含量为（5.99±2.82）mg/g，K 含量为（5.83±1.90）mg/g，K/Na 为 1.09，Ca/Na 为 7.77；树干材中 Na 含量为（6.35±3.22）mg/g，Cl 含量为（1.31±0.28）mg/g，K 含量为（2.84±0.52）mg/g，K/Na 为 0.53，Ca/Na 为 1.65。各器官中元素含量的特点是 Ca 含量相当高，其中幼枝中元素含量顺序为 Ca > K > Cl > Na > Mg，多年生枝中元素含量为 Ca > Na > K > Cl > Mg，成熟叶及树皮中元素含量为 Ca > Cl > K > Na > Mg。

【资源状况】 木果楝为我国红树植物物种，仅分布于我国海南，是海南 40 种红树植物之一。在所有的 40 种红树植物中，海南海桑和尖叶卤蕨为海南特有物种（谢瑞红，2007）。水椰、红榄李、海南海桑、杯萼海桑、卵叶海桑、拟海桑、木果楝在海南已处于濒危状态，不但数量少，而且果实的结实率和种子的发芽率都很低，水椰、红榄李、海南海桑、拟海桑、木果楝已被载入《中国植物红皮书》。海南红树林有 11 个主要群系，而木果楝分布很少，在真红树群系的林下，仅有少数红海榄、木榄、木果楝等幼苗；在海莲群系的林下除有海莲幼苗外，尚有卤蕨、老鼠簕等幼苗，木榄、榄李等的膝状呼吸根及木果楝的蛇状表面根密布其间。林鹏和卢昌义（1985）的调查结果表明，海南红树植物资源有 12 个红树植物群落，包括红海榄群落、红树群落、海莲群落、木榄群落、角果木群落、海榄雌群落、桐花树群落、海桑群落、木果楝群落、银叶树群落、榄李群落和水椰群落。但随着时间的推移，红树植物群落结构也发生了改变。

海南东寨港自然保护区面积为 3337hm²，其中红树林面积为 2065hm²、滩涂面积为 1272hm²，红树植物有 19 科 35 种，真红树植物有 11 科 24 种。其中，木果楝及海南海桑、水椰、卵叶海桑、拟海桑、红树、尖叶卤蕨、瓶花木、玉蕊、桐棉、银叶树等 11 种红树植物为我国红树林珍稀濒危植物（林卫海和梁振辉，2013）。

海南清澜港红树林中，各红树植物群落均为单一优势种组成，但木果楝生长分散，不能形成优势种，常与桐花树、木榄等散布于红树群落，与红树、海漆等散布于木榄群落，与海漆、木榄、红树等散布于海莲群落（廖宝文等，2000）。调查发现，海南清澜港有红树植物 11 科 23 种，群落类型有 6 个，木果楝与两种红树植物形成了海莲-木果楝-红树群落，群落呈现深绿色或杂以黄绿色斑块，林相参差不齐，松散或致密，主干不明显，树冠呈波状起伏，以海莲、木果楝和红树为主；郁闭度超过 0.95，平均树高 5.8m，基径为 20cm，生长于中潮带、高潮带，为坚实、泥质或者半沙质的土壤，盐度较高，多为成熟的混生林（涂志刚等，2015）。群落林相高大并杂有木榄、木果楝等树种的成熟林则多处于高潮带的内滩，是处于中后期的演替类型。在清澜港红树林湿地，红树-木果楝群落表现为健康，群落结构基本稳定（郭菊兰等，2015）。

海南三亚市红树林有 12 个群丛，其中红树-木果楝群丛分布于三亚市西河北段，为黑色黏性土壤（陶列平和黄世满，2004）。该群丛呈带状分布于河两旁，着生于中潮线、高潮线内，群丛呈深绿色，树冠稠密，覆盖度达 86%，组成群丛的主要植物有红树、木果楝、鱼藤（*Derris trifoliata*），红树占优势。该群丛分为 2 层，木果楝为第二层，平均树高 270cm，平均胸径为 4.5cm，林下根系密集。此外，木果楝还见于三亚市东河中段的红树-海榄雌-秋茄树群丛。三亚市红树林（符国瑷和黎军，2000）主要分布于三亚河沿岸，其中榆红盐场大茅水两岸分布有木果楝-红树-瓶花木群落，该群落属于高疏丛林类型，面积约 1.5hm²，覆盖度达 80% 以上，群落外貌呈青绿色至深绿色，木果楝平均高度为 3.5m，最高 16m，平均胸径为 15cm，最大胸径为 36cm，相对密度为 27.27%，相对频度为 66.08%，相对优势度为 31.58%，重要值达 124.93。该群落结构比较复杂，上层乔木以木果楝为代表，高 3～6（～15）m，胸径为 6～20（～36）cm；中层乔木以瓶花木为代表，高 1.7～2.5m，胸径为 1～5cm；下层灌木以角果木为代表，高 1.5m 以下，胸径约 1cm；林下天然更新合格，每公顷约有幼树、幼苗 7920 株，林下空地还有小花老鼠簕、尖叶卤蕨等散生，茎干上有鱼藤与旋檀等植物攀缘。三亚市铁炉港红树林资源相对较典型和丰富（姚轶锋等，2010），有真红树植物 8 科 9 属 13 种，大致分为 4 个主要植物类群，包括海榄雌群落、红树群落、榄李群落和木果楝群落。其中，木果楝群落主要分布于高潮带，群落呈现暗绿色，分布面积约占整个植被分布区的 4%，平均胸径为 16.7cm，平均基径为 15.9cm，平均株高 5.5m，平均冠幅为 4.9m×4.6m。该区共有木果楝 50 株，其中幼苗有 21 株，有数株古老木果楝植株受到不同程度的破坏。随着铁炉港地区的不断开发，红树林面积急剧减小，生境受到极大威胁。在三亚市亚龙湾青梅港自然保护区的亚龙湾入海口段，原来分布的红树、海榄雌和木果楝由于河床抬高已逐步不适宜生长，而角果木成了新的入侵种，成为下游地段主要分布树种（钟才荣等，2009）。

【文献记载】《药用植物辞典》记载，种仁止泻、止痢。《中国植物志》记载，木果楝，又名海柚（海南）。树皮含单宁 30.255%；木材赤色，坚硬，相对水的密度为 0.72，适宜作为车辆、家具、农具、建筑等用材。《中国盐生植物》记载，生于海岸浅水的淤泥中，常与红树混生。木材赤色，坚硬，可制木器具、家具。《现代海洋药物学》记载，种仁被用作滋补品。《中华海洋本草：第 2 卷 海洋矿物药与海洋植物药》记载，止泻、止痢。归大肠经。

【药用价值】 木果楝的果实、种子、树皮或枝条均可入药，止泻止痢，归大肠经（管华诗和王曙光，2009）。木果楝可用于治疗腹泻、痢疾、霍乱及由疟疾引起的发烧，还可作为昆虫拒食剂（沈立茹等，2009）。木果楝内酯化合物有较强的抑制癌细胞增殖的作用（常和平等，2012）。

【化学成分与药理研究】 采用噻唑蓝（MTT）法对木果楝正己烷提取物进行细胞毒活性筛选，结果显示其对 HeLa 细胞有较强的生长抑制活性。利用气相色谱-质谱法（GC-MS）对正己烷提取物的化学成分进行分析，发现大部分为有机酸类化合物，据文献报道，亚油酸具有抑制肺腺癌细胞生长的作用（戴好富等，2007）。

现代研究表明，木果楝的主要特征成分为三萜类化合物，还有生物碱类和甾体类化合物等。柠檬苦素类化合物是木果楝的特征化学成分，且该类化合物具有广谱的生物活性（吴一兵，2013），尤其是细胞毒活性，这为研发抗肿瘤药提供了良好的资源。木果楝（采自孟加拉国）叶子提取物具有显著的抗痛觉和抗炎作用。在乙酸致扭体试验中，不同剂量（50mg/kg 和 100mg/kg）的提取物分别显著和剂量依赖性地减轻了 49.30% 和 68.20% 的疼痛，还显著抑制了福尔马林诱导的小鼠舔爪（早期和晚期）；在尾浸试验中，当剂量为 100mg/kg 时，提取物对疼痛有显著的抑制作用（4h 后抑制 68.91%）；在卡拉胶诱导的水肿试验中，对足水肿发育有显著抑制作用（Hasan et al.，2019）。木果楝（采知苏拉威西岛）茎的甲醇提取物中含有生物碱类、类黄酮类、酚类和三萜类化合物，其具有抗糖基化和抗氧化活性，IC_{50} 分别为 71.55ppm 和 8.52ppm，根据 366nm 紫外色谱图，活性最高的部位为类黄酮类化合物（Noviarni et al.，2020）。木果楝（采自印度尼西亚）叶子的乙酸乙酯提取物中，含有酚类化合物及琥珀酸、乙酸等多种代谢副产物和氨基酸，微量的黄酮类化合物和其他未分类的酚类化合物表现出中等抗氧化活性，以及对 HeLa、T47D 和 HT-29 细胞的抗癌活性（Darmadi et al.，2021）。

三萜类 木果楝中的三萜类化合物主要为柠檬苦素类化合物，它们是一类含呋喃环的高度氧化的四环三萜（图3.9）。到目前为止，已从木果楝（采自中国海南；肯尼亚蒙巴萨岛；孟加拉国松达班；斐济；印度；泰国）的茎干、叶、枝、树皮及种子中分离得到了多种柠檬苦素类化合物，包括 xyloccensin F～xyloccensin Z（Cheng et al.，2006；Zhou et al.，2006；Wu et al.，2003，2004a，2004b，2005，2006b；Alvi et al.，1991），xylocarpin A～xylocarpin K（Cui et al.，2007，2009），granaxylocarpin A～ granaxylocarpin E（Yin et al.，2007），xylogranatin A～xylogranatin S（霍长虹等，2010；Wu et al.，2006c，2007，2008；Yin et al.，2006），protoxylocarpin A～protoxylocarpin H（Cui et al.，2009；Pudhom et al.，2009），protoxylogranatin A 和 protoxylogranatin B（Hu and Wu，2010；

Li et al.，2008），xylomexicanin A～xylomexicanin N（Li et al.，2022；Wu et al.，2017b，2014，2013；Shen et al.，2009），granatumin A～granatumin Y（Li et al.，2014，2009；Chen et al.，2013），xylogranatumine A～xylogranatumine G（Zhou et al.，2014a），xylogranin A 和 xylogranin B（Toume et al.，2013），xylogranatopyridine A、xylogranatopyridine B 和 prexylogranatopyridine（Zhou et al.，2014b），granaxylocartin A（Wu et al.，2017a），gedunin 8,30-epoxy-xylocarpin（Sahai et al.，2020；Okorie and Taylor，1970），sundarbanxylogranin A～sundarbanxylogranin E、thaixylogranin A～thaixylogranin H、krishnagranatin A～krishnagranatin I、thaigranatin A～thaigranatin E、thaigranatin F～thaigranatin I、xyloccensin I、granatripodin A 和 granatripodin B，特征是存在一个三环 [3.3.1.0^{2,8}] 壬烷基序（Ren et al.，2021，2018；Shen et al.，2021；Das et al.，2019；Liu et al.，2018；Dai et al.，2017；Liao et al.，2017）。其中，化合物 gedunin 对人类卵巢癌细胞具有抑制活性，其抑制增殖活性的分子机制已被系统阐释（Sahai et al.，2020）。

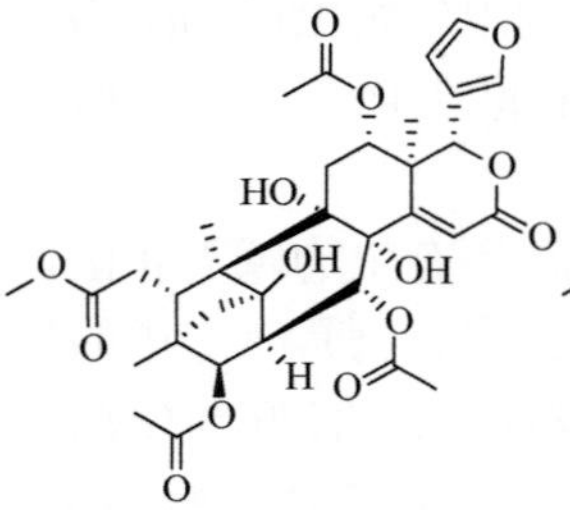

xylomexicanin K 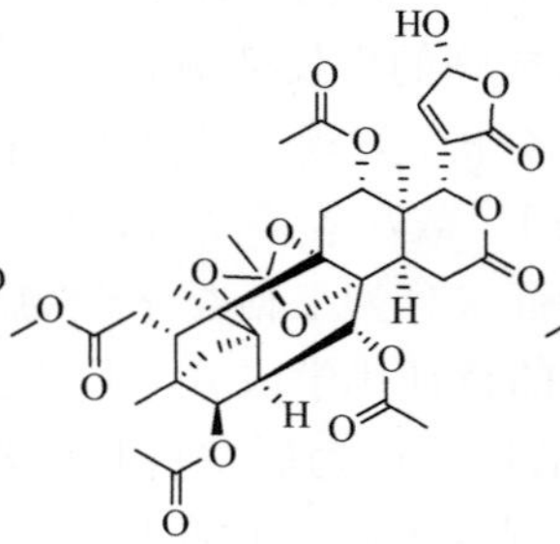　　xylomexicanin L 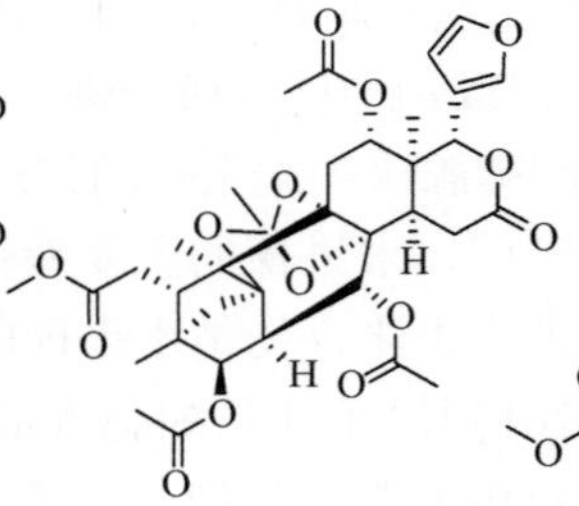　　xylomexicanin M 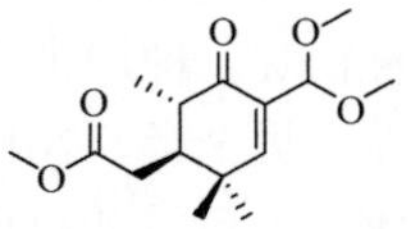　　xylomexicanin N

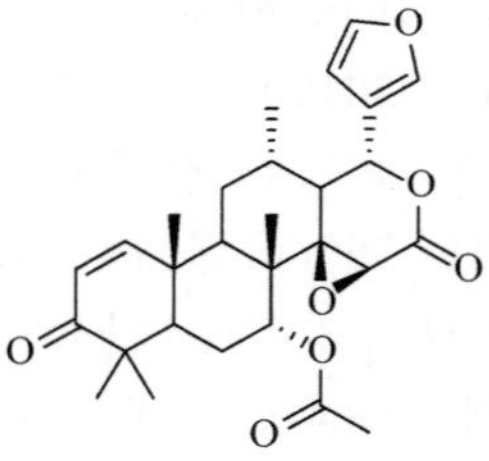

gedunin 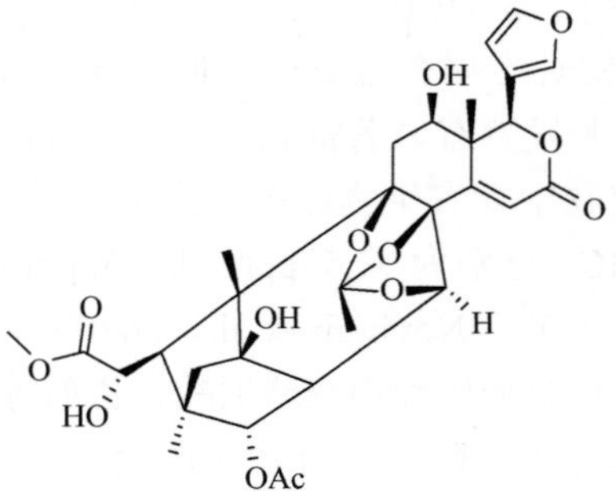　　granaxylocartin A 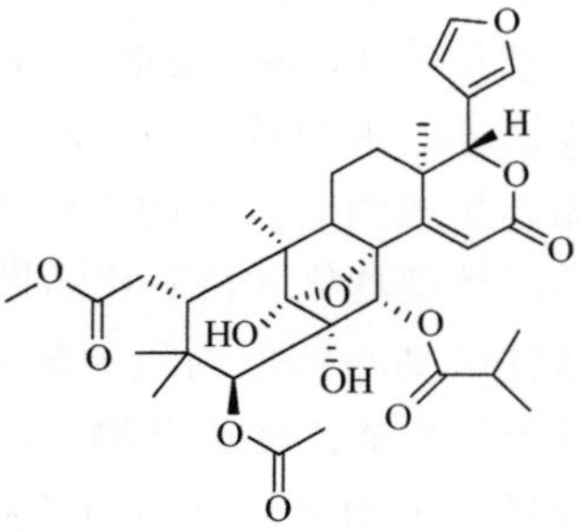　　xylogranin A

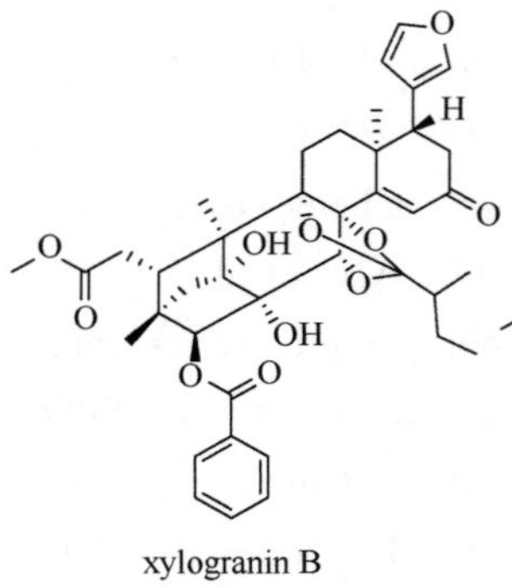

xylogranin B 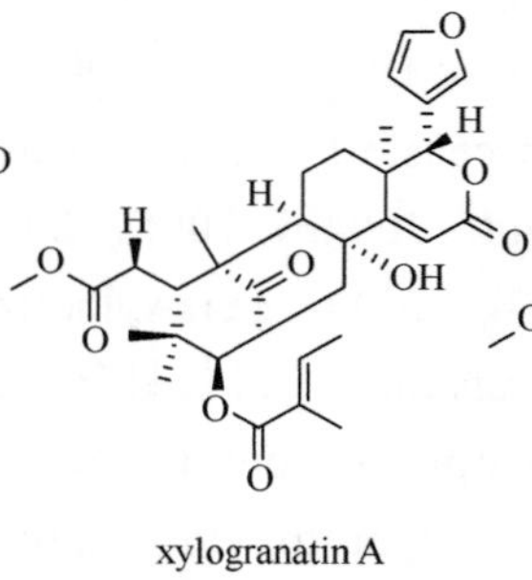　　xylogranatin A

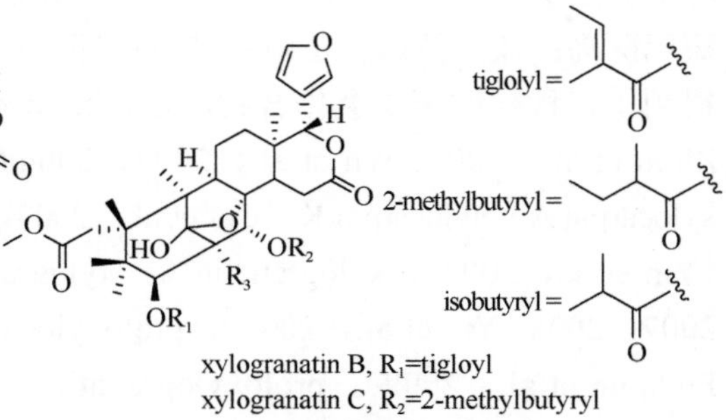

tigloyl =

2-methylbutyryl =

isobutyryl =

xylogranatin B, R$_1$=tigloyl
xylogranatin C, R$_2$=2-methylbutyryl
xylogranatin D, R$_3$=isobutyryl

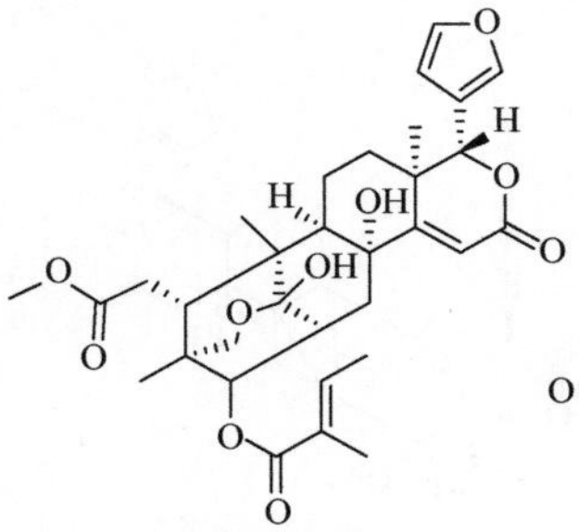

xylogranatin E

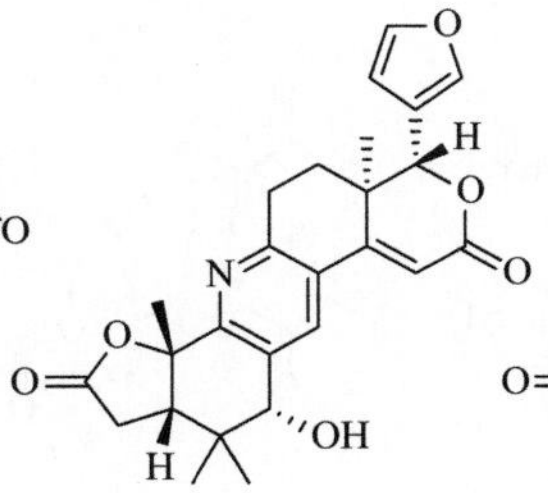

xylogranatin F

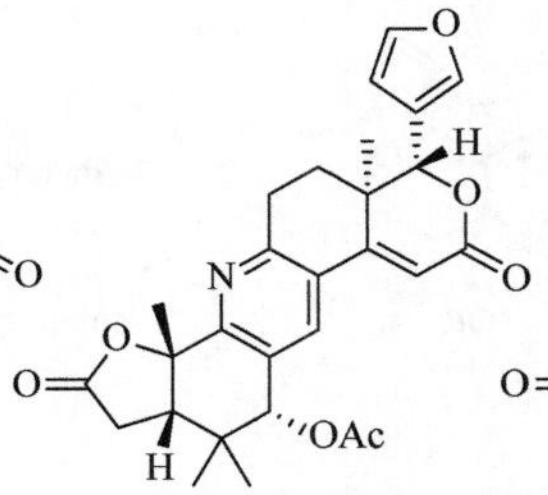

xylogranatin G

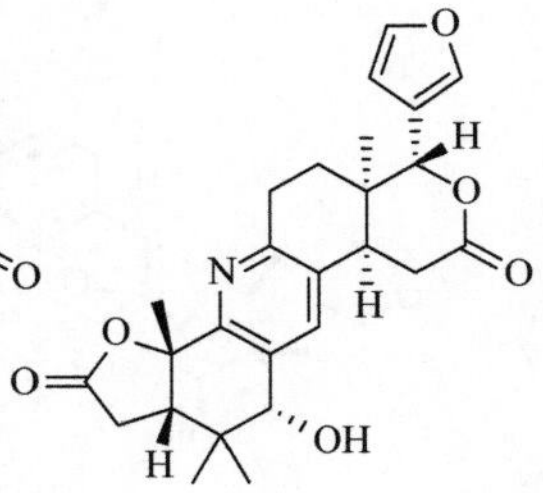

xylogranatin H

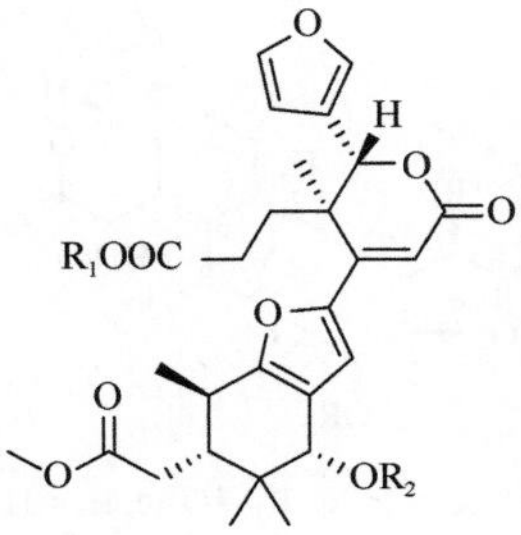

xylogranatin I, R_1 = H, R_2 = H
xylogranatin J, R_1 = Me, R_2 = Me
xylogranatin K, R_1 = H, R_2 = Me
xylogranatin L, R_1 = H, R_2 = Et
xylogranatin M, R_1 = Me, R_2 = Ac
xylogranatin N, R_1 = H, R_2 = (2S)-methylbutyryl
xylogranatin O, R_1 = H, R_2 = tigloyl
xylogranatin P, R_1 = H, R_2 = isobutyryl

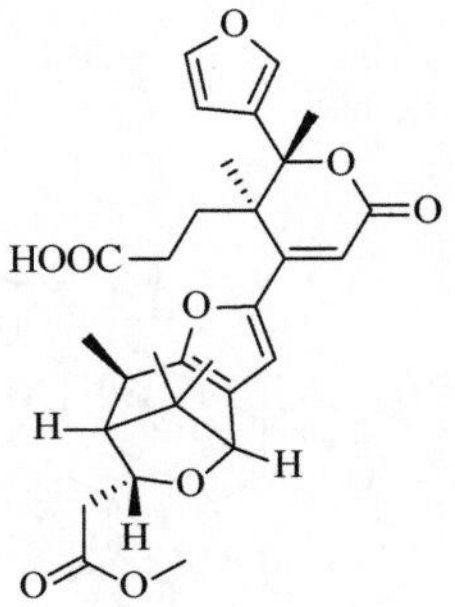

xylogranatin Q

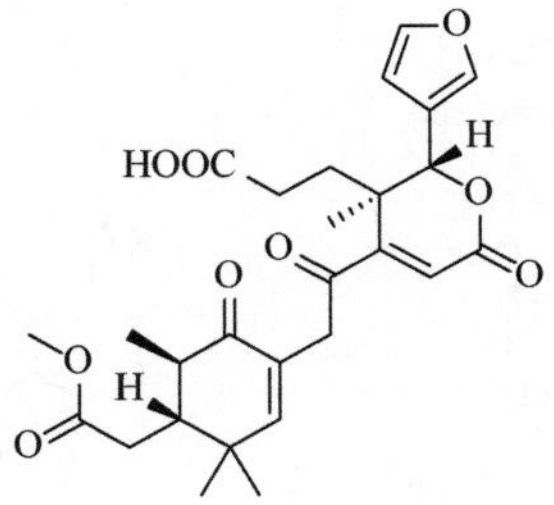

xylogranatin R

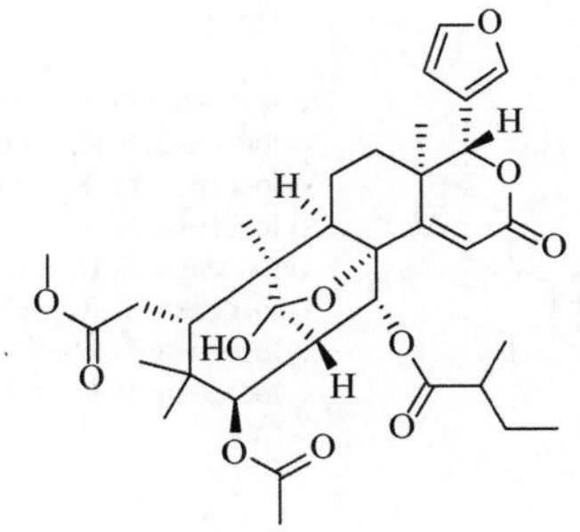

xylogranatin S

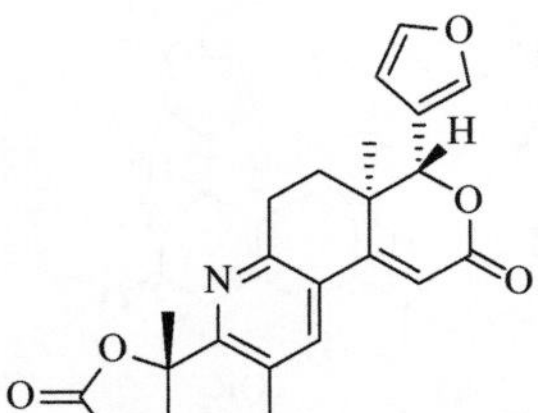

xylogranatopyridine A

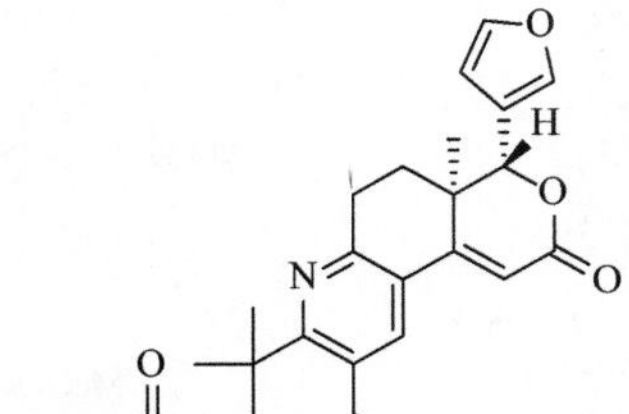

xylogranatopyridine B

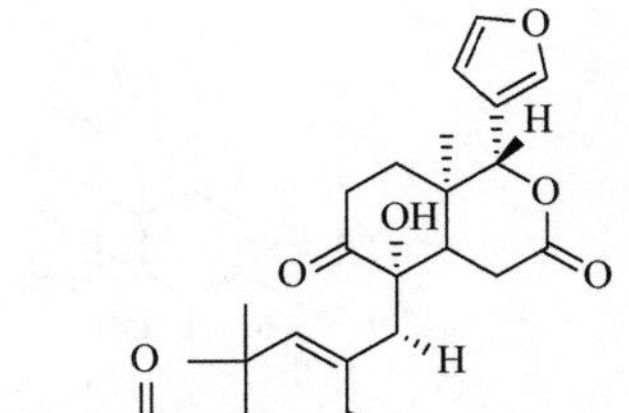

prexylogranatopyridine

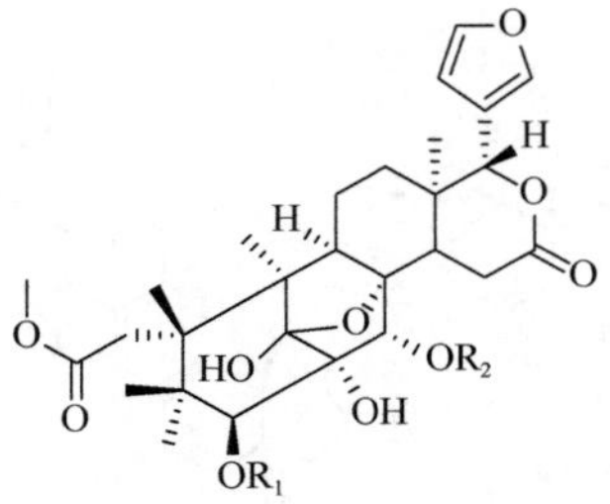

2-methylbutyryl =

isobutyryl =

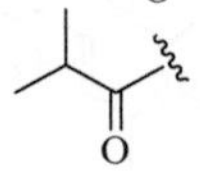

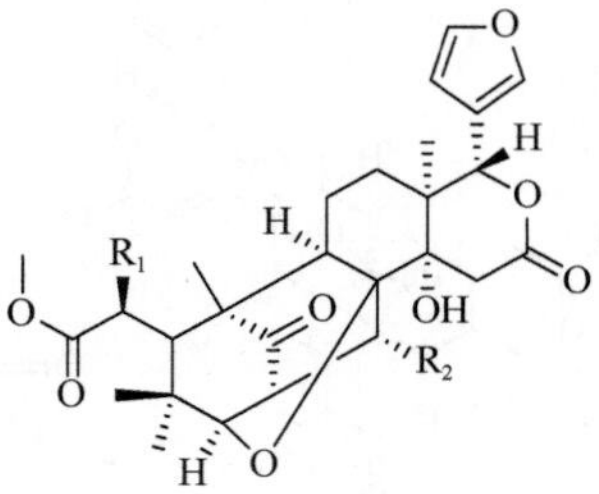

xyloccensin F, $R_1 = R_2 =$ isobutyryl
xyloccensin I, $R_1 =$ Ac, $R_2 =$ 2-methylbutyryl
xyloccensin J, $R_1 =$ Ac, $R_2 =$ isobutyryl

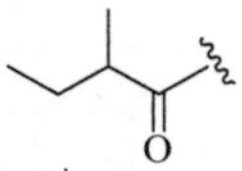

xyloccensin K, $R_1 =$ H, $R_2 =$ H
xyloccensin W, $R_1 =$ H, $R_2 =$ OAc

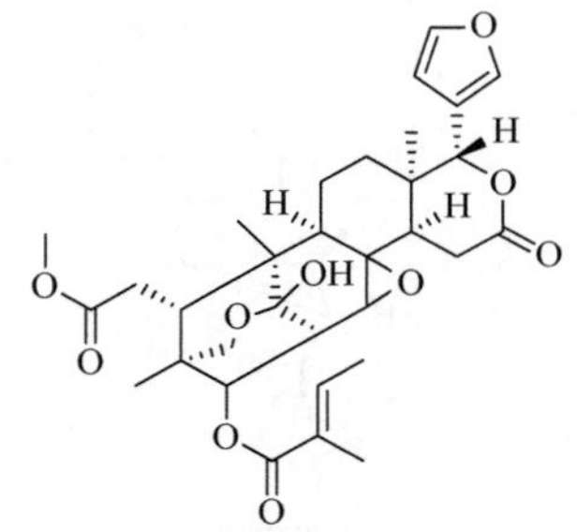

xyloccensin L

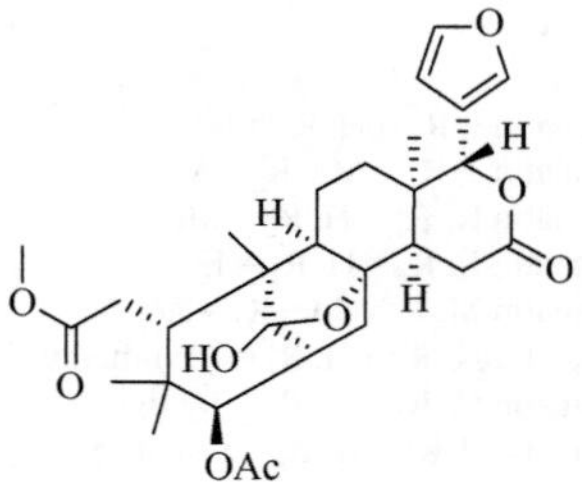

xyloccensin M

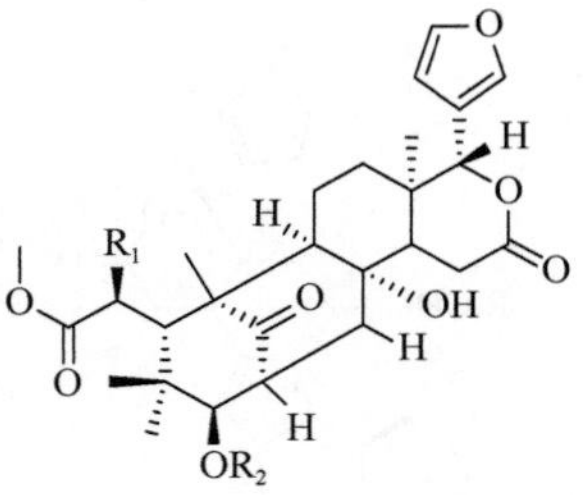

xyloccensin X_1, $R_1 =$ OAc, $R_2 =$ H
xyloccensin X_2, $R_1 =$ H, $R_2 =$ H
xyloccensin N, $R_1 =$ H, $R_2 =$ OAc

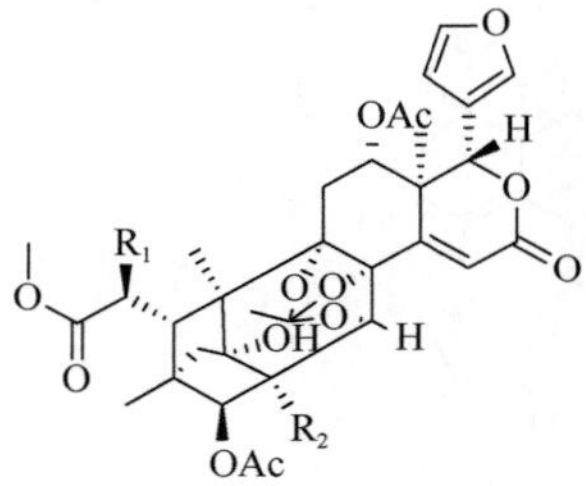

xyloccensin O, $R_1 =$ OAc, $R_2 =$ H
xyloccensin P, $R_1 =$ OAc, $R_2 =$ OAc
xyloccensin Q, $R_1 =$ OAc, $R_2 =$ OH
xyloccensin R, $R_1 =$ OH, $R_2 =$ OH
xyloccensin S, $R_1 =$ OH, $R_2 =$ OAc
xyloccensin T, $R_1 =$ OH, $R_2 =$ H
xyloccensin U, $R_1 =$ H, $R_2 =$ OH
xyloccensin V, $R_1 =$ H, $R_2 =$ OAc

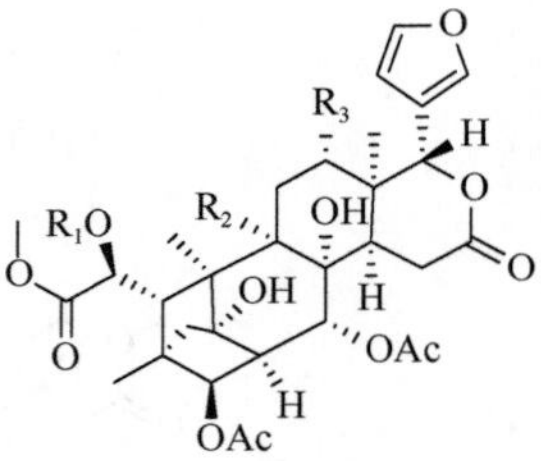

xyloccensin Y, $R_1 =$ Ac, $R_2 = R_3 =$ OH
xyloccensin Z_1, $R_1 = R_2 =$ H, $R_3 =$ OAc
xyloccensin Z_2, $R_1 = R_2 = R_3 =$ H

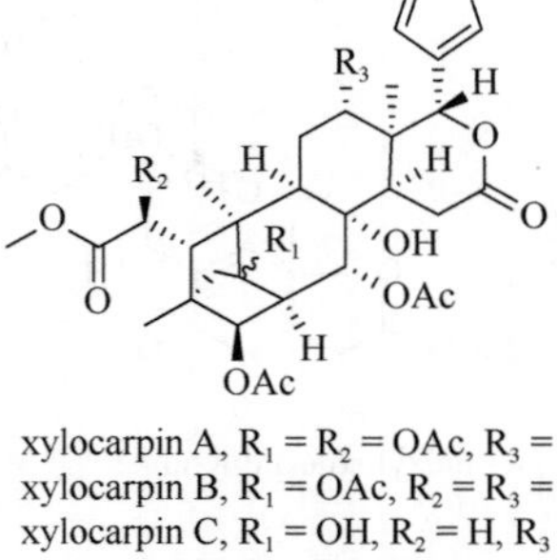

xylocarpin A, $R_1 = R_2 =$ OAc, $R_3 =$ H
xylocarpin B, $R_1 =$ OAc, $R_2 = R_3 =$ H
xylocarpin C, $R_1 =$ OH, $R_2 =$ H, $R_3 =$ OAc
xylocarpin D, $R_1 = R_3 =$ OAc, $R_2 =$ OH
xylocarpin E, $R_1 = R_2 =$ OAc, $R_3 =$ OH

tiglolyl =

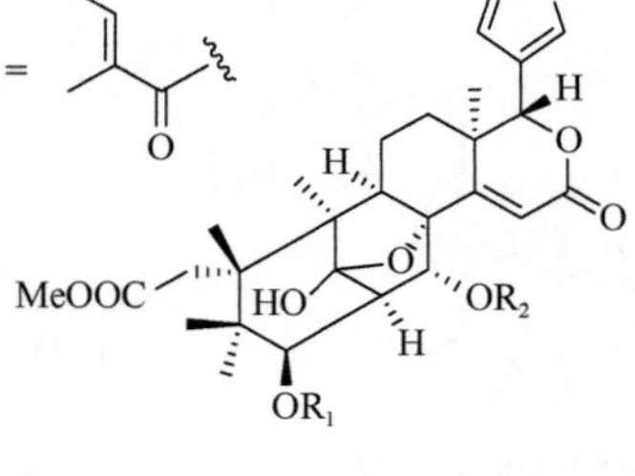

xylocarpin F, $R_1 =$ Ac, $R_2 =$ Ac
xylocarpin G, $R_1 =$ Ac, $R_2 =$ tigloyl

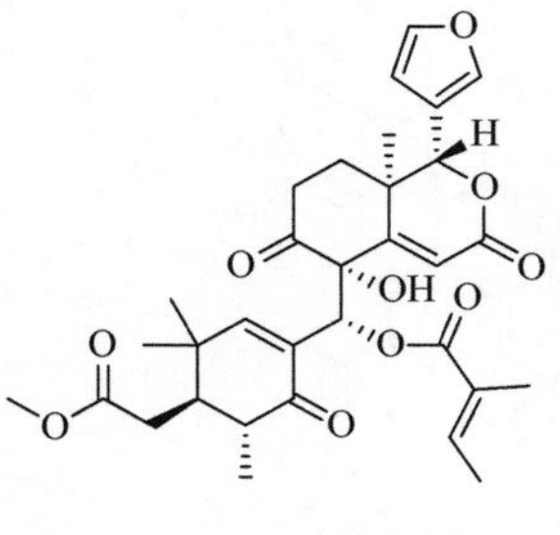

xylocarpin H

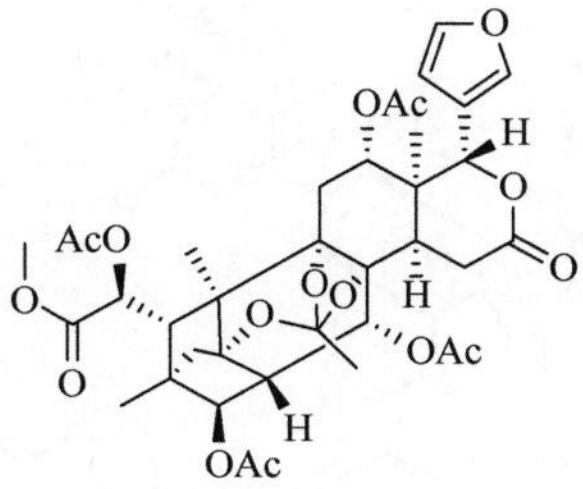

xylocarpin I

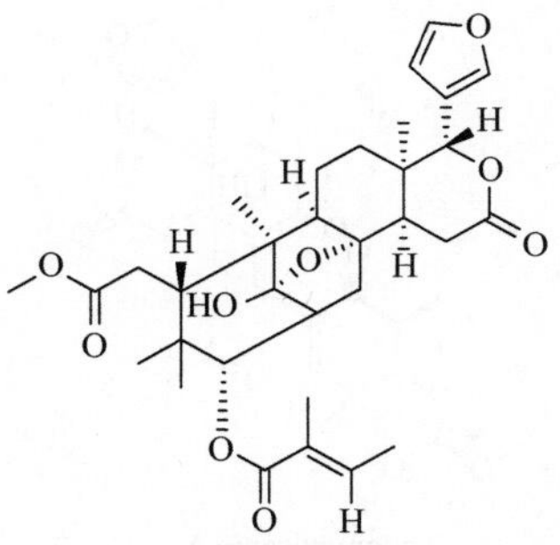

xylocarpin J

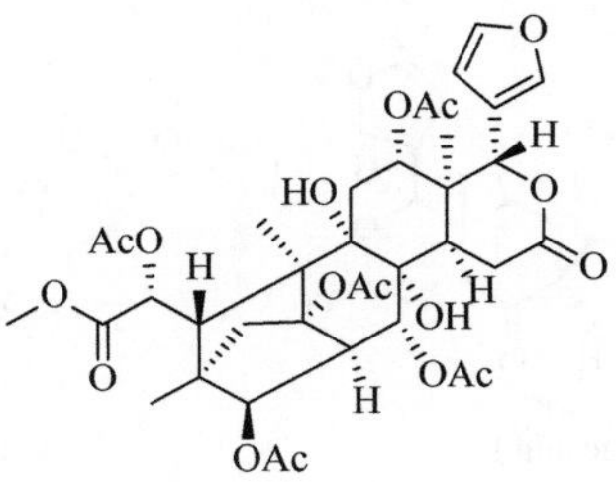

xylocarpin K

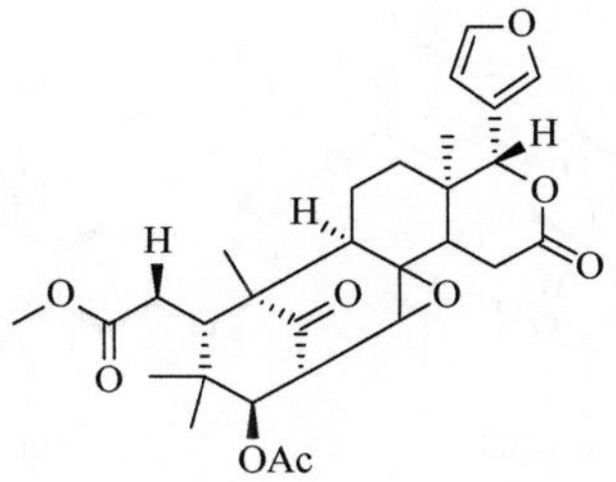

8,30-epoxy-xylocarpin

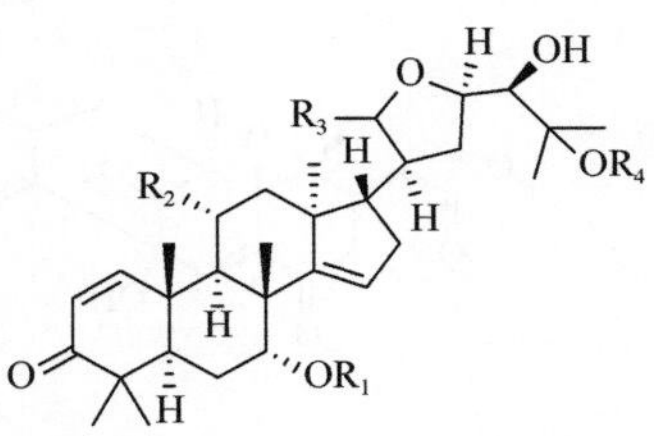

protoxylocarpin A, R$_1$ = R$_2$ = R$_4$ = H, R$_3$ = α-EtO
protoxylocarpin B, R$_1$ = R$_2$ = R$_4$ = H, R$_3$ = β-EtO
protoxylocarpin C, R$_1$ = R$_2$ = H, R$_3$ = α-EtO, R$_4$ = Et
protoxylocarpin D, R$_1$ = R$_2$ = R$_4$ = H, R$_3$ = β-MeO
protoxylocarpin E, R$_1$ = Ac, R$_2$ =AcO, R$_3$ = α-MeO, R$_4$ = H

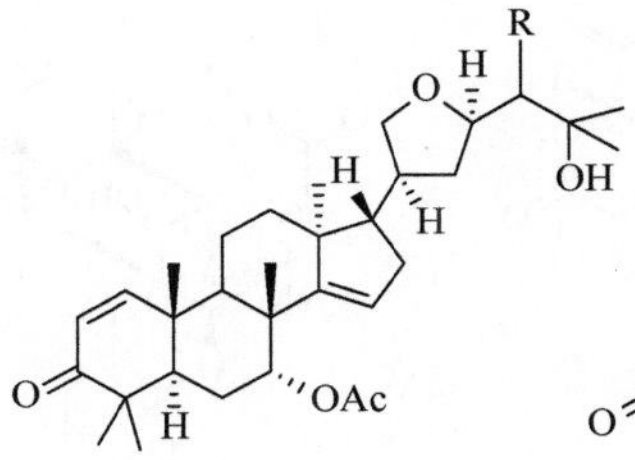

protoxylocarpin F, R = β-OH
protoxylocarpin G, R = α-OH

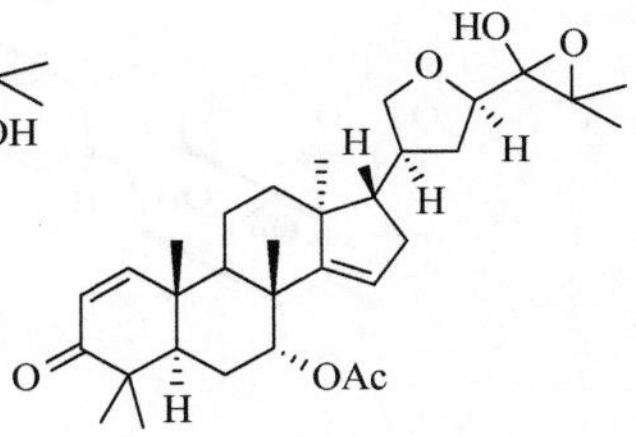

protoxylocarpin H

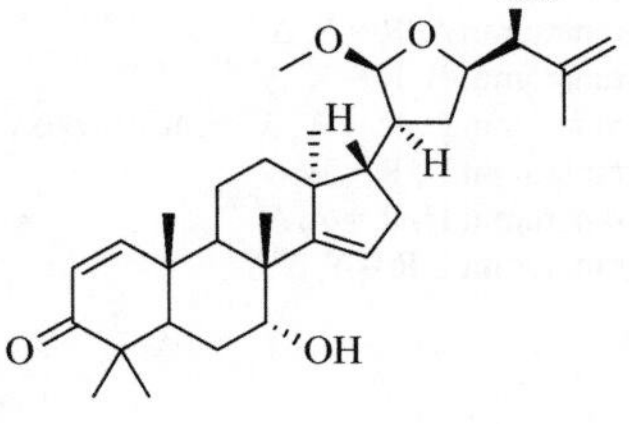

protoxylogranatin A

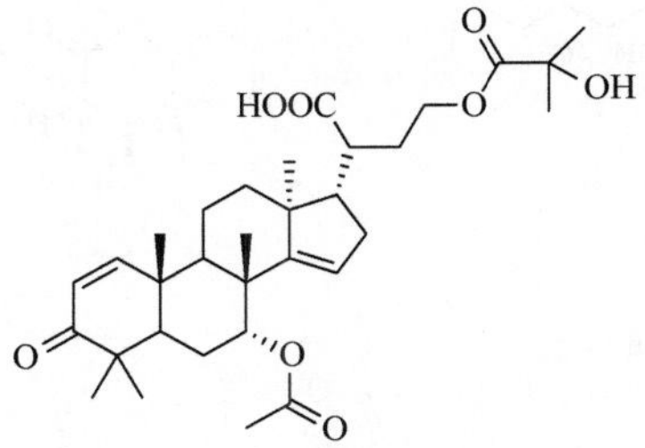

protoxylogranatin B

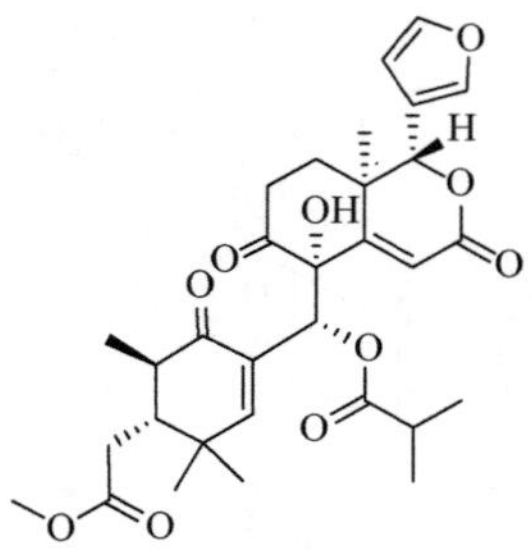

xylomexicanin A

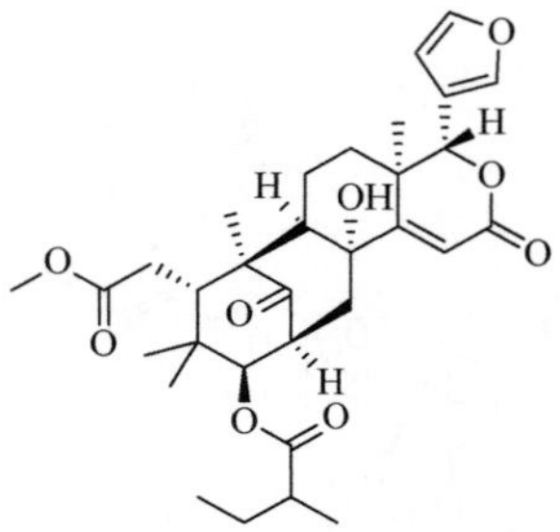

xylomexicanin B

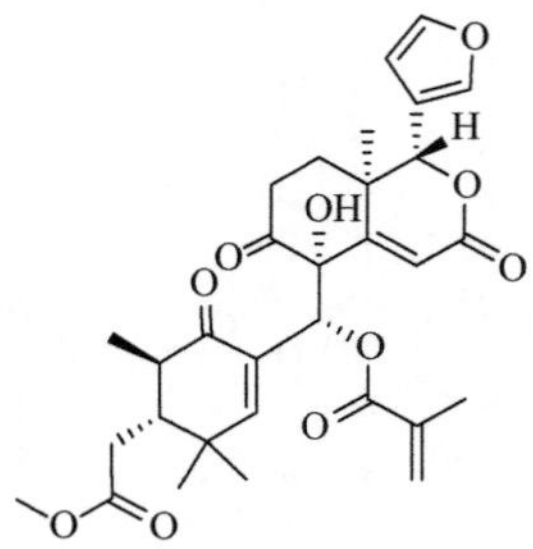

xylomexicanin C

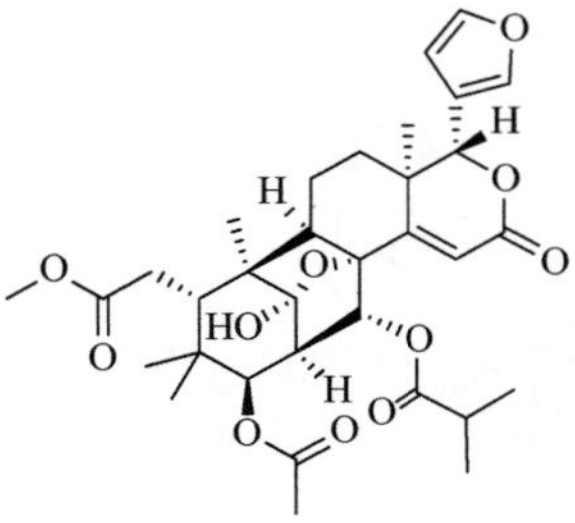

xylomexicanin D

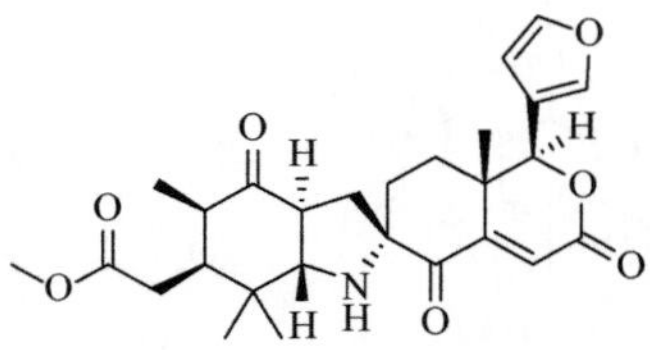

xylomexicanin E

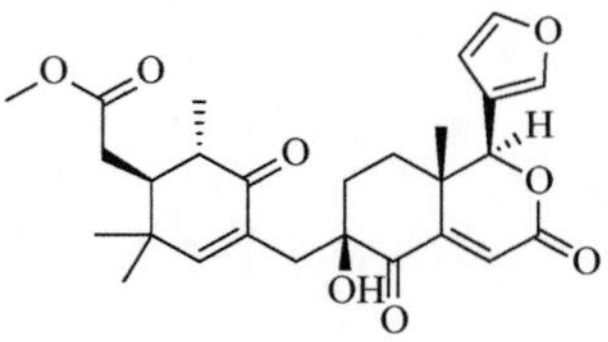

xylomexicanin F

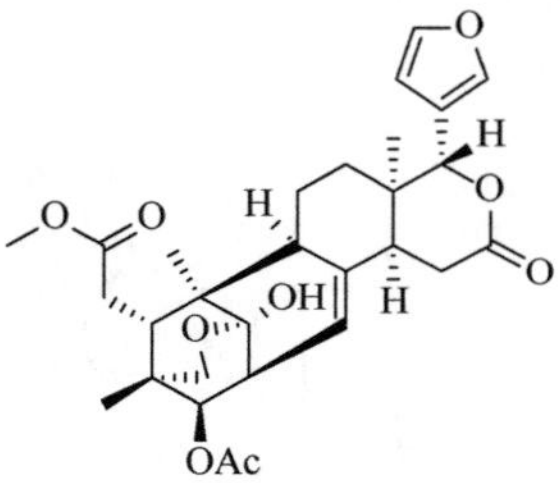

xylomexicanin G

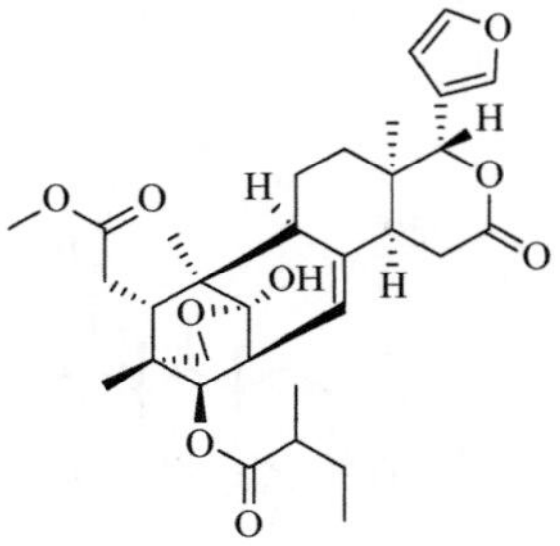

xylomexicanin H

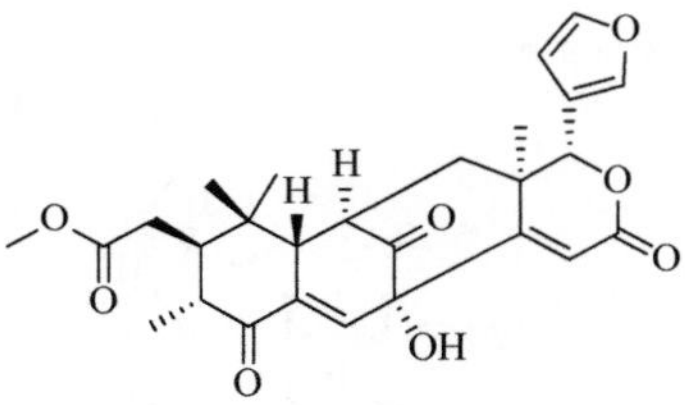

xylomexicanin I

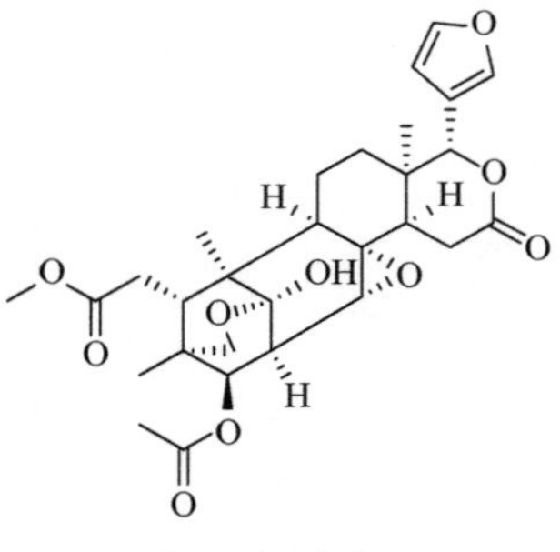

xylomexicanin J

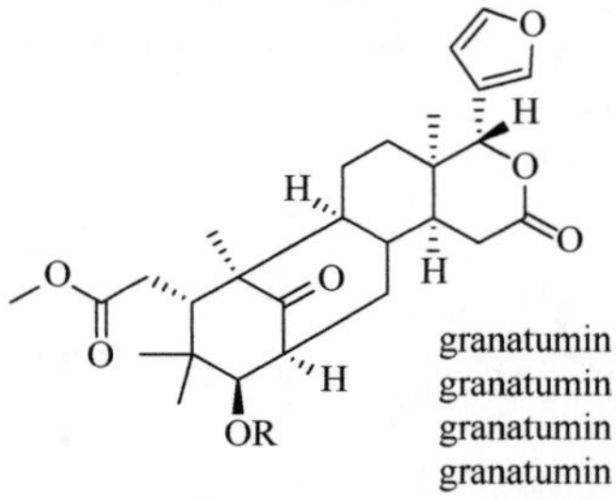

granatumin A, R = Y, $\Delta^{14,15}$, $\Delta^{8,30}$
granatumin B, R = X, $\Delta^{14,15}$, $\Delta^{8,30}$
granatumin C, R = W, $\Delta^{14,15}$, 8,30-epoxy
granatumin D, R = W
granatumin H, R = Z, $\Delta^{8,30}$
granatumin I, R = Y, $\Delta^{8,30}$

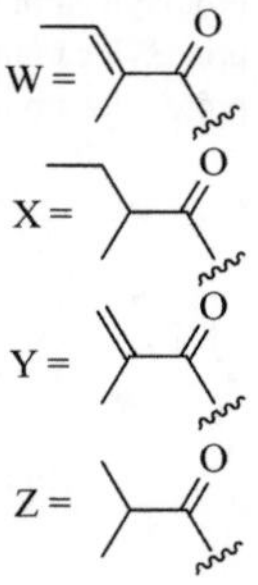

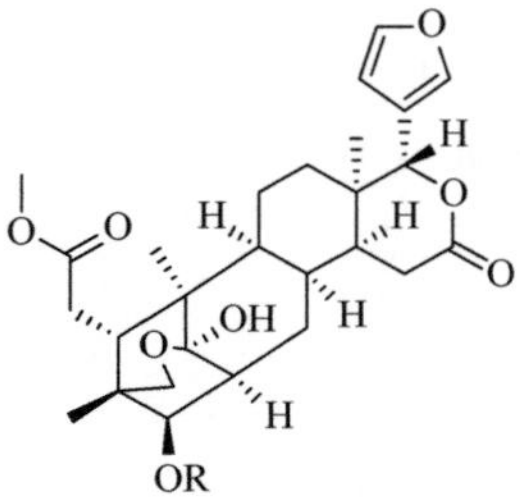

W =

X =

Y =

Z =

granatumin L, R = W, $\Delta^{8,30}$
granatumin M, R = X, $\Delta^{8,30}$
granatumin N, R = Ac, $\Delta^{8,14}$
granatumin O, R = Y, $\Delta^{8,14}$
granatumin P, R = Ac, 8,30-epoxy
granatumin Q, R = Y, 8,30-epoxy

granatumin R, R = W
granatumin S, R = Z
granatumin T, R = Ac, $\Delta^{8,9}$, $\Delta^{14,15}$
granatumin V, R = Ac, $\Delta^{8,30}$
granatumin W, R = Z, $\Delta^{8,30}$
granatumin X, R = Y, $\Delta^{8,30}$

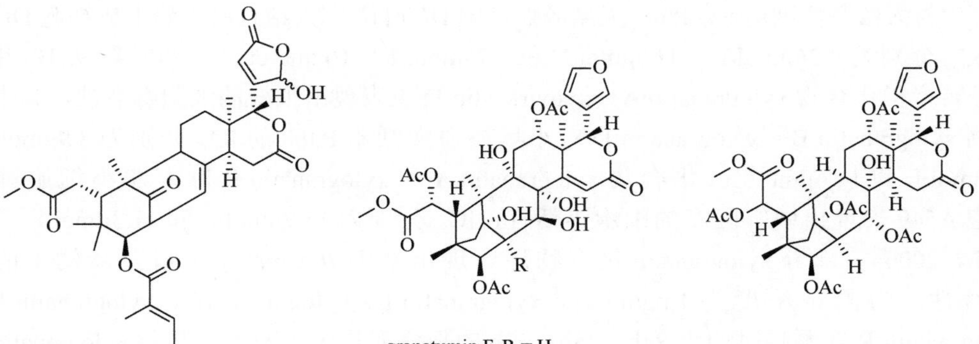

granatumin E

granatumin F, R = H
granatumin G, R = OH

granatumin J

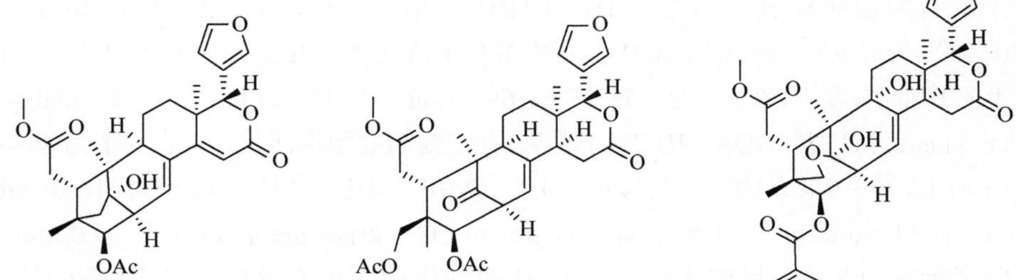

granatumin K

granatumin U

granatumin Y

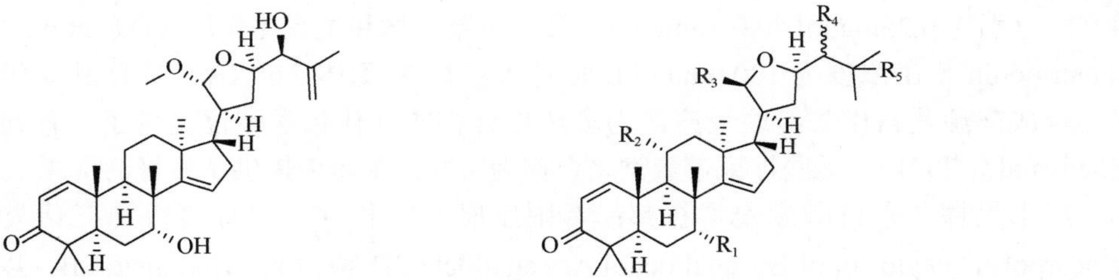

xylogranatumine A

xylogranatumine B, R₁ = OAc, R₂ = H, R₃ = OMe, R₄ = β-OMe, R₅ = OH
xylogranatumine C, R₁ = OH, R₂ = H, R₃ = OMe, R₄ = α-OAc, R₅ = OH
xylogranatumine E, R₁ = OH, R₂ = OAc, R₃ = OMe, R₄ = α-OH, R₅ = OMe

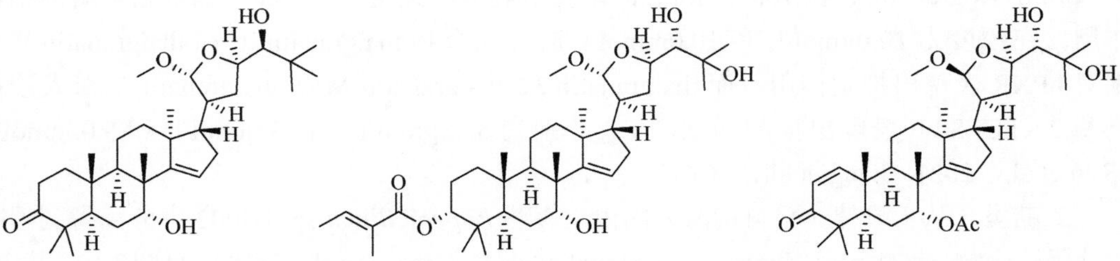

xylogranatumine D

xylogranatumine F

xylogranatumine G

图 3.9　木果楝中的三萜类化合物

　　木果楝中的柠檬苦素类化合物具有广谱的生物活性（吴一兵，2013），多具有细胞毒活性，其中化合物 xylogranin B 的活性尤为突出。xylogranin B 具有 TCF/β-连环蛋白转录活性，其 IC_{50} 达 48.9mmol/L；其还可影响 Wnt 信号通路，进而对癌细胞表现出强抑制活性，对人结肠癌细胞 SW480、人结肠癌细胞 HCT116 和人结直肠腺癌上皮细胞 DLD1 的 IC_{50} 分别为 0.26μmol/L、0.05μmol/L 和 3.75μmol/L（Toume et al.，2013）。9, 10-开环柠檬苦素类化合物 xylogranatin A～xylogranatin D 也表现出很好的细胞毒活性，其中化合物 xylogranatin B～xylogranatin D 对小鼠白血病细胞 P388 的 IC_{50} 分别为 8.9μmol/L、6.3μmol/L 和 14.6μmol/L；化合物 xylogranatin A 和 xylogranatin B 对人非小细胞肺癌细胞 A549 表现出中等强度的细胞毒活性，IC_{50} 分别为 15.7μmol/L 和 11.3μmol/L（Yin et al.，2006）。部分 xylogranatin 化合物还表现出对 *Mythimna separata* 三龄幼虫的拒食活性，当测试浓度为 1mg/ml 时，xylogranatin F、xylogranatin G、xylogranatin I 和 xylogranatin R 在测试时间为 24h、48h、72h 的拒食率均大于 50%，其中 xylogranatin G 的活性最强，在三个测试时间拒食率为 74%～80%（Wu et al.，2008）。xylogranatopyridine A 具有蛋白质酪氨酸磷酸酶 1B（PTP1B）抑制活性，IC_{50} 为 22.9mmol/L（Zhou et al.，2014b）。sundarbanxylogranin B 具有中等抗 HIV 活性，IC_{50} 为（23.14±1.29）μmol/L，细胞半数中毒浓度（CC_{50}）为（78.45±1.69）μmol/L（Dai et al.，2017）。thaixylogranin A～thaixylogranin H 对 MDA-MB-231 细胞具有较弱的细胞毒活性，IC_{50} 分别为 49.4μmol/L、58.3μmol/L、53.6μmol/L、61.1μmol/L、57.9μmol/L、44.6μmol/L、40.6μmol/L 和 38.5μmol/L（Liao et al.，2017）。krishnagranatin G～krishnagranatin I 在 10.0μmol/L 浓度下对脂多糖（LPS）诱导的 NF-κB 活化有抑制作用，但对 RAW264.7 巨噬细胞无明显毒性作用（Liu et al.，2018）。xyloccensin I 对 α-淀粉酶和 α-葡萄糖苷酶的体外抑制作用 IC_{50} 分别为 0.25mg/ml 和 0.16mg/ml，具有抗糖尿病和抗氧化作用（Das et al.，2019）。granatripodin A 在浓度为 100.0mmol/L 时对人孕烷 X 受体（hPXR）具有激动作用，其生物合成来源是自由基级联反应，为多环化合物的立体化学配位提供了一种通用方法（Shen et al.，2021）。这些柠檬苦素类化合物为研发抗肿瘤药提供了良好的资源。

从木果楝（采自印度安得拉邦；泰国庄府）叶和种子中分离得到三萜类化合物 xylocarpol A～xylocarpol E、agallochol A～agallochol D 和 protoxylogranatin B，以及新四异三萜化合物 thaigranatin F～thaigranatin T，浓度为 10.0μmol/L 时，化合物 xylocarpol E、agallochol A、agallochol B 和 agallochol D 对法尼醇 X 受体（FXR）表现出较强的激活作用；protoxylogranatin B 在 10.0mmol/L 的浓度下对孕烷 X 受体（PXR）有非常显著的拮抗作用；在浓度为 10.0μmol/L 和 10.0mmol/L 时，化合物 thaigranatin L 和 thaigranatin P 分别对 hPXR 表现出抑制作用，而 thaigranatin J、thaigranatin M 和 thaigranatin T 对人羧基酯酶 2（hCES2）表现出抑制活性，IC_{50} 分别为 6.63μmol/L、11.35μmol/L 和 5.05μmol/L（Ren et al.，2021；Jiang et al.，2018）。

二萜类 从木果楝（采自南海）的内生真菌 *Eupenicillium* sp. HJ002 中分离得到吲哚二萜类化合物，包括 penicilindole A～penicilindole C（Zheng et al.，2018），见图 3.10。其中，化合物 penicilindole A 对癌细胞 A549 和 HepG2 具有细胞毒活性，IC_{50} 分别为 5.5μmol/L 和 1.5μmol/L（Zheng et al.，2018）。

倍半萜类 从木果楝（采自中国海南三亚市）的内生真菌 *Trichoderma* sp. Xy24 中分离得到倍半萜类化合物，包括 trichoacorenol B、trichoacorenol C、cyclonerodiol B、1α-isopropyl-4α,8-dimethylspiro[4, 5]dec-8-ene-2β,7α-diol、1α-isopropyl-4α,8-dimethylspiro[4,5]dec-8-ene-3β,7α-diol、cyclonerodiol（Zhang et al.，2017），见图 3.11。其中，化合物

cyclonerodiol B 和 cyclonerodiol 具有明显的神经抗炎活性，对 LPS 诱导的 BV2 细胞 NO 生成，在 0.1μmol/L 下抑制率分别为 75.0% 和 39.2%，强于阳性对照姜黄素，其在 0.1μmol/L 下抑制率仅为 21.1%（Zhang et al.，2017）。

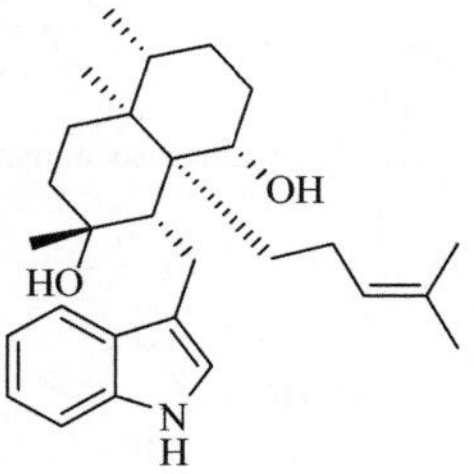

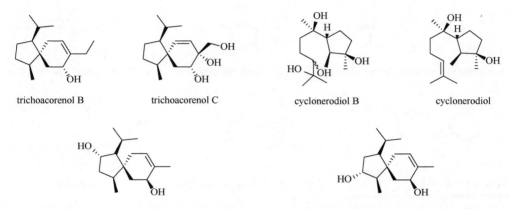

penicilindole A 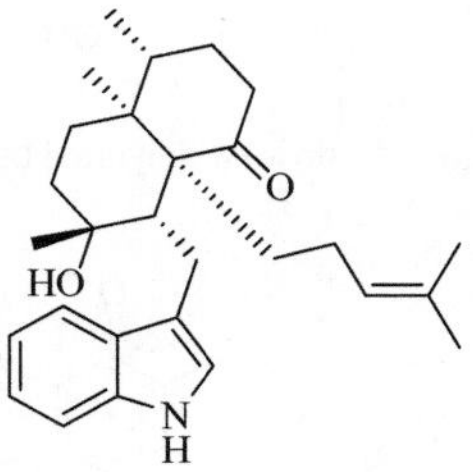 penicilindole B 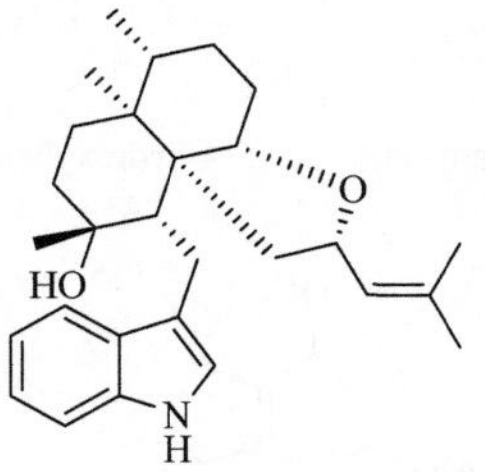 penicilindole C

图 3.10　木果楝中的二萜类化合物

trichoacorenol B　　trichoacorenol C　　cyclonerodiol B　　cyclonerodiol

1α-isopropyl-4α,8-dimethylspiro[4,5]dec-8-ene-2β,7α-diol　　1α-isopropyl-4α,8-dimethylspiro[4,5]dec-8-ene-3β,7α-diol

图 3.11　木果楝中的倍半萜类化合物

其他类　木果楝还含有生物碱类、酚类、甾体类及其他化合物（Munipalle et al.，2022；Zhu et al.，2021；Mei et al.，2021；Sato et al.，2021；Olanipekun et al.，2020；郑彩娟等，2020；Hu et al.，2018；Wang et al.，2018a，2018b；Wu et al.，2006a；Nakanishi et al.，1977），见图 3.12～图 3.15。酚类化合物 5-hydroxy-7-methoxy-4-methylphthalide、tyrosol 对 α- 葡萄糖苷酶显示一定抑制活性，IC_{50} 分别为（0.72±0.36）mg/ml、（0.88±0.56）mg/ml（郑彩娟等，2020）。

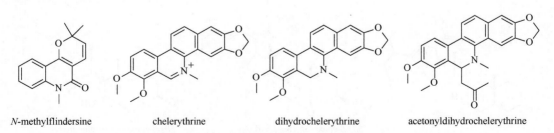

N-methylflindersine　　chelerythrine　　dihydrochelerythrine　　acetonyldihydrochelerythrine

图 3.12　木果楝中的生物碱类化合物

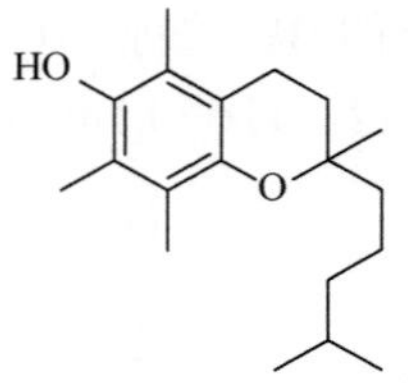

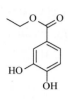

α-tocopherol 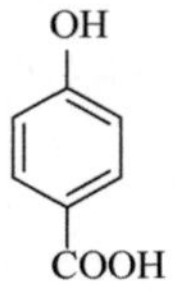   4-hydroxybenzoic acid   ethyl-3,4-dihydroxybenzoate 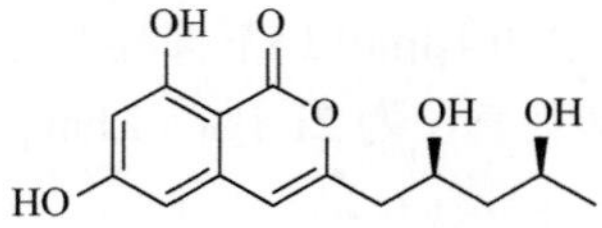   12-epicitreoisocoumarinol

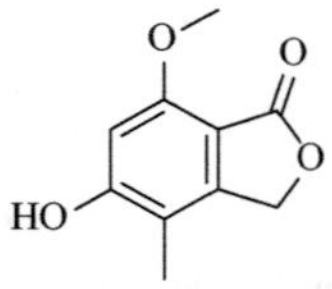

5-hydroxy-7methoxy-4methylphthalide 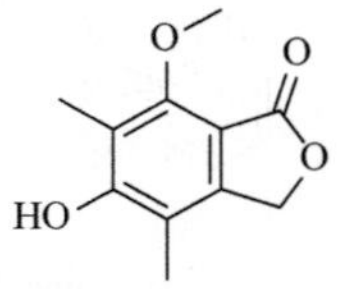   5-hydroxy-7-methoxy-4,6-dimethylphthalide 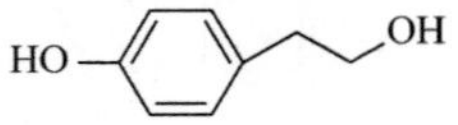   tyrosol

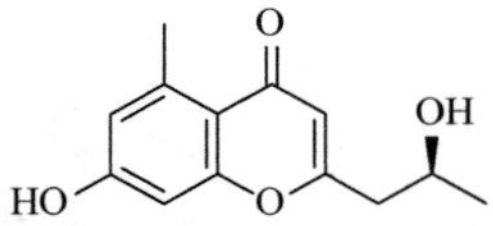

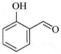

2-(2′-hydroxypropyl)-5-methyl-7-hydroxychromone   2-hydroxy-benzaldehyde   5-methoxy-2-pentylbenzofuran-7-ol

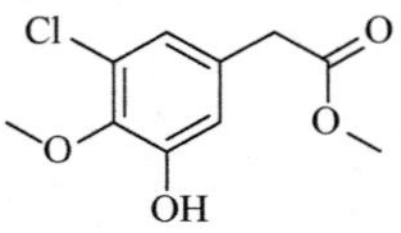

3-chloro-5-hydroxy-4-
methoxyphenylacetic acid methyl ester 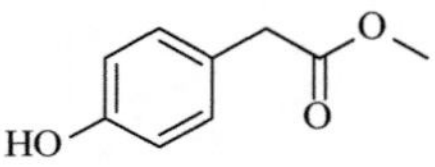   methyl 4-hydroxyphenylacetate   cytosporone B

图 3.13　木果楝中的酚类化合物

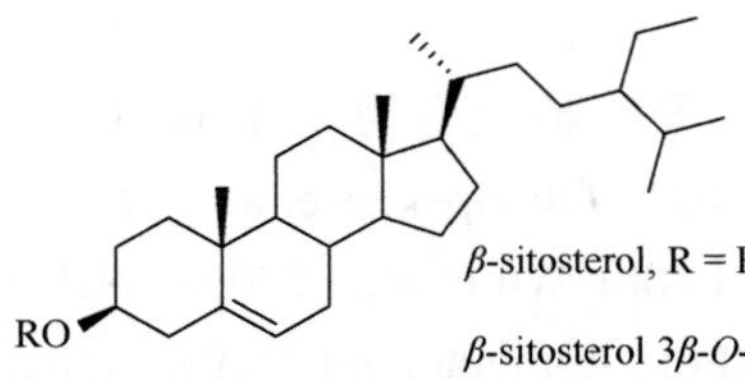

β-sitosterol, R = H

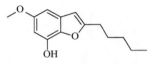

β-sitosterol 3β-O-myristate, R =

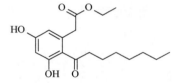

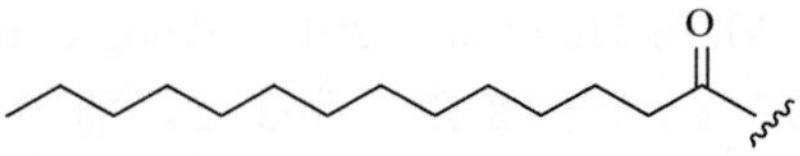

β-sitosterol 3β-O-oleate, R =

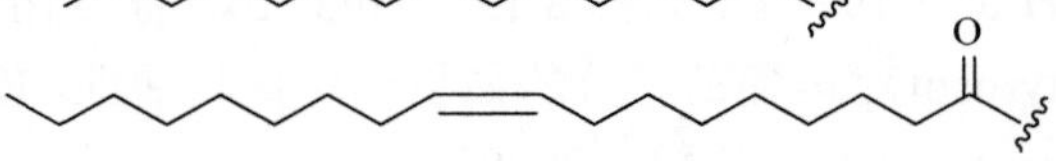

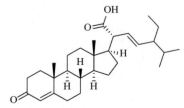

granasteroid

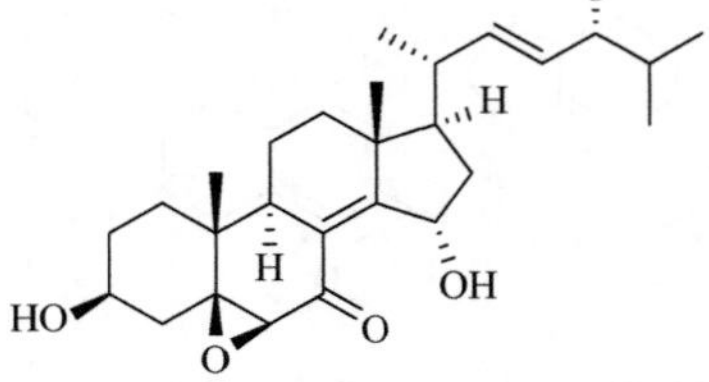

5β,6β-epoxy-3β,15α-dihydroxy-
(22E,24R)-ergosta-8(14),22-dien-7-one

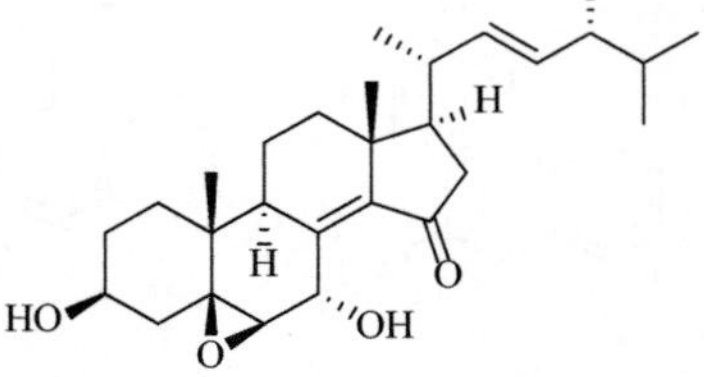

5β,6β-epoxy-3β,7α-dihydroxy-
(22E,24R)-ergosta-8(14),22-dien-15-one

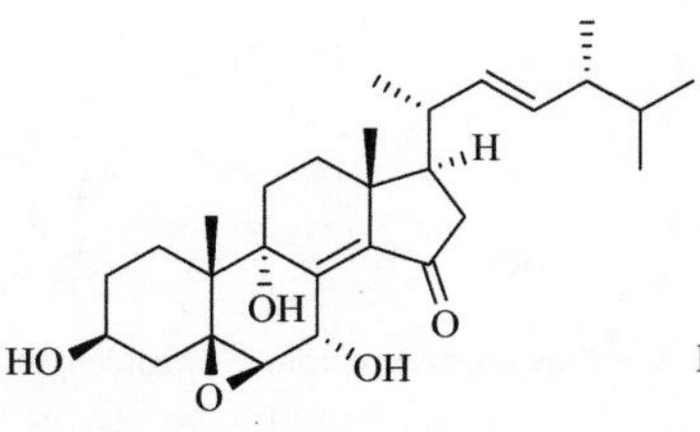

5β,6β-epoxy-3β,7α,9α-trihydroxy-
(22E,24R)-ergosta-8(14),22-dien-
15-one

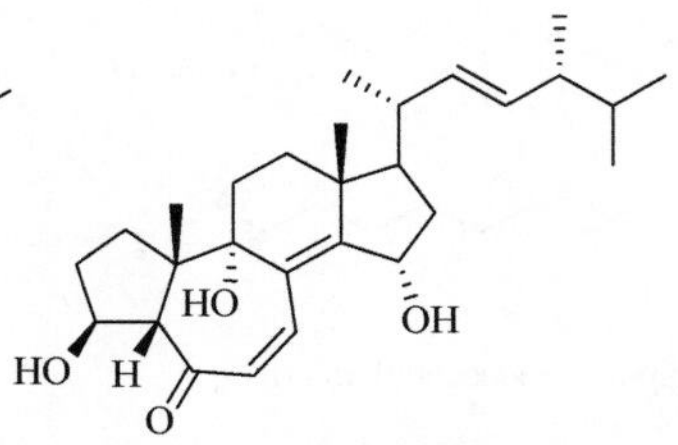

3β,9α,15α-trihydroxy-(22E,24R)-
10(5→4)-abeo-ergosta-6,8(14),22-
trien-5-one

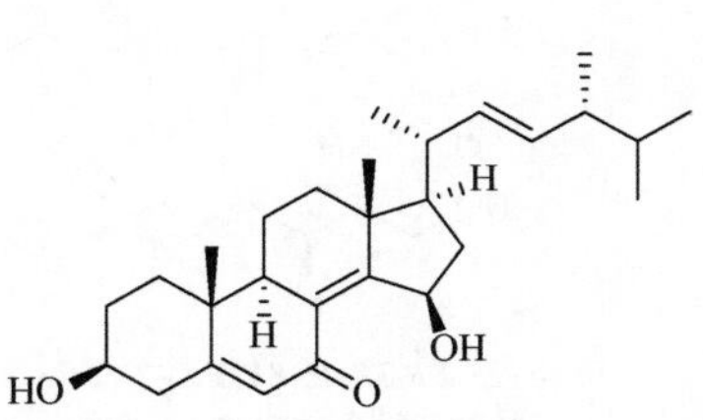

3,15-dihydroxyl-(22E,24R)-ergosta-
5,8(14),22-trien-7-one

图 3.14　木果楝中的甾体类化合物

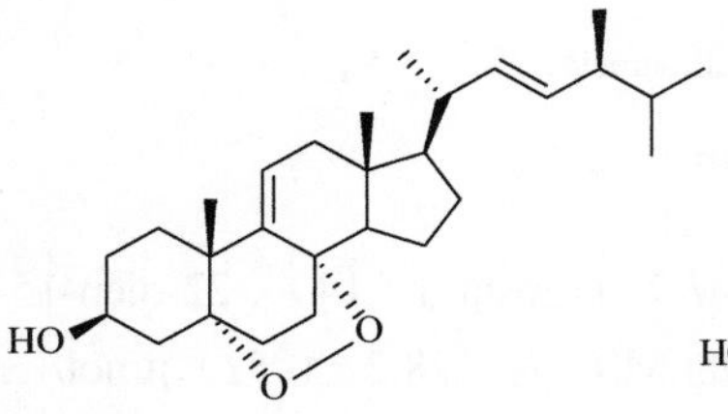

(22E,24S)-5,8-epidioxy-24-methyl-
cholesta-6,9(11),22-trien-3-ol

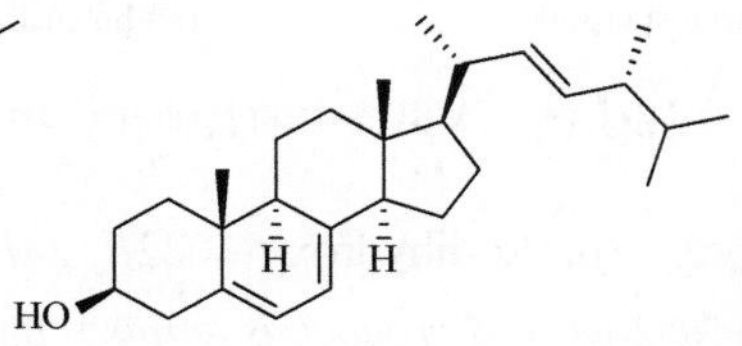

ergosterol

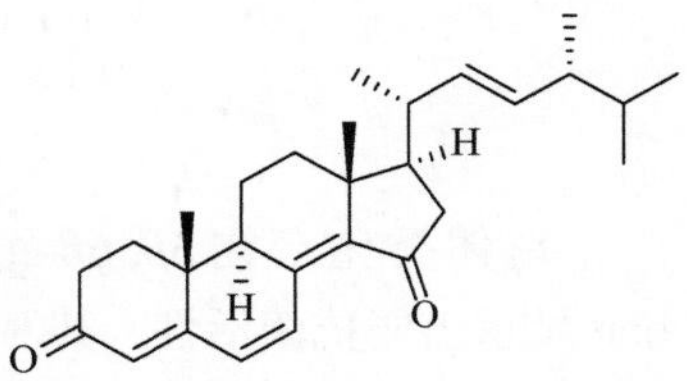

(22E,24R)-ergosta-4,6,8(14),22-
tetraen-3,15-dione

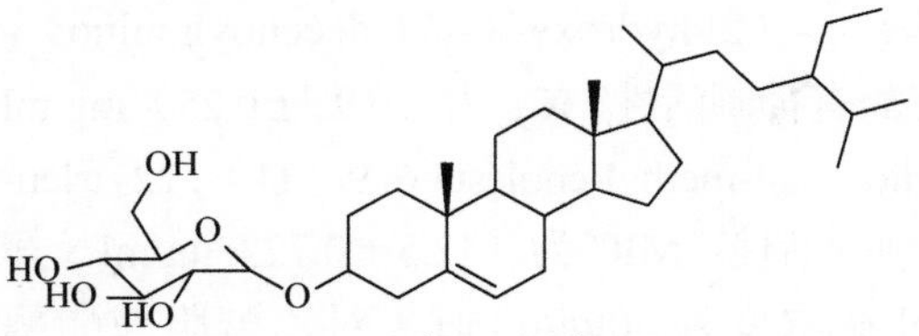

daucosterol

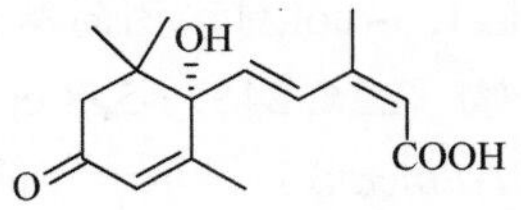

abscisic acid

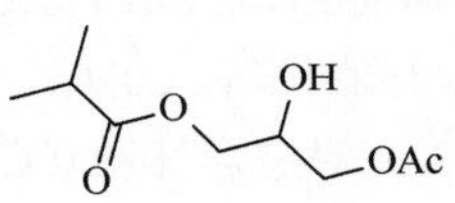

glyceride ester

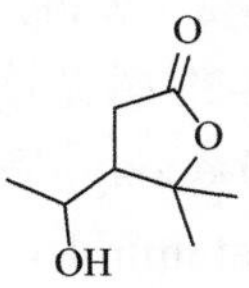

3-(1-hydroxyethyl)-4,4-dimethyl-4-butyrolactone

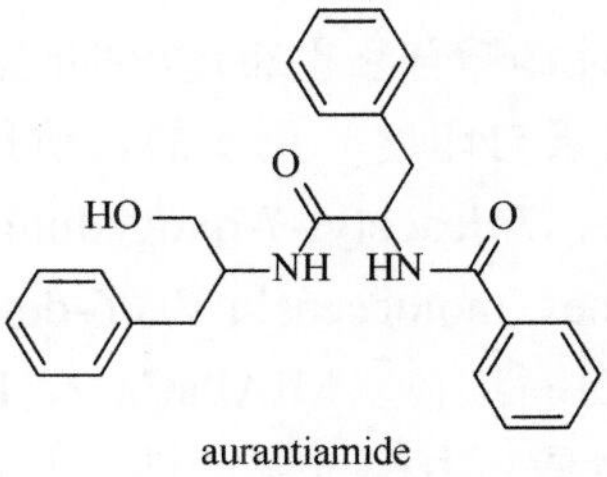

aurantiamide

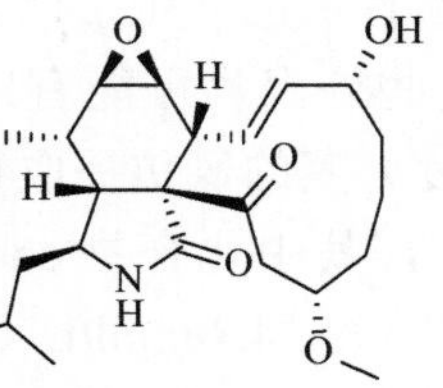

xylarisin B

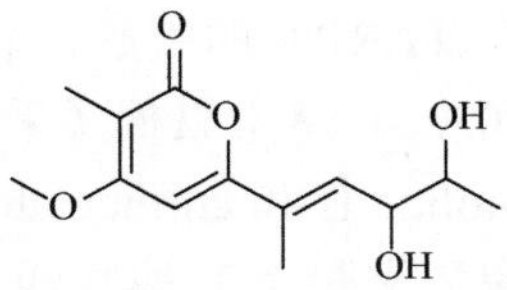

astropyrone

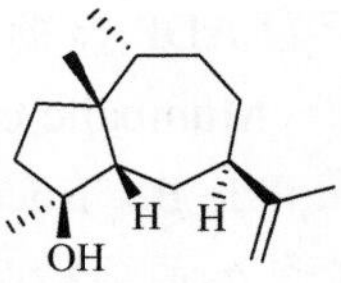

guaidiol

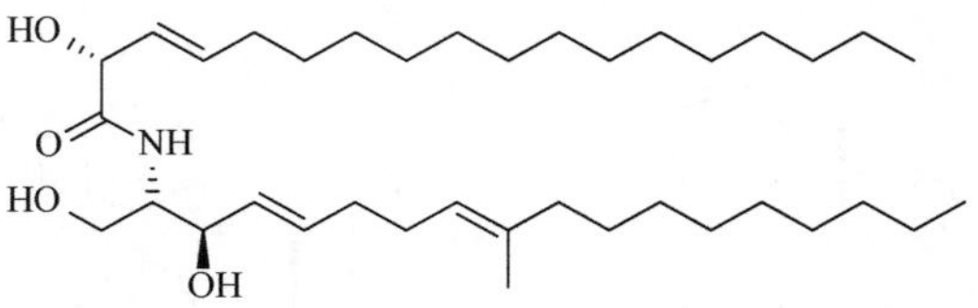

(2S,2'R,3R,4E,8E,3'E)-2-(2'-hydroxy-3'-octadecenoylamino)-
9-methyl-4,8-octadecadiene-l,3-diol

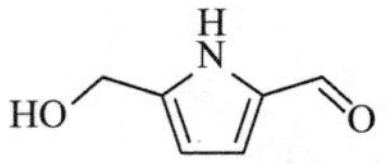

5-hydroxymethyl-pyrrole-2-carbaldehyde

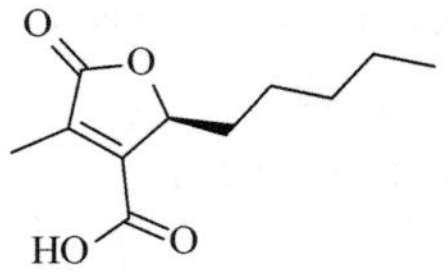

(R)-striatisporolide A

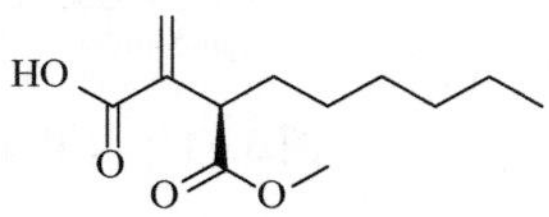

(R)-butanedioic acid

图 3.15　木果楝中的其他化合物

甾体类化合物 5β, 6β-epoxy-3β, 7α-dihydroxy-（22E, 24R）-ergosta-8（14）, 22-dien-15-one 显示出弱抗菌活性，其对微球菌（*Micrococcus tenuis*）的 MIC 为（28.2±0.52）μmol/L；化合物 3, 15-dihydroxyl-（22E, 24R）-ergosta-5, 8（14）, 22-trien-7-one 对金黄色葡萄球菌（*Staphylococcus aureus*）表现出中等抗菌活性，其 MIC 为（14.6±0.47）μmol/L（Zhu et al.，2021）。化合物（2S, 2'R, 3R, 4E, 8E, 3'E）-2-（2'-hydroxy-3'-octadecenoylamino）-9-methyl-4, 8-octadecadiene-1, 3-diol 对 α-葡萄糖苷酶有抑制活性，IC$_{50}$ 为（0.93±0.25）mg/ml（郑彩娟等，2020）。化合物（22E, 24S）-5, 8-epidioxy-24-methyl-cholesta-6, 9（11）, 22-trien-3-ol 对白念珠菌（*Canidia albicans*）显示一定的抑制活性，MIC 为（12.5±0.72）μg/ml（郑彩娟等，2020）。化合物 astropyrone 和 guaidiol 在浓度为 50μg/ml 时，对乙酰胆碱酯酶（AChE）的抑制活性较弱，抑制率分别为 10.4% 和 12.9%；化合物 astropyrone 在浓度为 0.25mg/ml 时，对 α-糖苷酶也表现出抑制活性，抑制率为 77.0%（Wang et al.，2018a）。

从木果楝（采自印度）果实的氯仿提取物中分离得到 C-23 感光蛋白外聚物，包括 deacetyl gedunin、7-deacetyl-7-oxogedunin、xyloccensin T、6-deoxy destigloylswietenine acetate、odoratone、moluccensin V、6-desoxyswietenine、granatumin L，并评估了它们对 4 种哺乳动物癌细胞（MIAPaCa-2、IMR-32、HeLa 和 MCF-7）的作用，发现 C-23 感光蛋白外聚物具有中等抗癌活性，并抑制成神经细胞瘤 IMR-32 细胞的增殖，在 G$_2$/M 期阻止细胞周期进展，也增加了亚 G1 种群，并可引起活性氧的产生，以及细胞凋亡的关键标记聚 ADP 核糖聚合酶（PARP）的裂解，表明这些外聚物可能有助于治疗成神经细胞瘤（Munipalle et al.，2022）。从木果楝（采自印度）茎的氯仿提取物中分离得到 corniculatolide B、isocorniculatolide B 和 corniculatolide C，其中化合物 corniculatolide C 具有较强的 α-葡萄糖苷酶（酿酒酵母菌）抑制活性，IC$_{50}$ 为 24.8μmol/L（Olanipekun et al.，2020）。从木果楝（采自印度尼西亚西爪哇）枯枝内部组织的真菌 *Lasiodiplodia theobromae* GC-22 中分离得到 β-间苯二甲酸衍生物，其中化合物（15S）-de-O-methyllasiodiplodin、（14S, 15S）-14-hydroxy-de-O-methyllasiodiplodin 和 ethyl 2, 4-dihydroxy-6-（8-hydroxyheptyl）benzoate 具有抑制纤毛马唐生长的作用；化合物 ethyl（S）-2, 4-dihy-droxy-6-（8-hydroxynonyl）benzoate、ethyl 2, 4-dihydroxy-6-（8-hydroxyheptyl）benzoate、 ethyl 2, 4-dihydroxy-6-（4-methoxycarbonylbutyl）benzoate 和 isobutyl（S）-2, 4-dihy-droxy-6-（8-hydroxynonyl）benzoate 对莴苣根具有刺激伸长的活性（Sato et al.，2021）。

从木果棟（采自泰国庄府）叶的内生真菌 *Phomopsis* sp. xy21 中分离得到酮类化合物 phomoxanthone F～phomoxanthone K、蒽酮二聚体 phomoxanthone C～phomoxanthone E（Hu et al.，2018；Wang et al.，2018b）。

【栽培技术】

人工育苗　近年来，广东深圳、湛江的红树林自然保护区先后从海南引种了木果棟。人们对红树植物的育苗技术进行了大量研究（钟才荣等，2011）。

育苗土壤　对木果棟通常采用营养袋育苗。苗圃地选在海南文昌市至三亚市的木果棟分布区域，首选肥力高、保水性强的淤泥地或砂壤地，以利于提高种子发芽率和促进根系生长。育苗营养袋的填充基质为人工配制的营养土，将红壤、牛粪、细沙按4：2：1的比例配制，加入过磷酸钙 50～100kg/m³，搅拌均匀。苗圃地苗床方向与涨潮、退潮的水流方向一致。播种前，用菊酯将苗床中的害虫、螃蟹杀净，再用高锰酸钾或百菌清等广谱杀菌剂对苗床进行消毒。

人工播种　对木果棟采用种子繁殖。在种子成熟季节，从林地采回无虫害的木果棟种子，点播于营养袋中。将播过种子的营养袋按株行距排列于苗床上，覆土 0.5～1cm，最后用细孔纱网覆盖苗床，纱网四边均用海泥压紧，四周挖浅沟。当种子全部发芽，幼苗定根后再揭开纱网。浇水管理：播种后，要保障苗床四周沟里有水。每天退潮后要及时向苗床浇淡水，一是将纱网或幼苗表面黏附的泥浆淋洗干净，二是降低苗床土壤盐度，将土壤盐度控制在有利于种子发芽或幼苗生长的范围之内，土壤盐度通常为 5‰～10‰。

苗期水管理　当海水盐度较高时，多浇淡水，确保幼苗的土壤盐度控制在 10‰ 以内。通常情况下，每天除了早晚无潮水浸淹时必须浇淡水，涨潮前、退潮后还要及时浇淡水，把黏附于幼苗或苗木表面的泥浆及时淋洗干净。当苗木高 30～40cm 时，可适当提高苗圃土壤盐度，通常控制在 15‰ 左右。在育苗过程中，要加强观测苗圃土壤盐度的变化，同时注意观察苗木生长状况。当出现叶片变厚时，说明苗木已受到盐害，应及时多浇淡水以缓解盐害。

病虫害防治　育苗期木果棟的危害主要是螃蟹，其常钳断幼苗或挖洞破坏营养袋土球。建苗圃时应注意用纱网围拢，四周用海泥将纱网压实。清除苗圃中的枯枝落叶，用0.2% 杀虫剂均匀喷洒。苗圃中若有树木，应在树木基部的根缝喷入适量药液，2d 后检查，如若还有螃蟹，可再喷药 1 次。苗圃日常管理中，应注意改善卫生条件，保持通风、透光，定期喷洒广谱杀菌药，如百菌清、甲基托布津、瑞毒霉等。灰霉病或立枯病可喷洒灭病威（40% 多硫悬浮液）0.2%、施保功 0.07% 或扑海因 0.1%～0.125%；炭疽病可喷洒 0.5%波尔多液或施保功 0.07%。

炼苗出圃　在造林地或苗圃进行炼苗，炼苗时间为 20～30d。炼苗时，把达到造林规格要求的苗木连袋拔起，根据苗木高低分级栽培于炼苗区。前 5d 每天退潮后适当浇淡水 1～2 次。此后停止浇淡水，让海水按涨潮、退潮规律自然浸淹，以增强苗木的耐盐能力，同时提高苗木的木化程度。炼苗后可将苗木移栽到造林地。

野生抚育　木果棟喜混生于浅水海滩的红树林中，仅分布于海南文昌市至三亚市一带，属于嗜热性窄布种。建议在木果棟分布地进行封禁管理，以保护木果棟的生长环境和木果楝种群。根据木果楝耐寒的生理特性，可以在海南冬季温度高于 −4℃ 的红树林区域进行保护性人工引种，扩大木果楝种群。在适宜木果楝生长的区域，根据其生理特性及生长环境，适宜采取人工野生抚育手段，促进种群繁殖和生长，逐渐形成木果楝群落。对于已遭受破坏的木果楝生长区域，在严格封禁管理的基础上，采用种子撒播、人工培育小苗补种等方式进行补苗移栽，之后要加强管理，人为增加木果楝的种群数量。对于已灭绝的木果楝原产地，可以在原生境产地进行重新引种，开展木果楝人工栽培技术研究，实行仿野生栽培，加强人工管理，培育和增殖木果楝种群。

【 资源保护与开发应用 】

资源保护　木果楝分布区域极为狭窄，仅分布于海南文昌市至三亚市沿海红树林保护区，已经处于濒危状态，数量少，且果实结实率和种子发芽率很低，针对这一现状，为了保护该物种，应进行专门立项研究，包括遗传基因、生物学特性、引种栽培学、种群繁衍、资源可持续利用等，挽救木果楝这一珍稀物种。

绿化行道树种　木果楝树形优美，常绿、叶大、果大，木质部呈红色，可作为观叶、观果、观木的红树植物，在三亚市等适宜区域可作为绿化行道树栽培。海南三亚河等近海河流两岸均有木果楝生长，具有颇高的景观效益价值和极高的保护价值，木果楝也利用该地优异的自然环境得以生息繁衍，更大程度地增加木果楝植物资源。

开发新药　木果楝树皮和种子具有止泻、止痢作用，木果楝内酯类化合物有较强的抑制癌细胞增殖的作用，可以通过进一步的药理研究，研制新的止泻药、止痢药以及抗肿瘤药。

保健食品　木果楝种仁和果实可以作为滋补品。可以通过进一步研究其化学成分、药理毒性、营养价值等，为保健食品的开发应用提供新的食品资源。

参考文献

常和平，王思明，霍长虹，等 .2012. 木果楝内酯化合物抑制人肺肿瘤细胞增殖活性及作用机制的研究 . 中国药理学通报，28(6): 807-810.

戴好富，梅文莉，曾艳波，等 .2007. 红树林植物木果楝细胞毒活性和化学成分研究 . 天然产物研究与开发，(1): 74-76.

符国瑗，黎军 .2000. 海南三亚市红树林植被调查初报 . 海南大学学报（自然科学版），81(3): 287-292.

管华诗，王曙光 .2009. 中华海洋本草：第 2 卷 海洋矿物药与海洋植物药 . 上海：上海科学技术出版社 .

管华诗，王曙光 .2015. 中华海洋本草图鉴：第 1 卷 . 上海：上海科学技术出版社 .

郭菊兰，朱耀军，武高洁，等 .2015. 海南省清澜港红树林湿地健康评价 . 林业科学，51(10): 17-25.

霍长虹，郭栋，沈立茹，等 .2010. 木果楝种子中一个新柠檬苦素类化合物 . 中草药，41(2): 176-178.

霍长虹，尹宝伟，沈立茹，等 .2008. 海洋植物木果楝种子化学成分的研究 .2008 年中国药学会学术年会暨第八届中国药师周论文集，10(1): 1702-1716.

江纪武，靳朝东 .2005. 药用植物辞典 . 天津：天津科学出版社 .

蒋巧兰 .2007. 真红树和半红树体内元素分布及耐盐差异的比较研究 . 厦门大学硕士学位论文 .

李旷达，王洁，杨盛昌 .2008. 红树植物繁殖器官发育过程中铁钼锌元素的含量变化 . 厦门大学学报（自然科学版），增刊 2: 169-172.

廖宝文，郑德璋，郑松发，等 .2000. 海南岛清澜港红树林群落演替系列的物种多样性特征 . 生态科学，19(3): 17-22.

林鹏，卢昌义 .1985. 海南岛的红树群落 . 厦门大学学报（自然科学版），(1): 116-127.

林卫海，梁振辉 .2013. 海南东寨港国家级保护区红树林湿地资源保护中存在问题的探讨 . 热带林业，41(3): 20-22.

0

刘美玲. 2008. 海南东寨港和清澜港红树植物分布与土坡性质的关系. 厦门大学硕士学位论文.

牟美蓉. 2007. 基于叶片特征的真红树和半红树的比较研究. 厦门大学硕士学位论文.

牟美蓉, 蒋巧兰, 王文卿. 2007. 真红树和半红树植物叶片氯含量及叶性状的比较. 植物生态学报, 31(3): 497-504.

沈立茹, 郭栋, 尹宝伟, 等. 2009. 红树林植物木果楝化学成分的研究. 中草药, 40(8): 1201.

陶列平, 黄世满. 2004. 海南省三亚地区红树林植物资源与群落类型的研究. 海南大学学报（自然科学版）, 22(1): 70-74.

田广红, 李玫, 杨雄邦, 等. 2012. 珠海淇澳岛红树林引进树种的适应性评价. 福建林业科技, 39(1): 104-107.

涂志刚, 吴瑞, 张光星, 等. 2015. 海南岛清澜港红树植物群落类型及其特征. 热带农业科学, 35(11): 21-25.

王文卿, 王瑁. 2007. 中国红树林. 北京: 科学出版社.

吴一兵. 2013. 木果楝种子、果皮的化学成分研究及旋覆花中活性成分制备及其衍生物的合成. 河北医科大学博士学位论文.

谢瑞红. 2007. 海南岛红树林资源与生态适宜性区划研究. 华南热带农业大学硕士学位论文.

杨盛昌, 林鹏. 1998. 潮滩红树植物抗低温适应的生态学研究. 植物生态学报, 22(1): 60-67.

姚轶锋, 廖文波, 宋晓彦, 等. 2010. 海南三亚铁炉港红树林资源现状与保护. 海洋通报, 29(2): 150-155.

易杨华, 焦炳华. 2006. 现代海洋药物学. 北京: 科学出版社.

赵可夫, 冯立田. 2001. 中国盐生植物资源. 北京: 科学出版社.

郑彩娟, 徐静, 朱孝臣, 等. 2020. 1 株红树内生真菌 *Phomopsis* sp. MGF222 次级代谢产物及其活性研究. 中国海洋药物, 39(4): 31-36.

中国科学院华南植物研究所. 1964. 海南植物志: 第三卷. 北京: 科学出版社.

中国科学院中国植物志编辑委员会. 1997. 中国植物志: 第四十三卷 第三分册. 北京: 科学出版社.

钟才荣, 李华亮, 张影. 2011. 红树林苗圃的育苗技术. 林业实用技术, 8: 30-32.

钟才荣, 林贵生, 陈元海, 等. 2009. 三亚清梅港红树林群落特征调查. 热带林业, 37(3): 45-47.

Alvi K A, Crews P, Aalbersberg B, et al. 1991. Limonoids from the Fijian medicinal plant dabi (*Xylocarpus*). Tetrahedron, 47: 8943-8948.

Chen H L, Zhang J, Li M Y, et al. 2013. New limonoids from the seeds of a Krishna mangrove, *Xylocarpus granatum*. Chem. Divers, 10: 612-620.

Cheng F, Zhou Y, Wu J, et al. 2006. Xyloccensins X1 and X2, two new mexicanolides from the fruit of a Chinese mangrove *Xylocarpus granatum*. Z. Naturforsch. B, 61: 626-628.

Cui J X, Deng Z W, Xu M J, et al. 2009. Protolimonoids and limonoids from the Chinese mangrove plant *Xylocarpus granatum*. Helv. Chim. Acta, 92: 139-150.

Cui J X, Wu J, Deng Z W, et al. 2007. Xylocarpins A-I, limonoids from the Chinese mangrove plant *Xylocarpus granatum*. J. Nat. Prod., 70: 772-778.

Dai Y G, Wu J, Padmakumar K P, et al. 2017. Sundarbanxylogranins A-E, five new limonoids from the Sundarban mangrove, *Xylocarpus granatum*. Fitoterapia, 122: 85-89.

Darmadi J, Batubara R R, Himawan S, et al. 2021. Evaluation of Indonesian mangrove *Xylocarpus granatum* leaves ethyl acetate extract as potential anticancer drug. Sci. Rep., 11: 6080.

Das S K, Samantaray D, Sahoo S K, et al. 2019. Bioactivity guided isolation of antidiabetic and antioxidant compound from *Xylocarpus granatum* J. Koenig bark. 3 Biotech, 9(5): 198.

Hasan E, Lata R, Rouf A, et al. 2019. Anti-nociceptive and anti-inflammatory activities of ethanolic extract of *Xylocarpus Granatum* leaves. Indo. Am. J. P. Sci., 6(5): 9596-9602.

Hu H B, Luo Y F, Wang P, et al. 2018. Xanthone-derived polyketides from the Thai mangrove endophytic fungus *Phomopsis* sp. xy21. Fitoterapia, 131: 265-271.

Hu W M, Wu J. 2010. Protoxylogranatin B, a key biosynthetic intermediate from *Xylocarpus granatum*: suggesting an oxidative cleavage biogenetic pathway to limonoid. Open. Nat. Prod., J., 3: 1-5.

Jiang Z P, Luan Z L, Liu R X, et al. 2018. Mangrove tirucallane- and apotirucallane-type triterpenoids: structure diversity of the C-17 side-chain and natural agonists of Human Farnesoid/Pregnane(−)X(−)Receptor. Mar. Drugs, 16(12): 488.

Li M Y, Wu J, Zhang S, et al. 2008. The absolute stereochemistry of protoxylogranatin A-a new protolimonoid from the seeds of Chinese mangrove *Xylocarpus granatum*. J. Asian. Nat. Prod. Res., 10(6): 503-508.

Li M Y, Xiao Q, Satyanandamurty T, et al. 2014. Limonoids with an oxygen bridge between C(1) and C(29) from the seeds of a

Krishna mangrove, *Xylocarpus granatum*. Chem. Divers, 11: 262-275.

Li M Y, Yang X B, Pan J Y, et al. 2009. Granatumins A-G, limonoids from the seeds of a Krishna mangrove, *Xylocarpus granatum*. J. Nat. Prod., 72: 2110-2114.

Li S J, Zhao L K, Chen J J, et al. 2022. Xylomexicanins K-N: limonoids from the leaves and twigs of *Xylocarpus granatum*. Nat. Prod. Res., 36: 5001-5008.

Liao M H, Pedpradab P, Wu J. 2017. Thaixylogranins A-H: eight new limonoids from the Thai mangrove, *Xylocarpus granatum*. Phytochem. Lett., 19: 126-131.

Liu R X, Liao Q, Shen L, et al. 2018. Krishnagranatins A-I: new limonoids from the mangrove, *Xylocarpus granatum*, and NF-κB inhibitory activity. Fitoterapia, 131: 96-104.

Mei R Q, Nnog X H, Wang B, et al. 2021. A new phenol derivative isolated from mangrove-derived fungus *Eupenicillium* sp. HJ002. Nat. Prod. Res., 35: 4051-4057.

Munipalle K, Kommalapati K V, Patel K H, et al. 2022. Targeting neuroblastoma by limonoids from the underutilized fruits of *Xylocarpus granatum*. Chemistry Select, 7: e202103479.

Nakanishi K, Chou F Y, Hostettmann K, et al. 1977. Isolation of an insect antifeedant N-methylflindersine and several benz[c] phenanthridine alkaloids from East African plants; a comment on chelerythrine. Heterocycles, 7: 969.

Noviarni I, Batubara I, Putri P S. 2020. Antiglycation and antioxidant activity from methanol extract and eraction of *Xylocarpus granatum* stem. J. Kimia Sains dan Aplikasi, 23(1): 21-27.

Okorie D A, Taylor D H. 1970. Limonoids for *Xylocarpus granatum*. J. Chem. Soc. C., 2: 211-213.

Olanipekun E B, Ponnapalli G M, Shaik K, et al. 2020. α-Glucosidase inhibitory isomeric corniculatolides from the stems of the Indian mangrove plant, *Xylocarpus granatum*. J. Nat. Prod., 83: 20-25.

Pudhom K, Sommit D, Nuclear P, et al. 2009. Protoxylocarpins F-H, protolimonoids from seed kernels of *Xylocarpus granatum*. J. Nat. Prod., 72: 2188-2191.

Ren J L, Zou X P, Li W S, et al. 2018. Limonoids containing a C_1-O-C_{29} moiety: isolation, structural modification, and antiviral activity. Mar. Drugs, 16(11): 434.

Ren Y X, Zou X P, Li W S, et al. 2021. Discovery of Thai mangrove tetranortriterpenoids as agonists of human pregnane-X-receptor and inhibitors against human carboxylesterase 2. Bioorgan. Chem., 107: 104599.

Sahai R, Bhattacharjee A, Shukia V N, et al. 2020. Gedunin isolated from the mangrove plant *Xylocarpus granatum* exerts its anti-proliferative activity in ovarian cancer cells through G_2/M-phase arrest and oxidative stress-mediated intrinsic apoptosis. Apoptosis, 25: 481-499.

Sato S, Sofian F F, Suehiro W, et al. 2021. β-Resorcylic acid derivatives, with their phytotoxic activities, from the endophytic fungus *Lasiodiplodia theobromae* in the mangrove plant *Xylocarpus granatum*. Chem. Biodivers., 18: e2000928.

Shen L, Zou X P, Li W S, et al. 2021. Granatripodins A-B, limonoids featuring a tricyclo[$3.3.1.0^{2,8}$] nonane motif: absolute configuration and agonistic effects on human pregnane-X-receptor. Bioorgan. Chem., 111: 104888.

Shen L R, Dong M, Guo D, et al. 2009. Xylomexicanins A and B, new Δ14, 15-mexicanolides from seeds of the Chinese mangrove *Xylocarpus granatum*. Z. Naturforsch, C, 64: 37-42.

Toume K, Kamiya K, Arai M A, et al. 2013. Xylogranin B: a potent Wnt signal inhibitory limonoid from *Xylocarpus granatum*. Org. Lett., 15(23): 6106-6109.

Wang P, Cui Y, Cai C H, et al. 2018a. A new cytochalasin derivative from the mangrove-derived endophytic fungus *Xylaria* sp. HNWSW-2. J. Asian. Nat. Prod. Res., 20: 1002-1007.

Wang P, Luo Y F, Zhang M, et al. 2018b. Three xanthone dimers from the Thai mangrove endophytic fungus *Phomopsis* sp. xy21. J. Asian Nat. Prod. Res., 20: 217-226.

Wu J, Ding H X, Li M Y, et al. 2007. Xylogranatin E, a new phragmalin with a rare oxygen bridge between C1 and C29, from the fruit of a Chinese mangrove *Xylocarpus granatum*. Z. Naturforsch. B, 62(4): 569-572.

Wu J, Li M Y, Xiao Z H, et al. 2006a. Butyrospermol fatty acid esters from the fruit of a Chinese mangrove *Xylocarpus granatum*. Z. Naturforsch. B, 61b: 1447-1449.

Wu J, Xiao Q, Huang J S, et al. 2004a. Xyloccensins O and P, unique 8, 9, 30-phragmalin ortho esters from *Xylocarpus granatum*. Org. Lett., 6: 1841-1844.

Wu J, Xiao Q, Zhang S, et al. 2005. Xyloccensins Q-V, six new 8, 9, 30-phragmalin ortho ester antifeedants from the Chinese mangrove *Xylocarpus granatum*. Tetrahedron, 61: 8382-8389.

Wu J, Xiao Z H, Song Y, et al. 2006b. Spectral assignments and reference data: complete assignments of ¹H and ¹³C NMR data for two 3*β*, 8*β*-epoxymexicanolides from the fruit of a Chinese mangrove *Xylocarpus granatum*. Magn. Reson. Chem., 44: 87-89.

Wu J, Zhang S, Bruhn T, et al. 2008. Xylogranatins F-R: antifeedants from the Chinese mangrove, *Xylocarpus granatum*, a new biogenetic pathway to tetranortriterpenoids. Chem. Eur. J., 14: 1129-1144.

Wu J, Zhang S, Li M Y, et al. 2006c. Xylogranatins A-D, new mexicanolides from the fruit of a Chinese mangrove *Xylocarpus granatum*. Chem. Pharm. Bull., 54(11): 1582-1585.

Wu J, Zhang S, Xiao Q, et al. 2003. Xyloccensin M and N, two new B, D-seco limonoids from *Xylocarpus granatum*. Z. Naturforsch. B, 58(12): 1216-1219.

Wu J, Zhang S, Xiao Q, et al. 2004b. Xyloccensin L, a novel limonoid from *Xylocarpus granatum*. Tetrahedron Lett., 45: 591-593.

Wu Y, Wang L, Wei X, et al. 2017a. Granaxylocartin A, new limonoid from the seeds of *Xylocarpus granatum*. Chem. Nat. Compd., 53: 901-903.

Wu Y B, Ni Z Y, Huo C H, et al. 2013. Xylomexicanins C and D, new mexicanolide-type limonoids from *Xylocarpus granatum*. Biosci. Biotechnol. Biochem., 77(4): 736-740.

Wu Y B, Qing X, Huo C H, et al. 2014. Xylomexicanins E-H, new limonoids from *Xylocarpus granatum*. Tetrahedron, 70(30): 4557-4562.

Wu Y B, Wang Y Z, Ni Z Y, et al. 2017b. Xylomexicanins I and J: limonoids with unusual B/C rings from *Xylocarpus granatum*. J. Nat. Prod., 80: 2547-2550.

Yin S, Fan C Q, Wang X N, et al. 2006. Xylogranatins A-D: Novel tetranortriterpenoids with an unusual 9, 10-seco scaffold from marine mangrove *Xylocarpus granatum*. Org. Lett., 8: 4935-4938.

Yin S, Wang X N, Fan C Q, et al. 2007. Limonoids from the seeds of the marine mangrove *Xylocarpus granatum*. J. Nat. Prod., 70: 682-685.

Zhang M, Zhao J L, Liu J M, et al. 2017. Neural anti-inflammatory sesquiterpenoids from the endophytic fungus *Trichoderma* sp. Xy24. J. Asian. Nat. Prod. Res., 19: 651-658.

Zheng C J, Bai M, Zhou X M, et al. 2018. Penicilindoles A-C, cytotoxic indole diterpenes from the mangrove-derived fungus *Eupenicillium* sp. HJ002. J. Nat. Prod., 81: 1045-1049.

Zhou Y, Cheng F, Wu J, et al. 2006. Polyhydroxylated phragmalins from the fruit of a Chinese mangrove, *Xylocarpus granatum*. J. Nat. Prod., 69: 1083-1085.

Zhou Z F, Liu H L, Zhang W, et al. 2014a. Bioactive rearranged limonoids from the Chinese mangrove *Xylocarpus granatum* Koenig. Tetrahedron, 70: 6444-6449.

Zhou Z F, Taglialatela-Scafati O, Liu H L, et al. 2014b. Apotirucallane protolimonoids from the Chinese mangrove *Xylocarpus granatu*m Koenig. Fitoterapia, 97: 192-197.

Zhu X C, Huang G L, Mei R Q, et al. 2021. One new *α*, *β*-unsaturated 7-ketone sterol from the mangrove-derived fungus *Phomopsis* sp. MGF222. Nat. Prod. Res., 35: 3970-3976.

4   大戟科（Euphorbiaceae）

4.1   海漆（*Excoecaria agallocha*）

海漆是一种常见的红树植物，属于大戟科（Euphorbiaceae）海漆属（*Excoecaria*）。海漆属于嗜热性广布种（张娆挺和林鹏，1984），多分布于红树林高潮线附近的海滩内缘地段，以及大潮或特大潮能淹没的海岸陆地，属于典型的水陆两栖的红树植物。海漆在我国主要分布于海南、广西、广东、香港、台湾，在东南沿海浅滩和高潮地带资源较为丰富。海漆是红树林中的有毒植物，自古就有药用记载。民间主要用海漆治疗腹泻和毒蛇咬伤。海漆（采自菲律宾）乳汁为有名的腐蚀剂，可治疗顽性溃疡。海漆（采自马来西亚）树皮少许内服则会引起呕吐及泻下，可用于治疗体健者的便秘，但多数患者会产生严重的下痢。现代研究表明，海漆中含有萜类、甾体、酚苷与聚酮等化学物质。药理学研究表明，海漆的乙醇提取物对香蕉炭疽病、辣椒枯萎病等的病原菌有抑制作用，某些成分还具有抗肿瘤、抗氧化和抗组胺释放等活性，这为研发抗肿瘤药、新型抗菌药和抗氧化原料提供了良好的资源。

【分类位置】 被子植物门 Angiospermae 双子叶植物纲 Dicotyledoneae 原始花被亚纲 Archichlamydeae 大戟目 Euphorbiales 大戟亚目 Euphorbiineae 大戟科 Euphorbiaceae 大戟亚科 Euphorbioideae 乌桕族 Hippomaneae 海漆属 *Excoecaria* 海漆 *Excoecaria agallocha* Linn., 1759（中国科学院中国植物志编辑委员会，1997）。

【别名】 土沉香、水贼仔、水贼（甘伟松，1965）；半红树；山稔、岗稔、豆稔、稔子树（广东、广西）。

【形态特征】 海漆为常绿乔木，高2～3m，稀有更高。枝无毛，具多数皮孔（图4.1）。叶互生，厚，近革质，叶片椭圆形或阔椭圆形，少有卵状长圆形，长6～8cm，宽3～4.2cm，顶端短尖，尖头钝，基部钝圆或阔楔形，边全缘或有不明显的疏细齿，干时略背卷，两面均无毛，腹面光滑；中脉粗壮，在腹面凹入，背面显著凸起，侧脉约10对，纤细，斜伸，离缘2～5mm弯拱连接，网脉不明显；叶柄粗壮，长1.5～3cm，无毛，顶端有2个圆形的腺体；托叶卵形，顶端尖，长1.5～2mm。花单性，雌雄异株，聚集成腋生、单生或双生的总状花序，雄花序长3～4.5cm，雌花序较短。雄花：苞片阔卵形，肉质，长和宽近相等，约2mm，顶端截平或略凸，基部腹面两侧各具1个腺体，每一苞片内含1朵花；小苞片2，披针形，长约2mm，宽约0.6mm，基部两侧各具1个腺体；花梗粗短或近无花梗；萼片3，线状渐尖，长约1.2mm；雄蕊3枚，常伸出萼片之外；花丝向基部渐粗。雌花：苞片和小苞片与雄花的相同，花梗比雄花的略长；萼片阔卵形或三角形，顶端尖，基部稍联合，长约1.4mm，基部宽近1mm；子房卵形，花柱3，分离，顶端外卷。蒴果球形，具3沟槽，长7～8mm，宽约10mm；分果尖卵形，顶端具喙；种子球形，直径约4mm。花果期1～9月（中国科学院中国植物志编辑委员会，1997）。

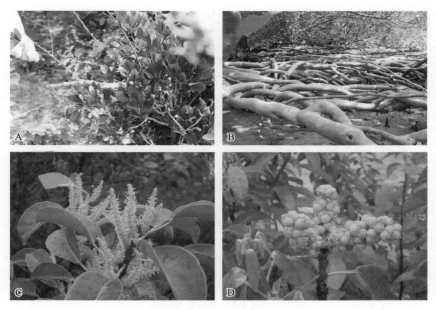

图 4.1　海漆植物形态

A. 部分植株（万鹏摄）；B. 表面根（林广旋摄）；C. 雄花枝（林广旋摄）；D. 雌花枝（林广旋摄）

【生境分布】　海漆生长于热带及亚热带海岸的沿海浅滩，多散生于高潮带以上的红树林内缘，在不受潮汐影响的地段也有分布（图 4.2）。王文卿和王瑁（2007）指出，海漆生长于海拔 400m 的山地，台湾也有个别海漆大树生长于完全不受潮汐影响的村落。海漆产于我国广东（南部及沿海各岛屿）、广西（东兴市）、海南、香港、台湾（基隆市、高雄市、屏东县）等地海岸。在浙江南部的温州市，人工引种的海漆可安全越冬，保存率达 70%（郑坚等，2010）。印度、斯里兰卡、泰国、柬埔寨、菲律宾、越南、澳大利亚及大洋洲沿海也有海漆分布（王文卿和王瑁，2007）。

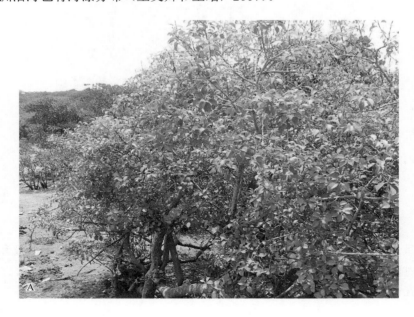

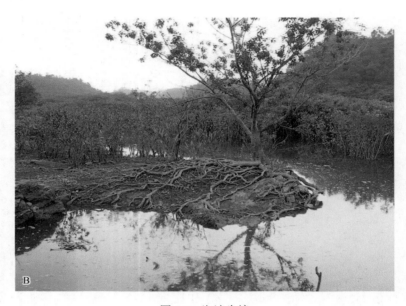

图 4.2　海漆生境

A. 生长于红树林湿地的海漆；B. 生长于水边的海漆

【药材鉴别】

药材性状　根呈圆柱形，直径为 0.3～2.3cm，表面灰褐色，有细纵皱纹，以及圆形或横向椭圆形的大型皮孔；质地较松软，不易折断，断面不平坦，木部肉白色，射线细密呈放射状。气微，味咸、涩（宁小清等，2013）。

茎枝呈圆柱形，表面棕褐色，有多数皮孔，小枝无毛。质硬，断面黄白色，鲜品皮部有白色乳汁流出（图 4.3）。

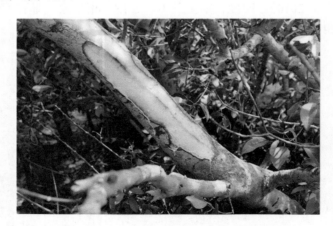

图 4.3　海漆茎枝药材形态

茎干被剖开（示内皮红色，白色乳汁流出）

树皮呈片状或半筒状，大小不一。外表面灰棕色或棕褐色，有纵向裂纹和多数棕红色皮孔。内表面红棕色，略平滑。气微，味涩。

木材红褐色。质坚硬，体重，致密。燃烧时微有香气。

完整叶片展平后呈阔椭圆形或卵状椭圆形，长5～7cm，宽2.5～4cm；先端钝或急尖，基部钝圆形或阔楔形，近全缘或略具不明显疏细齿；表面暗绿色或绿褐色，略背卷，两面无毛，上表面光滑；叶柄粗壮，长1～2.5cm，顶端有2个圆形的腺体。近革质，质脆，易折断（图4.4）。气微，味微辛、辣。

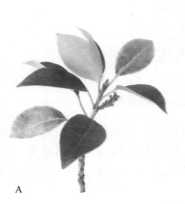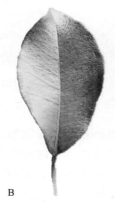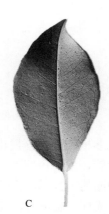

图4.4 海漆叶药材（鲜）形态

A. 茎叶；B. 叶上表面；C. 叶下表面

蒴果球形，长7～8mm，直径为10mm，绿黄色或淡黄褐色，微有瘤状突起，有时先端残留3个柱基；表面具明显的3个沟槽，将果实分为3瓣；分果尖卵形，顶端具喙，每分果有种子1粒；质脆，易开裂（图4.5）。种子球形，直径约4mm，黑色，并具有多条暗色斑纹，千粒重18.19g。气微，味淡。

组织构造 根横切面木栓层由12～17列扁平木栓细胞组成，细胞呈类长方形，排列紧密，外侧呈落皮层状态（图4.6）。皮层狭窄，有纤维束和草酸钙方晶或簇晶散在，近

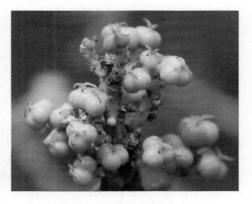

图4.5 海漆果药材形态

木栓层处散布较多乳汁管，呈环状排列。韧皮部狭窄，韧皮纤维束散在。形成层环明显。木质部宽广，占根横切面的1/2～3/4，导管通常数个呈放射状排列，射线由单列或多列细胞组成，中央无髓（宁小清等，2013）。

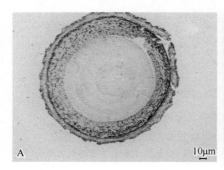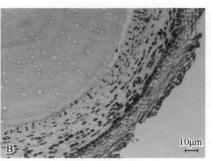

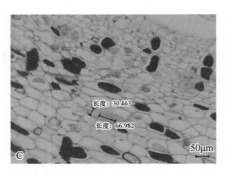

图 4.6　海漆根横切面形态

A. 根横切面；B. 根部分横切面（由外向内为木栓层、皮层、韧皮部和木质部）；C. 皮层部位横切面

　　茎横切面木栓层由 8～10 列扁平木栓细胞组成（图 4.7）。皮层较宽，其间散布较多乳汁管，皮层内侧散布少量纤维束。韧皮射线密集。形成层环明显。木质部宽，约占茎横切面的 1/2，导管多数，单个或数个径向排列。众多木纤维不规则散在，靠近形成层处几近成环。髓部宽，薄壁细胞内含大型方晶。

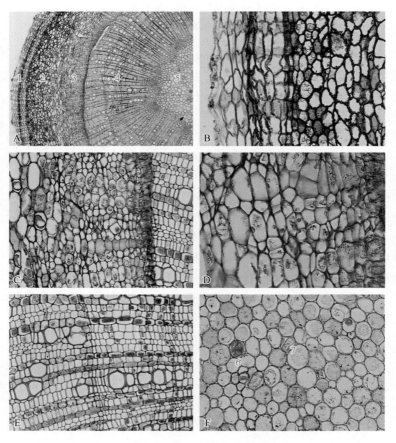

图 4.7　海漆茎横切面形态

A. 茎横切面；B. 木栓层、皮层；C. 韧皮部；D. 韧皮部放大；E. 木质部；F. 髓部

1. 木栓层；2. 皮层；3. 韧皮部；4. 木质部；5. 髓部；6. 草酸钙簇晶；7. 草酸钙方晶

叶横切面为两面叶；表皮细胞较小，1列，呈扁平长方形或类方形，外被厚角质层；上表皮细胞内方有1列下皮细胞；气孔仅存在于下表皮。栅栏组织细胞2列，宽约占叶肉组织的1/2，不通过中脉；海绵组织细胞排列疏松（图4.8）。中脉维管束发达，外韧型，维管束周围散布乳汁管，上、下表皮的内方为厚角组织。薄壁细胞中含有草酸钙簇晶。

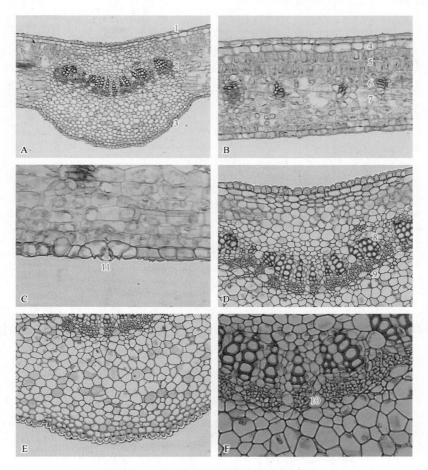

图4.8　海漆叶中脉部位横切面构造

A. 叶横切面；B. 叶肉部位；C. 叶中脉下表面；D. 叶中脉上表面；E. 叶中脉下表面；F. 中脉维管束

1. 上表皮；2. 中脉维管束；3. 下表皮；4. 下皮；5. 栅栏组织；6. 侧脉维管束；7. 海绵组织；8. 木质部；9. 韧皮部；10. 草酸钙簇晶；11. 气孔

叶表面制片上表皮细胞呈不规则长方形或多角形，垂周壁波状弯曲且连珠状增厚，排列紧密，平周壁有细微角质纹理，无气孔；表皮细胞下方可见与之重叠的下皮细胞（图4.9）。下表皮细胞呈不规则多角形、长方形或类方形，垂周壁波状至深波状，连珠状增厚，排列紧密，平周壁角质纹理密集；气孔密集，多为平轴式，少见不定式，气孔大小为（48.2～53.89）μm×（17.8～22.9）μm，气孔指数为8.9，角质纹理常由保卫细胞向两侧发出。

海漆粉末为灰绿色；乳汁管不分支，直径为15～30μm，周围薄壁细胞排列较整齐，有的细胞内含有草酸钙方晶；具缘纹孔导管，直径为23～53μm。纤维壁厚，常形成晶鞘纤维。表皮细胞呈不规则多角形或长方形，连珠状增厚，气孔多为不定式，偶见平轴式。草酸钙

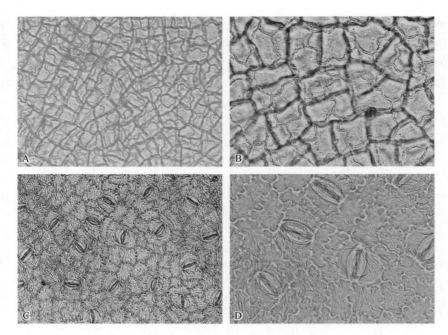

图 4.9　海漆叶表皮细胞形态

A、B. 上表皮；C、D. 下表皮

A、C. ×200；B、D. ×400

方晶众多，直径为 10～30μm，边缘尖锐。草酸钙簇晶多见，棱角尖锐，直径为 10～40μm。淀粉粒众多，单粒呈类圆形，直径为 13～23μm，复粒由 2～3 分粒组成（图 4.10）。

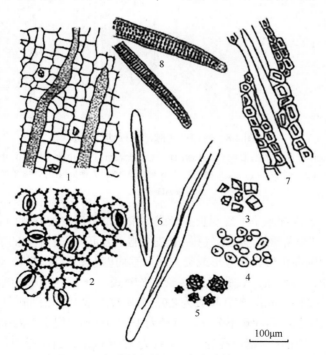

100μm

图 4.10　海漆粉末特征（宁小清等，2013）

1. 乳汁管；2. 气孔；3. 草酸钙方晶；4. 淀粉粒；5. 草酸钙簇晶；6. 纤维；7. 晶鞘纤维；8. 导管

超微形态 花粉粒（采自中国海南）呈长球形-近球形，轮廓线呈微波浪形。赤道面观呈长圆形、近圆形。花粉粒大小为34.5（32.3～41.1）μm×29.7（27.5～34.2）μm，具三孔沟，沟缘呈微波浪形，萌发孔呈圆形，未穿透沟。外壁两层，厚约3μm，外层厚于内层，表面具细网状纹饰，外壁在扫描电镜下呈穴-网状纹饰（张玉兰和王开发，2002），见图4.11。

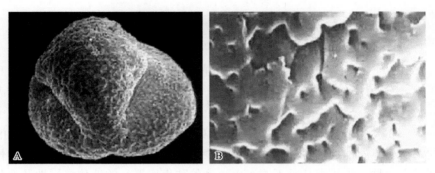

图4.11 海漆花粉粒超微形态（张玉兰和王开发，2002）
A. 极面观（×1500）；B. 局部放大（×5000）

扫描电镜下叶上表皮细胞平周壁被较厚的角质层，并覆盖鳞片状及类圆形蜡质；表皮细胞呈不规则多边形，垂周壁波状弯曲；少见圆盖状木栓瘤。下表皮气孔无规律分布，气孔呈宽纺锤形，气孔开口呈长条形，内层结构清晰；表皮细胞垂周壁轮廓呈不清晰突起，平周壁被较厚的角质层，形成断续的条纹状，清晰的角质条纹由气孔保卫细胞向两侧射出（图4.12）。

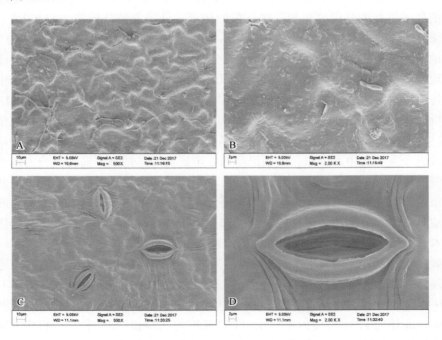

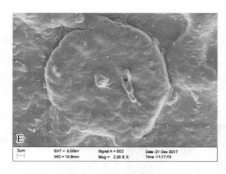

图 4.12　海漆叶表面超微形态

A. 叶上表皮（示表皮细胞轮廓和角质纹理）；B. 上表皮放大；C. 叶下表皮（示表面纹理和气孔）；D. 气孔放大；E. 上表皮木栓瘤

【分子鉴别】　利用 DNA 内部简单重复序列（inter-simple sequence repeat，ISSR）分子标记技术，对不同地理位置、不同生境海漆居群（生长于红树林内缘且周期性遭海水淹没的潮间带居群、生长于几乎不遭海水浸淹的陆生居群）的遗传多样性及遗传结构进行研究分析（张志红等，2005）。10 个居群的海漆分别采自海南东寨港自然保护区、海南三亚市、广东海丰县香坑、广西北海市山口、广西防城港市 5 个地点，每个地点均采集潮间带居群和陆生居群。利用优化的 ISSR-PCR 扩增系统，采用 10 条 ISSR 引物对 10 个海漆居群 193 个样品进行 PCR 扩增，共扩增出 172 条清晰可重复的条带，条带的分子量范围为 300～3000bp，其中 150 条是多态位点，多态位点百分率为 87.21%。在同一地点，潮间带居群的遗传变异水平均高于陆生居群。潮间带居群间的遗传分化水平（GST=0.191）略低于陆生居群间的遗传分化水平（GST=0.218），说明潮间带居群间通过漂浮的种子进行的基因交流较陆生居群间频繁。分子方差分析法（AMOVA）分析显示，大部分遗传变异发生在居群内（74.20%）；由异质性生境造成的分子变异为 15.13%，而不同地区间（相距 181～759km）的分子变异仅为 11.63%，表明环境胁迫造成的选择压力导致海漆居群适应性进化。同时，地理隔离、南海北部的西南季风漂流及中国沿岸流和遗传漂变对海漆居群的遗传分化均具有重要影响。采用非加权组平均法（UPGMA）聚类分析，10 个海漆居群聚为两大支：海南东寨港自然保护区居群和三亚市陆生居群聚为一支；海南三亚市潮间带居群与广东海丰县香坑、广西北海市山口、广西防城港市的居群组成另一支。其中，广东、广西沿岸的 6 个居群，以雷州半岛为界分为两支，雷州半岛东侧的广东海丰县香坑居群与海南三亚市潮间带居群聚为一支，雷州半岛西侧的广西北海市山口、防城港市的 4 个居群聚为另一支，显示了雷州半岛对基因交流的阻隔作用。海漆具有高水平的遗传多样性，且大部分遗传变异存在于居群内，这与海漆雌雄异株、木本、多年生等生物学特性及广泛的地理分布相符。

魏妮娜等（2013）通过 DNA 条形码技术对产于广东珠海市淇澳岛的海漆进行了内转录间隔区（ITS）区段序列测定，利用改进的十六烷基三甲基溴化铵（CTAB）法提取其总 DNA，以通用引物对其 ITS 区段序列进行 PCR 扩增和测序，比对分析所测的序列。结果表明，海漆的 ITS1 长度为 439bp，ITS2 长度为 226bp，将 4 种红树植物 ITS 区段序列的测定结果提交到 GenBank，获得了登录号。DNA 条形码技术为海漆人工移栽引进优良种质资源提供了快速准确的方法，并能克服传统分类学研究方法的诸多缺陷。

【生理特性】　海漆属于嗜热性广布种，能够适应的最低月平均气温为12℃，属于亚热带区系植物类型（张娆挺和林鹏，1984）。

金川（2012）调查了浙江人工红树林造林树种对温度的响应。生长速度的快慢和保存率的高低均是判别一个树种生产力高低、抗逆能力大小的重要指标之一。栽植9个月后，海漆的保存率达85%，远高于秋茄树、桐花树等；高生长量为70cm，远高于木榄，低于对叶榄李和无瓣海桑。极端低温条件下可直接判断树种的耐寒能力，在经历持续−4℃的极端低温后，海漆未见受冻现象，年保存率为70%，远高于无瓣海桑，低于秋茄树和桐花树。综合生理指标、耐寒能力、保存率等，海漆可作为发展浙江人工引种红树林的优选树种。海漆沿海北移表现为速生性，极具推广价值，较强的耐寒生长特性，颇具继续北移栽培的潜力（郑坚等，2010）。

魏美娥等（2011）通过观察两个淡水区域5种引种红树植物的适宜性，发现海漆等在pH小于7.0的淡水域均无法生长，而在pH大于7.0的淡水域海漆成活率仅为38%，平均树高1.4m，平均地径1.3cm，成活率低，生长较差，不适宜在淡水域种植。可见，pH大于7.0是红树植物在淡水域生长的最基本条件。深圳地区选择观澜河和西丽水库作为试验地，对淡水环境中红树植物育苗、种植和生长等进行试验研究，筛选出适合深圳地区的净化水质强、景观及生态保护效果好的木本红树林品种，为保护人工湿地提供科学依据。海漆栽植后成活率为70%，长势良好，耐寒性较好，耐水性一般，不耐长期水淹，只适合生长于水位变幅较大的滩地临水一侧。

盐度影响海漆种子萌发及幼苗初期生长，并直接关系到海漆的保育及引种恢复，也是限制海漆分布的重要因子。设置0‰、5‰、15‰、25‰和35‰不同的盐度梯度，研究海漆种子的萌根率、发芽指数、萌苗率等萌发指标，以及幼苗的茎高、基径、叶片数、最大叶面积等生长指标。结果表明，盐度对海漆种子萌发及幼苗生长的影响呈现出高盐抑制的情况。盐度为0‰或5‰的低盐度条件下，种子的萌根率显著高于15‰的中盐度条件下的萌根率，更高于25‰和35‰的高盐度条件下的萌根率；盐度为25‰以上时种子能够萌根，但不能定植生长。幼苗的叶片数、基径、茎高、最大叶面积等生长指标对盐度的响应，几乎与种子萌发指标的情况一致，均呈现出相同的趋势：盐度为0‰或5‰的生长指标＞盐度为15‰的生长指标＞盐度为25‰的生长指标＞盐度为35‰的生长指标。盐度为35‰条件下的幼苗在培养的第1个月即全部死亡，盐度为25‰条件下的幼苗在培养的第2个月后全部死亡（张杨等，2010）。

【资源状况】　浙江亚热带作物研究所自2007年以来，在浙江温州市乐清湾西门岛上，从海南、广东和福建引种无瓣海桑、海漆等10种红树植物，造林面积达900亩[①]，其中无瓣海桑和海漆等树种均在温州市成功越冬。因此，温州市成为国内红树林人工引种的"北极"。

福建真红树植物有6科6种，包括红树科木榄和秋茄树、大戟科海漆、紫金牛科桐花树、爵床科老鼠簕、马鞭草科海榄雌。海漆仅见于福建南部的诏安县到厦门市一带（林鹏和韦信敏，1981），但已灭绝（王文卿和王瑁，2007）。

在广东沿岸8个红树林代表性区域中，海漆分布于3个区域（李娜，2014）。其中，

---

① 1亩≈666.7m²。

惠州大亚湾红树林公园的海漆分布面积约 1.73hm²，单株平均树高 4.68m，胸径为 28cm；深圳福田红树林自然保护区的海漆分布面积约 4.7hm²，单株平均树高 8.28m，胸径为 64.78cm；廉江市高桥红树林观光旅游区的海漆分布面积约 79hm²，单株平均树高 8.28m，胸径为 64.78cm。海漆在广东分布的总面积约 85.43hm²，属于当地常见且分布面积比较大的树种。

在深圳东涌 5 个样地的红树林中，均以海漆重要值最大，桐花树第二，且数值远大于东涌湿地的其他植物种类。群落林冠组成以海漆林冠景观为主，海漆为优势种群（韦萍萍等，2015）。群落由水到陆的生态序列依次为海漆-桐花树群落、海漆群落和黄槿-海漆-桐花树群落。其中，海漆-桐花树群落主要分布在河心大岛以及东涌河与分支交汇口两侧样地，海漆及桐花树是该群落的共优种和群落共建种，二者的多度和重要值均相近，海漆分别为 123%、90.61%，桐花树分别为 108%、48.99%，远大于群落中的其他植物种类。海漆群落主要分布于近岸河滩以及河心小岛区域，海漆的重要值高达 207.5%，是该群落的优势种和建群种；桐花树是常见种，秋茄树和草海桐为偶见种。黄槿-海漆-桐花树群落分布于东涌红树林湿地西侧河堤上，植物种类丰富，是一个明显的陆岸群落，分层明显，主要代表种有海漆、桐花树、黄槿、木麻黄、鼠李等。东涌红树林群落的物种多样性较低，海漆占绝对优势，是我国少有的典型海漆红树林。

雷州半岛红树植物种类丰富，有 15 科 26 种，海漆主要分布于沈塘、界炮、高桥，为主要物种之一，主要有海漆-桐花树群落、银叶树-海漆群落（杨惠宁等，2004）。在乐民港和企水湾还有黄槿-海漆群落，零星分布，雷州半岛各海岸均有生长，为小片乔木林，伴生树种有水黄皮、苦槛蓝、苦郎树和桐棉等，树高一般为 3~4m，胸径为 8~16cm（林子腾，2005）。

在广西红树林中，海漆群落常间断分布于红树林岸滩，在潮间带海漆则呈稀树状，与桐花树形成桐花树-海漆稀树群落，组成二层群落，处于中内滩（林鹏和胡继添，1983）。群落为平整的灌木林，呈黄绿色，灌木层为 1m 左右，有少量约 2.6m 的乔木，总盖度约 95%，密不通人，每 100m² 桐花树有 205 株，海漆仅稀生 4 株。

根据生态、外貌和优势种的原则，把广西海滩红树林和海岸半红树林分成 10 个群系 19 个群落（李信贤等，1991）。海漆林为 10 个群系之一，是广西海岸半红树林最前沿的林带，与海滩红树林相交接。生境范围为潮上带沙滩、海堤以及海湾尾部河口岸上，普通潮位可波及林带边缘，春分潮位可淹没地面。海滩沙土含盐量为 0.5% 左右，形成海漆群落，海漆生长较差；河口岸边硬化或板结淤泥上，含盐量为 0.9% 左右，形成海漆-桐花树-老鼠簕群落，海漆高 4~5m，胸径为 5~8cm，生长良好；人工海堤上的砂质壤土受海潮的直接影响减弱，土壤含盐量为 0.2%~0.3%，形成海漆-水黄皮-苦槛蓝群落，海漆生长良好。

采用植物群落数量分类技术评价，广西红树群落可划分为 6 个群系，海漆群系主要分布于英罗湾、钦州湾、铁山港、马兰基港等地，多沿高潮线分布。被反复砍伐的群落呈灌丛状，高 0.8~1.5m，覆盖度为 30%~50%（梁士楚，1993）。群系种类以海漆为主，局部滩段还有秋茄树、桐花树等物种。群落结构为单层或 2 层。主要群丛类型有海漆群丛和海漆-桐花树群丛。在广西英罗湾红树林中，组成群落的优势红树植物有木榄、红海榄、秋茄树、桐花树、海榄雌和海漆 6 种，隶属 4 科 6 属，海漆群落为 11 个主要群落类型之一（梁士楚，1996）。海漆群落主要分布于半硬化淤泥质的内滩，群落由淡绿色、半常绿的小乔木林组成，覆盖度为50%～80%，群落结构为单层。

广西海岛有红树植物20种，海漆为最常见的海岸红树林类型，分为海漆群落和海漆-桐花树群落2个群落（宁世江等，1995）。海漆群落通常以小群落分布于普通潮位可波及或短时浸淹的岛岸边缘，砂质土壤，多为单优势种群落，少有苦郎树或海杧果散生，植株生长较差，高1～1.5m，覆盖度为40%～60%。海漆-桐花树群落分布于海湾尾部河口或陆地边缘、人工海堤上，半硬质化或胶结淤泥土壤，海漆为建群种，伴生桐花树、老鼠簕、水黄皮、榄李或苦郎树等，结构多为2层，大多海漆株高3～4m，胸径为5～8cm，少数植株高达8m，胸径为23cm，分布疏密不等，总覆盖度为60%～80%。

广西竹山位于中国大陆海岸线最西南端的中越界河北仑河的出海口，是中国海陆交汇处，与越南隔江相望。竹山红树林群落有5个建群种：秋茄树、海漆、桐花树、海榄雌和老鼠簕。明显优势种是桐花树，海漆、海榄雌、秋茄树为伴生种，桐花树呈集群分布，海漆等随机分布于其中（李丽凤和刘文爱，2013）。

根据海南东寨港红树林的主要组成种类、外貌、结构、生境以及演替阶段等可将其分成短密灌丛、中密丛林和高疏丛林3个类型10个群落（符国瑷，1995）。海漆群落属于高疏丛林类型的4个群落之一。该群落分布于通往三江镇河沟靠岸的一边，面积较小，仅0.4hm²左右，且呈零星分布，很少连成大片，细砂质土壤。群落外貌春夏呈深绿色，秋冬呈黄绿色，有换叶现象。群落组成以海漆为主，约占80%，其余为苦郎树、角果木等。群落结构分为3层：上层海漆大多高3～4m，最高达7m，胸径为5～6cm，层盖度为40%；中层苦郎树高1～2m，胸径约0.8cm，层盖度为10%；下层为禾草类，还有攀缘植物鱼藤等。

【文献记载】《中华本草》记载，味辛，性温，有毒。泻下，攻毒。主治体实便秘，皮肤顽固性溃疡，手足肿毒。《台湾药用植物志》记载，树液有毒，能引赤发泡，使人呕吐，下痢。从树皮流出乳白液汁味极辛辣，对眼有害，故名印度瞎眼树。根之毒性较地上部分为弱，与姜共研为末，外擦手足患肿毒。《中国中药资源志要》记载，树汁、木材作泻剂。种子用于腹泻。《全国中草药名鉴》记载，叶用于癫病，溃疡，麻风；茎、根栓皮：壮阳。树汁及木材泻下。《海南植物志》记载，海漆为有毒的红树植物，分泌乳状汁液，有刺激性，可使皮肤肿胀，倘误入眼睛危害更大。《中华海洋本草：第2卷 海洋矿物药与海洋植物药》记载，味辛、甘，性温。有毒。归肺、大肠经。止咳，通便，消肿，解毒。主治肺热咳嗽，便秘，皮肤溃疡，手足肿毒。树汁、木材：泻下，用于通便。茎、根栓皮：壮阳。叶：用于癫病，皮肤溃疡，麻风。种子：用于腹泻。

【药用价值】 海漆为有毒的红树植物，树干分泌的乳汁有刺激性，易引起皮肤肿胀，误入眼睛会致人失明，民间用于治疗腹泻和毒蛇咬伤等（陈冀胜，1987）。海漆（采自菲律宾）乳汁为有名的腐蚀剂，可治疗顽性溃疡。内服：煎汤，0.5～1.5g。外用：适量，涂擦；或研末撒。内服慎用，孕妇、体虚者忌服。乳汁慎用，不可入眼（管华诗和王曙光，2009）。现代研究表明，海漆中含有萜类、黄酮类、有机酸类、甾醇类等化学成分，其中某些成分具有抗肿瘤、抗氧化和抗组胺释放等活性。

【化学成分与药理研究】 海漆是一种常见的红树植物，属于大戟科海漆属。海漆主要特征成分为二萜类化合物，另外，还有三萜类、甾体类以及酚苷类化合物等。

海漆乙酸乙酯提取物具有广泛的抑菌活性，对金黄色葡萄球菌和黄体微球菌具有杀菌作用，研究分析表明，该活性成分可能是角鲨烯（Raghavanpillai Sabu et al.，2022）。海漆乙醇提取物可诱导乳腺癌细胞 MCF-7 凋亡，具有细胞毒活性和抗增殖活性，可开发成治疗乳腺癌的新药（Hari et al.，2019）。海漆乙醇提取物在浓度为 80μg/ml 时，产生较显著（$P < 0.01$）的抑制弹性酶（82.7%）和胶原酶（76.12%）的活性，为非竞争性抑制剂（Satyavani et al.，2018）。海漆（采自印度）叶的甲醇提取物能有效抑制微生物，防止污染生物的沉降（Ramasubburayan et al.，2017）。海漆（采自马来西亚）叶的提取物有利于提高鱼类存活率和抗病性（Laith et al.，2017）。海漆树皮的乙醇提取物中富含大量的酚苷类化合物，并表现出很强的抗氧化活性。在 10μg/ml 浓度下，海漆乙醇提取物的自由基清除率高达 74%，活性强于阳性药没食子酸（Jahan et al.，2014）。海漆的 95% 乙醇浸取液和水浸取液对植物真菌 *Fusarium oxysporum*、*Heminthosporium* sp. 和 *Semphyllium* sp. 的增殖有不同程度的抑制作用（黄梁绮龄等，1994）。

二萜类 从海漆（采自印度戈达瓦里河口；越南；冲绳岛；中国广西，海南三亚市，广东）的木质部、树皮、茎、枝和叶中分离获得二萜类化合物（图 4.13），主要包括 agallochin A～agallochin O（Anjaneyulu and Rao，2003，2000；Anjaneyulu et al.，2003，2002），excoecarin A～excoecarin F、excoecarin G1～excoecarin G2、excoecarin H、excoecarin Na、excoecarin Nb、excoecarin K、excoecarin M、excoecarin N、excoecarin R1、excoecarin R2、excoecarin S、excoecarin T1、excoecarin T2、excoecarin V1～excoecarin V3、en-3β-hydroxy-15-beryeren-2-one（Konishi et al.，2003a，2003b，2003c，2000a，2000b，1999，1996），agallochaol A～agallochaol Q（Li et al.，2010；Wang et al.，2006，2005；Wang and Guo，2004），excoagaliochaol A～excoagaliochaol D（Wang et al.，2007），agallochaexcoerin A～agallochaexcoerin F（Ponnapalli et al.，2013，2009），agallochanin A～agallochanin K（Jiang et al.，2019），agallolide A～agallolide M（Jiang et al.，2020），excagallonoid A、*ent*-（3α，5β，8α，9β，10α，12α）-3-hydroxyatis-16-en-14-one、atis-16-ene-3，14-dione、2-hydroxy-atis-1，16-diene-3，14-dione、6，12-dihydroxy-13-methylpodocarpa-5，8，11，13-tetraene-3，7-dione、12-hydroxy-13-methylpodocarpa-8，11，13-trien-3-one（Liu et al.，2022），excoecarin L、excoecarin O 和 agallochin P（Thanh et al.，2018；le Huyen et al.，2022），以及 1 个 tigliane 型二萜酯 12-deoxyphorbol-13-（3E，5E-decadienoate）（Erickson et al.，1995）。其中，化合物 12-deoxyphorbol-13-（3E，5E-decadienoate）是抗 HIV 的主要成分，在体外测试 HIV-1 关键上清逆转录酶抑制活性，IC_{50} 为 6nmol/L（Erickson et al.，1995）。化合物 en-3β-hydroxy-15-beyeren-2-one 在体外肿瘤促进剂引起的巴尔病毒激活实验中表现出很好的活性，并且在小鼠体内实验中也表现出显著的抗肿瘤促进剂活性（Konishi et al.，1998）。化合物 agallolide I 和 agallolide J 以及 agallochanin K 具有 NF-κB 抑制活性，在 100.0μmol/L 时抑制率分别为 23.4%、19.4% 和 79.6%（Jiang et al.，2019）。化合物 excagallonoid A 和 2-hydroxy-atis-1,16-diene-3,14-dione 在体外对结肠癌细胞 RKO 有较弱的细胞毒活性，IC_{50} 分别为（28.7±1.98）μmol/L 和（32.6±2.81）μmol/L（Liu et al.，2022）。化合物 excoecarin L 和 excoecarin O 对细胞 KB 和 LU-1 均没有显示出显著的活性（IC_{50} > 100μg/ml）（Thanh et al.，2018）。化合物 agallochin P 对细胞 MCF7、HepG2 和 SK-LU-1 均无细胞毒活性（IC_{50} > 100μmol/L）（le Huyen et al.，2022）。

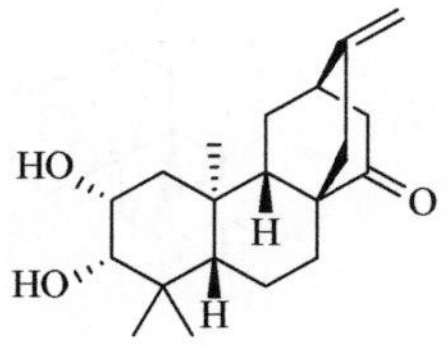

excagallonoid A

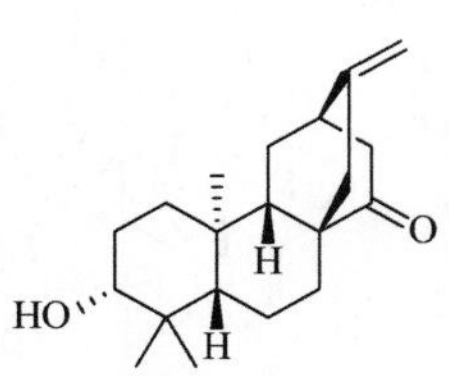

ent-(3α,5β,8α,9β,10α,12α)-3-hydroxyatis-16-en-14-one

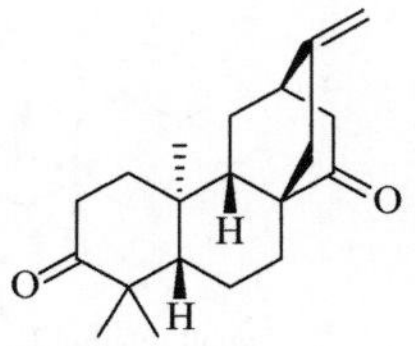

atis-16-ene-3,14-dione

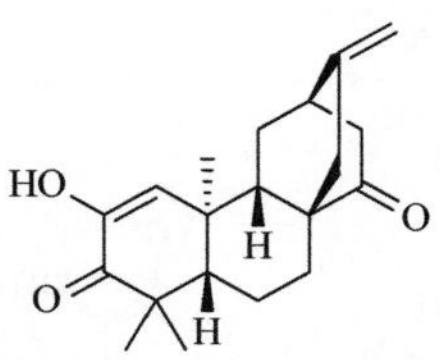

2-hydroxy-atis-1,16-diene-3,14-dione

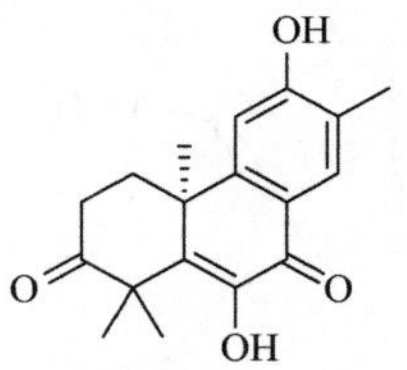

6,12-dihydroxy-13-methylpodocarpa-5,8,11,13-tetraene-3,7-dione

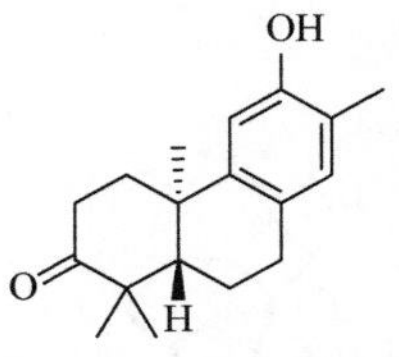

12-hydroxy-13-methylpodocarpa-8,11,13-trien-3-one

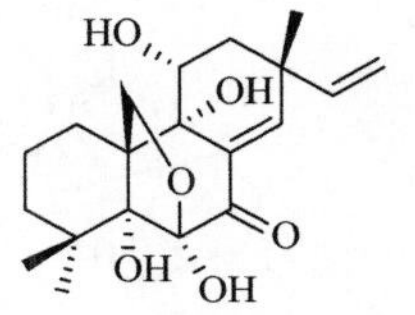

diaporthein B

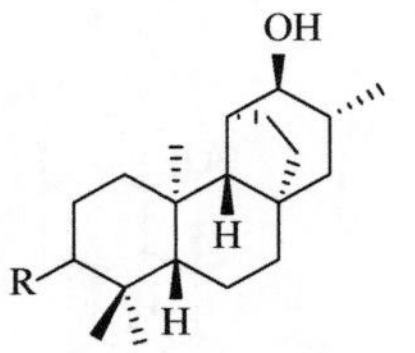

agallolide A, R = O
agallolide B, R = α-OH

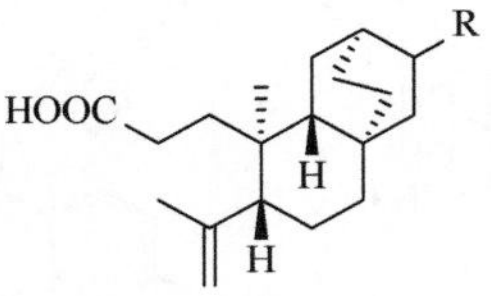

agallolide C, R = O
agallolide D, R = α-COOH
agallolide E, R = β-COOH

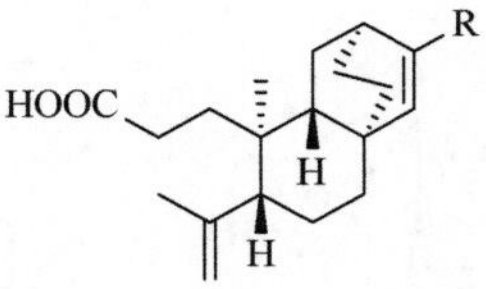

agallolide F, R = CHO
agallolide G, R = CH₃

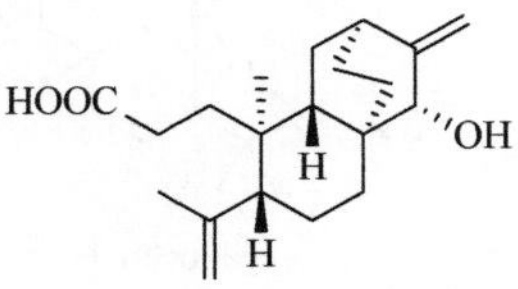

agallolide H

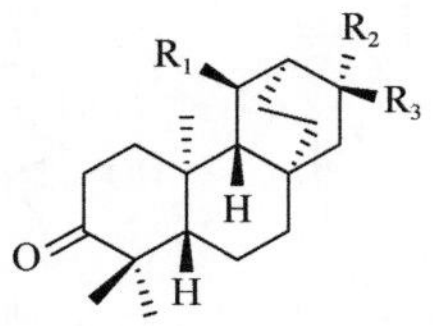

agallolide I, R₁ = OH, R₂ = CH₃, R₃ = H
agallolide J, R₁ = H, R₂ = OH, R₃ = CH₃

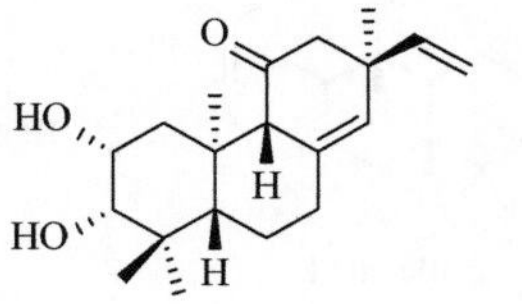

agallolide K

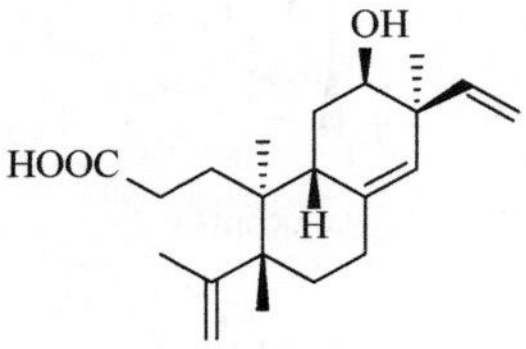

agallolide L

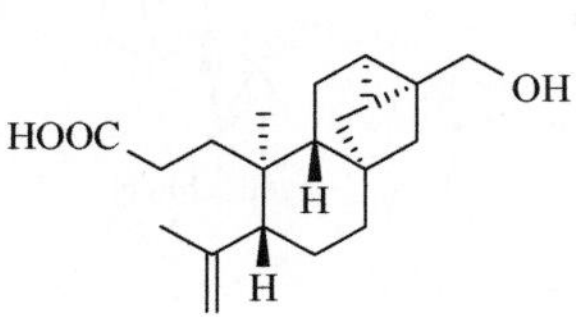

agallolide M

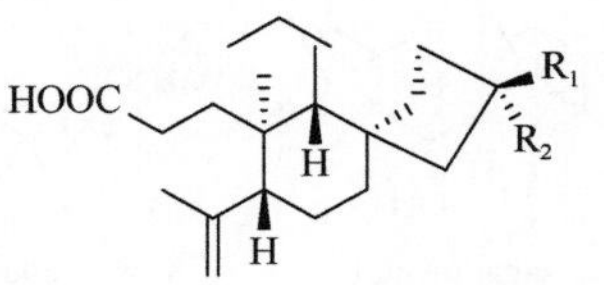

agallochanin A, R₁ = CH₃, R₂ = OH
agallochanin B, R₁ = OH, R₂ = CH₃
agallochanin C, R₁ = H, R₂ = CH₂OH
agallochanin D, R₁, R₂ = O

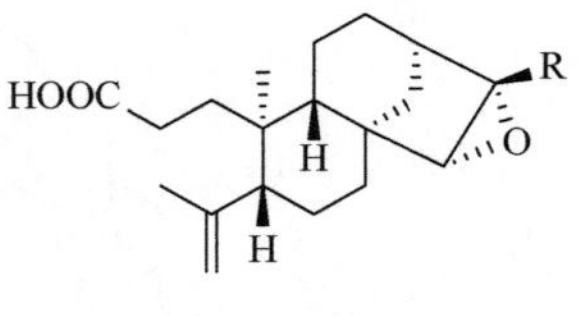

agallochanin E, R = CH₃
agallochanin F, R = CH₂OH

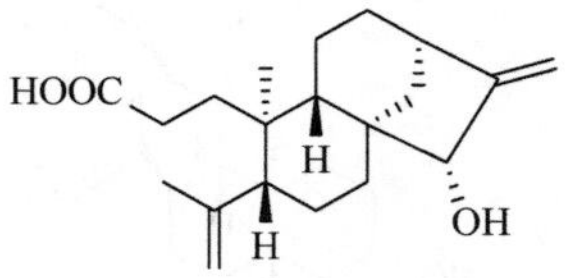

agallochanin G

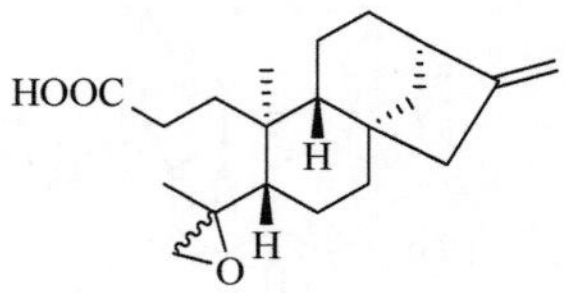

agallochanin H

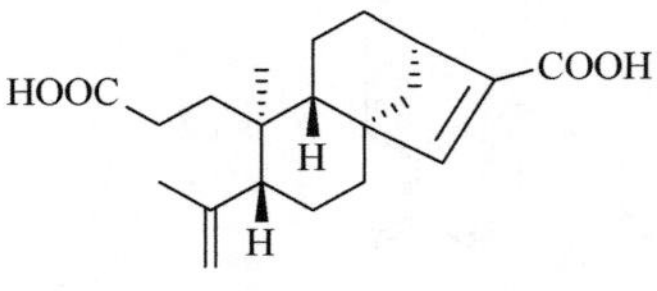

agallochanin I

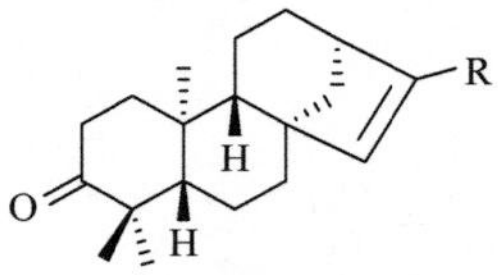

agallochanin J, R = COOH
agallochanin K, R =

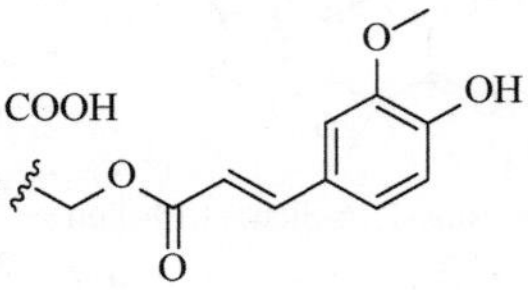

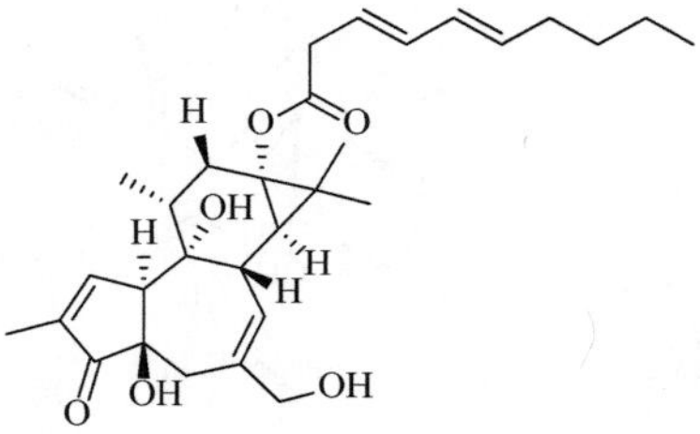

12-deoxyphorbol-13-(3*E*,5*E*-decadienoate)

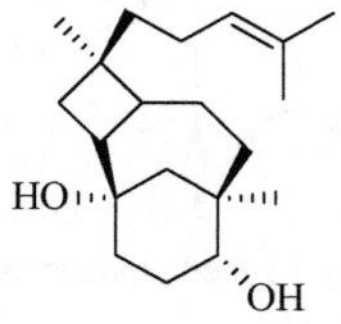

excoagallochaol A

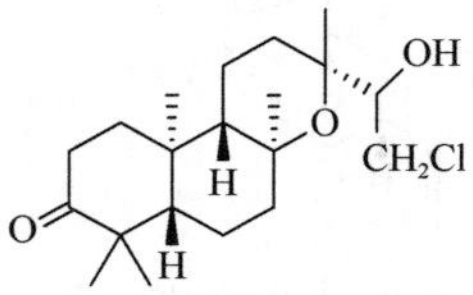

agallochin A

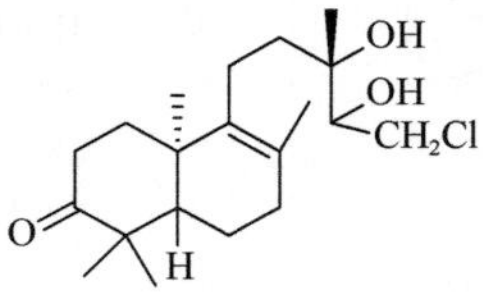

agallochin B

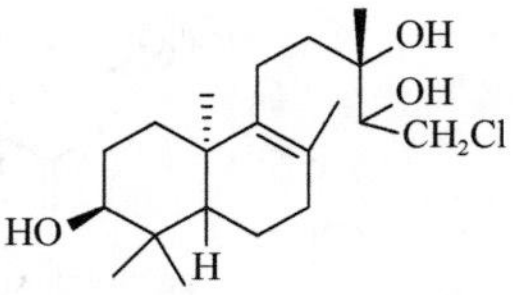

agallochin C

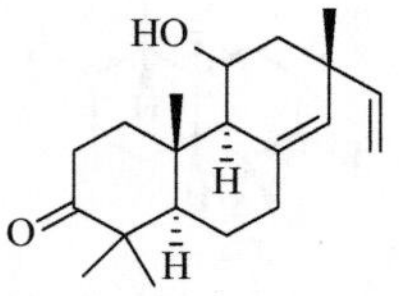

agallochin D

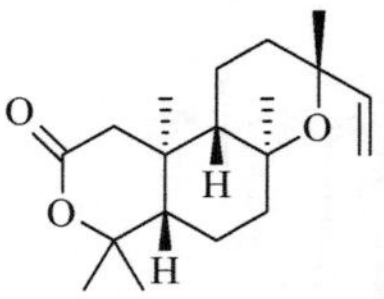

agallochin E

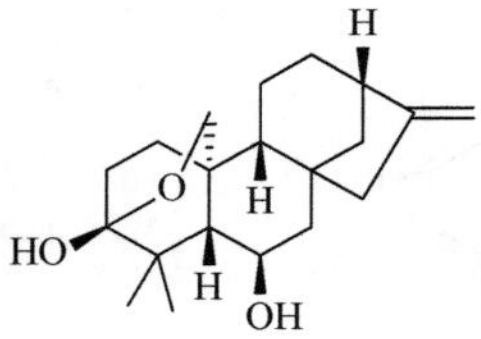

agallochin F

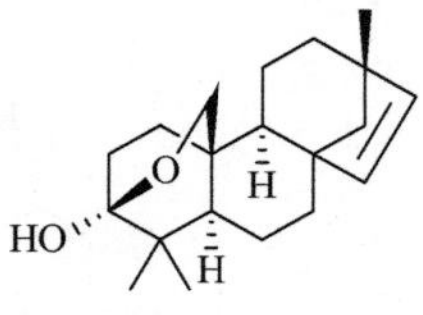

agallochin G

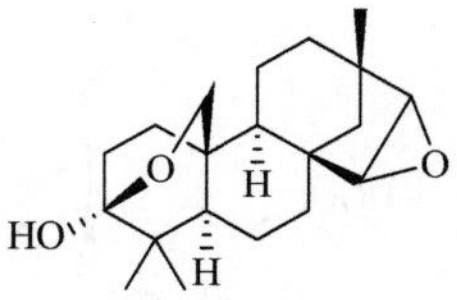

agallochin H

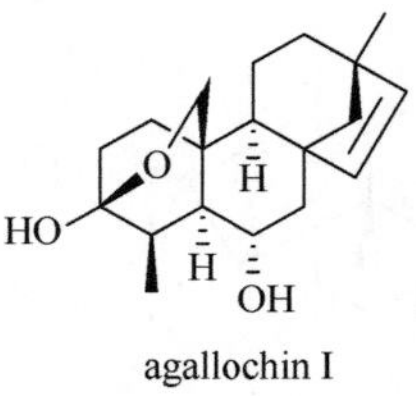

agallochin I

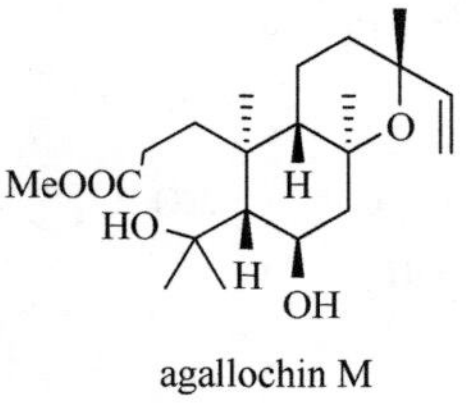

agallochin M

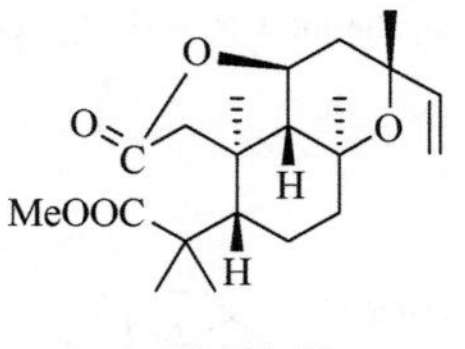

agallochin N

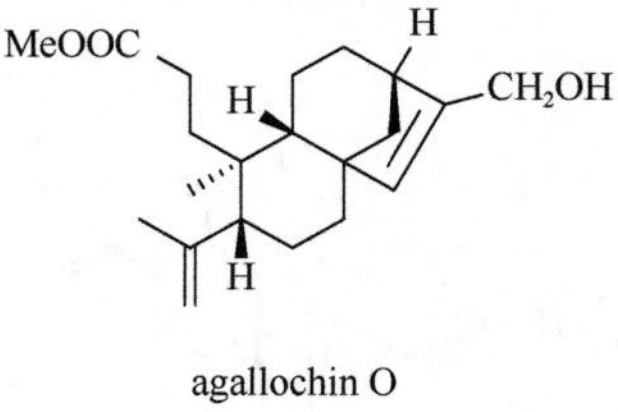

agallochin O

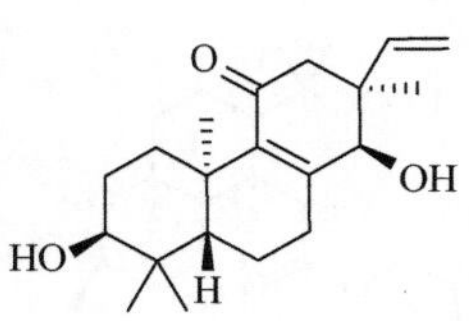

agallochaol A

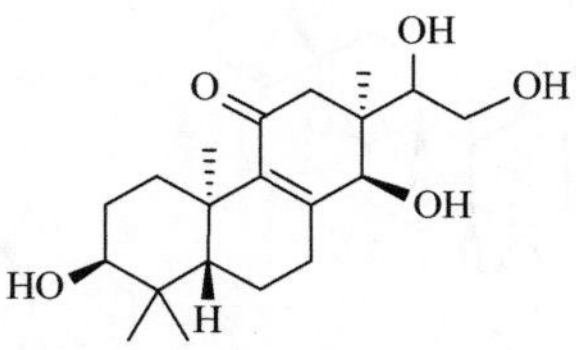

agallochaol B

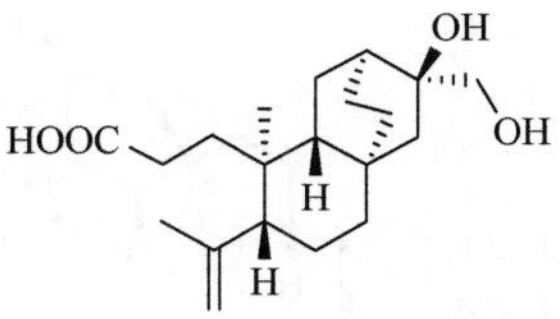

agallochaol C

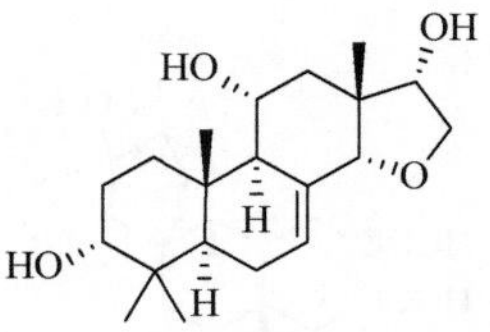

agallochaol D

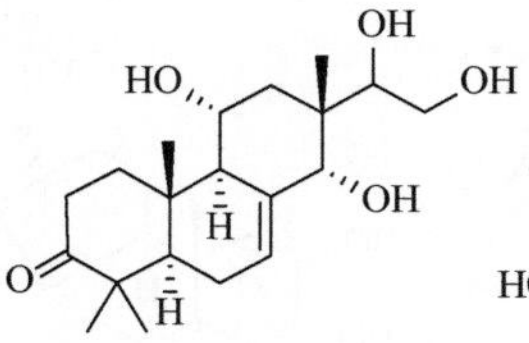

agallochaol E

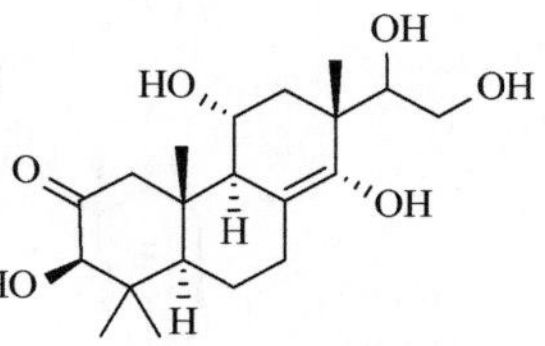

agallochaol F

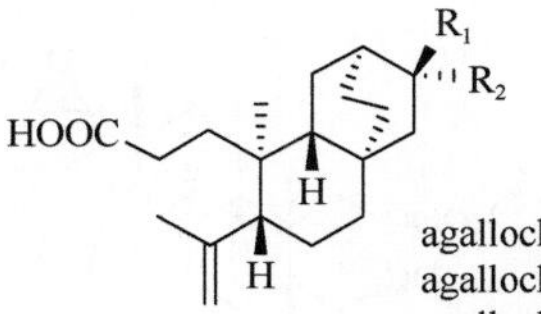

agallochaol G, $R_1 = CH_3$, $R_2 = OH$
agallochaol H, $R_1 = CH_2OH$, $R_2 = OH$
agallochaol I, $R_1 = CH_2OH$, $R_2 = H$

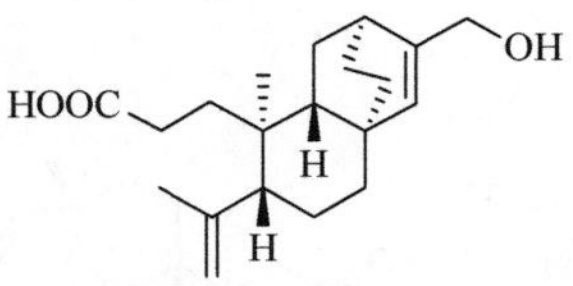

agallochaol J

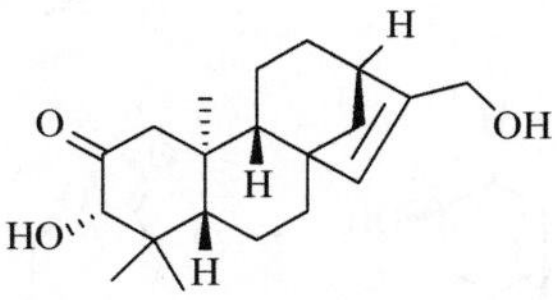

agallochaol P

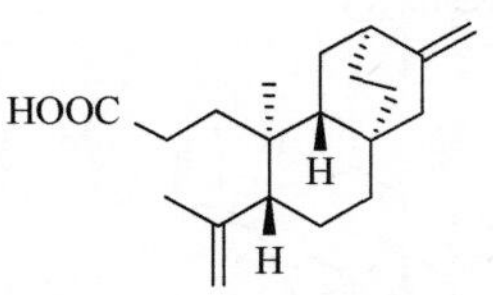

agallochaol Q

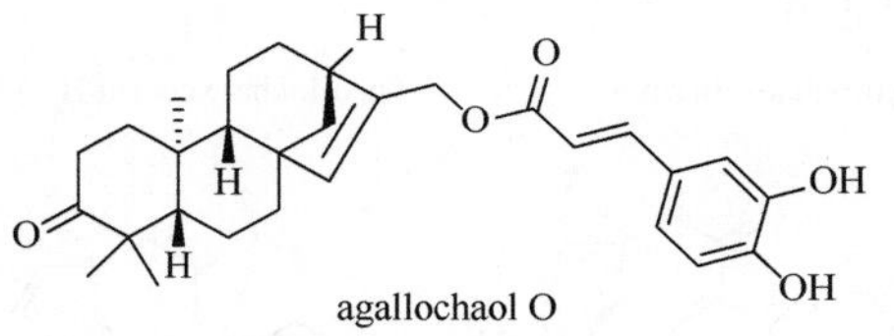

agallochaol O

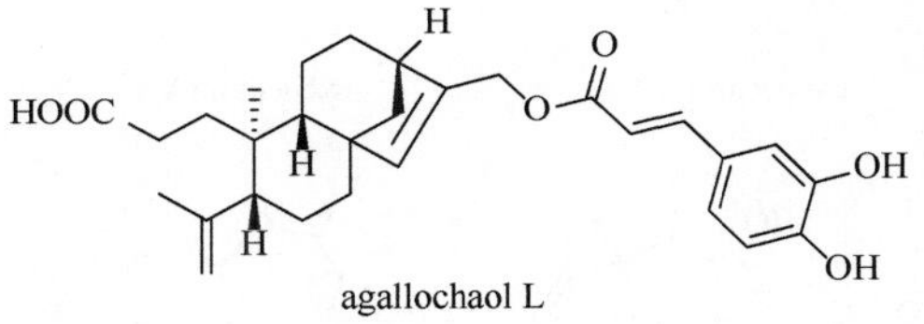

agallochaol L

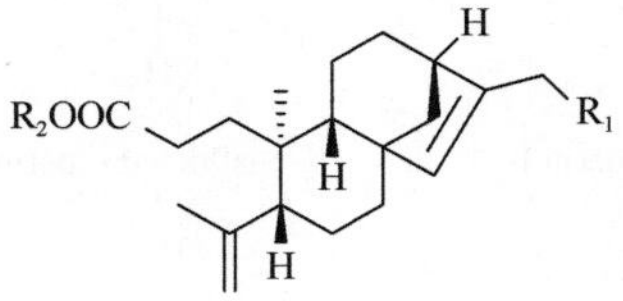

agallochaol K, $R_1 = OH$, $R_2 = H$
agallochaol M, $R_1 = OAc$, $R_2 = H$
agallochaol N, $R_1 = R_2 = H$

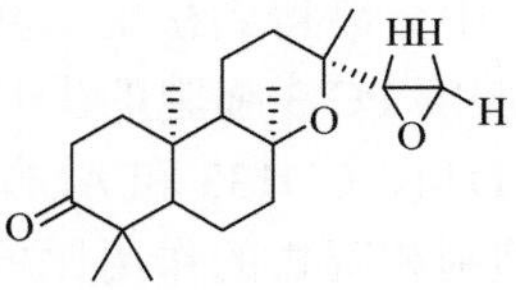

excoecarin A

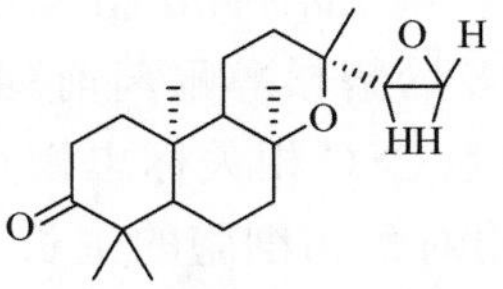

excoecarin B

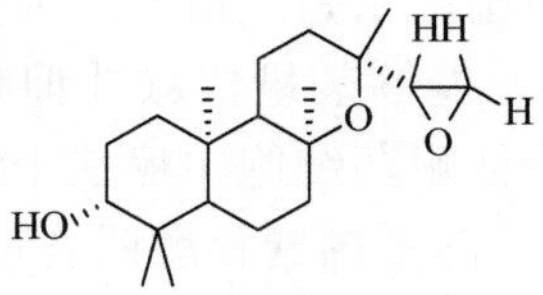

excoecarin C

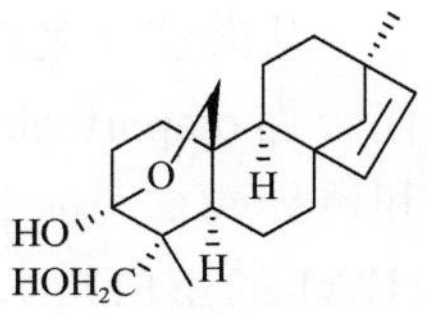

excoecarin D

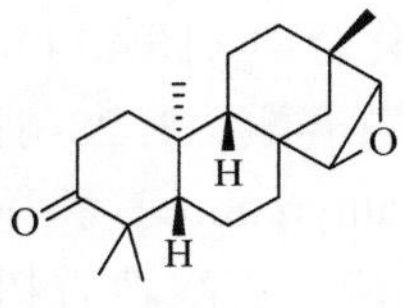

excoecarin E

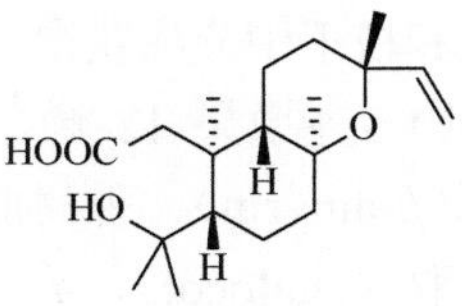

excoecarin H

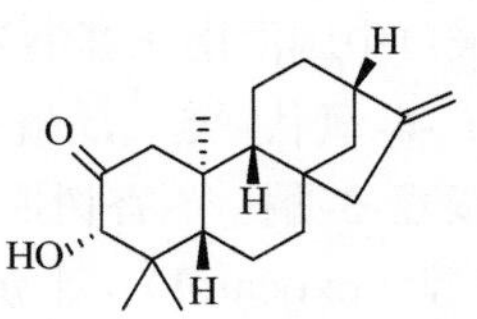

excoecarin K

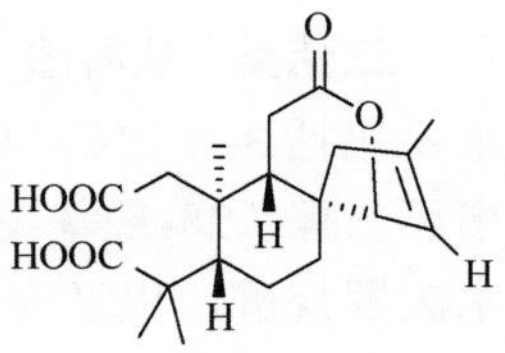

excoecarin M

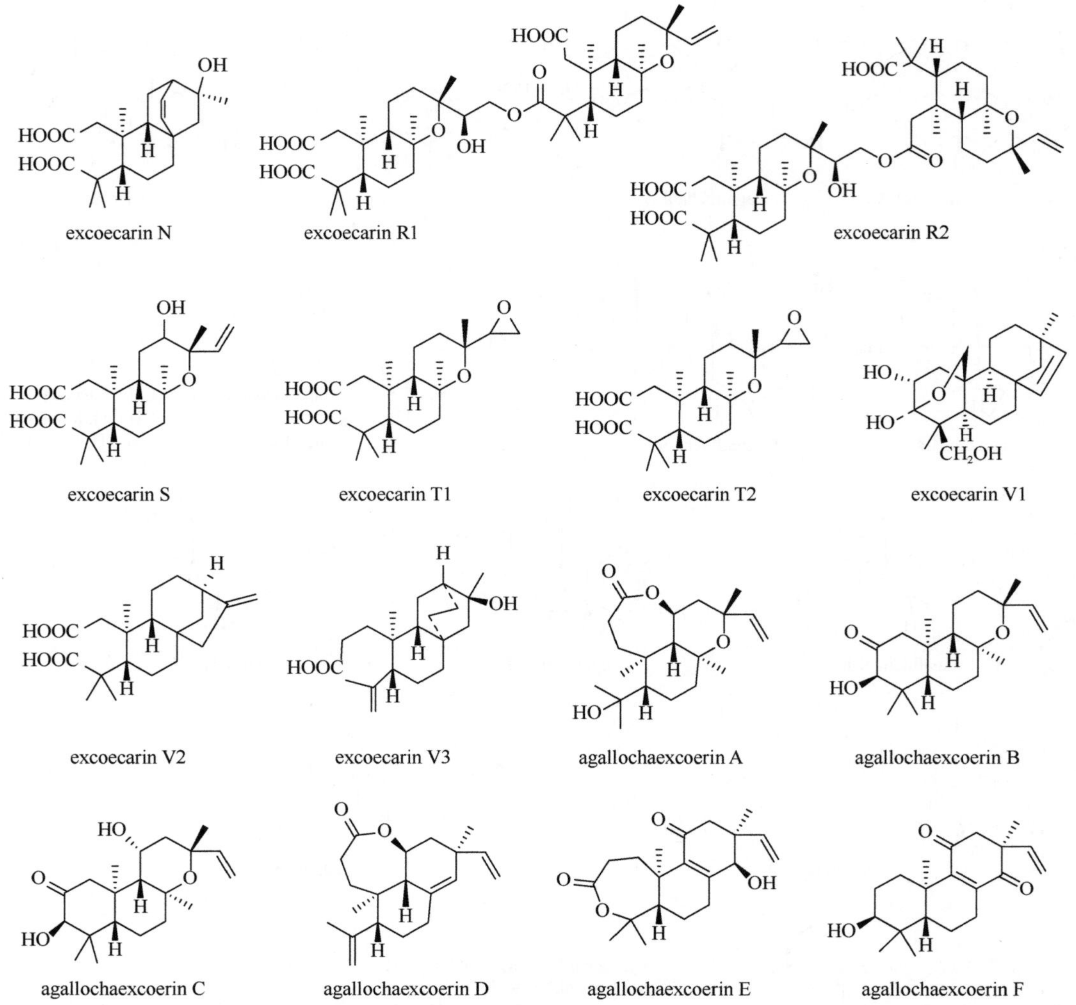

图 4.13　海漆中的二萜类化合物

从海漆（采自中国广东阳江市）的内生真菌 *Eutypella* sp. #3E 中分离得到松烷二萜化合物 diaporthein B，能够剂量依赖性抑制多烯紫杉醇耐药前列腺癌 PC-3 细胞的生长和诱导凋亡，能够降低耐药细胞中癌症干细胞 CSC 相关标志物 CD44、CD133 和 ALD-H1A1 的蛋白质水平，与多烯紫杉醇联合使用对耐药细胞的生长抑制和凋亡的作用比单独使用任何一种药剂都更强，表明 diaporthein B 抑制前列腺癌细胞的干细胞性，可能具有提高多西他赛对多西他赛耐药前列腺癌细胞的疗效的潜力（Xu et al.，2021）。

三萜类　从海漆（采自中国海南东寨港）茎和枝干中分离获得三萜类化合物（图 4.14），主要包括 3-（（2*E*，4*E*）-6-氧代-癸二烯酰基氧）-齐墩果-12-烯、蒲公英赛酮、3, 28-羽扇豆二醇、28-羟基-羽扇豆-3-酮、*β*-香树脂醇（*β*-amyrin）、香树脂酮（amyrenone）和环木波罗烷醇，以及海漆醇（cxocarol）、土沉香醇（agalocol）、异土沉香醇、乙酸 *β*-香树脂、蒲公英赛醇（徐捷等，2009；田敏卿等，2008；王继栋等，2006；李想等，2006），28-nor-olean-2*α*, 3*β*-dihydroxy-14, 17-diene-16-one（Mo et al.，2018），xylocarpol A～

xylocarpol E、agallochol A～agallochol D 和 protoxylogranatin B（Jiang et al.，2018）。其中，蒲公英赛酮在体外细胞毒活性测试中对人白血病细胞 HL-60 具有微弱的活性，在 0.5μmol/L 时对 HL-60 的抑制率为 18.89%，但对人乳腺癌细胞 MDA-MB-435 无明显的抑制活性（李想等，2006）。化合物 xylocarpol E、agallochol A、agallochol B 和 agallochol D 在浓度为 10.0μmol/L 时对法尼醇 X 受体（FXR）表现出较强的激活作用；化合物 protoxylogranatin B 在 10.0nmol/L 时对妊娠 X 受体（PXR）有非常显著的拮抗作用（Jiang et al.，2018）。

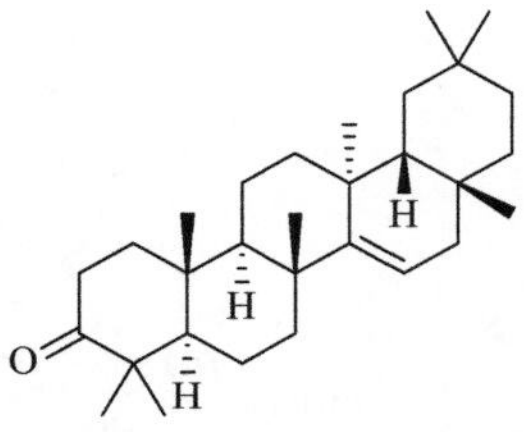

蒲公英赛酮

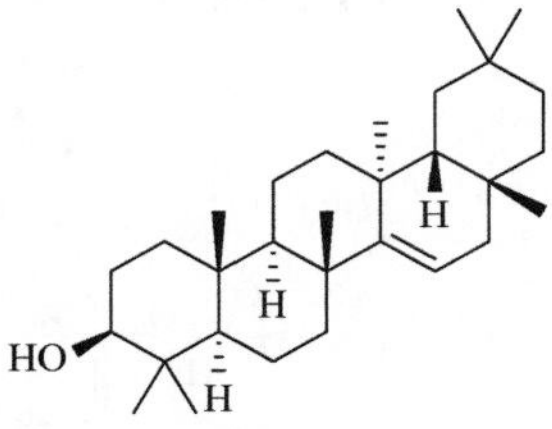

蒲公英赛醇

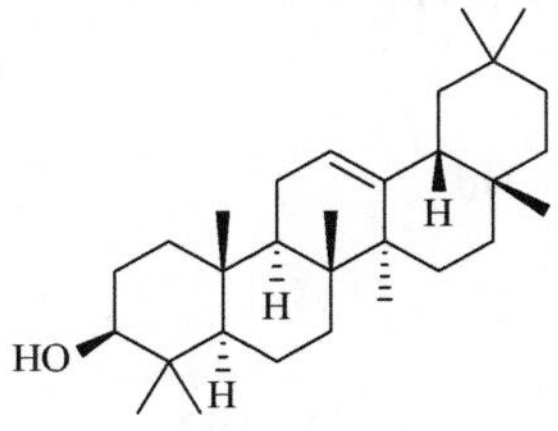

β-香树脂醇

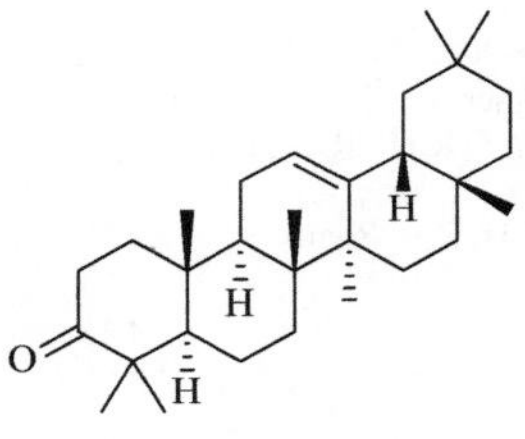

香树脂酮

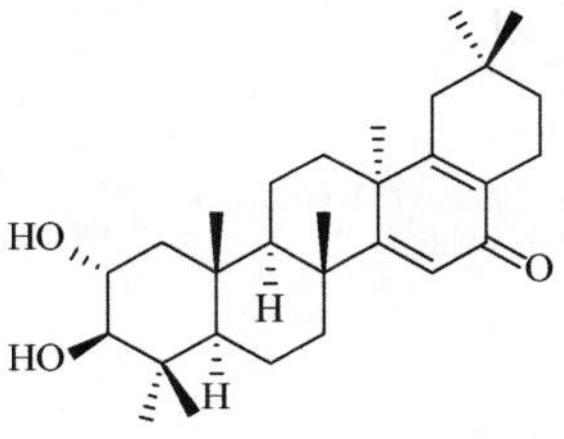

28-nor-olean-2*α*,3*β*-dihydroxy-14,17-diene-16-one

图 4.14 海漆中的三萜类化合物

甾体类和酚苷类 从海漆（采自中国海南东寨港）的枝干及树皮中分离获得的甾体类化合物，有 4-豆甾烯-3-酮、*β*-谷甾醇、（24*R*）-24-胆甾-4, 22-二烯-3-酮等（徐捷等，2009；田敏卿等，2008）；酚苷类化合物（图 4.15）有 excoecariphenol A～excoecariphenol D、corilagin、geraniin、chebulagic acid（Li et al.，2012），1-（3, 5-dimethoxy-4-hydroxybenzyl）-6-*O*-galloyl-l-*O*-*β*-D-glucopyranoside、3, 5-dimethoxy-4-hydroxybenzyl-l-*O*-*β*-D-glucopyranoside、hydrangeifolin I、（2-methoxy-5-hydroxymethyl-phenyl）-l-*O*-*β*-D-（6-*O*-galloyl）glucopyranoside、（3, 5-dimethoxy-4-hydroxyphenyl）-l-*O*-*β*-D-（6-*O*-galloyl）glucopyranoside、3-methoxy-4-hydroxyphenyl-l-*O*-*β*-D-（6-*O*-galloyl）glucopyranoside、3,4,5-trimethoxyphenyl-（6-*O*-galloyl）-*O*-*β*-D-glucopyranoside、koaburaside、koaburaside monomethyl ether、cuneataside D、（*E*）-isosyringin（Li et al.，2010）。其中，excoecariphenol D、corilagin、geraniin 和 chebulagic acid 对 HCV NS3-4A 蛋白酶具有潜在的抑制作用，IC_{50} 为 3.45～9.03μmol/L，而 excoecariphenol D 和 corilagin 对 Huh 7.5 细胞丙型肝炎病毒（HCV）RNA 具有显著抑制作用（Li et al.，2012）。

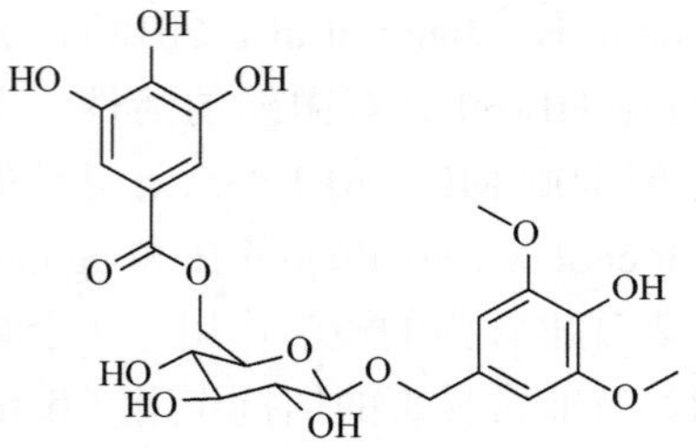

1-(3,5-dimethoxy-4-hydroxybenzyl)-6-
O-galloyl-1-*O*-*β*-D-glucopyranoside

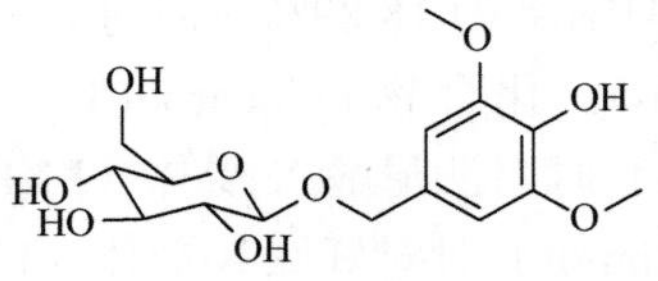

3,5-dimethoxy-4-hydroxybenzyl-1-
O-*β*-D-glucopyranoside

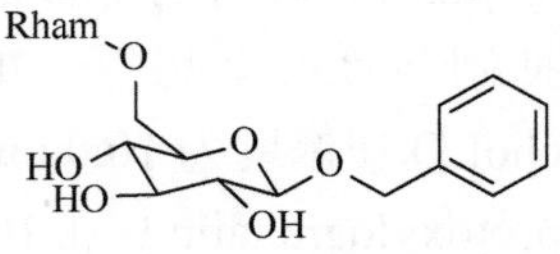

hydrangeifolin I

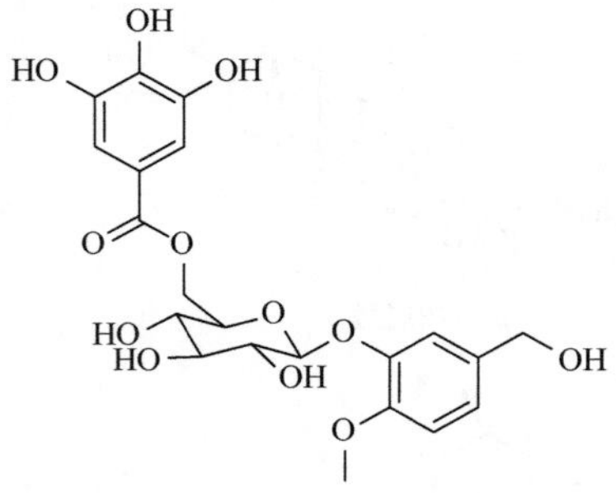

(2-methoxy-5-hydroxymethyl-phenyl)-1-*O*-
β-D-(6-*O*-galloyl) glucopyranoside

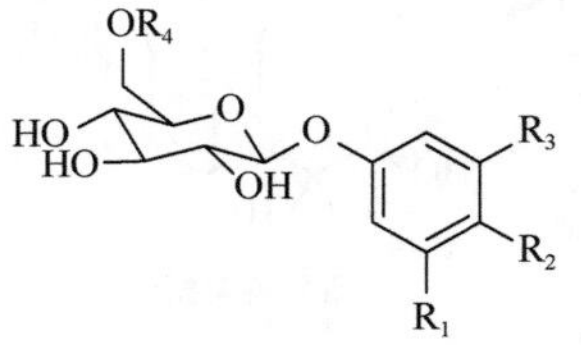

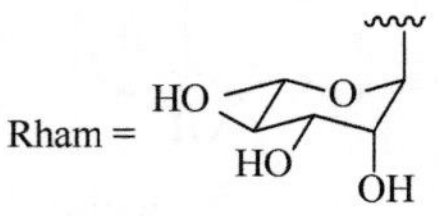

koaburaside
  R_1 = OCH$_3$, R_2 = OH, R_3 = OCH$_3$, R_4 = H
koaburaside monomethyl ether
  R_1 = OCH$_3$, R_2 = OCH$_3$, R_3 = OCH$_3$, R_4 = H
cuneataside D
  R_1 = OCH$_3$, R_2 = OH, R_3 = H, R_4 = Rham

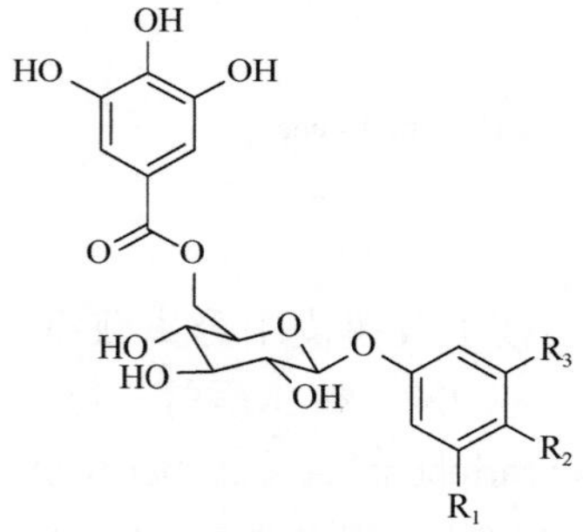

Rham =

(*E*)-isosyringin

(3,5-dimethoxy-4-hydroxyphenyl)-1-*O*-*β*-D-(6-*O*-galloyl)glucopyranoside
R_1 = OCH$_3$, R_2 = OH, R_3 = OCH$_3$
3-methoxy-4-hydroxyphenyl-1-*O*-*β*-D-(6-*O*-galloyl) glucopyranoside
R_1 = OCH$_3$, R_2 = OH, R_3 = H
3,4,5-trimethoxyphenyl-(6-*O*-galloyl)-*O*-*β*-D-glucopyranoside
R_1 = OCH$_3$, R_2 = OCH$_3$, R_3 = OCH$_3$

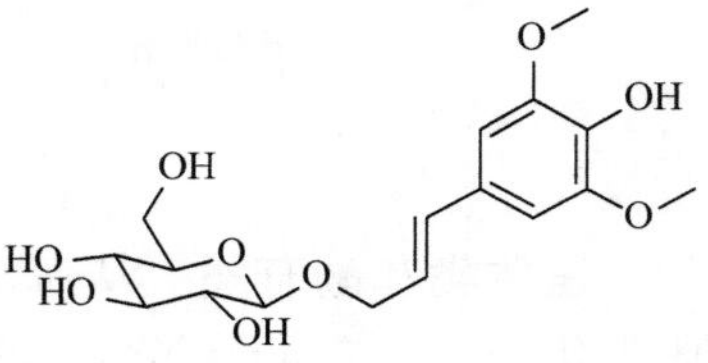

图 4.15　海漆中的酚苷类化合物

聚酮类　从海漆（采自中国海南文昌市）的内生真菌 *Cladosporium* sp. OUCM-DZ-302 中分离得到聚酮类化合物（图 4.16），主要有（2*R*）-7-*O*-*α*-D-ribofuranosyl-5-hydroxy-2-methylchroman-4-one、（2*S*）-7-*O*-*α*-D-ribofuranosyl-5-hydroxy-2-methylchroman-4-one、（2*S*，3*S*，4*R*）-2-methylchroman-3, 4, 5-triol、（*S*）-3-（2, 3-dihydroxyphenyloxy）butanoate、（2*S*，3*S*，4*E*）-hepta-4, 6-diene-2, 3-diol、（3*E*，8*E*，6*S*）-undeca-3, 8, 10-triene-1, 6-diol、7-*O*-*α*-D-ribosyl-5-hydroxy-2-propylchromone、（*S*）-3-（2,3-dihydroxyphenyloxy）butanoic acid）、（2*S*，4*S*）-4-methoxy-2-methylchroman-5-ol、（2*S*，4*S*）-2-methylchroman-4, 5-diol、（±）-5, 7-dihydroxy-2-methylchroman-4-one、（±）-5-hydroxy-2-methyl-chroman-4-one、1-（2, 6-dihydroxyphenyl）ethanone、1-（2, 6-dihydroxyphenyl）-1-butanone 和 2-butyryl-3, 5-dihydroxycyclohex-2-enone。其中，化合物（2*R*）-7-*O*-α-D-ribofuranosyl-5-hydroxy-2-propylchromen-4-one 对 H1975 细胞具有细胞毒活性，IC$_{50}$ 为 10.0μmol/L；化合物、（*S*）-3-（2, 3-dihydroxyphenyloxy）butanoate、（*S*）-3-（2, 3-dihydroxyphenoxy）buta-noic acid、（2*S*，4*S*）-4-methoxy-2-methylchroman-5-ol 和（2*S*，4*S*）-2-methylchroman-4, 5-diol 对 1, 1-二苯基-2-三硝基苯肼（DPPH）具有自由基清除活性，IC$_{50}$ 分别为 2.65μmol/L、0.24μmol/L、5.66μmol/L 和 6.67μmol/L（Wang et al.，2018）。

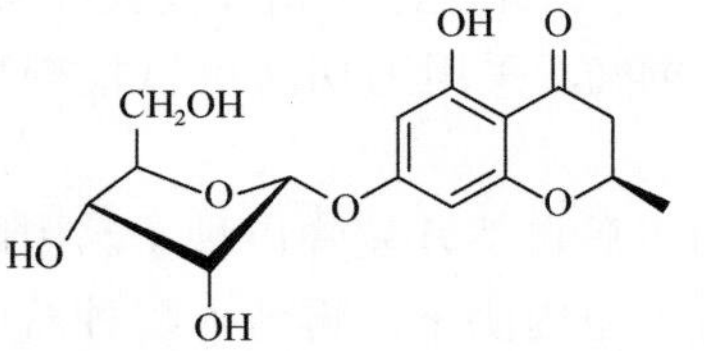

(2*R*)-7-*O*-α-D-ribofuranosyl-5-hydroxy-2-methylchroman-4-one

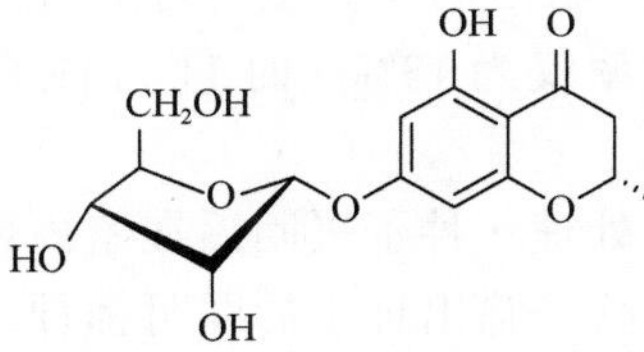

(2*S*)-7-*O*-α-D-ribofuranosyl-5-hydroxy-2-methylchroman-4-one

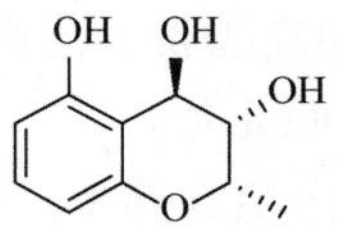

(2*S*,3*S*,4*R*)-2-methylchroman-3,4,5-triol

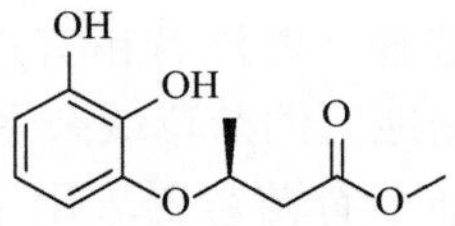

(*S*)-3-(2,3-dihydroxyphenyloxy) butanoate

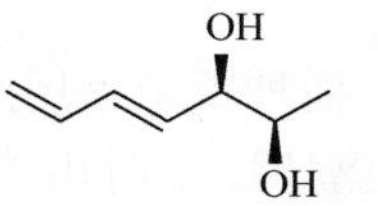

(2*S*,3*S*,4*E*)-hepta-4,6-diene-2,3-diol

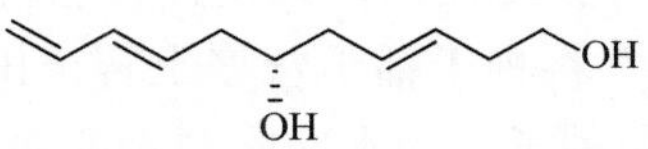

(3*E*,8*E*,6*S*)-undeca-3,8,10-triene-1,6-diol

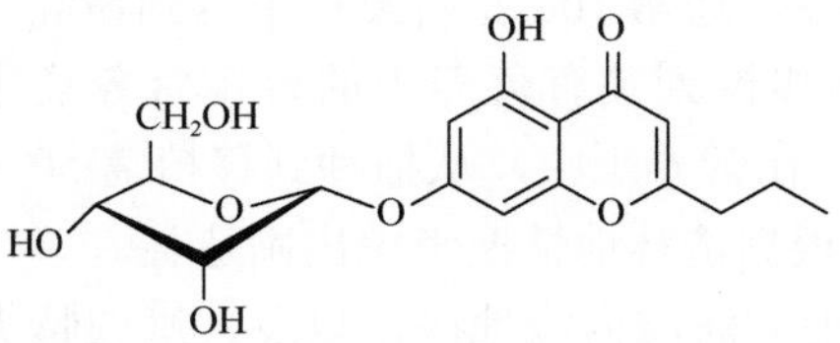

7-*O*-α-D-ribosyl-5-hydroxy-2-propylchromen

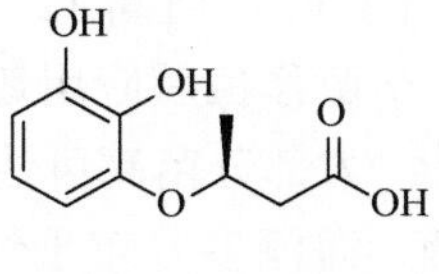

(*S*)-3-(2,3-dihydroxyphenyloxy) butanoic acid

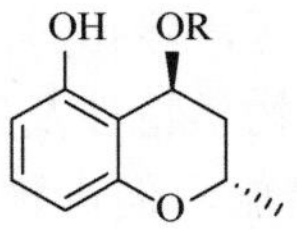

(2*S*,4*S*)-4-methoxy-2-methylchroman-5-ol, R = CH$_3$
(2*S*,4*S*)-2-methylchroman-4,5-diol, R= H

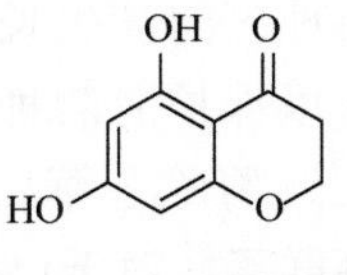

(±)-5,7-dihydroxy-2-methylchroman-4-one

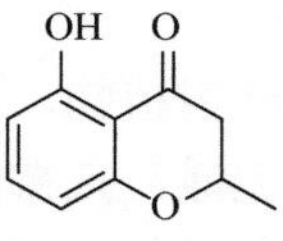

(±)-5-hydroxy-2-methylchroman-4-one

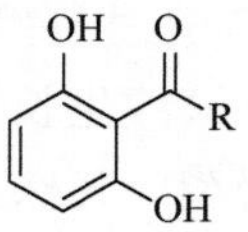

1-(2,6-dihydroxyphenyl) ethanone, R = CH$_3$
1-(2,6-dihydroxyphenyl)-1-butanone, R = *n*-C$_3$H$_7$

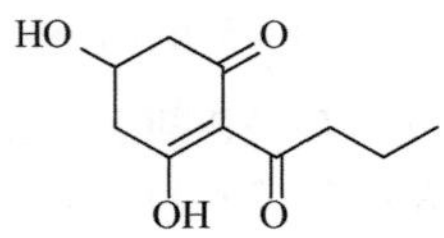

2-butyryl-3,5-dihydroxycyclohex-2-enone

图 4.16　海漆中的聚酮类化合物

【栽培技术】

繁育　通常采用种子育苗法（钟才荣等，2010）。

采种　在 5 月下旬至 7 月下旬海漆盛果期采收种子。此时结果植株及其挂果量较多，种子空粒率仅为 13%，而 11 月种子空粒率会达到 94%，采用刀切法可以检查种子的空粒率。

种子处理　种子采回后在室内摊开，待果壳阴干后自然开裂弹出种子。用网孔较种子稍大的筛子筛出种子后即可播种。也可将种子置于室内阴干，再装入贮种瓶内短期储藏备用，通常储藏期越短，发芽率越高。饱满的海漆种子为黑色，其上有多条暗色斑纹。种子千粒重为 18.19g。

苗圃地选择　海漆育苗宜选在风浪小、海水少能涨及的高潮带。苗圃地周围用纱网围好，清理圃地上的杂草或杂木，以保证育苗场地通风和光照充足。

育苗基质　育苗容器采用 12cm×15cm 的育苗营养袋，内填营养土。营养土配方为：红土 60%、牛粪 30%、细沙土 10%、每立方米牛粪加过磷酸钙 100kg。充分拌匀营养土后用塑料薄膜覆盖，待其充分腐熟后使用。

播种　将种子播于营养土育苗田中，覆土 0.3～0.5cm，播种覆土后用纱网将育苗田盖严，避免种子受潮水冲刷漂走或动物危害，也便于浇水。退潮后，及时用淡水浇育苗田，以免泥浆黏附于种子或苗床的表面，影响种子和苗床透气性。

幼苗移植与苗木培育　播种后，4d 开始发芽，通常 10d 左右发芽率达到最高。当幼苗长出 4～6 片真叶，苗高 12～15cm 时，分别移植到装有营养土的育苗营养袋中，在苗圃中培育。幼苗移植后应用遮阴网遮盖 1 周。在营养土中，从播种到移植需 50～60d，移植后 6 个月，大部分苗高可达 40cm，此时可根据造林地情况考虑出圃造林。

野生抚育　海漆多分布于红树林高潮线附近的海滩内缘地段，以及大潮或特大潮水能淹没的海岸陆地，是典型的水陆两栖的嗜热性广布种，又是红树林中的有毒植物。建议在热带沿海地区海漆生长地进行封禁管理，划出专门保护区，停止对沿海河口原生境的人为破坏，以保护海漆种群。在海漆群落区域，根据其生物学特性及生长环境，适宜采取根部培土、剪除杂草、防治病虫害、人工辅助繁育等措施，促进种群繁殖和生长，逐渐扩大海漆群落。对于已遭破坏的海漆生长区域，采用人工补种等方式进行补苗移栽，人为增加海漆的种群数量，人工补栽后要加强管理。

【资源保护与开发应用】

生态保护　海漆生长于热带及亚热带海岸，是一种重要的红树植物，可以抵御海洋风暴和海潮的侵袭。其株高 2～3m，根系发达，可以固着海岸泥滩，抵御海水侵袭。对海漆资源在现有基础上进行保护的同时，野生抚育工作也要结合进行，增加海漆的种群数量。海漆的耐寒性较强，可以迁地种植，实现资源的可持续利用与发展。

红树林景观 深圳市东涌村和鹿嘴湾分布有成片的海漆群落，盐灶村分布有较大面积的南方碱蓬群落，形成美丽的湿地自然景观。这两种湿地植物具有成为红树林彩色景观植物的显著潜力（林石狮等，2013）。海漆生长于高潮位泥质滩涂，多零散分布于红树林靠近陆地的一端，也生长于陆地（张志红等，2005）。在红树林恢复工程中，海漆适合栽种于高潮位区域乃至陆地区域。海漆通常高 7～8m，单株最高达 10m 以上，与底层南方碱蓬等产生多种景观效果，形成层片状彩色林块。海漆叶一般在 4～6 月的花果期逐渐变黄，并转为深浅不一的艳丽红色，凸显于常绿的桐花树群落之上，形成叠层多彩的丰富景观效果，与蓝天碧海、青山白云交相映照，倒影层层，效果奇佳。海漆落叶后保留密集的淡黄花序，全植株形成独特的浅绿色、淡黄色彩色效果，配合常绿的其他红树植物，自身有结构独特的根系结构，也适合孤植。海漆嫩叶新绿，新叶在老叶掉落时即迅速长出，形成多层的嫩绿色，保证了落叶后能快速形成新的景观效果。海-陆的景观栽植序列可为：海漆—老鼠簕—南方碱蓬—陆生植物。

开发新药 海漆具有重要的药用价值，民间多用来治疗腹泻和毒蛇咬伤。药理学研究表明，海漆乙醇提取物的不同溶剂萃取物对多种病原菌有抑菌活性，可以用来开发新型抗菌药。

其他 海漆的叶子可作为饲料（郑喆，2007）。

参考文献

陈焕镛.1964.海南植物志.北京：科学出版社.

陈冀胜.1987.中国有毒植物.北京：科学出版社.

陈士林，魏建和，黄林芳，等.2004.中药材野生抚育的理论与实践探讨.中国中药杂志，29(12): 1123-1126.

符国瑷.1995.海南东寨港红树林自然保护区的红树林.广西植物，15(4): 340-346.

甘伟松.1965.台湾药用植物志.台北：中国医药研究所.

管华诗，王曙光.2009.中华海洋本草：第 2 卷 海洋矿物药与海洋植物药.上海：上海科学技术出版社.

国家中医药管理局《中华本草》编委会.1999.中华本草.上海：上海科学技术出版社.

黄梁绮龄，苏美玲，陈培榕.1994.香港地区红树植物资源研究（Ⅱ）——红树植物 *Lumnitzera racemose*(榄李) 抑制植物真菌有效成分的分离与鉴定.天然产物研究与开发，6(2): 6-11.

金川.2012.浙江人工红树林对关键环境因子的生态响应研究.北京林业大学博士学位论文.

李丽凤，刘文爱.2013.广西竹山红树林群落及种群分布格局研究.林业资源管理，4: 72-76.

李娜.2014.广东沿海红树林海洋生态效应研究.上海海洋大学硕士学位论文.

李想，姚燕男，郑毅男，等.2006.红树林植物海漆的化学成分（Ⅰ）.中国天然药物，4: 188-191.

李信贤，温远光，何妙光.1991.广西红树林类型及生态.广西农学院学报，10(4): 70-81.

梁士楚.1993.广西红树群落的数量分类.广西科学院学报，9(2): 8-12.

梁士楚.1996.广西英罗湾红树植物群落的研究.植物生态学报，20(4): 310-321.

林鹏，胡继添.1983.广西的红树林.广西植物，3(2): 95-102.

林鹏，韦信敏.1981.福建亚热带红树林生态学的研究.植物生态学与地植物学丛刊，5(3): 177-186.

林石狮，叶有华，孙延军，等.2013.多彩红树林景观营造——彩叶乡土红树林植物海漆和南方碱蓬的调研与应用.生物学通报，48(1): 10-12.

林子腾.2005.雷州半岛红树林湿地生态保护与恢复技术研究.南京林业大学硕士学位论文.

宁世江，邓facebook龙，蒋运生.1995.广西海岛红树林资源的调查研究.广西植物，15(2): 139-145.

宁小清，陈卫卫，谈远锋，等.2013.海漆的生药鉴别研究.中药材，11: 1717-1720.

邵长伦，傅秀梅，王长云，等.2009.中国红树林资源状况及其药用调查 Ⅲ.民间药用于药物研究状况.中国海洋大学学报，

39(4): 691-698.

孙志伟，段舜山．2011．典型红树植物浸提液抑藻效应研究．上海：中国藻类学会第八次会员大会暨第十六次学术讨论会．

田敏卿，鲍光明，季乃云，等．2008．红树林植物海漆中的三萜和甾体化合物．中国中药杂志，4: 405-408.

田敏卿．2008．两种红树林植物海漆和海桑化学成分研究．中国科学院研究生院（海洋研究所）博士学位论文．

王继栋，董美玲，张文，等．2006．中国广西红树林植物海漆的化学成分研究．天然产物研究与开发，6: 945-947.

王文卿，王瑁．2007．中国红树林．北京：科学出版社．

韦萍萍，昝欣，李瑜，等．2015．深圳东浦红树林海漆群落特征分析，沈阳农业大学学报，46(4): 424-432.

魏美娥，刘永金，罗钦，等．2011．5 种红树植物在淡水区域引种适应性分析．现代农业科学，1: 242-243.

魏妮娜，覃义阳，张秀群，等．2013．珠海淇澳岛 4 种红树植物 ITS 区段的序列测定．广东农业科学，40(5): 131-133.

谢宗万．1996．全国中草药名鉴．北京：人民卫生出版社．

徐捷，邓志威，林文翰，等．2009．中国海南红树林植物海漆的化学成分研究．中草药，40(11): 1704-1707.

杨惠宁，徐斌，韩超群，等．2004．雷州半岛红树林资源及其效益．生态环境，13(2): 222-224.

张娆挺，林鹏．1984．中国海岸红树植物区系研究．厦门大学学报（自然科学版），23(2): 232-238.

张杨，叶勇，卢昌义．2010．不同盐度下海漆的种子萌发和幼苗生长．厦门大学学报（自然科学版），49(1): 144-148.

张玉兰，王开发．2002．我国某些红树植物花粉形态研究及其古环境意义．海洋地质与第四纪地质，22(4): 29-36.

张志红，唐恬，周仁超，等．2005．异质性生境对半红树植物海漆 Excoecaria agalbcha 居群遗传结构的影响．遗传学报，32(12): 1286-1292.

郑坚，王金旺，陈秋夏，等．2010．几种红树林植物在浙南沿海北移引种试验．西南林学院学报，30(5): 11-17.

郑喆．2007．中国南海红树林植物卵叶海桑的化学成分研究．沈阳药科大学硕士学位论文．

中国科学院中国植物志编辑委员会．1997．中国植物志．北京：科学出版社．

中国药材公司．1994．中国中药资源志要．北京：科学出版社．

钟才荣，廖宝文，李诗川，等．2010．红树植物海漆育苗试验．育苗技术，21(4): 23-25.

Anjaneyulu A S, Rao V L. 2000. Five diterpenoids (agallochins A-E) from the mangrove plant *Excoecaria agallocha* Linn. Phytochemistry, 55(8): 891-901.

Anjaneyulu A S, Rao V L, Sreedhar K. 2002. *Ent*-kaurane and beyerane diterpenoids from *Excoecaria agallocha*. J. Nat. Prod., 65(3): 382-385.

Anjaneyulu A S, Rao V L, Sreedhar K. 2003. Agallochins J-L, new isopimarane diterpenoids from *Excoecaria agallocha* L. Nat. Prod. Res., 17(1): 27-32.

Anjaneyulu A S, Rao V L. 2003. Seco diterpenoids from *Excoecaria agallocha* L. Phytochemistry, 62(4): 585-589.

Erickson K L, Beutler J A, Mcmahon J B, et al. 1995. A novel phorbol ester from *Excoecaria agallocha*. J. Nat. Prod., 58(5): 769-772.

Hari R, Reddy P R K, Durairaj P, et al. 2019. Effect of ethanolic extract of *Excoecaria agallocha* leaves on the cytotoxic activity and cell cycle arrest of human breast cancer cell lines-MCF-7. Pharmacogn. Mag., 15(64): s346-s351.

Jahan I A, Hossain H, Akbar P N, et al. 2014. Antioxidant properties and HPLC assay of bioactive polyphenols of the ethanol extract of *Excoecaria agallocha* stem bark growing in Bangladesh. British J. Pharm. Res., 4(17): 2116-2125.

Jiang Z P, Luan Z L, Liu R X, et al. 2018. Mangrove tirucallane- and apotirucallane-type triterpenoids: structure diversity of the C-17 side-chain and natural agonists of human farnesoid/pregnane-X-receptor. Mar. Drugs, 16(12): 488.

Jiang Z P, Yu Y, Shen L. 2020. Agallolides A-M, including two rearranged *ent*-atisanes featuring a bicyclo[3.2.1]octane motif, from the Chinese *Excoecaria agallocha*. Bioorg. Chem., 104: 104206.

Jiang Z P, Zou B H, Li X J, et al. 2019. *Ent*-kauranes from the Chinese *Excoecaria agallocha* L. and NF-κB inhibitory activity. Fitoterapia, 133: 159-170.

Konishi T, Kiyosawa S, Konoshima T, et al. 1996. Chemical structures of excoecarins A, B and C: three new labdane-type diterpenes from wood, *Excoecaria agallocha*. Chem. Pharm. Bull., 44(11): 2100-2102.

Konishi T, Konoshima T, Fujiwara Y, et al. 1999. Stereostructures of new labdane-type diterpenes, excoecarins F, G1, and G2 from the wood of *Excoecaria agallocha*. Chem. Pharm. Bull., 47(3): 456-458.

Konishi T, Konoshima T, Fujiwara Y, et al. 2000a. Excoecarins D, E, and K, from *Excoecaria agallocha*. J. Nat. Prod., 63(3): 344-346.

Konishi T, Konoshima T, Maoka T, et al. 2000b. Novel diterpenes, excoecarins M and N from the resinous wood of *Excoecaria agallocha*. Tetrahedron Lett., 41(18): 3419-3422.

Konishi T, Takasaki M, Tokuda H, et al. 1998. Antitumor-promoting activity of diterpenes from *Excoecaria agallocha*. Biol. Pharm. Bull., 21(9): 993-996.

Konishi T, Yamazoe K, Kanzato M, et al. 2003a. Three diterpenoids (excoecarins V1-V3) and a flavanone glycoside from the fresh stem of *Excoecaria agallocha*. Chem. Pharm. Bull., 51(10): 1142-1146.

Konishi T, Yamazoe K, Konoshima T, et al. 2003b. New bis-secolabdane diterpenoids from *Excoecaria agallocha*. J. Nat. Prod., 66(1): 108-111.

Konishi T, Yamazoe K, Konoshima T, et al. 2003c. Seco-labdane type diterpenes from *Excoecaria agallocha*. Phytochemistry, 64(4): 835-840.

Laith A A, Mazlan A G, Effendy A W, et al. 2017. Effect of *Excoecaria agallocha* on non-specific immune responses and disease resistance of *Oreochromis niloticus* against *Streptococcus agalactiae*. Res. Vet. Sci., 112: 192-200.

le Huyen T, Nguyen V T, Nguyen H M, et al. 2022. Agallochin P, a new diterpene from Vietnamese mangrove *Excoecaria agallocha* L. Nat. Prod. Res., 36: 5283-5288.

Li Y X, Liu J, Yu S J, et al. 2010. TNF-α inhibitory diterpenoids from the Chinese mangrove plant *Excoecaria agallocha* L. Phytochemistry, 71(17-18): 2124-2131.

Li Y X, Yu S J, Liu D, et al. 2012. Inhibitory effects of polyphenols toward HCV from the mangrove plant *Excoecaria agallocha* L. Bioorg. Med. Chem. Lett., 22(2): 1099-1102.

Li Y X, Yu X, Yu S J, et al. 2010. Phenolic glucopyranosides from the Chinese mangrove plant *Excoecaria agallocha* L. J. Chinese Pharm. Sci., 19(4): 256-259.

Liu G, Zhang Z, Wang Y, et al. 2022. Highly oxygenated *ent*-atisane and podocarpane diterpenoids from *Excoecaria agallocha*. Nat. Prod. Res., 36(15): 3924-3930.

Mo D J, Li J, Li M Y. 2018. A New 28-Nor-oleanane triterpene from *Excoecaria agallocha*. Nat. Prod. Commun., 13(1): 21-22.

Ponnapalli M G, Ankireddy M, Rao Annam S C H V A, et al. 2013. Unusual *ent*-isopimarane-type diterpenoids from the wood of *Excoecaria agallocha*. Tetrahedron Lett., 54(3): 2942-2945.

Ponnapalli M G, Bhattar S V S R, Reddy P G, et al. 2009. Three new *ent*-labdane diterpenoids from the wood of *Excoecaria agallocha* Linn. Helv. Chim. Acta., 92(7): 1419-1427.

Raghavanpillai Sabu K, Sugathan S, Idhayadhulla A, et al. 2022. Antibacterial, antifungal, and cytotoxic activity of *Excoecaria agallocha* leaf extract. J. Exp. Pharmacol., 14: 17-26.

Ramasubburayan R, Prakash S, Venkatesan S, et al. 2017. Environmentally benign antifouling activity and toxic properties of bioactive metabolites from mangrove *Excoecaria agallocha* L. Environ. Sci. Pollut. Res., 24: 27490-27501.

Satyavani K, Gurudeeban S, Ramanathan T. 2018. Inhibitory effect of *Excoecaria agallocha* L. extracts on elastase and collagenase and identification of metabolites using HPLC-UV-MS techniques. Pharm. Chem. J., 51(11): 969-973.

Thanh N V, Hieu L H, Huong P T T, et al. 2018. Excoecarins L and O from the mangrove plant *Excoecaria agallocha* L. Phytochem. Lett., 25: 52-55.

Wang J D, Guo Y W. 2004. Agallochaols A and B, two new diterpenes from the Chinese mangrove *Excoecaria agallocha* L. Helv. Chim. Acta., 87(11): 2829-2833.

Wang J D, Li Z Y, Guo Y W. 2005. Secoatisane-and isopimarane-type diterpenoids from the Chinese mangrove *Excoecaria agallocha* L. Helv. Chim. Acta., 88(5): 979-985.

Wang J D, Li Z Y, Xiang W S, et al. 2006. Further new secoatisane diterpenoids from the Chinese mangrove *Excoecaria agallocha* L. Helv. Chim. Acta., 89(7): 1367-1372.

Wang J D, Zhang W, Li Z Y, et al. 2007. Elucidation of excogallochaols A-D, four unusual diterpenoids from the Chinese mangrove *Excoecaria agallocha*. Phytochemistry, 68(19): 2426-2431.

Wang L, Han X, Zhu G, et al. 2018. Polyketides from the endophytic fungus *Cladosporium* sp. isolated from the mangrove plant *Excoecaria agallocha*. Front Chem., 6: 344.

Xu Y, Zhong Z, Gao Y, et al. 2021. The mangrove-derived diterpenoid diaporthe B inhibits the stemness and increases the efficacy of docetaxel in prostate cancer PC-3 Cells. Nat. Prod. Commun., 16(12): 1-9.

Zou J H, Dai J G, Chen X G, et al. 2006. Pentacyclic triterpenoids from leaves of *Excoecaria agallocha*. Chem. Pharm. Bull., 54(6): 920-921.

5 海桑科（Sonneratiaceae）

5.1 杯萼海桑（*Sonneratia alba*）

杯萼海桑（*Sonneratia alba*）属于海桑科（Sonneratiaceae）海桑属（*Sonneratia*），是海桑属耐盐能力最强的红树植物，也是红树植物中耐盐能力最强的物种之一，为红树林的先锋树种，也是海桑属分布最广的物种，属于嗜热性窄布种（张娆挺和林鹏，1984）。杯萼海桑主要分布于我国海南东海岸，从文昌市到三亚市均有生长，常见于海滩外缘，也分布于红树林中及内缘。杯萼海桑的发酵果汁或成熟果实被称为"枷果"，具有止血、活血、消肿的作用，提取物可以抑制癌细胞的增殖。杯萼海桑具有发达的根系和良好的消滞潮汐的功能，对海浪冲击、水淹缺氧、生理性缺水胁迫的适应能力强，可以很好地保护堤坝免遭冲击，防风防浪，促进海岸生态平衡。植株呈淡绿色，大面积笋状呼吸根整齐地冒出海面，景观奇异，是热带沿海地区绿化造林的良好树种。木材有一定的经济价值，可制作家具，亦可作为纸浆原料。成熟果实可食用，马来西亚一带居民常将其作为水果，我国海南亦有食用习惯。研究表明，海桑属植物富含萜类、黄酮、酚类、糖苷等化合物，显示出抗氧化、抗肿瘤、抑制病原菌等生物活性（易湘茜等，2016；宫凯凯等，2016；Katsutani et al.，2020）。

【分类位置】 被子植物门 Angiospermae 双子叶植物纲 Dicotyledoneae 原始花被亚纲 Archichlamydeae 桃金娘目 Myrtiflorae 海桑科 Sonneratiaceae 海桑属 *Sonneratia* 杯萼海桑 *Sonneratia alba* J. Smith, 1819。

【别名】 剪刀树（中国科学院中国植物志编辑委员会，1983）；枷暴（国家中医药管理局《中华本草》编委会，1999）；枷果（傅立国等，2003）。

【形态特征】 杯萼海桑为灌木或乔木，高2～4m，具有多数地上笋状呼吸根（图5.1）。枝和小枝均有隆起的节，近四棱形。叶呈倒卵形或阔椭圆形，顶端呈圆形，基部渐狭呈楔形，中脉在上面平坦，在下面凸起而稍宽，侧脉纤细，不明显；叶柄扁，长5～10mm

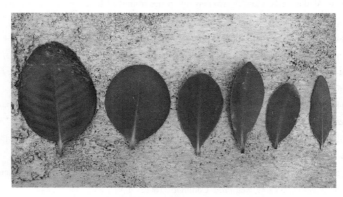

图 5.1 中国海桑属植物叶片（王文卿和王瑁，2007）

从左至右依次为：卵叶海桑、海南海桑、杯萼海桑、拟海桑、海桑、无瓣海桑

（图5.2）。花具短而粗壮的梗；萼呈筒钟形或倒圆锥形，有明显的棱，结实时形状不变，裂片外反，内面红色。花瓣形状与花丝不易分别，白色，有时下部浅红色；花丝白色。果实成熟时直径为3～4cm，长2～2.5cm，鲜重约23g。花果期为秋、冬季（中国科学院中国植物志编辑委员会，1983）（图5.3）。

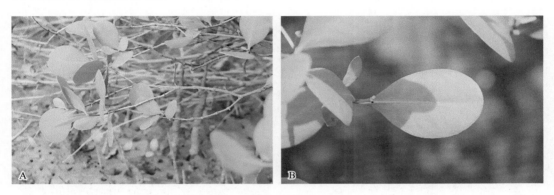

图5.2　杯萼海桑茎叶形态

A. 茎叶；B. 叶（示叶片形状、叶柄及叶脉）

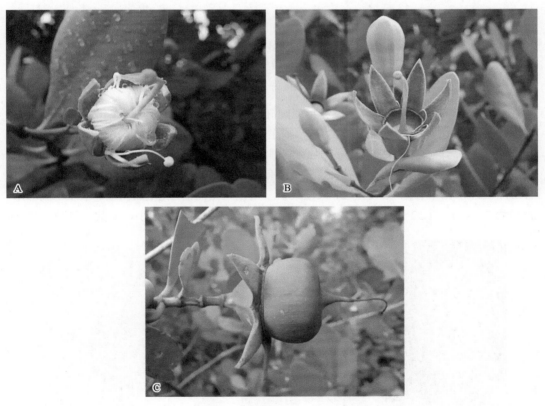

图5.3　杯萼海桑花果枝形态（王文卿摄）

A. 未开放的花；B. 花丝脱落（示白色丝状花瓣）；C. 果枝（示宿萼筒具棱）

【生境分布】　杯萼海桑生长于滨海泥滩和河流两侧潮水可达的红树林群落中，以及海湾的外滩，常见于低潮带附近，具有较强的耐盐性（图5.4）。杯萼海桑产于海南文昌市的东阁镇、文城镇及清澜港，琼海市的潭门镇，陵水黎族自治县的新村港，三亚市的青梅港、三亚河等地（李海生，2003）。杯萼海桑还分布于非洲的马达加斯加北部和亚洲的热带浅海泥滩，北达琉球群岛南部，南达澳大利亚北部。

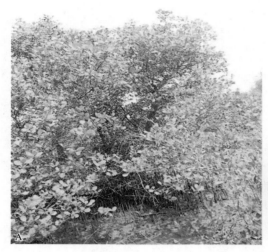
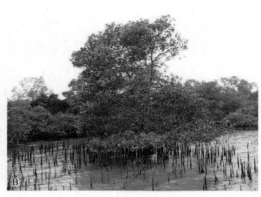

图 5.4　生长于红树林中的杯萼海桑

A. 杯萼海桑（示气生根）；B. 生长于海滩的杯萼海桑（http://www.china-mangrove.org/page/3957）

【药材鉴别】

药材性状　杯萼海桑鲜叶呈倒卵形或阔椭圆形，长4.5～6.5（～8）cm，宽3～4（～5）cm；干燥叶呈黄绿色，不皱缩。全缘，顶端呈圆形，基部渐狭呈楔形；中脉在上面平坦，在下面凸起而稍宽，侧脉纤细，不明显。叶柄扁，长5～10mm（图5.5）。气微，味淡。

果实由果与花萼筒组成（图5.6）。基部有扁钟形的花萼筒，表面具棱，边缘具6枚披针形厚裂片，略向外反，果梗粗壮；果顶具狭三角柱状花柱基，先端常枯萎。浆果呈扁球形，直径为3～4cm，长2～2.5cm，表面绿色至黄绿色，微粗糙。种子小，多数。气微，微甘。

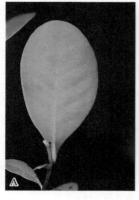
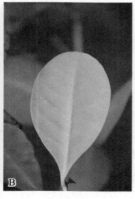
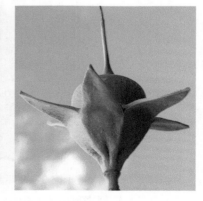

图 5.5　杯萼海桑鲜叶药材形态

A. 上表面；B. 下表面

图 5.6　杯萼海桑鲜果实（枳果）药材形态（毛礼米摄）

组织构造 叶中脉部位横切面为典型等面叶，叶片厚约1000μm（吴钿等，2010；陈泽濂，1996）。上、下表皮均为1列细胞，多呈径向长方形，外均被角质层，厚约5μm；有盐腺分布，盐腺由收集细胞、分泌细胞和腔室组成，下表面有少数木栓腔；气孔分布于上、下表面，保卫细胞稍内陷。上、下表皮内方均有栅栏组织，栅栏组织多为3列细胞，盐腺由表皮伸入栅栏组织中。上栅栏组织厚约117μm，细胞呈长柱形，排列紧密，叶绿体多，通过中脉；下栅栏组织厚约84μm，细胞呈短柱状，叶绿体较少。海绵组织厚约316μm，细胞呈类圆形或椭圆形，大小为122（30～220）μm×72（20～130）μm，细胞间隙不明显。中脉维管束1个，双韧型，形成扁圆形环，木质部发达，韧皮部分布于木质部环的内外。少数薄壁分枝状石细胞，草酸钙簇晶分布于海绵组织或中脉维管束周围的薄壁细胞间（图5.7）。

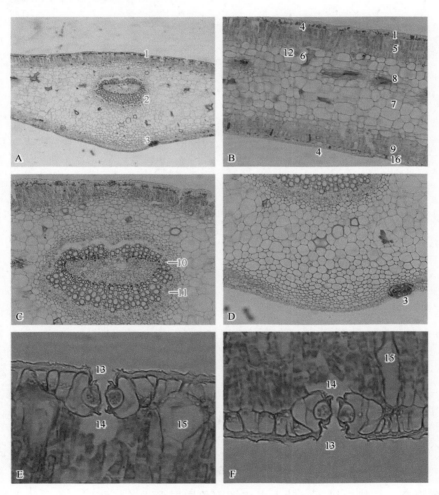

图5.7 杯萼海桑叶中脉部位横切面构造

A. 叶中脉部位；B. 叶肉部位；C. 中脉维管束（示主脉上表面）；D. 主脉下表面；E. 叶上表面（示气孔及贮水器）（李元跃，2006）；F. 叶下表面（示气孔）（李元跃，2006）

1. 上表皮；2. 中脉维管束；3. 木栓瘤；4. 盐腺；5. 上栅栏组织；6. 分枝状石细胞；7. 海绵组织；8. 侧脉维管束；9. 下栅栏组织；10. 木质部；11. 韧皮部；12. 草酸钙簇晶；13. 气孔；14. 气室；15. 贮水器；16. 下表皮

叶表面制片上、下表皮细胞呈不规则多边形,大小为 26.1（10～40）μm×37.9（10～50）μm,1086 个 /mm²,垂周壁微弯。内陷气孔,副卫细胞多个,不定式或不等式。上表皮气孔器大小为（25.1～36.1）μm×（13.4～21.5）μm,气孔指数为 1.8;下表皮气孔器大小为（20.1～34.2）μm×（12.4～19.5）μm,气孔指数为 2.5。盐腺分布于上、下表面,直径为 50～80μm,46 个 /mm²,泌盐细胞多呈角状椭圆形或类圆形,周围有 10 余个细胞围绕。偶见木栓腔,中央为类圆形腔隙,外方由整齐的薄壁木栓细胞围绕（图 5.8）。

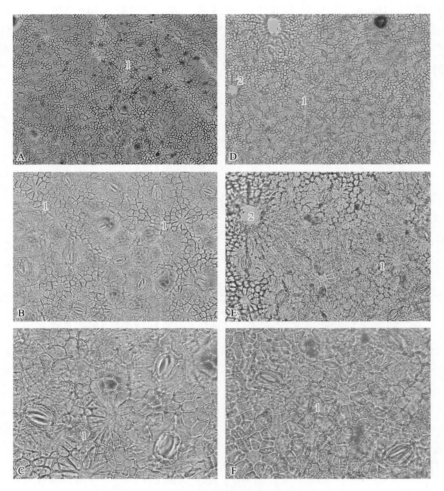

图 5.8　杯萼海桑叶表皮细胞形态
A～C. 上表皮；D～F. 下表皮
1. 盐腺；2. 木栓瘤脱落
A、D. ×100；B、E. ×200；C、F. ×400

超微形态　扫描电镜下,叶上表皮细胞角质层形成条状纹理,角质纹理弯折或弯曲交织成不规则的网络状,表面覆盖不均匀的蜡质,完全遮盖表皮细胞轮廓;盐腺不易察见;内陷气孔分布无规律,保卫细胞陷于表皮细胞下方,周围覆盖着隆起交织的角质纹理,气孔开口呈椭圆形,内部平滑（图 5.9）。叶下表皮细胞角质纹理呈长条形,束状平顺或弯曲状排列,在气孔周围呈弯折或弯曲交织的网络状,角质纹理表面覆盖着厚的蜡质，完全遮盖表皮细胞轮廓；盐腺不易察见；气孔稍内陷，气孔内部形成纵向条纹状皱褶。

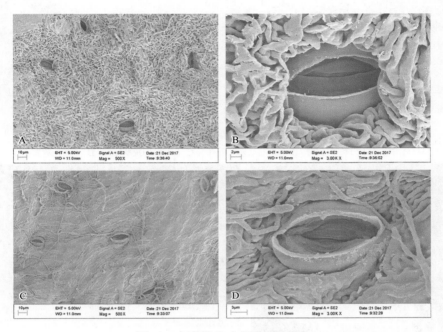

图 5.9 杯萼海桑叶表面超微形态

A、B. 叶上表皮；C、D. 叶下表皮（示表皮细胞角质纹理、内陷气孔及气孔内部）

花粉形态 扫描电镜下，花粉粒呈长球形，大小为 59.50（51.92～68.78）μm×44.35（32.13～50.74）μm，花粉赤道轴/极轴（P/E）平均为 1.35（毛礼米等，2009）（图 5.10）。赤道面呈椭圆形，极面观似六角星形，具有 3 个突出开口的萌发孔与其他 3 个子午向背脊（meridional ridge）相间排列形成六角形，萌发孔直径约 9.49μm。花粉孔间区的子午向背脊非常明显且延伸到两极。赤道面具疣状纹饰，表面结构特征向两极过渡明显；孔间区疣状结构的分布密度为 1.90grain/μm³；极面具有穴-孔状结构，放大后表面微结构为不规则条状纹饰；背脊表面有疣状纹饰。外壁厚约 2.41μm，极面外壁由覆盖层（T）、柱状层（C，由粗颗粒代替）和外壁内层（endexine）组成，孔间区花粉外壁缺失柱状层。萌发孔内面颗粒细而密集（图 5.11）。

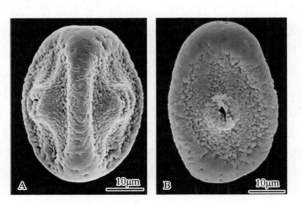

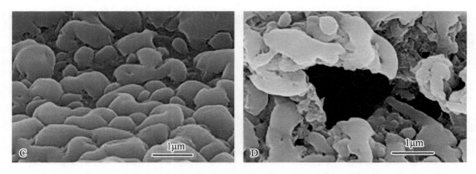

图 5.10　杯萼海桑花粉粒赤道面观（毛礼米等，2009）

A. 孔间区的子午向背脊；B. 孔间区（示萌发孔）；C. 孔间区的疣状纹饰；D. 萌发孔放大

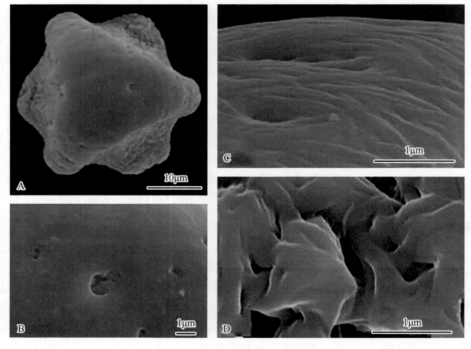

图 5.11　杯萼海桑花粉粒极面观（毛礼米等，2009）

A. 极面观；B. 极面表面（示孔状纹饰）；C. 极面放大（示条状纹饰）；D. 背脊表面（示疣状纹饰）

【分子鉴别】　采用 ISSR 分子标记技术，对从三亚市的青梅港、陵水黎族自治县的新村港、琼海市的潭门镇新潮村、文昌市的文城镇霞场村及东寨港自然保护区引种的 5 个杯萼海桑种群共 100 个个体进行遗传变异分析（李海生，2003），采用 11 条 ISSR 引物进行扩增，共扩增出 133 条带，其中 103 条具多态性，多态位点百分率为 75.94%。在种群内的多态位点百分率为 51.88%～65.41%，平均为 57.74%。根井基因多样性（Nei 的基因多样性）在物种水平上为 0.2667，在种群水平上为 0.1837；香农（Shannon）信息指数在种群水平上为 0.2775，在物种水平上为 0.3489。5 个杯萼海桑种群中，来自陵水黎族自治县的种群遗传多样性水平最高，来自琼海市的种群遗传多样性水平较低，从东寨港自然保护区引种栽培的种群也表现出较高的遗传多样性水平。根据 Nei 的总基因多样度（Ht）和种群内的基因多样度（Hs）估测的种群间的遗传分化系数（Gst）为 0.1898。根据香农信息指数，杯萼海桑种内的遗传多样性（Isp）为 0.3489，群体内遗传多样性（Ipop）为 0.2275，由此得出，杯萼海桑总的变异中有 20.46% 发生在种群间，所有群体间的平均一致度为 0.9342。根据 Nei 遗传距离将所有群体进行非加权组平均法（UPGMA）聚类，结果表明，陵水种群和三亚种群聚在一起，文昌种群、琼海种群以及东寨港种群聚在一起。曼特尔（Mantel）检验表明，杯萼海桑种群间的遗传距离与地理距离呈显著正相关关系（$P < 0.050$）。5 个杯萼海桑种群的遗传多样性与环境因子间的相关性分析表明，杯萼海桑的种群遗传多样性水平与土壤 pH 呈显著正相关关系，与其他各环境因子的相关性均不显著。

采用随机扩增多态性 DNA（RAPD）法，对 6 种海桑属红树植物用 15 个有效引物进行分析，共扩增出 512 条带，其中多态性条带为 297 条，占总扩增条带的 58.01%（周涵韬和林鹏，2002）。利用 Nei 指数法得出 6 种红树植物间的遗传一致度和遗传距离（图 5.12），经 UPGMA 统计分析，6 种海桑属红树植物分为 A、B、C 共 3 个组，最大遗传距离在杯萼海桑与拟海桑之间，为 0.55，平均遗传距离为 0.38，位于 0.1～0.4，符合属内种间关系。其中，A 组包括无瓣海桑、海南海桑、卵叶海桑、杯萼海桑，且无瓣海桑、海南海桑、卵叶海桑处于同一个亚组；B 组为拟海桑；C 组为海桑。

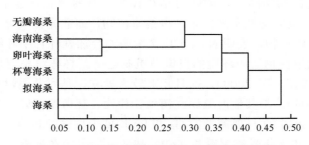

图 5.12　6 种海桑属红树植物的分子分类系统

王峰等（2013）对杯萼海桑萜类化合物生物合成途径的关键酶法尼基焦磷酸合酶（farnesyl pyropho-sphate synthase，FPS）基因的编码 cDNA 序列进行克隆，为研究杯萼海桑萜类化合物生物合成与基因调控奠定基础。结合杯萼海桑根的转录组注释，根据编码区序列设计引物，通过聚合酶链式反应（PCR）方法克隆杯萼海桑 FPS（Sa FPS）基因的编码区 cDNA。PCR 扩增了一个长 1029bp 的基因片段，该片段编码由 342 个氨基酸组成的 Sa FPS。同源性比对显示，杯萼海桑的 FPS 基因编码蛋白与甘草（*Glycyrrhiza uralensis*）的 FPS 的氨基酸一致性达 86%，具有异戊烯基转移酶的 2 个典型保守功能域。进化树分析结果显示，杯萼海桑与甘草、蒺藜苜蓿（*Medicago truncatula*）、白羽扇豆（*Lupinus albus*）具有较近的亲缘关系。实时荧光定量 PCR 结果显示，Sa FPS 基因在花中表达量较高，在果实、茎、叶中表达量较低。从红树植物杯萼海桑中克隆 FPS 基因获得其编码区序列，Sa FPS 基因具有组织表达特异性，研究结果为分析基因表达特性及其在生物合成中的功能奠定了基础。

【生理特性】　杯萼海桑属于嗜热性窄布种，能够适应的最低月平均气温为 20℃（张娆挺和林鹏，1984）。但在海南清澜港的文城、清澜和白延，最冷月平均温度分别为

17.8℃、18.6℃和18.2℃，最低温度分别达到4.7℃、6.2℃和4.8℃，嗜热性窄布种杯萼海桑却没有受到任何寒害（郑德璋等，1995）。

以海南东寨港自然保护区内海桑属植物为对象，研究海桑属植物的无机离子积累、光合和抗氧化能力（李诗川等，2014）。结果表明，杯萼海桑根际土壤中无机离子含量从高到低均为Cl^-、Na^+、Mg^{2+}、Ca^{2+}、K^+，在叶片中的排序为Cl^-、Na^+、K^+、Ca^{2+}、Mg^{2+}；而对无机离子的富集系数由大至小依次为K^+、Ca^{2+}、Mg^{2+}、Na^+、Cl^-，对K^+的富集系数仅次于拟海桑。杯萼海桑叶片的叶绿素a、叶绿素b和总叶绿素含量在6种海桑属植物中处于低等水平，与卵叶海桑相当。杯萼海桑叶片的光合参数在同属6种植物中最低，其净光合速率、蒸腾速率和气孔导度处于较低水平，但细胞间CO_2浓度处于中等水平，为（278.11±25.46）μmol/mol，仅次于海南海桑和拟海桑。杯萼海桑叶片的叶绿素荧光参数与其他物种无显著差异。杯萼海桑叶片超氧化物歧化酶（SOD）活性为（71.09±2.58）U/mg，远低于无瓣海桑，低于海南海桑；过氧化氢酶（CAT）活性低于无瓣海桑，但高于其他4种同属植物；抗坏血酸过氧化物酶（APX）和过氧化物酶（POD）活性与拟海桑接近，处于较低水平；O_2产生速率低于卵叶海桑。分析认为，无瓣海桑、杯萼海桑、海南海桑和卵叶海桑叶片中Na^+、Cl^-含量显著高于海桑和拟海桑，它们的Na^+/Cl^-也明显大于后2种植物，4种红树植物主要通过积累盐分来抵御高盐生境引起的渗透胁迫。卵叶海桑和杯萼海桑的净光合速率（Pn）、蒸腾速率（Tr）和气孔导度（Gs）均低于其他4种海桑属植物，而非光化学淬灭系数（NPQ）却高于其他4种海桑属植物，表明Na^+、Cl^-含量增加会加剧叶片中叶绿素的非光化学淬灭反应，这也是盐生植物适应环境的自调节机制之一。杯萼海桑可形成低潮带前缘的高大植物群落（毛礼米等，2009），而且相对较为独立，是海桑属耐盐性最强的红树种类（邓传远等，2004）。与其他海桑属红树植物相比，杯萼海桑叶片的气孔数少，而盐腺较大（吴钿等，2010）。杯萼海桑的Gs和Pn均低于供试的其他5种海桑属植物，而叶绿素a/叶绿素b和光化学淬灭系数（qP）却较高，表明在裸露的海岸潮间带生长的杯萼海桑能将吸收的大量光能以热能的形式释放出来，这是自我保护的表现。杯萼海桑对Na^+和Cl^-的富集程度仅次于无瓣海桑，说明杯萼海桑可通过较大的盐腺将叶中的Na^+、Cl^-排出体外，进而提高机体的耐盐性。杯萼海桑对土壤Na^+、Cl^-的富集能力仅次于无瓣海桑，并能保持机体拥有较高的抗氧化防御能力和NPQ，维持较低的Pn，这也是杯萼海桑独立于其他海桑属植物生态位的特点。

调查和求算与呼吸有关的树干皮孔密度、呼吸根的皮孔数、皮层厚度、内部贮气空间、平均单株呼吸根的条数、重量、体积等7项指标，应用灰色数学理论的聚类排序方法，可以求出树种对缺氧生境适应能力向量矩阵，其适应能力越强，则其分布位置的浸水高度越大。具有笋状呼吸根的杯萼海桑适应能力判别值为0.655，浸水高度为1.07m。不同潮间带的浸水高度、海水盐度、土壤理化性状不同，产生了红树植物选择性水平空间分布格局。湾口清澜造船厂一带的杯萼海桑分布区的海水盐度高达30‰左右。杯萼海桑通常作为先锋植物生长于内湾区，土壤极为贫瘠，其中石块约占9.29%，砂粒约占40.54%，粉粒约占5.97%，黏粒约占53.49%，群落内的营养成分贫乏，其中有机质仅为8800mg/kg，全氮为780mg/kg，速效磷为6.3mg/kg，速效钾为22mg/kg，代换性钙为154mg/kg，水溶性钠为2118mg/kg，水溶性氯为3356mg/kg，水溶性SO_4^{2-}为1326mg/kg，代换性镁为 719mg/kg。先锋树种杯萼海桑在低潮滩内定居开始，土壤元素逐渐富集，有机质及全氮含量也逐渐升高（郑德璋等，1995）。

【资源状况】 杯萼海桑是海桑属分布范围最广的种类，包括海南岛东海岸南端的三亚市到东北部的文昌市。

海南清澜港有杯萼海桑群落和杯萼海桑-瓶花木群落。杯萼海桑群落出现于河湾淤泥深厚、含盐量较低的冲积泥滩，树形高大，呈现黄绿色；林下伴生有海榄雌、红海榄等种类，郁闭度在 0.85 以上；杯萼海桑平均树高 4m，平均基径为 11.4cm（涂志刚等，2015）；林下密布笋状呼吸根，高 10～30cm，有利于固着秋茄树繁殖体。该群落的适应性较强，在海滩岸边或外缘以及内河漫滩、河口均可生长，是红树林演替系列前期和后期都可存在的类型。杯萼海桑-瓶花木群落外貌疏散，呈黄绿色，林冠参差，呈乔林状，以杯萼海桑和瓶花木为主，覆盖度达 85% 以上；林内伴生海南海桑、海漆、海莲等多种红树植物，平均树高达 3.9m，群落内最高的为海南海桑，高达 13m，平均基径为 9.5cm；地表笋状呼吸根发达，可延伸至离母株 16m 处，突出地面 8～20cm。该群落分布在中潮带，是红树林演替系列前中期的类型。此外，杯萼海桑还出现在木榄群落中。

张孟文（2012）在清澜自然保护区内调查了 4040m² 的样地。据统计，该调查范围内，杯萼海桑的个体数为 488 株，相对密度为 13.30%，相对频度为 7.13%，相对显著度为 10.27%，重要值为 10.23。

三亚红树林主要分布在亚龙湾青梅港一带，是海南红树林成林历史最长的地区之一。由于气候因素的影响，该分布区以嗜热性的红树科植物种类为主。从天然分布的红树植物种类来分析，嗜热性窄布种如红树、木果楝、杯萼海桑在东寨港已消失，但却普遍存在于三亚红树林中。在海榄雌群落间，偶有杯萼海桑幼树生长，呈稀疏的两层结构（符国瑗和黎军，1999）。在三亚青梅港，杯萼海桑为主要的海桑属红树植物，有 400～500 株生长于近中高潮带处，平均高 3～5m，群落组成较为简单，杯萼海桑居于林冠上层和中层，中下层主要有角果木（*Ceriops tagal*）、榄李（*Lumnitzera racemosa*）等，形成了以杯萼海桑为优势种的种群。在陵水黎族自治县的新村港，海桑属植物只有杯萼海桑，在低潮带、高潮带均有分布，以中高潮带为主，总株数为 100 株左右，平均高度约 3m。在中高潮带处，杯萼海桑与红树（*Rhizophora apiculata*）、木榄（*Bruguiera gymnorrhiza*）、榄李（*Lumnitzera racemosa*）、桐花树（*Aegiceras corniculatum*）、秋茄树（*Kandelia candel*）等混生。琼海市潭门镇海桑属植物有海桑、拟海桑和杯萼海桑，其中杯萼海桑约有 70 株，高 1.5～3m，主要分布在坡头河两岸。在清澜自然保护区，海桑属植物种类最齐全，其中杯萼海桑分布面积最广，为该保护区的优势树种。在东寨港自然保护区，海桑属植物种类齐全，均为人工栽培，是 20 世纪 80 年代以来从我国海南文昌市和孟加拉国等地引种的物种，长势较好（李海生，2003）。

【文献记载】 杯萼海桑首见于《中国植物志》。《中国中药资源志要》记载，果实：用于扭伤。果汁：（发酵后）用于脑溢血。《中华本草》记载，止血。主治多种出血证。《中华海洋本草：第 2 卷 海洋矿物药与海洋植物药》记载，止血，活血，消肿。主治脑溢血及多种出血证。果实：治疗扭伤。

【药用价值】 杯萼海桑的发酵果汁或成熟果实被称为"枷果"，具有止血、活血、消肿的作用，提取物可以抑制癌细胞的增殖。树皮含单宁17.6%，可染渔网；果实可食用（中国科学院中国植物志编辑委员会，1983）。杯萼海桑主治脑溢血及多种出血证。果实可治疗扭伤，内服10～15ml（管华诗和王曙光，2009）。发酵的果汁可治疗溢血（林鹏，1984）。现代研究报道，从杯萼海桑的根、茎、叶、果实等部位的提取物中发现了许多类型的化合物，包括酚类、皂苷类、三萜类化合物等。部分化合物具有细胞毒、抑菌、抗氧化、抗炎等生物活性。

【化学成分与药理研究】 杯萼海桑的新鲜叶和茎部含有丰富的脂肪酸。从杯萼海桑（来自印度马哈拉施特拉邦）叶和茎的甲醇提取物分离获得的化合物主要为脂肪酸类。人体内的必需脂肪酸属于ω-3和ω-6家族，该家族的脂肪酸在维持人体的正常活动中起着重要作用，在这类脂肪酸中最重要的是γ-亚麻酸。γ-亚麻酸在夜来香和玻璃苣籽中的含量很高，可达到总油量的25%。研究表明，γ-亚麻酸在杯萼海桑新鲜叶中的含量达36.2%，在茎中的含量达11%，并且杯萼海桑中不含有反式脂肪酸。这进一步说明，杯萼海桑可以成为γ-亚麻酸来源的可替代性资源（Patil et al.，2012）。

杯萼海桑的乙酸乙酯提取物（脂溶性部位）对HeLa细胞生长具有抑制作用，IC_{50}为12.5mg/L（戴好富等，2005）。杯萼海桑的乙醇提取物中含有皂苷、单宁、黄酮、酚类和挥发油，水提取物中含有单宁和酚类物质。研究发现，杯萼海桑水提取物仅对普通变形杆菌（*Proteus vulgaris*）有抑制作用，而醇提取物对伤寒沙门氏菌（*Salmonella typhi*）的抑制率最高（Sahoo et al.，2013）。Saad等（2012）研究发现，杯萼海桑的正己烷提取物无抑制真菌的活性，乙酸乙酯提取物对*Bacillus cereus*具有较强的抗真菌活性，甲醇提取物对两种革兰氏阳性菌（*Staphylococcus aureus*和*Bacillus cereus*）、革兰氏阴性杆菌和酵母菌均有抑菌活性。Handayani等（2018）研究发现，杯萼海桑叶乙醇提取物对鲤鱼沙门氏菌也有体内外抗菌活性。

Wonggo等（2017）研究了杯萼海桑果实的甲醇、乙酸乙酯和水提取物的抗氧化活性，其中乙酸乙酯提取物的抗氧化活性最强，铁离子还原能力（FRAP）为6.329μmol/L Fe^{2+}/mg样品，IC_{50}为3.45ppm。杯萼海桑果实的乙醇提取物在浓度为20～100μg/ml时具有抗氧化和抗炎作用，其清除自由基和过氧化氢的IC_{50}分别为62.62μg/ml和66.73μg/ml（Gawali et al.，2017）。杯萼海桑的乙醇提取物与普通双氯芬酸钠相比，300mg/kg剂量每小时对小鼠足肿胀的持续抑制率更高。此外，杯萼海桑的乙醇提取物还具有显著的（$P < 0.05$）剂量依赖的中枢神经系统抑制活性（Asad et al.，2017）。Muhaimin等（2018）发现，杯萼海桑中有可以作为新的天然驱避剂的候选物质，其乙醇提取物对蚊虫叮咬的驱避率高达85.8%。Latief等（2018）采用二苯基苦味肼基自由基（DPPH）法对杯萼海桑叶和根乙醇提取物的抗氧化活性进行了测试，其中叶的乙醇提取物可以用来满足地中海贫血患者的抗氧化剂需求，当正常血液和携带者血液中的浓度为300ppm，地中海贫血患者血液中的浓度为100ppm时，抗氧化活性最佳；根部的乙酸乙酯提取物IC_{50}分别为223.67ppm和439.71ppm。

Muhaimin等（2019）对杯萼海桑叶的乙醇提取物的抗伯氏疟原虫活性进行了筛选，发现在已研究的红树植物中，杯萼海桑具有最高的抗伯氏疟原虫活性，其可能是天然抗疟疾药物的潜在来源。Ashihara等（2010）研究了杯萼海桑中吡啶残留物和烟酸偶联产物的合成，部分烟酰胺腺嘌呤二核苷酸（NAD）降解产生的烟酰胺被回收用于核苷酸合成，大多数烟酰胺被转化为葫芦巴碱（trigonelline）和烟酸-N-葡萄糖苷（NaG）；吡啶类化合物不会发生大规模降解。

杯萼海桑的根、茎、叶片、果实以及内生真菌等的提取物中有许多类型的化合物，包括酚类、皂苷类、三萜类化合物等，部分化合物具有细胞毒、抑菌、抗氧化、抗炎等生物活性。

萜类 从杯萼海桑（采自印度尼西亚）树皮中分离得到三萜类化合物 28-oic acid、lupan-3β-ol、lupeol。采用微量肉汤稀释法测定化合物的抑菌活性，发现这些化合物对革兰氏阳性菌 *Staphylococcus aureus* ATCC6538 和 *Streptococcus mutans* 均有抑菌活性，MIC 分别为 32.3μg/ml、15.6μg/ml、33.1μg/ml 和 35.6μg/ml、40.6μg/ml、55.2μg/ml（Harizon et al.，2015）。从杯萼海桑的甲醇提取物中分离得到化合物 lup-20（29）-en-3β-ol，其对 *Staphyloccocus aureus*、*Pseudomonas aeruginosa* 和 *Escherichia coli* 的抑菌圈分别为 18mm、14mm 和 13mm（Musa et al.，2018）。从杯萼海桑叶片中分离得到倍半萜类化合物 sonneratioside A～sonneratioside E、β-D-glucopyranoside、ampelopsisionoside、lauroside A、alangionosideA、luteolin 7-O-rutinoside、isovitexin、arbutin、benzyl alcohol β-D-glucopyranoside，并对其进行了酪氨酸酶抑制活性测试，发现化合物 arbutin 活性较强，IC_{50} 为（525±77.4）μmol/L，luteolin 7-O-rutinoside 显示出与熊果苷相当的活性，IC_{50} 为（387±38.2）μmol/L（Katsutani et al.，2020）。

从杯萼海桑（采自印度尼西亚）的内生真菌中分离得到化合物 cosmochlorin A～cosmochlorin C，其中 cosmochlorin A 和 cosmochlorin B 可以通过抑制 GSK-3β 的活性来抑制突变酵母的钙信号转导，cosmochlorin B 能够促进 RAW264.7 细胞的破骨细胞分化（Shiono et al.，2016）。

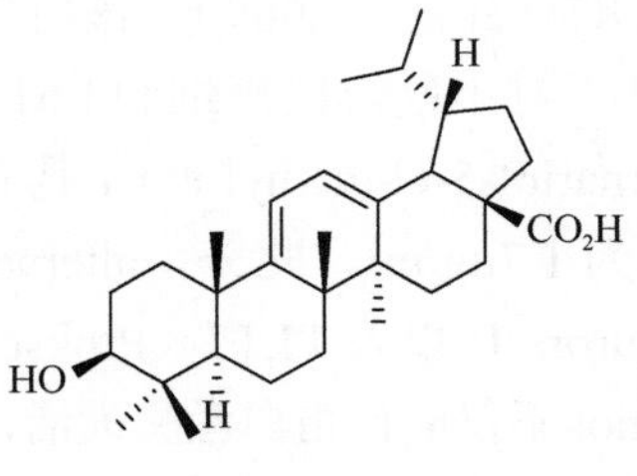

28-oic acid 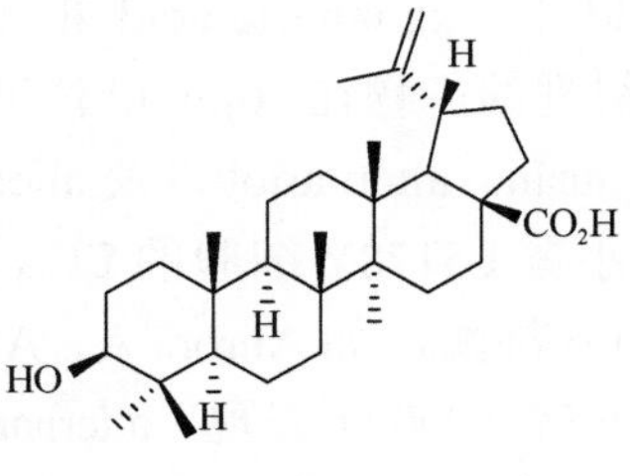   lupeol 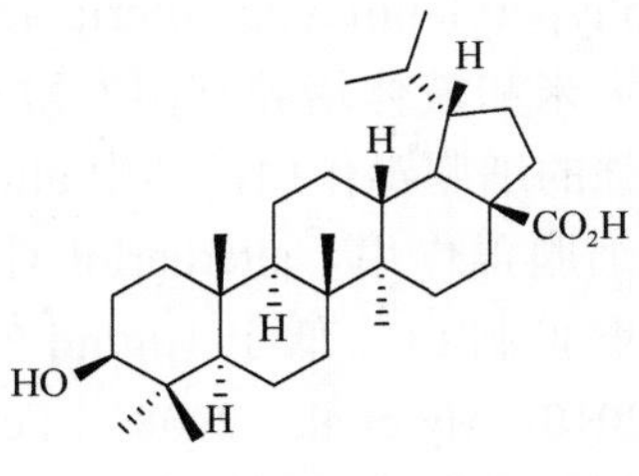   lupan-3β-ol

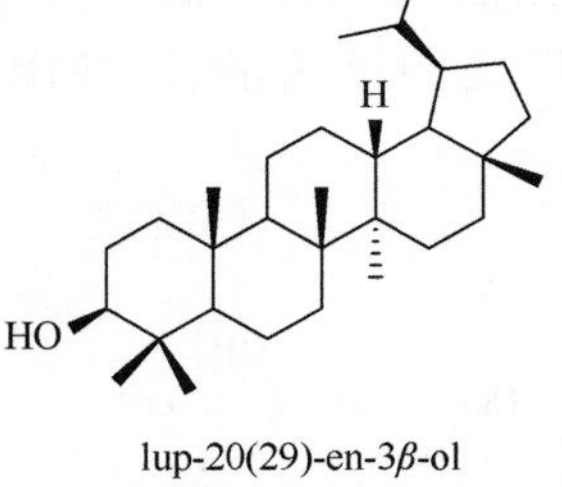

lup-20(29)-en-3β-ol

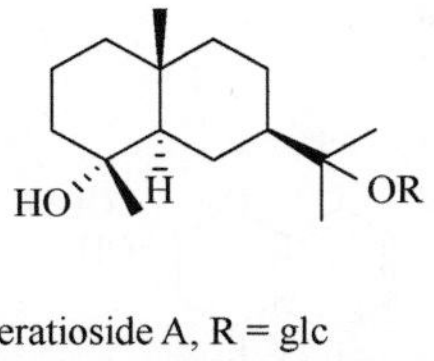

sonneratioside A, R = glc
sonneratioside B, R = glc(6′←1″)Api

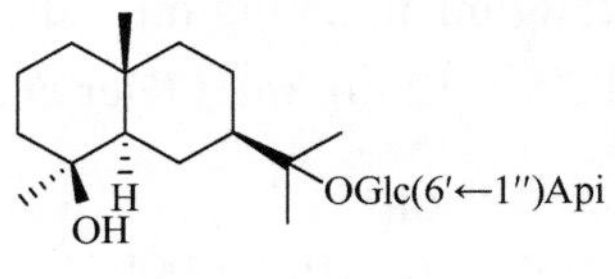

sonneratioside C

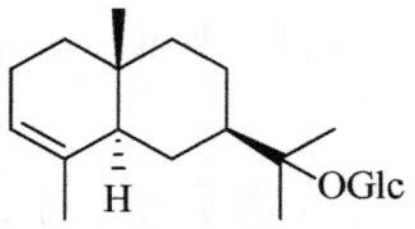

sonneratioside D 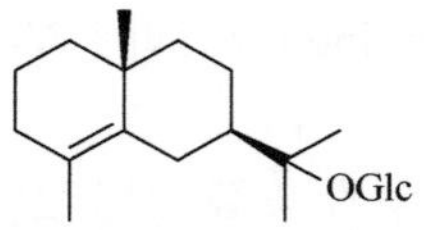   sonneratioside E 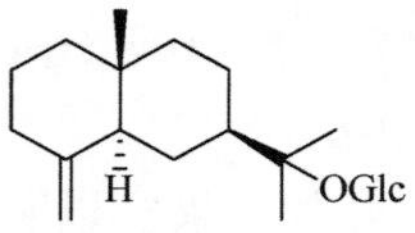   β-D-glucopyranoside 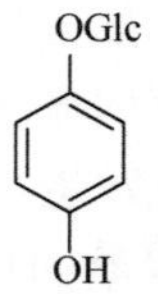   arbutin

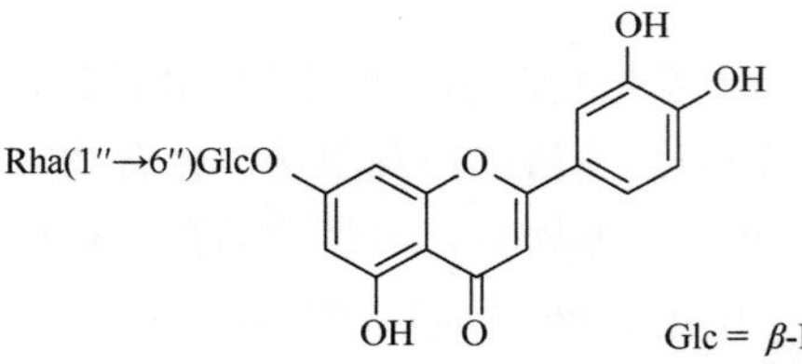

Rha(1″→6″)GlcO

luteolin 7-O-rutinoside

Glc = β-D-glucopyranosyl
Api = β-D-aplofuranosyl
Rha = α-D-rhamnopyranosyl

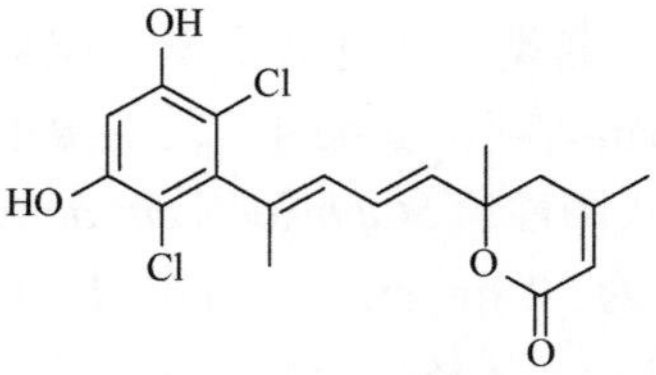

cosmochlorin B

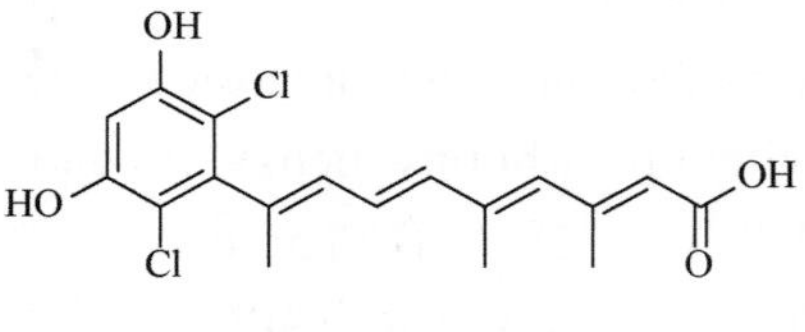

cosmochlorin A

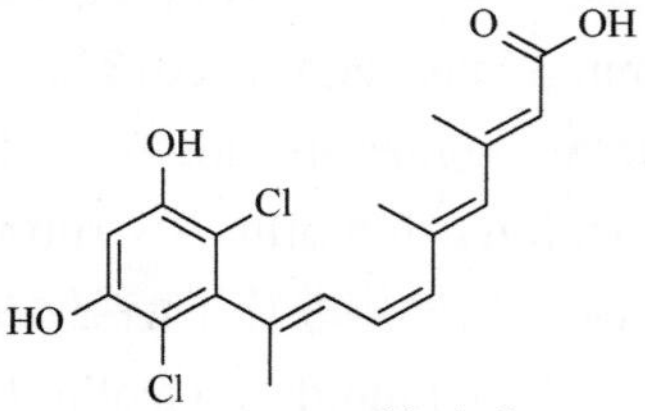

cosmochlorin C

图 5.13　杯萼海桑中的萜类化合物

酚类　从杯萼海桑（采自中国）内生真菌 *Alternaria* sp. 的提取物中分离得到酚类化合物，分别为 altenusin、altenuene、4′-epialtenuene、alternariol、altertoxin I、2, 5-dimethyl-7-hydroxychromone、alternarian acid、alternariol-5-O-methyl ether、alterperylenol、stemphyperylenol、xanalteric acid Ⅰ、xanalteric acid Ⅱ（Kjer et al.，2009）。该内生真菌在大米和液体培养基中发酵得到的产物在 10μg/ml 浓度下对小鼠淋巴瘤细胞 L5178Y 有较强的细胞毒作用，其中 altenusin、alternariol 以及 alternariol-5-O-methyl ether 具有显著的细胞毒作用，alternariol 对小鼠 L5178Y 细胞的 EC_{50} 为 1.7μg/ml。此外，alternariol 还能够抑制 EC_{50} 低于 1μg/ml 的几种酶，如 Aurora A、Aurora B 以及 FLT3（Proksch et al.，2010；Aly et al.，2008）。Fehr 等（2009）发现，alternariol 不仅能使蛋白激酶失活，还能抑制肿瘤化疗重要靶点的拓扑异构酶 Ⅰ 和拓扑异构酶 Ⅱ。xanalteric acid Ⅰ 和 xanalteric acid Ⅱ 对耐甲氧西林金黄色葡萄球菌（MRSA）显示出较弱的抗菌活性，MIC 分别为 125μg/ml 和 250μg/ml，altenusin 对几种耐药病原菌表现出广泛的抗菌活性，MIC 为 31.25～125μg/ml（Kjer et al.，2009）。

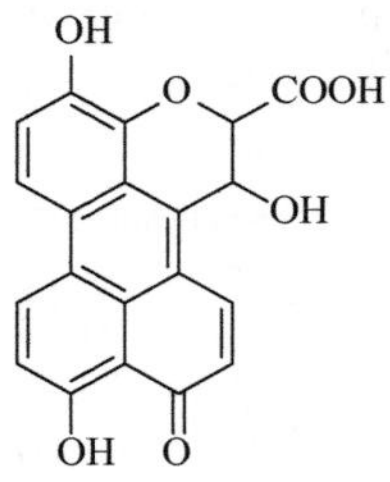

xanalteric acid Ⅰ 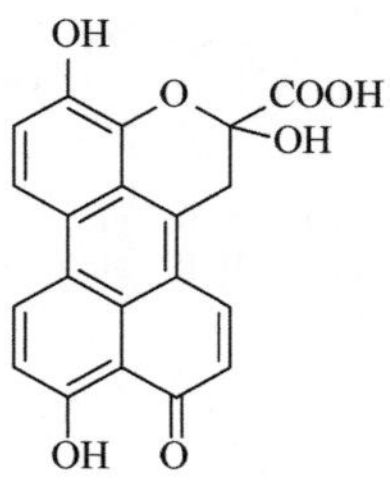   xanalteric acid Ⅱ 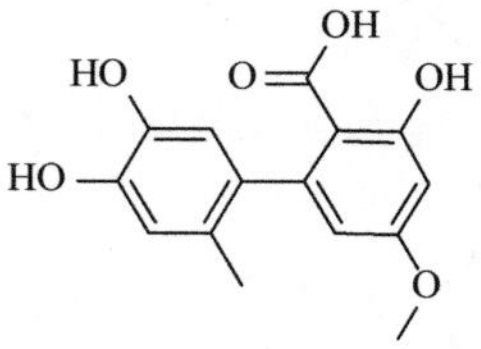   altenusin

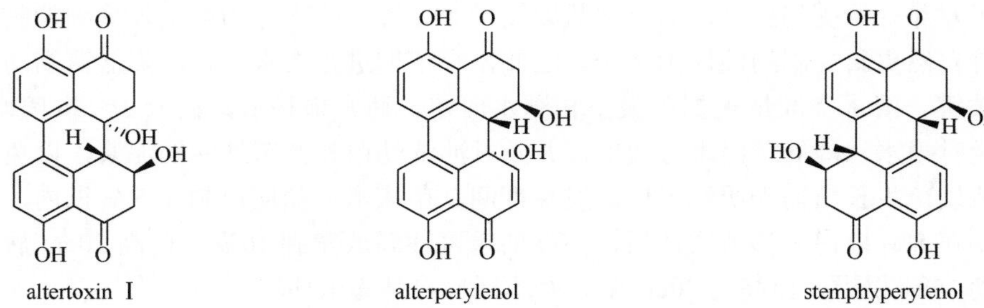

altertoxin Ⅰ   alterperylenol   stemphyperylenol

图 5.14 杯萼海桑中的酚类化合物

【栽培技术】 杯萼海桑广泛分布于热带非洲、热带亚洲、澳大利亚以及西太平洋的一些岛屿，是海桑属中分布最广的一个种。而在我国，杯萼海桑仅天然分布于海南东部的三亚市、万宁市、陵水黎族自治县、琼海市和文昌市，海口市的东寨港自然保护区有人工栽培林。杯萼海桑是红树林中的先锋树种，其根、茎、叶、花、果都有很高的观赏价值，纯林或混合林都能形成非常优美的红树林景观。

人工繁育 根据海南海口市东寨港自然保护区多年来的育苗实践，总结杯萼海桑的育苗技术如下（钟才荣，2004）。

种子采收与处理 杯萼海桑几乎全年都有花果，盛果期为6～9月，浆果。应选择果实临近成熟时采种，用打孔的塑料袋将其套住，果实成熟后直接落于袋中。采回成熟的浆果后，用手搓烂果肉，于清水中漂洗出种子，装入纱网袋中，浸没于盐度为5‰～10‰的海水中，避光阴凉处储藏备用。杯萼海桑种子千粒重为23.1～30.0g，发芽率为95%～100%。

育苗营养土配制 红树林造林过程中，由于造林地条件特殊、环境恶劣，苗木搬运工作烦琐，对树苗影响较大。为提高造林成活率通常采用容器育苗，容器规格为12cm×15cm。育苗营养土配方：红壤：牛粪：细沙土为4:2:1，在搅拌营养土时每1m³牛粪加入过磷酸钙50～100kg。将各配料充分拌匀，用薄膜盖住堆沤，待其充分腐熟后即可使用。

建立育苗圃 红树林幼苗适宜生长于低盐度、高水分的环境中，育苗田应选在正常潮水可达的红树林疏林地。该区域风浪小，有充足的淡水供给，便于根据苗木的大小调节不同盐度土壤的水分。砍伐圃地中生长较差的林木和多余树枝，深翻、耙净枯枝落叶和树根。用纱网围好圃地四周，再用敌敌畏杀净圃地中的虫蟹，便可备作育苗床。

育苗床的建立 在滩涂地上育苗采用高床育苗，苗床高15～20cm，宽1.0～1.2m，苗床间距40cm，苗床走向与涨潮时水流方向平行，床面铺5cm厚的营养土。

播种要点 取储备的杯萼海桑种子，用清水冲洗干净，悬挂在阴凉处，待其外种皮晾干后即可播种。播种前用0.3%～0.5%的高锰酸钾对种子、苗床进行消毒。播种方法可采用撒播，播种要均匀，密度合理，适宜密度为20cm×20cm的苗床生出100～120株小苗。播种后覆盖0.2～0.3cm厚的营养土，然后用木板轻度镇压，再用纱网盖住苗床，四周用海泥压实，避免涨退潮时潮水冲刷种子。盖土不宜过厚，否则影响种子发芽时间和发芽率。播种后2～3d种子开始发芽，8～10d幼苗定根后即掀开纱网。

淡水管理 杯萼海桑种子发芽和幼苗生长受海水盐度的影响，当海水盐度高于5‰

时，种子发芽开始受到抑制，当海水盐度高于 8‰ 时，苗床上幼苗生长受到抑制，这也是该树种自然更新受制约的原因之一。因此，育苗期进行淡水管理，降低苗圃的水分盐度极为关键。淡水浇灌量根据苗大小和潮水而定。通常播种后，白天 2～3h 喷水 1 次，退潮后及时喷水，降低苗田水分盐度，并及时冲洗幼苗和苗床纱网的泥浆，以免影响种子发芽或幼苗生长所需光照和温度。发芽期间，苗床水分盐度控制在 5‰ 以内，幼苗期盐度控制在 8‰ 以内，移植成活后，盐度要求可逐渐放宽到 10‰，苗高 20cm 后，盐度可提高到 15‰ 以上，苗高达 30cm 后，基本适应自然海水环境。

幼苗移植　苗床上幼苗长出 6 片真叶，苗高 4～6cm 时，便可将其移植于营养袋中。移植时，先将营养袋幼苗在陆地上的荫棚放置一周左右，待幼苗充分定根后再栽植到滩涂上，这样可提高移植成活率。移植幼苗时，若无荫棚，应在阴天或傍晚进行，避免强光、高温使幼苗因失水而死亡，导致移植失败。杯萼海桑为阳性树种，移植一周后苗木基本定根，不需继续遮阴。

苗圃管理　及时清理红树林海域的凋落物，以免压坏幼苗和引发病虫害。

施肥　在苗床上先施足基肥，每 667m² 苗园施 10 000kg 农家肥和 150kg 过磷酸钙；幼苗期可喷施含钾叶面肥 2～3 次，苗木出圃前一个月不宜施肥。移植成活后，喷施氨基酸叶面肥 1 次，以及浓度为 5‰ 的复合肥水溶液和含钾叶面肥各 1～2 次。

病虫害防治　滩涂育苗，由于潮水的影响，发病后治疗困难。因此，育苗要注意加强病虫害的预防工作。苗园、营养土要彻底消毒；加强观察苗木生长状况，采取定期喷洒杀虫杀菌类药物等预防措施。杯萼海桑常见病害有立枯病、灰霉病和炭疽病 3 种。立枯病由苗床上的幼苗密度大、高温高湿而引发，造成根茎处腐烂，幼苗移植后也常发生立枯病，其病菌从根部入侵，使根部腐烂而引起幼苗死亡。发病时要及时拔除病株，采用甲基托布津（50%）800～1000 倍液或百菌清（75%）600～800 倍液或多硫悬浮液（40%）400～500 倍液进行防治，每 3～5d 喷 1 次，连喷 3～4 次。灰霉病多发于 11 月至翌年 5 月，发病时感病组织呈浅褐色，水渍状软腐，后期溃烂，感病株叶片褪绿、萎蔫，感病后 2～3d 开始落叶，一周后死亡。发病期应立即拔除病株，用甲基托布津（50%）500～600 倍液或百菌清（32%）1200～1500 倍液进行防治，每 3～5d 喷 1 次，连喷 3～4 次。病情严重时，用施保功 1000～1500 倍液或人用链霉素 300 万单位兑水 15kg 喷洒，效果较好。炭疽病感病叶片出现褐色斑点，继而扩大，可用等量波尔多液或敌克松（敌磺钠湿粉 50%）600～800 倍液进行防治，每 3～5d 喷 1 次，连喷 3～4 次，同时保持通风透气，以降低湿度，抑制病原菌扩展。此外，播种后到苗高 20cm 期间，杯萼海桑主要生物害虫有老鼠、螃蟹、地老虎、蟋蟀等，可采用毒饵和杀虫剂加以防治。

出圃造林　当营养袋苗达 30cm 高时便可出圃造林，结合潮位的高低情况选择 30～80cm 高的苗木造林。高潮位选择矮苗，低潮位选择高苗。造林苗尽量选取苗高在 80cm 以内的苗木。否则，当苗高超出 80cm 后，由于苗木穿根过多，起苗时苗木伤根严重而影响造林成活率。

野生抚育　杯萼海桑分布范围较广，在海南岛的东海岸从北到南均有分布，主要分布于文昌市的清澜自然保护区，琼海市的潭门镇新潮村和排港村，陵水黎族自治县的新村港，以及三亚市的青梅港和三亚河等地。该种的个体数较多，但由于人类的砍伐破坏，生境质量恶化，预计在今后 10 年，该种将减少至少 20%。因此，建议在其生长地进行封禁管理，禁止任何形式的乱砍滥伐，辅助幼苗生长，扩大引种栽培，确保种质资源；停止对原生境的人为破坏，防止将现存生长地转化为农田、池塘等其他用途；根据现有资源，以人工繁殖、补种的方式进行引种栽培，以培育和繁殖杯萼海桑种群。

【资源保护与开发应用】

生态保护　杯萼海桑遗传多样性主要在种群内，在实施就地保护时，陵水种群可以作为保护的重点。

改造环境　杯萼海桑为红树林的先锋树种，可以在适宜地区的低潮滩内首先种植杯萼海桑，土壤元素会逐渐富集。林前缘附近的低潮带裸滩含有一些呼吸根残体，有机质及全氮含量也较高，先锋树种的繁殖、生长可促进泥沙沉积和富集养分，改变立地条件，低潮滩逐渐变为中潮滩，环境条件适合中潮滩树种（如红树、红海榄、木榄等）定居和生长，随时间推移，中潮滩变为高潮滩，海漆、银叶树等高潮滩树种会进入。

开发新药　杯萼海桑具有药用价值，其果汁发酵可以止溢血，可以进一步研究开发新药。

木材资源　杯萼海桑木材在马来西亚是一种名贵的商品木材，多为建筑和造船用，但在我国材积不多，木材结构虽细致而纹理局部交错，但不耐腐，可用来制作一般木器、家具、板料等。

参考文献

陈泽濂．1996．国产海桑属（*Sonneratia* Linn. f.）植物的形态解剖．热带亚热带植物学报，4(2): 18-24.

戴好富，梅文莉，洪葵，等．2005．海南16种红树植物的肿瘤细胞毒活性筛选．中国海洋药物，(6): 44-46.

邓传远，林鹏，郭素枝．2004．海桑属红树植物次生木质部解剖特征及其对潮间带生境的适应．植物生态学报，28: 392-399.

符国瑷，黎军．1999．海南岛古老与原生的三亚红树林．热带林业，27: 12-18.

傅立国，陈潭清，郎楷永，等．2003．中国高等植物．青岛：青岛出版社．

管华诗，王曙光．2009．中华海洋本草：第2卷 海洋矿产药与海洋植物药．上海：上海科学技术出版社．

国家中医药管理局《中华本草》编委会．1999．中华本草．上海：上海科学技术出版社．

李海生．2003．中国海桑属红树植物遗传多样性研究．中山大学博士学位论文．

李诗川，李妮亚，刘强，等．2014．海桑属红树植物离子积累、光合和抗氧化能力及相关性分析．植物资源与环境学报，23(3): 15-23.

林鹏．1984．我国药用的红树林植物．海洋药物，12(4): 45.

毛礼米，李妮娅，王东，等．2009．海桑属6种植物花粉形态兼化石花粉指南．古生物学报，48: 254-267.

汤燕娜．2008．非胎生红树植物的繁殖体发育过程及其潮间带分布．厦门大学硕士学位论文．

涂志刚，吴瑞，张光星．2015．海南岛清澜港红树植物群落类型及其特征．热带农业科学，35: 21-25.

王峰，吴秋红，高辉，等．2013．红树林植物杯萼海桑法呢基焦磷酸合酶的基因克隆及序列分析．中草药，43: 2294-2299.

王文卿，王瑁．2007．中国红树林．北京：科学出版社．

吴钿，周畅，刘敏超，等．2010．五种海桑属红树植物叶片的结构及其生态适应．广西植物，30: 484-487.

张孟文．2012．南岛清澜港海桑属种群特征及其濒危种海南海桑繁殖生态学研究．海南大学硕士学位论文．

张娆挺，林鹏．1984．中国海岸红树林植物区系研究．厦门大学学报（自然科学版），23: 232-238.

郑德璋，廖宝文，郑松发，等．1995．海南岛清澜港红树树种适应生境能力与水平分布．林业科学研究，8: 67-72.

中国科学院中国植物志编辑委员会．1983．中国植物志：第五十二卷 第二分册．北京：科学出版社．

钟才荣．2004．杯萼海桑的育苗技术．福建林业科技，31: 116-118.

周涵韬，林鹏．2002．海桑属红树植物遗传多样性和引种关系研究．海洋学报，24: 98-105.

Aly A H, Edrada-Ebel R A, Indriani I D, et al. 2008. Cytotoxic metabolitesfrom the fungal endophytic *Alternaria* sp. and their subsequent detection in its host plant *Polygonum senegalense*. J. Nat. Prod., 71: 972-980.

Asad S, Nesa L, Deepa K N, et al. 2017. Analgesic, anti-inflammatory and CNS depressant activities of methanolic extract of *Sonneratia alba* leaves in mice. Nat. Prod. Chem. Res., 5(5): 1-7.

Ashihara H, Yina Y, Deng W W, et al. 2010. Pyridine salvage and nicotinic acid conjugate synthesis in leaves of mangrove species. Phytochemistry, 71: 47-53.

Fehr M, Pahlke G, Fritz J, et al. 2009. Alternariol acts as a topoisomerase poison, preferentially affecting the IIα isoform. Mol. Nutr. Food Res., 53: 441-451.

Gawali P, Jadhav B L, Ramteke L. 2017. Comparative studies on antioxidant and anti-inflammatory activities of ethanolic extracts of true mangrove and mangrove associate located in Bhatye beach areas of Maharashtre, India. Int. Res. J. Pharm., 8(12): 124-130.

Handayani D, Rivai H, Mulyana R, et al. 2018. Antimicrobial and cytotoxic activities of endophytic fungi isolated from mangrove plant *Sonneratia alba* Sm. J. App. Pharm. Sci., 8(2): 49-53.

Harizon, Pujiastuti B, Kurnia D, et al. 2015. Antibacterial triterpenoids from the bark of *Sonneratia alba* (Lythraceae). Nat. Prod. Commun., 10(2): 277-280.

Katsutani K, Sugimoto S, Yamano Y, et al. 2020. Eudesmane-type sesquiterpene glycosides: sonneratiosides A-E and eudesmol *β*-D-glucopyranoside from the leaves of *Sonneratia alba*. J. Nat. Med., 74: 119-126.

Kjer J, Wray V, Edrada-Ebel R A, et al. 2009. Xanalteric acid Ⅰ and Ⅱ and related phenolic compounds from an endophytic *Alternaria* sp. isolated from the mangrove plant *Sonneratia alba*. J. Nat. Prod., 72: 2053-2057.

Latief M, Utami A, Amanda H, et al. 2019. Antioxidant activity of isolated compound from perepat roots (*Sonneratia alba*). J. Phys.: Conf. Ser., 1282: 012088.

Latief M, Utami A, Fadhilah N, et al. 2018. Antioxidant activity from perepat plant (*Sonneratia alba*) ethanol leaf extract with Cap-e methods to overcome oxidative stress in thallasemia. J. Pharm. Sci. Res., 10(9): 2160-2162.

Limbago S J, Sosas J, Gente A A, et al. 2021. Antibacterial effects of mangrove ethanolic leaf extract against zoonotic fish pathogen *Salmonella arizonae*. J. Fish, 9(2): 92205.

Muhaimin M, Yusnaidar Y, Syahri W, et al. 2018. Screening and potential analysis of methanolic leaf extract of mangrove plants at east coast sumatera as repellent against *Aedes aegypti*. J. Pharm. Sci. Res., 10(9): 2228-2231.

Muhaimin M, Latief M, Putri D R, et al. 2019. Antiplasmodial activity of methanolic leaf extract of mangrove plants against *Plasmodium berghei*. Pharmacogn. J., 11(5): 929-935.

Musa W J, Duengo S, Situmeang B. 2018. Isolation and characterization triterpenoid compound from leaves mangrove plant (*Sonneratia alba*) and antibacterial activity test. Int. Res. J. Pharm., 9(3): 85-89.

Patil P D, Chavan N S, Sabale A B, et al. 2012. *Sonneratia alba*: a vital source of Gamma Linolenic Acid (GLA). Asian J. Pharm. Clin. Res., 5: 172-175.

Proksch P, Putz A, Ortlepp S, et al. 2010. Bioactive natural products from marine sponges and fungal endophytes. Phytochem. Rev., 9: 475-489.

Pujiastuti B, Kurnia D, Sumiarsa D, et al. 2015. Antibacterial triterpenoids from the bark of *Sonneratia alba* (Lythraceae). Nat. prod. Commun., 10(2): 277-280.

Saad S, Taher M, Susanti D, et al. 2012. *In vitro* antimicrobial activity of mangrove plant *Sonneratia alba*. Asian Pac. J. Trop. Biomed., 2(6): 427-429.

Sahoo G, Mulla N, Ansari Z A, et al. 2013. Antibacterial activity of mangrove leaf extracts against human pathogens. Indian J. Pharm. Sci., 74(4): 348-351.

Shiono Y, Miyazaki N, Murayama T, et al. 2016. GSK-3*β* inhibitory activities of novel dichroloresorcinol derivatives from *Cosmospora vilior* isolated from a mangrove plant. Phytochemistry Lett., 18: 122-127.

Wonggo D, Berhimpon S, Kurnia D, et al. 2017. Antioxidant activities of mangrove fruit (*Sonneratia alba*) taken from Wori village, north Sulawesi, Indonesia. Int. J. Chem. Tech. Res., 10(12): 284-290.

5.2　海桑（*Sonneratia caseolaris*）

　　海桑属于海桑科（Sonneratiaceae）海桑属（*Sonneratia*），是海桑属耐盐能力最弱的小乔木物种，属于嗜热性窄布种。海桑在我国天然分布于海南的文昌市、琼海市、万宁市等地沿海，主要为淡水输入的河沟两侧，沿河至潮汐影响的上界，是热带和亚热带海岸红树林群落乔木层的基本组成种类，在我国红树植物中占有一定位置。海桑之名始见于《海洋药物》，果实可药用，为民间用药，具有活血消肿的功效，将果实制成糊状可涂治扭伤（国家中医药管理局《中华本草》编委会，1999）。田敏卿（2007）从海桑中分离的化合物主要有黄酮、糖苷、萜类、甾体、皂苷和苯衍生物。药理学研究表明，其黄酮化合物多具有抗氧化和抗肝癌活性（宫凯凯等，2016）。其中，海桑枝叶中分离得到的5,7-二羟基-3′,4′-二羟基黄酮具有较强的抗肝癌活性。此外，海桑果实还可用于美容和酿酒，树干的提取物可用作食物；海桑果实酸甜可食用，也可作为提取果胶等的原料（Zhang and Liu，1994）。海桑树体高大，具有生长迅速、多笋状呼吸根等特点，对防风防浪、促淤造陆具有显著效果，为沿海滩涂生态恢复和海岸绿化的优良树种。

　　【分类位置】　被子植物门Angiospermae双子叶植物纲Dicotyledoneae原始花被亚纲Archichlamydeae桃金娘目Myrtiflorae海桑科Sonneratiaceae海桑属*Sonneratia*海桑*Sonneratia caseolaris*（Linn.）Engl.，1897（中国科学院中国植物志编辑委员会，1983）。

　　【别名】　剪包树、剪刀树、枷果（海南）。

　　【形态特征】　海桑为乔木，高5～6m；小枝通常下垂，有隆起的节，幼时具钝4棱，稀锐4棱或具狭翅（图5.15）。叶形状变异大，呈阔椭圆形、矩圆形至倒卵形，长4～7cm，宽2～4cm，顶端钝尖或呈圆形，基部渐狭而下延成一短宽的柄，中脉在两面稍凸起，侧脉纤细，不明显；叶柄极短，有时不显著。花具有短而粗壮的梗；萼筒平滑无棱，呈浅杯状，果时呈碟形，裂片平展，通常6枚，内面绿色或黄白色，比萼筒长，花瓣呈条状披针形，暗红色，长1.8～2cm，宽2.5～3mm；花丝粉红色或上部白色、下部红色，长2.5～3cm；花柱长3～3.5cm，柱头呈头状。成熟的果实直径为4～5cm。花期冬季，果期春、夏季（中国科学院中国植物志编辑委员会，1983）。

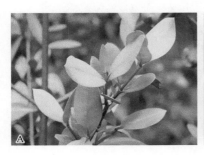
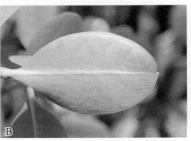

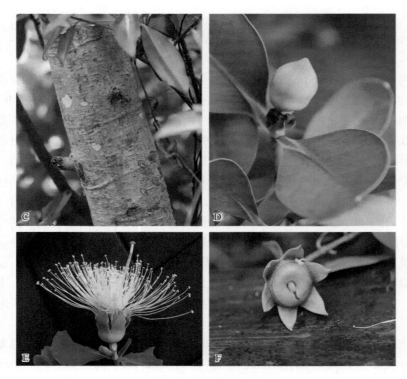

图 5.15　海桑植物形态

A. 枝叶；B. 开展的叶（示叶柄基部红色）；C. 茎干；D. 花枝（示花蕾）；E. 开放的花（示基部红色条状花瓣）（王文卿和王瑁，2007）；F. 果枝（示未成熟果实）

【生境分布】　海桑生长于海边泥滩，我国现存的海桑天然种群数量十分有限，天然分布于海南万宁市礼纪镇青皮林自然保护区附近的河流海岸、鱼塘基围，琼海市潭门镇新潮村、坡头河两岸，文昌市的东阁镇、文城镇及清澜港等地，总面积不超过100hm^2（李海生和陈桂珠，2004；李海生，2003）（图 5.16）。东南亚热带至澳大利亚北部也有海桑分布。

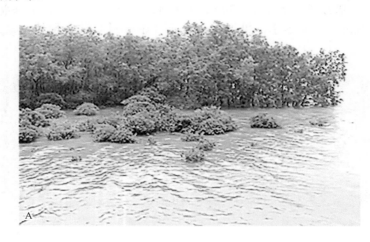

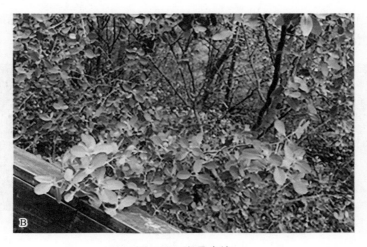

图 5.16　海桑生境

A. 生长在海水中的海桑林；B. 生长在红树林中的海桑

【药材鉴别】

药材性状　叶片呈阔椭圆形、矩圆形至倒卵形（图 5.17），长 4～6cm，宽 2～3cm，顶端钝尖或呈圆形，基部渐狭而下延成一短宽的柄，中脉在两面稍凸起，侧脉不明显；叶柄极短，鲜时叶脉基部及叶柄为鲜红色（图 5.18）。枝叶茎上有隆起的节，嫩枝可见钝 4 棱。

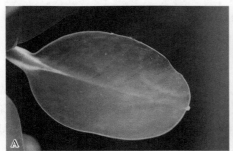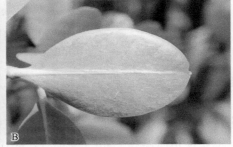

图 5.17　海桑药材叶的形态

A. 叶上表面；B. 叶下表面

花由萼筒包被。萼筒外表面平滑，呈浅杯状，果时呈碟形，裂片平展，通常 6 枚，内面绿白色，比萼筒长（图 5.19）。完整花花瓣 6 片，暗红色，呈条状披针形，长 1.8～2cm，宽 2.5～3mm；花丝粉红色或上部白色、下部红色，长于花瓣，花柱长于花丝，柱头呈头状。花具有短而粗壮的梗。

果实呈圆球形，略扁，直径为 3.5～4.5cm。表面淡棕黄色，略皱缩（图 5.20）。顶端中央微凹，有残存的花柱或花柱基，基部有宿萼及小果

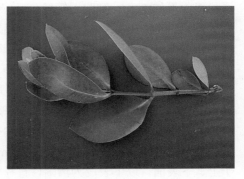

图 5.18　海桑茎叶药材形态（示极短叶柄）

梗；萼筒平滑无棱，先端常 6 裂，裂片呈长三角形，平展呈浅碟状，淡棕绿色，厚革质。气微香，味微酸、甜。

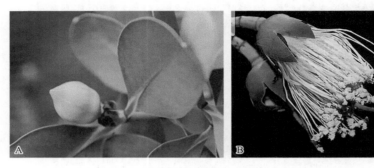

图 5.19　海桑花药材形态

A. 花蕊；B. 花萼与花丝（徐克学摄）

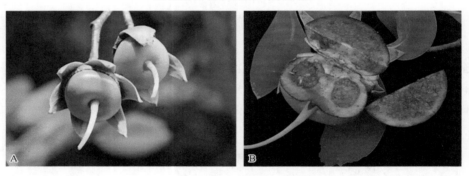

图 5.20　海桑鲜果药材形态

A. 果实形态（毛礼米摄）；B. 果实剖开（示断面的变色现象及子房）（徐克学摄）

组织构造　叶中脉部位横切面（图 5.21）为等面叶，属于旱生结构。叶片厚约 430m，表皮细胞单层，排列紧密；上、下表皮均有气孔分布，气孔具有两个稍内陷的保卫细胞，外侧有两个副卫细胞；上、下表皮细胞均被有菲薄的角质膜，上表皮角质厚约 3.5m，下表皮角质厚约 1.9m（吴钿等，2010；李元跃，2006）。叶肉组织分为海绵组织和栅栏组织。上、下表皮内方均有栅栏组织分布，栅栏组织细胞多列性，未见明显的分泌腔；上栅栏组织厚约 93m，细胞呈长柱形，细胞间隙极小，叶绿体多，通过中脉；下栅栏组织厚约 72m，细胞近等径，叶绿体较少。海绵组织厚约 212m，位于上、下栅栏组织之间，细胞近等径，细胞间隙不明显。中脉向背面凸出，主脉维管束为双韧型，围成扁圆形的维管束环，环中央有少量薄壁细胞组成的髓，韧皮部和木质部非常发达。中脉周围的薄壁组织中有单宁异细胞分布。

叶表面制片上、下表皮细胞呈不规则多边形，大小为 13（8～20）μm×15.9（10～20）μm，45～49 个 /mm²，垂周壁微弯。保卫细胞内陷，副卫细胞多个，气孔为不定式或不等式；上表皮气孔器大小为（21.3～30.2）μm×（12.4～20.5）μm，气孔指数为 1.3；下表皮气孔器大小为（20.8～32.5）μm×（13.4～21.5）μm，气孔指数为 3.5。盐腺分布于上、下表面，以下表皮为清晰，直径为 20～30μm，34 个 /mm²，泌盐细胞呈长多角形，周围有 10 余个细胞围绕（图 5.22）。

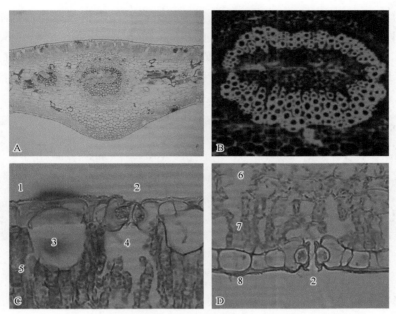

图 5.21　海桑叶中脉部位横切面形态（李元跃，2006）

A. 叶中脉横切面；B. 中脉维管束（共聚焦显微镜）；C. 叶肉上表皮；D. 叶肉下表皮

1. 上表皮；2. 气孔；3. 贮水细胞；4. 气室；5. 上栅栏组织；6. 海绵组织；7. 下栅栏组织；8. 下表皮

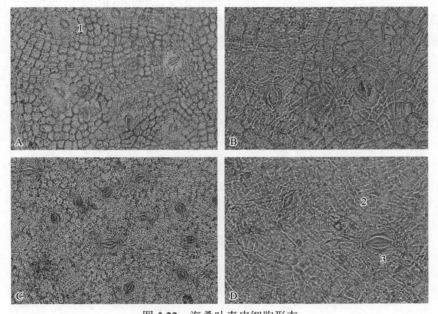

图 5.22　海桑叶表皮细胞形态

A、B. 上表皮；C、D. 下表皮

1. 表皮角质纹理；2. 盐腺；3. 气孔

A、C. ×200；B、D. ×400

　　茎次生木质部的组织结构中，导管多数，导管分子长平均为（426.0±80.6）μm；散孔材的生长轮明显；管孔为每平方毫米 76.0 枚，直径为 50.0～140.0μm，平均为（88.2±20.8）μm；管孔为复管孔或单管孔，短径列复管孔，少数斜向排列，管孔呈卵圆形；端壁为单穿孔，末端平缓；管间纹孔对为互列纹孔、附物纹孔；木纤维长 400.0～800.0μm，平均为（686.0±117.0）μm，宽 18.0～26.0μm，平均为（23.6±3.6）μm，壁厚 2.0～8.0μm，平均为（3.6±0.6）μm（林鹏等，2000）（图 5.23）。木射线每毫米 13.0～20.0 列，平均为（16.8±1.8）列。单列射线，射线高 310.0～800.0μm，平均为（457.3±139.3）μm，射线为同形；木薄壁组织为环管薄壁组织（图 5.23）。

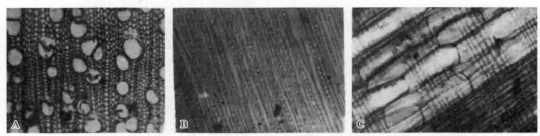

图 5.23　海桑茎次生木质部形态解剖（林鹏等，2000）

A. 横向切面；B. 切向切面；C. 径向切面

超微形态　海桑花粉粒呈长球形，大小为 52.17（40.84～64.60）μm×41.20（31.50～49.94）μm，*P/E* 均值为 1.27（毛礼米等，2009）。赤道面呈椭圆形，两端略尖（图 5.24），极面观呈三角形，3 顶点萌发孔明显突出，萌发孔约为 7.80μm。花粉孔间区无子午向背脊。赤道面具疣状纹饰；孔间区疣状结构分布密度为 1.60grain/μm³；极面光滑（图 5.25），放大后表面微结构为不规则且模糊的条纹状刻痕。外壁厚约 2.10μm（图 5.26），极面外壁由覆盖层、柱状层和外壁内层组成；孔间区的外壁缺少明显的柱状层。萌发孔区域疣状纹饰的微结构为条纹状细刻痕。

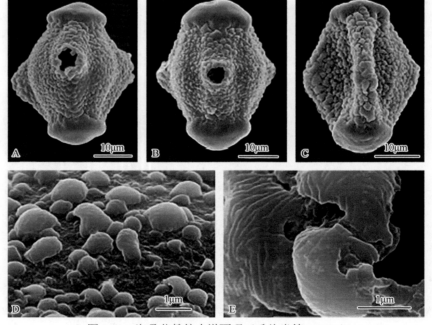

图 5.24　海桑花粉粒赤道面观（毛礼米等，2009）

A～C. 赤道面（示萌发孔）；D. 孔间区（示疣状纹饰）；E. 萌发孔区域（示条纹状细刻痕微结构）

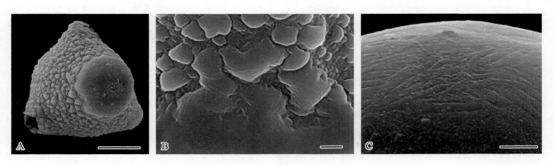

图 5.25　海桑花粉粒极面观（毛礼米等，2009）

A. 极面观（示子午向背脊，不明显）；B. 赤道面与极面过渡区域；C. 极面观放大（示不规则且模糊的条纹状细刻痕微结构）

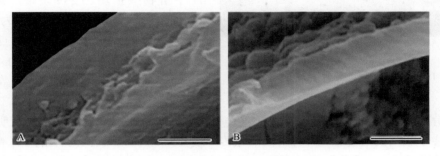

图 5.26　海桑花粉粒外壁观（毛礼米等，2009）

A. 极面外壁层次；B. 孔间区外壁层次

　　叶上表皮细胞被稀疏条状、隆起褶皱状或鳞片状角质纹理，表面覆盖不均匀的蜡质，细胞轮廓及盐腺不易察见（图 5.27）；内陷气孔较少，保卫细胞陷于表皮下方，周围条纹

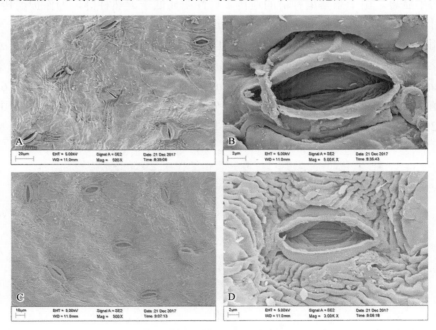

图 5.27　海桑叶表面超微形态

A、B. 叶上表皮；C、D. 叶下表皮（示表皮细胞角质纹理、内陷气孔及气孔内部）

状角质纹理较密集，气孔开口呈纺锤形，内部呈条状褶皱。叶下表皮细胞被不规则分布的角质条纹，且角质条纹密集而不平直，并伴有稀疏的鳞片状角质纹理，蜡质不均匀覆盖，细胞轮廓不清晰；内陷气孔较多，在气孔周围角质条纹呈密集的交织网状，气孔内部呈纵向条状皱褶或微隆起；盐腺不易察见。

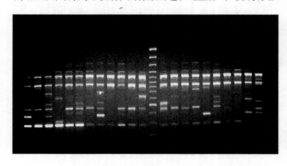

图5.28　引物857对文昌横山种群（HS）22个样品的 ISSR-PCR 扩增结果（李海生和陈桂珠，2004）

【分子鉴别】　采用 ISSR 分子标记技术对我国分布的所有天然种群和海南东寨港自然保护区引种的人工种群共4个种群86个个体进行了遗传变异分析（李海生和陈桂珠，2004；李海生，2003）。11个引物共扩增出239条带，其中194条具多态性，多态位点百分率为81.17%（图5.28）。在种群水平上多态位点百分率为40.59%～50.21%，平均值为45.71%。Nei 的基因多样性、香农信息指数在物种水平上分别为0.2100和0.3256，在种群水平上分别为0.1468和0.2210。Nei 的遗传分化系数（Gst）和 AMOVA 分析表明，种群间已发生了较高的遗传分化。种群间的遗传一致度为0.9011。估测的种群间的基因流为0.5787。依据 Nei 的遗传距离对不同种群进行 UPGMA 聚类，聚类结果为文昌横山种群（HS）和东寨港种群（DZG）聚为一类，万宁种群（WN）和琼海种群（QH）聚为另一类。曼特尔检验表明，遗传距离与地理距离之间有一定的正相关关系，但不显著。种群遗传多样性与环境因子间的相关性分析表明，海桑种群遗传多样性水平与各环境因子间相关性均不显著。由于东寨港种群的遗传多样性明显低于天然种群，为保护遗传多样性，应加强对琼海种群、万宁种群的就地保护和迁地保护工作。

采用 RAPD 分子标记法，以海南东寨港自然保护区的无瓣海桑（*Sonneratia apetala*）、海南海桑（*Sonneratia × hainanensis*）、拟海桑（*Sonneratia × gulngai*）、杯萼海桑（*Sonneratia alba*）、卵叶海桑（*Sonneratia ovata*）、海桑（*Sonneratia caseolaris*）6种海桑属红树植物为材料，对15个有效引物进行分析鉴定，共扩增出512条带，其中多态性条带为297条，占总扩增条带的58.01%（周涵韬和林鹏，2002）（图5.29）。Nei 指数

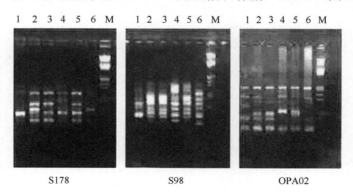

图5.29　海桑属6种红树植物 DNA 指纹图谱（周涵韬和林鹏，2002）

1. 无瓣海桑；2. 海南海桑；3. 拟海桑；4. 杯萼海桑；5. 卵叶海桑；6. 海桑；M. λDNA EcoR I/Hind III

法分析和 UPGMA 统计分析表明，6 种海桑属红树植物分为 3 个组，分别为 A、B、C，平均遗传距离为 0.38，符合属内种间关系。A 组包括无瓣海桑、海南海桑、卵叶海桑、杯萼海桑，其中无瓣海桑、海南海桑、卵叶海桑处于同一个亚组，B 组为拟海桑，C 组为海桑。

【生理特性】 经对广东汕头市的海桑苗木、林木冻害情况调查研究，海水盐度较高、持续低温能抑制苗木生长，使苗木生长缓慢，养分积累少，抗寒能力减弱。种植于盐度较低地方的海桑，苗木生长好，抗寒能力强（肖泽鑫等，2004）。

根据对海南东寨港自然保护区海桑属植物的分析研究（李诗川等，2014），该属植物的无机离子积累、光合和抗氧化能力如下：海桑根际土壤中无机离子含量从高到低均为 Cl^-、Na^+、Mg^{2+}、Ca^{2+}、K^+，而在叶片中的排序为 K^+、Cl^-、Na^+、Ca^{2+}、Mg^{2+}；对无机离子的富集系数由大至小依次为 K^+、Ca^{2+}、Mg^{2+}、Na^+、Cl^-，对 K^+ 的富集系数在同属 6 种植物中最小。海桑叶片叶绿素 a 和总叶绿素含量是 6 种海桑属植物中最高的，叶绿素 b 含量仅略低于无瓣海桑。海桑叶片光合参数仅次于无瓣海桑，属于 6 种植物中的高水平，但胞间 CO_2 浓度最低，仅为（236.57±11.72）μmol/mol；叶片叶绿素荧光参数与其他物种无显著差异。海桑叶片抗氧化酶活性位于同属植物的中等水平，其中抗坏血酸过氧化物酶（APX）活性低于其他 5 种植物，为（9.06±0.44）U/mg。从叶片对无机离子积累状况的分析结果看，海桑叶片中 Na^+ 和 Cl^- 含量较低，可富集 K^+，表明海桑对盐生环境的适应性在一定程度上与其维持 Na^+/K^+ 平衡的能力有关。海桑与无瓣海桑的净光合速率、蒸腾速率、气孔导度均高于同属其他 4 种植物，表明这 2 种红树植物具有一定的耐盐性。

海桑在自然界中的生态位与杯萼海桑完全不同，其生境为河岸和具有淤泥质潮水的岸边区域（毛礼米等，2009）。海桑和拟海桑对 Na^+ 和 Cl^- 的低富集程度，表明这 2 种红树植物的根系具有拒盐能力，能保持体内盐含量处于较低水平，以维持植株较强的光反应。

【资源状况】 我国现存的海桑天然种群数量十分有限，天然分布区间断位于海南东北部的万宁市至文昌市沿海，成片分布区位于万宁市、琼海市、文昌市等地，总面积不超过 100hm²。目前海桑天然林面积除了文昌市有 70～90hm²，其他地方分布面积都很小。海桑被广泛引种种植，东寨港自然保护区的海桑林是 20 世纪 80 年代初从清澜自然保护区人工引进栽种，现分布于湛江市、深圳市等地的海桑林均是 20 世纪 80 年代末或 90 年代初从东寨港自然保护区人工引进栽种（李海生和陈桂珠，2004）。

在清澜自然保护区，调查的 4040m² 样地中海桑的个体数为 291 株，相对密度为 7.93%，相对频度为 8.28%，相对显著度为 22.48%，重要值为 12.90（张孟文，2012）。

在海南万宁市礼纪镇青皮林自然保护区，分布的海桑属植物仅有海桑，主要分布于保护区附近的河流海岸、鱼塘基围，共有海桑植株 100 多株，高 2～3m（李海生，2003）。该群落以海桑为优势种，与其混生的植物主要有黄槿（*Hibiscus tiliaceus*）、木榄、海漆、玉蕊（*Barringtonia racemosa*）、水椰（*Nypa fruticans*）、卤蕨（*Acrostichum aureum*）等。琼海市潭门镇新潮村海桑属植物有海桑、拟海桑和杯萼海桑，其中海桑有 100～200 株，高 2～4m，主要分布在坡头河两岸。在清澜自然保护区，海桑属植物种类最齐全，海桑主要分布于文昌河、横山河两岸。在东寨港自然保护区，海桑属植物种类齐全，均为人工栽培，是 20 世纪 80 年代以来从文昌市等地引种的物种，长势较好。在保护区开展了大量海桑的育苗工作，已形成海桑的种源基地，将其作为海岸滩涂防护林优良树种北移推广。在深圳市田园海上风光旅游区，海桑是主要种植的海桑属红树植物，其他分布的红树植物有秋茄树、海榄雌、木榄、海莲、桐花树、卤蕨和老鼠簕等。

在海南海口市琼山区三江河两岸，年均温度为 23.6℃，该区域位于咸淡水交汇处，红树植物生长良好，种类丰富。1989 年、1992 年和 1996 年将海桑人工林种植于天然红树林或秋茄树人工林前缘的低潮裸滩。海桑为阳性树种，海桑人工林群落中除建群种海桑外，还有在海桑生长过程中扩散并定居下来的秋茄树、桐花树和海莲等种群。海桑树体高大，树冠较疏，为其他红树植物在其林冠下更新和生长提供了充足空间，群落乔木层明显分为上层和中层两个层次，上层乔木主要为海桑，高度大多为 5～15.5m；中层乔木主要为秋茄树和桐花树，或伴有少量海莲、木榄等，高度大多为 1～3.5m，幼树及幼苗层也主要由秋茄树、桐花树组成，伴有少量海莲、老鼠簕等。

【文献记载】《中华本草》记载，春、夏季果实成熟时采收，鲜用。民间用药，活血消肿，主治扭伤。海桑之名始见于《海洋药物》，据记载，将果实制成糊状可涂治扭伤。《中国植物志》记载，嫩果有酸味，可食。《中华海洋本草：第 2 卷 海洋矿物药与海洋植物药》记载，味酸，性平。活血消肿止痛。主治跌打扭伤。海桑的叶和花也可作为内科用药。外用：适量，鲜品捣敷。

【药用价值】 海桑果实为民间用药，具有活血消肿的功效，将果实制成糊状可涂治扭伤。海桑果实、叶和花可作为内科用药（郑喆，2007；管华诗和王曙光，2009），活血消肿止痛，主治跌打扭伤。现代研究报道，从海桑的茎枝叶、花、果实、种子和内生真菌中分离得到黄酮类、聚酮类、萜类、甾体类等丰富的化合物，这些化合物具有抗菌、抗氧化、抗炎等多种生物活性。田敏卿（2007）从海桑枝叶中分离得到的5,7-二羟基-3′,4′-二羟基黄酮具有较强的抗肝癌细胞毒活性。

【化学成分与药理研究】 海桑果实、种子和内生真菌中含有丰富的酚类、黄酮类、甾体类、皂苷类和苯衍生物等化合物，这些化合物具有抗菌、抗癌、抗氧化、抗炎等多种生物活性（Budiyanto et al.，2022）。还有研究表明，海桑叶乙醇提取物对低碳钢在盐酸环境中有延缓腐蚀的作用（Manh et al.，2022）。

Limmatvapirat 等（2011）研究了海桑种子甲醇提取物中多酚类化合物（gallic acid、luteolin-7-O-glucoside、luteolin）的稳定性和抗氧化活性，发现前 3 个月在 –80℃、4℃、25℃、45℃温度条件下，甲醇提取物都保持了抗氧化活性。海桑的花萼和雄蕊甲醇提取物抗氧化能力中等，经甲醇浸渍得到的雄蕊提取物和种子提取物对乙酰胆碱酯酶活性具有非竞争性抑制作用（Wetwitayaklung et al.，2013）。海桑叶和果实乙醇提取物也具有抗氧化和抗炎特性（Audah et al.，2022；Kundu et al.，2022；Simla et al.，2014）。

Kaewpiboon 等（2012）发现，海桑的乙醇提取物对铜绿假单胞菌和白念珠菌的抑菌活性最高。海桑的树皮组织甲醇提取物对枯草芽孢杆菌的 MIC 为 3.90mg/ml，对凝结芽孢杆菌的 MIC 为 7.81mg/ml，而对于普通假单胞菌的 MIC 为 62.5mg/ml（Simla et al.，2014）。Ahmad 等（2018）对海桑果实甲醇提取物进行了抗菌活性测定，其对大肠杆菌 ATTC9637、金黄色葡萄球菌 ATTC6538 和白念珠菌 ATTC10231 的抑菌活性分别为 15%、

80%、30%。Liu 等（2008）发现海桑（采自泰国平宁）树皮中的单宁具有潜在的类固醇 5α 还原酶抑制活性，可能有利于治疗类固醇 5α 还原酶疾病，如良性前列腺增生或前列腺癌。

黄酮类 在抗氧化活性指导下，从海桑叶中分离得到 luteolin 和 luteolin-7-O-bglucoside（Wu et al.，2009；Sadhu et al.，2006），从海桑的茎和枝中分离得到（+）-dihydrokaempferol、$3'$, $4'$, 5, 7-tetrahydroxyflavone、quercetin-3-O-β-L-arabinopyranoside（图 5.30），发现 $3'$, $4'$, 5, 7-tetrahydroxyflavone 对肝癌细胞 SMMC-7721 具有显著活性，IC_{50} 为 $2.8\mu g/ml$（Tian et al.，2009）。

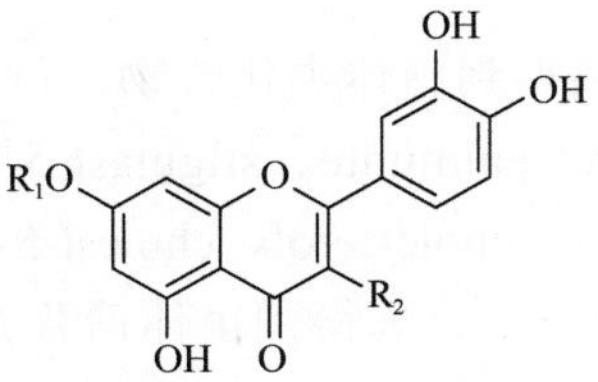

luteolin, R_1 = H, R_2 = H
luteolin-7-O-bglucoside, R_1 = β-glucose, R_2 = H

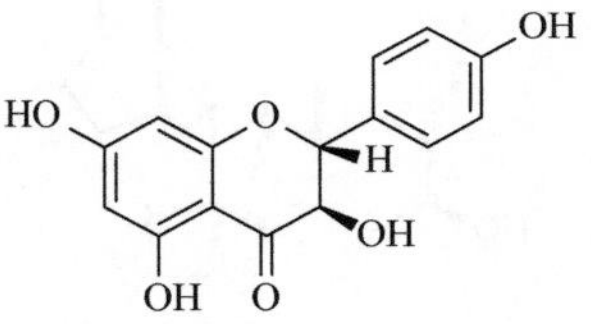

(+)-dihydrokaempferol

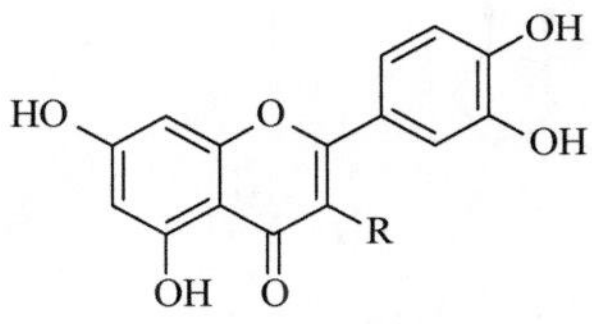

$3'$,$4'$,5,7-tetrahydroxyflavone, R = H
quercetin-3-O-β-L-arabinopyranoside, R = O-β-L-arabinopyranosyl

图 5.30　海桑中的黄酮类化合物

萜类 萜类化合物广泛存在于红树植物中。自海桑的茎和枝中分离得到一系列三萜类化合物，包括 oleanolic acid、maslinic acid（Wu et al.，2009），betulin、lupeol、lup-20（29）-en-3β, 24-diol、3β-O-（E）-cumaroyl-alphitolinsaeure、3β-hydroxy-20（29）-lupen-24-oic acid、3β-O-acetyl-oleanolic acid、ursolic acid、3β, 13β-dihydroxy-urs-11-en-28-oic acid-13-lactone（Tian et al.，2009），见图 5.31。

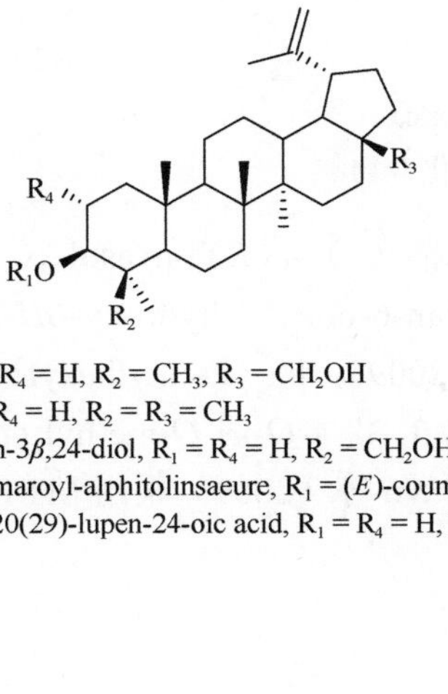

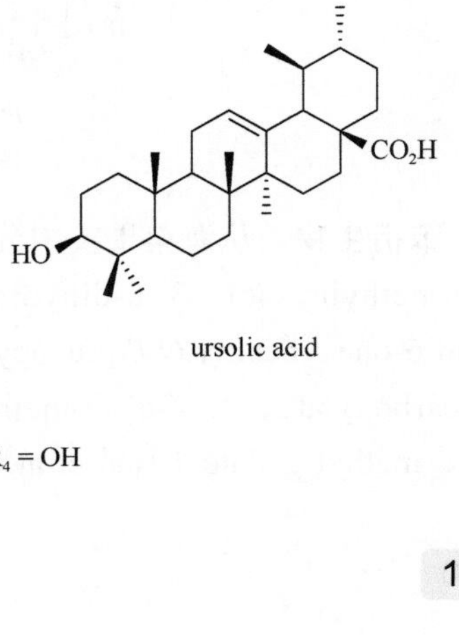

betulin, R_1 = R_4 = H, R_2 = CH$_3$, R_3 = CH$_2$OH
lupeol, R_1 = R_4 = H, R_2 = R_3 = CH$_3$
lup-20(29)-en-3β,24-diol, R_1 = R_4 = H, R_2 = CH$_2$OH, R_3 = CH$_3$
3β-O-(E)-cumaroyl-alphitolinsaeure, R_1 = (E)-coumaroyl, R_2 = CH$_3$, R_3 = CO$_2$H, R_4 = OH
3β-hydroxy-20(29)-lupen-24-oic acid, R_1 = R_4 = H, R_2 = COOH, R_3 = CH$_3$

ursolic acid

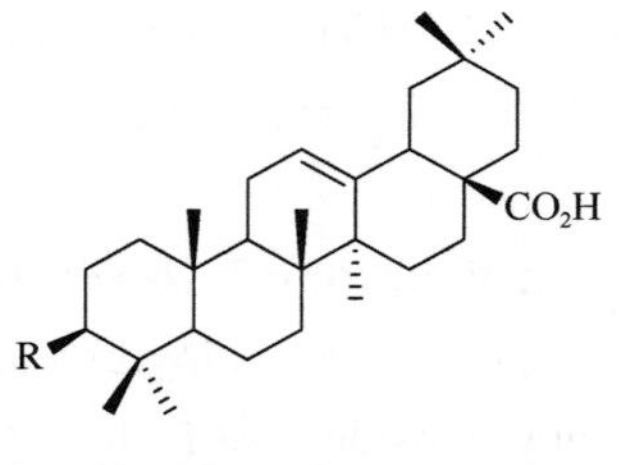

oleanolic acid, R = OH
3*β*-*O*-acetyl-oleanolic acid, R = OAc

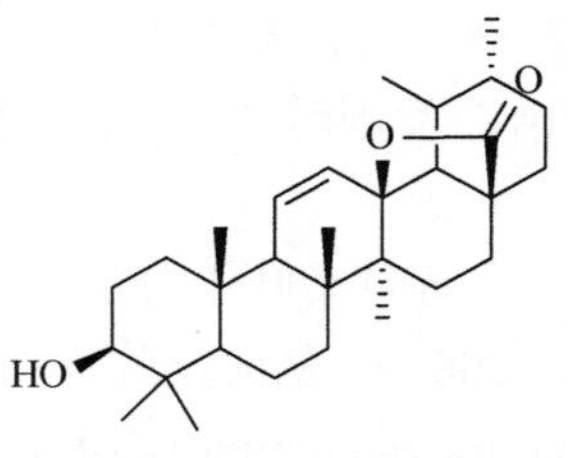

3*β*,13*β*-dihydroxy-urs-11-en-28-oic acid-13-lactone

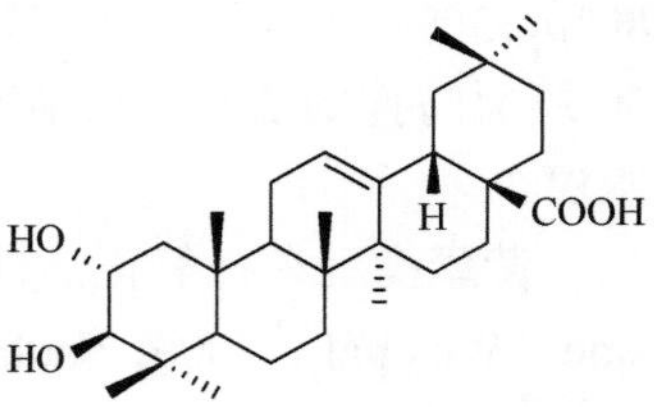

maslinic acid

图 5.31　海桑中的萜类化合物

甾体类　从海桑的茎和枝中分离得到甾体类化合物，包括 6′-*O*-acetyl-*β*-daucosterol、*β*-sitosterol、stigmasterol、*β*-sitosterol palmitate、stigmast-5-en-3*β*-*O*-（6）-*O*-hexadecanoyl-*β*-D-glucopyranoside、daucosterol、cholesterol、cholest-5-en-3*β*，7*α*-diol（Tian et al.，2009）。在抗 *α*-葡萄糖苷酶活性指导下，分离得到甾体糖苷 *β*-sitosterol-3-*O*-*β*-D-glucopyranoside（Tiwari et al.，2010），见图 5.32。

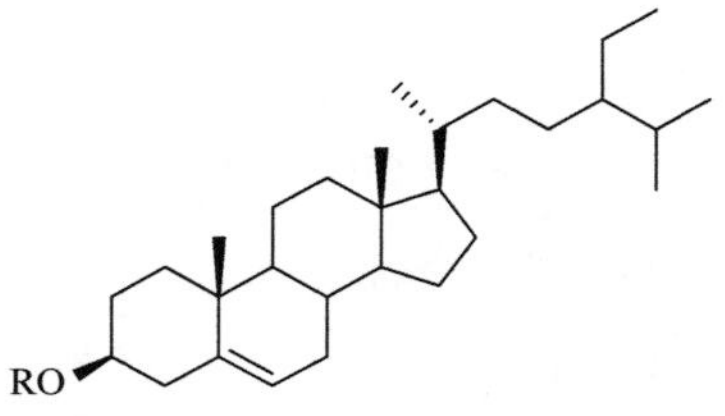

6′-*O*-acetyl-*β*-daucosterol, R = 6-*O*-acetyl-*β*-D-glu
β-sitosterol, R = OH
stigmasterol, $\Delta^{22(23)}$
β-sitosterol palmitate, R = palmitate
stigmast-5-en-3*β*-*O*-(6)-*O*-hexadecanoyl-*β*-D-glucopyranoside, R = 6-*O*-hexadecanoyl-*β*-D-glu
daucosterol, R = *β*-D-glu

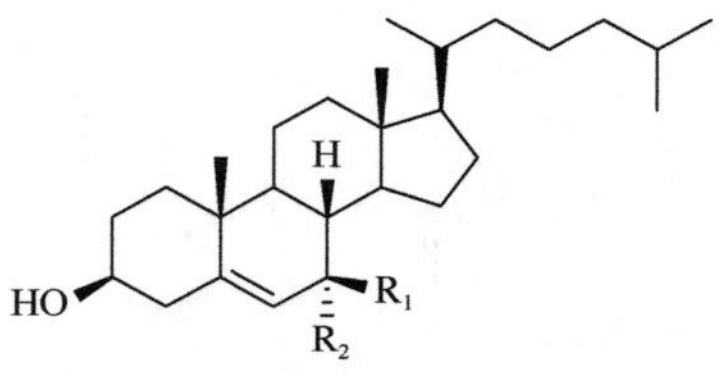

cholesterol, $R_1 = R_2 = H$
cholest-5-en-3*β*,7*α*-diol, $R_1 = H$, $R_2 = OH$

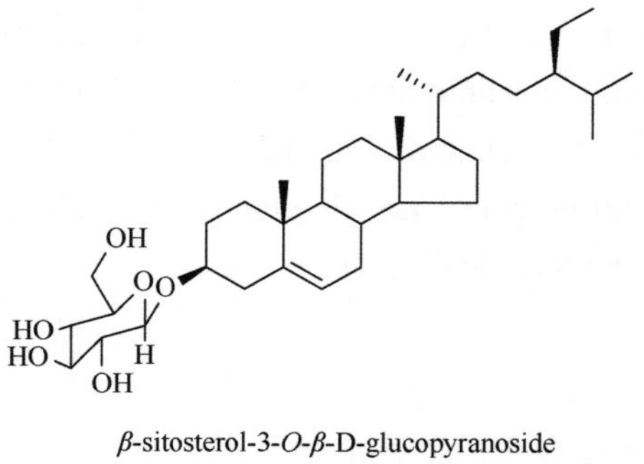

β-sitosterol-3-*O*-*β*-D-glucopyranoside

图 5.32　海桑中的甾体类化合物

苯衍生物　从海桑果实中分离得到苯衍生物，包括（–）-（*R*）-nyasol、（–）-（*R*）-4′-*O*-methylnyasol、3, 8-dihydroxy-6*H*-benzo[*b*,*d*]pyran-6-one、3-hydroxy-6*H*-benzo[*b*,*d*]pyran-6-one、benzyl-*O*-*β*-glucopyranoside（Wu et al.，2009），bis（2-ethylhexyl）benzene-1, 2-dicarboxylate、3, 3′-di-*O*-methyl ether ellagic acid、3, 3′, 4-*O*-tri-*O*-methyl ether ellagic acid、methyl gallate（Tian et al.，2009），见图 5.33。Wu 等（2009）采用 MTT 法对大鼠

胶质瘤 C6 细胞进行了筛选，发现（−）-（R）-nyasol、（−）-（R）-4′-O-methylnyasol 表现出中等的细胞毒活性，IC$_{50}$ 分别为 19.02mg/ml 和 20.21mg/ml。

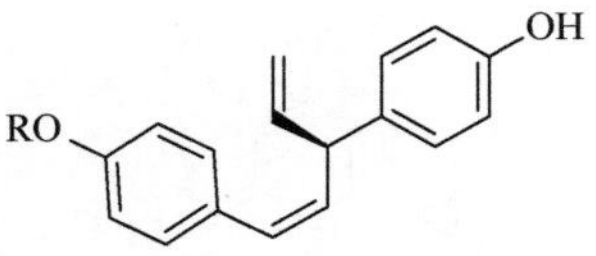

(−)-(R)-nyasol, R = H
(−)-(R)-4′-O-methylnyasol, R = Me

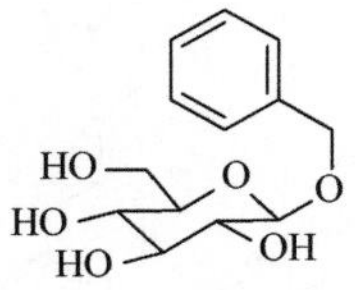

benzyl-O-β-glucopyranoside

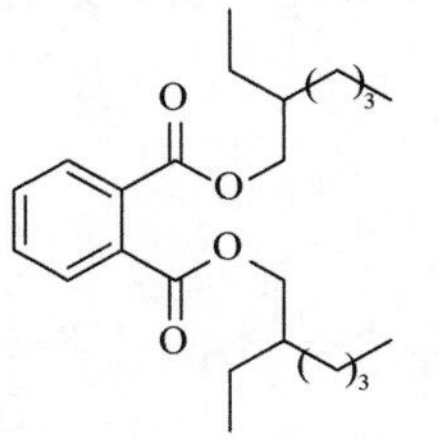

bis (2-ethylhexyl) benzene-1,2-dicarboxylate

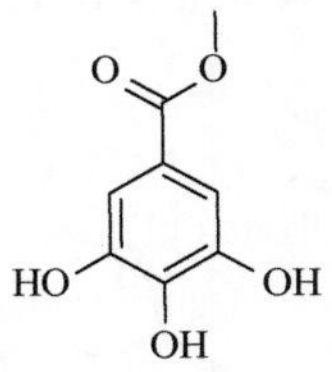

methyl gallate

图 5.33　海桑中的苯衍生物

多肽类　从海桑叶内生真菌 *Bionectria ochroleuca* 中分离得到多肽类化合物 pullularin A、pullularin C、pullularin E、chloro-derivative of pullularin E、pullularin F 和 verticillin D，见图 5.34，其中 pullularin A、pullularin C、chloro-derivative of pullularin E 和 verticillin D 对小鼠淋巴瘤细胞 L5178Y 表现出明显至中等的细胞毒活性，EC$_{50}$ 为 0.1～6.7μg/ml（Ebrahim et al.，2012）。

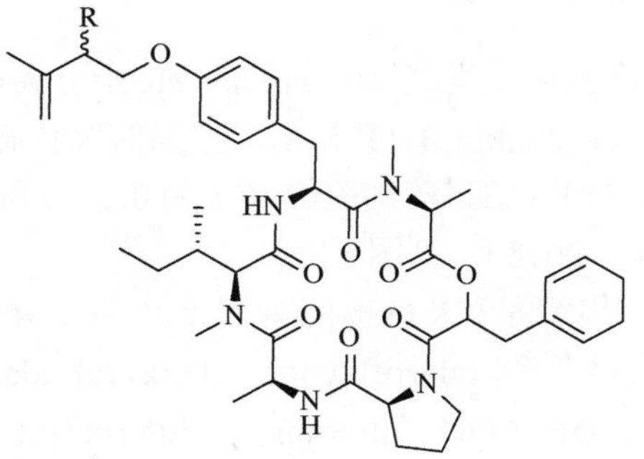

pullularin E, R = H
chloro-derivative of pullularin E, R = Cl

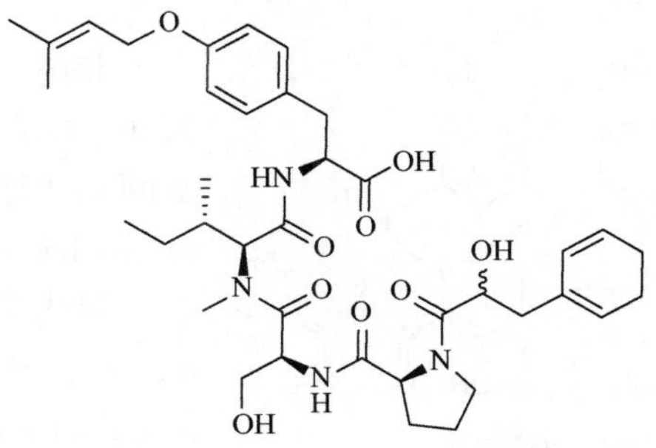

pullularin F

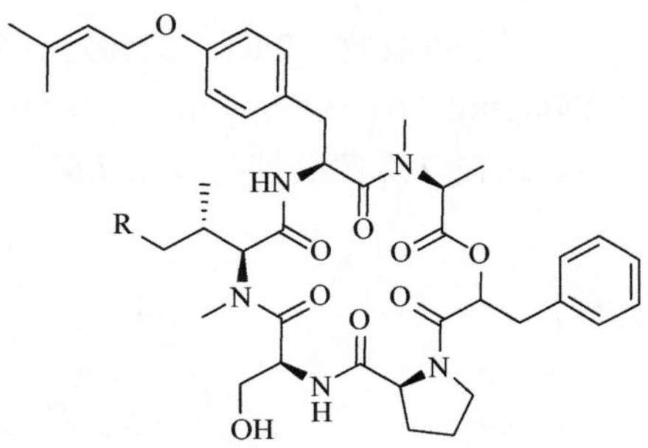

pullularin A, R = CH$_3$
pullularin C, R = H

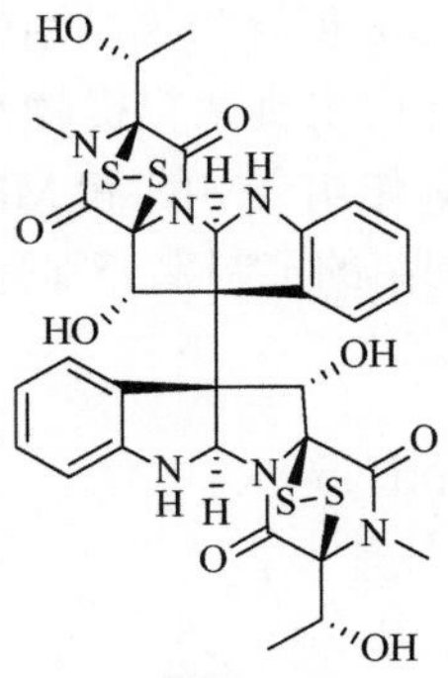

verticillin D

图 5.34　海桑中的多肽类化合物

吡喃酮类 从海桑内生真菌 *Pestalotiopsis virgatula* 中分离得到 pestalotiopyrone
I～pestalotiopyrone L、hydroxypestalotin diastereomer、hydroxypestalotin、pestalotin、
pestalopyrone（Rönsberg et al.，2013），见图 5.35。

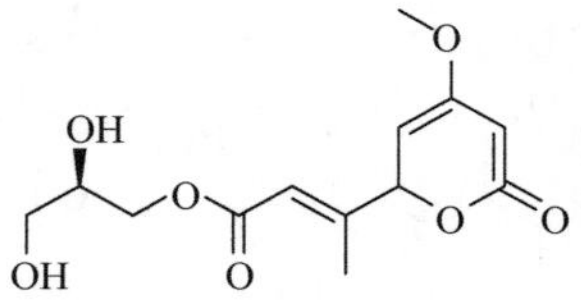

pestalotiopyrone I

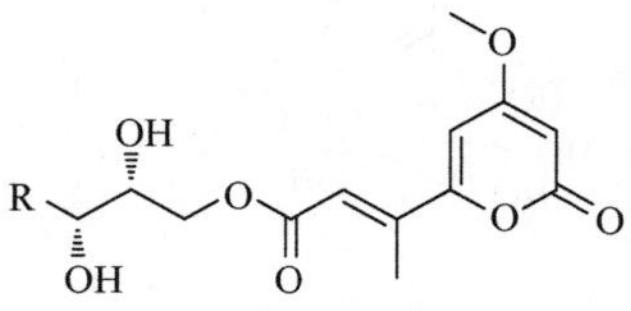

pestalotiopyrone J, R = CH₂OH
pestalotiopyrone K, R = CH₂OCOCH₃

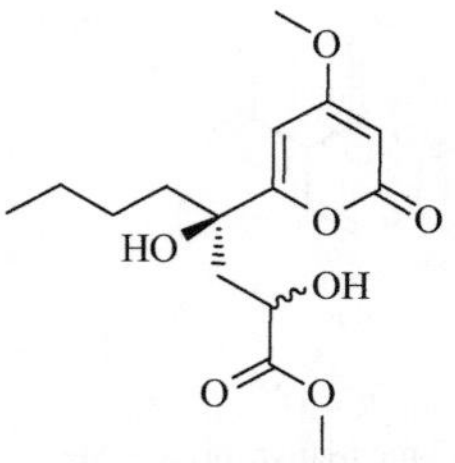

pestalotiopyrone L

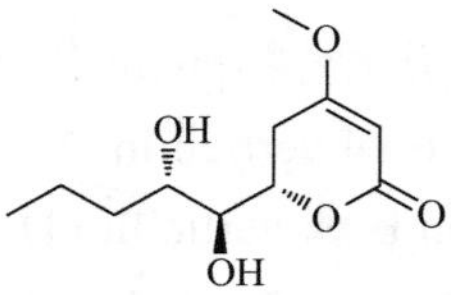

hydroxypestalotin diastereomer 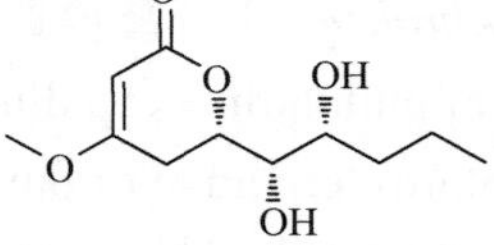　　hydroxypestalotin 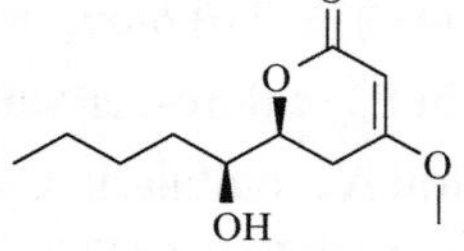　　pestalotin 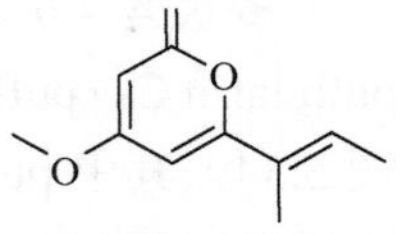　　pestalopyrone

图 5.35　海桑中的吡喃酮类化合物

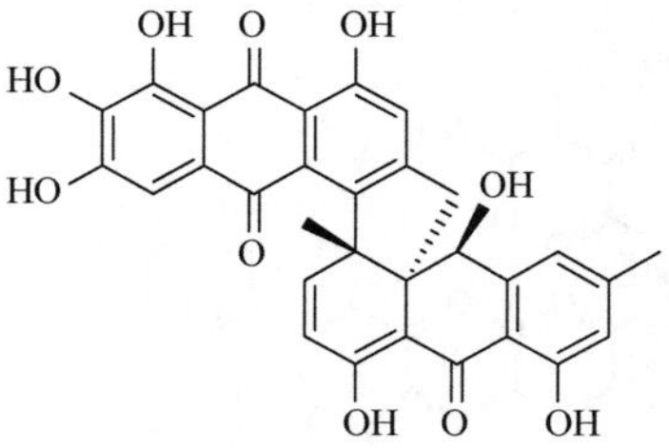

torrubiellin B

图 5.36　海桑中的菲类化合物

菲类 从海桑内生真菌 *Acremonium* sp. 中分离得到二
聚菲类化合物 torrubiellin B，其显示出很强的抗肿瘤活性，
对顺铂敏感细胞和顺铂耐药细胞的 IC₅₀ 为 0.2～2.6μmol/L
（Hemphill et al.，2015），见图 5.36。

聚酮类 从海桑（采自南海）果实内生真菌 *Alter-naria* sp. 中分离得到 talaroflavone、deoxyrubralactone、
rubralactone、2-OH-AOH、alternariol、alternariol methyl
ether、altenusin 衍生物 1～altenusin 衍生物 5（图 5.37），
其中 altenusin 衍生物 2、altenusin 衍生物 3 和 2-OH-AOH
具有中等 α-葡萄糖苷酶抑制活性（Liu et al.，2016）。

　　海桑枝叶内生真菌粗提物具有抗菌活性，大部分提取物（28%～32%）对金黄色葡
萄球菌有抑制作用（MIC 和 MBC 分别为 4～200μg/ml、64～200μg/ml），对石膏小孢子
菌和新型隐球菌的抑制率分别为 25.5% 和 11.7%，对白念珠菌的抑制率为 7.5%（Buatong
et al.，2011）。

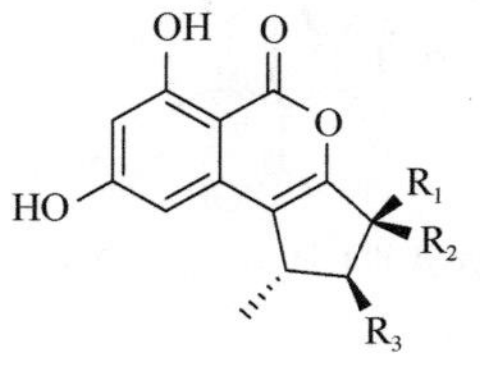

altenusin衍生物1, R₁ = OH, R₂ = H, R₃ = H
altenusin衍生物2, R₁ = R₂ = O, R₃ = H
altenusin衍生物3, R₁ = OH, R₂ = H, R₃ = OH

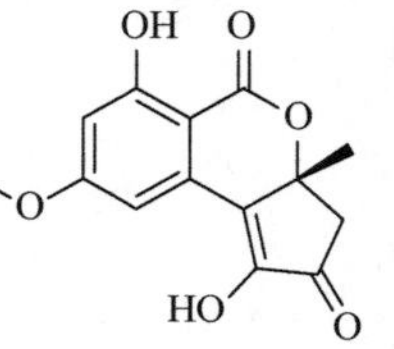

altenusin衍生物4

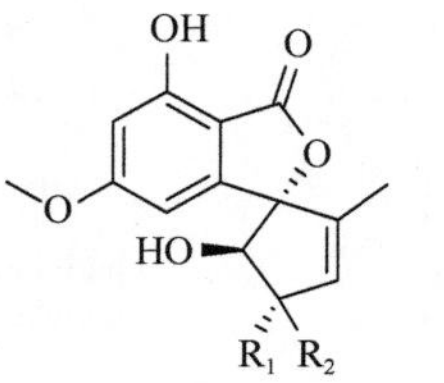

altenusin衍生物5, R₁ = OH, R₂ = H
deoxyrubralactone, R₁ = R₂ = O

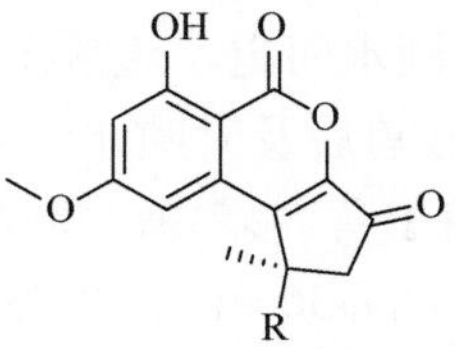

talaroflavone, R = H
rubralactone, R = OH

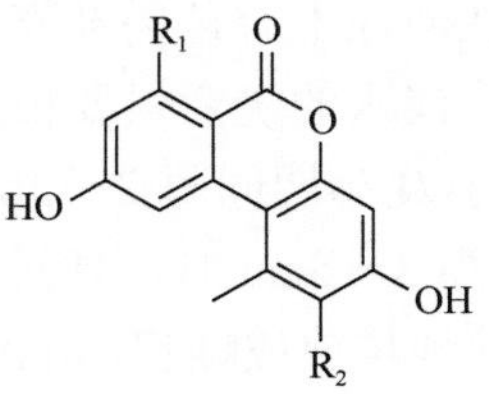

2-OH-AOH, R_1 = OH, R_2 = H
alternariol, R_1 = OH, R_2 = OH
alternariol methyl ether, R_1 = OCH_3, R_2 = H

图 5.37　海桑中的聚酮类化合物

【栽培技术】　海桑具有生长迅速、树体高大通直、防风消浪等显著特性，是目前海岸前缘防护林主要优良造林树种之一。但海桑天然分布资源量很小，采用人工造林增加海桑种群数量具有重要意义。种子发芽、育苗技术、病虫害防治等方面研究颇多。廖宝文等（1997）对影响海桑种子发芽的因子光照、温度、海水盐度和 pH 进行了研究。海桑种子的萌发需有光敏素的参与，缺乏光照是种子发芽率低和不整齐的主要原因，播种前将种子在湿润状态下用 700lx 的光照射 24～36h 或用体积分数为 1‰ 的外源赤霉素（GA_3）溶液浸泡 36h，即可显著提高发芽率和发芽势。实验室发芽适宜温度为 30～40℃，最适温度为 35℃。海水盐度在 10‰ 以下有利于海桑育苗，最适盐度为 2.5‰。酸碱度对种子发芽影响不大，种子在 pH 为 4～11 时均可正常萌发生长。

海桑的育苗技术包括采种及营养土配制、苗圃的建立、播种、苗圃管理、病虫害防治和出圃造林等技术（李华亮等，2009；陈远合等，2005），详细操作步骤如下。

采种及营养土配制　每年可采种 2 次，第一次在 2～3 月，第二次在 5～8 月，以采集第二次果为佳。将成熟的浆果搓烂或用 0.4%～0.5% 的 NaCl 溶液浸泡 4～5d，每 2d 换 1 次水。或直接堆放数天软化后将其捣烂，用清水漂洗出种子，再用 36%～40% 福尔马林 250 倍液对种子进行消毒，晾干一昼夜即可播种，或将洗好的种子装入纱网袋中，浸没于水中，避光阴凉处储藏备用。育苗所需基质为人工配制的营养土。营养土采用赤红壤心土 20%、土杂肥 35%、火烧土 12%、细沙 30%（含沙量高的土可不加）、过磷酸钙 3% 混合而成。

苗圃的建立　苗圃应选择地势平坦、水源充足、排灌水方便的无污染地段，以有自然潮汐的江河出海口滩涂、潮水常能涨及的红树林疏林地（如木榄林地）为佳。用纱网围好苗圃四周，再用敌敌畏杀净苗圃中的虫蟹，便可作为苗床播种育苗。采用高床育苗。把苗圃整理成畦，畦面宽 1.0～1.3m，畦沟宽 30～50cm，深 30cm，再垫上塘泥，高约 3cm，并用 70% 托布津 500 倍液或纯硫酸铜 400 倍液杀菌消毒。接着施加土杂肥和磷肥（过磷酸钙占总量的 3%），厚 2～3cm。然后，加填厚约 3cm 的塘泥，并再次用 70% 托布津 500 倍液或纯硫酸铜 400 倍液杀菌消毒。

播种　用清水冲洗干净海桑种子，悬挂在阴凉处 3～5d 即可播种，播种方式采用撒播，播种要均匀，合理的小苗密度为 60～75 株 /m^2。播种后覆盖 0.2～0.3cm 厚的营养土，再用纱网盖住苗床。纱网四周用海泥压实，避免涨退潮时潮水冲刷种子。海桑在春夏秋季均可播种，秋季播种能延长造林苗木生长季节，提高苗木抗病、抗寒能力。

苗圃管理 在滩涂上育苗需补充淡水，以降低苗圃中水分的盐度。所以，苗圃的淡水管理尤为重要，淡水的浇灌量要根据苗的大小和潮水而定。通常在播种后，白天早晚各喷水一次，种子发芽期间每2～3h喷水一次，退潮后及时喷水。当苗床上幼苗长出4～6片真叶，苗高3～5cm时，便可开始将苗移植于营养袋中。将苗移植入营养袋后，于江河或浅海滩涂地堆放成畦状，畦沟宽30～50cm，深30cm，沟中海水盐度不大于1%。一般每天仍需浇淋淡水数次，阴天浇淡水2～3次，晴天浇淡水5～6次，视畦沟盐度和气候情况而增减，直至苗木出圃前15天，改用0.5%以上NaCl溶液浇淋，并循序渐进，逐步提高盐度，视拟植地的海水盐度确定所浇水的含盐量。

种子萌发后长出4片真叶时，可开始施肥。用3kg沤熟尿液浸0.5kg复合肥12h，然后加150kg淡水稀释后施用，每旬施用1～2次。海桑移植成活后可喷施氨基酸叶面肥1～2次，喷施浓度为5‰的复合肥水溶液，喷施含钾型叶面肥1～2次，这有利于苗木速生和培育壮苗。

苗圃建于林中，常有凋落物，潮涨潮落时会有大量凋落物滞留在苗圃中，不及时清理会压坏幼苗或引发病虫害。冬天寒潮来临前，苗床须搭起竹架并用薄膜覆盖防寒，采用做堤淹水方法浸没苗木，以保温防寒。用塑料网围在滩涂苗圃周围，避免海上漂浮物缠绕。

病虫害防治 海桑常见病害有立枯病、灰霉病和炭疽病。立枯病发病时要及时拔除病株，然后用50%甲基托布津500～800倍液、75%百菌清500～600倍液、40%多硫悬浮液400～500倍液进行防治，每5～7d喷一次，连喷3～4次。灰霉病的防治是红树林海桑属植物育苗的关键，钟才荣和黄仲琪（2006）结合多年的育苗实践总结经验，灰霉病的防治要做好苗圃内的卫生工作，及时拔除病株，确保苗圃的通风和光照，定期喷药预防，可用50%扑海因500～600倍液、50%甲基托布津500～800倍液、雷多米尔（58%锰锌可湿性粉剂）800～1000倍液进行防治，每5～7d喷一次，连喷3～4次，发病严重时用链霉素（人用）每300万单位兑水15kg或施保功1000～1500倍液进行防治，每3～5d喷一次，连喷3～4次，效果极佳。炭疽病可用等量式波尔多液、敌克松（50%敌磺钠湿粉）600～1000倍液喷3～4次，同时保持通风透气，以降低湿度，抑制病原菌扩展。还要注意防治生物害虫，播种后到苗高20cm期间，主要生物害虫为老鼠、螃蟹、地老虎、蟋蟀等，要做好防治工作。另外，合理施肥、培育壮苗、提高抗病力，也是苗圃管理的重要环节。

出圃造林 海桑苗生长迅速，当营养袋苗达40cm高便可出圃造林。

【资源保护与开发应用】

生态保护 从海桑遗传多样性来看，因海桑都是直接或间接从海南文昌市引种，对其遗传多样性保护不利。此外，由于分布于海南琼海市、万宁市的海桑天然林面临水产养殖带来的砍伐威胁，如果不注意保护，分布于琼海市、万宁市的种群将会消失。因此，为保护海桑的遗传多样性，应加强对琼海市、万宁市等天然种群的就地保护，而且琼海种群遗传多样性较其他种群高，具有丰富的基因资源，更应重点保护。

实施迁地保护 海桑种群间已发生较高的遗传分化，应实施迁地保护工作，在多个群体内取样，尤其是加强对琼海种群、万宁种群的采种、育苗工作，以全面保护海桑的遗传多样性（李海生和陈桂珠，2004）。

食物原料开发 海桑果实还可以用于美容和酿酒，树干的提取物可作为食物（田敏卿，2007）。海桑果实和种子经处理后酸甜可食，也可作为提取果胶、制作饲料及酿酒等的原料。

参考文献

陈远合，詹潮安，肖泽鑫，等 . 2005. 红树林海桑苗木培育技术规程 (DNB440500/T84—2004). 粤东林业科技，2: 37-39.

管华诗，王曙光 . 2009. 中华海洋本草：第 2 卷 海洋矿物药与海洋植物药 . 上海：上海科学技术出版社 .

国家中医药管理局《中华本草》编委会 . 1999. 中华本草 . 上海：上海科学技术出版社 .

李海生 . 2003. 中国海桑属红树植物遗传多样性研究 . 中山大学博士学位论文 .

李海生，陈桂珠 . 2004. 海南岛红树植物海桑遗传多样性的 ISSR 分析 . 生态学报，24: 1657-1663.

李华亮，李金凤，梁波 . 2009. 海桑的育苗技术 . 热带林业，33: 30-31.

李诗川，李妮亚，刘强，等 . 2014. 海桑属红树植物离子积累、光合和抗氧化能力及相关性分析 . 植物资源与环境学报，23: 12-23.

李元跃 . 2006. 几种红树植物叶的解剖学研究 . 厦门大学博士学位论文 .

廖宝文，郑德璋，郑松发，等 . 1997. 海桑种子发芽条件的研究 . 中南林学院学报，17: 25-31.

林鹏 . 1984. 我国药用的红树植物 . 海洋药物，6: 45-51.

林鹏，林益明，林建辉 . 2000. 桐花树和海桑次生木质部的生态解剖 . 林业科学，36: 125-128.

毛礼米，李妮娅，王东，等 . 2009. 海桑属 6 种植物花粉形态兼化石花粉指南 . 古生物学报，48(2): 254-267.

田敏卿 . 2007. 两种红树林植物海漆和海桑化学成分研究 . 中国科学院研究生院博士学位论文 .

吴钿，周畅，刘敏超，等 . 2010. 五种海桑属红树植物叶片的结构及其生态适应 . 广西植物，30: 484-487.

肖泽鑫，陈远合，谢少鸿 . 2004. 汕头市海桑、无瓣海桑冻害调查初报 . 防护林科技，31: 24-25.

张孟文 . 2012. 南岛清澜港海桑属种群特征及其濒危种海南海桑繁殖生态学研究 . 海南大学硕士学位论文 .

郑喆 . 2007. 中国南海红树林植物卵叶海桑的化学成分研究 . 沈阳药科大学硕士学位论文 .

中国科学院中国植物志编辑委员会 . 1983. 中国植物志：第五十二卷 第二分册 . 北京：科学出版社 .

钟才荣，黄仲琪 . 2006. 红树林海桑属植物人工育苗灰霉病的防治技术 . 热带林业，34: 47-48.

周涵韬，林鹏 . 2002. 海桑属红树植物遗传多样性和引种关系研究 . 海洋学报，24: 98-106.

Ahmad I, Ambarwati S S N, Lukman A, et al. 2018. *In vitro* antimicrobial activity evaluation of mangrove fruit (*Sonneratia caseolaris* L.) extract. Pharmacogn. J., 10(3): 598-601.

Audah A K, Ettin J, Darmadi J, et al. 2022. Indonesian mangrove *Sonneratia caseolaris* leaves ethanol extract is a potential super antioxidant and anti methicillin-resistant *Staphylococcus aureus* drug. Molecules, 27(23): 8369.

Buatong J, Phongpaichit S, Rukachaisirikul V, et al. 2011. Antimicrobial activity of crude extracts from mangrove fungal endophytes. World J. Microbiol. Biotechnol., 27: 3005-3008.

Budiyanto F, Alhomaidi A E, Mohammed E A, et al. 2022. Exploring the mangrove fruit: from the phytochemicals to functional food development and the current progress in the middle east. Mar. Drugs, 20(5): 303.

Ebrahim W, Kjer J, Amrani E M. 2012. Pullularins E and F, two new peptides from the endophytic fungus *Bionectria ochroleuca* isolated from the mangrove plant *Sonneratia caseolaris*. Mar. Drugs, 10: 1081-1091.

Hemphill P F C, Daletos G, Hamacher A, et al. 2015. Absolute configuration and anti-tumor activity of torrubiellin B. Tetrahedron Lett., 56: 4430-4433.

Kaewpiboon C, Lirdprapamongkol K, Srisomsap C, et al. 2012. Studies of the *in vitro* cytotoxic, antioxidant, lipase inhibitory and antimicrobial activities of selected thai medicinal plants. BMC Complem. Alter. M., 12: 217.

Kundu P, Debnath L S, Devnath S H, et al. 2022. Analgesic, anti-inflammatory, antipyretic, and in Silico measurements of *Sonneratia caseolaris* (L.) fruits from Sundarbans, Bangladesh. Bio. Med. Res. Int., 2022: 1405821.

Limmatvapirat C, Charoenteeraboon J, Wetwitayaklung P, et al. 2011. Stability and antioxidant activity of polyphenols in methanolic extracts of *Sonneratia caseolaris* seeds. Adv. Mater. Res., 1062: 146-147.

Liu J, Shimizu K, Hashida K, et al. 2008. Steroid 5α-reductase inhibitory activity of condensed tannins from woody plants. J. Wood Sci., 54: 68-75.

Liu Y Y, Wu Y N, Zhai R, et al. 2016. Altenusin derivatives from mangrove endophytic fungus *Alternaria* sp. SK6YW3L. RSC Adv., 6: 72127-72132.

Manh D T, Huynh L T, Thi V B, et al. 2022. Corrosion inhibition of mild steel in hydrochloric acid environments containing *Sonneratia caseolaris* leaf extract. ACS Omega., 7: 8874-8886.

Rönsberg D, Debbab A, Mándi A, et al. 2013. Secondary metabolites from the endophytic fungus *Pestalotiopsis virgatula* isolated from the mangrove plant *Sonneratia caseolaris*. Tetrahedron Lett., 54: 3256-3259.

Sadhu S K, Ahmed F, Ohtsuki T, et al. 2006. Flavonoids from *Sonneratia caseolaris*. J. Nat. Med., 60(3): 264-265.

Simla A, Rai A, Mishra S, et al. 2014. Antimicrobial and antioxidative activities in the bark extracts of *Sonneratia caseolaris*, a mangrove plant. Excli J., 13: 997-1010.

Tian M Q, Dai H F, Li X M, et al. 2009. Chemical constituents of marine medicinal mangrove plant *Sonneratia caseolaris*. Chinese J. Oceanol. Limnol., 27(2): 288-296.

Tiwari A K, Viswanadh V, Gowri P M, et al. 2010. Oleanolic acid, an α-glucosidase inhibitory and antihyperglycemic active compound from the fruits of *Sonneratia caseolaris*. Open Access J. Med. Aromatic Plants, 1(1): 19-23.

Wetwitayaklung P, Limmatvapirat C, Phaechamud T. 2013. Antioxidant and anticholinesterase activities in various parts of *Sonneratia caseolaris* (L.). Indian J. Pharm. Sci., 75(6): 649-656.

Wu S B, Wen Y, Li X W, et al. 2009. Chemical constituents from the fruits of *Sonneratia caseolaris* and *Sonneratia ovata* (Sonneratiaceae). Biochem. Syst. Ecol., 37(1): 1-5.

Zhang F X, Liu M F. 1994. Studies on pectin from plants of *Sonneratia*. Acta Bot. Austro. Sinica., 9: 116-119.

5.3　拟海桑（*Sonneratia × gulngai*）

　　拟海桑（*Sonneratia ×gulngai*）是我国稀有红树植物，属于海桑科（Sonneratiaceae）海桑属（*Sonneratia*），仅天然分布于海南，个体数量稀少，处于濒危状态。高蕴璋（1993）将拟海桑作为海桑科一新种发表。拟海桑仅天然分布于我国海南文昌市清澜自然保护区和琼海市潭门镇，分布区域极为狭窄。王瑞江等（1999）从形态学、花粉学、细胞学以及其他方面进行了比较研究，认为拟海桑是杂交种，其嫌疑亲本为杯萼海桑（*Sonneratia alba*）和海桑（*Sonneratia caseolaris*）。拟海桑的结果率低，大部分果实内没有可育种子，种子发芽率低，天然更新困难。宫凯凯（2014）从拟海桑中分离鉴定出多种类型化合物，包括三萜、植醇、甾醇、倍半萜、脂肪酸、木质素、黄酮、苯类和鞣酸，其中三萜具有很强的抗 H1N1 病毒的活性。程灿玲等（2014）从拟海桑中分离出的 3′-羟基-4′-甲氧基-4′-脱羟基偏柏脂素对 HL-60、K562 细胞显示出较好的抑制活性，为研发新型药物提供了良好的资源。

　　【分类位置】　被子植物门 Angiospermae 双子叶植物纲 Dicotyledoneae 原始花被亚纲 Archichlamydeae 桃金娘目 Myrtiflorae 海桑科 Sonneratiaceae 海桑属 *Sonneratia* 拟海桑 *Sonneratia × gulngai* N. C. Duke, 1984；异名 *Sonneratia paracaseolaris* W. C. Ko, E. Y. Chen et W. Y. Chen。

　　【形态特征】　拟海桑为常绿大乔木，全部无毛，高 7～10m（图 5.38）；树皮灰色，有不规则条纹，基部有放射状木栓质笋状根；小枝粗壮，上部有不明显钝棱，下部呈圆柱形；节间长短不一，靠近顶部的距离比较短，节膨大。叶对生，革质，椭圆形或阔椭圆形，顶端钝或近圆形，基部呈阔楔形，全缘，叶脉不明显，仅中脉在叶片背面微凸；叶柄绿色，偶尔红色，短而粗，长3～5mm。花大而美丽，单生于枝顶；花梗粗壮，长3～4mm，近基部有关节（图5.39）；萼管呈杯形，中部明显缢缩，萼檐6裂，裂片呈披针形，厚革质，长2～2.5cm，宽1cm，顶端短尖；花瓣6片，鲜红色，剑形或带形，长4～5cm，宽2mm；雄蕊多数，着生于萼管喉部，花丝上部白色，下部红色，长4.5～5cm，子房近球形，直径为13～14mm，全部沉没在萼管内，有13～14室，每室有胚珠少数；花柱宿存，微弯，长5.5～6cm，柱头呈头状。浆果呈扁球形，直径为3～3.5cm，有扩展并宿存的萼檐裂片；种子少数，略粗，具棱，棕色（高蕴璋，1993）。花果期全年，5～9月为盛果期。

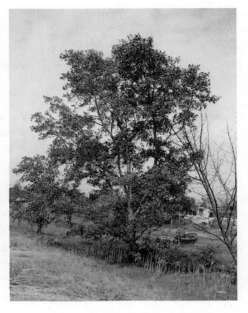

图 5.38　拟海桑的茎枝形态（黄青良摄）

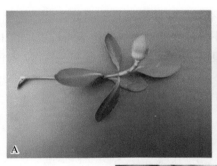
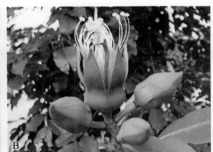
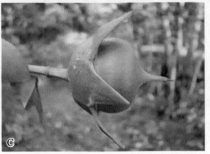

图 5.39　拟海桑的花果形态

A. 具花蕾的枝条（示花萼筒中部，明显缢缩）；B. 花枝（王文卿和王瑁，2007）；C. 果枝（王文卿和王瑁，2007）

【生境分布】　拟海桑生长于滨海泥滩（图5.40），或海滩最前缘的砂质地，产于海南琼海市潭门镇福田村、文昌市清澜自然保护区东阁镇和文城镇保护站附近。在拟海桑生长区域，均未见到拟海桑幼苗和幼树的存在，种群组成很不完整，种群年龄结构明显属于衰退型（李海生和陈桂株，2006）。

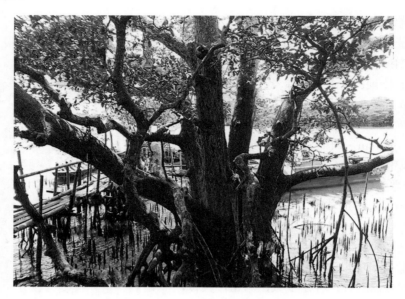

图 5.40　生长于滨海泥滩的拟海桑

【药材鉴别】

药材性状　茎枝常截成小段，长短粗细不一，圆柱形或具不明显钝棱，无毛。表面灰色至淡灰褐色，嫩茎节部略膨大，节间长短不一，靠近顶部的茎枝节间较短，长 1.5cm，下部枝条节间长约 3cm；老茎树皮灰色，有不规则裂纹（图 5.41）。质硬脆。气微，味涩、微咸。

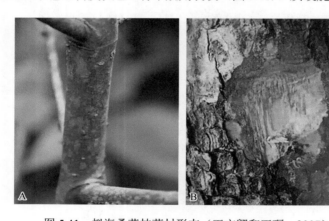

图 5.41　拟海桑茎枝药材形态（王文卿和王瑁，2007）

完整叶片呈椭圆形或阔椭圆形，长 5～9cm，宽 4～5cm，顶端钝或近圆形，基部呈阔楔形，全缘（吴钿等，2010）。鲜叶表面绿色（图 5.42），干燥后呈灰绿色或暗绿色。叶脉不明显，仅在叶片背面中脉微凸。叶柄绿色，短粗，长 3～5mm，革质而脆。气微，味涩、微咸。

组织构造　叶中脉部位横切面为等面叶，属于旱生结构（吴钿等，2010）（图 5.43）。叶片厚约 450μm，表皮细胞单层，排列紧密；上、下表皮均有气孔分布，气孔具有两个稍内陷的保卫细胞，外侧有两个副卫细胞；上表皮细胞中有结晶状颗粒物；上、下表皮

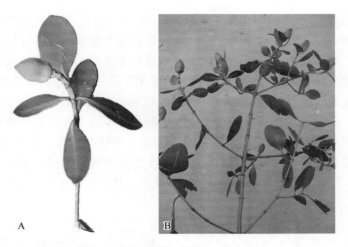

图 5.42　拟海桑枝叶药材（鲜）形态

细胞均被明显的角质膜，厚约 5μm。叶肉组织分为海绵组织和栅栏组织。上、下表皮内方均分布有栅栏组织，栅栏组织细胞多列性，有分泌腔；上栅栏组织厚约 102μm，细胞呈长柱形，细胞间隙极小，叶绿体多，通过中脉；下栅栏组织厚约 87μm，细胞排列不整齐，叶绿体较少。海绵组织厚约 205μm，位于上、下栅栏组织之间，细胞近等径，细胞间隙不明显。中脉向背面凸出，主脉维管束为双韧型，围成扁圆形的维管束环，环中央有少量薄壁细胞组成的髓，韧皮部和木质部非常发达。中脉周围的薄壁组织中分布有单宁异细胞。

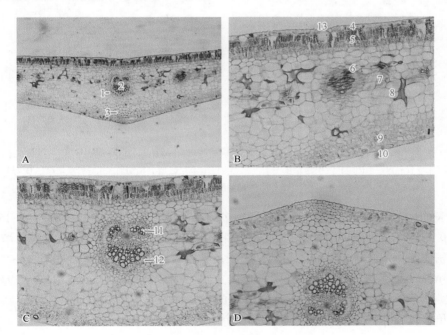

图 5.43　拟海桑叶中脉部位横切面形态

A. 叶中脉部位；B. 叶肉部位；C. 中脉上表面；D. 中脉下表面

1. 维管束鞘；2. 中脉维管束；3. 厚角组织；4. 上表皮；5. 上栅栏组织；6. 侧脉维管束；7. 海绵组织；8. 分枝状石细胞；9. 下栅栏组织；10. 下表皮；11. 木质部；12. 韧皮部；13. 贮水细胞

　　拟海桑的茎次生木质部中（图 5.44），横切面上管孔甚多，多数为复管孔；导管分子长度短，壁薄，壁上有颗粒状的疣，且颗粒状的疣大量聚集，有时连成片状附物，除颗粒状的疣外，导管壁上具螺旋雕纹或增厚或浅沟等结构，许多浅沟具附物；具纤维状导管分子和各种形状不规则的导管分子，导管具单穿孔；管间纹孔互列式，具附物纹孔，导管和射线细胞间纹孔对具附物，导管-射线纹孔对中，导管处的纹孔上方有大小和形态变化较大的沟；导管管腔内可见褐色团块状沉积物，少数大导管管腔内具侵填体；具少量环管管胞和纤维管胞，大量不具穿孔的管状分子为韧型纤维，部分韧型纤维具分隔，分隔木纤维具淀粉粒，韧型纤维具单纹孔，壁上具疣及螺旋增厚，胶质纤维易见；轴向薄壁细胞稀少，为星散薄壁组织，径向薄壁细胞具晶体、淀粉粒，射线穿孔细胞可见（邓传远等，2004）。

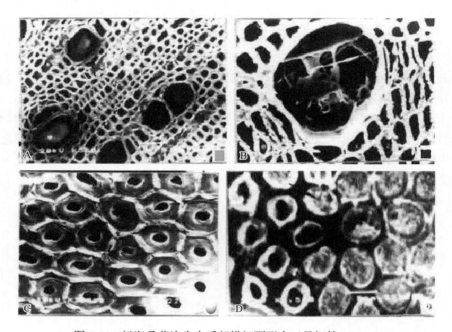

图 5.44　拟海桑茎次生木质部横切面形态（吴钿等，2010）

A. 横切面（示导管腔内褐色团块状沉积物）；B. 导管（示腔内侵填体）；C. 导管横切面（示导管壁增厚）；D. 导管侧壁（示附物纹孔）

　　叶表面制片上、下表皮细胞呈不规则多边形（图 5.45），大小为 11.1（7～15）μm×16.4（10～25）μm，4794 个/mm²，垂周壁微弯或平直，下表皮垂周壁呈连珠状增厚。保卫细胞稍内陷，气孔不定式或不等式。上表皮气孔器大小为（19.8～32.1）μm×（11.2～19.3）μm，气孔指数为 2.1；下表皮气孔器大小为（21.2～39.1）μm×（13.2～19.8）μm，气孔指数为 3.9。盐腺密集分布于上、下表面，直径为 30～50μm，80 个/mm²，泌盐细胞呈多角形或椭圆状多角形，周围有 10 余个细胞围绕。

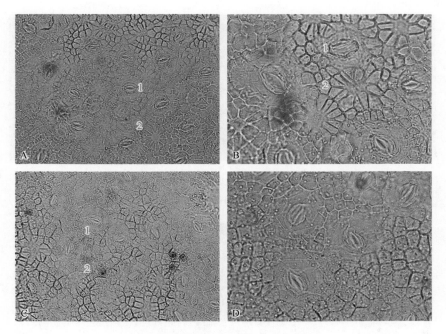

图 5.45　拟海桑叶表皮细胞形态

A、B. 上表皮；C、D. 下表皮（示盐腺）

1. 气孔；2. 盐腺

A、C. ×200；B、D. ×400

超微形态　花粉粒呈长球形，大小为 41.84（29.34～50.72）μm×34.34（28.51～40.98）μm，*P/E* 平均为 1.22。赤道面呈椭圆形，两端略尖，极面观似六角星形，由 3 个突出开口的萌发孔与 3 个子午向背脊相间排列，萌发孔直径约 6.84μm（图 5.46）。花粉孔间区的子午向背脊较短。赤道面具疣状纹饰，表面结构特征比较一致；孔间区疣状结构分布密度为 0.9grain/μm³；极面具有疣状-孔状结构，放大后表面微结构为不规则且模糊的条纹-孔状纹饰。外壁厚约 2.65μm，极面外壁由覆盖层、柱状层和外壁内层组成。萌发孔内面颗粒较细而密集（毛礼米等，2009）（图 5.47～图 5.48）。

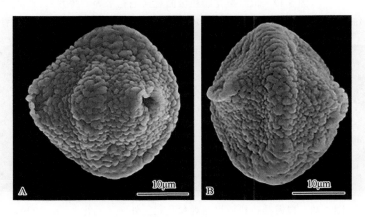

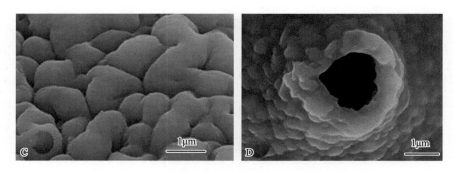

图 5.46　拟海桑花粉粒赤道面观（毛礼米等，2009）

A. 孔间区（示萌发孔）；B. 孔间区的子午向背脊；C. 孔间区的疣状纹饰；D. 萌发孔放大

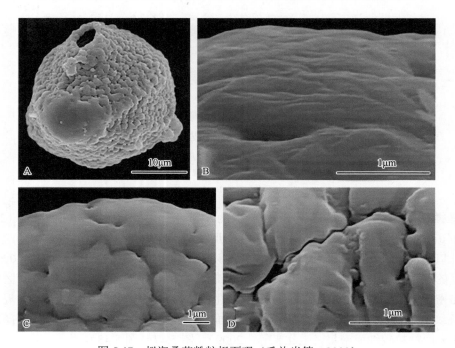

图 5.47　拟海桑花粉粒极面观（毛礼米等，2009）

A. 极面观；B. 极面观（示疣状-孔状结构）；C. 极面观放大（示模糊不规则条纹-孔状纹饰）；D. 背脊表面的疣状纹饰

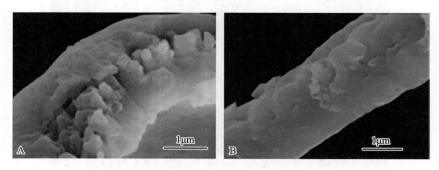

图 5.48　拟海桑花粉粒极面观和孔间区外壁（毛礼米等，2009）

A. 极面外壁层次；B. 孔间区外壁层次

　　扫描电镜下，叶上表皮不平坦，有脊状突起，细胞平周壁被条状角质纹理，角质条纹呈斜向束状或平行疏散排列，细胞轮廓及盐腺不易察见（图5.49）；内陷气孔保卫细胞陷于表皮下方，周围角质条纹皱缩围绕，气孔开口狭长，内部呈条状褶皱。叶下表皮细胞被角质条纹交织而成的密集网状结构，角质条纹呈短条曲折、皱褶、分枝或勾连状，并伴有稀疏的鳞片状角质纹理，蜡质不均匀覆盖，细胞轮廓及盐腺不易察见；内陷气孔周围的角质纹理更为密集，气孔内部呈纵向条状皱褶。

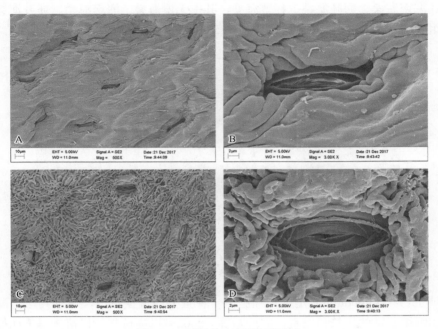

图 5.49　拟海桑叶表面超微形态

A、B. 叶上表皮；C、D. 叶下表皮（示表皮细胞角质纹理、内陷气孔及气孔内部）

　　【分子鉴别】　采用 ISSR 分子标记技术，分析 6 个拟海桑种群共 57 个个体的遗传变异（李海生，2003）。11 条 ISSR 引物共扩增出 161 条带，其中 131 条具多态性，多态位点百分率为 81.37%。在种群水平上多态位点百分率为 19.25%～71.43%，平均为40.58%。Nei 的基因多样性、香农信息指数在物种水平上分别为 0.2081 和 0.3501，在种群水平上分别为 0.1340 和 0.2023。依据遗传分化系数（Gst），遗传变异发生在种群内的个体间占 64.37%，35.63% 的遗传变异发生在种群间。种群间平均遗传一致度为 0.8982。依据 Nei 的遗传距离对不同种群进行 UPGMA 聚类（李海生，2003），将种群分为两类：琼海种群（QH）和东阁种群（DG）聚为一类；东寨港引种栽培的人工种群 LJW、SJ、MP 与文昌保护站种群（TW）聚为另一类。曼特尔检验表明，遗传距离与地理距离的相关性不显著。种群遗传多样性与环境因子间的相关性分析表明，拟海桑种群的遗传多样性水平与土壤 pH、电导率呈一定的正相关关系，与土壤总氮量、总磷量、有效磷含量呈一定的负相关关系，但相关性均不显著。通过 ISSR 分子标记，拟海桑与其嫌疑亲本杯萼海桑和海桑 ISSR 谱带的叠加率为 57.8%，从分子水平上证实了拟海桑确实为杂交种。

　　以海南东寨港自然保护区的无瓣海桑（*Sonneratia apetala*）、海南海桑（*Sonneratia*

× *hainanensis*)、拟海桑（*Sonneratia×gulngai*）、杯萼海桑（*Sonneratia alba*）、卵叶海桑（*Sonneratia ovata*）、海桑（*Sonneratia caseolaris*）6 种海桑属红树植物为材料，对 15 个有效引物进行 RAPD 分析（周涵韬和林鹏，2002），共扩增出 512 条带，其中多态性条带为 297 条，占总扩增条带的 58.01%（图 5.50）。Nei 指数法分析和 UPGMA 统计分析表明，6 种海桑属红树植物分为 A、B、C 共 3 个组，最大遗传距离在杯萼海桑与拟海桑之间，为 0.55，平均遗传距离为 0.38，位于 0.1～0.4，符合属内种间关系。A 组包括无瓣海桑、海南海桑、卵叶海桑、杯萼海桑，其中无瓣海桑、海南海桑、卵叶海桑处于同一个亚组，B 组为拟海桑，C 组为海桑（图 5.50）。

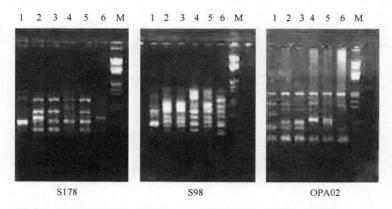

图 5.50　海桑属 6 种红树植物 DNA 指纹图谱（周涵韬和林鹏，2002）

1. 无瓣海桑；2. 海南海桑；3. 拟海桑；4. 杯萼海桑；5. 卵叶海桑；6. 海桑；M. λDNA EcoR I/Hind III

钙调蛋白（calmodulin）是生物细胞内一种重要的调控蛋白，通过其与靶酶的相互作用控制细胞正常的生长和发育。熊玲媛等（2002）以高抗盐红树植物海桑属拟海桑总DNA 为模板，参考 GenBank 上植物钙调蛋白基因序列合成 5′ 端和 3′ 端引物，利用聚合酶链反应（PCR）扩增了拟海桑钙调蛋白基因，与克隆载体 pBsk（+）重组，转化 Escherichia coli DH5α 得到重组克隆子。DNA 序列分析表明，所得片段的编码区在核苷酸序列上与迄今已知的几种植物钙调蛋白基因有很高的同源性，同源率在 85% 以上；与水稻、苹果、衣藻等相似，其基因编码区被一个位于第 75 位核苷酸之后的内含子所中断。

【生理特性】　以海南东寨港自然保护区海桑属植物为对象，研究该属植物的离子积累、光合和抗氧化能力（李诗川等，2014）。结果表明，拟海桑根际土壤中无机离子含量从高到低均为 Cl^-、Na^+、Mg^{2+}、Ca^{2+}、K^+，而在叶片中的排序则为 K^+、Ca^{2+}、Cl^-、Na^+、Mg^{2+}；对无机离子的富集系数由大至小依次为 K^+、Ca^{2+}、Mg^{2+}、Na^+、Cl^-，其中对 Na^+ 的富集系数很小，而对 K^+ 的富集系数很大，达 83.80，表明拟海桑可大量富集 K^+，以减少对土壤中 Na^+ 的吸收。拟海桑叶片叶绿素 a、叶绿素 b 和总叶绿素含量位于 6 种海桑属植物的中等水平，高于卵叶海桑和杯萼海桑。拟海桑净光合速率、蒸腾速率和气孔导度处于较低水平，但胞间 CO_2 浓度仅次于海南海桑。拟海桑叶片叶绿素荧光参数与其他物种无显著差异，但 NPQ 仅为 0.26±0.07。拟海桑叶片超氧化物酶活性在 6 种植物中处于低水平，其中 SOD 和 POD 活性均为最低。分析认为，拟海桑叶片可富集 K^+，以减少植株对 Na^+ 的吸收，表明其对盐生环境的适应性在一定程度上与其维持 Na^+/K^+ 平衡的能力有关。拟海桑对 Na^+ 和 Cl^- 的富集程度均较低，表明这种红树植物的根系具有拒盐能力，能保持体内盐含量处于较低水平，以维持植株较强的光反应。研究表明，拟海桑与海桑均属于根系拒盐型红树植物，抗氧化防御能力相近，也有近似的形态特征（吴钿等，2010）。

拟海桑为杯萼海桑与海桑的杂交种，其花粉平均败育率高达 95.62%，这使得拟海桑在开花时期的有效传粉和受粉过程受到严重影响（王瑞江等，1999）。拟海桑果实含种率仅为 55%，种子优良度仅为 33%，空粒率高达 60%。拟海桑的花期落花和果期落果现象极其普遍，在初果形成后便开始落果，至果实成熟时，落果率 70%～80%。因此，拟海桑果实中的含种量、种子优良度和发芽率与海桑属其他植物相比均偏低。

【资源状况】 在海南清澜自然保护区，4040m² 的样地内拟海桑的个体数为 17 株，相对密度为 0.46，相对频度为 0.69%，相对显著度为 2.72%，重要值为 1.29。拟海桑在清澜港大约有 50 株，种群个体稀少且低强度聚集，表现出拟海桑已处于濒危状态（张孟文，2012）。

琼海市潭门镇福田村海桑属植物有海桑、拟海桑和杯萼海桑，其中拟海桑很少，仅 8 株，平均高约 8m。在清澜自然保护区，海桑属植物种类最齐全，拟海桑主要分布在文昌市文城镇保护站附近，有 40～50 株，高 8～11m，与海桑、杯萼海桑、榄李、红树、卤蕨等红树植物混生，在东阁镇群建村滩地上分布有 2 株拟海桑，生长于海滩最前缘的砂质土上，土壤坚实，植株高大，周围分布有杯萼海桑、角果木、桐花树、木果楝等。在东寨港自然保护区，海桑属植物种类齐全，均为人工栽培，是 20 世纪 80 年代以来从海南文昌市和孟加拉国等地引种的物种，长势较好（李海生，2003）。

在琼海市潭门镇福田村，拟海桑主要分布在坡头河的岸边，仅 8 株个体，沿潮水沟边生长，呈乔木林，树干直立，平均高 13m，胸径为 36cm，周围常见的植物还有木榄（*Bruguiera gymnorrhiza*）、老鼠簕（*Acanthus ilicifolius*）、鱼藤（*Derris trifoliata*）、海桑（*Sonneratia caseolaris*）、杯萼海桑（*Sonneratia alba*）、海漆（*Excoecaria agallocha*）、苦郎树（*Clerodendrum inerme*）、卤蕨（*Acrostichum aureum*）等。东阁镇群建村的 2 株拟海桑均为独立木，生长于外沿滩地，受风浪冲击强度大，但长势良好，树龄均在 100 年以上。其中，1 株树高 15m，胸径为 45cm，另 1 株树高 13m，胸径为 40cm。土壤为坚实的砂质土，其后方生长有角果木（*Ceriops tagal*）、桐花树（*Aegiceras corniculatum*）、海南海桑（*Sonneratia × hainanensis*）、杯萼海桑、木果楝（*Xylocarpus granatum*）等。在文昌市文城镇保护站附近，有拟海桑 40～50 株，高 8～11m，沿鱼塘周边生长，周围生长有海桑、杯萼海桑、榄李（*Lumnitzera racemosa*）、红树（*Rhizophora apiculata*）、卤蕨等红树植物。在文城镇文昌河边有 1 株拟海桑，树体十分高大雄伟，树高 20m，胸径达 1.4m。拟海桑依靠有性繁殖，全年都有花果期，是多年生多次结实的植物，5～9 月为盛果期。但拟海桑的落果率很高，含种子的成熟果也很少。另外，在拟海桑生长的区域，均未见到拟海桑幼苗和幼树的存在，种群组成很不完整，种群年龄结构明显属于衰退型（李海生和陈桂株，2006）。

【文献记载】 拟海桑首见于《中国海桑属小志》，描述中国海桑属一新种：拟海桑（*Sonneratia paracaseolaris* W. C. Ko, E. Y. Chen et W. Y. Chen），重新发表海桑属 7 种检索表。《中国红树林》记载，拟海桑是海桑和杯萼海桑的杂交种，分布于海南琼海市到文昌市清澜港之间，结果率低，大部分果实内没有可育的种子，种子发芽率低，更新困难，海南东寨港有引种。

【药用价值】 历代本草未见有关拟海桑的药用价值记载。现代研究报道，从拟海桑中分离鉴定出多种类型化合物，包括三萜类、植醇、甾醇类、倍半萜类、脂肪酸类、木质素类、黄酮类、苯类和鞣酸类，其中三萜类化合物具有很强的抗 H1N1 病毒的活性（宫凯凯，2014）。从拟海桑中分离出的 3′-羟基-4′-甲氧基-4′-脱羟基偏柏脂素对 HL-60 及造血系统的恶性癌细胞 K562 显示出较好的抑制活性（程灿玲等，2014）。

【化学成分与药理研究】 自拟海桑中分离获得的化合物主要有萜类、甾体类、苯衍生物和脂肪酸类。生物活性研究结果表明，拟海桑的甲醇提取物对小鼠白血病癌细胞 P-388 和人肝癌细胞 BEL-7402 显示出较强的细胞毒活性（宫凯凯，2014）。

萜类 从拟海桑（采自中国广东湛江市，海南文昌市、东寨港）茎、树皮、地上部分分离得到系列萜类化合物（图 5.51），包括二萜类化合物 paracaseolide A，含有二萜三杂氧骨架，属二聚 α-烷基丁内酯类化合物，三萜类化合物 paracaseolin A～paracaseolin E、1β，3β-dihydroxy botulin、1β-hydroxy-3β-O-trans-p-coumaroyl botulin、1β-hydroxy-3β-O-cis-p-coumaroyl botulin、2α-hydroxy-3β-O-trans-p-coumaroyl betulin、lupeol、betulin、betulinic acid、alphitolic acid、3β-O-cis-p-coumaroyl alphitolic acid、3β-O-trans-p-coumaroyl betulinic acid、dulcioic acid、2α-hydroxy-3β-O-trans-p-coumaroyl dulcioic acid、oleanolic acid、3β-O-trans-p-coumaroyl maslinic acid、3β-O-cis-p-coumaroyl maslinic acid、cycloartenol 和 24-methylenecycloartenol（宫凯凯，2014；Gong et al.，2017；Chen et al.，2011）。倍半萜类化合物有 9-氧橙花叔酮、3，7，11-三甲基 -1，7（E），10-十二碳三烯-3-羟基-9-酮（程灿玲等，2014；宫凯凯，2014）。

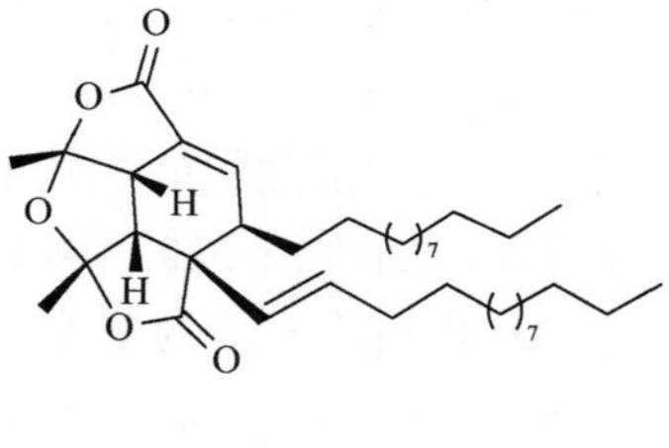

paracaseolide A

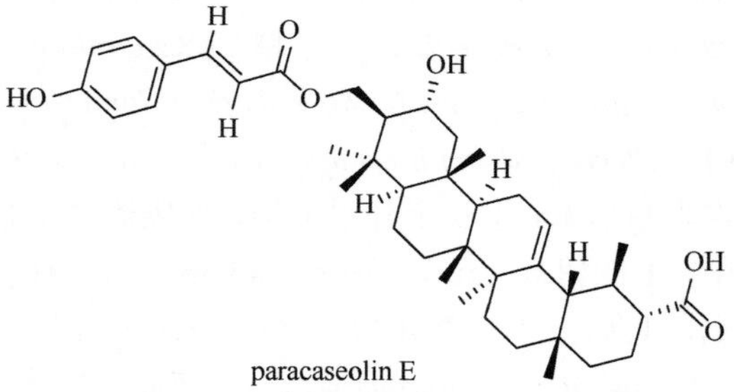

paracaseolin E

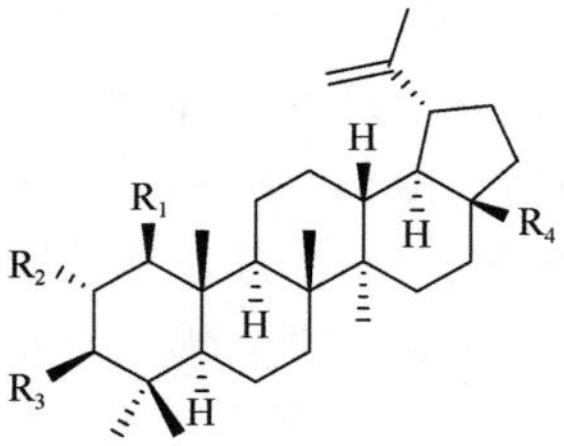

paracaseolin A, R₁ = OH, R₂ = H, R₃ = OH, R₄ = CH₂OH
paracaseolin B, R₁ = OH, R₂ = H, R₃ = a, R₄ = CH₂OH
paracaseolin C, R₁ = OH, R₂ = H, R₃ = b, R₄ = CH₂OH
paracaseolin D, R₁ = H, R₂ = OH, R₃ = a, R₄ = CH₂OH

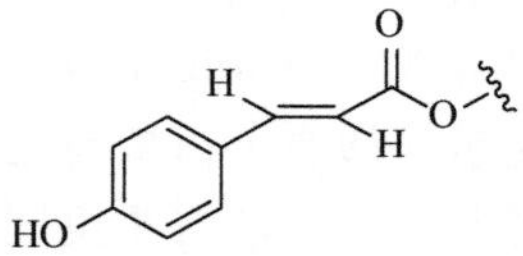

a = trans-coumaroyl

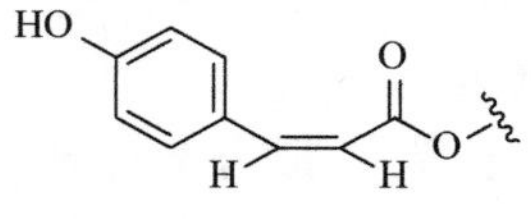

b = cis-coumaroyl

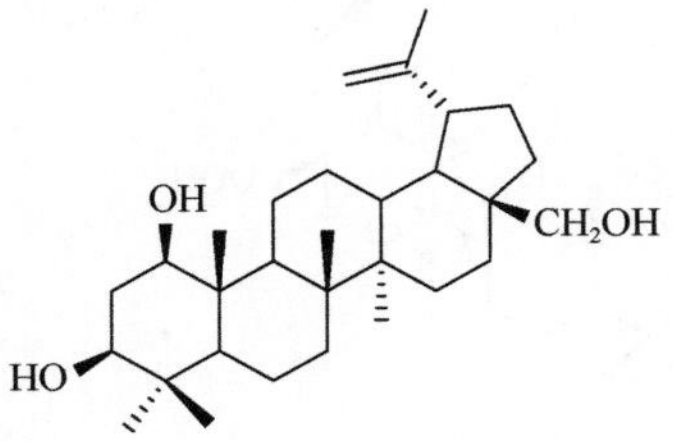

1β,3β-dihydroxy botulin

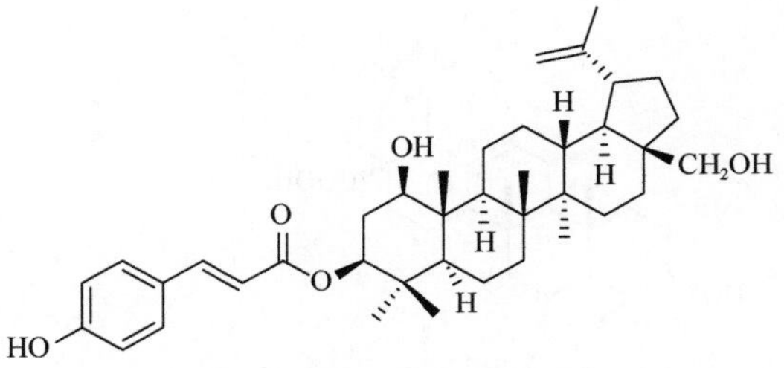

1β-hydroxy-3β-*O-trans-p*-coumaroyl botulin

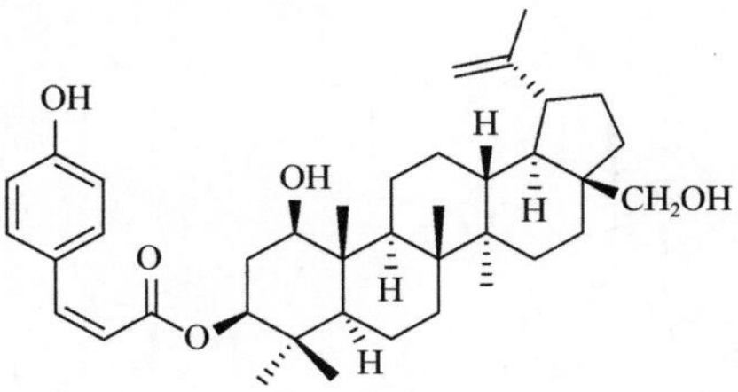

1β-hydroxy-3β-*O-cis-p*-coumaroyl botulin

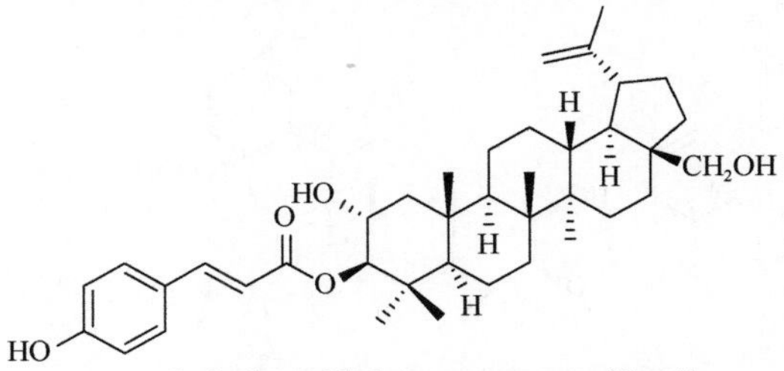

2α-hydroxy-3β-*O-trans-p*-coumaroyl betulin

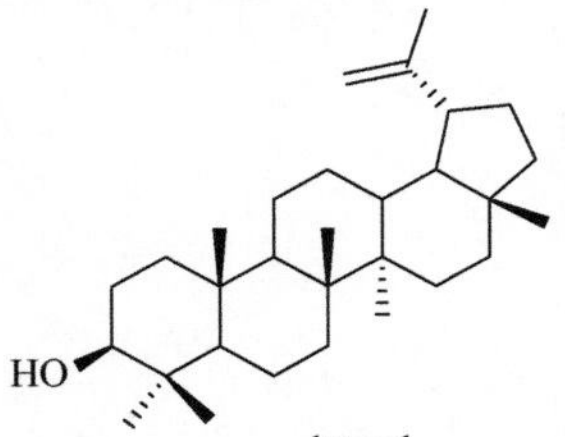

lupeol

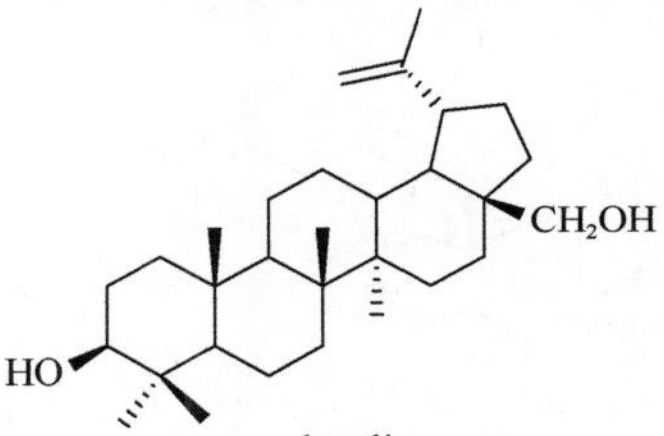

betulin

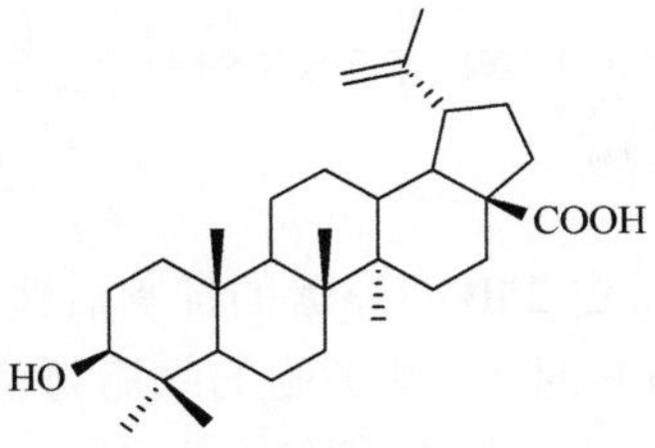

betulinic acid

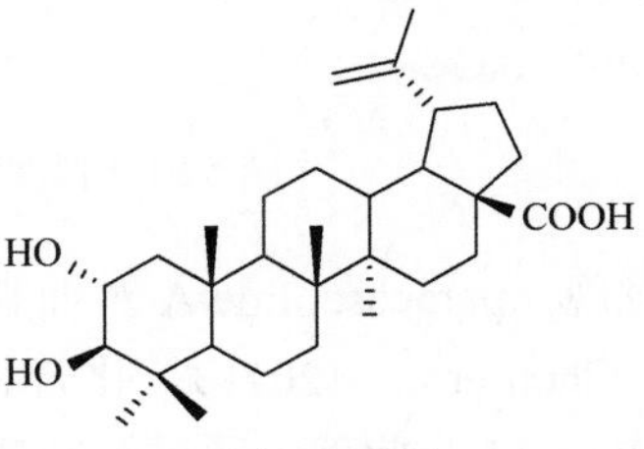

alphitolic acid

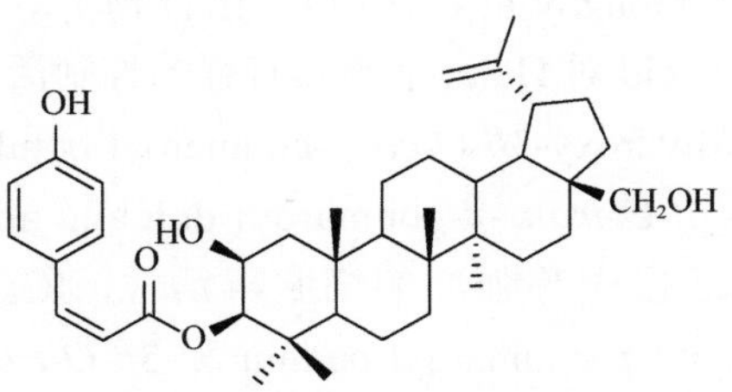

3β-*O-cis-p*-coumaroyl alphitolic acid

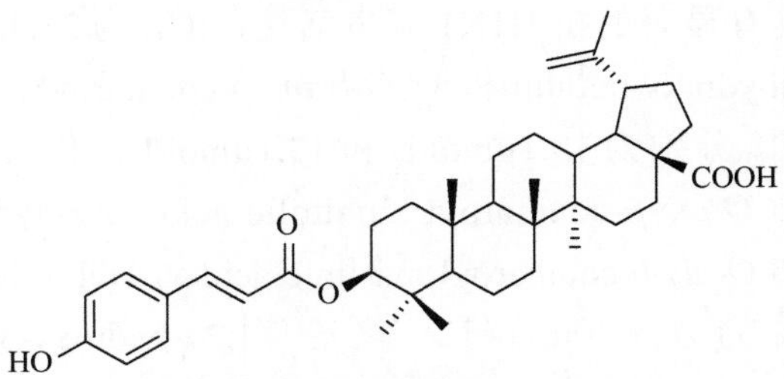

3β-*O-trans-p*-coumaroyl betulinic acid

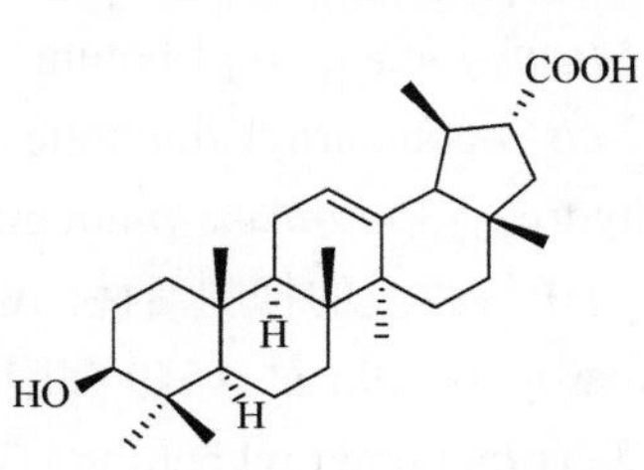

dulcioic acid

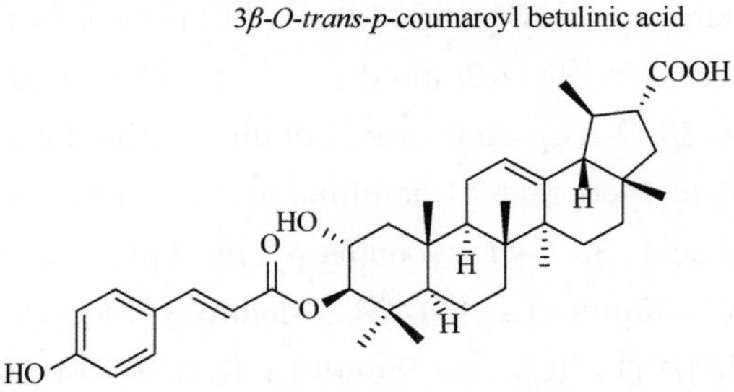

2α-hydroxy-3β-*O-trans-p*-coumaroyl dulcioic acid

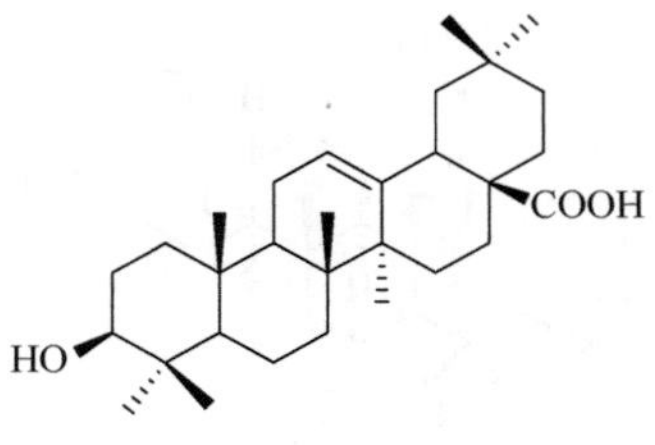

oleanolic acid

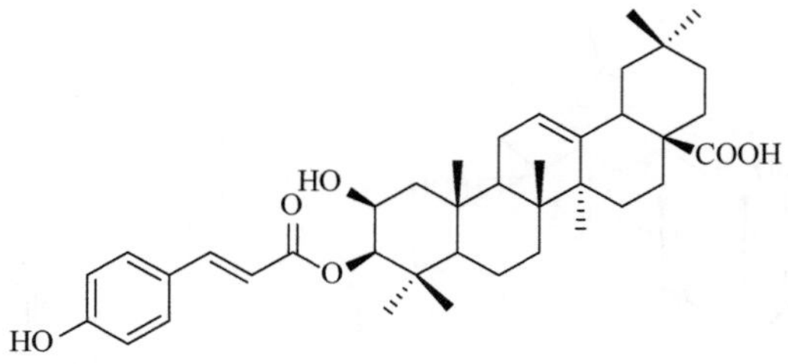

3*β*-*O*-*trans*-*p*-coumaroyl maslinic acid

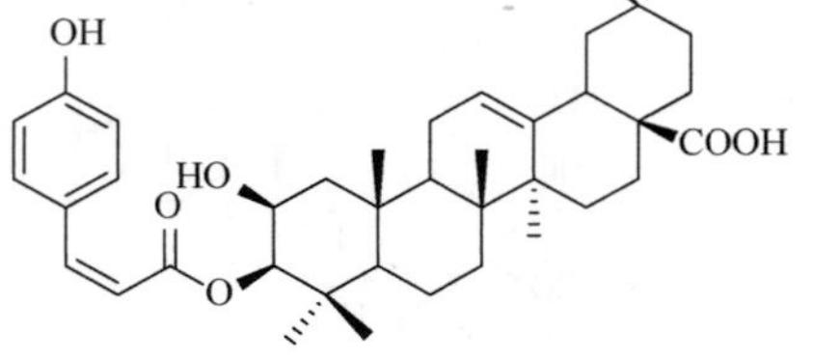

3*β*-*O*-*cis*-*p*-coumaroyl maslinic acid

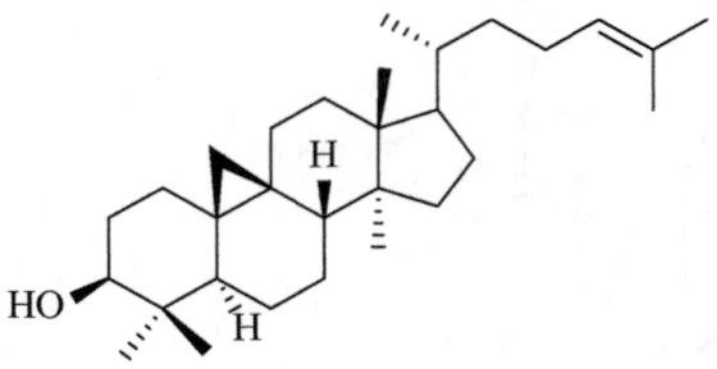

cycloartenol

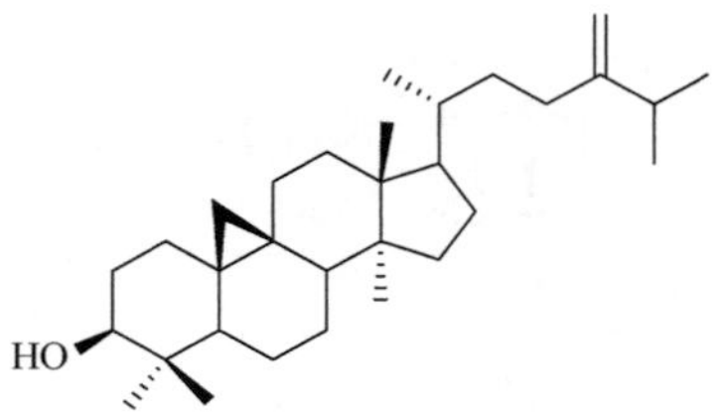

24-methylenecycloartenol

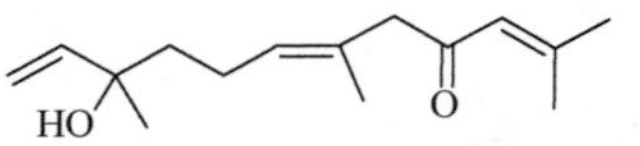

9-氧橙花叔酮

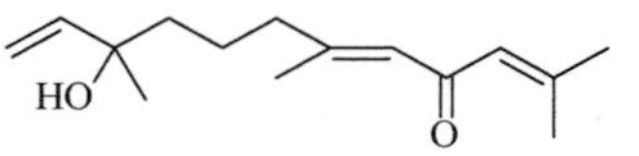

3,7,11-三甲基-1,7(*E*),10-十二碳三烯-3-羟基-9-酮

图 5.51　拟海桑中的萜类化合物

活性研究发现，paracaseolide A 对细胞周期中分裂蛋白 25B 有显著的抑制活性，IC_{50} 为 6.44μmol/L（Chen et al.，2011）。化合物 paracaseolin E 对 A549 细胞的细胞毒活性最强，IC_{50} 为 1.89μmol/L；此外，通过细胞病变效应（CPE）分析进行评估，paracaseolin A 具有显著的抗 H1N1 病毒活性，IC_{50} 为 28.4μg/ml（Gong et al.，2017）。化合物 1*β*，3*β*-dihydroxy botulin 和 3*β*-*O*-*trans*-*p*-coumaroyl maslinic acid 对 HeLa 细胞具有强的抑制活性，IC_{50} 分别为 19.1μmol/L 和 13.1μmol/L；化合物 1*β*-hydroxy-3*β*-*O*-*cis*-*p*-coumaroyl botulin、3*β*-*O*-*cis*-*p*-coumaroyl alphitolic acid、2*α*-hydroxy-3*β*-*O*-*trans*-*p*-coumaroyl dulcioic acid、3*β*-*O*-*cis*-*p*-coumaroyl maslinic acid 对 HeLa 细胞显示出中等强度的细胞毒活性，IC_{50} 范围为 20～30μmol/L。化合物 2*α*-hydroxy-3*β*-*O*-*trans*-*p*-coumaroyl betulin 和 3*β*-*O*-*trans*-*p*-coumaroyl maslinic acid 对小鼠淋巴样瘤细胞 P388 表现出强的细胞毒活性，IC_{50} 分别为 10.6μmol/L 和 11.0μmol/L；化合物 1*β*-hydroxy-3*β*-*O*-*trans*-*p*-coumaroyl botulin、1*β*-hydroxy-3*β*-*O*-*cis*-*p*-coumaroyl botulin、alphitolic acid、3*β*-*O*-*cis*-*p*-coumaroyl alphitolic acid、3*β*-*O*-*trans*-*p*-coumaroyl betulinic acid、dulcioic acid、2*α*-hydroxy-3*β*-*O*-*trans*-*p*-coumaroyl dulcioic acid、3*β*-*O*-*cis*-*p*-coumaroyl maslinic acid 对 P388 具有中等强度的抑制活性，IC_{50} 范围为 20～30μmol/L。化合物 2*α*-hydroxy-3*β*-*O*-*trans*-*p*-coumaroyl betulin 对 A549 细胞有很强的抑制活性，IC_{50} 为 1.9μmol/L；化合物 1*β*-hydroxy-3*β*-*O*-*cis*-*p*-coumaroyl betulin、3*β*-*O*-

cis-p-coumaroyl alphitolic acid、3*β*-*O*-*trans*-*p*-coumaroyl betulinic acid 和 dulcioic acid 对 A549 细胞的细胞毒活性也较强，IC_{50} 分别为 14.4μmol/L、15.4μmol/L、37.3μmol/L 和 18.0μmol/L（宫凯凯，2014）。同时，采用二甲基噻唑二苯噻唑蓝（MTT）法和细胞病变效应（CPE）法，对部分三萜类化合物进行抗流感病毒 H1N1 活性筛选，化合物 1*β*，3*β*-dihydroxy botulin 显示强的抑制活性，IC_{50} 为 28.4μg/ml，与阳性药利巴韦林接近。此外，在 50μg/ml 的浓度下，化合物 1*β*，3*β*-dihydroxy betulin、2*α*-hydroxy-3*β*-*O*-*trans*-*p*-coumaroyl betulin、betulin 和 24-methylenecycloartenol 显示中等强度的抗病毒活 性，化合物 3*β*-*O*-*trans*-*p*-coumaroyl betulinic acid 和 cycloartenol 显示弱的抗病毒活性（宫凯凯，2014）。

甾体类 从拟海桑（采自中国海南东寨港）中分离获得系列甾体类化合物（图 5.52），包括（22*E*，24*R*）-5*α*，8*α*-过氧化麦角甾-23-甲基-6, 22-二烯-3*β*-醇、（22*E*）-5*α*，8*α*-过氧化麦角甾-23-甲基-6, 9, 22-三烯-3*β*-醇、（22*E*）-5*α*，8*α*-过氧化麦角甾-6, 22-二烯-3*β*-醇、豆甾-4, 22-二烯-3, 6-二酮、豆甾-4-烯-3, 6-二酮、胆甾醇（cholesterol）、（22*E*）-胆甾-5, 22-二烯-3*β*-醇（苗双等，2018；程灿玲等，2014）。

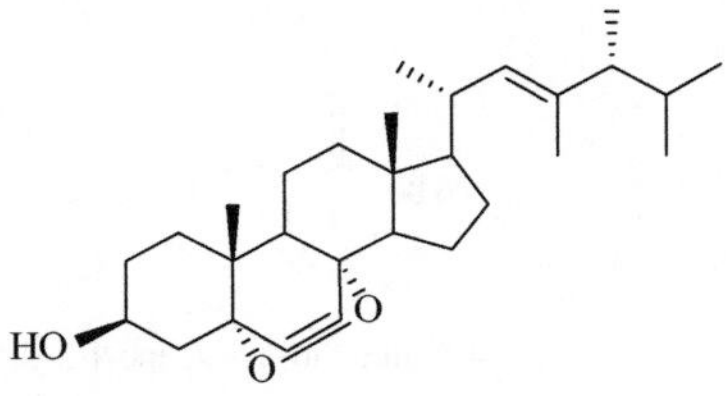

(22*E*,24*R*)-5*α*,8*α*-过氧化麦角甾-23-甲基-6,22-二烯-3*β*-醇

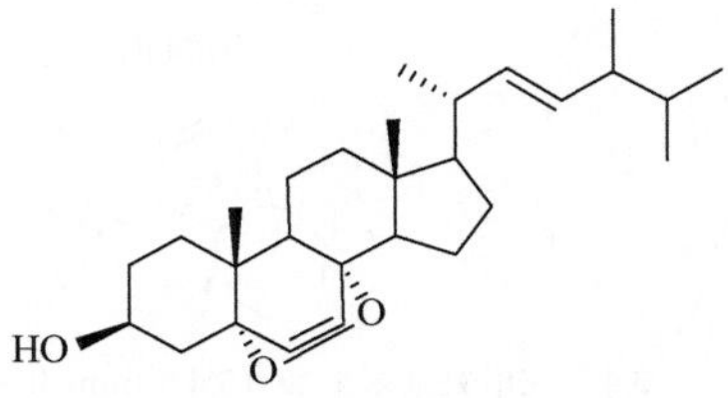

(22*E*)-5*α*,8*α*-过氧化麦角甾-6,22-二烯-3*β*-醇

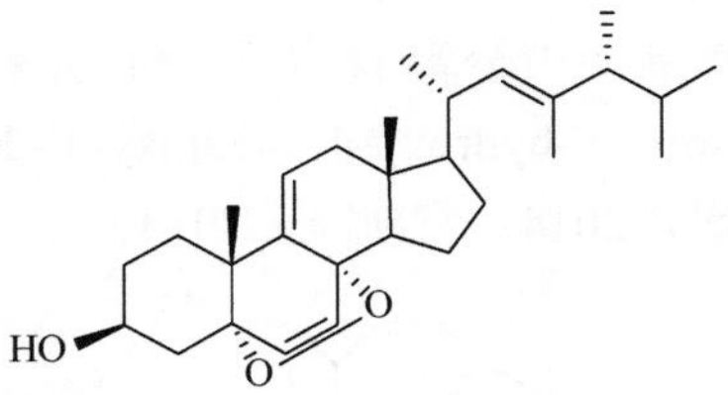

(22*E*)-5*α*,8*α*-过氧化麦角甾-23-甲基-6,9,22-三烯-3*β*-醇

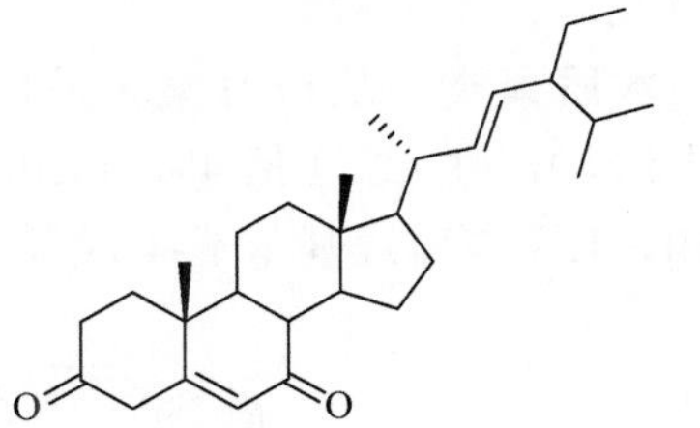

豆甾-4,22-二烯-3,6-二酮

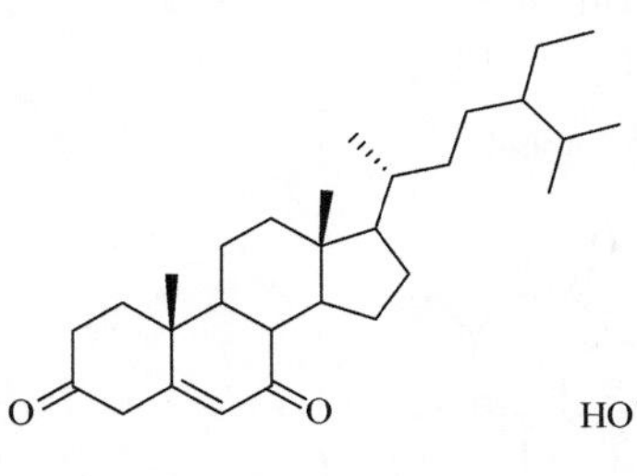

豆甾-4-烯-3,6-二酮

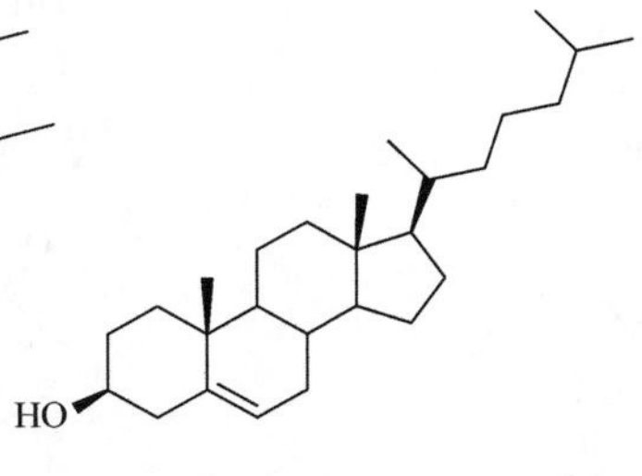

胆甾醇（cholesterol）

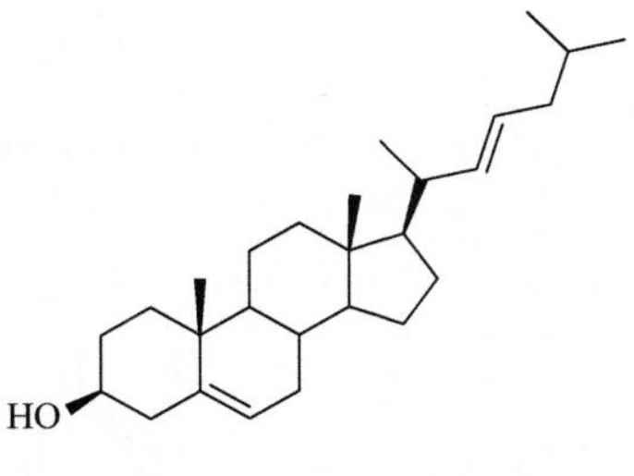

(22*E*)-胆甾-5,22-二烯-3*β*-醇

图 5.52 拟海桑中的甾体类化合物

苯衍生物 从拟海桑（采自中国海南东寨港）中分离获得系列苯衍生物（图 5.53），主要有香草醛、对羟基苯甲醛、水杨酸、methyl *p*-hydroxycinnamate、4-羟基-2, 6-二甲氧基苯甲醛、3, 4, 5-三甲氧基苯甲酸（3, 4, 5-trimethoxybenzoic acid）、4, 5-dimethoxybenzene-1, 3-diol、7-methoxy-4-chromanone（宫凯凯，2014）。

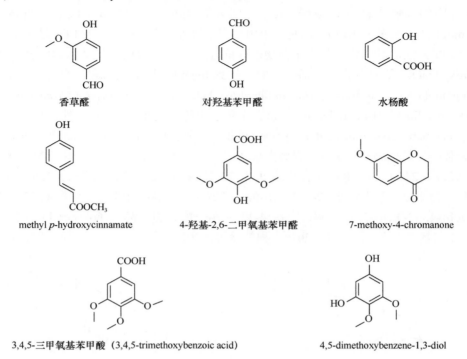

香草醛　　　　　　　　　对羟基苯甲醛　　　　　　　　　水杨酸

methyl *p*-hydroxycinnamate　　4-羟基-2,6-二甲氧基苯甲醛　　7-methoxy-4-chromanone

3,4,5-三甲氧基苯甲酸（3,4,5-trimethoxybenzoic acid）　　　4,5-dimethoxybenzene-1,3-diol

图 5.53　拟海桑中的苯衍生物

木质素类　从拟海桑（采自中国海南东寨港）中分离获得系列木质素类化合物（图 5.54），主要包括 4′-*O*-methyl-nyasol、nyasol、3′-hydroxy-4′-methoxy-4′-dehydroxyn-yasol、1, 3-二对羟基苯基-4-戊烯-1-酮（程灿玲等，2014；宫凯凯，2014）。

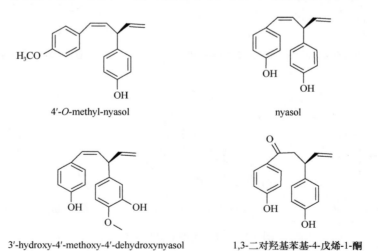

4′-*O*-methyl-nyasol　　　　　　　　nyasol

3′-hydroxy-4′-methoxy-4′-dehydroxynyasol　　　1,3-二对羟基苯基-4-戊烯-1-酮

图 5.54　拟海桑中的木质素类化合物

活性测试发现，化合物 4′-*O*-methyl-nyasol、nyasol、3′-hydroxy-4′-methoxy-4′-dehydroxynyasol、1, 3-二对羟基苯基-4-戊烯-1-酮对人非小细胞肺癌细胞 A549、人急性髓细胞性白血病细胞 HL-60、小鼠白血病细胞 P388 及人红白血病细胞 K562 显示出不同程度的抑制作用，其中化合物 3′-hydroxy-4′-methoxy-4′-dehydroxynyasol 对 K562、HL-60 细胞具有较强的细胞毒活性，IC_{50} 分别为 1.99μmol/L、3.13μmol/L（程灿玲等，2014）。此外，化合物 1, 3-二对羟基苯基-4-戊烯-1-酮对流感病毒 H1N1 显示出弱的抑制活性（宫凯凯，2014）；化合物 nyasol 能有效抑制低密度脂蛋白-胆固醇（LDL-C）的氧化、利什曼原虫前鞭毛体的生长（Wu et al.，2009）。

黄酮类 从拟海桑（采自中国海南东寨港）中分离获得系列黄酮类化合物（图 5.55），主要包括 3′, 5, 7-三羟基-4′-甲氧基黄酮（香叶木素）、4′, 5, 7-三羟基-3′, 5′-二甲氧基黄酮（tricin）、4′, 5′, 5-三羟基-3′, 7-二甲氧基黄酮、6-羟基-3′, 4′-二甲氧基二氢黄酮、5-羟基-3′, 4′, 7-三甲氧基二氢黄酮、5, 3′, 5′-三羟基-7, 4′-二甲氧基黄酮、5-羟基-7, 4′-二甲氧基二氢黄酮（苗双等，2018；宫凯凯，2014）。

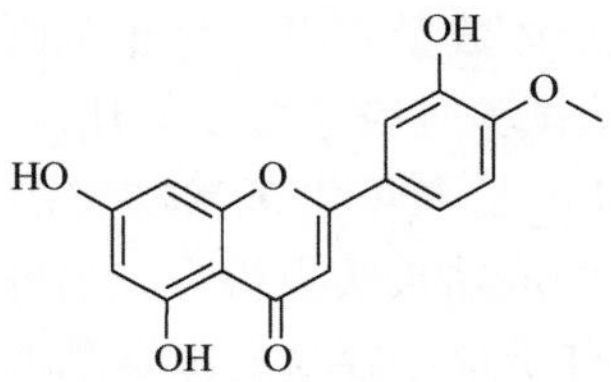

3′,5,7-三羟基-4′-甲氧基黄酮（香叶木素） 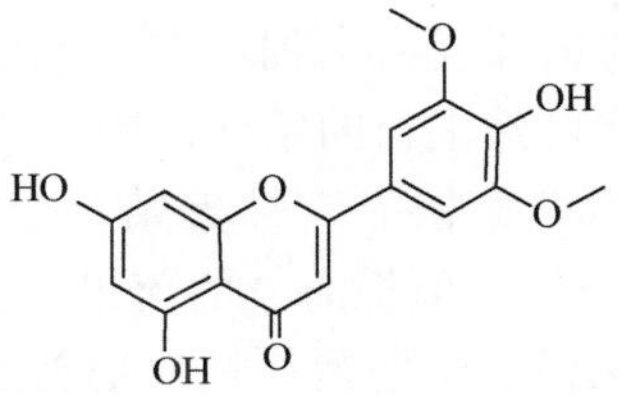　　4′,5,7-三羟基-3′,5′-二甲氧基黄酮（tricin）

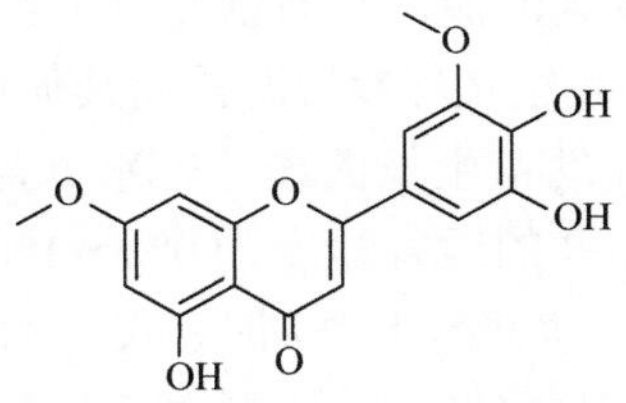

4′,5′,5-三羟基-3′,7-二甲氧基黄酮 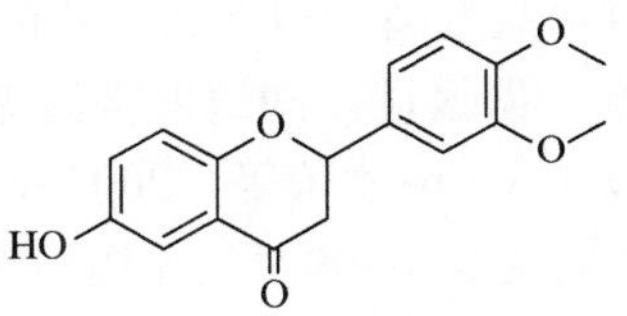　　6-羟基-3′,4′-二甲氧基二氢黄酮

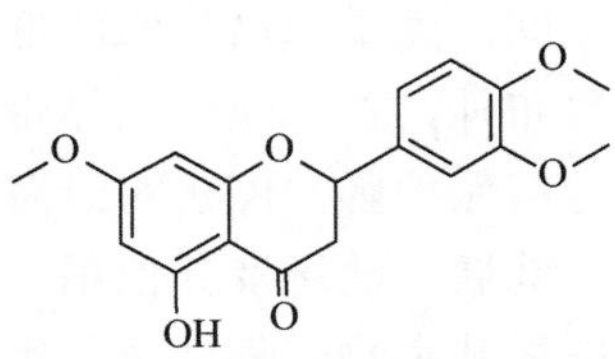

5-羟基-3′,4′,7-三甲氧基二氢黄酮

图 5.55　拟海桑中的黄酮类化合物

其他类 从拟海桑（采自中国海南东寨港）中分离获得链醇、脂肪酸、鞣酸类等化合物（图 5.56），主要包括 phytol、6, 9-dodecadienoic acid、3, 3′, 4-trimethoxyellagic acid、vanillin、*p*-hydroxy benzaldehyde、salicylic acid、*trans*-*p*-hydroxyl ethyl cinnamate、4-hydroxy-2, 6-dimethoxybenzaldehyde、3, 4, 5-trimethoxybenzoic acid、3, 3′, 4-trimethoxyellagic acid（苗双等，2018；宫凯凯，2014）。

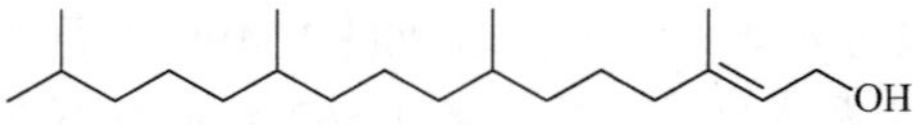

phytol

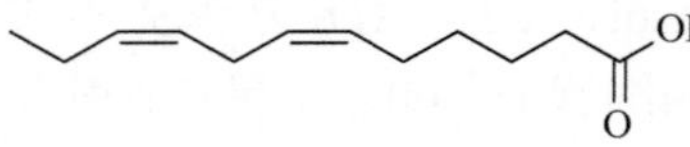

6,9-dodecadienoic acid

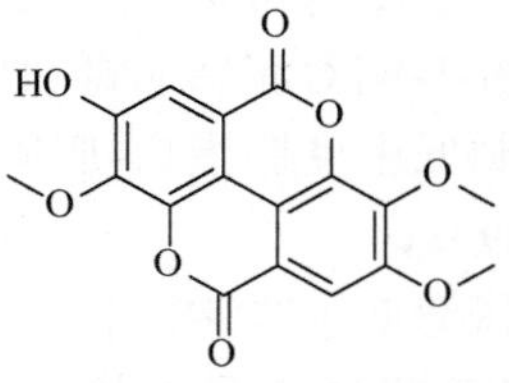

3,3′,4-trimethoxyellagic acid

图 5.56　拟海桑中的其他类化合物

【栽培技术】

人工繁育　目前尚无拟海桑的栽培技术资料，可参考同属其他植物成熟的栽培条件开展试验。拟海桑是杯萼海桑与海桑的杂交种，其个体数量有限，分布范围狭窄，天然更新差，适宜自然生长的条件苛刻，开展拟海桑栽培试验时应注意以下几点。

种子　拟海桑依靠有性繁殖，全年都有花果期，是多年生多次结实的植物，每年5～9月为盛果期。但拟海桑的落果率很高，含种子的成熟果实也很少。另外，拟海桑母树少，种子又极易受螃蟹、蚂蚁啃食及病虫危害；种子小，容易受涨退潮的影响，易被潮水冲走。

生长地条件　在拟海桑天然林木生长滩，土壤为海泥，具有盐度高、黏紧、透气性差等特点，海水盐度高，均不利于幼苗生长。苗圃的建立可参考海桑属其他植物的条件。

适宜盐度　据报道，同属海南海桑种子发芽和幼苗生长的最适宜水分盐度为0.5%，最高不宜超过1%（钟才荣等，2003）；海桑种子萌发的适宜盐度为0%～1%，最适盐度为0.25%（廖宝文等，1997）；无瓣海桑种子在水分盐度高于1%时，发芽就受抑制，盐度在1%以下较适合，以0%～0.5%最适合（李云等，1995）。而拟海桑生长地的盐度均超过1%，要进行种子繁殖，除了立地条件的筛选，还需要适宜的水分盐度。

野生抚育　拟海桑的生境位于杯萼海桑和海桑之间，处于海湾外滩的低潮带（杯萼海桑）与中潮带（海桑）之间，拟海桑属于嗜热性窄布种。首先建议在热带沿海地区拟海桑的生长地进行封禁管理，严禁乱砍滥伐，划出专门保护区，停止对沿海河口原生境的人为破坏，制止将现存的拟海桑湿地转化为农田、池塘、盐场及其他用途，以保护拟海桑种群。在拟海桑原分布区域清澜自然保护区，根据其生物学特性及生境，适宜采取根部培土、剪除杂草、防治病虫害、人工补栽等措施，促进种群繁殖和生长。对于已遭受破坏的拟海桑生长区域，在封禁管理的基础上，采用人工育苗、人工补栽造林等方式，人为增加拟海桑的种群数量，并加强后期管理。

【资源保护与开发应用】　拟海桑生长于高盐环境中，有适应干旱的特殊形态结构，对于研究海桑属植物的起源、分布、历史、演化以及研究盐生植物均具有重要的科学意义。

就地保护　加强对拟海桑现有生境的管理与保护，采取野生抚育措施。禁止任何形式的乱砍滥伐，对已发现的每一株拟海桑实行登记挂牌，建立档案库，进行系统监测，记录其生长发育、繁殖、死亡和小生境的变化，以便采取适当措施，促进其天然更新，使其幼苗、幼树能正常生长和繁衍下去。

迁地保护 海南东寨港自然保护区近几年来在文昌市的东阁镇和文城镇不断采种，进行人工育苗和造林，取得了一定成果。在东寨港种植的拟海桑有的已开花结果，但仍需进一步加强管理，来提高造林的成活率。

人工栽培技术研究 进一步研究拟海桑的生物学特性，开展拟海桑人工栽培技术的研究，扩大种源（周涵韬和林鹏，2002）。

加强宣传和教育 增强民众保护红树林的意识，要广泛加强保护红树林的宣传教育工作，通过科普讲座、展览、参观等形式，以及利用报纸、杂志、广播、电视等工具广泛深入地对民众进行保护红树林的社会、经济和自然生态方面的教育，提高国民保护生物多样性的社会责任意识，使保护红树林成为国民的自觉行为，成为一种社会公德和社会责任。

开发应用价值 拟海桑具有杂交种的优势，植株高大，树冠根系发达，防风护岸的效果好；木材材质好，无虫蛀，可供装饰和建筑用；植株生长快，生长量远大于木榄、海莲等可用材树种，造林后 10～15 年即可成材；果实可作为提取果胶的原料。

参考文献

程灿玲，宫凯凯，李平林，等 . 2014. 红树植物拟海桑 (*Sonneratia paracaseolaris*) 化学成分研究 . 中国海洋药物，33: 53-57.

邓传远，林鹏，郭素枝 . 2004. 海桑属红树植物次生木质部解剖特征及其对潮间带生境的适应 . 植物生态学报，28: 392-399.

高蕴璋 . 1993. 中国海桑属小志 . 热带亚热带植物学报，1: 11-13.

宫凯凯 . 2014. 三种海洋生物化学成分及生物活性研究 . 中国海洋大学博士学位论文 .

李海生 . 2003. 中国海桑属红树植物遗传多样性研究 . 中山大学博士学位论文 .

李海生，陈桂株 . 2006. 拟海桑的分布现状及其保护 . 广东教育学院学报，26: 81-83.

李诗川，李妮亚，刘强，等 . 2014. 海桑属红树植物离子积累、光合和抗氧化能力及相关性分析 . 植物资源与环境学报，23: 12-23.

李云，郑德璋，廖宝文，等 . 1995. 无瓣海桑引种育苗试验 . 林业科技通讯，5: 21-22.

廖宝文，郑德璋，郑松发，等 . 1997. 海桑种子发芽条件的研究 . 中南林学院学报，1: 25-31.

毛礼米，李妮娅，王东，等 . 2009. 海桑属 6 种植物花粉形态兼化石花粉指南 . 古生物学报，48: 254-267.

苗双，满玉清，周肖龙，等 . 2018. 红树植物拟海桑化学成分研究 . 中草药，49(5): 1025-1030.

王瑞江，陈忠毅，陈二英，等 . 1999. 国产海桑属植物的两个杂交种 . 广西植物，19: 199-204.

王文卿，王瑁 . 2007. 中国红树林 . 北京：科学出版社 .

吴钿，周畅，刘敏超，等 . 2010. 五种海桑属红树植物叶片的结构及其生态适应 . 广西植物，30: 484-487.

熊玲媛，林涛，周涵韬，等 . 2002. 红树植物拟海桑钙调蛋白基因的克隆及分析 . 台湾海峡，21: 193-199.

张孟文 . 2012. 南岛清澜港海桑属种群特征及其濒危种海南海桑繁殖生态学研究 . 海南大学硕士学位论文 .

钟才荣，李海生，黄仲琪，等 . 2003. 海南海桑的育ën造林技术 . 中山大学学报 (自然科学版)，(S1): 224-226.

周涵韬，林鹏 . 2002. 海桑属红树植物遗传多样性和引种关系研究 . 海洋学报，24: 98-106.

Chen X L, Liu H L, Li J, et al. 2011. Paracaseolide A, first *α*-alkylbutenolide dimer with an unusual tetraquinane oxa-cage bislactone skeleton from Chinese mangrove *Sonneratia paracaseolaris*. Org. Lett., 13(19): 5032-5035.

Gong K K, Li P L, Qiao D, et al. 2017. Cytotoxic and antiviral triterpenoids from the mangrove plant *Sonneratia paracaseolaris*. Molecules, 22(8): 1319.

Gunatilaka A A L, Gopichand Y, Schmitz F J, et al. 1981. Minor and trace sterols in marine invertebrates. 26. isolation and structure elucidation of nine new 5*α*, 8*α*-epidioxy sterols from four marine organisms. J. Org. Chem., 46: 3860-3866.

Ioannou E, Abdel-Razik A F, Zervou M, et al. 2009. 5*α*, 8*α*-Epidioxysterols from the gorgonian *Eunicell cavolini* and the ascidian *Trididemnum inanmatum*: isolation and evalution of their antiproliferative activity. Steroids, 74(1): 73-80.

Jeong S J, Ahn N H, Kim Y C, et al. 1999. Norlignans with hyaluronidase inhibitory activity from *Anemarrhena asphodeloides*.

Planta Med., 65(4): 367-368.

Su B N, Zhu Q X, Jia Z J. 2000. Nor-lignan and sesquiterpenes from *Cremanthodium ellisii*. Phytochemistry, 53(8): 1103-1108.

Tsui W Y, Brown G D. 1996. (+)-Nyasol from *Asparagus cochinchinensis*. Phytochemistry, 43(6): 1413-1415.

Wu S B, Wen Y, Li X W, et al. 2009. Chemical constituents from the fruits of *Sonneratia caseolaris* and *Sonneratia ovata* (Sonneratiaceae). Biochem. Syst. Ecol., 37(1): 1-5.

Xin Z H, Tian L, Zhu T J, et al. 2007. Isocoumarin derivatives from the sea squirt-derived fungus *Penicillium stoloniferum* QY2-10 and the halotolerant fungus *Penicillium notatum* B-52. Arch. Pharm. Res., 30(7): 816-819.

Zhang H J, Sydara K, Tan G T, et al. 2004. Bioactive consituents from *Asparagus cochinchinensis*. J. Nat. Prod., 67(2): 194-200.

5.4　海南海桑（*Sonneratia × hainanensis*）

海南海桑为中国特有树种，属于海桑科（Sonneratiaceae）海桑属（*Sonneratia*），仅天然分布于我国海南文昌市清澜自然保护区的东阁镇、文教镇及文城镇。海南海桑结果率低，种子发育不全，更新困难，目前仅存 20 余株。该物种濒临灭绝，已被列为国家二级重点保护野生植物，被载入《中国植物红皮书》，并被列入《中国生物多样性保护战略与行动计划（2023—2030 年）》优先保护野生植物名录，属于海南极危（CR）植物物种（梁淑云和杨逢春，2009）。海南海桑为杯萼海桑（*Sonneratia alba*）和卵叶海桑（*Sonneratia ovata*）的自然杂交种。化学成分研究表明，海南海桑茎叶含哌啶生物碱类，integracin A 对癌细胞 HepG2 和 NCI-H460 有强的细胞毒活性，在 25mg/ml 的浓度下抑制率为 100%（Liu et al.，2012）。海南海桑作为沿海红树林的组成之一，对于防风、防浪、固堤、保护农田和村庄、促淤造陆有显著的效果。海南海桑树干饱满、材质好、生长速度较快，可作为我国红树林可用木材树种，其指状根经过处理后可作为木栓的代用品。海南海桑具有适应干旱的特殊形态和结构，对研究盐生植物和红树林的植物区系有科学意义。

【分类位置】　被子植物门 Angiospermae 双子叶植物纲 Dicotyledoneae 原始花被亚纲 Archichlamydeae 桃金娘目 Myrtiflorae 海桑科 Sonneratiaceae 海桑属 *Sonneratia* 海南海桑 *Sonneratia × hainanensis* W. C. Ko, E. Y. Chen et W. Y. Chen, 1985（https://www.gbif.org/species/5635589）。

【形态特征】　海南海桑为乔木（图 5.57），高 4～8m，基部周围具放射状木栓质的笋状呼吸根；小枝粗壮，上部具不明显的钝棱，下部呈圆柱形（李海生和陈桂珠，2003）。叶对生，革质，阔椭圆形或近圆形，罕有阔卵形，顶端近圆或钝，基部短收狭，全缘；侧脉每边 10～17 条，近水平伸展与中脉成 40°～50° 角展出。花大而美丽，通常 3 朵簇生于枝顶，罕为单生；花梗粗壮，长 2～3cm，靠近花萼基部具关节；萼管呈钟形，具 6 钝棱，萼檐 6 裂，裂片厚革质，三角形，内部红色，顶端微短尖；萼片之间花瓣生长的位置，有明显的退化雄蕊存在；花瓣缺，雄蕊多数，长 4～4.5cm，着生于萼管喉部；子房全部沉没在萼管内，近球形，具 12 室；花柱宿存，略弯，长 4cm，柱头呈头状；胚珠在每室内多数。浆果呈扁球形，基部有向上伸展的萼裂片，有时具 1 对小叶；种子极多数，细小。染色体数目：$2n=22$。

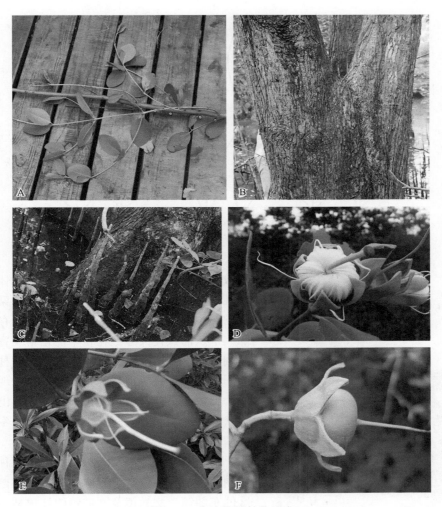

图 5.57 海南海桑植物形态

A. 枝叶；B. 茎干；C. 茎干基部（示笋状呼吸根）；D. 花枝（示白色花丝）（王文卿和王瑁，2007）；E. 去掉雄蕊的花；D. 果实（王文卿和王瑁，2007）

海南海桑为天然杂交种，其亲本为杯萼海桑和卵叶海桑，在形态等方面具有杂交种的特点（FOC，2007；王瑞江等，1999）（图 5.58）。海南海桑与杯萼海桑的相同表现为：叶端形状、萼片表面情况、花蕾基部形状、退化雄蕊数目等方面。海南海桑与卵叶海桑的相同表现为：叶形状、叶顶结构、叶大小以及叶脉突出情况，花蕾大小、基部形状、具脊与否以及花蕾顶部情况，果实大小、果壁厚薄和果实上柱头残留情况，叶片厚度、表皮盐腺和花瓣存在情况，花粉粒两极区有条状纹饰等方面。海南海桑与二者的不同表现为：叶片颜色较二者深许多，在萼片之间外轮雄蕊中花瓣生长的位置，存在明显的退化雄蕊，而且退化雄蕊表现的程度不同；野外生长的植株树干粗壮，枝叶繁茂，个体明显比杯萼海桑和卵叶海桑高大。海南海桑的分布范围是杯萼海桑与卵叶海桑重叠分布地区；在形态上具有亲本物种的中间特征，野生高大，表现出杂交种的优势；花粉败育率超过 50%，说明杂交种在遗传上存在某种生理性障碍，这种障碍

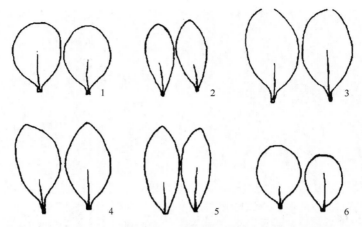

图 5.58　海南海桑子代幼苗叶子的形态变异图（王瑞江等，1999）

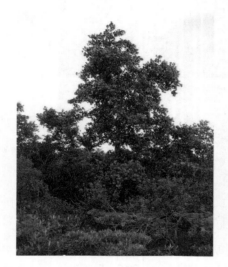

图 5.59　生长在海南文昌红树林中的海南
海桑（https://weibo.com/1904104290）

导致花粉母细胞在减数分裂过程中染色体行为的紊乱，在对其花粉母细胞进行观察时，染色体数目常发生变化，这也是杂交种在遗传上存在某种障碍，从而致使大多数花粉不能正常发育的重要原因之一；海南海桑具有落果率高、含种量低和种子空粒率较高等现象，是杂交种所表现出来的一个特性；另外，子代幼苗试验所表现出的后代性状分离证明了海南海桑中间性状的产生是由于其基因具有杂合性。

【生境分布】　海南海桑为海南特有种，分布范围狭窄，天然分布于海南文昌市清澜自然保护区的东阁镇、文教镇及文城镇的红树林中（李海生和陈桂珠，2003），生长于中潮带或中高潮带的杯萼海桑林和海桑林分布区的淤泥质或泥沙质滩涂（图 5.59）。根据调查，海南海桑个体数量极为稀少，东阁镇有 2 株。东寨港自然保护区有海南海桑引种栽培，仅 100～200 株。

【药材鉴别】

药材性状　茎枝粗壮，常截成长短不一的小段。茎枝的下部呈圆柱形，茎枝上部有不明显钝棱。表面淡灰褐色，有突出的皮孔。老茎表面灰褐色至褐色，有不规则裂纹。质硬而脆。气微腥，味涩、微咸（图 5.60）。

完整叶片呈阔椭圆形或近圆形，罕见阔卵形，长 6～7cm，宽 5～7cm，顶端近圆或钝，基部短收狭，全缘。表面绿色或深绿色，侧脉明显，

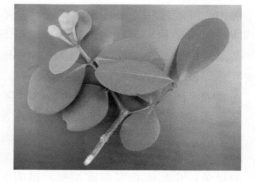

图 5.60　海南海桑枝叶药材形态（李国强摄）

每边 10～17 条，近水平伸展与中脉成 40°～50° 角展出。叶柄极短。革质而脆。气微，味涩、微咸。

组织构造　叶中脉部位横切面（图 5.61）为典型等面叶，叶片厚约 400mm。上、下表皮细胞近方形，1 列，排列整齐；内陷气孔保卫细胞稍下陷；盐腺由收集细胞、分泌细胞及腔室组成，自表皮向栅栏组织分布，并被栅栏细胞所包围。栅栏组织分布于上、下表皮细胞之间，上栅栏组织通过中脉，栅栏细胞呈长柱状，排成较整齐的 3～4 列，内有盐腺分布；下栅栏组织细胞呈短柱状。海绵薄壁组织细胞大小不一，直径为 31（15～40）mm×48（15～70）mm，排列不规则，细胞间隙不明显。中脉部位向背面明显凸出，双韧型主脉维管束围成扁圆形维管束环，环中央髓部为薄壁细胞，木质部较发达。分枝状石细胞分布于海绵组织和中脉部位的薄壁组织。

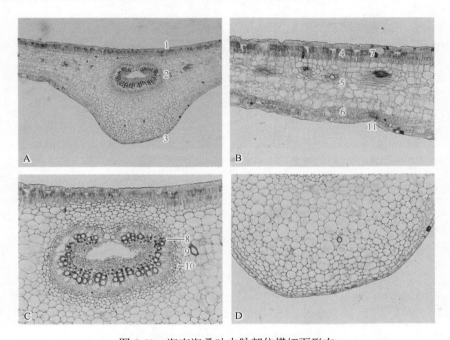

图 5.61　海南海桑叶中脉部位横切面形态

A. 叶中脉部位；B. 叶肉部位；C. 中脉部位上表面；D. 中脉部位下表面

1. 上表皮；2. 中脉维管束；3. 下表皮；4. 上栅栏组织；5. 海绵组织；6. 下栅栏组织；7. 贮水细胞；8. 木质部；9. 薄壁石细胞；

10. 韧皮部；11. 气孔

叶表面制片上、下表皮细胞呈不规则多边形至长多边形，大小为 12.6（～15）×18.1（10～30）μm，3463 个 /mm²；平周壁具有条状角质纹理，自盐腺向两侧和周围发出。内陷气孔不定式或不等式，上表皮气孔器大小为（17.1～28.6）μm×（8.9～12.5）μm，气孔指数为 3.8；下表皮气孔器大小为（27.7～31.1）μm×（14.3～19.5）μm，气孔指数为4.2。盐腺呈圆形，密集分布于上、下表面，直径为 50～70μm，51 个 /mm²，泌盐细胞呈多角形或椭圆状多角形，周围有 10 余个细胞围绕（图 5.62）。

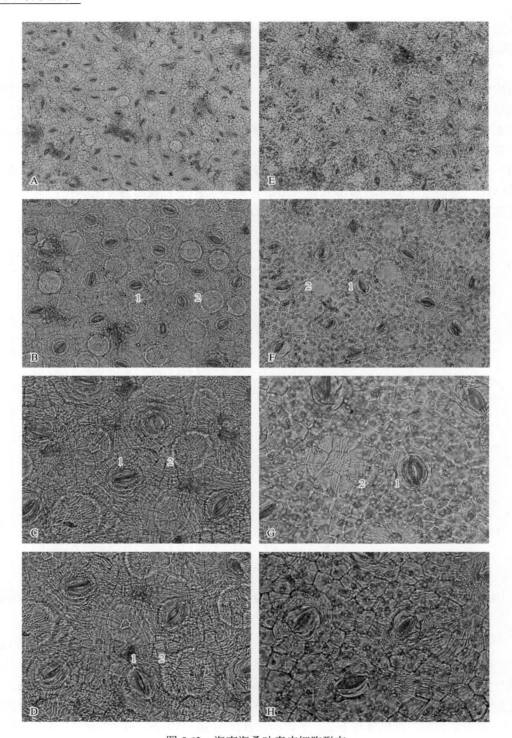

图 5.62　海南海桑叶表皮细胞形态

A～D. 上表皮；E～H. 下表皮

1. 气孔；2. 盐腺

A、E. ×100；B、F. ×200；C、D、G、H. ×400

超微形态 海南海桑花粉粒呈长球形，大小为 51.75（42.90～62.70）μm×34.56（28.96～47.42）μm，*P/E* 平均为 1.43（毛礼米等，2009）。赤道面观（图 5.63）呈椭圆形，极面观（图 5.64）似六角星形，由 3 个明显突出开口的萌发孔与 3 个子午向背脊相间排列，萌发孔直径为 7.73μm。花粉孔间区的子午向背脊长达两极。赤道面具疣状纹饰，疣状结构分布密度为 3.18grain/μm³；极面比较光滑，放大后表面微结构为不规则且模糊的条纹状刻痕纹饰。外壁厚约 2.65μm，极面外壁由覆盖层、柱状层和外壁内层组成，孔间区外壁缺少明显的柱状层（图 5.65）。萌发孔内面颗粒密集（毛礼米等，2009）。

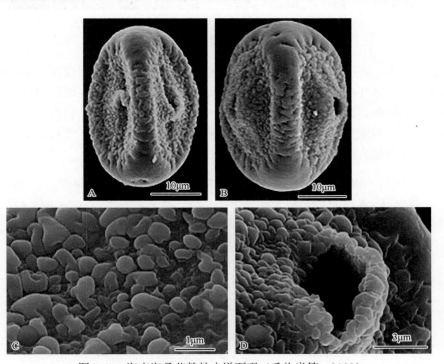

图 5.63　海南海桑花粉粒赤道面观（毛礼米等，2009）

A、B. 赤道面（示孔间区及子午向背脊）；C. 赤道面放大（示孔间区的疣状纹饰）；D. 萌发孔放大（示疣状纹饰）

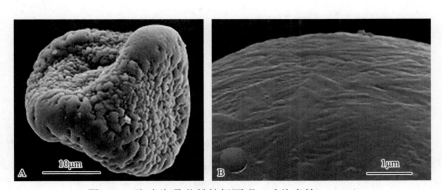

图 5.64　海南海桑花粉粒极面观（毛礼米等，2009）

A. 极面观；B. 极面观放大（示不规则且模糊的条纹状刻痕纹饰）

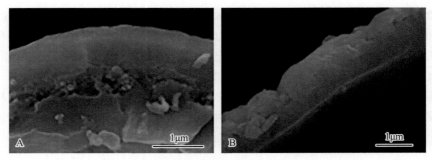

图 5.65　海南海桑花粉粒极面外壁观（毛礼米等，2009）

A. 极面外壁层次；B. 孔间区外壁层次

扫描电镜下，叶上表皮细胞被稀疏不规则条状、小鳞片状角质纹理，细胞轮廓及盐腺不易察见；内陷气孔保卫细胞稍下陷，周围角质条纹较密集，环绕或与气孔平行排列，气孔开口呈椭圆形，内部呈条状褶皱。叶下表皮细胞垂周壁呈微隆起的不均匀脊状，细胞轮廓可见，平周壁角质条纹不明显；气孔周围有角质条纹环绕，气孔开口呈狭长纺锤形，内部有微隆起的褶皱（图 5.66）。

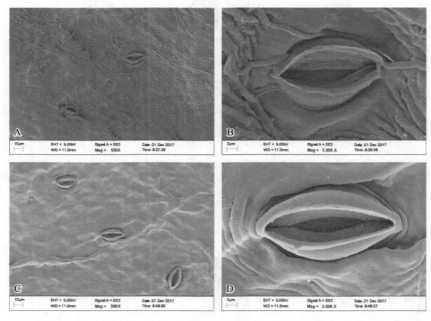

图 5.66　海南海桑叶表面超微形态

A、B. 叶上表皮；C、D. 叶下表皮（示表皮细胞角质纹理、内陷气孔及气孔内部）

【分子鉴别】　采用 ISSR 分子标记技术，对分布于海南的海南海桑 4 个种群共 33 个个体进行了遗传变异分析（李海生等，2004）。11 条引物共扩增出 166 条带，其中 142 条具多态性，多态位点百分率为 85.54%。在种群水平上多态位点百分率为 14.46%～80.12%，平均为 46.24%。期望杂合度、香农信息指数在物种水平上分别为 0.2026 和 0.3619，在种群水平上分别为 0.1538 和 0.2317。依据遗传分化系数（Gst），海南海桑遗传变异发生在种群内的个体间占 75.89%，24.11% 的遗传变异发生在种群间。UPGMA 聚类结果表明，来自文昌市的 2 个天然种群聚为一类，东寨港引种栽培的 2 个人工种群聚为另一类。曼特尔检验表明，海南海桑种群间的遗传距离与地理距离间存在显著的正相关关系（$P < 0.05$）。种群遗传多样性与环境因子间的相关性分析表明，海南海桑的遗传多样性水平与土壤总氮量、有机质含量呈显著的负相关关系（$P < 0.05$）。通过 ISSR 分子标记，海南海桑与其嫌疑亲本杯萼海桑和卵叶海桑 ISSR 谱带的叠加率为 23.9%，初步确定海南海桑为杂交起源的物种。

【资源状况】 海南海桑为海南特有种，也是世界濒危植物。海南海桑仅天然分布于海南文昌市清澜自然保护区东阁镇和文城镇两处，生长于杯萼海桑林和海桑林的分布区，分布范围狭窄（李海生和陈桂珠，2003）。海南海桑个体数量极为稀少，东阁镇有 2 株，文城镇有 6 株；海南东寨港自然保护区有引种栽培，数量仅 100～200 株。

海南文昌市东阁镇排港村内海港湾滩地的高滩地生长有 2 株海南海桑（张孟文，2012；李海生和陈桂珠，2003），2 株树树龄估计在 100 年以上，树干粗壮，有分叉。其中一株树高 13m，胸径为 47cm，冠幅直径为 12m；另一株树高 14m，胸径为 35cm，冠幅直径为 13m。立地环境为内海高潮滩地，土壤为坚实的沙泥土，大潮时海水可到达。冠幅下生长着角果木（*Ceriops tagal*）、海莲（*Bruguiera sexangula*）、榄李（*Lumnitzera racemosa*）、红树（*Rhizophora apiculata*）、木果楝（*Xylocarpus granatum*）、瓶花木（*Scyphiphora hydrophyllacea*）等红树植物，海南海桑耸立在其他红树植物之中。文城镇前中潮滩地有 2 株海南海桑，与拟海桑、海桑、红树、海莲等混生，立地条件较好，土壤松软，淤泥深厚，常有潮水浸淹。在文城镇霞场村发现有 4 株海南海桑，生长于中高潮滩地，与杯萼海桑、卵叶海桑、角果木、海莲等混生，土壤为淤泥土。在东寨港自然保护区，海桑属植物种类齐全，均为人工栽培，是 20 世纪 80 年代以来引种的物种，长势较好（李海生，2003）。

王文卿和王瑁（2007）将生长在海南文昌市东阁镇中高潮带的一株海南海桑命名为"中国红树林古树"，该树胸径为 275cm，高 12m，冠幅为 15m×12m，生长良好。

【文献记载】 海南海桑首见于《中国海桑属小志》，将原隶属海桑组的海南海桑 *Sonneratia* × *hainanensis* W. C. Ko, E. Y. Chen et W. Y. Chen 改为隶属无瓣海桑组，因其过去被认为是花瓣的部分实为退化雄蕊。《中国红树林》记载，海南海桑是卵叶海桑和杯萼海桑的杂交种。海南海桑仅见于我国海南文昌市文城镇和东阁镇等地的红树林中，是国家二级重点保护野生植物，已被载入《中国植物红皮书》，并被列入《中国生物多样性保护战略与行动计划（2023—2030 年）》优先保护野生植物名录。海南东寨港有引种。

【药用价值】 历代本草未见有关海南海桑的药用记载。现代化学成分研究表明，海南海桑茎叶含哌啶生物碱类化合物，integracin A 对癌细胞 HepG2 和 NCI-H460 有强的细胞毒活性，在 25mg/ml 的浓度下抑制率为 100%（Liu et al.，2012）。从海南海桑内生真菌 *Bionectria ochroleuca* HHS111023 的次生代谢产物中分离得到的大环内酯类化合物，对白念珠菌和青枯雷尔氏菌具有抗菌活性，对人胃癌细胞 SGC-7901 和人慢性髓性白血病细胞 K-562 具有细胞毒活性（李元铭等，2016）。此外，还有化合物具有抗黄色葡萄球菌和抗耐甲氧西林金黄色葡萄球菌的生物活性等（Buayairaksa et al.，2011；Rukachaisirikul et al.，2009）。

【化学成分与药理研究】 鉴于优先保护野生植物海南海桑的特殊性，目前对其采集较为困难，对其天然产物的研究相对稀少。到目前为止，从海南海桑及其内生真菌中分离得到的化合物主要有生物碱类和大环内酯类。

生物碱类 从海南海桑（采自中国海南东寨港）叶子和茎的甲醇提取物中分离得到生物碱类化合物，主要包括哌啶生物碱类化合物 sonneratine A、（−）-lobeline、（±）-1-（2-piperidyl）-4-（pmethoxyphenyl）-butanone-2，见图 5.67。在结构确定过程中发现，sonneratine A 的旋光接近零，推测这可能是由于结构高度对称，化合物形成外消旋体（Liu et al.，2010）。此外，对（±）-1-（2-piperidyl）-4-（pmethoxyphenyl）-butanone-2 进行了全合成研究（Oppedisano et al.，2013）。细胞毒活性显示，在浓度为 20μg/ml 时，sonneratine A、（−）-lobeline、（±）-1-（2-piperidyl）-4-（pmethoxyphenyl）-butanone-2 对人结肠癌细胞 HCT-116 和人非小细胞肺癌细胞 A-549 均无抑制活性（Liu et al.，2010）。

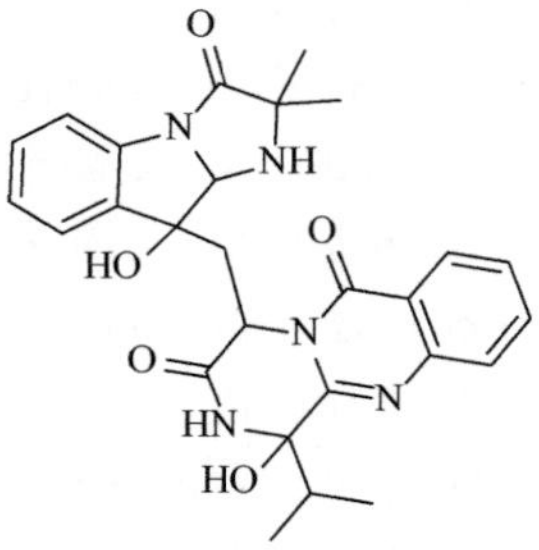

quinadoline C

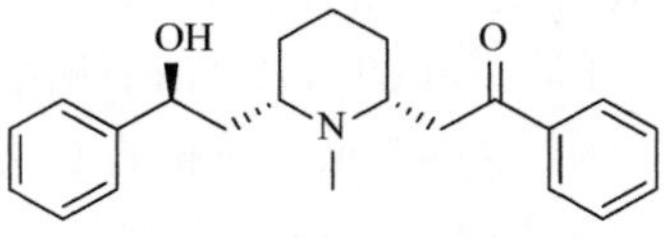

(−)-lobeline

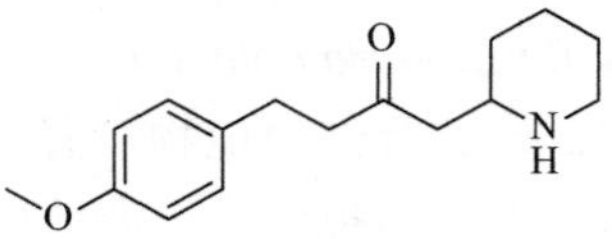

(±)-1-(2-piperidyl)-4-(pmethoxyphenyl)-butanone-2

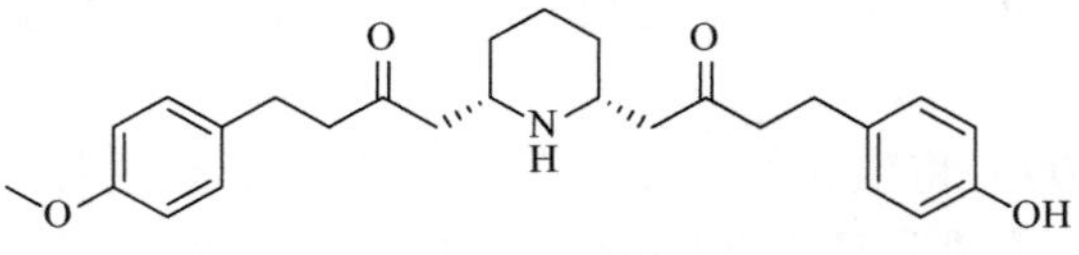

sonneratine A

图 5.67 海南海桑中的生物碱类化合物

从海南海桑叶片内生曲霉菌 Aspergillus sp. HS02 麦芽培养基发酵液的乙酸乙酯提取物中分离得到生物碱类化合物 quinadoline C，利用滤纸片琼脂扩散法，体外测定了该化合物对芒果、橡胶炭疽病真菌的抑制活性，结果显示，quinadoline C 在较高测试浓度下对病原真菌无抑制活性（郭志凯等，2018）。

大环内酯类 从海南海桑内生真菌 Bionectria ochroleuca HHS111023 的次级代谢产物中分离得到大环内酯类化合物 lasiodiplodin、（R）-de-O-methyllasiodiplodin、（5S）-5-hydroxylasiodiplodin、（5R）-5-hydroxylasiodiplodin（图 5.68）。生物活性测试结果表明，化合物 lasiodiplodin 和（R）-de-O-methyllasiodiplodin 对白念珠菌和青枯雷尔氏菌都具有抗菌活性，且二者对人胃癌细胞 SGC-7901 和人慢性髓性白血病细胞 K-562 都具有细胞毒活性（李元铭等，2016）。此外，化合物 lasiodiplodin 具有抗金黄色葡萄球菌和耐甲氧西林金黄色葡萄球菌的生物活性，化合物（R）-de-O-methyllasiodiplodin 对人口腔表皮样癌细胞 KB、人乳腺癌细胞 BC1 和人非小细胞肺癌细胞 NCI-H187 具有细胞毒活性

（Buayairaksa et al.，2011；Rukachaisirikul et al.，2009）。

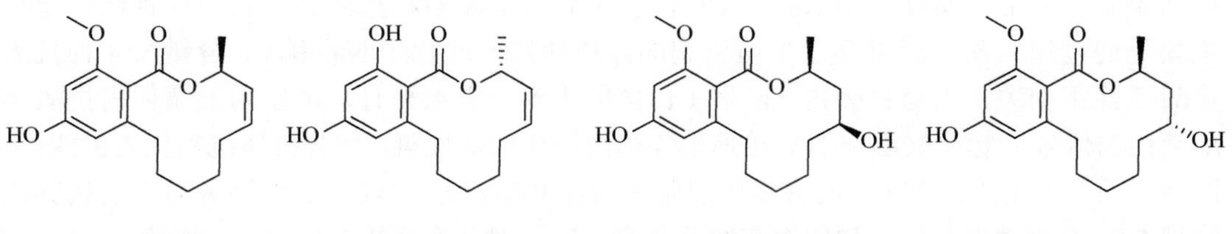

| lasiodiplodin | (R)-de-O-methyllasiodiplodin | (5S)-5-hydroxylasiodiplodin | (5R)-5-hydroxylasiodiplodin |

图 5.68　海南海桑中的大环内酯类化合物

其他类　从海南海桑（采自中国海南东寨港自然保护区）的叶和茎中分离得到化合物 integracin A、integracin B 和 15′-dehydroxyintegracin B。其中，化合物 integracin A 对癌细胞 HepG2 和 NCI-H460 有强的细胞毒活性，在 25μg/ml 的浓度下抑制率为 100%（Liu et al.，2012）。从海南海桑内生真菌 *Bionectria ochroleuca* HHS111023 的次生代谢产物中分离得到链状脂类化合物 methyl（*E*）-11, 12, 15-trihydroxyoctadec-13-enoate 和苯衍生物对羟基苯乙醇、对羟基苯乙酸甲酯（李元铭等，2016）。

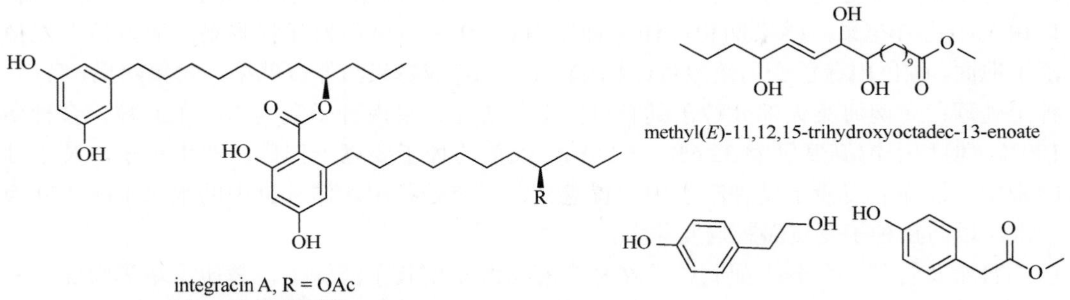

methyl(*E*)-11,12,15-trihydroxyoctadec-13-enoate

integracin A, R = OAc
integracin B, R = OH
15′-dehydroxyintegracin B, R = H

对羟基苯乙醇　　对羟基苯乙酸甲酯

图 5.69　海南海桑中的其他类化合物

【生理特性】　以海南东寨港自然保护区的海桑属植物为对象，研究该属植物的无机离子积累、光合和抗氧化能力（李诗川等，2014）。结果表明，海南海桑根际土壤和叶片中无机离子含量从高到低均为 Cl^-、Na^+、K^+、Ca^{2+}、Mg^{2+}，而对无机离子的富集系数由大至小依次为 K^+、Ca^{2+}、Mg^{2+}、Na^+、Cl^-，对 K^+ 的富集系数仅次于拟海桑和杯萼海桑。海南海桑叶片叶绿素 a、叶绿素 b 和总叶绿素含量位于 6 种海桑属植物的中等水平，高于卵叶海桑和杯萼海桑。海南海桑净光合速率、蒸腾速率和气孔导度处于较低水平，但胞间 CO_2 浓度较高，为（296.68±3.78）μmol/mol。海南海桑叶片叶绿素荧光参数与其他物种无显著差异。海南海桑叶片超氧化物歧化酶（SOD）活性为（90.34±1.60）U/mg，高于除无瓣海桑以外的其他海桑属植物，抗坏血酸过氧化物酶（APX）活性仅次于卵叶海桑，但 O_2 产生速率最低。分析认为，海南海桑叶片中 Na^+ 和 Cl^- 含量与净光合速率、叶绿素荧光参数（包括光化学淬灭系数 qP、PS Ⅱ 的有效量子产额 $\Phi_{PS\,Ⅱ}$ 和电子传递速率 ETR）负相关，与 NPQ 及 SOD、CAT、APX 和 POD 活性均正相关。其中，Na^+ 含量与 qP、$\Phi_{PS\,Ⅱ}$、ETR 和 SOD 活性极显著相关，与 NPQ 和 CAT 活性显著相关，Cl^- 含量与

SOD 活性极显著相关，与 qP、Φ_{PSII} 和 ETR 显著相关。从叶片对无机离子积累状况的分析结果看，海南海桑叶片中 Na^+ 和 Cl^- 含量明显高于海桑和拟海桑，表明这种红树植物主要是通过积累盐分抵御高盐生境引起的渗透胁迫。叶片中 Na^+ 和 Cl^- 含量与 4 种抗氧化酶活性正相关，当植物体内 Na^+ 和 Cl^- 含量达到一定水平时，可作为上调体内抗氧化酶活性的信号，激活 SOD 活性，迅速消除体内产生的活性氧，增强机体抗氧化防御能力。海南海桑叶片对 Na^+ 和 Cl^- 的富集作用强于海桑和拟海桑，APX 活性显著高于同属其他物种，O_2^- 产生速率最低，说明海南海桑具有内在的对盐生环境的生理适应能力。

【栽培技术】 海南海桑目前在原分布地仅剩 20 余株，生长于杯萼海桑林和海桑林分布区，分布范围狭窄，濒临灭绝（王文卿和王瑁，2007）。由于结果率低，种子发育不全，海南海桑天然更新极为困难。为维护生物多样性，保存物种资源和基因，海南东寨港自然保护区研究了海南海桑育苗造林技术（钟才荣等，2003）以及野生抚育。

育苗造林 选地 育苗和造林地均选择与海南海桑原产地相似的气候条件和立地条件，在海南东寨港自然保护区选取。东寨港与文昌市清澜自然保护区相互毗邻，为热带季风海洋性气候，年平均气温为 23.6℃，极低温为 2.6℃，地温年平均为 26.7℃，年平均降雨量为 1676.4mm，细粉沙质软土，土层厚度为 1.0～1.5m，有机质极为丰富。

种子采集与处理 种子采集：种子采自文昌市文城镇和东阁镇两地的海南海桑母树。母树全年均有花果，盛果期和最佳采种期为 6～9 月。果实为球状浆果，成熟后自然掉落于地面，颜色由绿色变为淡绿色，果肉软化，注意成熟果与非成熟果。收集熟果，备用。种子处理：海南海桑大部分种子具有自然退化迹象，果内种子数为 30～120 粒，含种率 100%，但种子饱满度仅为 32.6%～64.7%。收集的种子要逐个捏碎，取出种子，装于纱网袋中，洗净后浸没于储种缸水中，置避光、阴凉处备用。储种缸中的水每 10～15d 换一次，以防止种子变质而影响发芽率。

育苗及管理 营养土配制：天然林中海南海桑生长于滩涂上，基质土壤为海泥。海泥具有盐度高、黏紧、透气性差等特点，不利于幼苗生长，故培育海南海桑幼苗采用育苗容器。容器中的育苗基质为配制营养土，配方中红壤土：牛粪：细土为（2：1：0.5），再加适量过磷酸钙充分拌和，堆积腐熟备用。播种育苗：种子洗净后，用 0.2% 的 $KMnO_4$ 溶液浸泡 30min 后取出，清水冲净，即可播种。苗圃中苗床长 5～7m，宽 1m，床面铺 5cm 厚营养土作为基质。播种方法可采用种子撒播法。播种时间随采随播，或集中于每年清明前后进行春播。播种前用敌敌畏杀净苗床中的螃蟹，然后用 0.5% 的 $KMnO_4$ 溶液进行消毒，再将种子均匀撒播于床面，覆盖 0.2～0.4cm 厚的营养土，轻轻拍紧，再用纱网将床面盖住，拉平，四周用海泥将纱网压实，以便于浇水和防止螃蟹咬食种子、小苗。苗期管理：滩涂育苗，由于涨退潮的影响，苗圃中的海水盐度通常较高，不利于幼苗生长。实践表明，海南海桑种子发芽和幼苗生长期最适宜水分盐度为 5‰，最高不宜超过 10‰，同时，海桑科植物种子为需光种子，充足的光照有利于提高种子发芽率。因此，在育苗期的涨退潮期间，应于退潮后及时用淡水冲洗覆盖床面的纱网上的泥土，补充淡水，降低海水盐度，有利于种子发芽、幼苗生长。

移植 幼苗长出 6 片真叶后，即可移植到营养袋中，营养袋规格为 12cm×15cm。袋中装好腐熟的营养土。移植后的前 10～15d，将幼苗置于陆上苗圃，浇灌淡水，便于幼苗定根，定根之后再迁到滩涂地的苗圃中。移植宜在阴天进行，否则需遮阴

5～7d。

病害防治　常见病害有立枯病、灰霉病和炭疽病，应以预防为主，加强苗圃的清洁卫生工作，及时清除枯枝落叶；定期喷施百菌清（75%）600～800 倍液或多硫悬浮液（40%）400～500 倍液。立枯病、灰霉病发病期间，可喷施甲基托布津（50%）800～1000 倍液或锰锌 58% 可湿性粉剂 1000～1500 倍液，每 5～7d 喷药 1 次，连喷 3 次。炭疽病可用等量波尔多液或施保功等药防治。

造林　林地选择和树种搭配：海南海桑适宜生长于中潮带或中高潮带，受风浪冲击强度中等的滩地，土壤为淤泥深厚的滩地或砂质地。海南海桑为高大乔木，属阳性树种，营造成混交林时可选海桑科其他树种共同形成升木层，同时选择秋茄树（*Kandelia candel*）等耐阴树种为林下木。

整地栽植　清明前后为红树林造林最佳时期，选用 40～80cm 高的苗木进行造林。造林地如为裸滩，株行距为 4m×4m、4m×3m，植穴规格为 20cm×20cm×20cm；如为残次林地，株行距为 4m×4m、4m×6m，植穴规格为 50cm×50cm×30cm。植树前将植穴周围 1m 内的残次林木砍除，再进行植树造林。

野生抚育　海南海桑抚育期为 5 年。抚育期间，需封滩抚育，同时裸滩造林，需注意防治藤壶，定期清除滩地上生长的藻类；在残次林地，需定期砍除多余的残次林木。

海南海桑天然更新困难的主要原因是：开花和坐果期间，雄蕊退化和脱落、落蕾落果，导致传粉效率、坐果率低；种子空壳率高影响种子的萌发率；林下光照不足、温度偏低，不利于种子萌发；海水盐度高抑制种子萌发和幼苗生长。因此，可以采取野生抚育方法帮助海南海桑进行更新，包括：开花期进行人工异株花授粉，提高传粉效率，增加坐果率，促进结果；建造小型人工模拟温室，及时采集种子，进行室内育苗，并适宜开展盐度等因子的驯化，待幼苗个体生长到一定高度进行移栽；可以建林扩大种群，也可以在原生长地和适宜生长区域的林下进行大面积野外补种栽培，增加个体密度，恢复海南海桑种群数目；实行迁地保护。

【资源保护与开发应用】

加强资源保护　鉴于海南海桑野生种个体数量少，且为高大的乔木，是重要的种质资源，应尽可能对每个个体进行保护。

加强对海南海桑现有生长地的管理　禁止任何形式的乱砍滥伐，辅助幼苗生长，扩大引种栽培，确保种质资源。

加强海南海桑遗传多样性的研究　遗传多样性是生物多样性的基础，对稀有濒危植物遗传多样性和遗传结构的研究，是探讨其适应性、生存力的基础，也是分析致濒机制的基础，从而帮助制定科学有效的保护策略和措施。

加强海南海桑的繁殖生态学研究　植物的再生依赖于繁殖，经历孢子发育、传粉、受精、种子成熟、扩散、休眠、发芽形成幼苗等阶段，每个个体都必须经历环境压力、竞争、捕食和疾病所造成的危险，最终成活的个体很少，许多植物的濒危性状发生在繁殖阶段。因此，植物的繁育系统在濒危植物的保护和管理中有广泛的应用前景。必须加强对海南海桑繁育系统包括开花、花粉、花粉传播者及其与植物的关系、种子成熟过程与萌发条件等方面的研究；由于海南海桑母树少，采种困难，可尝试进行无性繁殖方面的研究，打破海南海桑育苗仅能靠采种的局限性，更有效地增加海南海桑树种数量（李海生和陈桂珠，2003）。

海防观赏开发　海南海桑全年有花果，两大主要花期为 4～5 月和 10～11 月，花期持续近 1 个月。花大而美丽，通常 3 朵簇生于枝顶，罕为单生，且簇生于枝顶的 3 朵花不同时开放，可以作为观赏花木进行大量繁育并开发研究。海南海桑作为沿海红树林的组成之一，对于防风、防浪、固堤、保护农田和村庄、促淤造陆有显著效果，同时，其树干饱满、材质好、生长速度较快，亦可作为中国红树林可用材树种。

参考文献

邓传远，林鹏，黎中宝．2001．海桑属 (Sonneratia) 红树植物木材结构的比较解剖学研究．厦门大学学报 (自然科学版)，40: 1100-1104.

邓传远，林清贤，林鹏，等．2000．海桑属 (Sonneratia) 6 种红树植物的木材解剖特性及其应用．福建林业科技，27: 1-5.

高蕴璋．1993．中国海桑属小志．热带亚热带植物学报，1: 11-13.

郭志凯，盖翠娟，蔡彩虹，等．2018．Quinadoline C-海南海桑内生真菌的一种新生物碱．深圳大学学报 (理工版)，35(4): 334-338.

国家环保局，中国科学院植物研究所．1992．中国植物红皮书——稀有濒危植物：第一册．北京：科学出版社．

李海生．2003．中国海桑属红树植物遗传多样性研究．中山大学博士学位论文．

李海生，陈桂珠．2003．中国特有植物海南海桑的生物学特性及其保护．广东教育学院学报，(2): 48-51.

李海生，陈桂珠，施苏华．2004．海南海桑遗传多样性的 ISSR 研究．中山大学学报 (自然科学版)，43: 67-71.

李诗川，李妮亚，刘强，等．2014．海桑属红树植物离子积累、光合和抗氧化能力及相关性分析．植物资源与环境学报，23: 15-23.

李元铭，郭志凯，王佩，等．2016．海南海桑内生真菌 Bionectria ochroleuca HHS111023 次生代谢产物的研究．中国海洋药物，35(2): 1-6.

梁淑云，杨逢春．2009．海南岛珍稀濒危植物．亚热带植物科学，38(1): 50-55.

毛礼米，李妮娅，王东，等．2009．海桑属 6 种植物花粉形态兼化石花粉指南．古生物学报，48: 254-267.

王瑞江，陈忠毅，陈二英，等．1999．国产海桑属植物的两个杂交种．广西植物，19: 199-204.

王文卿，王瑁．2007．中国红树林．北京：科学出版社．

泽濂．1996．国产海桑属 (Sonneratia Linn. f.) 植物的形态解剖．热带亚热带植物学报，4: 18-24.

张孟义．2012．南岛清澜港海桑属种群特征及其濒危种海南海桑繁殖生态学研究．海南大学硕士学位论文．

钟才荣，李海生，黄仲琪，等．2003．海南海桑的育苗造林技术．中山大学学报，42(增刊): 223-226.

《中国生物多样性保护行动计划》总报告编写组．1994．中国生物多样性保护行动计划．北京：中国环境科学出版社．

Buayairaksa M, Kanokmedhakul S, Kanokmedhakul K, et al. 2011. Cytotoxic lasiodiplodin derivatives from the fungus Syncephalastrum racemosum. Arch. Pharm. Res., 34(12): 2037-2041.

Liu H L, Huang X Y, Dong M L, et al. 2010. Piperidine alkaloids from Chinese mangrove Sonneratia hainanensis. Planta Med., 76(9): 920-922.

Liu H L, Huang X Y, Li J, et al. 2012. Absolute configurations of integracins A, B, and 15-dehydroxy-integracin B. Chirality, 24(6): 1-4.

Oppedisano A, Prandi C, Venturello P, et al. 2013. Synthesis of vinylogous amides by gold(I)-catalyzed cyclization of N-Boc-protected 6-alkynyl-3, 4-dihydro-2H-pyridines. J. Org. Chem., 78 (21): 11007-11016.

Rukachaisirikul V, Arunpanichlert J, Sukpondma Y, et al. 2009. Metabolites from the endophytic fungi Botryosphaeria rhodina PSU-M35 and PSU-M114. Tetrahedron, 65(51): 10590-10595.

5.5　卵叶海桑（*Sonneratia ovata*）

卵叶海桑又名大叶海桑、桑海桑，属于海桑科（Sonneratiaceae）海桑属（*Sonnera-*

tia），分布于泰国、马来西亚、巴布亚新几内亚巴布亚湾以及澳大利亚昆士兰等地。在我国卵叶海桑仅分布于海南文昌市清澜自然保护区，是海桑科一种濒危红树植物。作为沿海红树林的组成之一，卵叶海桑对于防风防浪、固堤、保护农田和村庄、促淤造陆具有显著的效果，其树干饱满、材质好，亦可作为红树林用材树种。近年来的研究表明，卵叶海桑果实含有的化合物包括甾体类、联苯类、三萜类、降木脂素类、苯丙素类、黄酮类及其糖苷，其中 (–)-(*R*)-nyasol、(–)-(*R*)-4-*O*-methylnyasol、maslinic acid 对大鼠具有中等抗细胞增殖作用；降木脂素类化合物和联苯类化合物可作为海桑属植物的标记化合物（吴世标，2011）；卵叶海桑枝干乙醇提取物中含有 20*S*, 24*R*-环氧达玛烷-3*β*, 25-二醇（ocotillol）、熊果酸、白桦脂醇、羽扇豆醇、1*β*-羟基羽扇豆醇、*β*-谷甾醇、谷甾-4-烯-3-酮等化合物，其中白桦脂醇对 BGC-823 细胞表现出了一定的抑制活性（郑喆，2007）。因此，卵叶海桑的原产地种质资源保护、人工辅助育林、生物学与遗传结构、化学及药理等多学科的综合研究尤显重要。

【分类位置】　被子植物门 Angiospermae 双子叶植物纲 Dicotyledoneae 原始花被亚纲 Archichlamydeae 桃金娘目 Myrtiflorae 海桑科 Sonneratiaceae 海桑属 *Sonneratia* 卵叶海桑 *Sonneratia ovata* Backer, 1920。

【别名】　大叶海桑；桑海桑（陈焕镛，1964）。

【形态特征】　卵叶海桑为乔木（图 5.70），高 10～20m，茎干呈圆柱形，基部周围有笋状呼吸根伸出水面，长约 20cm。叶对生，革质，颜色较浅；叶片呈阔卵形或近圆形，先端呈圆形，无短尖头，基部呈宽圆形或近心形；叶柄长 5～6mm。花序顶生，花 1～3 朵；花蕾呈钟形（图 5.71），有 6 棱，棱间微拱，萼管及花萼裂片表面具明显的小瘤状突起，花萼裂片内面红色；花瓣通常无，很少残留，白色，线形。雄蕊花丝白色，丝状，有少量退化雄蕊，柱头呈头状。浆果略扁而不规则，宿存花萼片直立，长约 1.5cm，常贴伏于成熟的果实，果实直径为 6～8cm。花期 3～10 月，果期 4～10 月。染色体数目：2*n*=22，24。

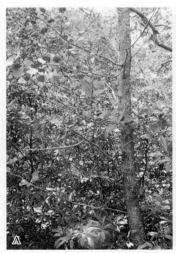 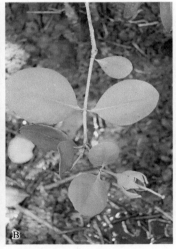

图 5.70　卵叶海桑植物形态

A. 植株；B. 枝叶

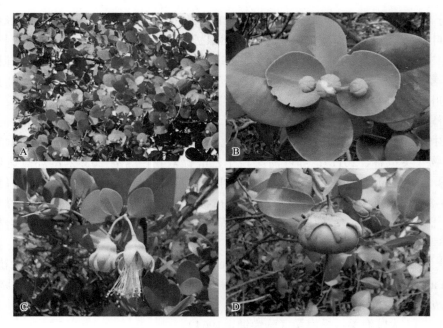

图 5.71　卵叶海桑的枝叶花果形态

A. 花蕾期部分植株；B. 枝叶与花蕾（示花萼管 6 棱及微拱的棱间）（王文卿和王瑁，2007）；C. 枝叶和开放的花（王文卿
和王瑁，2007）；D. 枝叶与果实（示宿萼表面小瘤状突起）（王文卿和王瑁，2007）

【生境分布】　卵叶海桑生长于海湾内滩与河流交汇的中下滩面（图 5.72），常见于高潮带附近，半咸水、淤泥质土。在我国卵叶海桑仅天然分布于海南文昌市清澜自然保护区，分布范围狭窄，主要分布于文城镇保护站附近的霞场村及八门湾附近，八门湾附近卵叶海桑呈零星分布，天然更新困难，处于濒危状态；海南东寨港有引种。泰国、印度尼西亚、马来西亚、巴布亚新几内亚巴布亚湾及澳大利亚昆士兰等地也有卵叶海桑分布。

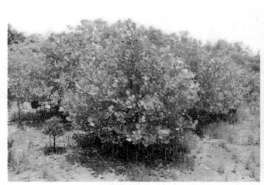

图 5.72　生长于红树林中的卵叶海桑

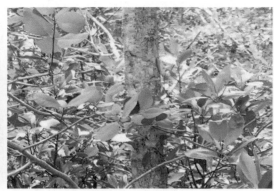

图 5.73　卵叶海桑的茎枝（鲜）药材形态

【药材鉴别】

药材性状　茎枝截成小段，圆柱形，节处略膨大；表面灰色，有明显且突出的皮孔散在；质硬脆，折断面不平坦（图 5.73）。

笋状呼吸根略呈圆柱形（图 5.74），一端渐细，另一端较粗，或截成小段；表面不平坦，有皮孔或附着贝壳类（图 5.75）。气微，味微咸、涩。

叶较完整，黄绿色。叶片呈阔卵形或近圆形，长 4～9cm，宽 3～8cm（图 5.76）。革质，干后较脆。气微，味微涩。

浆果呈扁圆球形，直径为 6～8cm，表面平滑，绿色；干燥后表面略皱缩，淡棕黄色。顶端中央微凹，有残存花柱或花柱基，基部有宿萼及小果梗；萼筒平滑无棱，先端

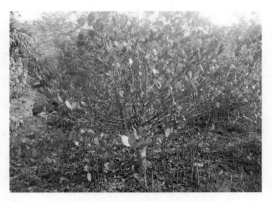

图 5.74　湿地卵叶海桑的笋状气根

常 6 裂，宿存花萼片直立，长约 1.5cm，常贴伏于成熟的果实上，裂片呈长三角形，外表面有细密的小瘤状突起，厚革质。气微，味微酸（图 5.77）。

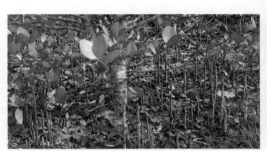

图 5.75　卵叶海桑的笋状呼吸根（鲜）药材形态

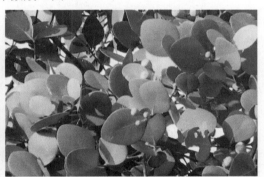

图 5.76　卵叶海桑枝叶（鲜）药材形态

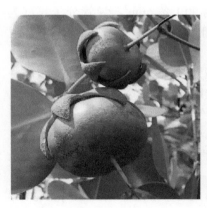

图 5.77　卵叶海桑果枝（鲜）药材形态

组织构造　叶中脉部位横切面（图 5.78）为等面叶，属于旱生结构（吴钿等，2010）。叶片厚约 575μm，表皮细胞单层，排列紧密；上、下表皮均有气孔分布，气孔具有两个稍内陷的保卫细胞，外侧有两个副卫细胞；上表皮细胞中有结晶状颗粒物；上、下表皮细胞均被明显的角质层，厚约 5μm。叶肉组织分为海绵组织和栅栏组织。上、下表皮内方均分布有栅栏组织，栅栏组织细胞多列性，分布有分泌腔；上栅栏组织厚约 99μm，细胞呈长柱形，细胞间隙极小，叶绿体多，通过中脉；下栅栏组织厚约 99μm，细胞近等径，叶绿体较少。海绵组织厚约 303μm，位于上、下栅栏组织之间，细胞近等径，大小为 46（30～60）μm×26（20～30）μm，内含少量叶绿体，细胞间隙不明显。中脉向背面明显凸出，主脉维管束为双韧型，围成扁圆形的维管束环，环中央有少量薄壁细胞组成的髓，韧皮部和木质部非常发达。中脉周围的薄壁组织中分布有单宁异细胞。

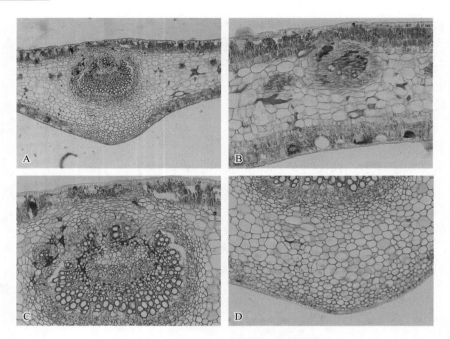

图 5.78　卵叶海桑叶中脉部位横切面形态

A. 叶中脉部位；B. 叶肉部位（示上、下表皮、叶肉组织及侧脉维管束）；C. 中脉维管束（示双韧型维管束及主脉上表面）；
D. 中脉部位（示主脉下表面）

茎次生木质部形态解剖显示，导管在横切面上由单管孔和复管孔构成，以复管孔为主，复管孔的类型有径列复管孔、弦列复管孔、倾斜复管孔、丛聚复管孔；管间纹孔为互列的具缘纹孔，具有附物纹孔。木纤维为韧型木纤维，具分隔。木薄壁细胞稀少，呈星散状排列，束长 2～4 个细胞。木薄壁细胞之间的纹孔为单纹孔对。木射线为同形Ⅲ型，横切面上射线的宽度远小于导管弦向管径的宽度。射线薄壁细胞内都可见到晶体，晶体丰富，存在于射线薄壁细胞中。导管分布密度为 90.1 条 /mm²，导管分子长度为389.2μm，导管直径为 71.4μm，纤维长度为 599.2μm，射线分布密度为 17.2 条 /mm²，射线高度的平均值为 0.53mm（邓传远等，2000）。

叶表面制片上、下表皮细胞呈不规则多边形，大小为 16.5（10～20）μm×25.7（15～35）μm，数量 2309 个 /mm²。垂周壁近平直，呈连珠状增厚；平周壁具条纹状角质纹理。内陷气孔为不定式或不等式，副卫细胞多个。上表皮气孔器大小为（21.5～33.5）μm×（15.3～21.6）μm，气孔指数为 1.6；下表皮气孔器大小为（20.3～35.4）μm×（12.6～19.8）μm，气孔指数为 3.8。盐腺分布于上、下表皮，直径为 50～70μm，泌盐细胞呈长多角形，周围有 5～8 个细胞围绕（图 5.79）。

超微形态　卵叶海桑花粉粒近长球形，大小为 43.21（34.21～48.82）μm×34.13（26.52～38.92）μm，P/E 均值为 1.29。赤道面观（图 5.80）呈椭圆形，极面观（图 5.81）呈三角形，3 萌发孔明显突出，萌发孔直径约 5.85μm，花粉孔间区无子午向背脊。赤道面具细密且大小不一的疣状纹饰；孔间区疣状结构分布密度为 7.78 个 /μm²；极面具孔状纹饰，放大后表面微结构为不规则且模糊的条纹状刻痕。外壁厚约 2.28μm，极面外壁由覆盖层、柱状层和外壁内层组成；孔间区的外壁缺少柱状层（图5.82）。萌发孔内面颗粒密集（毛礼米等，2009）（图5.83）。

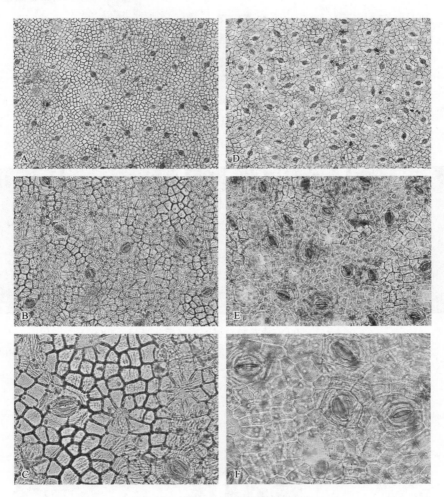

图 5.79　卵叶海桑叶表皮细胞形态

A～C. 上表皮；D～F. 下表皮（绿色箭头示盐腺）

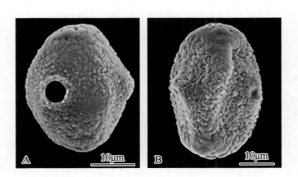

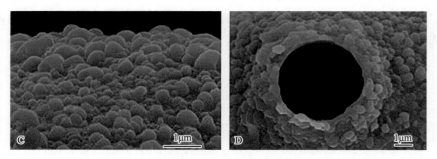

图 5.80　卵叶海桑花粉粒赤道面观（毛礼米等，2009）

A. 赤道面（示萌发孔）；B. 赤道面（示子午向背脊不明显）；C. 孔间区疣状纹饰；D. 萌发孔放大

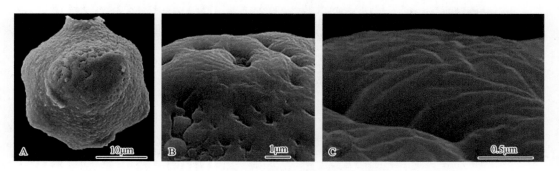

图 5.81　卵叶海桑花粉粒极面观（毛礼米等，2009）

A. 极面观（示子午向背脊不明显）；B. 赤道面与极面过渡区域；C. 极面观放大（示不规则细条纹状微结构）

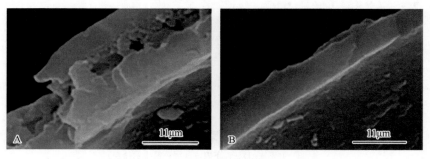

图 5.82　卵叶海桑花粉粒极面和孔间区外壁层次（毛礼米等，2009）

A. 极面外壁层次；B. 孔间区外壁层次

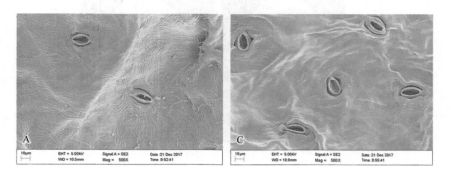

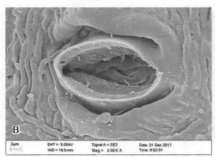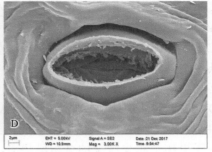

图5.83　卵叶海桑叶表面超微形态

A、B. 叶上表皮；C、D. 叶下表皮（示表皮细胞角质纹理、内陷气孔及气孔内部）

扫描电镜下，叶上表皮细胞被条状或隆起微脊状角质纹理，呈波状不规则疏散分布，表面覆盖不均匀的蜡质；内陷气孔少，保卫细胞周围的角质纹理较密，气孔开口边缘不平整，内部呈褶皱状和鳞片状。叶下表皮细胞角质纹理呈稀疏微隆起的脊状，连接或不连接，表面具有微细颗粒状纹理；内陷气孔较多，少数角质条纹环绕于气孔周围，或无，气孔开口边缘及内部具有鳞片状角质纹理，中心部位呈片状皱褶。表皮细胞轮廓及盐腺均不易察见。

【分子鉴别】　采用 ISSR 分子标记技术对卵叶海桑 3 个种群共 39 个个体进行了遗传变异分析。11 条 ISSR 引物共扩增出 185 条带，其中 127 条具有多态性，多态位点百分率为 68.65%，在种群水平上多态位点百分率为 36.76%～54.59%，平均为 47.21%。不同种群的基因多样性、香农信息指数在物种水平上分别为 0.1411 和 0.2292，在种群水平上分别为 0.1209 和 0.1910。依据 Gst 值，卵叶海桑绝大多数（87.58%）遗传变异发生在种群内的个体间，12.42% 的遗传变异发生在种群间，种群间平均遗传一致度为 0.9709。从基因流来看，估测的种群间的基因流为 1.7632。研究认为，东寨港迁地保护的人工居群有效地保护了卵叶海桑的遗传多样性（李海生，2003）。

对卵叶海桑 3 个东南亚居群和 1 个中国海南居群共 48 个个体的 6 个核基因和 3 个叶绿体基因间隔区进行测序，来检测其遗传多样性和遗传结构。结果表明，在所采集的卵叶海桑 4 个居群的全部个体中，所有核基因和叶绿体序列完全一致，没有发现任何的多态性。该结果对于广泛分布、具有异交的繁育系统的多年生木本植物是非常罕见的。因为这 6 个核基因在海桑属的其他物种中表现出了较高的多样性，所以可以排除基因选择的因素。卵叶海桑的这种极端低水平遗传变异的可能原因主要有两点：①卵叶海桑不同于海桑属的其他物种，它的个体在居群中呈星散分布且居群内个体数量很少；②卵叶海桑可能经历了几次更新世冰期导致的瓶颈效应，从而丧失了大量的遗传变异，现存的居群很可能是在最近一次冰期后从避难所中扩散而来（裘索等，2008）。

对卵叶海桑的叶绿体（cp）全基因组进行了测序和组装，在 cp 基因组中检测到 128 个基因，包括 84 个蛋白质编码基因、36 个 tRNA 基因和 8 个 rRNA 基因。系统发育分析表明，卵叶海桑与无瓣海桑亲缘关系密切（Wang and Ren，2022）。

【生理特性】　以海南东寨港自然保护区海桑属植物为对象，研究该属植物的无机离子积累、光合和抗氧化能力。卵叶海桑根际土壤中无机离子含量从高到低为 Cl^-、Na^+、Mg^{2+}、Ca^{2+}、K^+，叶片中无机离子含量从高到低为 Cl^-、Na^+、K^+、Ca^{2+}、Mg^{2+}，而对离子的富集系数由大至小依次为 K^+、Ca^{2+}、Mg^{2+}、Na^+、Cl^-，海桑属 6 种植物中，卵叶海桑对 K^+ 的富集系数较小，仅稍高于海桑。卵叶海桑叶片叶绿素 a、叶绿素 b 和总叶绿素含量位于 6 种海桑属植物的低等水平，与杯萼海桑相当；卵叶海桑叶片叶绿素荧光参数与其他物种无显著差异，但非光化学淬灭系数（NPQ）在 6 种海桑属植物中最高，达 1.21 ± 0.14，叶片光合参数位于拟海桑与杯萼海桑之间。卵叶海桑叶片抗氧化酶活性中，SOD、CAT 的活性处于较低水平，而 APX 的活性极高，达（175.97 ± 11.79）U/mg，POD 活性达（34.65 ± 5.24）U/mg，O_2 产生速率最高，达（0.96 ± 0.05）nmol/（mg·min）。从叶片对无机离子积累状况的分析结果看，卵叶海桑叶片中 Na^+ 和 Cl^- 含量明显较高，表明这种红树植物主要是通过积累盐分抵御高盐生境引起的渗透胁迫。卵叶海桑和杯萼海桑的净光合速率（Pn）、蒸腾速率（Tr）和气孔导度（Gs）均低于其他 4 种海桑属植物，而 NPQ 却高于其他 4 种海桑属植物，表明 Na^+ 和 Cl^- 的含量会加剧叶片中叶绿素的非光化学淬灭反应，这也是盐生植物适应环境的自我调节机制之一。卵叶海桑叶片对 Na^+ 和 Cl^- 的富集作用强于海桑和拟海桑，APX 活性也显著较高，说明其具有内在的对盐生环境的生理适应能力，可对卵叶海桑进行更为细致的耐盐性研究（李诗川等，2014）。卵叶海桑与海南海桑均属于根系吸盐型红树植物，光合特性和抗氧化防御能力相近，也有近似的形态特征（吴钿等，2010）。

【资源状况】 在清澜自然保护区，海桑属植物种类最齐全，卵叶海桑主要分布在文城镇霞场村，有 30 株左右，高 8～9m，处于群落的最上层，另外还有一些零星散布于文教镇、八门湾附近。在东寨港自然保护区，引种卵叶海桑长势较好（李海生，2003）。

【文献记载】《中国红树林》记载，卵叶海桑在我国天然分布于海南文昌市清澜自然保护区，处于濒危状态。

【药用价值】 历代本草未见有关卵叶海桑的药用记载。现代药学研究表明，卵叶海桑中含有联苯类、三萜类、降木脂素类、苯丙素类、黄酮类、巨豆素（megastigmane）类等化合物，部分化合物显示了抗肿瘤和 α-葡萄糖苷酶抑制活性（吴世标，2011；郑喆，2007；郑喆和裴月湖，2008；Nguyen et al.，2014，2015），具有潜在的药用价值。

【化学成分与药理研究】 卵叶海桑所含化学成分丰富。郑喆（2007）、郑喆和裴月湖（2008）从卵叶海桑的枝干中获得萜类、甾体类和苯衍生物等化合物；之后，吴世标（2011）、Nguyen 等（2015，2014）又对卵叶海桑的果实、叶进行了研究，从中获得联苯类、三萜类、降木脂素类、苯丙素类和黄酮类化合物。此外，从卵叶海桑叶中还分离得到了 megastigmane 类化合物（Nguyen et al.，2014）。

三萜类 从卵叶海桑（采自中国福建厦门市，海南；越南胡志明市）中分离得到 ursolic acid、botulin（图 5.84）、lupeol、lup-20（29）-ene-1β，3β-diol、oleanolic acid、maslinic acid、corosolic acid 以及 3-O-acetylursolic acid 等三萜类化合物（郑喆，2007；Nguyen et al.，2015；Wu et al.，2009）。其中，botulin 对人胃癌细胞 BGC-823 表现出一定的抑制作用（郑喆，2007）；此外，maslinic acid 对大鼠胶质瘤细胞 C6 表现出中等强度的细胞毒活性，IC_{50} 为 31.77mg/ml（Wu et al.，2009）。

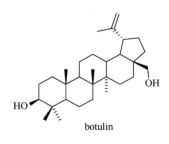

图 5.84 卵叶海桑中的 botulin
化合物

甾体类 郑喆（2007）从卵叶海桑（采自中国福建厦门市）的枝干中分离得到了 ocotillol、β-sitosterol、stigmast-4-en-3-one、α-spinasterol、daucosterol 等甾体类化合物；从卵叶海桑（采自越南胡志明市）叶中分离得到了 β-sitosterol、3-O-palmitoyl-β-sitosterol 等甾体类化合物（Nguyen et al.，2015）。

木质素类 从卵叶海桑（采自越南胡志明市）叶中分离得到了（7S，8R）-dehydroconiferyl alcohol、（7S，8R）-5-methoxydehydroconiferyl alcohol、（7S，8R）-urolignoside、lingueresinol、（＋）-isolariciresinol、（＋）-isolariciresinol 9′-O-β-D-glucopyranoside、（－）-isolariciresinol 9′-O-β-D-glucopyranoside、（－）-episyringaresinol、（＋）-syringaresinol 等木质素类化合物（图 5.85）。其中，（7S，8R）-dehydroconiferyl alcohol 和（7S，8R）-5-methoxydehydroconiferyl alcohol 对人乳腺癌细胞 MCF-7 具有一定的细胞毒活性，IC_{50} 分别为（146.9±9.0）μmol/L 与（114.5±7.2）μmol/L（Nguyen et al.，2015）。

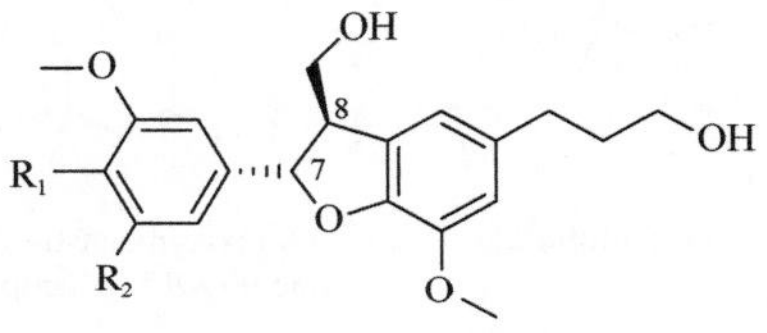

(7S,8R)-dehydroconiferyl alcohol, R$_1$ = OH, R$_2$ = H
(7S,8R)-5-methoxydehydroconiferyl alcohol, R$_1$ = OH, R$_2$ = OCH$_3$
(7S,8R)-urolignoside, R$_1$ = β-D-glc, R$_2$ = H

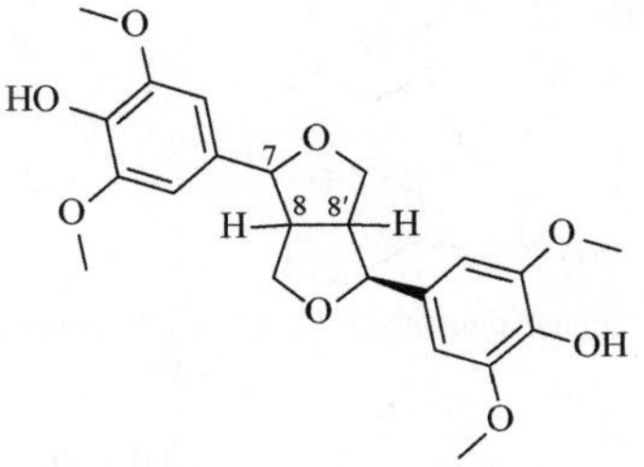

(－)-episyringaresinol, H7β, H8α, H8′α
(＋)-syringaresinol, H7α, H8β, H8′β

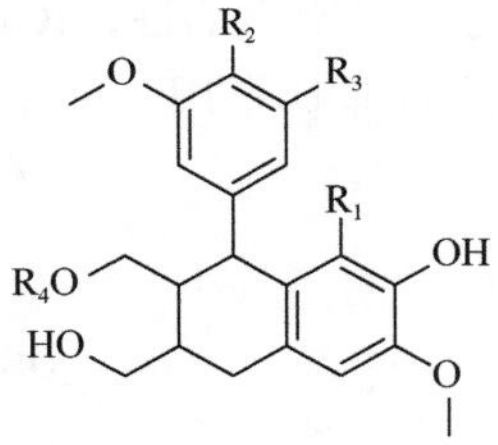

lingueresinol, H8β, H7′α, H8′β, R$_1$ = OH, R$_2$ = OCH$_3$, R$_3$ = OCH$_3$, R$_4$ = H
(＋)-isolariciresinol, H8α, H7′α, H8′β, R$_1$ = H, R$_2$ = OH, R$_3$ = H, R$_4$ = H
(＋)-isolariciresinol 9′-O-β-D-glucopyranoside, H8α, H7′α, H8′β, R$_1$ = H, R$_2$ = OH$_3$, R$_3$ = H, R$_4$ = β-D-glc
(－)-isolariciresinol 9′-O-β-D-glucopyranoside, H8β, H7′β, H8′β, R$_1$ = H, R$_2$ = OH$_3$, R$_3$ = H, R$_4$ = β-D-glc

图 5.85 卵叶海桑中的木质素类化合物

megastigmane 类 从卵叶海桑（采自越南胡志明市）叶中分离出 megastigmane 类化合物（图 5.86），分别为 sonnerstigmane A～sonnerstigmane D、（6S，9R）-roseoside、（6S，9R）-ionone 9-O-（6-O-galloyl）-β-D-glucopyranoside、（S）-dehydrovomifoliol、8, 9-dihydromegastigmane-4, 6-diene-3-one、5, 8-epoxymegastigmane-6-ene-3-one 9-O-β-D-glucopyranoside 和 dehydrololiolide（Nguyen et al.，2014）。

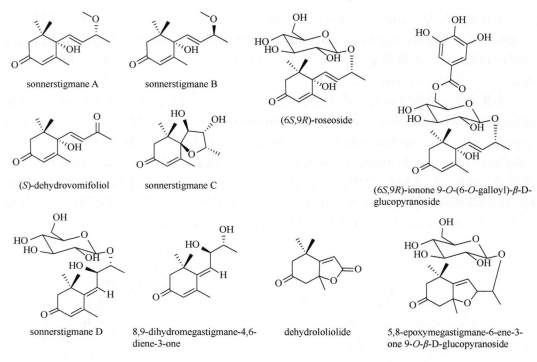

sonnerstigmane A

sonnerstigmane B

(6S,9R)-roseoside

(S)-dehydrovomifoliol

sonnerstigmane C

(6S,9R)-ionone 9-O-(6-O-galloyl)-β-D-glucopyranoside

sonnerstigmane D

8,9-dihydromegastigmane-4,6-diene-3-one

dehydrololiolide

5,8-epoxymegastigmane-6-ene-3-one 9-O-β-D-glucopyranoside

图 5.86　卵叶海桑中的 megastigmane 类化合物

酚类　从卵叶海桑（采自越南胡志明市）叶中分离得到了 sonnerphenolic A～sonner-phenolic C、（−）-（R）-nyasol 以及（−）-rhodolatouchol 等酚类化合物（图 5.87）。其中，sonnerphenolic C 对 MCF-7 具有一定的细胞毒活性，IC_{50} 为（112.8±9.4）μmol/L。此外，（−）-rhodolatouchol 显示出对 AChE 的抑制作用，IC_{50} 为（96.1±14.5）μmol/L（Nguyen et al.，2015）。

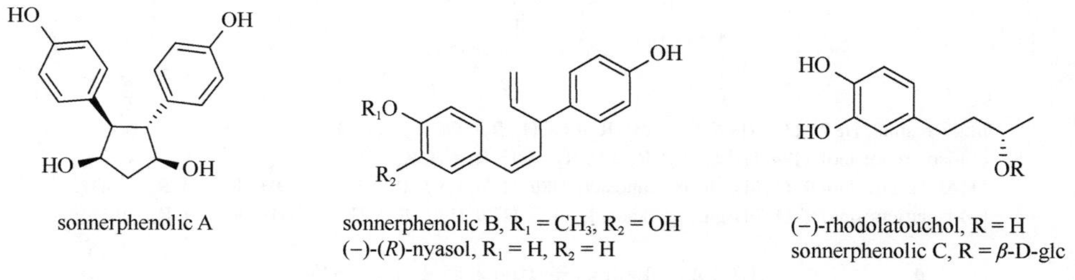

sonnerphenolic A

sonnerphenolic B, R_1 = CH₃, R_2 = OH
(−)-(R)-nyasol, R_1 = H, R_2 = H

(−)-rhodolatouchol, R = H
sonnerphenolic C, R = β-D-glc

图 5.87　卵叶海桑中的酚类化合物

其他类　除以上化合物外，从卵叶海桑中还分离得到了多种化合物，如从卵叶海桑（采自中国福建厦门市）的枝干中分离得到了 vanillin、acetovanillone、gallic acid、aromadendrol、isoaromadendrol、3, 3′-di-O-methylellagic acid、4′-O-methyl-cis-hinokiresinol（郑喆，2007）；从卵叶海桑（采自越南胡志明市）叶中分离得到了 sonnercerebroside、6-O-galloyl-D-glucopyranose、gallic acid 3-O-β-D-glucopyranoside、1-O-benzyl-6-O-gal-loyl-β-D-glucopyranose、1-O-benzyl-β-D-glucopyranose（Nguyen et al.，2015）；从卵叶海桑

（采自中国海南）果实中分离得到了（−）-（R）-nyasol、（−）-（R）-40-O-methylnyasol、3, 8-dihydroxy-6H-benzo[b,d]pyran-6-one、3-hydroxy-6H-benzo[b,d]pyran-6-one 以 及 hove-trichoside C 等化合物。其中，（−）-（R）-nyasol、（−）-（R）-40-O-methylnyasol 对大鼠胶质瘤细胞 C-6 表现出中等强度的细胞毒活性（Wu et al.，2009）。

卵叶海桑内生真菌也是海洋天然产物的重要来源，从南海卵叶海桑内生真菌 *Nectria* sp. 的培养物中分离得到聚酮类化合物 nectriacid A～nectriacid C、12-epicitreoisocoumari-nol、citreoisocoumarinol、citreoisocoumarin 以及 macrocarpon C（图 5.88）。其中，nectria-cid B 和 nectriacid C 表现出比阳性药（阿卡波糖，IC_{50} 为 815.3μmol/L）更强的 α-葡萄糖苷酶抑制活性，IC_{50} 分别为 23.5μmol/L 和 42.3μmol/L（Cui et al.，2016）。

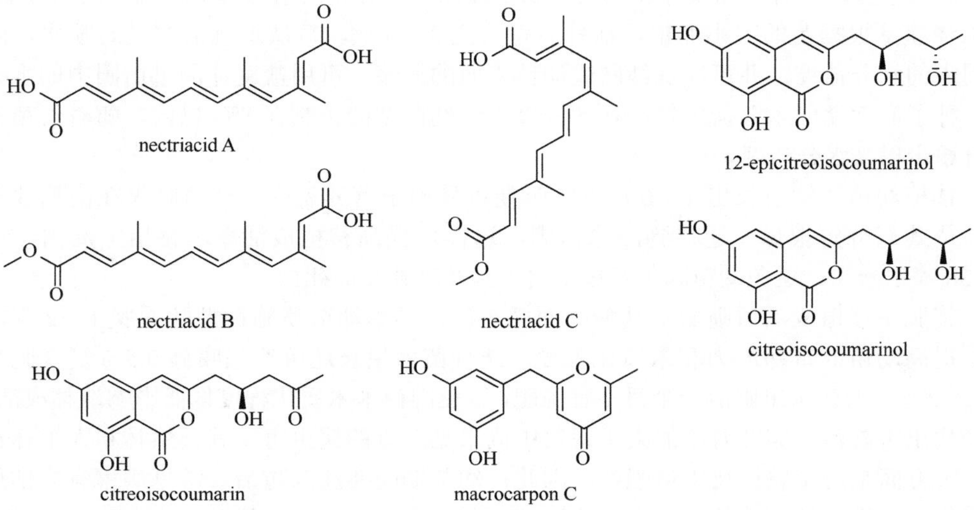

图 5.88　卵叶海桑内生真菌 *Nectria* sp. 中的聚酮类化合物

【栽培技术】　以海南东寨港自然保护区的卵叶海桑为对象，研究了育苗和造林技术（钟才荣，2004），具体如下。

种子采集与处理　于卵叶海桑 6～8 月的盛果期，采收成熟果实（果皮由绿色变为蛋黄色，有香味，果皮和果肉均已软化），每果有种子 432～856 粒，种子千粒重为 23.1～26.0g，发芽率为 85% 左右。将果实搓烂，于水中漂洗出种子，装入纱网袋并浸没于水（淡水和海水均可）中储藏备用。储藏期间每 5～7d 将种子冲洗一次，并换水。卵叶海桑种子有后熟现象，不宜随采随播，通常储藏 25～40d 后再播种，有利于提高发芽势和发芽率。

育苗　一般采用容器育苗，容器为 12cm×15cm 的营养袋。营养土配方为红土∶牛粪∶细沙土 =4∶2∶1，加入适量过磷酸钙，拌匀后堆沤腐熟。

苗圃地　通常选在正常潮水能涨及的红树林疏林地，以木榄疏林地为佳。伐除苗圃中生长较差的林木和多余树枝并深翻，清除枯枝落叶及树根，四周用纱网围好，用敌敌畏杀除苗圃中的虫蟹，便可作为苗床播种育苗。采用 15～20cm 的高床育苗，苗床走向和涨潮时水流方向平行，床面铺 5cm 厚的营养土。若种子数量少，也可用花盆播种育苗，盆的下部装 1/2 盆的海泥，上部铺 3～5cm 厚的营养土。

播种 取出储备的卵叶海桑种子，用清水冲洗干净，稍阴干后即可播种，播种前用 3%～5% 的 KMnO$_4$ 溶液对种子和营养土进行消毒。采用撒播法，播种要均匀，密度为在 20cm×20cm 的面积上生长出 80～100 株小苗。播种后覆盖 0.2～0.3cm 厚的营养土，再用纱网盖住苗床，拉平，四周用海泥将纱网压实，避免涨退潮时潮水冲刷种子。盆播需用 2～3 层滤纸覆盖固定种子以便浇水。卵叶海桑一年四季均可播种，但在种子处理好之后经 25d 储藏再播种最佳，气温为 28～35℃ 条件下，4～6d 开始发芽，7～9d 发芽完成。种子发芽 10d 后床上幼苗已定根，可揭除纱网。

苗圃管理

淡水管理 卵叶海桑抗盐能力较海桑属其他物种差，在卵叶海桑育苗过程中，盐度过高的海水会制约种子的发芽和幼苗生长。滩涂育苗补充淡水可降低苗圃中的水分盐度。淡水浇灌量根据苗的大小而定，播种后每天浇 3～5 次，每次退潮后要及时喷水，降低苗圃中的水分盐度，并可冲洗纱网或幼苗表面的泥浆。可用盐度计测量苗圃中的水分盐度，种子发芽期间水分盐度控制在 5‰ 以内，幼苗期间控制在 8‰ 以内，随着幼苗的长大可逐步提高水分盐度。

移植幼苗 幼苗长出 4～6 片真叶时便可移植于营养袋中。移植时先在荫棚放置一周，待其充分定根后，迁移到滩涂苗圃，这样可提高移植成活率。移植一周内，白天 2～3h 喷水一次，避免幼苗因失水过多得不到及时补充而死亡。

施肥 移植成活后喷施氨基酸叶面肥一次，冬季幼苗喷施钾型叶面肥 1～2 次，有利于提高幼苗的抗寒能力和木质化程度，结合苗木生长还可适当喷施 0.5% 复合肥水溶液 1～2 次。但苗木出圃前一个月不宜施肥，以免因苗木木质化程度低而影响造林成活率。

病虫害防治 卵叶海桑的人工栽培中尚未见严重的病虫害，其天然林和人工林在抗病虫害方面是海桑属植物中最强的。因此，幼苗期间要注意防治。常见病害有立枯病和灰霉病。定期为幼苗喷施 75% 百菌清 500～600 倍液、50% 甲基托布津 500～800 倍液、40% 多硫悬浮液 400～500 倍液。发病期间可喷施施保功 1000～1500 倍液、链霉素（人用）200 万～300 万单位和 25g 扑海因混合后兑水 15kg、杀毒矾 800～1000 倍液，3～5 天喷一次效果较好。播种后至苗高 20cm 期间，主要害虫是老鼠、螃蟹、地老虎和蟋蟀等，应结合实际，合理防治。

苗木生长量

卵叶海桑生长最慢的是 10 月到次年 3 月，生长最快的是 6～8 月，见表 5.1。

表 5.1 卵叶海桑苗木生长情况 （单位：cm）

月份	1	2	3	4	5	6	7	8	9	10	11	12
苗高	23.4	24.3	25.4	27.5	34.1	44.3	65.3	72.3	78.0	85.9	89.4	91.3
苗高月生长量	—	0.90	1.10	2.10	6.60	10.20	21.0	7.00	5.70	7.90	3.50	1.90
地径	0.61	0.62	0.66	0.76	0.94	1.03	1.10	1.20	1.31	1.36	1.37	1.38
地径月生长量	—	0.01	0.04	0.10	0.18	0.09	0.07	0.10	0.11	0.05	0.01	0.01

出圃造林

苗木规格 卵叶海桑苗高 30cm 便可出圃造林，高潮滩苗高 30～50cm 为好，中低潮滩苗高 50～80cm 为好。若苗木过高，根系穿袋过多，起苗伤根严重，从而影响造林成活率；若苗木过小，则常被潮水浸淹，泥浆附于叶茎表面，影响透光透气，从而影响造林成活率。

造林季节　适宜造林季节为 3～8 月，最佳造林季节为 4～6 月。此期间涨潮时间短，潮位低，既有利于植树，又可避免苗木受潮水长时间浸淹而影响造林成活率。

造林密度　裸滩造林密度 3m×3m、3m×4m 或 4m×4m 均可，植穴为 20cm×20cm×20cm。残次林改造通常采用 4m×5m 或 4m×6m 的密度，应对植穴 60cm 以内的范围进行深翻，整地深度为 30cm。

幼林管护　造林后加强管护，封滩 3～5 年，防止人为活动和禽畜进入造林地践踏，及时清除涨潮时引起的藤壶和藻类缠附。1 年后检查存活率，当存活率低于 80% 时，应及时补植。

【资源保护与开发应用】

原产地种质资源保护　卵叶海桑喜生于海湾内滩与河流交汇的高潮带，属于嗜热性窄布种。《中国红树林》记载，卵叶海桑在我国天然分布于海南文昌市清澜自然保护区，处于濒危状态（王文卿和王瑁，2007）。由于目前红树植物生长地的水产养殖、挖鱼虾塘的大量建设，大量红树植物被砍伐，卵叶海桑生境被破坏，对其生存产生极大的威胁。卵叶海桑作为红树林中的上层树种，更易遭到砍伐破坏。人类的砍伐及其所带来的生境丧失、生境片断化等是造成卵叶海桑濒危的主要原因。首先建议在热带沿海地区卵叶海桑的生长地进行封禁管理，严禁乱砍滥伐，划出专门保护区，停止对沿海河口原生境的人为破坏，制止将现存的卵叶海桑湿地转化为农田、池塘、盐场及其他用途，以保护卵叶海桑种群。

人工辅助繁殖　卵叶海桑天然分布居群和迁地保护居群中，均较少发现有实生苗存在。这是由于卵叶海桑母树少，果实落地后易受螃蟹、蚂蚁啃食，种子变得更稀少，有可能原生地缺乏种子萌发的立地条件。因此，为了保护卵叶海桑，除任其天然繁殖外，建议加强人工辅助繁殖，实行就地保护，保护其生境。对于已遭受破坏的卵叶海桑生长区域，在封禁管理的基础上，采用人工育苗、人工补栽造林等方式，人为增加卵叶海桑的种群数量，并加强后期管理。根据其生物学特性及生长环境，适宜采取根部培土、剪除杂草、防治病虫害、人工补栽等措施，促进种群繁殖和生长。

实施迁地保护　原产地的文城居群卵叶海桑与东寨港迁地保护的三江居群、苗圃居群间遗传多样性差异不大；居群间遗传一致度高达 0.9702，说明东寨港迁地保护的卵叶海桑在很大程度上保持了原生居群的遗传多样性，迁地保护较为成功。建议在东寨港进一步大量引种栽植卵叶海桑，保护卵叶海桑这一濒危植物的种质资源。

基础研究工作　目前关于卵叶海桑的生物学、栽培技术、化学、药理以及开发应用等研究还相当薄弱，建议进一步加强对卵叶海桑的基础研究，为濒危植物的再开发利用奠定基础。

参考文献

陈焕镛 . 1964. 海南植物志 . 北京：科学出版社 .

邓传远，林清贤，林鹏，等．2000．海桑属 (Sonneratia) 6 种红树植物的木材解剖特性及其应用．福建林业科技，27(3): 1-5.

宫凯凯，秦国飞，李国强．2016．海桑属红树植物及其内生真菌化学成分及生物活性研究进展．天然产物研究与开发，28(9): 1484-1491.

李海生．2003．中国海桑属红树植物遗传多样性研究．中山大学博士学位论文．

李诗川，李妮亚，刘强，等．2014．海桑属红树植物离子积累、光合和抗氧化能力及相关性分析．植物资源与环境学报，23(3): 12-23.

毛礼米，李妮娅，王东，等．2009．海桑属 6 种植物花粉形态兼化石花粉指南．古生物学报，48: 254-267.

裘索，周仁超，师苏华．2008．卵叶海桑的遗传多样性研究．兰州：中国植物学会七十五周年年会．

王文卿，王瑁．2007．中国红树林．北京：科学出版社．

吴钿，周畅，刘敏超，等．2010．五种海桑属红树植物叶片的结构及其生态适应．广西植物，30: 484-487.

吴世标．2011．七种药用植物的化学成分及其生物活性研究．华东师范大学博士学位论文．

郑喆，裴月湖．2008．卵叶海桑化学成分的分离与鉴定．沈阳药科大学学报，25(1): 35-38.

郑喆．2007．中国南海红树林植物卵叶海桑的化学成分研究．沈阳药科大学硕士学位论文．

钟才荣．2004．卵叶海桑的育苗和造林技术．广西林业科学，2: 96-98.

Cui H, Liu Y, Nie Y, et al. 2016. Polyketides from the mangrove-derived endophytic fungus *Nectria* sp. HN001 and their alpha-glucosidase inhibitory activity. Mar. Drugs, 14(5): 86.

Nguyen T H T, Kim Tuyen Pham N, Pudhom K, et al. 2014. Structure elucidation of four new megastigmanes from *Sonneratia ovata* Backer. Magn. Reson. Chem., 52: 795-802.

Nguyen T H T, Pham H V T, Pham N K T, et al. 2015. Chemical constituents from *Sonneratia ovata* Backer and their *in vitro* cytotoxicity and acetylcholinesterase inhibitory activities. Bioorg. Med. Chem. Lett., 25: 2366-2371.

Wang S Q, Ren F Y. 2022. The chloroplast genome of *Sonneratia ovata*: genome structure and comparative analysis. Mitochondrial Dna. Part. B-Resources, 7(1): 226-227.

Wu S B, Wen Y, Li X W, et al. 2009. Chemical constituents from the fruits of *Sonneratia caseolaris* and *Sonneratia ovata* (Sonneratiaceae). Biochem. Syst. Ecol., 37(1): 1-5.

6 红树科（Rhizophoraceae）

6.1 木榄（*Bruguiera gymnorrhiza*）

木榄是一种分布广泛的红树植物，属于红树科（Rhizophoraceae）木榄属（*Bruguiera*）。木榄为嗜热性广布种（廖宝文和张乔民，2014），在我国主要分布于海南、广东、广西、福建、香港，生长于淤泥海滩或浅海盐滩，是构成红树林的优势物种，资源较为丰富。民间用木榄果实（胚轴）水煎液止泻；树皮用于治疗腹泻、脾虚肾虚，偶治疟疾；叶用于治疗疟疾（邵长伦等，2009）；海南琼山民间用木榄胚轴治疗糖尿病（庞冠兰，2013）；木榄叶可食用。木榄中含有三萜类、二萜类、黄酮类、鞣质类、芳香族化合物等（邵长伦等，2009）。药理研究表明，木榄的主要药理功效为清热解毒、止泻、收敛、止血及截疟，因而民间用于治疗发烧和腹泻、止血、消除咽喉肿痛及对抗疟原虫等（尚随胜和龙盛京，2005）。木榄作为海洋药用植物，被《台湾药用植物志》《海洋药物》《现代本草纲目》等中草药专著收载。

【分类位置】 被子植物门 Angiospermae 双子叶植物纲 Dicotyledoneae 原始花被亚纲 Archichlamydeae 桃金娘目 Myrtiflorae 红树科 Rhizophoraceae 木榄属 *Bruguiera* 木榄 *Bruguiera gymnorrhiza* (Linn.) Lam., 1798（*Rhizophora gymnorrhiza* Linn., 1753）（中国科学院中国植物志编辑委员会，1983）。

【别名】 铁榄、大头榄（中国科学院植物研究所，1972）；红树、长鼓、包萝剪定（陈焕镛，1964）；五梨跤、五脚果、五脚里（甘伟松，1965）；鸡爪榄（广西）；剪定、鸡爪浪（广东）；枷定、鸡笼答、五足驴（海南）。

【形态特征】 木榄为常绿乔木或灌木（图6.1），具发达的膝状呼吸根，有时具支柱根和板根。树皮灰黑色，有粗糙裂纹。单叶，交互对生；叶片呈椭圆状矩圆形，长7～15cm，宽3～5.5cm，顶端短尖，基部呈楔形，全缘，无毛，革质；叶柄暗绿色，长2.5～4.5cm；托叶长3～4cm，淡红色。花单生叶腋，盛开时长3～3.5cm，有长1.2～2.5cm的花梗，花梗下弯；萼平滑无棱，暗黄红色，裂片11～13枚，通常12枚，结果时短于萼管；花瓣长1.1～1.3cm，基部密被长毛，上部无毛或几无毛，2裂，裂片顶端有2～3（～4）条刺毛，裂缝间有1条刺毛，明显超出花瓣顶端；雄蕊略短于花瓣；花柱呈三棱柱形或四棱柱形，长约2cm，黄色，柱头3～4裂。显胎生胚轴长15～25cm。花果期几乎全年（中国科学院中国植物志编辑委员会，1983）。

【生境分布】 木榄生长于海岸潮水冲积地带（图6.2），混杂于秋茄树等红树林中（图6.3），未见纯林。该种在我国分布广，是构成我国红树林的优势树种之一，喜生于稍干旱、空气流通、伸向内陆的盐滩，产于广西、广东、海南、福建、香港。木榄分布于非洲东南部、印度、斯里兰卡、马来西亚、泰国、越南、澳大利亚北部及波利尼西亚。模式标本采自印度。

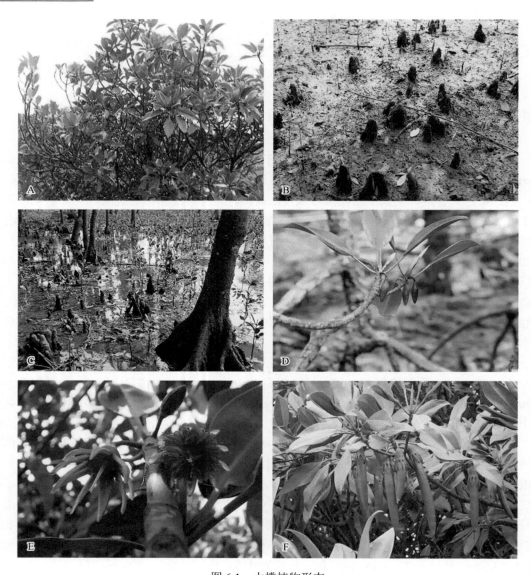

图 6.1　木榄植物形态

A. 部分植株；B. 膝状根；C. 树干基部（示板根、膝状根和木榄小苗）；D. 花枝（示花蕾）；E. 花枝（引自《中华海洋本草图鉴》）；F. 果枝

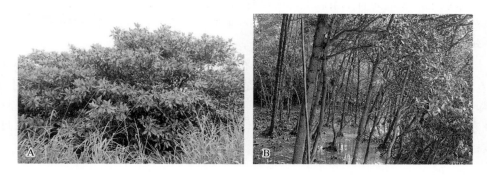

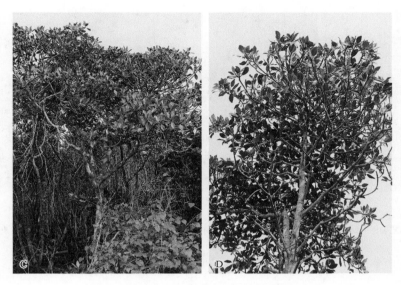

图 6.2　生长于各种生境中的木榄

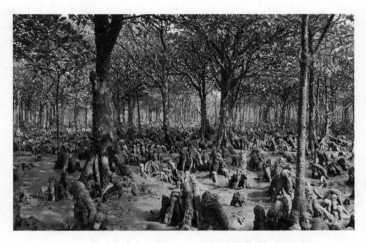

图 6.3　生长于红树林中木榄群落的膝状根（刘毅摄）

【药材鉴别】

药材性状　茎呈圆柱形，略弯曲，长短粗细不一（图 6.4～图 6.5）。表面棕褐色至灰黑色，有的可见叶痕、棕红色凸起的皮孔、不规则纵皱纹，老茎表面有粗糙裂纹；节处略膨大，有枝痕和半圆形叶痕。质脆，易折断，断面皮部棕红色，木部黄白色，中央有髓。气微，味微涩、微咸。

树皮（红树皮）呈片状或半卷筒状，大小不一（图 6.6）。外表面棕褐色或灰黑色，有粗糙裂纹，刮去栓皮后呈红褐色。内表面紫红色，较平滑。质硬，断面呈纤维状，红褐色。气特异，味苦、涩。

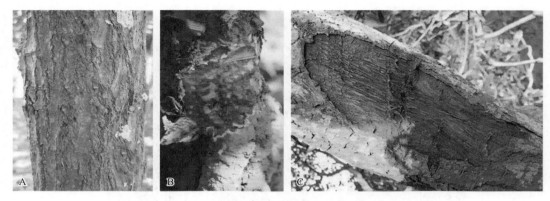

图 6.4　木榄树干

A. 树干（示树皮表面）（马炜梁摄）；B. 除去栓皮的树干（示露出的紫红色内皮）（马炜梁摄）；C. 割开树皮的树干（示红色树皮及树干木质部）（王文卿和王瑁，2007）

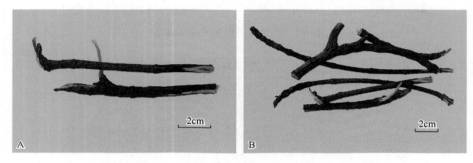

图 6.5　木榄茎枝药材形态

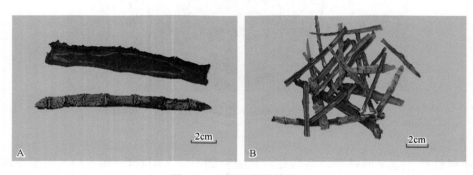

图 6.6　木榄树皮药材形态

　　气生根呈圆柱形（图 6.7），直径为 1～2.5cm，角状微弯，常截成小段或小块。表面棕色至紫棕色，基部缢缩，粗糙，有明显的淡红棕色纵裂的皮孔，向上渐饱满，整体外皮紧密，有明显的纵皱纹，先端渐尖。断面淡棕红色，外侧质疏松，木部呈齿环状，中央有髓。气微，味涩、微咸微苦。

　　木榄干燥叶展平后呈椭圆状矩圆形（图 6.8），长 6～14cm，宽 2～3.5cm。先端短尖，基部呈楔形，全缘。表面褐绿色或暗绿色，光滑，叶脉于上表面凹陷，背面突起，棕色，侧脉隐约可见。叶柄长 2～4cm，与叶同色。叶革质，光亮。气微，味微涩。

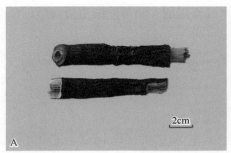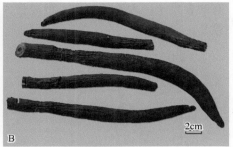

图 6.7 木榄气生根药材形态

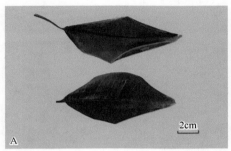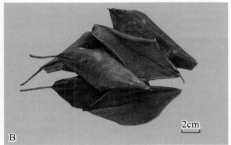

图 6.8 木榄叶药材形态

木榄果由伸出果皮之外的显胎生胚轴与基部的果实组成（图 6.9）。胚轴呈柱形，略弯，先端渐尖；长 15～25cm，直径为 1.5～2cm，重约 30g；表面绿色、深绿色至绿紫色，微显纵棱。完整者基部具有花萼；花萼鲜红色，表面平滑，裂片 11～13 枚，先端微弯向胚轴，果实包被于花萼中，胚轴成熟时胚芽长约 0.3cm，子叶黄色，肥厚，内有绿色胚芽（张宜辉等，2006）。

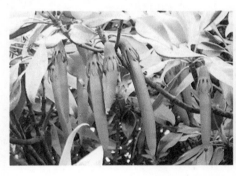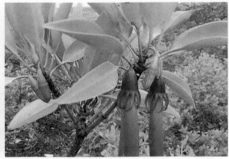

图 6.9 木榄果（胚轴）药材形态

组织构造 茎横切面木栓层由 30～40 层扁平细胞纵向整齐排列而成（图 6.10），有大型皮孔。皮层宽，细胞呈横向椭圆形或类圆形，多数细胞内含单宁，近木栓层处单宁细胞密集。维管束由韧皮部、形成层、木质部和髓组成。韧皮部外方中柱鞘部位形成连续的石细胞环带，石细胞类圆形，有的含草酸钙方晶，成为含晶石细胞；韧皮射线 1～3 列细胞，常含草酸钙簇晶；形成层细胞密集而小；木射线 1～3 列细胞，有的含草酸钙方晶，有的含单宁；木质部束由大型导管、木纤维组成。髓薄壁细胞类圆形，含单宁或草酸钙簇晶。

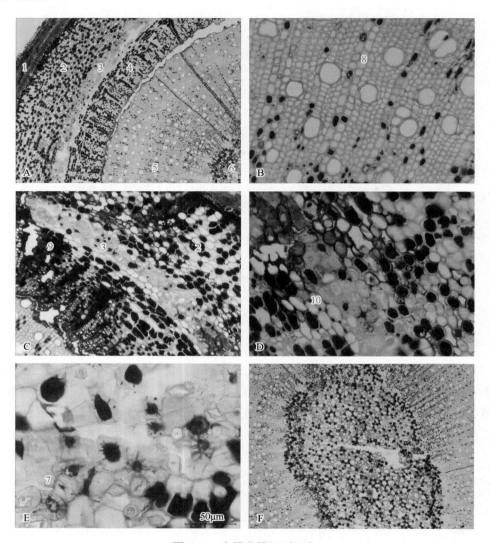

图6.10　木榄茎横切面形态

A. 茎横切面；B. 木质部；C. 木栓层至韧皮部；D. 中柱鞘部位；E. 中柱鞘部位放大；F. 髓

1. 木栓层；2. 皮层；3. 中柱鞘部位；4. 韧皮部；5. 木质部；6. 髓；7. 中柱鞘石细胞；8. 木射线（含方晶）；9. 韧皮射线；10. 中柱鞘含晶石细胞

　　叶中脉部位横切面（图6.11）为两面叶。表皮细胞外壁增厚，覆盖厚角质层，以上表皮为厚，且上表皮均无气孔器。上表皮由近方形细胞组成，在表皮内侧有1层细胞的下皮，细胞大，呈横向长方形。上表皮细胞和下皮层细胞多被染成红褐色。下表皮由扁平或近方形的细胞组成，有1～2层细胞的下皮层；气孔仅分布于下表皮，气孔器凹陷于气孔窝内，内方为大型气室，角质膜在保卫细胞上延伸成尖刺状凸起。栅栏组织由2～4层柱状细胞组成，排列较整齐且规则，宽度约占叶肉横切面的2/5。海绵组织细胞排列疏松，细胞间隙非常发达，这种结构有利于通气，是对水中生活环境的适应。维管束中脉由1个大型半环状维管束和上方两个小型维管束组成，大型维管束外韧型，小型维管束与之相反；木质部导管发达。薄壁细胞中含有较多单宁，有的含草酸钙簇晶（李雅琪等，2018；吴钿等，2012；李元跃，2006）。

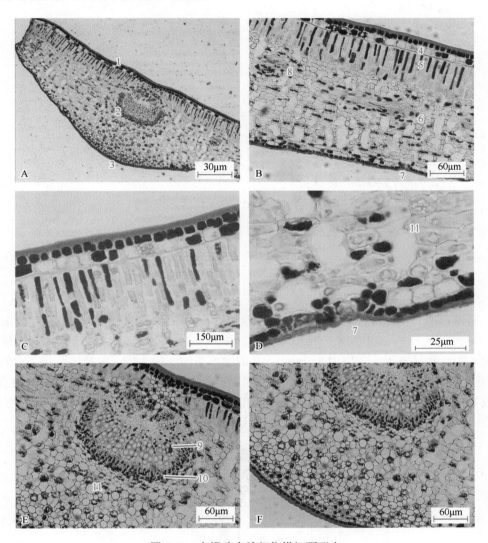

图 6.11　木榄叶中脉部位横切面形态

A. 叶中脉部位；B~D. 叶肉部位；E. 中脉维管束（示上表面）；F. 中脉维管束（示下表面）

1. 上表皮；2. 中脉维管束；3. 下表皮；4. 下皮；5. 栅栏组织；6. 海绵组织；7. 气孔；8. 侧脉维管束；9. 木质部；10. 韧皮部；
11. 草酸钙簇晶

叶表面制片上表皮细胞呈不规则长多角形或多角形（图6.12），排列紧密，垂周壁略增厚，微拱形或略平直；无气孔，下皮细胞中含草酸钙簇晶。下表皮细胞呈不规则长多角形或多角形，细胞小于上表皮细胞，垂周壁稍厚，微拱形或略平直；气孔密集，内陷，气孔大小为（30.5~40.1）μm×（20.7~25.6）μm，气孔指数为3.63。表皮细胞内方的下薄壁细胞中含草酸钙簇晶。

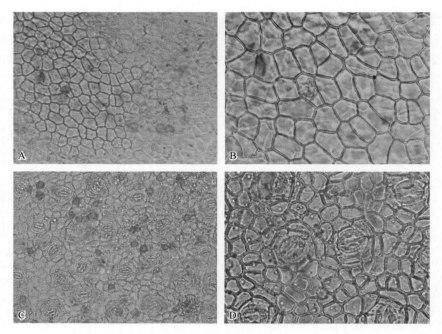

图 6.12 木榄表皮细胞形态

A、B. 上表皮；C、D. 下表皮

A、C. ×200；B、D. ×400

超微形态 花粉粒（图 6.13）呈球形-扁球形，赤道面观呈扁圆形，极面观呈圆三角形。花粉粒大小为 20.1（18.9～21.2）μm×21.2（20.5～22.6）μm，具三孔沟，孔横长，深切入沟，孔呈方形，宽度为 5～6μm，孔的宽度是沟宽的 3 倍，沟长达两极，中间宽，向两端渐变尖。外壁 2 层，外层略厚于内层，外壁厚约 2μm，外层在孔处有较大的翘起，形成宽阔的孔室。外壁纹饰呈细颗粒状，颗粒排列成条纹（张玉兰等，1997；刘兰芳和唐绍清，1989）。扫描电镜下，外壁呈细网状纹饰。

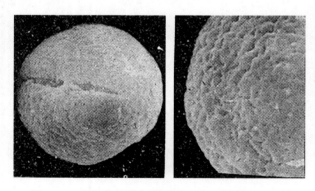

图 6.13 木榄花粉粒超微形态（张玉兰等，1997）

扫描电镜下，叶上表皮细胞角质层略平坦，放大后微结构呈颗粒状和鳞片状，细胞轮廓不能察见。叶下表皮细胞角质层平坦，微结构呈颗粒状；气孔略内陷，保卫细胞表面平滑，周围副卫细胞表面有微细鳞片状角质纹理，气孔开口呈狭长纺锤形，内部角质纹理平滑（图 6.14）。

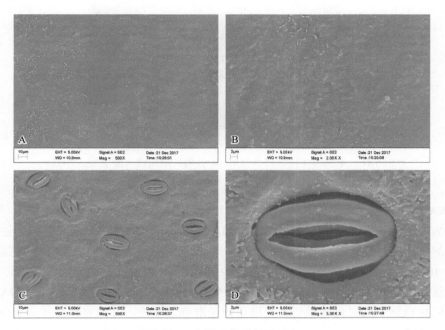

图 6.14　木榄叶表面超微形态

A、B. 上表皮（示表面角质纹理）；C. 下表皮（示角质纹理和气孔分布）；D. 气孔（示气孔保卫细胞及表面角质纹理）

【分子鉴别】　采用 RAPD 和 ISSR 分子标记技术，对木榄属 3 种红树植物海莲（*Bruguiera sexangula*）、木榄（*Bruguiera gymnorrhiza*）、尖瓣海莲（*Bruguiera sexangula* var. *rhynchopetala*）进行遗传亲缘关系研究（潘文等，2005）（图 6.15～图 6.16）。12 个 RAPD 引物和 10 个 ISSR 引物分别扩增出 240 条带和 191 条带，多态位点百分率分别为 38.75% 和 52.88%，ISSR 检测到的多态位点率高于 RAPD。运用 Nei 指数法计算木榄-海莲、木榄-尖瓣海莲、海莲-尖瓣海莲之间的遗传距离，RAPD 分析结果分别为 0.47、0.36、0.29，平均为 0.36，ISSR 分析结果分别为 0.62、0.41、0.32，平均为 0.45，表明 3 种红树植物为属内种间关系。同时，运用 UPGMA 统计法进行聚类分析，结果显示，海莲和尖瓣海莲聚为一组，木榄单独为一组，表明海莲与尖瓣海莲亲缘关系较近，二者与木榄的亲缘关系较远。

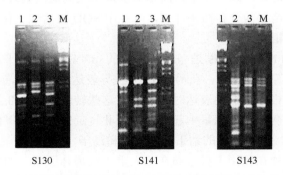

图 6.15　木榄属 3 种红树植物 RAPD 引物扩增图谱（潘文等，2005）

1. 木榄；2. 海莲；3. 尖瓣海莲；M. λDNA EcoR I/Hind Ⅲ分子量标记

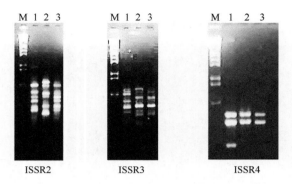

ISSR2   ISSR3   ISSR4

图 6.16　木榄属 3 种红树植物 ISSR 引物扩增图谱（潘文等，2005）

1. 木榄；2. 海莲；3. 尖瓣海莲；M. λDNA EcoR Ⅰ/Hind Ⅲ分子量标记

DNA 条形码技术　魏妮娜等（2013）对珠海市淇澳岛 4 种红树植物的 ITS 区段序列进行测定，利用改进的 CTAB 法提取总 DNA，以通用引物对其 ITS 区段序列进行 PCR 扩增和测序，比对分析所测的序列。结果表明，桐花树、木榄、桐棉和海漆的 ITS1 长度分别为 404bp、362bp、460bp、439bp，ITS2 长度分别为 219bp、208bp、231bp、226bp。将 4 种红树植物 ITS 区段的序列测定结果提交到 GenBank，获得了登录号。DNA 条形码技术为红树植物引进优良种质资源提供了快速准确的方法，并能克服传统分类学研究方法的诸多缺陷。

【生理特性】　脂质过氧化作用和 SOD 保护作用存在于盐胁迫的整个过程，可作为红树植物耐盐性的参数。郑海雷和林鹏（1998）研究了红树植物海莲和木榄幼苗叶片在不同培养盐分处理下，蛋白质含量、超氧化物歧化酶及膜脂质过氧化作用的变化过程，低水平盐度可以降低海莲和木榄幼叶的蛋白质含量，而高水平盐度则促进其幼叶蛋白质含量的升高，木榄幼叶这一转折点为 15‰，海莲幼叶则为 30‰，转折点的不同说明不同红树植物幼苗对盐胁迫的耐性不同。在较低盐度或中等盐度（＜25‰）胁迫下，木榄幼叶中过氧化作用产物丙二醛（MDA）含量随盐度的升高呈下降趋势，而在较高盐度或高盐度胁迫下，木榄幼叶中的 MDA 含量反而升高，表明其膜脂质过氧化作用迅速加强。此外，具有膜保护作用的超氧化物歧化酶活性随盐度增加而逐步升高，木榄幼叶在轻度盐胁迫（0‰～10‰）处理时，幼叶的 SOD 活性即迅速升高，由 70 个活性单位 /mg Pr 迅速升高到 140 个活性单位 /mg Pr，翻了一倍；而当盐度适中及高盐度处理时，SOD 活性基本稳定在高水平。木榄幼苗在盐分存在条件下，叶片中 SOD 的活性变化与 MDA 含量的变化密切相关，二者呈负相关。

对 500mmol/L 的 NaCl 溶液胁迫条件下木榄的 mRNA 转录水平进行研究，在胁迫后的 0h、6h、3d、28d 等不同阶段，获得了 12 个差异表达的转录体，其中 9 个转录体在胁迫处理后上调表达。根据它们的表达时间不同将这些转录体分为 3 组：组 Ⅰ 和组 Ⅲ 转录体分别在调节渗透平衡和离子积累中起作用；组 Ⅱ 转录体编码的蛋白质不是对盐胁迫产生反应，而是主动适应高盐环境的结果（柳晓磊和汤华，2006）。

【资源状况】　木榄在我国主要分布在三大重点红树林区之一的广西北部湾，以北海市、钦州市和防城港市为主，广东惠州市、海南等沿海湿地分布面积较小（徐淑庆等，2010）。

以海南东寨港和清澜港红树林为研究对象，比较东寨港和清澜港土壤底质、潮位等因素对红树林分带的影响。所调查的红树植物物种从低潮滩至高潮滩呈序列分布，其中木榄主要分布于海滩上中滩地段，是中滩群落的主要树种。木榄主要具有膝状呼吸根，适应能力较弱，其分布位置的浸水高度较低，分带值为 0.3～0.6，只能分布于中潮带、高潮带的滩面上（刘美龄，2008）。

【文献记载】 木榄根及根皮：《药用植物辞典》记载，收敛、止泻、止血。用于治疗疟疾。木榄树皮或根皮：《中药辞海》记载，止泻止痛。主治泄泻腹痛。《台湾药用植物志》记载，树皮为收敛剂，治腹泻，偶治疟疾。根皮止血，治咽喉炎。《中华本草》记载，味苦、微涩，性寒。归脾、胃经。清热解毒，止泻止血。主治咽喉肿痛疮肿，热毒泻痢，多种出血。《中华海洋本草：第 2 卷 海洋矿物药与海洋植物药》记载，味苦、微涩，性寒。归脾、胃、大肠经。用于腹泻、脾虚、肾虚。木榄干燥叶：《海洋药物》记载，叶煎汁，治疟疾。《中华本草》记载，解毒截疟。主治疟疾。《中华海洋本草：第 2 卷 海洋矿物药与海洋植物药》记载，味苦，性凉。归胆经。木榄果实和胚轴：《海洋药物》记载，果和胚轴捣碎取汁作腹泻的收敛剂。《中华本草》记载，收敛止泻。主治肠滑久泻。《中华海洋本草：第 2 卷海洋矿物药与海洋植物药》记载，味苦、微涩，性平。归大肠经。收敛止泻。湿热泻痢者禁服。

【药用价值】 木榄是一种很有价值的海洋药用植物，具有清热解毒、止泻、收敛、止血及截疟等多种药理功效。木榄树皮或根皮：清热解毒，收敛止泻，止血止痛，主治咽喉肿痛、咽喉炎、疮肿、泄泻腹痛、热毒泻痢、多种出血、疟疾。内服：煎汤，6～15g。外用：适量，煎汤洗；或鲜品捣敷。木榄干燥叶：解毒截疟，主治疟疾。内服：煎汤，6～15g。木榄果实和胚轴：收敛止泻，主治肠滑久泻。内服：煎汤，3～10g。外用：适量，鲜品捣汁或干品研末（管华诗和王曙光，2009）。民间用木榄治疗发烧、腹泻、止血，以及消除咽喉肿痛及对抗疟原虫等。木榄果和叶具有治疗疟疾、高血压、糖尿病和便秘的功效。木榄果（胚轴）捣碎，水煎口服，可治疗腹泻。海南琼山民间还利用木榄胚轴来治疗糖尿病（中国科学院植物研究所，1972）。用木榄皮治疗痢疾，主要是因为鞣质有收敛作用。木榄多糖具有抗氧化作用。药理活性研究发现，木榄中的长链脂肪酸呈现出多样化的特点，是研究开发多烯类药物的良好资源。木榄中的二萜类化合物骨架类型复杂多样，多属于植物生长调节因子，普遍表现出抗肿瘤活性。作为海洋药用植物，木榄具有潜在的药用价值（Li et al.，2013）。

【化学成分与药理研究】 目前从红树植物木榄（*Bruguiera gymnorrhiza*）中发现多种化合物，主要为黄酮类、萜类、多聚二硫类等化合物。部分化合物具有细胞毒、抑菌、酶抑制等生物活性。木榄中含有四环二萜甜菊醇，甜菊醇是植物生长调节因子，能够抑制对氨基马尿酸盐在肾近曲小管的跨膜转运（Chatsudthipong and Jutabha，2001），以及对抗 12-*O*-十四碳酰基佛波醇-13-醋酸酯（TPA）诱导的小鼠炎症，并强烈抑制 TPA 对 7,12-二甲基苯并 [a] 蒽引发的小鼠皮肤肿瘤的促生长作用（Yasukawa et al.，2002）。实验证明，木榄醇和异木榄醇具有杀虫、杀菌和抗真菌作用（林鹏，1984）。木榄尚含有其他抗癌作用的活性成分（林鹏，1997）。

木榄的果实传统上用于治疗腹泻（也称为溃疡性结肠炎）。研究表明，木榄果实中含有丰富的松醇，其在体外抗氧化活性强，且其水溶液对以口服葡聚糖硫酸钠（DSS）诱导结肠炎的小鼠有显著效果，能够有效减少体重下降和降低疾病活动指数（DAI），恢复结肠长度，修复结肠病理变化，并降低组织学评分，优于水杨基磺胺吡啶（SASP）。此外，木榄果实能够促进益生菌（双歧杆菌、厌氧菌和乳酸菌）的生长，抑制致病菌（拟杆菌类和链球菌）的定植，有助于维持肠道内稳态（Chen et al.，2020；Lin et al.，2020）。

黄酮类　木榄中的黄酮类化合物主要为黄酮和黄酮醇及其糖苷（图 6.17）。从木榄叶中获得了不同的缩合类单宁组分，发现其具有良好的抑制多酚氧化酶（PPO）和过氧化物酶（POD）的活性，保护鲜切藕片不受总酚和丙二醛（MDA）氧化，减缓总酚含量（TPC）增长，是一种很有前景的鲜切水果抗褐变剂（Liu et al.，2021）。

从木榄（采自泰国；中国海南，广西防城港市）叶、茎和胚轴中分离得到的黄酮及黄酮苷化合物有 brugymnoside A（Yao et al.，2017），7, 4′, 5′-trihydroxy-5, 3′-dimethoxy-flavone 7-*O*-β-D-glucopyranoside 和 7, 4′-dihydroxy-5-methoxyflavone 7-*O*-β-D-glucopyrano-side、7, 3′, 4′, 5′-tetrahydroxy-5-methoxyflavone、7, 4′, 5′-trihydroxy-5, 5′-dimethoxyflavone、luteolin 5-methyl ether 7-*O*-β-D-glucopyranoside、7, 4′-dihydroxy-5, 3′-dimethoxyflavone 7-*O*-β-D-glucopyranoside、quercetin 3-*O*-β-D-glucopyranoside、rutin、kaempferol 3-*O*-ruti-noside 和 myricetin 3-*O*-rutinoside（Panyadee et al.，2015），以及黄芪苷和 3-*O*-甲基槲皮素等（李昉等，2010）。用细胞抗氧化试验（CAA）评价化合物的抗氧化活性发现，化合物 brugymnoside A 具有抗氧化活性，EC_{50} 为（11.79±0.78）μmol/L（Yao et al.，2017）。

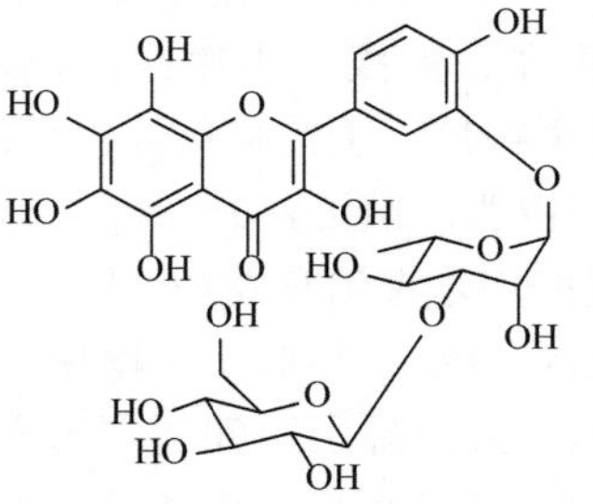

brugymnoside A

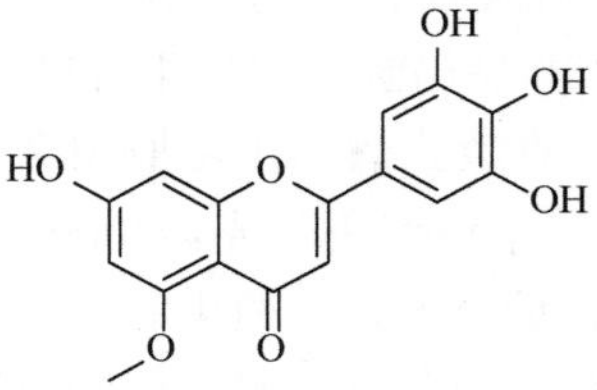

7,3′,4′,5′-tetrahydroxy-5-methoxyflavone

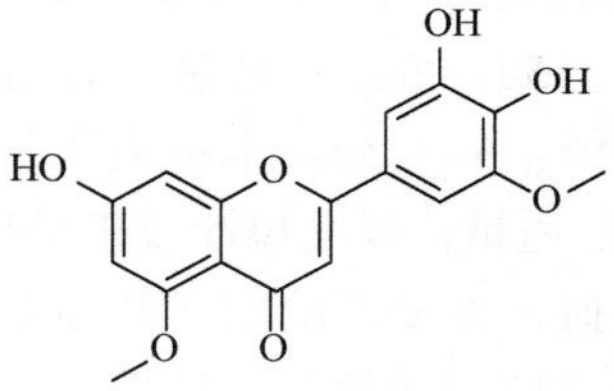

7,4′,5′-trihydroxy-5,5′-dimethoxyflavone

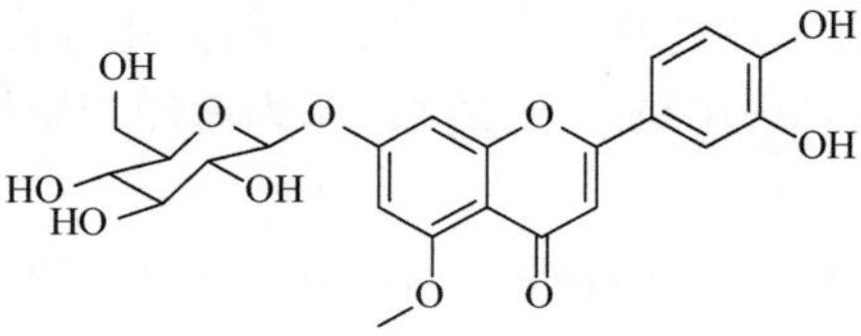

luteolin 5-methyl ether 7-*O*-β-D-glucopyranoside

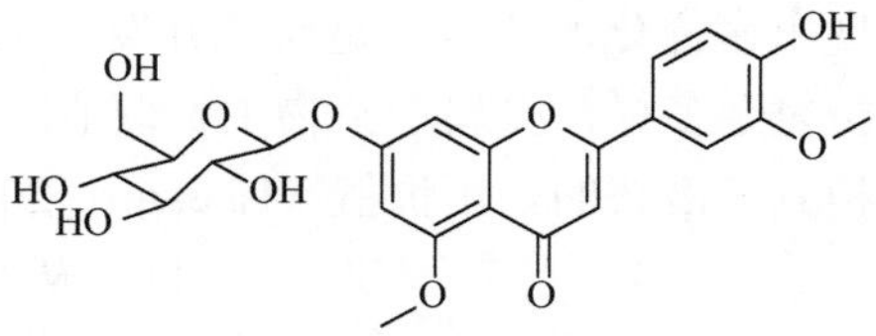

7,4′-dihydroxy-5,3′-dimethoxyflavone
7-*O*-β-D-glucopyranoside

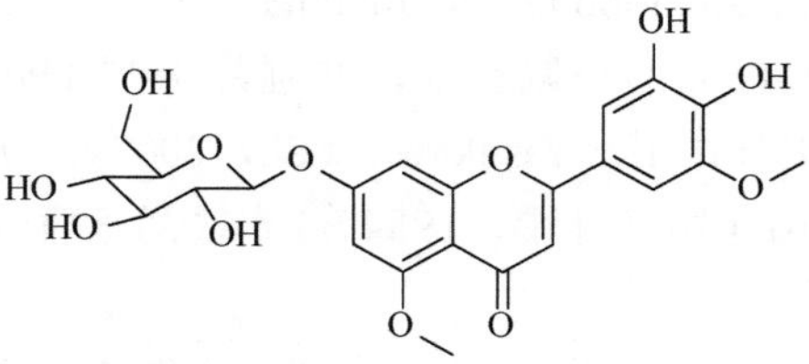

7,4′,5′-trihydroxy-5,3′-dimethoxyflavone
7-*O*-β-D-glucopyranoside

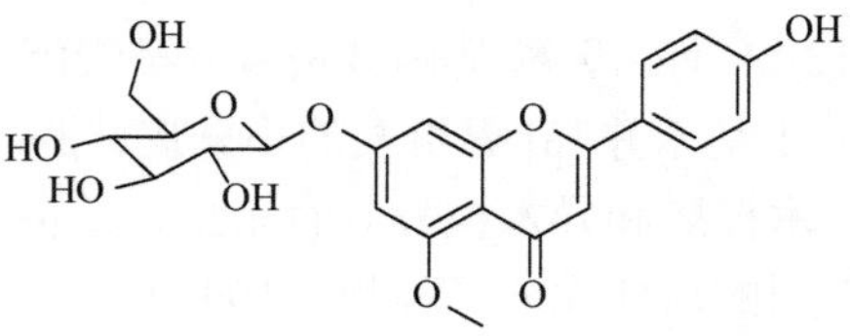

7,4′-dihydroxy-5-methoxyflavone
7-*O*-β-D-glucopyranoside

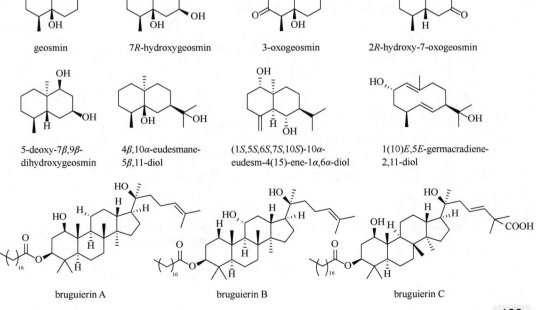

quercetin 3-*O*-*β*-D-glucopyranoside

rutin

myricetin 3-*O*-rutinoside

kaempferol 3-*O*-rutinoside

黄芪苷

3-*O*-甲基槲皮素

图 6.17 木榄中的黄酮类化合物

萜类 木榄中的萜类化合物主要为二萜类和三萜类（图 6.18）。三萜类骨架类型主要为齐墩果烷型、乌苏烷型、羽扇豆烷型等，还有达玛烷型。

geosmin

7*R*-hydroxygeosmin

3-oxogeosmin

2*R*-hydroxy-7-oxogeosmin

5-deoxy-7*β*,9*β*-dihydroxygeosmin

4*β*,10*α*-eudesmane-5*β*,11-diol

(1*S*,5*S*,6*S*,7*S*,10*S*)-10*α*-eudesm-4(15)-ene-1*α*,6*α*-diol

1(10)*E*,5*E*-germacradiene-2,11-diol

bruguierin A

bruguierin B

bruguierin C

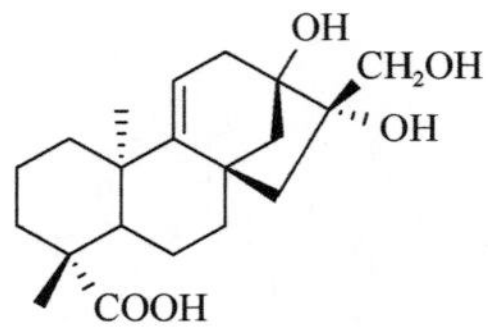

13,16α,17-trihydroxy-*ent*-9(11)-kaurene-19-oic acid

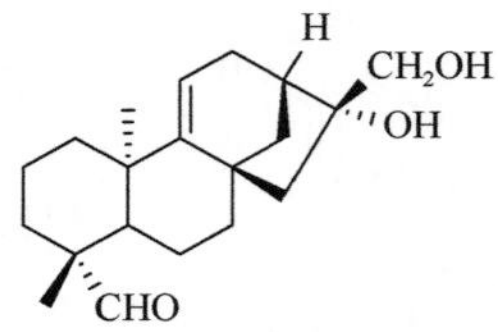

16α,17-dihydroxy-*ent*-9(11)-kaurene-19-al

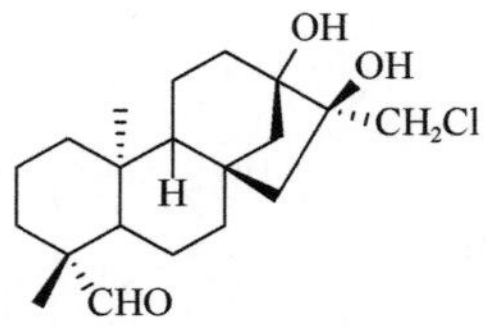

17-chloro-13,16β-dihydroxy-*ent*-kauran-19-al

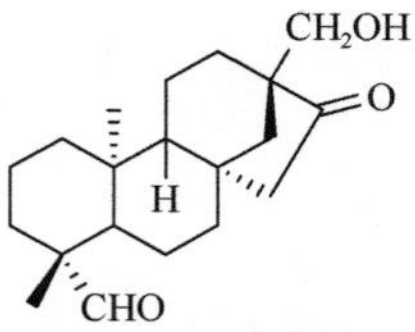

(4*R*,5*S*,8*R*,9*R*,10*S*,13*S*)-*ent*-17-hydroxy-16-oxobeyeran-19-al

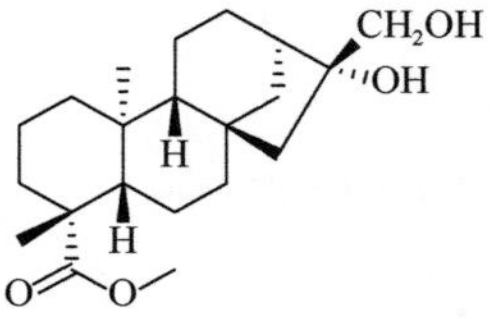

methyl-16α,17-dihydroxy-*ent*-kauran-19-oate

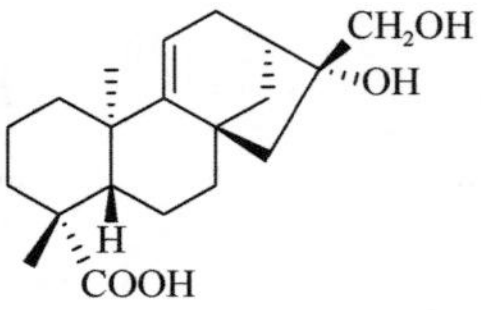

16α,17-dihydroxy-*ent*-9(11)-kaurene-19-oic acid

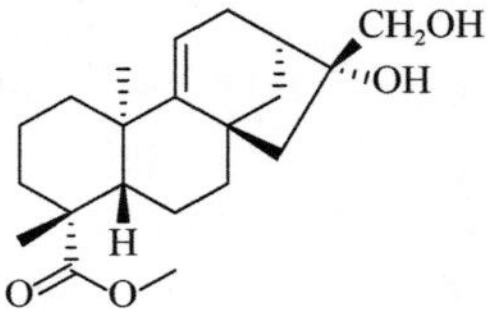

methyl-16α,17-dihydroxy-*ent*-9(11)-kaurene-19-oate

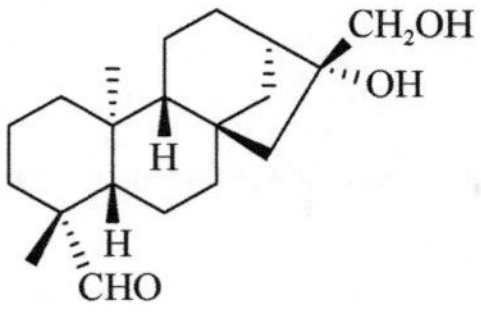

16α,-17-dihydroxy-*ent*-kauran-19-al

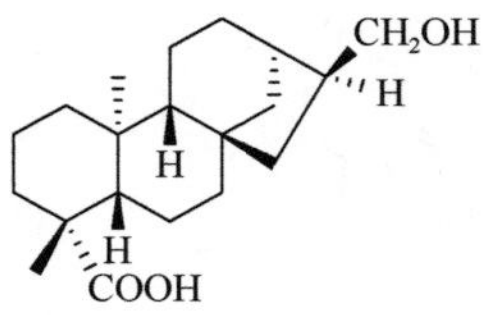

16α*H*-17-hydroxy-*ent*-kauran-19-oic acid

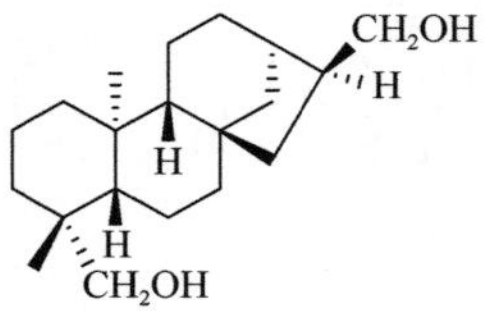

16α*H*-17,19-*ent*-kauranediol

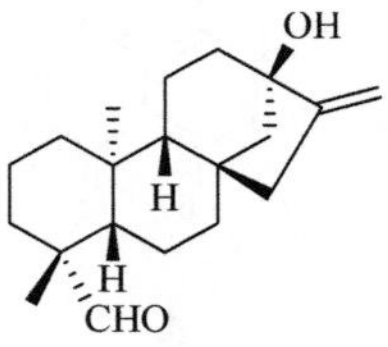

13-hydroxy-16-*ent*-kaurene-19-al

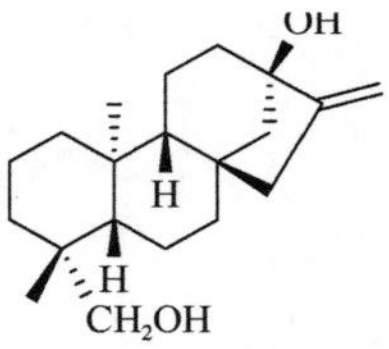

16-ent-kaurene-13,19-diol

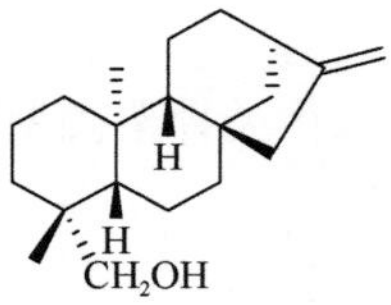

16-*ent*-kauren-19-ol

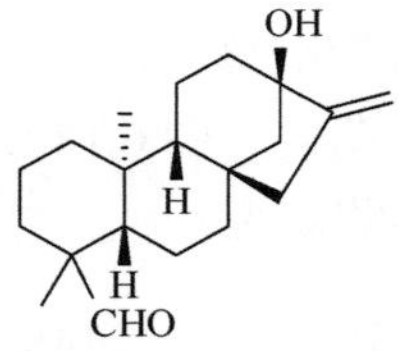

ent-kaur-16-en-13-hydroxy-19-al

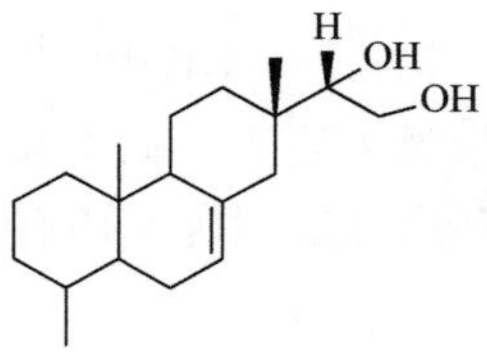

15(*S*)-isopimar-7-en-15,16-diol

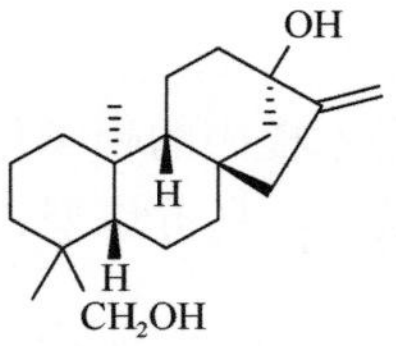

ent-kaur-16-en-13,19-diol

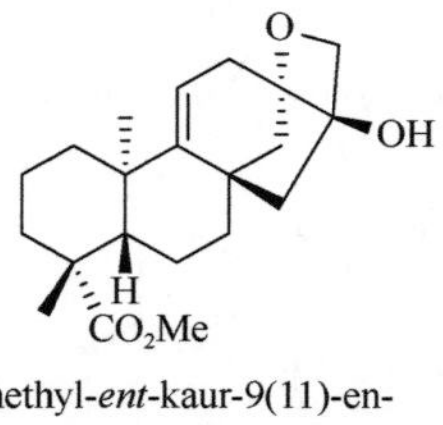

methyl-*ent*-kaur-9(11)-en-13,17-epoxy-16-hydroxy-19-oate

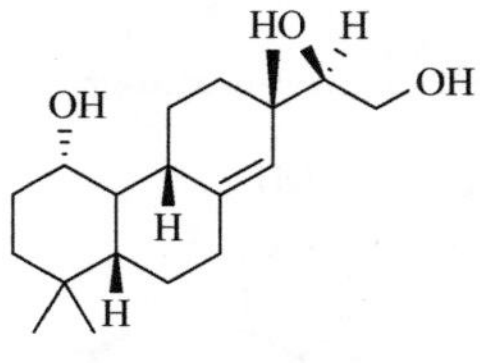

1β,15(*R*)-*ent*-pimar-8(14)-en-1,15,16-triol

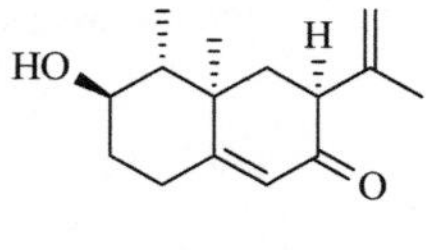

petasol

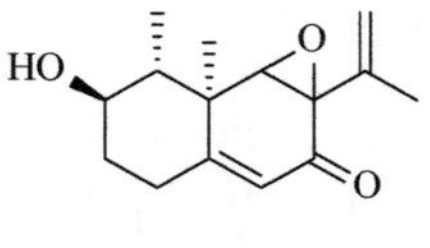

sporogen AO-1

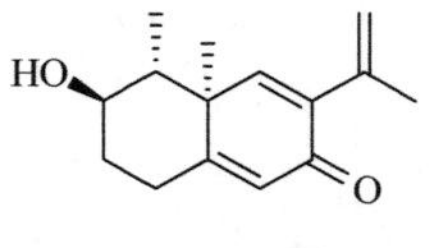

6-dehydropetasol

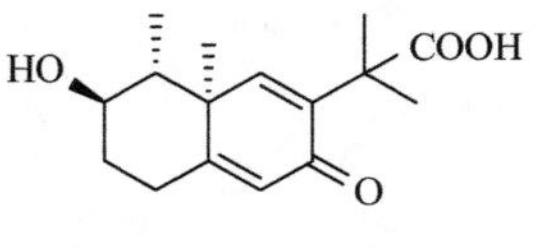

3α-hydroxy-11-peroxyl-eremophila-6,9-dien-8-one

图6.18　木榄中的萜类化合物

　　从木榄（采自泰国；印度南安达曼群岛；中国福建厦门市，广东湛江市、珠海市淇澳岛）花、茎、枝、叶和树皮中分离获得倍半萜类化合物 3α-hydroxy-11-peroxyl-er-emophila-6, 9-dien-8-one、petasol、sporogen AO-1 和 6-dehydropetasol（蔡由生等，2011）；达玛烷型三萜类化合物 bruguierin A～bruguierin C（Homhual et al.，2006a）；二萜类化合物 13, 16α, 17-trihydroxy-*ent*-9（11）-kaurene-19-oic acid、16α, 17-dihydroxy-*ent*-9（11）-kaurene-19-al、17-chloro-13, 16β-dihydroxy-*ent*-kauran-19-al、（4*R*，5*S*，8*R*，9*R*，10*S*，13*S*）-*ent*-17-hydroxy-16-oxobeyeran-19-al、methyl-16α, 17-dihydroxy-*ent*-kauran-19-oate、16α, 17-dihydroxy-*ent*-9（11）-kaurene-19-oic acid、methyl-16α, 17-dihydroxy-*ent*-9（11）-kaurene-19-oate、16α, 17-dihydroxy-*ent*-kauran-19-al、16α*H*-17-hydroxy-*ent*-kauran-19-oic acid、16α*H*-17, 19-*ent*-kauranediol、13-hydroxy-16-*ent*-kaurene-19-al、16-*ent*-kaurene-13, 19-diol 和 16-*ent*-kaurene-19-ol（Han et al.，2004）；二萜类化合物 *ent*-kaur-16-en-13-hydroxy-19-al、15（*S*）-isopimar-7-en-15, 16-diol、*ent*-kaur-16-en-13, 19-diol、methyl-*ent*-kaur-9（11）-en-13, 17-epoxy-16-hydroxy-19-oate 和 1β-（15）*R*-*ent*-pimar-8（14）-en-1, 15, 16-triol（Subrahmanyam et al.，1999）。从木榄（采自中国福建厦门市）茎的内生细菌 *Streptomyces* sp. JMRC：ST027706 中分离得到萜类化合物，包括 geosmin、7*R*-hydroxygeosmin、3-oxogeosmin、2*R*-hydroxy-7-oxogeosmin、5-deoxy-7β, 9β-dihydroxygeosmin、4β, 10α-eudesmane-5β, 11-diol、（1*S*，5*S*，6*S*，7*S*，10*S*）-10α-eudesm-4（15）-ene-1α, 6α-diol 和 1（10）*E*，5*E*-germacradiene-2, 11-diol（Ding and Hertweck，2020）。

　　化合物 bruguierin A～bruguierin C 具有激活抗氧化应答因子萤光素酶（ARE）活性，EC_{50} 分别为 7.8μmol/L、9.4μmol/L 和 15.7μmol/L。bruguierin A 具有佛波酯介导的 NFκB（核苷因子-κB）萤光素酶抑制活性，IC_{50} 为 1.4μmol/L。此外，bruguierin A 还具有选择性环氧化酶（COX-2）抑制活性，IC_{50} 为 0.37μmol/L（Homhual et al.，2006a）。化合物 4β, 10α-eudesmane-5β, 11-diol 对包括耐甲氧西林金黄色葡萄球菌在内的一系列真菌和细菌病原体具有广泛的抗菌活性（Ding and Hertweck，2020）。

　　多聚二硫类　从木榄中分离获得多聚二硫类化合物（图6.19），并且部分化合物报道完成了全合成工作。

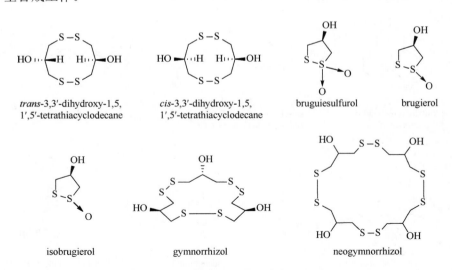

trans-3,3'-dihydroxy-1,5,　　*cis*-3,3'-dihydroxy-1,5,　　bruguiesulfurol　　brugierol
1',5'-tetrathiacyclodecane　　1',5'-tetrathiacyclodecane

isobrugierol　　gymnorrhizol　　neogymnorrhizol

图6.19　木榄中的多聚二硫类化合物

从木榄（采自泰国）茎叶中获得的多聚二硫类化合物包括 *trans*-3, 3′-dihydroxy-1, 5, 1′, 5′-tetrathiacyclodecane、*cis*-3, 3′-dihydroxy-1, 5, 1′, 5′-tetrathiacyclodecane、gymnorrhizol、neogymnorrhizol、bruguiesulfurol、brugierol 和 isobrugierol（Huang et al., 2009；刘海利等，2008；Homhual et al., 2006b；Sun and Guo, 2004）。由于天然化合物的产量较低，因此进一步的药理活性研究受到阻碍，仅对部分化合物及其衍生物展开了全合成工作（Chen et al., 2013）。

生物活性研究显示，brugierol 和 isobrugierol 具有激活抗氧化应答因子萤光素酶活性，EC_{50} 分别为 3.7μmol/L 和 1.8μmol/L。brugierol 还具有抑制环氧化酶（COX-2）活性，IC_{50} 为 6.1μmol/L（Homhual et al., 2006b）。此外，bruguiesulfurol 和 gymnorrhizol 具有较强的蛋白酪氨酸磷酸酶 1B（protein tyrosine phosphatase 1B，PTP1B）（治疗Ⅱ型糖尿病的靶点）抑制活性，IC_{50} 分别为 17.6μmol/L 和 14.9μmol/L（Sun and Guo, 2004）。由于 bruguiesulfurol 天然产量较低，为了后续研究工作的进行，对该类化合物进行了全合成，活性研究显示，化合物 2 位被 2, 5-二溴苯甲酰基取代后的衍生物具有更强的 PTP1B 抑制活性，IC_{50} 为 4.54μmol/L（Chen et al., 2013）。

聚酮类 从木榄（采自中国海南）的内生真菌 *Cladosporium cladosporioides* MA-299 中分离得到聚酮类化合物（图 6.20），分别为 5*R*-hydroxyrecifeiolide、5*S*-hydroxyrecifeiolide、*ent*-cladospolide F、cladospolide G、cladospolide H、*iso*-cladospolide B、pandangolide 1、thiocladospolide A～thiocladospolide D、pandangolide 3 和 *seco*-patulolide C（Zhang et al., 2019a, 2019b）。其中，化合物 thiocladospolide A 和 thiocladospolide D 对水生病原体 *Edwardsiella tarda* 和 *Edwardsiella ictarda* 显示出强的抑制活性，MIC 均为 1μg/ml，而化合物 thiocladospolide B 和 thiocladospolide D 对 *Fusarium oxysporum* f. sp. *cucumerinum* 表现出抑制活性，MIC 均为 1μg/ml（Zhang et al., 2019b）。化合物 *ent*-cladospolide F 对人金黄色葡萄球菌（*Staphylococcus aureus*）表现出中度抑制活性，MIC 为 8.0μg/ml。化合物 cladospolide G 对植物病原真菌 *Glomerella cingulate* 和 *Fusarium oxysporum* f. sp. *cucumerinum* 具有较强的抑制活性，MIC 均为 1.0μg/ml，化合物 pandangolide 1 对水细菌 *Edwardsiella ictarda* 和植物病原真菌 *Glomerella cingulate* 具有较强的抑制活性，MIC 分别为 4.0μg/ml 和 1.0μg/ml（Zhang et al., 2019a）。

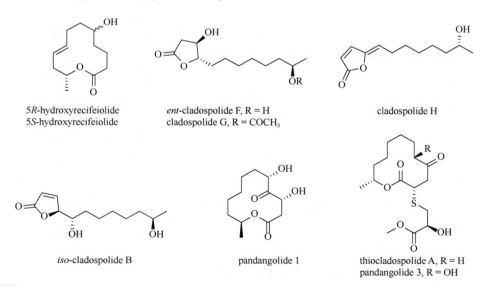

5*R*-hydroxyrecifeiolide
5*S*-hydroxyrecifeiolide

ent-cladospolide F, R = H
cladospolide G, R = COCH₃

cladospolide H

iso-cladospolide B

pandangolide 1

thiocladospolide A, R = H
pandangolide 3, R = OH

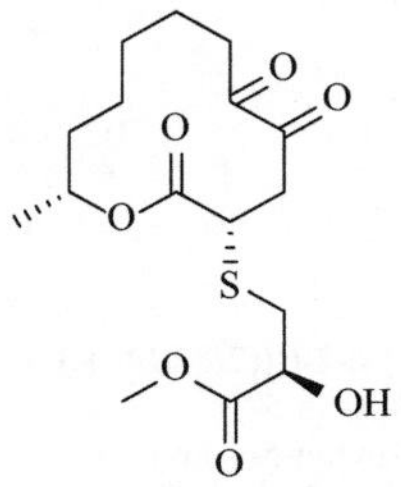

thiocladospolide B

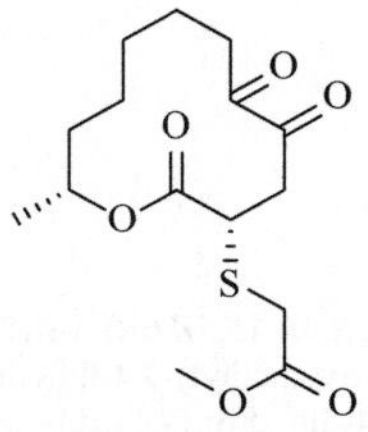

thiocladospolide C

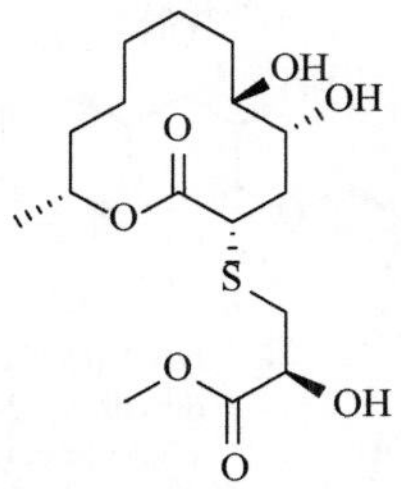

thiocladospolide D

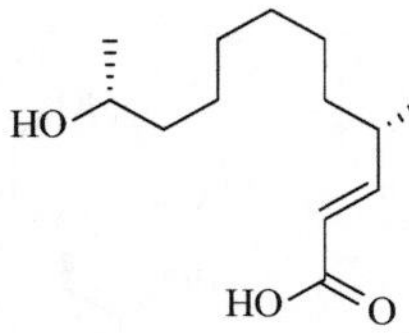

seco-patulolide C

图 6.20 木榄中的聚酮类化合物

其他类 从木榄中还分离获得木质素类、芳香族、脂肪酸类化合物及环己基乙腈衍生物（图 6.21）。

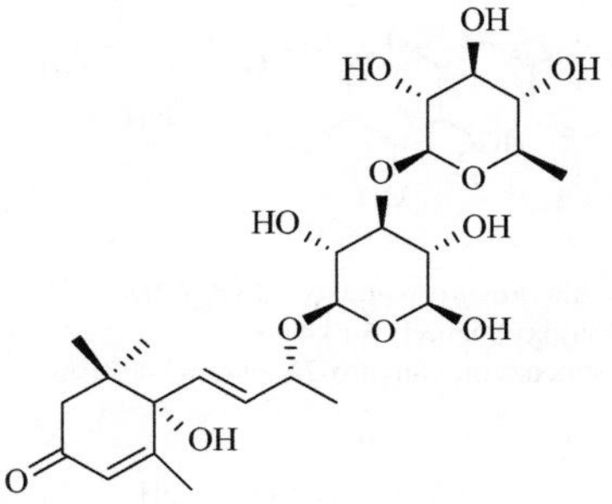

(*S*)-4-hydroxy-3,5,5-trimethyl-4-((*R*,*E*)-3-(((2*R*,3*R*,4*S*,5*S*,6*S*)-3,5,6-trihydroxy-4-(((2*S*,3*R*,4*S*,5*S*,6*R*)-3,4,5-trihydroxy-6-methyltetrahydro-2*H*-pyran-2-yl)oxy)tetrahydro-2*H*-pyran-2-yl)oxy)but-1-en-1-yl)cyclohex-2-en-1-one

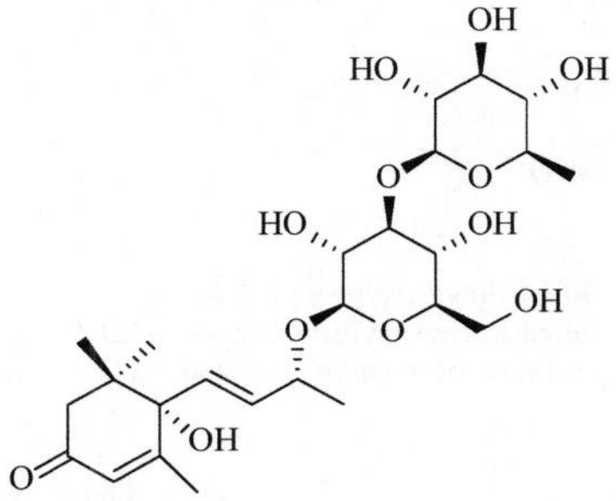

(*S*)-4-((*R*,*E*)-3-(((2*R*,3*R*,4*S*,5*R*,6*R*)-3,5-dihydroxy-6-(hydroxymethyl)-4-(((2*S*,3*R*,4*S*,5*S*,6*R*)-3,4,5-trihydroxy-6-methyltetrahydro-2*H*-pyran-2-yl)oxy)tetrahydro-2*H*-pyran-2-yl)oxy)but-1-en-1-yl)-4-hydroxy-3,5,5-trimethylcyclohex-2-en-1-one

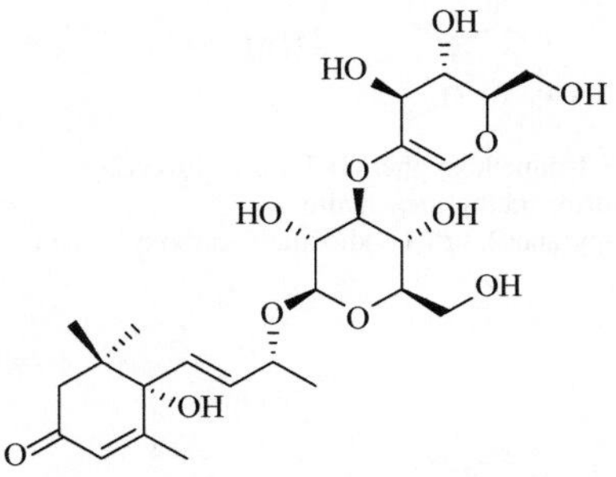

(*S*)-4-((*R*,*E*)-3-(((2*R*,3*R*,4*S*,5*R*,6*R*)-4-(((2*R*,3*S*,4*S*)-3,4-dihydroxy-2-(hydroxymethyl)-3,4-dihydro-2*H*-pyran-5-yl)oxy)-3,5-dihydroxy-6-(hydroxymethyl)tetrahydro-2*H*-pyran-2-yl)oxy)but-1-en-1-yl)-4-hydroxy-3,5,5-trimethylcyclohex-2-en-1-one

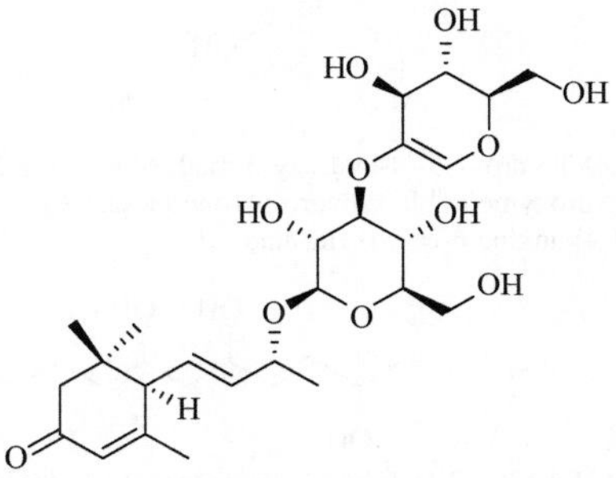

(*R*)-4-((*R*,*E*)-3-(((2*R*,3*R*,4*S*,5*R*,6*R*)-4-(((2*R*,3*S*,4*S*)-3,4-dihydroxy-2-(hydroxymethyl)-3,4-dihydro-2*H*-pyran-5-yl)oxy)-3,5-dihydroxy-6-(hydroxymethyl)tetrahydro-2*H*-pyran-2-yl)oxy)but-1-en-1-yl)-3,5,5-trimethylcyclohex-2-en-1-one

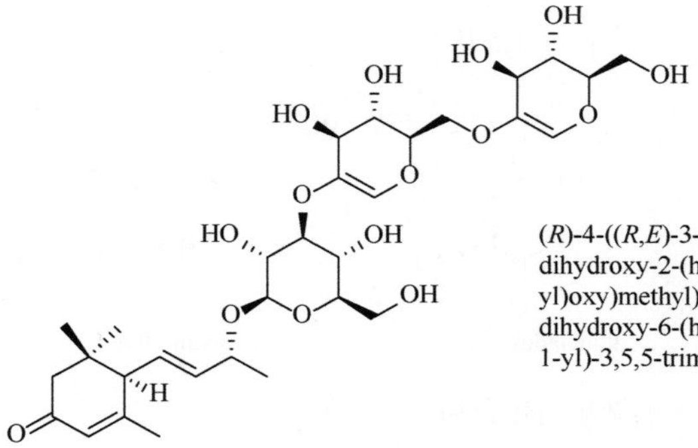

(R)-4-((R,E)-3-(((2R,3R,4S,5R,6R)-4-(((2R,3S,4S)-2-((((2R,3S,4S)-3,4-dihydroxy-2-(hydroxymethyl)-3,4-dihydro-2H-pyran-5-yl)oxy)methyl)-3,4-dihydroxy-3,4-dihydro-2H-pyran-5-yl)oxy)-3,5-dihydroxy-6-(hydroxymethyl)tetrahydro-2H-pyran-2-yl)oxy)but-1-en-1-yl)-3,5,5-trimethylcyclohex-2-en-1-one

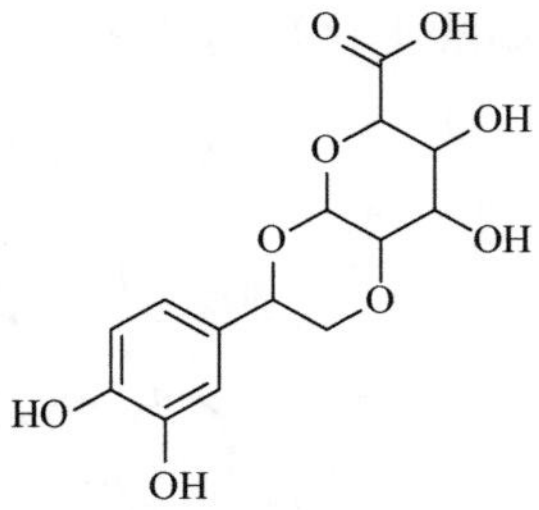

3-(3,4-dihydroxyphenyl)-7,8-dihydroxyhexahydro-6H-pyrano(2,3-β)(1,4)dioxine-6-carboxylic acid

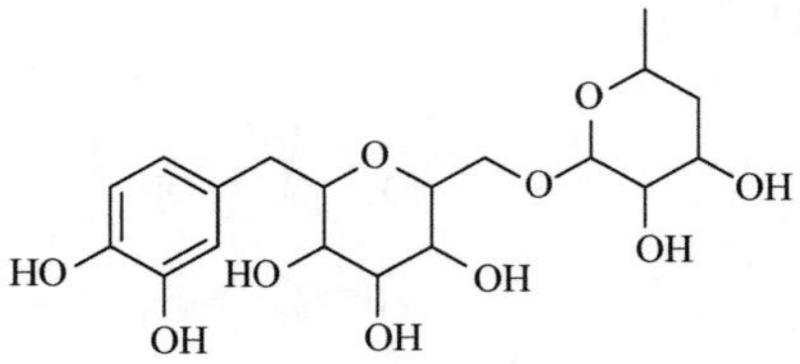

2-(((3,4-dihydroxy-6-methyltetrahydro-2H-pyran-2-yl)oxy)methyl)-6-(3,4-dihydroxybenzyl)tetrahydro-2H-pyran-3,4,5-triol

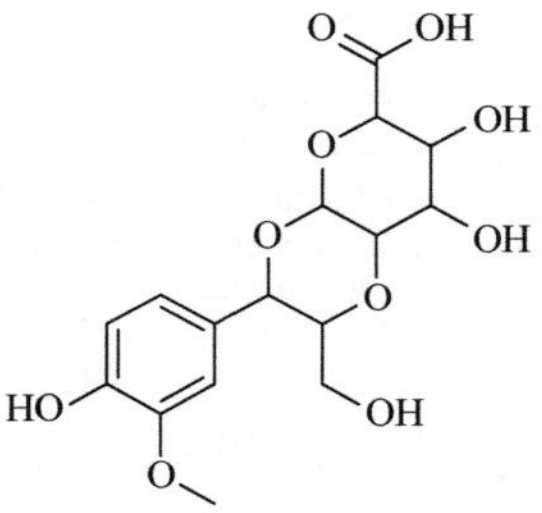

7,8-dihydroxy-3-(4-hydroxy-3-methoxyphenyl)-2-(hydroxymethyl)hexahydro-6H-pyrano(2,3-β)(1,4)dioxine-6-carboxylic acid

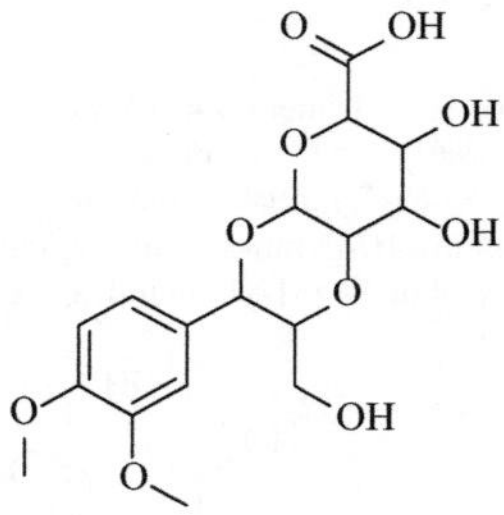

3-(3,4-dimethoxyphenyl)-7,8-dihydroxy-2-(hydroxymethyl)hexahydro-6H-pyrano(2,3-β)(1,4)dioxine-6-carboxylic acid

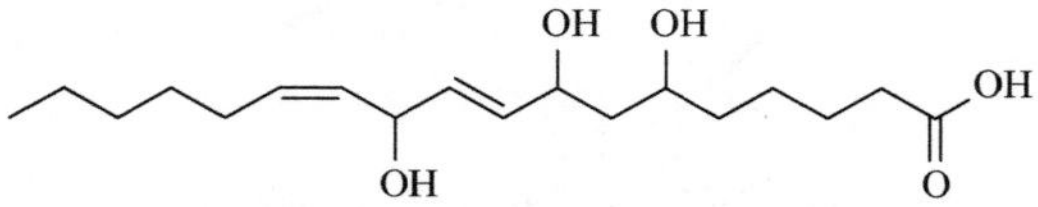

(9E,12Z)-6,8,11-trihydroxyoctadeca-9,12-dienoic acid

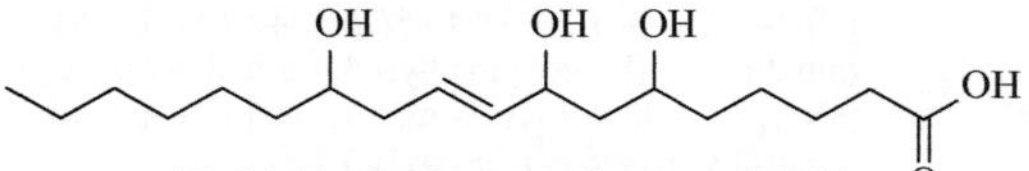

(E)-6,8,12-trihydroxyoctadec-9-enoic acid

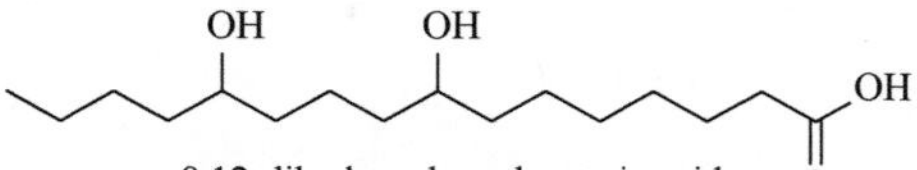

8,12-dihydroxyhexadecanoic acid

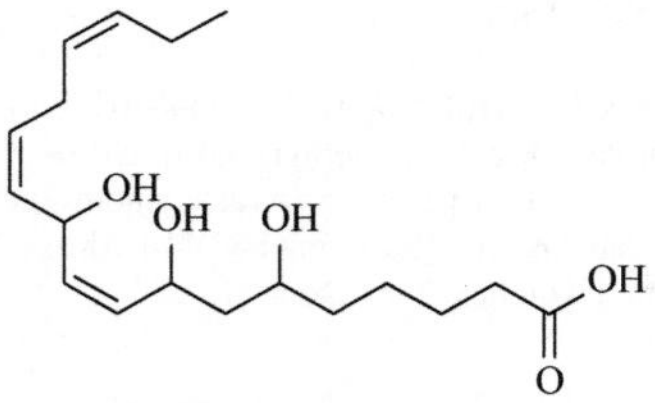

(9Z,12Z,15Z)-6,8,11-trihydroxyoctadeca-9,12,15-trienoic acid

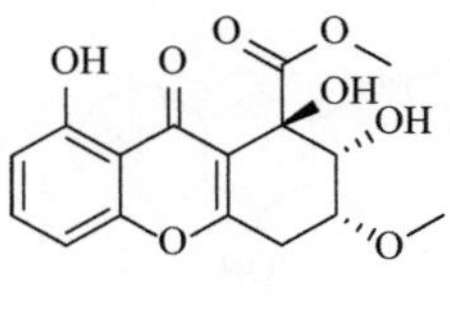

incarxanthone A

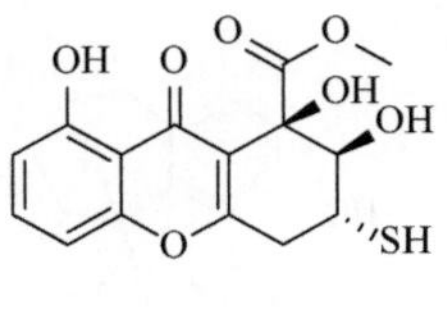

incarxanthone B

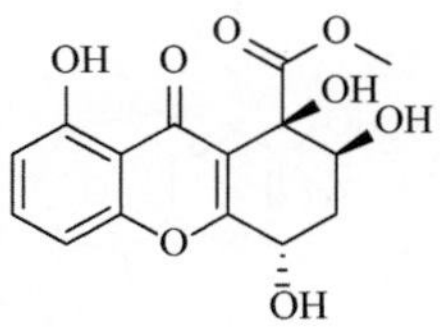

incarxanthone C

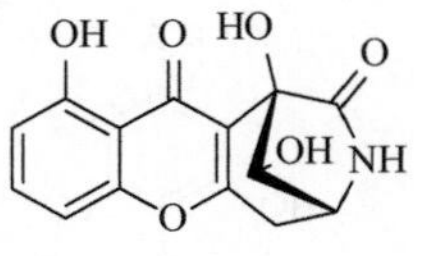

incarxanthone D

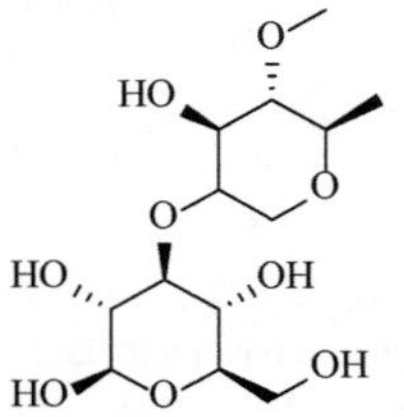

(2R,3R,4S,5R,6R)-4-(((4R,5S,6R)-4-hydroxy-5-methoxy-6-methyltetrahydro-2H-pyran-3-yl)oxy)-6-(hydroxymethyl)tetrahydro-2H-pyran-2,3,5-triol

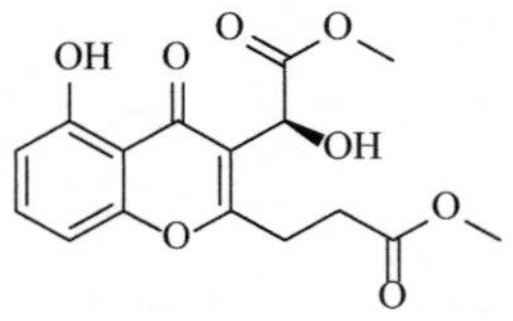

incarxanthone E

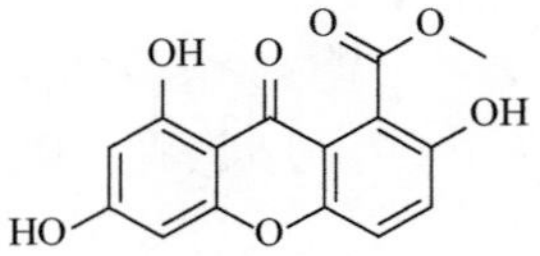

2,8-dihydroxyvertixanthone

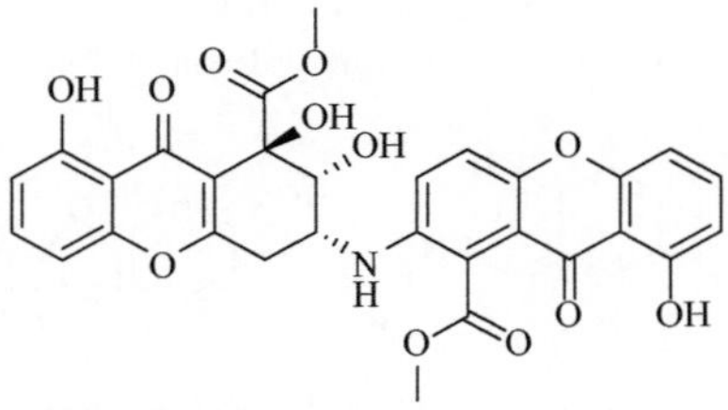

incarxanthone F

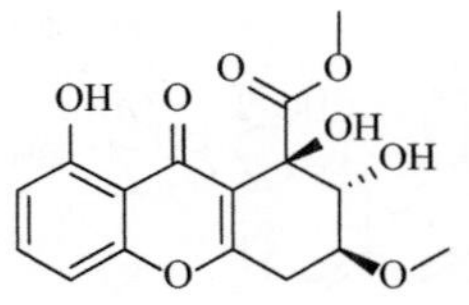

globosuxanthone B

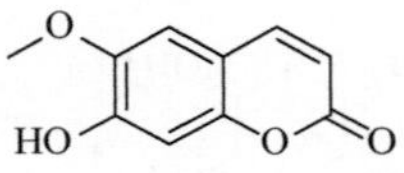

莨菪亭

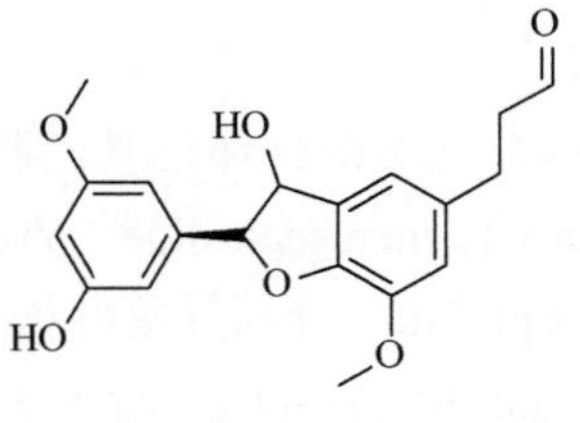

balanophonin

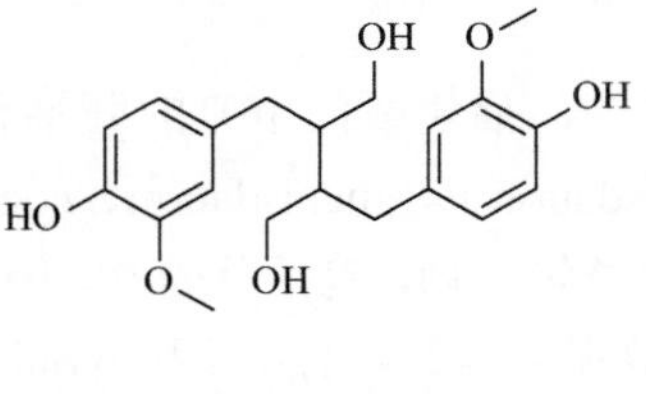

开环异落叶松脂素

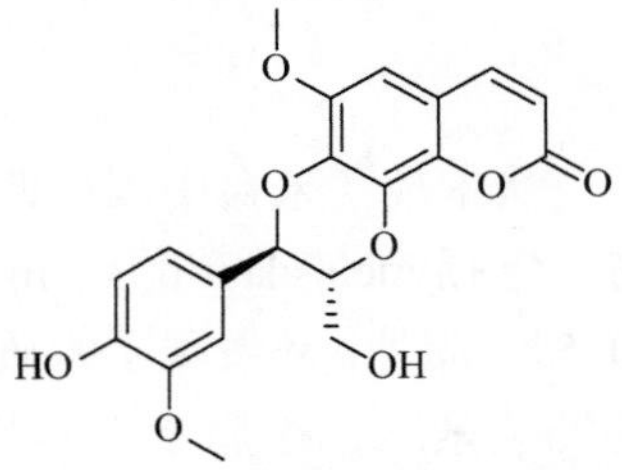

臭矢菜素 A

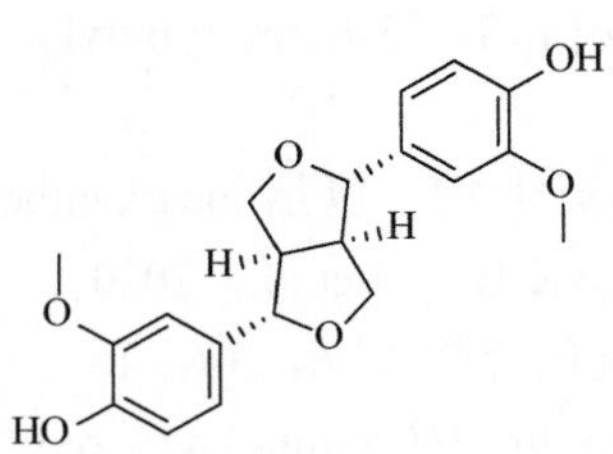

松脂素

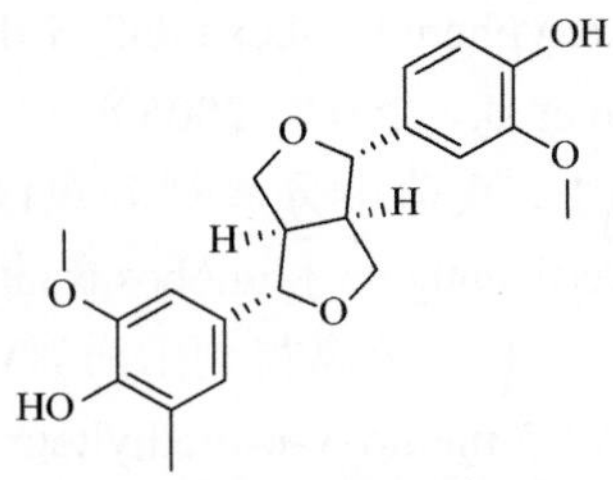

5′-甲氧基-(−)-松脂素

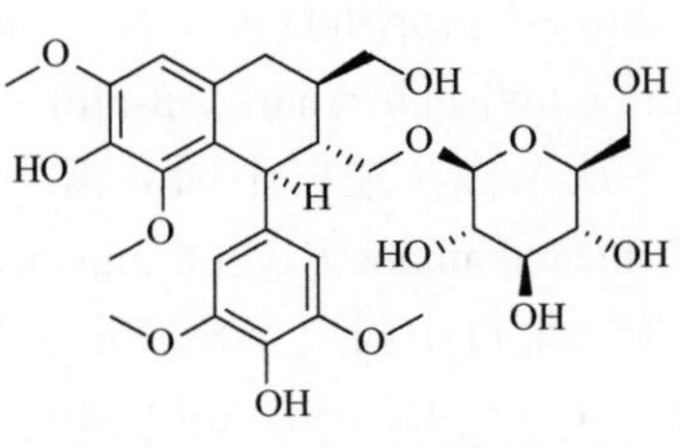

lyoniresinol-3α-O-β-D-glucopyranoside

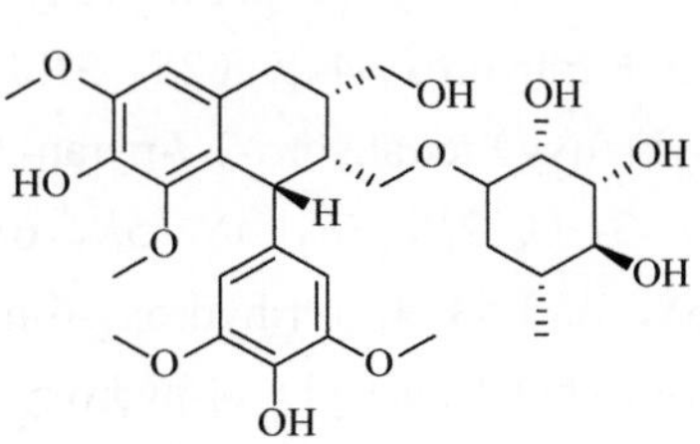

aryl-tetralin lignan rhamnoside

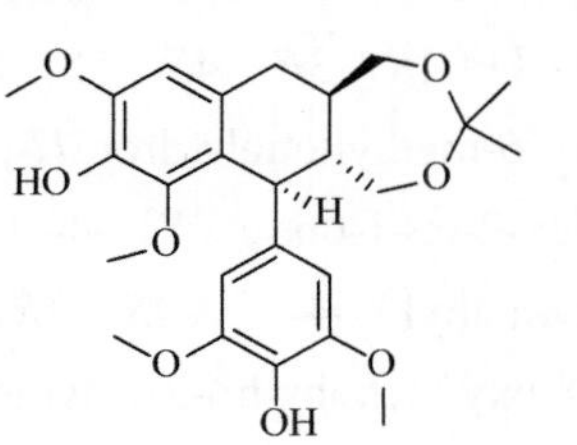

brugunin A

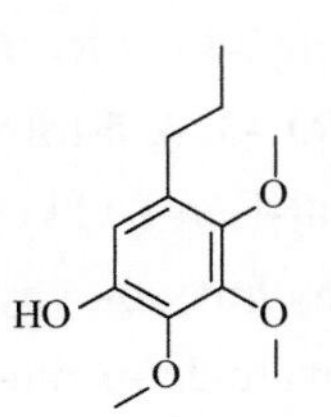

bruguierol D

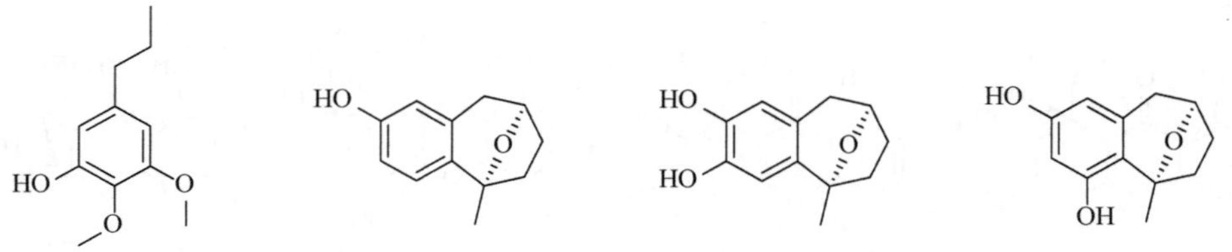

2,3-dimethoxy-5-propylphenol　　　bruguierol A　　　　bruguierol B　　　　bruguierol C

1-(3-hydroxyphenyl)-hexane-2,5-diol　　　3-(3-hydroxybutyl)-1,1-dimethylisochroman-6,8-diol

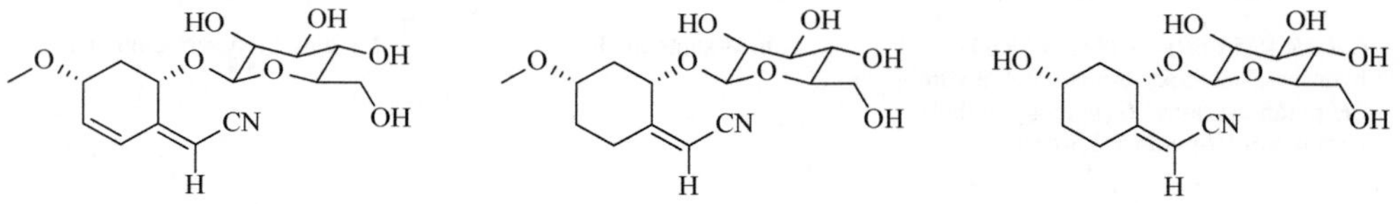

menisdaurin B　　　　　　menisdaurin C　　　　　　menisdaurin D

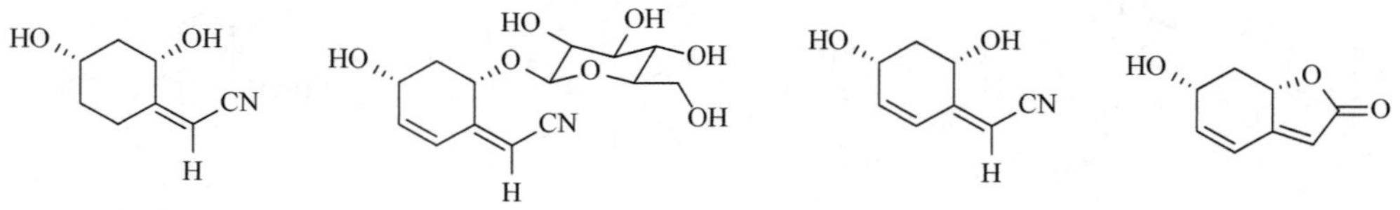

menisdaurin E　　　　menisdaurin　　　　coclauril　　　　menisdaurilide

图 6.21　木榄中的其他类化合物

从木榄（采自中国广西光仑，福建厦门市）的胚轴和茎中分离得到环己基乙腈衍生物，包括 menisdaurin B～menisdaurin E、menisdaurin、coclauril 和 menisdaurilide（Yi et al.，2015）。此外，还发现了木质素类化合物，包括莨菪亭、balanophonin、开环异落叶松脂素、臭矢菜素 A、松脂素、5′-甲氧基-（-）-松脂素和 lyoniresinol-3α-O-β-D-glucopyranoside（易湘茜等，2013）、brugunin A，以及芳香苯衍生物 bruguierol A～bruguierol D、2,3-di-methoxy-5-propylphenol、1-（3-hydroxyphenyl）-hexane-2,5-diol 和 3-（3-hydroxybutyl）-1,1-dimethylisochroman-6,8-diol（Han et al.，2007，2005）。

从木榄（采自中国海南）的内生真菌中分离得到蒽酮衍生物，包括 incarxanthone A～incarxanthone F、2,8-dihydroxyvertixanthone 和 globosuxanthone B（Li et al.，2020）。从木榄（采自中国广东珠海市淇澳岛）叶中分离得到木质素类化合物（2R，3R，4S，5R，6R）-4-（（（4R，5S，6R）-4-hydroxy-5-methoxy-6-methyltetrahydro-2H-pyran-3-yl）oxy）-6-（hydroxymethyl）tetrahydro-2H-pyran-2,3,5-triol，降倍半萜化合物（S）-4-hydroxy-3,5,5-trimethyl-4-（（R，E）-3-（（（2R，3R，4S，5S，6S）-3,5,6-trihydroxy-4-（（（2S，3R，4S，5S，6R）-3,4,5-trihydroxy-6-methyltetrahydro-2H-pyran-2-yl）oxy）tetrahydro-2H-pyran-2-yl）oxy）but-1-en-1-yl）cyclohex-2-en-1-one、（S）-4-（（R，E）-3-（（（2R，3R，4S，5R，6R）-3,5-dihydroxy-6-（hydroxymethyl）-4-（（（2S，3R，4S，5S，6R）-3,4,5-trihydroxy-6-methyltetrahydro-2H-pyran-2-yl）oxy）tetrahydro-2H-pyran-2-yl）oxy）but-1-en-1-yl）-4-hydroxy-3,5,

5-trimethylcyclohex-2-en-1-one 等，以及脂肪酸类和酚苷类化合物（Zhao et al.，2018）。

在细胞毒活性测定中，化合物 incarxanthone B 对 3 种癌细胞 A375、MCF-7 和 HL-60 具有细胞毒活性，IC_{50} 分别为（8.6±0.2）µmol/L、（6.5±0.4）µmol/L 和（4.9±0.2）µmol/L（Li et al.，2020）。化合物 menisdaurin E、menisdaurin 和 coclauril 具有抗乙型肝炎病毒（HBV）活性，EC_{50} 分别为 8.7µg/ml、5.1µg/ml 和 7.6µg/ml。活性测定中发现，化合物（*S*）-4-（（*R*，*E*）-3-（（（2*R*，3*R*，4*S*，5*R*，6*R*）-3, 5-dihydroxy-6-（hydroxymethyl）-4-（（（2*S*，3*R*，4*S*，5*S*，6*R*）-3, 4, 5-trihydroxy-6-methyltetrahydro-2*H*-pyran-2-yl）oxy）tetrahydro-2*H*-pyran-2-yl）oxy）but-1-en-1-yl）-4-hydroxy-3, 5, 5-trimethylcyclohex-2-en-1-one、（*S*）-4-（（*R*，*E*）-3-（（（2*R*，3*R*，4*S*，5*R*，6*R*）-4-（（（2*R*，3*S*，4*S*）-3, 4-dihydroxy-2-（hydroxymethyl）-3, 4-dihydro-2*H*-pyran-5-yl）oxy）-3, 5-dihydroxy-6-（hydroxymethyl）tetrahydro-2*H*-pyran-2-yl）oxy）but-1-en-1-yl）-4-hydroxy-3, 5, 5-trimethylcyclohex-2-en-1-one、（*R*）-4-（（*R*，*E*）-3-（（（2*R*，3*R*，4*S*，5*R*，6*R*）-4-（（（2*R*，3*S*，4*S*）-3, 4-dihydroxy-2-（hydroxymethyl）-3, 4-dihydro-2*H*-pyran-5-yl）oxy）-3, 5-dihydroxy-6-（hydroxymethyl）tetrahydro-2*H*-pyran-2-yl）oxy）but-1-en-1-yl）-3, 5, 5-trimethylcyclohex-2-en-1-one、（*R*）-4-（（*R*，*E*）-3-（（（2*R*，3*R*，4*S*，5*R*，6*R*）-4-（（（2*R*，3*S*，4*S*）-2-（（（（2*R*，3*S*，4*S*）-3, 4-dihydroxy-2-（hydroxymethyl）-3, 4-dihydro-2*H*-pyran-5-yl）oxy）methyl）-3, 4-dihydroxy-3, 4-dihydro-2*H*-pyran-5-yl）oxy）-3, 5-dihydroxy-6-（hydroxymethyl）tetrahydro-2*H*-pyran-2-yl）oxy）but-1-en-1-yl）-3, 5, 5-trimethylcyclohex-2-en-1-one 和酚苷类化合物 3-（3, 4-dimethoxyphenyl）-7, 8-dihydroxy-2-（hydroxymethyl）hexahydro-6*H*-pyrano（2, 3-*β*）（1, 4）dioxine-6-carboxylic acid 对藻类的生长具有抑制作用（Zhao et al.，2018）。

【栽培技术】

人工栽培 红树植物木榄自海南东寨港引种到广东珠海市淇澳—担杆岛自然保护区（田广红等，2010）。

胚轴采集与育苗 2月下旬，从海南东寨港的河港村高潮带林地捡取新鲜未发根、成熟且粗壮的胚轴，带回珠海市淇澳红树林试验苗圃插植。

育苗及栽植 将木榄胚轴插植于营养袋（规格为 18cm×7.5cm）内，插入深度为胚轴长度的 40%～60%，填充基质为肥沃的海泥，置于中潮、大潮潮水可以淹没的苗床上。待 0.5 年生后，将木榄苗移栽到位于高潮带的树木园中。种植密度为 1.5m×1.5m，定期观测生长指标。

苗期管理 幼苗移植后应注意防虫防蟹，尤其是蟹类在营养袋内打洞而影响幼苗根部生长；幼苗期要进行寒冷适应性锻炼，提高抗寒能力；苗龄 12 月之后，木榄苗的保存率呈缓慢下降的趋势，表明在引种地适应性较强。

胡宏友等（2012）对红树植物苗木的繁育进行了总结。红树植物种实产量高，部分物种有胎生现象，实生苗生长速度快，多采用有性繁殖；成熟种实易被海浪带走或动物啃咬，及时采集是育苗的关键。纬度低，则成熟期提前，通常根据种实的大小和色泽判断成熟度。种实采集后应及时播种，临时储藏宜 5～10℃冷藏。育苗方式：当前红树苗木生产多采用容器育苗。容器袋栽苗定植成活率高，不易被海浪冲毁。其中，胎生类常用营养袋直接育苗，如秋茄树、木榄、红海榄、桐花树、海榄雌等。水分和盐度管理：水分管理宜模拟潮汐供水，盐度管理则因树种而异。其中，胎生类红树育苗水体盐度最好控制在15‰以内，幼苗阶段可提高到10‰。病虫害防治：病害主要有立枯病、灰霉病和炭疽病，常危害种子类红树植物，苗期为高发期，可用广谱杀菌药防治；虫害主要有卷叶蛾、螟蛾科幼虫、老鼠、螃蟹、地老虎、蟋蟀等，应结合实际情况采取药物或人工防除。越冬防寒措施：红树幼苗对低温抵抗性弱，在纬度较高地区应利用设施育苗，可采取覆盖塑料膜和稻草、水淹保温等措施防寒，喷施适量含钾量高的叶面肥提高小苗抗性，避免因突然降温和极端天气造成损失。

野生抚育　木榄仅天然分布于海南，处于海湾外滩的中潮带地段，属于嗜热性广布种。要在生长地进行封禁管理，严禁乱砍滥伐，划出专门保护区，停止对沿海河口原生境的人为破坏，禁止将现存的木榄湿地转化为农田、池塘、盐场及其他用途，以保护木榄种群。在木榄原分布区域——海南东寨港自然保护区、清澜自然保护区，根据其生物学特性及生境，适宜采取根部培土、剪除杂草、防治病虫害、人工补栽等措施，促进种群繁殖和生长。对于已遭受破坏的木榄生长区域，在封禁管理的基础上，采用人工育苗、人工补栽造林等方式，人为增加木榄种群数量，并加强后期管理。

【**资源保护与开发应用**】

生态保护　木榄生长于海岸潮水冲积地带，混杂于秋茄树等红树林中，属于优势物种。株高一般在6m以下，根系发达，可以固着海岸泥滩、促淤护岸；密丛生的株形可以防风阻浪、减少海岸侵蚀。通过研究盐水胁迫对木榄幼苗的影响，可寻找木榄种群的数量达到可持续性的有效途径。

海岸观赏景观　木榄主要分布于热带、亚热带沿海。高度盐渍化的潮间带，高温多雨，台风频繁，潮高浪急，只有红树植物能够适应这种特殊的环境条件。木榄的叶子像鸡蛋，只是有个"尖脑袋"。木榄长大以后，会长出最奇怪的膝状呼吸根，生长过程中根翘起的部分向下弯曲，形成像人膝盖的形状。然后，根的先端重复上述的生长过程，长出许多大大小小的"膝盖"，形成密密麻麻的膝状呼吸根。木榄有许多根，每条根都像上述过程一般生长，并不断反复，形成木榄林里奇特的膝状根景观。

开发新药的原料　木榄含有具有抗肿瘤、抗癌、抗炎及抗氧化等药理作用的多种活性物质，通过研究，可以开发出抗肿瘤药、新型抗癌药、消炎药等。

参考文献

蔡由生, 刘海利, 龚景旭, 等. 2011. 中国湛江木榄 (*Bruguiera gymnorrhiza*) 的化学成分研究. 中国海洋药物, 30(1): 15-18.
傅立国, 陈潭清, 郎楷永, 等. 2001. 中国高等植物: 第7卷. 青岛: 青岛出版社.
甘伟松. 1965. 台湾药用植物志. 台北: 中国医药研究所.
管华诗, 王曙光. 2009. 中华海洋本草: 第2卷 海洋矿物药与海洋植物药. 上海: 上海科学技术出版社.
国家中医药管理局《中华本草》编委会. 1999. 中华本草. 上海: 上海科学技术出版社.
胡宏友, 严顺洋, 王文卿, 等. 2012. 中国红树植物种质资源现状与苗木繁育关键技术. 应用生态学报, 23(4): 939-946.
江纪武, 靳朝东. 2005. 药用植物辞典. 天津: 天津科学出版社.
李昉, 李晓明, 王斌贵. 2010. 海洋红树林植物木榄化学成分研究. 海洋科学, 34(10): 24-27.
李雅琦, 郭庆梅, 周凤琴. 2018. 木榄的性状鉴别与显微鉴别. 华西药学杂志, 33(2): 210-213.
李元跃. 2006. 几种红树植物叶的解剖学研究. 厦门大学博士学位论文.
廖宝文, 张乔民. 2014. 中国红树林的分布、面积和树种组成. 湿地科学, 12(4): 435-440.

林鹏 . 1984. 我国药用的红树林植物 . 海洋药物 : 12(4): 45.

林鹏 . 1997. 中国红树林生态系 . 北京 : 科学出版社 .

刘海利，沈旭，蒋华良，等 . 2008. 中国红树植物木榄 *Bruguiera gymnorrhiza* 中新颖罕见多聚二硫大环化合物的结构研究 . 有机化学，231(2): 246-251.

刘兰芳，唐绍清 . 1989. 中国红树植物花粉形态 . 广西植物，9(3): 221-232, 285-290.

刘美龄 . 2008. 海南东寨港和清澜港红树植物分布与土壤性质的关系 . 厦门大学硕士学位论文 .

柳晓磊，汤华 . 2006. 红树植物的分子生物学研究进展 . 分子植物育种，4(S2): 44-50.

潘文，周涵韬，陈攀，等 . 2005. 木榄属 3 种红树植物的遗传变异和亲缘关系分析 . 海洋科学，29(5): 23-28.

庞冠兰 . 2013. 红树植物木榄胚轴降糖活性成分的筛选 . 广西师范大学硕士学位论文 .

尚随胜，龙盛京 . 2005. 红树植物木榄的活性成分研究概况 . 中草药，36(3): 465-467.

邵长伦，傅秀梅，王长云，等 . 2009. 中国红树林资源状况及其药用调查Ⅲ . 民间药用与药物研究状况 . 中国海洋大学学报（自然科学版），39(4): 712-718.

田广红，李枚，杨雄邦，等 . 2010. 珠海淇澳岛几种红树植物引种的初步研究 . 生态科学，29(4): 362-366.

王文卿，王瑁 . 2007. 中国红树林 . 北京 : 科学出版社 .

魏妮娜，覃义阳，张秀群，等 . 2013. 珠海淇澳岛 4 种红树植物 ITS 区段的序列测定 . 广东农业科学，40(5): 131-133.

吴钿，叶昌辉，韩维栋 . 2012. 5 种红树科植物叶片的比较解剖及其生态适应研究 . 植物研究，32(2): 143-146.

徐淑庆，李家明，卢世标，等 . 2010. 广西北部湾红树林资源现状及可持续发展对策 . 生物学通报，45(5): 11-14, 63-64.

易湘茜，高程海，何碧娟，等 . 2013. 红树植物木榄胚轴中苯丙素类化学成分研究 . 广西植物，33(2): 191-194, 257.

张宜辉，王文卿，池敏杰，等 . 2006. 显胎生红树植物木榄 (*Bruguiera gymnorrhiza*) 胎生胚轴发育 . 海洋学报（中文版），28(2): 121-127.

张玉兰，王开发，李珍 . 1997. 我国红树科植物花粉形态研究及其古环境意义 . 海洋通报，16(6): 31-38.

郑海雷，林鹏 . 1998. 培养盐度对海莲和木榄幼苗膜保护系统的影响 . 厦门大学学报（自然科学版），37(2): 126-130.

中国科学院植物研究所 . 1972. 中国高等植物图鉴 : 第二册 . 北京 : 科学出版社 .

中国科学院中国植物志编辑委员会 . 1983. 中国植物志 : 第五十二卷 第二分册 . 北京 : 科学出版社 : 135.

Chatsudthipong V, Jutabha P. 2001. Effect of steviol on paraaminohippurate transport by isolated perfused rabbit renal proximal tubule. J. Pharmacol. Exp. Ther., 298(3): 1120.

Chen J, Jiang C S, Ma W Q, et al. 2013. The first synthesis of natural disulfide bruguiesulfurol and biological evaluation of its derivatives as a novel scaffold for PTP1B inhibitors. Bioorg. Med. Chem. Lett., 23(18): 5061-5065.

Chen J F, Luo D D, Lin Y S, et al. 2020. Aqueous extract of *Bruguiera gymnorrhiza* leaves protects against dextran sulfate sodium induced ulcerative colitis in mice via suppressing NF-κB activation and modulating intestinal microbiota. J. Ethnopharmacol., 251: 112554.

Ding L, Hertweck C. 2020. Oxygenated geosmins and plant-like eudesmanes from a bacterial mangrove endophyte. J. Nat. Prod., 83(7): 2207-2211.

Han L, Huang X S, Sattler I, et al. 2004. New diterpenoids from the marine mangrove *Bruguiera gymnorrhiza*. J. Nat. Prod., 67(9): 1620-1623.

Han L, Huang X S, Sattler I, et al. 2005. New aromatic compounds from the marine mangrove *Bruguiera gymnorrhiza*. Planta Med., 71(2): 160-164.

Han L, Huang X S, Sattler I, et al. 2007. Two new constituents from mangrove *Bruguiera gymnorrhiza*. J. Asian Nat. Prod. Res., 9(4): 327-331.

Homhual S, Bunyapraphatsara N, Kondratyuk T, et al. 2006a. Bioactive dammarane triterpenes from the mangrove plant *Bruguiera gymnorrhiza*. J. Nat. Prod., 69(3): 421-424.

Homhual S, Zhang H J, Bunyapraphatsara N, et al. 2006b. Bruguiesulfurol, a new sulfur compound from *Bruguiera gymnorrhiza*. Planta Med., 72(3): 255-260.

Huang X Y, Wang Q, Liu H L, et al. 2009. Diastereoisomeric macrocyclic polydisulfides from the mangrove *Bruguiera gymnorrhiza*. Phytochemistry, 70(17-18): 2096-2100.

Li Q, Yu N W, Wang Y P, et al. 2013. Extraction optimization of *Bruguiera gymnorrhiza* polysaccharides with radical scavenging activities. Carbohydr. Polym., 96(1): 148-155.

Li S J, Jiao F W, Li W, et al. 2020. Cytotoxic xanthone derivatives from the mangrove-derived endophytic fungus *Peniophora incarnata* Z4. J. Nat. Prod., 83(10): 2976-2982.

Lin Y S, Zheng X H, Chen J F, et al. 2020. Protective effect of *Bruguiera gymnorrhiza* (L.) Lam. fruit on dextran sulfate sodium-induced ulcerative colitis in mice: role of Keap1/Nrf2 pathway and gut microbiota. Front. Pharmacol., 10: 1602.

Liu X L, Chen T, Wang Q, et al. 2021. Structure analysis and study of biological activities of condensed tannins from *Bruguiera gymnorhiza* (L.) Lam and their effect on fresh-cut lotus roots. Molecules, 26(5): 1369.

Panyadee A, Sahakitpichan P, Ruchirawat S, et al. 2015. 5-Methyl ether flavone glucosides from the leaves of *Bruguiera gymnorrhiza*. Phytochem. Lett., 11: 215-219.

Subrahmanyam C, Ward R S, Hibbs D E, et al. 1999. Diterpenes from the marine mangrove *Bruguiera gymnorrhiza*. Phytochemistry, 51(1): 83-90.

Sun Y Q, Guo Y W. 2004. Gymnorrhizol, an unusual macrocyclic polydisulfide from the Chinese mangrove *Bruguiera gymnorrhiza*. Tetrahedron Lett., 45(28): 5533-5535.

Yao J E, Shen M R, Yi X X, et al. 2017. A new 8-hydroxyquercetagetin glycoside from the hypocotyls of mangrove *Bruguiera gymnorrhiza*. Chem. Nat. Compd., 53(1): 33-35.

Yasukawa K, Kitanaka S, Seo S. 2002. Inhibitory effect of stevioside on tumor promotion by 12-*O*-tetradecanoyiphorbol-13-acetate in two stage carcinogenesis in mouse skin. Biol. Pharm. Bull., 25(11): 1488.

Yi X X, Deng J G, Gao C H, et al. 2015. Four new cyclohexylideneacetonitrile derivatives from the hypocotyl of mangrove (*Bruguiera gymnorrhiza*). Molecules, 20(8): 14565-14575.

Zhang F Z, Li X M, Li X, et al. 2019a. Polyketides from the mangrove-derived endophytic fungus *Cladosporium cladosporioides*. Mar. Drugs, 17(5): 296.

Zhang F Z, Li X M, Yang S Q, et al. 2019b. Thiocladospolides A-D, 12-membered macrolides from the mangrove-derived endophytic fungus *Cladosporium cladosporioides* MA-299 and structure revision of pandangolide 3. J. Nat. Prod., 82(6): 1535-1541.

Zhao M, Xiao H, Sun D, et al. 2018. Investigation of the inhibitory effects of mangrove leaves and analysis of their active components on phaeocystis globosa during different stages of leaf age. Int. J. Environ. Res. Public Health, 15(11): 2434.

6.2　海莲（*Bruguiera sexangula*）

海莲是一种常见的红树植物，属于红树科（Rhizophoraceae）木榄属（*Bruguiera*），且属于嗜热性广布种（廖宝文和张乔民，2014）。海莲天然分布于我国海南，广东、福建已引种成功，并在 1994 年引入深圳市福田。海莲是海南红树林的优势种类，资源较为丰富。《海洋药物》记载，叶煎汁，治疟疾（姜凤梧和张玉顺，1994）；在民间海莲叶、树皮、果实作为收敛剂，治疗脘腹疼痛、泄泻，且嫩叶可食用。现代研究表明，海莲中化合物包括三萜类、酚类、黄酮类、生物碱类、含硫化合物等（郑彩娟等，2014）。从海莲叶中获得的提取物可用于制备药品或化妆品，具有抑制酪氨酸酶活性和黑色素合成的作用，也具有吸收紫外线和抗氧化作用，多次涂抹对皮肤无刺激性不良反应（黄绵庆等，2016）。海莲根、茎、叶、花的乙酸乙酯提取物均含有黄酮类化合物和总酚，均具有抗氧化活性，其中海莲茎提取物抗氧化活性最好（张旭等，2017）。这为研发抗氧化药、新型抗菌药提供了良好的资源。

【分类位置】 被子植物门 Angiospermae 双子叶植物纲 Dicotyledoneae 原始花被亚纲 Archichlamydeae 桃金娘目 Myrtiflorae 红树科 Rhizophoraceae 木榄属 *Bruguiera* 海莲 *Bruguiera sexangula* (Lour.) Poir., 1816（*Rhizophora sexangula* Lour.）（中国科学院中国植物志编辑委员会，1983）。

【别名】 剪定树（陈焕镛，1964）；小叶格拿梢、罗古（海南）。

【形态特征】 海莲为常绿乔木或灌木（图6.22），通常高5～10m，最高可达15m，胸径为20～25cm；老茎干树皮黑褐色或灰棕色，有不规则裂纹和少量凸起的皮孔，嫩枝平滑；气生根以膝状呼吸根为主，有时也具支柱根和板根。叶对生，薄革质；叶呈矩圆形或倒披针形，长7～11cm，宽3～4.5cm，两端渐尖，稀基部呈阔楔形，中脉橄榄黄色，侧脉上面明显，下面不明显；叶柄长2.5～3cm，与中脉同色。花单生于叶腋长4～7mm的花梗上，盛开时下垂，长2.5～3cm，直径为2.5～3cm；花萼鲜红色，微具光泽，萼筒有明显的纵棱，常短于裂片，裂片9～11枚，通常10枚；花瓣金黄色，长9～14mm，边缘具长粗毛，2裂，裂片顶端呈钝形，向外反卷，无刺毛或仅有1条短刺毛，裂缝间有1条刺毛，常短于裂片；雄蕊长7～12mm；花柱红黄色，有3～4条纵棱，长12～16mm，柱头3～4裂。胚轴呈短柱状，长（7.81±0.89）cm，直径为（1.61±0.10）cm，重（11.36±2.20）g，先端略尖。花果期为秋、冬季至次年春季（王文卿和王瑁，2007；中国科学院中国植物志编辑委员会，1983）。

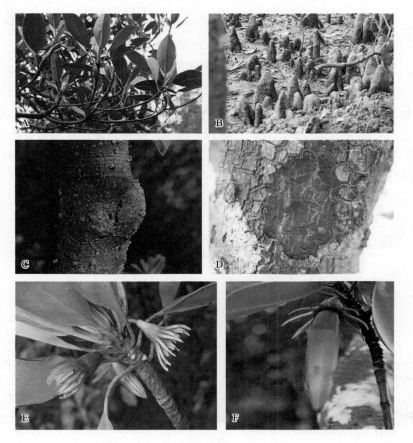

图 6.22　海莲植物形态

A. 花期植物体；B. 膝状根；C. 枝干（示皮孔）；D. 枝干（示剖去外皮露出红色内皮）（王文卿和王瑁，2007）；E. 花枝（徐克学摄）；F. 果枝（徐克学摄）

【生境分布】 海莲生长于红树林林带内缘高潮线附近，或滨海盐滩及潮水到达的沼泽地（图6.23）。在我国海莲自然分布于海南文昌市、海口市琼山区、陵水黎族自治县、三亚市和儋州市，广东、福建有引种。海莲还分布于印度、斯里兰卡、马来西亚、泰国、越南。

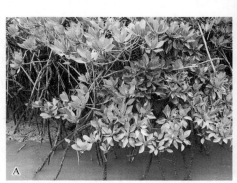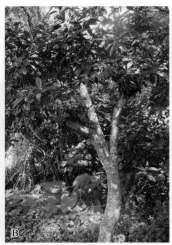

图 6.23　海莲生境

A.生长在海滩淤泥及海水中的海莲（徐克学摄）；B.生长在红树林中的海莲

【药材鉴别】

药材性状　膝状呼吸根呈不规则块状，直径为 2～8cm，长短不一，常截成小段或小块；向上的一侧呈拱形弯曲，表面棕色或紫棕色，外皮粗糙，有明显皮孔和不规则裂纹；向下的一面有数条支根，支根呈圆柱形，直径约 2cm，外皮紧密，具纵皱纹。质坚硬，断面皮部棕红色，木部淡红棕色（图 6.24）。气微，味涩、微咸。

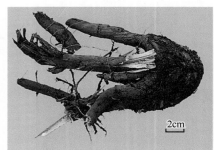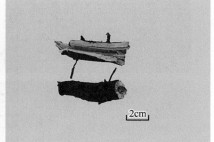

图 6.24　海莲根药材（膝状根）形态

茎呈圆柱形，略弯曲，直径为 0.5～1.5cm，长短不一。表面棕黑色至棕色，有枝痕，有的可见叶痕、棕红色凸起的皮孔、不规则裂纹，节处略膨大。质脆，易折断，断面皮部棕红色，木部黄白色，中央有髓（图 6.25）。气微，味微涩、微咸。

树皮呈不规则块状或片状，大小不一。外表面棕黑色至棕色，有不规则纵横裂纹，形成方格

图 6.25　海莲茎药材形态

状，有枝痕和皮孔，外皮脱落处呈紫棕色。内表面棕红色，具明显的纵向凹凸纹理。质脆，断面外侧紫棕色，颗粒状，内侧棕红色，纤维状（图6.26）。气微，味涩。

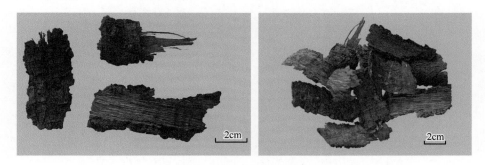

图6.26 海莲树皮药材形态

海莲干燥叶展平后呈长圆形或倒披针形，长4～10cm，宽2.5～4cm。先端渐尖，基部呈楔形，全缘。表面褐绿色或暗绿色，光滑，中脉橄榄黄色。叶柄长约2.5cm，与中脉同色。叶革质，光亮（图6.27）。气微，味微涩。

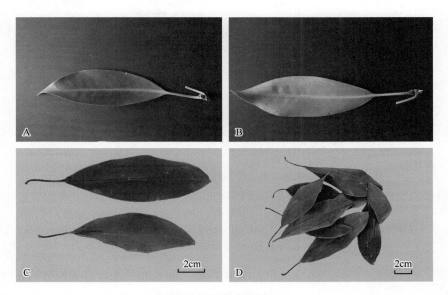

图6.27 海莲叶药材形态

A、B.海莲鲜叶（A.上表面；B.下表面）；C、D.海莲干燥叶

组织构造 叶中脉部位横切面（图6.28）为两面叶（图6.29）。上、下表皮细胞均为1层，外被厚角质层；表皮细胞较小，上表皮细胞内方有1层细胞的下皮组织，有的含有草酸钙簇晶，无气孔；下表皮细胞内方有1～2层细胞的下皮组织，气孔比较密集，保卫细胞略内陷，内方有大型气室（吴钿等，2012）。叶肉组织分化，有明显的栅栏组织和海绵组织。栅栏组织位于上方，不通过中脉，细胞排列紧密整齐，由2～4层柱状细胞组成，约占叶肉组织的1/3；海绵组织细胞排列特别疏松，细胞间隙非常发达。中脉维管束1个，无限外韧型，木质部较发达，韧皮部位于木质部的下方，呈半环状包围。薄壁组织中有含单宁细胞（齐红等，2019）。

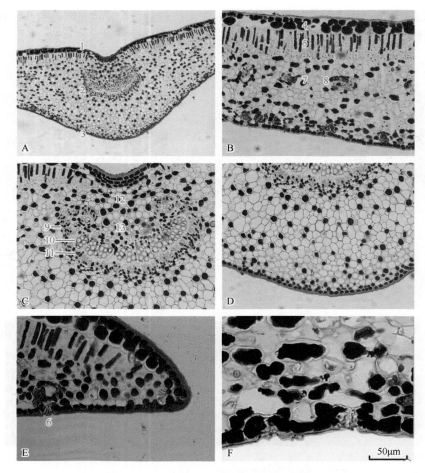

图 6.28　海莲叶中脉部位横切面构造

A. 叶中脉部位；B. 叶肉部位；C. 中脉部位上表面；D. 中脉部位下表面；E. 叶缘部位；F. 叶粉末中的下表皮碎片（示表皮细胞和气孔）

1. 上表皮；2. 中脉维管束；3. 下表皮；4. 下皮层；5. 栅栏组织；6. 气孔；7. 侧脉维管束；8. 海绵组织；9. 中柱鞘纤维；10. 木质部；11. 韧皮部；12. 厚角组织；13. 草酸钙簇晶

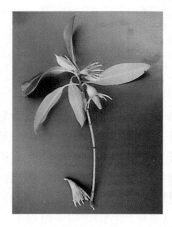

图 6.29　海莲鲜枝叶与花（徐克学摄）

根横切面（图 6.30）木栓层细胞数列，细胞内含棕色物质。皮层较宽，细胞呈切向椭圆形或圆多角形，众多细胞含单宁，并含簇晶。中柱鞘部位由 3～5 列细胞组成连续环带，细胞壁厚，层纹及纹孔明显。韧皮部细胞较小，许多细胞含有单宁，以射线细胞中最多。木质部由导管、纤维和木射线组成，木射线宽 1～2 列细胞，含有单宁。髓部较小，细胞中含簇晶和方晶。

叶表面制片上表皮细胞排列紧密，细胞呈不规则多角形，垂周壁近平直，增厚；有时可见下皮细胞，内含草酸钙簇晶；无气孔。下表皮细胞呈不规则多边形，垂周壁略微弓形或近平直，气孔密集，气孔为环式，气孔大小为（45.6～54.6）μm×（21.9～30.2）μm，气孔指数为 8.92（图 6.31）。

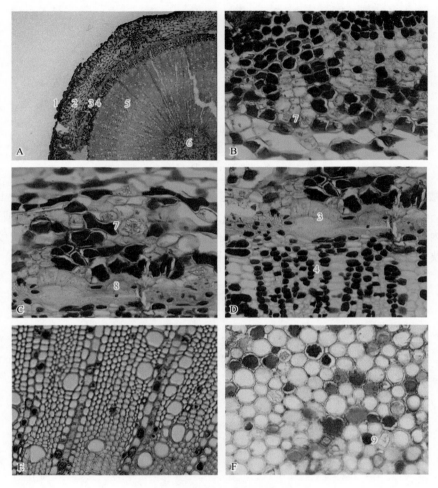

图 6.30　海莲根横切面构造

A. 部分横切面；B. 皮层部位；C. 靠近中柱鞘部位的皮层；D. 皮层-韧皮部；E. 木质部；F. 髓部

1. 木栓层；2. 皮层；3. 中柱鞘；4. 韧皮部；5. 木质部；6. 髓部；7. 草酸钙簇晶；8. 中柱鞘石细胞；9. 草酸钙方晶

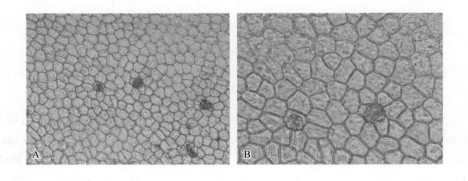

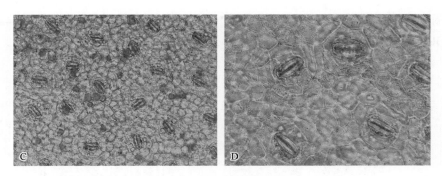

图 6.31　海莲叶表皮细胞形态

A、B. 上表皮；C、D. 下表皮（示气孔）

A、C. ×200；B、D. ×400

超微形态　扫描电镜下，叶上表皮细胞角质层略平坦，放大后微结构呈沙土粒状和壳片状，细胞轮廓不能察见。叶下表皮细胞角质层平坦，微结构呈微细鳞片状或颗粒状；气孔微内陷，保卫细胞表面略平滑，副卫细胞表面角质纹理平滑，少有鳞片状纹理，气孔开口狭长，内部有皱褶，皱褶表面平滑（图 6.32）。

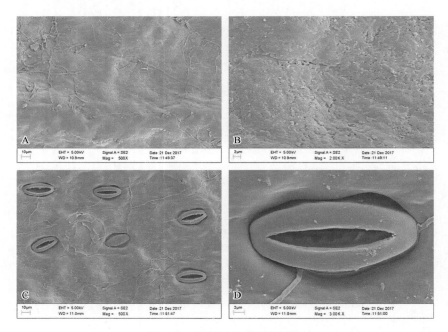

图 6.32　海莲叶表面超微形态

A. 叶上表面（示角质纹理）；B. 叶上表面（示角质纹理放大）；C. 叶下表皮（示表皮角质纹理及气孔分布）；D. 叶下表面（示气孔放大）

【分子鉴别】　采用 RAPD 和 ISSR 分子标记技术，对木榄属 3 种红树植物海莲（*Bruguiera sexangula*）、木榄（*Bruguiera gymnorrhiza*）、尖瓣海莲（*Bruguiera sexangula* var. *rhynchopetala*）进行遗传亲缘关系研究（潘文等，2005）（图 6.33～图 6.34）。12 个 RAPD 引物和 10 个 ISSR 引物分别扩增出 240 条带和 191 条带，多态位点百分率分别为 38.75% 和

52.88%，ISSR 检测到的多态位点百分率高于 RAPD。运用 Nei 指数法计算木榄-海莲、木榄-尖瓣海莲、海莲-尖瓣海莲之间的遗传距离，RAPD 分析结果分别为 0.47、0.36、0.29，平均为 0.36，ISSR 分析结果分别为 0.62、0.41、0.32，平均为 0.45，表明 3 种红树植物为属内种间关系。运用 UPGMA 统计法进行聚类分析，结果显示，海莲和尖瓣海莲聚为一组，木榄单独为一组，表明海莲与尖瓣海莲亲缘关系较近，二者与木榄的亲缘关系较远。

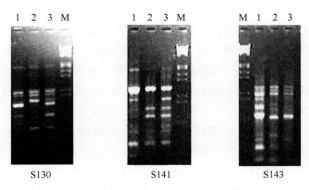

图 6.33　木榄属 3 种红树植物 RAPD 引物扩增图谱

1. 木榄；2. 海莲；3. 尖瓣海莲；M. λDNA EcoR I/Hind Ⅲ分子量标记

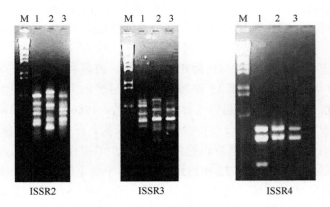

图 6.34　木榄属 3 种红树植物 ISSR 引物扩增图谱

1. 木榄；2. 海莲；3. 尖瓣海莲；M. λDNA EcoR Ⅰ/Hind Ⅲ分子量标记

【生理特性】　脂质过氧化作用和 SOD 保护作用在盐胁迫下的主要过程可作为红树植物耐盐性的参数。对红树植物海莲幼苗叶片在不同培养盐分处理下，研究蛋白质含量、超氧化物歧化酶及膜脂质过氧化作用的变化（郑海雷和林鹏，1998）。随着盐分的增加，海莲幼叶的蛋白质含量呈下降趋势，而高水平的盐分则促进海莲幼叶蛋白质含量升高，这一转折点为 30‰。海莲在较低盐度或中等盐度（低于 20‰）胁迫下，幼叶中过氧化作用产物丙二醛（MDA）含量随盐度的升高呈下降趋势；而在较高盐度或高盐度胁迫下，幼叶中的 MDA 含量反而升高，表明其膜脂质过氧化作用迅速加强。具有膜保护作用的超氧化物歧化酶活性随盐度增加而逐步升高，在中等盐度范围内（0‰～30‰），海莲幼叶中 SOD 活性由对照的 35 个活性单位 /mg Pr 上升到 95 个活性单位 /mg Pr，严重胁迫（＞30‰）后，SOD 活性才迅速下降。

　　从海南东寨港引种到福建九龙江口的海莲，经过十余年的低温选择，抗寒性是否发生变化，对于筛选高抗寒性物种的工作尤为重要。通过幼苗活体低温培养，测定叶片电解质渗出率、可溶性蛋白含量、超氧化物歧化酶和过氧化物酶的变化，比较采自福建九龙江口浮宫镇（位于 24°24′N）和海南东寨港自然保护区（位于 19°54′N）的海莲的耐寒性（卢昌义和周一鸣，2001）。实验结果表明，福建海莲可耐受长时间的低温条件，产生多种适应性生理调节过程，比海南海莲有更高的抗寒性。这说明海莲在从海南到福建的引种过程中，受到福建低温环境的选择已发生了多种改变，发育形成一套有效的抗寒机制得以存活，可用于将来大面积扩种。从各指标的变化来看，福建海莲在实验低温条件下，可溶性蛋白含量几乎不变；电解质渗出率则可以很好地表征质膜的好坏及寒害的程度；而总电解质渗出量（Ct）和 SOD 活性的变化最快，应用这些参数也许可以更快地评价、筛选高抗寒性物种。

　　为了探讨 Al^{3+} 胁迫对海莲的影响，采用 $10\sim50$mmol/L Al^{3+} 处理海莲幼苗，观察保护酶系统的变化（马丽和杨盛昌，2009）。结果显示，海莲幼苗能耐受 50mmol/L 的 Al^{3+} 胁迫处理，具有较高的耐铝性。但在 50mmol/L Al^{3+} 处理时，海莲幼苗叶片和根系的质膜系统膜脂过氧化加重，MDA 含量增加，细胞活性氧代谢失衡。在保护酶系统中，Al^{3+} 处理促进了叶片中 APX 和 POD 活性的提高，降低了 CAT 的活性，SOD 的活性呈下降趋势；海莲根部 POD 和 SOD 活性均显著提高，而 CAT 活性下降。在 $25\sim50$mmol/L Al^{3+} 处理下，海莲叶片和根部可溶性蛋白含量均显著下降；游离脯氨酸（Pro）的含量在叶片和根部均显著增加。

　　研究海莲的基部直径生长量与树龄相关性发现，海莲各年阶的平均生长量和连年生长量从 5 年至 10 年逐渐提高，至 15 年为最高，而后平均生长量缓慢下降，连年生长量则上下波动，呈现较快下降的总趋势（林鹏和郑文教，1986）。海莲的胸高、直径、生长量与年龄的关系表明，每 5 年为一个年阶的连年生长量，在 5 年前未达 1.3m，没有胸高、直径；至 10 年胸径才达 1 龄，然后迅速生长；至 20 年胸径达到最大，而后生长量一直下降；平均生长量增长较缓，至 25 年达最高，而后平缓下降。海莲的树高生长量以每 5 年为一个年阶的年龄增长表明，连年生长量较快上升，至 15 年达到最高，而后虽有所波动，但总的趋向是迅速下降；平均生长量逐渐上升，至 25 年为最高，而后缓慢下降。

　　【资源状况】　在海南海口市美兰区演丰镇河港村分布有海莲群落，位于 19°51′N，110°24′E，属于热带气候，年降水量为 1697.8mm，年均温为 23.8℃，最冷月均温为 15.1℃，年较差为 11.3℃（林光辉和林鹏，1988）。该群落为 1930 年前后营造的海莲纯林，林中有个别株木榄混生，林下生长有老鼠簕。林冠平均高约 14m，群落叶面积指数达 5.9，郁闭度达 0.9 以上，是目前海南保存最好的红树群落类型之一。

　　以海南东寨港和清澜港红树林为研究对象，比较东寨港和清澜港土壤底质、潮位等因素对红树林分带的影响（刘美龄，2008）。从海岸的水缘至陆缘设置样带，调查的红树植物物种从低潮滩至高潮滩呈序列分布，由于各潮间带的浸水高度、海水盐度、土壤理化性状不同，红树植物在水平空间的分布格局产生了差异。海榄雌一般为先锋植物，但由于适应生境能力强，在不同滩位和潮带均可见；红树、红海榄、杯萼海桑、海桑位于前沿向海带；秋茄树、桐花树、木榄、海莲、角果木、瓶花木、榄李位于中间林带；木果楝、老鼠簕、卤蕨位于后缘靠陆带。海莲是样带上第 12 个主要红树植物种类，具有膝状呼吸根，适应能力较弱，分布于受海水浸淹的土层较厚的泥滩，分带值为 0.3～0.6，仅能分布于中潮带、高潮带的滩面上。

对海南海莲群落进行连续 4 年的凋落物动态研究，结果表明，在保护良好的河港海滩上，海莲群落的年凋落物量高达 12 559/m²，是热带地区凋落物量最大的群落类型之一（林鹏等，1990），与世界上红树群落凋落物量相比，处于较高水平。4 年平均凋落物各组分占总量的比例为：叶 64.32%、花 10.63%、果 21.34%、枝 3.71%。月凋落物量（Y, g/m²）与月均气温（X, ℃）的回归公式为 $Y=5.009X–13.18$（$r=0.44$, $df=46$），相关性极显著。不同年份凋落物量的变化率 $R=1.33$。

【文献记载】《药用植物辞典》记载，果实、胚轴用作腹泻的收敛剂。《海洋药物》记载，叶煎汁，治疟疾；果和胚轴捣碎取汁作腹泻的收敛剂。《中华本草》记载，（叶）解毒截疟。主治疟疾。（果）收敛止泻。主治久泻肠滑。《中药药名辞典》记载，收敛止泻；治脘腹痛，泄泻；煎服，6～12g；叶用于治疗疟疾。《现代海洋药物学》记载，海莲的树叶，水煮熬汁口服，可以用来治疗痢疾。《中华药海》记载，（皮）涩，温。入大肠经。（皮）收敛止泻。用于治疗脾胃虚寒所致的脘腹冷痛，泄泻诸证。《新华本草纲要》记载，（皮）有收敛止泻功能。《中华海洋本草：第 2 卷 海洋矿物药与海洋植物药》记载，（叶）解毒截疟，止痢。主治疟疾，痢疾。（果）味涩，性平。归大肠经。收敛止泻。主治久泻肠滑。内服：煎汤，3～10g。外用：鲜品捣汁或干品研末。湿热泻痢者禁服。（皮）味涩，性温。归大肠经。收敛止泻。主治脘腹冷痛，泄泻诸证。内服：煎汤，6～12g。

【药用价值】 海莲树皮含单宁 19%～20%，有收敛止泻的功效，可用于治疗脾胃虚寒所致的脘腹冷痛、泄泻诸证。树叶水煮熬汁口服，治疗疟疾（林鹏等，2005）。果实、胚轴和树皮具有收敛止泻的功效，主治久泻肠滑、脘腹冷痛、泄泻诸证。药理作用研究表明，海莲提取物具有抗肿瘤活性（邵长伦等，2009）。

【化学成分与药理研究】 邵长伦等（2009）在海莲中分离得到萜类、硫醚类等化合物。药理研究表明，海莲提取物具有抗肿瘤的活性。海莲含有具有抗癌作用的活性成分，提取物能有效地抑制 S180 肉瘤细胞和 Lewis 肺癌细胞的增殖（林鹏等，2005；林鹏，1997）。

萜类 自海莲（采自中国南方）茎的甲醇提取物中分离得到二萜类化合物（图 6.35），主要有 17-hydroxy-16-oxobeyer-9（11）-en-19-al、16, 17-dihydroxy-19-nor-*ent*-kaur-9（11）-en-3-one、（16R）-13, 17-epoxy-16-hydroxy-*ent*-kaur-9（11）-en-19-al、17-hydroxy-16-oxobeyeran-19-al 等（Bao et al.，2005）。从海莲（采自中国海南）甲醇提取物的乙酸乙酯可溶性部分分离得到三萜类化合物 sexangulic acid（Li et al.，2010）。

17-hydroxy-16-oxobeyer-9(11)-en-19-al

16,17-dihydroxy-19-nor-*ent*-kaur-9(11)-en-3-one

(16R)-13,17-epoxy-16-hydroxy-*ent*-kaur-9(11)-en-19-al

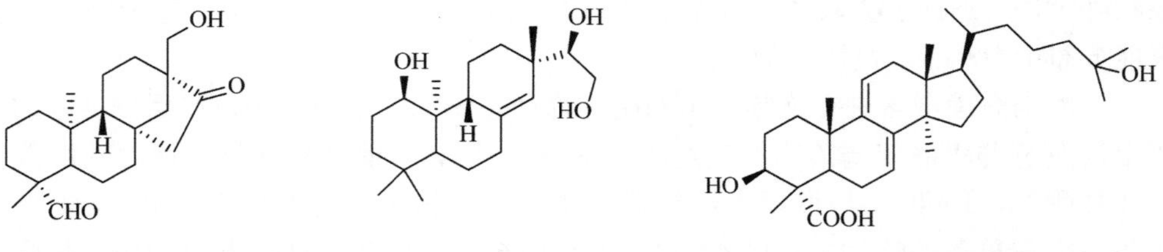

17-hydroxy-16-oxobeyeran-19-al   (1β,15R)-ent-pimar-8(14)   sexangulic acid
-ene-1,15,16-triol

图 6.35 海莲中的萜类化合物

此外，在海莲内生真菌 *Pestalotiopsis clavispora* 的培养物中分离得到三萜类化合物，（15α）-15-hydroxysoyasapogenol B、（7β，15α）-7, 15-dihydroxysoyasapogenol B、（7β）-7, 29-dihydroxysoyasapogenol B（Luo et al.，2011）。从海莲（采自中国海南）内生真菌 *Fusarium proliferatum* MA-84 的培养物中分离得到倍半萜类化合物 fusaprolifin A、fusaprolifin B、2H-pyran-2-one 衍生物、prolipyrone A～prolipyrone C、terpestacin、fusaproliferin 以及 gibepyrone D。通过活性测试发现，fusaprolifin A 对盐水丰年虫（*Artemia salina*）有中等抑制作用，100μg/ml 时致死率为 49.5%，而 fusaprolifin B 表现出较弱的抑制作用（Liu et al.，2013）。

从海莲内生真菌 *Pestalotiopsis foedan* 的液体培养的乙酸乙酯提取物分离得到单萜内酯（3R，4R，6R，7S）-7-hydroxyl-3, 7-dimethyl-oxabicyclo[3.3.1]nonan-2-one 和（3R，4R）-3-（7-methylcyclohexenyl）-propanoic acid。两个化合物对灰霉病菌和烟草疫霉都有较强的抗真菌活性，MIC 分别为 3.1μg/ml 和 6.3μg/ml，与抗真菌药酮康唑相当。此外，（3R，4R）-3-（7-methylcyclohexenyl）-propanoic acid 对白念珠菌也有一定的抗真菌活性，MIC 为 50μg/ml（Xu et al.，2016）。

硫醚类 自海莲中还分离得到硫醚类化合物（图 6.36），（−）-3, 4-dihydro-3-hydroxy-7-methoxy-2H-1, 5-benzodithiepine-6, 9-dione、brugierol 和 isobrugierol（Bao et al.，2005）。其中，brugierol 和 isobrugierol 可能是（−）-3, 4-dihydro-3-hydroxy-7-methoxy-2H-1, 5-benzodithiepine-6, 9-dione 的降解产物。

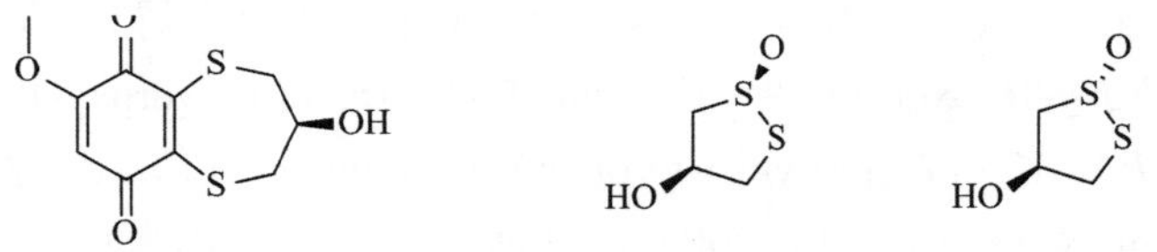

(−)-3,4-dihydro-3-hydroxy-7-methoxy   brugierol   isobrugierol
-2H-1,5-benzodithiepine-6,9-dione

图 6.36 海莲中的硫醚类化合物

异香豆素类 从分离自海莲根茎中的青霉 *Penicillium* sp. 091402 发酵液的乙酸乙酯提取物分离得到异香豆素类化合物，包括（3R，4S）-6, 8-dihydroxy-3, 4, 7-trimethylisocoumarin、（3R，4S）-6, 8-dihydroxy-3, 4, 5-trimethylisocoumarin（图 6.37），且（3R，4S）-6, 8-dihydroxy-3, 4, 7-trimethylisocoumarin 对癌细胞 K562 表现出中等的细胞毒活性，IC$_{50}$ 为 18.9μg/ml（Han et al.，2009）。

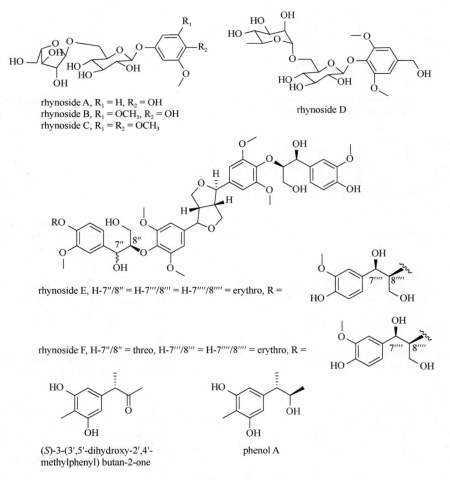

(3*R*,4*S*)-6,8-dihydroxy-
3,4,7- trimethylisocoumarin

(3*R*,4*S*)-6,8-dihydroxy-
3,4,5-trimethylisocoumarin

图 6.37　海莲中的异香豆素类化合物

生物碱类　海莲的茎皮（采自巴布亚新几内亚莱城）含有 0.08% 的生物碱 tropine 1, 2-dithiolane-3-carbrboxylate，且其对 S180 肉瘤和 Lewis 肺癌均有抑制作用（Loder and Russell，1969）。

苯衍生物　从海莲茎的乙酸乙酯提取物分离获得一系列的酚苷类和木酚素类化合物 rhynoside A～rhynoside F（Bao et al.，2007）。从分离自海莲根茎中的青霉 *Penicillium* sp. 091402 发酵液的乙酸乙酯提取物分离得到苯衍生物（*S*）-3-（3′, 5′-dihydroxy-2′, 4′-methylphenyl）butan-2-one 和 phenol A（图 6.38），其中 phenol A 对癌细胞 SGC-7901 表现出较弱的细胞毒活性，IC$_{50}$ 为 36.0μg/ml（Han et al.，2009）。

rhynoside A, R$_1$ = H, R$_2$ = OH
rhynoside B, R$_1$ = OCH$_3$, R$_2$ = OH
rhynoside C, R$_1$ = R$_2$ = OCH$_3$

rhynoside D

rhynoside E, H-7″/8″ = H-7‴/8‴ = H-7⁗/8⁗ = erythro, R =

rhynoside F, H-7″/8″ = threo, H-7‴/8‴ = H-7⁗/8⁗ = erythro, R =

(*S*)-3-(3′,5′-dihydroxy-2′,4′-methylphenyl) butan-2-one

phenol A

图 6.38　海莲中的苯衍生物

215

其他类 从海莲（采自中国南海）的内生真菌 *Penicillium citrinum* HL-5126 中分离得到氯代香豆素类化合物 4-chloro-1-hydroxy-3-methoxy-6-methyl-8-methoxycarbonyl-xanthen-9-one，蒽醌类化合物 2′-acetoxy-7-chlorocitreorosein，二苯甲酮类化合物 penibenzophenone A、penibenzophenone B，以及酰胺生物碱类化合物 α, β-unsaturated amide alkaloid（E）-tert-butyl（3-cinnamamidopropyl）carbamate（Zheng et al.，2019；He et al.，2017）（图 6.39）。其中，2′-acetoxy-7-chlorocitreorosein 对副溶血性弧菌具有一定的抗菌活性，MIC 为 10μmol/L（He et al.，2017）；penibenzophenone B 对 A549 细胞具有细胞毒活性，IC_{50} 为 15.7μg/ml；penibenzophenone A 对金黄色葡萄球菌具有较弱的抗菌活性，MIC 为 20μg/ml（Zheng et al.，2019）。从分离自海莲根茎中的青霉 *Penicillium* sp. 091402 发酵液的乙酸乙酯提取物分离得到化合物（3R，4S）-6,8-dihydroxy-3, 4, 5, 7-tetramethylisochroman（Han et al.，2009）。

从海莲内生真菌 *Daldinia eschscholtzii* HJ001 的乙酸乙酯提取物中分离得到细胞松弛素代谢产物 [11]-cytochalasa-5（6），13-diene-1, 21-dione-7, 18-dihydroxy-16, 18-dimethyl-10-phenyl-（7S，13E，16S，18R）（图 6.39），其对大肠杆菌、金黄色葡萄球菌、蜡样芽孢杆菌、副溶血性弧菌以及溶藻弧菌均具有一定的抑制活性，MIC 均为 50μg/ml（Yang et al.，2018）。

4-chloro-1-hydroxy-3-methoxy-6-methyl-8-
methoxycarbonyl-xanthen-9-one

2′-acetoxy-7-chlorocitreorosein

penibenzophenone A

penibenzophenone B

α,β-unsaturated amide alkaloid (E)-tert-butyl(3-
cinnamamidopropyl) carbamate

(3R,4S)-6,8-dihydroxy-3,4,5,7-
tetramethylisochroman

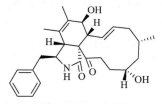

[11]-cytochalasa-5(6),13-diene-1,21-dione-7,18-dihydroxy-
16,18-dimethyl-10-phenyl-(7S,13E,16S,18R)

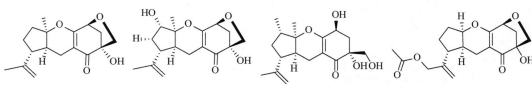

guignardone A   12-hydroxylated guignardone A   guignardone J   guignardone M

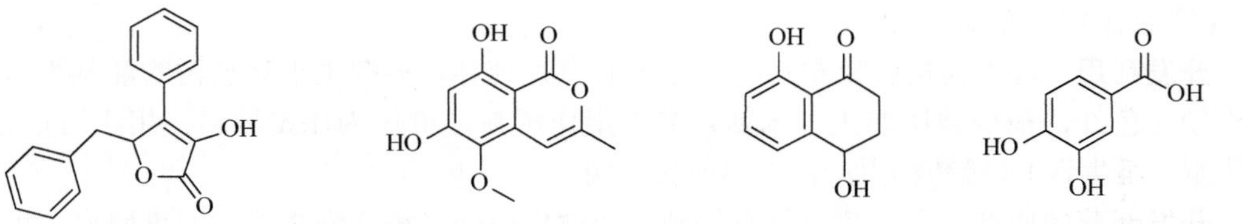

| xenofuranone B | 6,8-dihydroxy-5-methoxy-3-methyl-1*H*-isochromen-1-one | regiolone | 3,4-dihydroxybenzoic acid |

图 6.39 海莲中的其他类化合物

从海莲（采自中国南海）共生真菌 *Phyllosticta capitalensis* 中分离得到美洛特芬类似物 guignardone A、12-hydroxylated guignardone A、guignardone J、guignardone M，以及聚核苷酸 xenofuranone B、6, 8-dihydroxy-5-methoxy-3-methyl-1*H*-isochromen-1-one、regiolone、3, 4-dihydroxybenzoic acid（Xu et al.，2021）（图 6.39）。其中，guignardone A、guignardone J、6, 8-dihydroxy-5-methoxy-3-methyl-1*H*-isochromen-1-one、3, 4-dihydroxybenzoic acid 具有不同强度的抗菌活性，guignardone A 对铜绿假单胞菌的抑制活性最好，MIC 为 25μg/ml，3, 4-dihydroxybenzoic acid 对铜绿假单胞菌、金黄色葡萄球菌、枯草芽孢杆菌、大肠杆菌和白念珠菌具有广谱抗菌活性。

【栽培技术】 将红树植物海莲从海南东寨港（19°56′N，110°34′E）引种到广东深圳湾（22°32′N，114°03′E）红树林区，生长发育良好，4 年生的植株已全部开花结果；苗期抗寒性中等以上，幼树抗寒性较强。7 年生的海莲平均树高已达 2.82m，平均地径为 10.01cm，存活率为 85%（昝启杰等，2002）。

人工栽培 引种材料与方法 6～7 月，从母树上采集成熟的胚轴，一般取较粗长、墨绿色、种蒂刚脱落的新鲜胚轴，或从新近掉落漂流的胚轴中挑选成熟、粗壮完好的胚轴，用尼龙网袋装好，保持通风，带回试验地插植。9～10 月，海莲胚轴大量成熟时，从林地捡取新鲜未发根、无虫蛀的胚轴，带回试验地尽快插入苗床。

育苗及栽植 海莲胚轴先插植在营养袋（规格为 18cm×7.5cm）内，插入深度为胚轴长度的 40%～60%，填充基质为肥沃的海泥，放置于中潮、大潮潮水可以淹没的苗床上。待 1 年生后，将海莲苗移栽到天然秋茄树林后缘近海岸高潮带的潮滩上，少量种植在中潮滩上，种植密度为 1.5m×2.0m，定期观测生长指标。

苗期管理 移植后的幼苗在早期（2 年生以前）死亡率较高，主要原因是胚轴对营养袋中营养土的适应；育苗早期要重点注意防虫防蟹，尤其是蟹类在营养袋内打洞而影响幼苗根部生长；幼苗期要进行寒冷适应性锻炼，提高抗寒能力，幼树经历了自然抗寒后抵抗力增强，基本能良好地生长。

野生抚育 海莲仅天然分布于海南，处于海湾外滩的中潮带地段，属于嗜热性广布种。要在热带沿海地区海莲的生长地进行封禁管理，严禁乱砍滥伐，划出专门保护区，停止对沿海河口原生境的人为破坏，禁止将现存海莲湿地转化为农田、池塘、盐场及其他用途，以保护海莲种群。在海莲原分布区域——海南东寨港自然保护区、清澜自然保护区，根据其生物学特性及生境，适宜采取根部培土、剪除杂草、防治病虫害、人工补栽等措施，促进种群繁殖和生长。对于已遭受破坏的海莲生长区域，在封禁管理的基础上，采用人工育苗、人工补栽造林等方式，人为增加海莲种群数量，并加强后期管理。

【资源保护与开发应用】

开发利用 海莲树皮含单宁 23%；未见有海莲纯林，多散生于秋茄树的灌丛中。材质坚硬，色红，很少被用作土工木料，多被用作燃料，可作为化工原料，用于可的松、黄体酮、维生素 D_2 等药物生产，应用前景广阔。

开发新药的原料 海莲含有具有抗肿瘤药理作用的多种活性物质，通过研究，可以开发出抗肿瘤药等。

参考文献

蔡永敏，张克臣，李康清，等 . 1996. 中药药名辞典 . 北京：中国中医药出版社 .

管华诗，王曙光 . 2009. 中华海洋本草：第 2 卷 海洋矿物药与海洋植物药 . 上海：上海科学技术出版社 .

黄绵庆，陶桂兰，杨照新，等 . 2016. 一种海莲叶提取物及其提取方法和应用：CN105687266A. 2016-06-22.

江纪武，靳朝东 . 2005. 药用植物辞典 . 天津：天津科学技术出版社 .

姜凤梧，张玉顺 . 1994. 海洋药物 . 北京：海洋出版社 .

廖宝文，张乔民 . 2014. 中国红树林的分布、面积和树种组成 . 湿地科学，12(4): 435-439.

林光辉，林鹏 . 1988. 海莲、秋茄两种红树群落能量的研究 . 植物生态学与地植物学学报，12(1): 31-39.

林鹏 . 1997. 中国红树林生态系 . 北京：科学出版社 .

林鹏，林益明，杨志伟，等 . 2005. 中国海洋红树林药物的研究现状、民间利用及展望 . 海洋科学，(9): 78-81.

林鹏，卢昌义，王恭礼，等 . 1990. 海南岛河港海莲红树林凋落物动态的研究 . 植物生态学与地植物学学报，14(1): 69-74.

林鹏，郑文教 . 1986. 中国红树植物秋茄、海莲的生长量研究 . 植物学报，28(2): 224-228.

刘美龄 . 2008. 海南东寨港和清澜港红树植物分布与土壤性质的关系 . 厦门大学硕士学位论文 .

卢昌义，周一鸣 . 2001. 引种的海莲抗寒生理生态研究 . 厦门大学学报（自然科学版），40(3): 812-816.

马丽，杨盛昌 . 2009. 铝胁迫对海莲幼苗保护酶系及脯氨酸含量的影响 . 广西植物，29(5): 648-652.

潘文，周涵韬，陈攀，等 . 2005. 木榄属 3 种红树植物的遗传变异和亲缘关系分析 . 海洋科学，29(5): 23-28.

齐红，田晓萌，孙雅颖，等 . 2019. 海莲与尖瓣海莲叶性状与显微特征比较研究 . 中国海洋药物，38(2): 24-29.

邵长伦，傅秀梅，王长云，等 . 2009. 中国红树林资源状况及其药用调查 Ⅲ. 民间药用与药物研究状况 . 中国海洋大学学报，39(4): 712-718.

王文卿，王瑁 . 2007. 中国红树林 . 北京：科学出版社 .

吴钿，叶昌辉，韩维栋 . 2012. 5 种红树科植物叶片的比较解剖及其生态适应研究 . 植物研究，32(2): 143-146.

昝启杰，王勇军，王伯荪，等 . 2002. 深圳福田 3 种红树植物引种的初步研究 . 广东林业科技，18(4): 26-31.

张旭，李静，徐静，等 . 2017. 红树林植物海莲不同部位提取物抗氧化活性研究 . 热带作物学报，38(5): 849-853.

郑彩娟，王德能，夏成明，等 . 2014. 木榄属植物的化学成分研究进展 . 广东化工，41(4): 45-46.

郑海雷，林鹏 . 1998. 培养盐度对海莲和木榄幼苗膜保护系统的影响 . 厦门大学学报（自然科学版），37(2): 278-281.

中国科学院中国植物志编辑委员会 . 1983. 中国植物志：第五十二卷 . 北京：科学出版社 .

Bao S Y, Deng Z W, Fu H Z, et al. 2005. Diterpenes and disulfides from the marine mangrove plant *Bruguiera sexangula* var. *rhynchopetala*. Helv. Chim. Acta., 88(10): 2757-2763.

Bao S Y, Ding Y, Deng Z W, et al. 2007. Rhyncosides A-F, phenolic constituents from the Chinese mangrove plant *Bruguiera sexangula* var. *rhynchopetala*. Chem. Pharm. Bull., 55(8): 1175-1180.

Han Z, Mei W L, Zhao Y X, et al. 2009. A new cytotoxic isocoumarin from endophytic fungus *Penicillium* sp. 091402 of the mangrove plant *Bruguiera sexangula*. Chem. Nat. Compd., 45: 805-807.

He K Y, Zhang C, Duan Y R, et al. 2017. New chlorinated xanthone and anthraquinone produced by a mangrove-derived fungus *Penicillium citrinum* HL-5126. J. Antibiot (Tokyo), 70: 823-827.

Li L, Huang C G, Wang C Y, et al. 2010. Sexangulic acid, a new cytotoxic triterpenoid from the Chinese mangrove *Bruguiera sexangula*. Nat. Prod. Res., 24(11): 1044-1049.

Liu D, Li X L, Li C S, et al. 2013. Sesterterpenes and 2*H*-pyran-2-ones (=α-pyrones) from the mangrove-derived endophytic fungus *Fusarium proliferatum* MA-84. Helv. Chim. Acta, 96(3): 437-444.

Loder J W, Russell G B. 1969. Tumour inhibitory plants. The alkaloids of *Bruguiera sexangula* and *Bruguiera exaristata* (Rhizophoraceae). Aust. J. Chem., 22: 1271-1275.

Luo D Q, Deng H Y, Yang X L, et al. 2011. Oleanane-type triterpenoids from the endophytic fungus *Pestalotiopsis clavispora* isolated from the Chinese mangrove plant *Bruguiera sexangula*. Helv. Chim. Acta, 94(6): 1041-1047.

Xu D, Zhang B Y, Yang X L. 2016. Antifungal monoterpene derivatives from the plant endophytic fungus *Pestalotiopsis foedan*. Chem. Biodivers., 13: 1422-1425.

Xu Z Y, Xiong B X, Xu J. 2021. Chemical investigation of secondary metabolites produced by mangrove endophytic fungus *Phyllosticta capitalensis*. Nat. Prod. Res., 35: 1561-1565.

Yang L J, Liao H X, Bai M, et al. 2018. One new cytochalasin metabolite isolated from a mangrove-derived fungus *Daldinia eschscholtzii* HJ001. Nat. Prod. Res., 32: 208-213.

Zheng C J, Liao H X, Mei R Q, et al. 2019. Two new benzophenones and one new natural amide alkaloid isolated from a mangrove-derived fungus *Penicillium citrinum*. Nat. Prod. Res., 33: 1127-1134.

6.3 尖瓣海莲（*Bruguiera sexangula* var. *rhynchopetala*）

尖瓣海莲是一种常见的红树植物，是我国特有种（包淑云和林文瀚，2006），属于红树科（Rhizophoraceae）木榄属（*Bruguiera*），为嗜热性广布种（廖宝文和张乔民，2014）。尖瓣海莲为海莲（*Bruguiera sexangula*）和木榄（*Bruguiera gymnorrhiza*）的杂交变种（王文卿和王瑁，2007），天然分布于我国海南东海岸，以东寨港和清澜港较多，广东、福建已引种成功，资源较为丰富。我国民间用海莲或尖瓣海莲的树叶治疗疟疾，水煮熬汁口服。现代研究表明，尖瓣海莲及其内生真菌含有的化合物包括三萜类、甾体类、吡喃酮衍生物、含硫化合物等（郑彩娟等，2014b；周学明等，2014；包淑云和林文瀚，2006）。其中，部分尖瓣海莲及其内生真菌的代谢产物具有抗菌杀虫活性（郑彩娟等，2014a；唐雄肇等，2013；He et al.，2017；Yang et al.，2018；Huang et al.，2016；Xu et al.，2016；Zhou et al.，2014），为研发新型抗菌药和杀虫药提供了良好的资源。

【分类位置】 被子植物门 Angiospermae 双子叶植物纲 Dicotyledoneae 原始花被亚纲 Archichlamydeae 桃金娘目 Myrtiflorae 红树科 Rhizophoraceae 木榄属 *Bruguiera* 尖瓣海莲 *Bruguiera sexangula* var. *rhynchopetala* W. C. Ko（*Bruguiera sexangula* (Lour.) Poir.，1816）（中国科学院中国植物志编辑委员会，1983）。

【别名】 剪定树。

【形态特征】 尖瓣海莲植物形态（图 6.40）与海莲相似，为常绿乔木，高达 15m，老茎干常有发达的皮孔。花萼呈管状，表面具纵棱，花萼裂片 9～13 枚，通常 11 枚，裂片呈狭长条状披针形，结果时花萼裂片长于萼管；花瓣 2 裂，顶端尖，通常有 1～2 条刺毛，裂缝间有 1 条刺毛，边缘被粗毛（图 6.41 和图 6.42）。胚轴呈圆柱状，长（12.19±1.29）cm，直径为（1.71±0.15）cm，重（21.05±4.54）g，先端略尖（王文卿和王瑁，2007；韩闯，2006）。

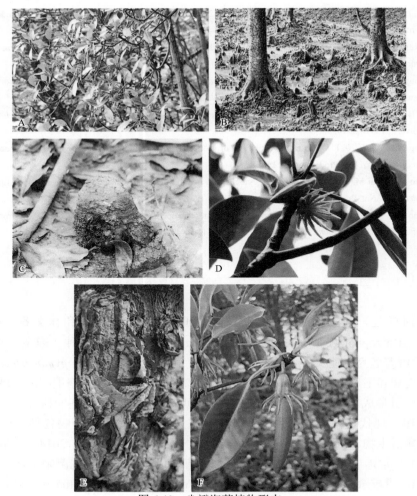

图 6.40　尖瓣海莲植物形态

A. 部分植株；B. 茎干基部（示板根和膝状根）；C. 膝状根放大；D. 花枝（示花萼裂片）；E. 皮孔放大（王文卿和王瑁，2007）；F. 果枝（王文卿和王瑁，2007）

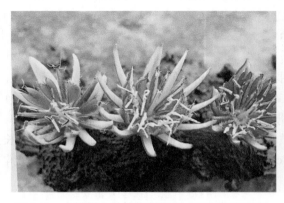

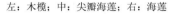

图 6.41　木榄属 3 种植物花形态（王文卿和王瑁，2007）

左：木榄；中：尖瓣海莲；右：海莲

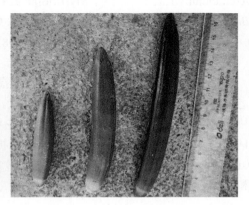

图 6.42　木榄属 3 种植物胚轴形态（王文卿和王瑁，2007）

左：海莲；中：尖瓣海莲；右：木榄

尖瓣海莲为海莲（*Bruguiera sexangula*）与木榄（*Bruguiera gymnorrhiza*）的杂交变种，三种植物主要的形态区别见表 6.1。

表 6.1　海莲、木榄和尖瓣海莲主要的形态区别

物种	胚轴长度（cm）	胚轴直径（cm）	胚轴重量（g）	花萼	花瓣
海莲	7.81±0.89	1.61±0.10	11.36±2.20	具纵棱，裂片 9～11 枚，通常 10 枚	2 裂，顶端钝，端部无刺毛或仅有 1 条短刺毛，裂缝间有 1 条刺毛
木榄	16.91±1.20	1.78±0.14	30.50±5.11	平滑，裂片 11～13 枚	2 裂，顶端有 2～3（～4）条刺毛，裂缝间有 1 条刺毛，明显超出花瓣顶端
尖瓣海莲	12.19±1.29	1.71±0.15	21.05±4.54	具纵棱，裂片 9～13 枚，通常 11 枚	2 裂，顶端尖，通常有 1～2 条刺毛，裂缝间有 1 条刺毛

【生境分布】　尖瓣海莲生长于红树林林带内缘高潮线附近，或浅海盐滩及潮水可到达的沼泽地（图 6.43）。在我国尖瓣海莲天然分布于海南东海岸，东寨港、清澜港较多。广东和福建有引种。

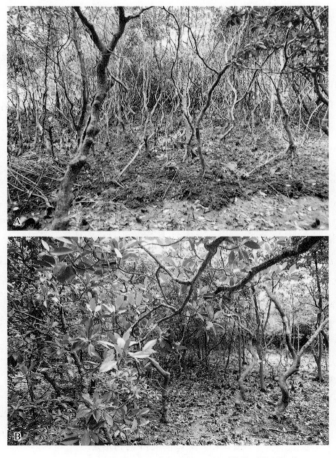

图 6.43　生长在海边浅海盐滩及沼泽地的尖瓣海莲

【药材鉴别】

药材性状 尖瓣海莲枝药材为长短不一的小段，表面粗糙，有枝痕，老茎常有发达的皮孔，皮孔黄棕色。质坚硬，折断面呈刺状。断面皮部淡棕色，木部黄白色，略带棕色；干燥后皮部棕红色，木部淡棕红色（图6.44）。

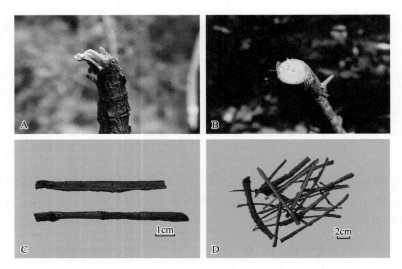

图6.44 尖瓣海莲枝药材形态

A. 鲜枝折断（示皮部棕红色）；B. 鲜枝切断面；C. 干燥枝（示纵剖面）；D. 干燥枝

尖瓣海莲鲜叶呈矩圆状披针形，先端渐尖，基部呈楔形；中脉在叶背面突出，侧脉不明显；全缘，叶革质，光亮；正面光滑，翠绿，背面泛浅绿色（图6.45A、B）。干燥后叶反卷，表面褐绿色或灰绿色，叶柄长，与中脉同色（图6.45C、D）。气微，味微涩。

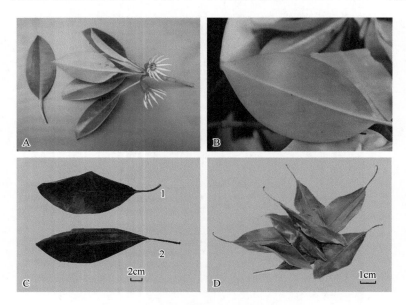

图6.45 尖瓣海莲叶药材形态

A、B. 鲜叶（A. 带花枝叶；B. 叶背面）；C、D. 干燥叶（C1. 下表面；C2. 上表面）

组织构造　叶中脉部位横切面（图 6.46）为典型两面叶（齐红等，2019）。上、下表皮细胞均为 1 层，外被厚角质层；表皮细胞较小，上表皮细胞内方有 1 层细胞的下皮组织，有的含有草酸钙簇晶，以下表皮为多，表皮细胞和下皮细胞中均含有单宁；气孔仅分布于下表皮，比较密集，保卫细胞略内陷，内方有大型气室。叶肉组织明显分为栅栏组织和海绵组织。栅栏组织位于上方，不通过中脉，细胞排列紧密整齐，由 2～4 层柱状细胞组成，约占叶肉组织的 1/4；海绵组织细胞排列特别疏松，细胞间隙非常发达。中脉维管束 1 个，无限外韧型，木质部较发达，韧皮部位于木质部的下方，呈半环状包围。薄壁组织中有含单宁细胞。

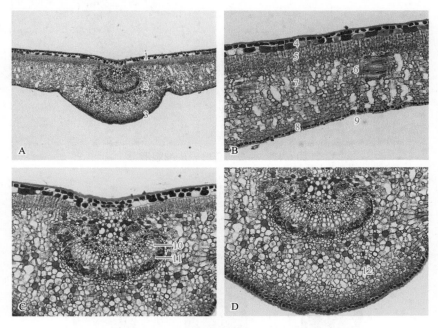

图 6.46　尖瓣海莲叶中脉部位横切面形态

A. 叶中脉部位；B. 叶肉部位；C. 叶中脉上表面；D. 叶中脉下表面

1. 上表皮；2. 中脉维管束；3. 下表皮；4. 上下皮层；5. 栅栏组织；6. 侧脉维管束；7. 海绵组织；8. 下下皮层；9. 气孔；10. 木质部；11. 韧皮部；12. 草酸钙簇晶

叶表面制片上表皮细胞排列紧密，细胞呈不规则多角形，垂周壁近平直，增厚；可见大型的下皮细胞，内含草酸钙簇晶；无气孔。下表皮细胞呈不规则长多边形，垂周壁略微弓形或近平直，气孔密集（图 6.47）。

【分子鉴别】　采用 RAPD 和 ISSR 分子标记技术，对木榄属 3 种红树植物海莲（*Bruguiera sexangula*）、木榄（*Bruguiera gymnorrhiza*）、尖瓣海莲（*Bruguiera sexangula* var. *rhynchopetala*）进行遗传亲缘关系研究（图 6.48～图 6.49）。12 个 RAPD 引物和 10 个 ISSR 引物分别扩增出 240 条带和 191 条带，多态位点百分率分别为 38.75% 和 52.88%，ISSR 检测到的多态位点百分率高于 RAPD。运用 Nei 指数法计算木榄-海莲、木榄-尖瓣海莲、海莲-尖瓣海莲之间的遗传距离，RAPD 分析结果分别为 0.47、0.36、0.29，平均为 0.36，ISSR 分析结果分别为 0.62、0.41、0.32，平均为 0.45，表明 3 种红树植物为属内种间关系。同时运用 UPGMA 统计法进行聚类分析，结果显示，海莲

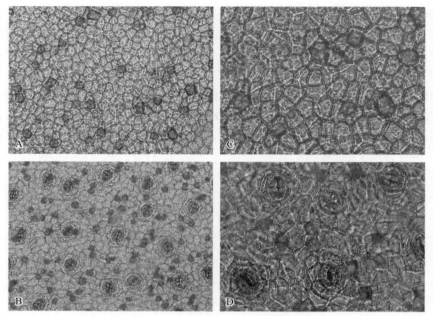

图 6.47　尖瓣海莲叶表皮细胞形态

A、C. 上表皮；B、D. 下表皮

A、B. ×200；C、D. ×400

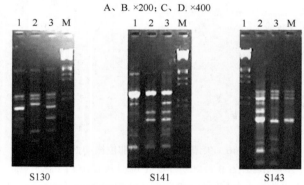

图 6.48　木榄属 3 种红树植物 RAPD 引物扩增图谱（葛菁萍，1999）

1. 木榄；2. 海莲；3. 尖瓣海莲；M. λDNA EcoR Ⅰ/Hind Ⅲ分子量标记

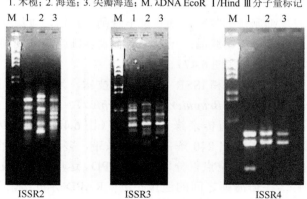

图 6.49　木榄属 3 种红树植物 ISSR 引物扩增图谱（葛菁萍，1999）

1. 木榄；2. 海莲；3. 尖瓣海莲；M. λDNA EcoR Ⅰ/Hind Ⅲ分子量标记

和尖瓣海莲聚为一组，木榄单独为一组，表明海莲与尖瓣海莲亲缘关系较近，二者与木榄的亲缘关系较远（潘文等，2005）。结合海莲等 3 种红树植物的宏观形态和等位酶资料，木榄-海莲的遗传一致度为 0.7966，海莲-尖瓣海莲的遗传一致度为 0.9150，尖瓣海莲-木榄的遗传一致度为 0.8895，表明海莲与尖瓣海莲之间的亲缘关系要近于木榄（葛菁萍，1999）。综合以上研究结果，把尖瓣海莲处理为海莲的一个变种更为妥当。

【生理特性】 温室内采用自动潮汐模拟设备对尖瓣海莲幼苗进行为期 160d 的 9 个梯度（0‰、5‰、10‰、15‰、20‰、25‰、30‰、35‰、40‰）的盐胁迫处理，并测定幼苗的生长形态特征、生长量、生物量、光合速率、叶绿素含量、根活力及其他抗逆性生理指标。结果表明，随着盐度增加，尖瓣海莲幼苗叶片内的超氧化物歧化酶（SOD）活性、游离脯氨酸含量、丙二醛含量及质膜透性均先减小后增大；尖瓣海莲幼苗的生长量、各器官生物量及总生物量均呈现低盐促进生长、高盐抑制生长的现象；盐度为 5‰的处理条件下尖瓣海莲生长最旺盛，盐度超过 25‰ 后生长明显受到抑制，尖瓣海莲幼苗的总生物量最大值（盐度为 5‰）比最小值（盐度为 40‰）大 25 倍。主成分综合分析表明，尖瓣海莲幼苗的适合生长盐度在 25‰ 以下，当盐度超过 25‰ 后，生长显著受限，最适盐度为 5‰（廖宝文等，2010）。

室内模拟不同潮汐淹浸时间对红树植物尖瓣海莲幼苗生长的影响，测定植物生理指标（包括叶绿素含量、超氧化物歧化酶活性、游离脯氨酸含量、丙二醛含量、硝酸还原酶活性、电导率、根活力等）、生长量和生物量。半年的试验结果表明，叶绿素含量、根活力和硝酸还原酶活性随淹浸时间的延长先升后降，而游离脯氨酸含量、丙二醛含量和相对电导率随淹浸时间的延长先降后升，并在 12h/d 处出现骤变分界点；淹浸时间超过 16h/d 后，尖瓣海莲胚轴发芽率下降，淹浸时间超过 14h/d 后，尖瓣海莲幼苗部分死亡，淹浸 24h/d 苗木全部死亡；淹浸逆境对幼苗叶片影响最大，叶片数月均增长最大者（淹浸 4h/d）比月均增长最小者（淹浸 24h/d）增加 450%；总生物量、茎及主根的生物量均在淹浸 6h/d 处理下最大，当淹浸超过 12h/d 后，尖瓣海莲幼苗总生物量骤降。结合适应度分析得出，尖瓣海莲的最适淹浸时间为 6～8h/d，临界淹浸时间为 12h/d（廖宝文等，2009）。

【资源状况】 对海南东寨港典型秋茄树＋桐花树天然红树林群落的林分结构研究发现，2200m² 的试验群落内含有 15 个物种，乔木层的主要优势种群为秋茄树、海莲和红海榄群落，该群落中尖瓣海莲仅 1 株，与海莲及木榄的数量存在巨大差异，这"尖瓣海莲与海莲及木榄有极其密切的亲缘关系，三者的生境相对一致"的观点不符（李洪旺等，2008）。

选取海南东寨港、三亚河和青梅港红树林自然保护区为研究对象，在 1959 年和 2008 年的数据基础上，分析了近 50 年海南红树林种类、群落和面积的变化与环境之间的关系。近 50 年来，三地的红树植物相对灭绝种类比例小，只有三亚河种类变化较大，从 26 种减少为 20 种（另有 2 种引入），东寨港和青梅港则分别仅减少 1 种。从群落类型面积变化分析可知，近 50 年来三地主要群落的损失率均在 41% 以上，所毁灭的群落主要是以近岸的内缘种为优势种的群落，主要是海莲、尖瓣海莲、木榄群落和角果木群落等，并存在单优种群落向多种混合的多优种群落的演替，种群濒危、矮化和分布地碎化现象突出。由于红树林各种类的习性有差异，其对生境变化梯度有相应的分布演替序列。

其中，分布在红树林带外缘（向海）的外缘种有海榄雌、桐花树、秋茄树、角果木、红海榄、红树等，分布在红树林带内缘（近陆）的内缘种有海莲、尖瓣海莲、木榄、海漆、水椰等。近岸区域的造田养殖等人类活动，使内缘种受影响程度大于外缘种，因而原来相对稳定的群落优势种发生外缘种替代内缘种的现象，从而导致单优种群落向多种混合的多优种群落演替（王丽荣等，2010）。

【文献记载】《中国红树林》记载，尖瓣海莲为海莲 *Bruguiera sexangula* (Lour.) Poir. 和木榄 *Bruguiera gymnorrhiza* (Linn.) Savigny 的杂交种。

【药用价值】 历代本草未见有关尖瓣海莲的药用记载。我国民间用海莲或尖瓣海莲的树叶治疗疟疾，水煮熬汁口服。现代研究报道，尖瓣海莲及其内生真菌含有的化合物包括三萜类、甾体类、吡喃酮衍生物、含硫化合物等（郑彩娟等，2014b；周学明等，2014；包淑云和林文瀚，2006），部分尖瓣海莲及其内生真菌的代谢产物具有抗菌杀虫活性（郑彩娟等，2014a；唐雄肇等，2013；He et al.，2017；Yang et al.，2018；Huang et al.，2016；Xu et al.，2016；Zhou et al.，2014）。

【化学成分与药理研究】 对尖瓣海莲化学成分的研究报道较少，分离得到的化合物主要为萜类化合物以及酚类衍生物等。

萜类 从尖瓣海莲分离得到 17-hydroxy-16-oxobeyer-9（11）-en-19-al、16, 17-dihydroxy-*ent*-kaur-9（11）-en-19-al、methyl 16, 17-dihydroxy-*ent*-kaur-9（11）-en-19-oate、methyl（16*R*）-13, 17-epoxy-16-hydroxy-*ent*-kaur-9（11）-en-19-oate、ceriopsin F 和（1*β*，15*R*）-*ent*-pimar-8（14）-ene-1, 15, 16-triol 等二萜类化合物（Bao et al.，2005），以及11-羰基-12*α*-乙酰氧基-4, 4-二甲基-24-甲烯基-5*α*-胆甾-8, 14-二烯-2*α*，3*β*-二醇、12*α*-乙酰氧基-4, 4-二甲基-24-甲烯基-5*α*-胆甾-8-单烯-3*β*，11*β*-二醇、12*α*-乙酰氧基-4, 4-二甲基-24-甲烯基-5*α*-胆甾-8, 14-二烯-3*β*，11*β*-二醇、12*α*-乙酰氧基-4, 4-二甲基-24-甲烯基-5*α*-胆甾-8, 14-二烯-2*α*，3*β*，11*β*-三醇、fagarasterol、羽扇豆酮、反式对羟基桂皮酰基羽扇豆醇、蒲公英萜酮、*β*-香树脂醇棕榈酸酯和鲨烯等三萜类化合物（包淑云和林文瀚，2006；郑彩娟等，2014a），见图 6.50。

17-hydroxy-16-oxobeyer-9(11)-en-19-al

16,17-dihydroxy-19-nor-*ent*-kaur-9(11)-en-3-one

(16*R*)-13-17-epoxy-16-hydroxy-*ent*-kaur-9(11)-en-19-al, R = CHO
methyl(16*R*)-13,17-epoxy-16-hydroxy-*ent*-kaur-9(11)-en-19-oate, R = MeO₂C

17-hydroxy-16-oxobeyeran-19-al

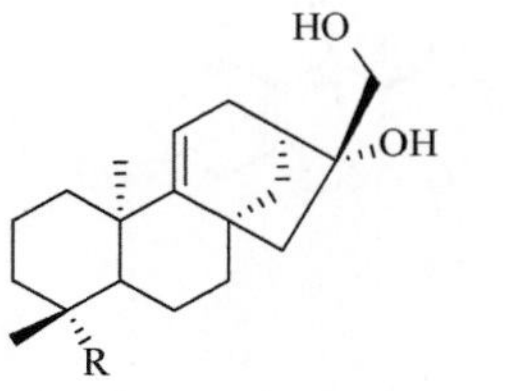

16,17-dihydroxy-*ent*-kaur-9(11)-en-19-al, R = CHO
methyl 16,17-dihydroxy-*ent*-kaur-9(11)-en-19-oate, R = MeO$_2$C

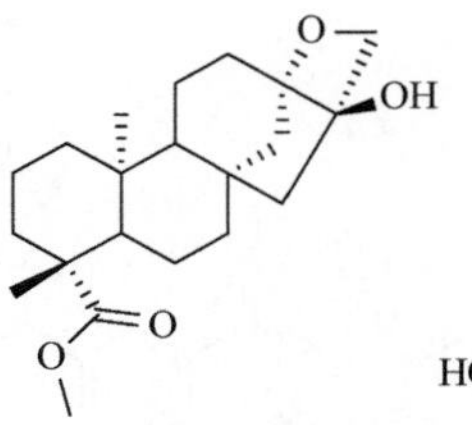

ceriopsin F

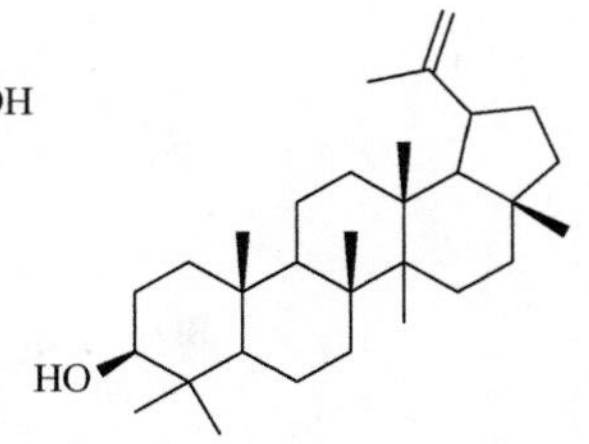

fagarasterol

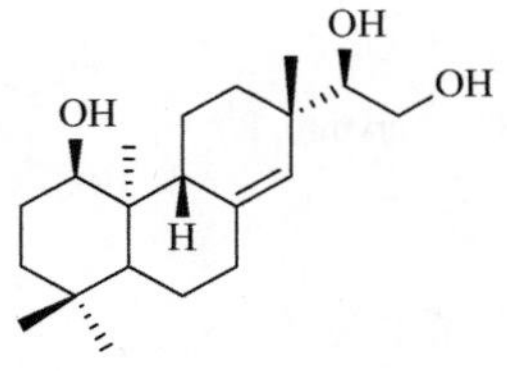

(1β,15R)-*ent*-pimar-8(14)-ene-1,15,16-triol

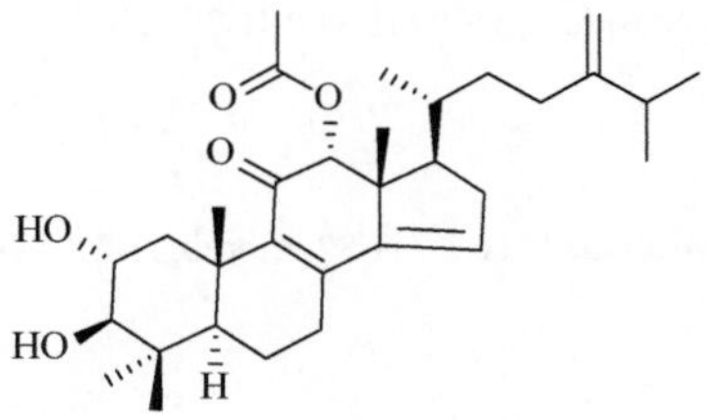

11-羰基-12α-乙酰氧基-4,4-二甲基-24-甲烯基-5α-胆甾-8,14-二烯-2α,3β-二醇

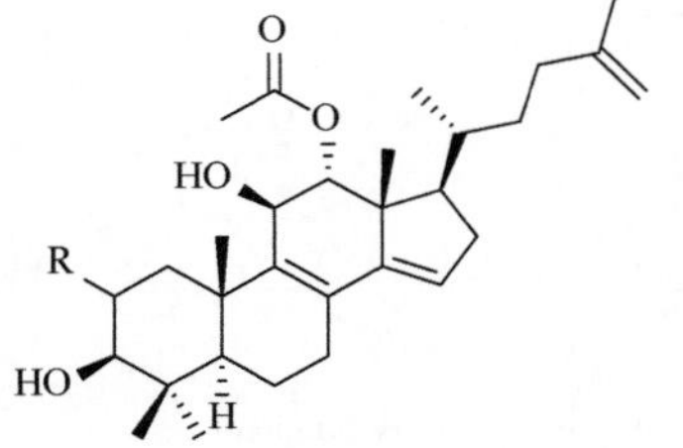

12α-乙酰氧基-4,4-二甲基-24-甲烯基-5α-胆甾-8,14-二烯-3β,11β-二醇, R = H
12α-乙酰氧基-4,4-二甲基-24-甲烯基-5α-胆甾-8,14-二烯-2α,3β,11β-三醇, R = α-OH

图 6.50　尖瓣海莲中的萜类化合物

活性测试表明，12α-乙酰氧基-4, 4-二甲基-24-甲烯基-5α-胆甾-8-单烯-3β，11β-二醇和 12α-乙酰氧基-4, 4-二甲基-24-甲烯基-5α-胆甾-8, 14-二烯-2α，3β，11β-三醇对金黄色葡萄球菌、大肠杆菌和四联球菌均显示出一定的抑制活性，MIC 度分别为 5μmol/L 和 4.86μmol/L（郑彩娟等，2014a）。

酚类衍生物　从尖瓣海莲分离得到酚苷类化合物 rhyncoside A～rhyncoside D，以及木质素类衍生物 rhyncoside E、rhyncoside F（Bao et al.，2007），见图 6.51。

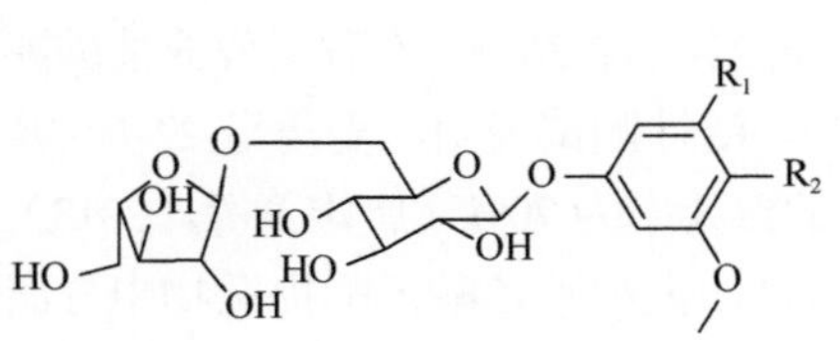

rhyncoside A, R$_1$ = H, R$_2$ = OH
rhyncoside B, R$_1$ = OMe, R$_2$ = OH
rhyncoside C, R$_1$ = R$_2$ = OMe

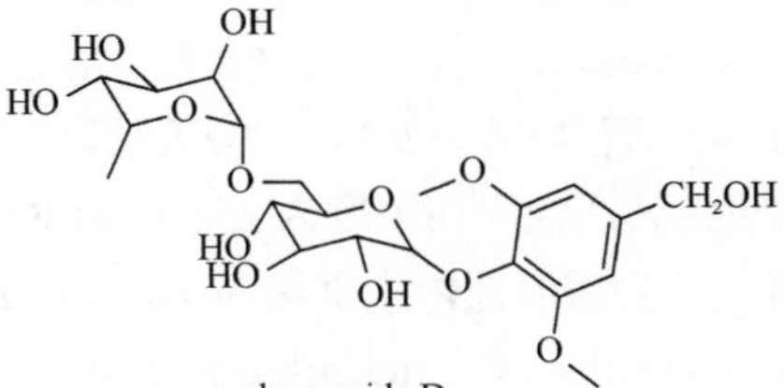

rhyncoside D

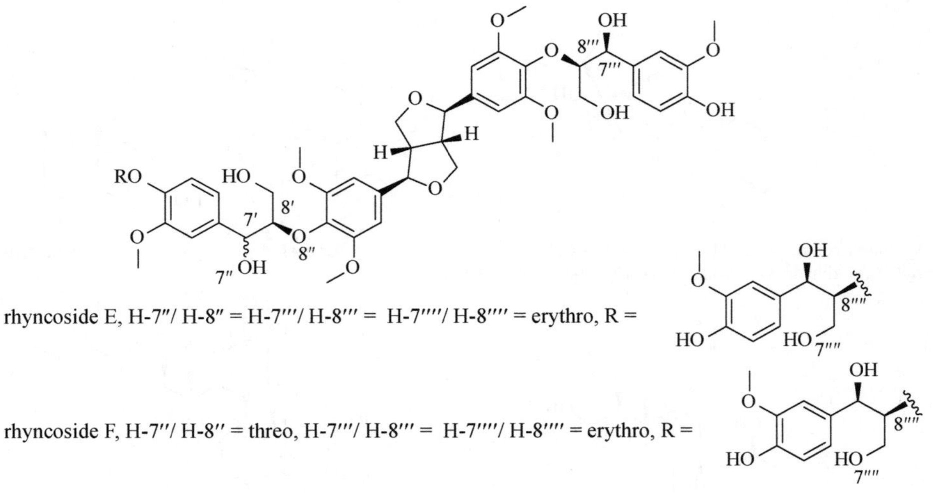

rhyncoside E, H-7″/ H-8″ = H-7‴/ H-8‴ = H-7″″/ H-8″″ = erythro, R =

rhyncoside F, H-7″/ H-8″ = threo, H-7‴/ H-8‴ = H-7″″/ H-8″″ = erythro, R =

图 6.51　尖瓣海莲中的酚类衍生物

其他类　从尖瓣海莲分离得到的化合物还有 brugierol、isobrugierol、dithiobenzoquinone、2, 6-dimethoxy-1, 4-benzoquinone、β-谷甾醇、胡萝卜苷和 7α-hydroxy-sitosterol（包淑云和林文瀚，2006；Bao et al.，2005），见图 6.52。

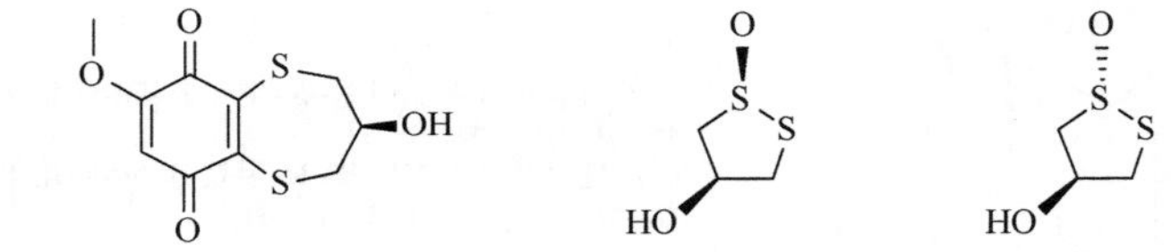

dithiobenzoquinone　　　brugierol　　　isobrugierol

图 6.52　尖瓣海莲中的其他类化合物

相对来说，对尖瓣海莲内生真菌化学成分的研究较多，分离得到的化合物结构类型也比较丰富，涉及甾体类、蒽醌类、生物碱类、异香豆素类等多种结构类型。药理研究表明，从尖瓣海莲内生真菌分离得到的部分化合物具有抑菌、卤虫致死等生物活性。

甾体类　从尖瓣海莲内生青霉属真菌 *Penicillium* sp.（3126）、*Penicillium* sp.（J41221）以及 *Phomopsis longicolla* HL-2232 的发酵产物中分离得到甾体类化合物（图 6.53），如麦角甾-22-烯-3β-醇（ergosta-22-triene-3β-ol）、麦角甾-5, 7, 22-三烯-3β-醇（ergosta-5, 7, 22-triene-3β-ol）、过氧化麦角甾醇（ergosterol peroxide）、啤酒甾醇、（3β, 5α, 6β, 22E）-6-甲氧基麦角甾-7, 22-二烯-3, 5-二醇、fortisterol、（22E）-5α, 8α-表二氧麦角甾-6, 22-二烯-3β-醇、β-谷甾醇亚油酸酯（宋鑫明等，2015；郑彩娟等，2014b；唐雄肇等，2013）。活性测试表明，麦角甾-22-烯-3β-醇具有较强的卤虫致死活性，在浓度为 25g/ml 时对卤虫的致死率为 70%（唐雄肇等，2013）。

蒽醌类　从尖瓣海莲内生真菌 *Stemphylium* sp. 33231 发酵液乙酸乙酯提取物中分离得到 auxarthrol A～auxarthrol C、macrosporin 2-O-（6′-acetyl）-α-D-glucopyranoside、2-O-acetylaltersolanol B、2-O-acetylaltersolanol L、alterporriol T～alterporriol W 等蒽醌类化合物（图 6.54）。其中，2-O-acetylaltersolanol B、altersolanol A、altersolanol B 对大肠杆菌、金黄色葡萄球菌和枯草芽孢杆菌表现出较弱但广谱的抗菌活性，altersolanol A 对金黄色葡萄杆菌也表现出较

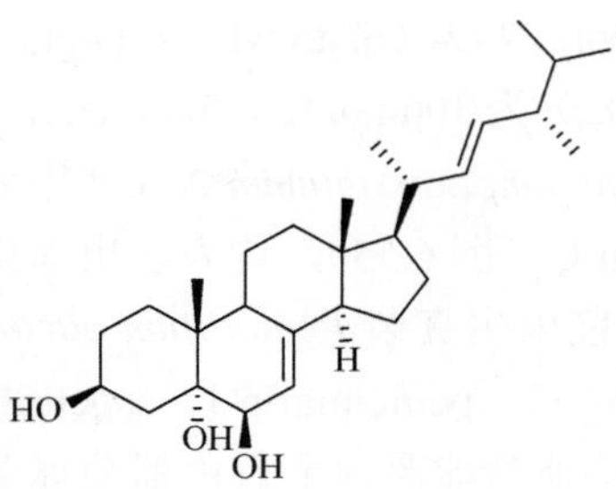

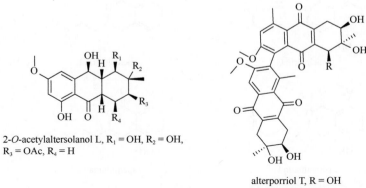

啤酒甾醇   (3β,5α,6β,22E)-6-甲氧基麦角甾-7,22-二烯-3,5-二醇

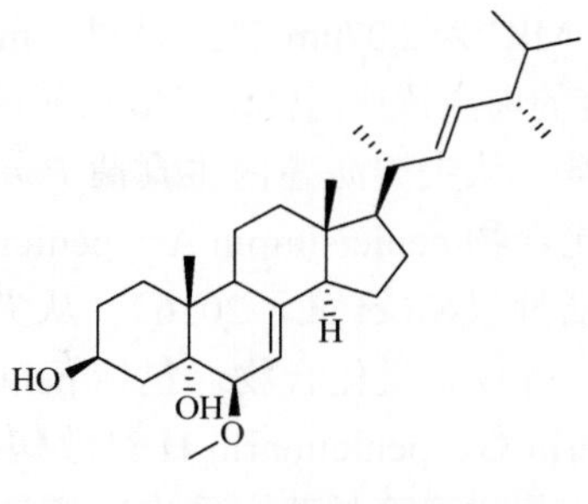

图 6.53 尖瓣海莲内生真菌中的甾体类化合物

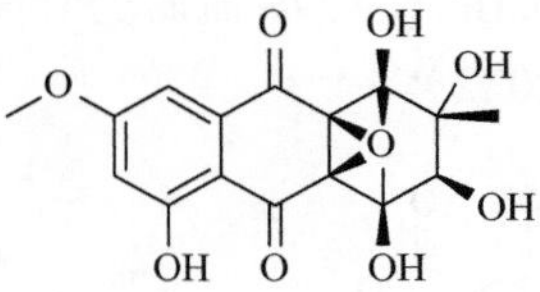

auxarthrol C

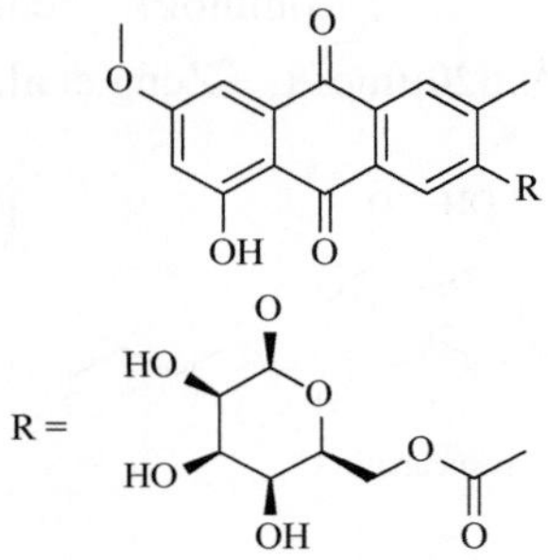

macrosporin 2-O-(6'-acetyl)-α-D-glucopyranoside

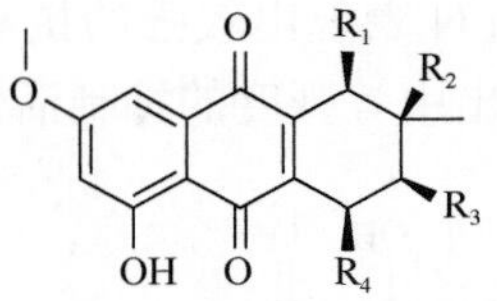

2-O-acetylaltersolanol B, R$_1$ = H, R$_2$ = OH,
R$_3$ = OAc, R$_4$ = H

2-O-acetylaltersolanol L, R$_1$ = OH, R$_2$ = OH,
R$_3$ = OAc, R$_4$ = H

alterporriol T, R = OH
alterporriol U, R = H

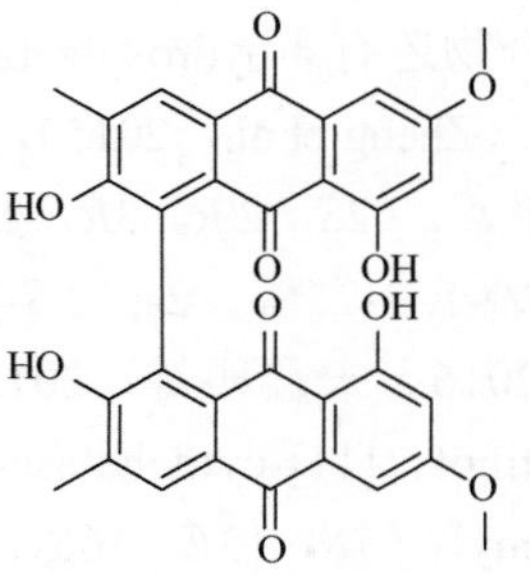

alterporriol V

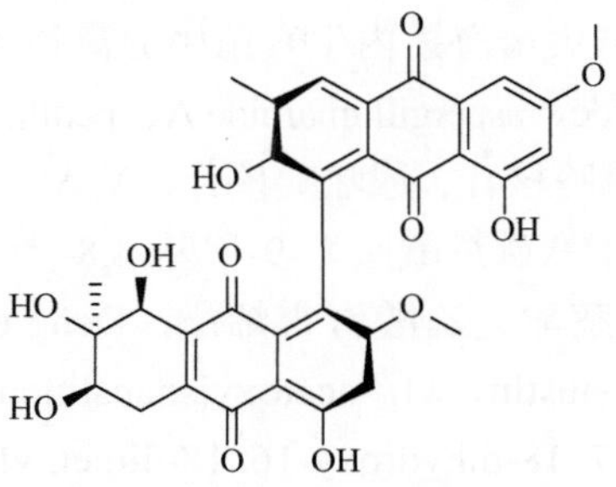

alterporriol W

图 6.54 尖瓣海莲内生真菌中的蒽醌类化合物

弱的抗菌活性，MIC 为 2.07μmol/L。此外，macrosporin 2-O-（6'-acetyl）-α-D-glucopyranoside 表现出中等强度的卤虫致死活性，半数致死量（LD$_{50}$）为 10μmol/L（Zhou et al.，2014）。

异香豆素类　从尖瓣海莲内生真菌 *Penicillium simplicissimumm* A-332 中分离得到二氢异香豆素类化合物 penicisimpin A～penicisimpin C（图 6.55），均表现出卤虫致死活性以及广谱抗菌活性（Xu et al.，2016）。从尖瓣海莲内生真菌 *Penicillium citrinum* 中同样分离得到二氢异香豆素类化合物，包括 penicimarin G～penicimarin I、aspergillumarin A。其中，penicimarin G、penicimarin H 对致病菌表皮葡萄球菌、金黄色葡萄球菌、大肠杆菌、蜡样芽孢杆菌和溶藻弧菌表现出广谱抗菌活性，penicimarin H 对表皮葡萄球菌和金黄色葡萄球菌抑制活性较好，MIC 均为 10μmol/L（Huang et al.，2016）。此外，从尖瓣海莲内生真菌 *Penicillium* sp. TGM112 中分离得到异香豆素类化合物 penicimarin N，penicimarin N 表现出较强的抗氧化活性，IC$_{50}$ 为 1.0mmol/L；penicimarin N 对 α-葡萄糖苷酶也表现出中等强度的抑制活性，IC$_{50}$ 为 620μmol/L（Zeng et al.，2022）。

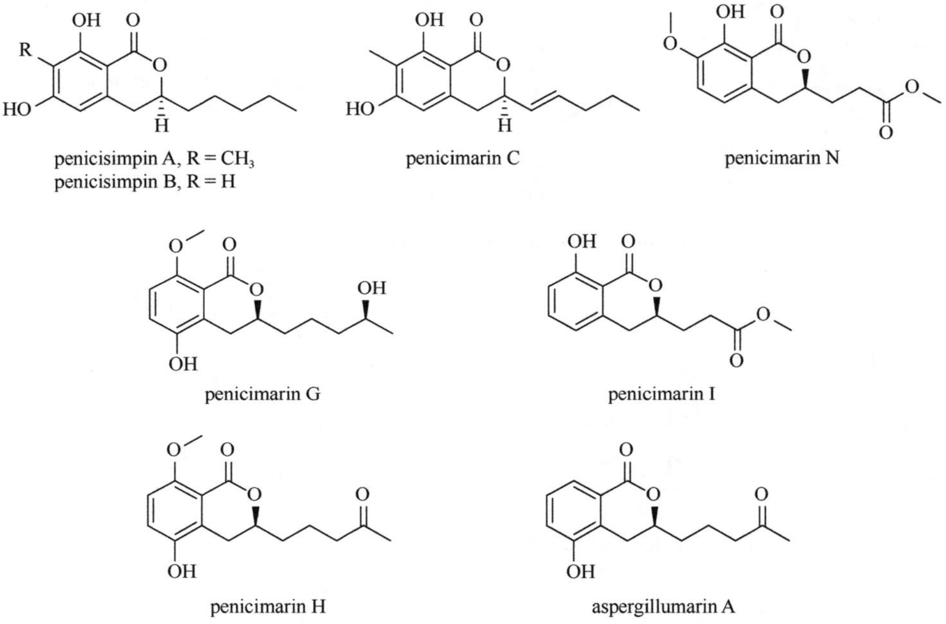

图 6.55　尖瓣海莲内生真菌中的异香豆素类化合物

其他类　从尖瓣海莲内生真菌中分离得到的化合物还有 4-hydroxybenzoic acid、4-hydroxybenzaldehyde、aspergillumamide A、penilumamide（Zheng et al.，2015）、6-氨基嘌呤-9-羧酸甲酯、腺嘌呤核苷、尿嘧啶核苷、N, N'-二苯基尿素、（2S, 2'R, 3R, 4E, 8E, 3'E）-2-（2-羟基-3'-十八碳烯酰胺）-9-甲基-4,8-十八碳二烯-1, 3-二醇、2-（2'S-羟丙基）-5-甲基-7-羟基对氧萘酮、乙酸青霉烯酮（Deng et al.，2016；宋鑫明等，2015；唐雄肇等，2013）、dehydroaustin、11β-acetoxyisoaustinone、austinol、[11]-cytochalasa-5（6），13-diene-1, 21-dione-7, 18-dihydroxy-16, 18-dimethyl-10-phenyl-（7S, 13E, 16S, 18R）（Yang et al.，2018；Huang et al.，2016）、4-chloro-1-hydroxy-3-methoxy-6-methyl-8-methoxycarbonyl-xanthen-9-one、2'-acetoxy-7-chlorocitreorosein、penibenzophenone A、penibenzophenone B、

（*E*）-tert-butyl（3-cinnamamidopropyl）carbamate（Zheng et al.，2019；He et al.，2017）等。活性测试表明，4-hydroxybenzoic acid 和 4-hydroxybenzaldehyde 具有较强的卤虫致死活性（唐雄肇等，2013）；6-氨基嘌呤-9-羧酸甲酯、腺嘌呤核苷、尿嘧啶核苷对癌细胞 A549、Bl6F10、HL-60、MCF-7 具有不同程度的细胞毒活性，其中 6-氨基嘌呤-9-羧酸甲酯对乳腺癌细胞 MCF-7 的 IC_{50} 为 14.9μmol/L，尿嘧啶核苷对人非小细胞肺癌细胞 A549 的 IC_{50} 为 8.6μmol/L（宋鑫明等，2015）；austinol 对表皮葡萄球菌和金黄色葡萄球菌表现出中等抑菌活性，MIC 为 10μmol/L（Huang et al.，2016）；[11]-cytochalasa-5（6），13-diene-1，21-dione-7，18-dihydroxy-16，18-dimethyl-10-phenyl-（7*S*，13*E*，16*S*，18*R*）对大肠杆菌、金黄色葡萄球菌、蜡样芽孢杆菌、副溶血性弧菌和溶藻弧菌均表现出较弱的抗菌活性，且 MIC 相同，均为 50μg/ml（Yang et al.，2018）；2′-acetoxy-7-chlorocitreorosein 对副溶血性弧菌具有抑菌活性，MIC 为 10μmol/L（He et al.，2017）；penibenzophenone A 对金黄色葡萄球菌具有抗菌活性，MIC 为 20μg/ml，而 penibenzophenone B 对人非小细胞肺癌细胞 A549 具有细胞毒活性，IC_{50} 为 15.7μg/ml（Zheng et al.，2019），部分化合物结构见图 6.56。

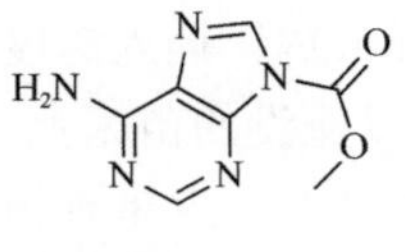

6-氨基嘌呤-9-羧酸甲酯 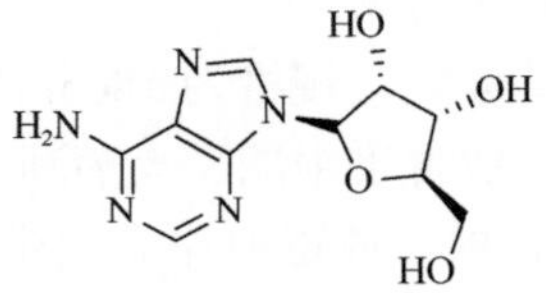　　腺嘌呤核苷 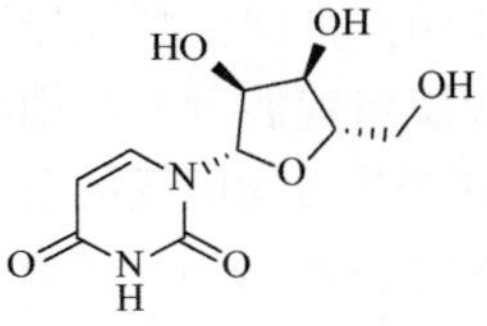　　尿嘧啶核苷 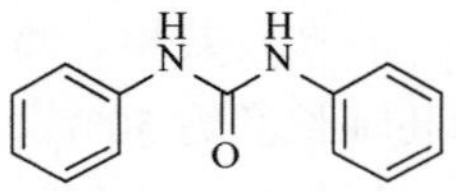　　*N*，*N*′-二苯基尿素

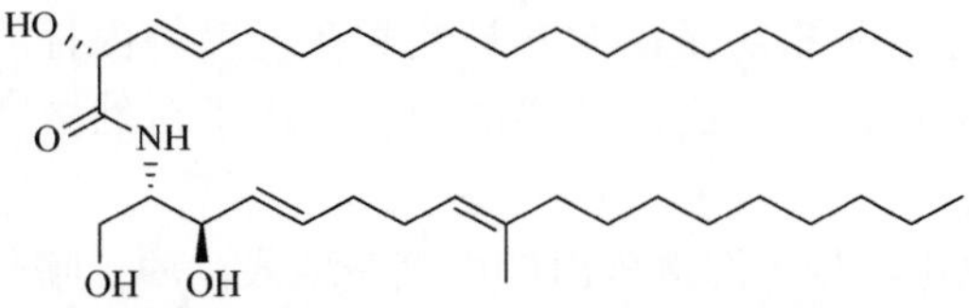

(2*S*,2′*R*,3*R*,4*E*,8*E*,3′*E*)-2-(2′-羟基-3′-十八碳烯酰胺)
-9-甲基-4,8-十八碳二烯-1,3-二醇

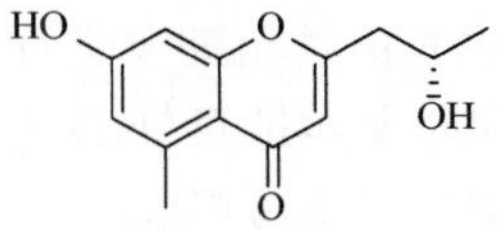

2-(2′*S*-羟丙基)-5-甲基-7-羟基对氧萘酮

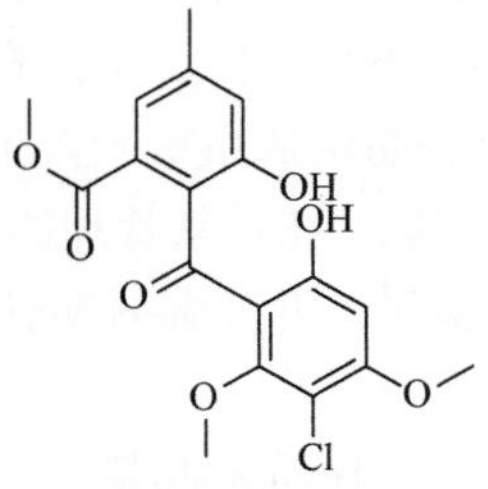

penibenzophenone A 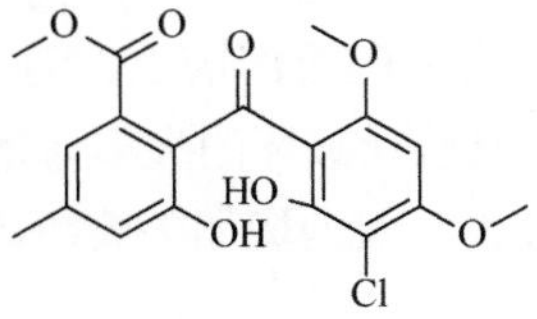　　penibenzophenone B 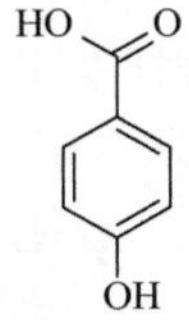　　4-hydroxybenzoic acid

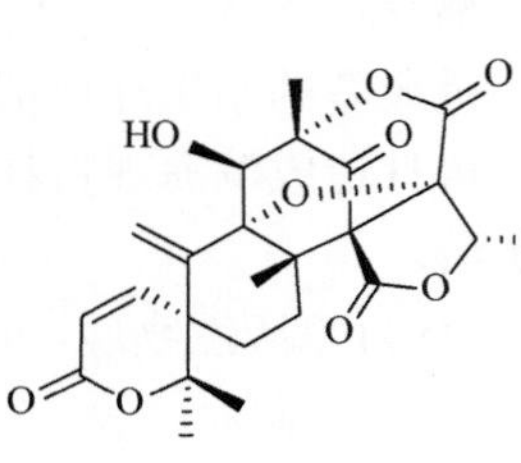

dehydroaustin 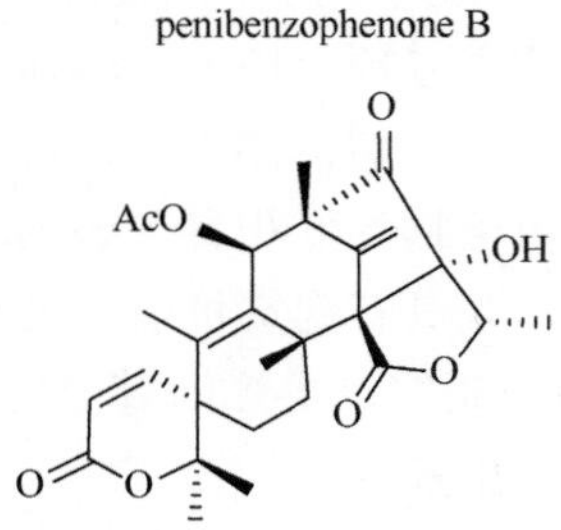　　11*β*-acetoxyisoaustinone 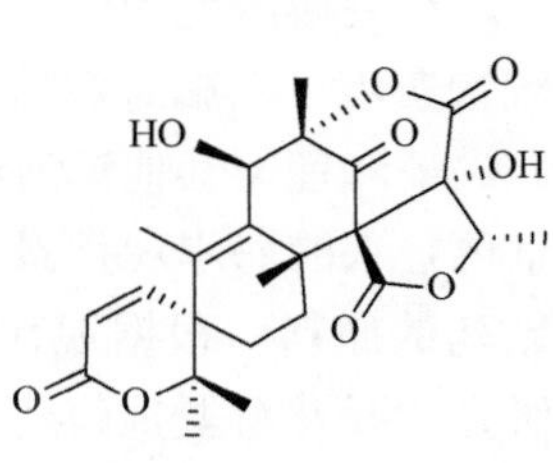　　austinol

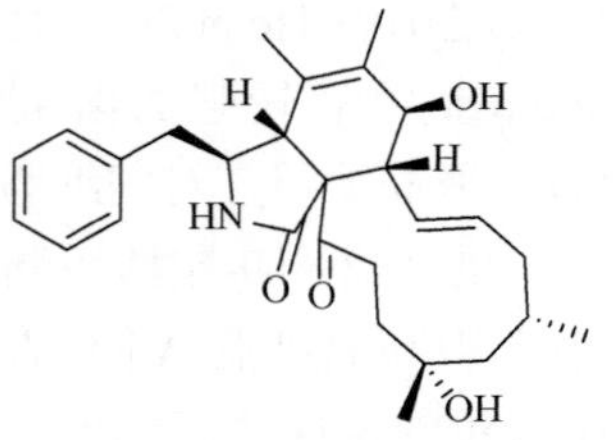

[11]-cytochalasa-5(6),13-diene-1,21-dione-7,18
-dihydroxy-16,18-dimethyl-10-phenyl-(7*S*,13*E*,16*S*,18*R*)

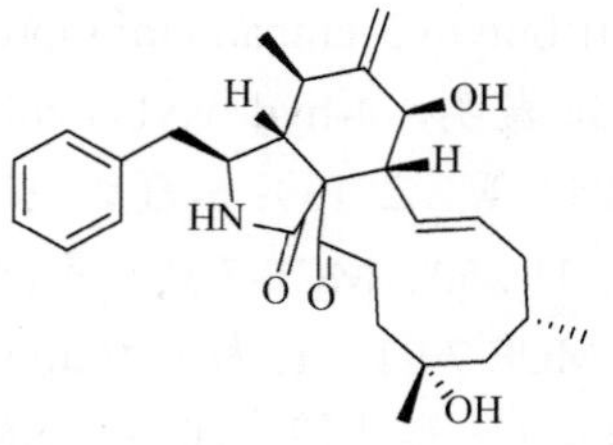

[11]-cytochalasa-6(12),13-diene-1,21-dione-7,18
-dihydroxy-16,18-dimethyl-10-phenyl-(7*S*,13*E*,16*S*,18*R*)

图 6.56　尖瓣海莲内生真菌中的其他类化合物

【栽培技术】　尖瓣海莲的生物学特性与海莲相近，参考海莲的栽培技术。

人工栽培　6～7 月，从母树上采集成熟的胚轴，一般取较粗长、墨绿色、种蒂刚脱落的新鲜胚轴，或从新近掉落漂流的胚轴中挑选成熟、粗壮完好的胚轴，用尼龙网袋装好，保持通风，带回试验地插植。9～10 月，尖瓣海莲胚轴大量成熟时，从林地捡取新鲜未发芽、无虫蛀的胚轴，带回试验地尽快插入苗床。

育苗及栽植　将尖瓣海莲胚轴先插植在营养袋（规格为 18cm×7.5cm）内，插入深度为胚轴长度的 50%，填充基质为肥沃的海泥，放置于中潮、大潮潮水可以淹没的苗床上。待 1 年生后，将尖瓣海莲移栽到适宜的红树林内，或近海岸高潮带的潮滩上，少量种植在中潮滩上，种植密度为 1.5m×2.0m，定期观测生长指标。

苗期管理　移植后的幼苗在早期（2 年生以前）死亡率较高，主要原因是胚轴对营养袋中营养土的适应；育苗早期要重点注意防虫防蟹，尤其是蟹类在营养袋内打洞而影响幼苗根部生长；幼苗期要进行寒冷适应性锻炼，提高抗寒能力，经历了自然抗寒后树体抵抗力增强，基本能良好地生长。

野生抚育　尖瓣海莲仅天然分布于海南，处于海湾外滩的中潮带地段，属于嗜热性广布种。要在热带沿海地区生长地进行封禁管理，严禁乱砍滥伐，划出专门保护区，停止对沿海河口原生境的人为破坏，禁止将尖瓣海莲湿地转化为农田、池塘、盐场及其他用途，以保护尖瓣海莲种群。在尖瓣海莲原分布区域——海南东寨港自然保护区、清澜自然保护区，根据其生物学特性及生境，适宜采取根部培土、剪除杂草、防治病虫害、人工补栽等措施，促进种群繁殖和生长。对于已遭受破坏的尖瓣海莲生长区域，在封禁管理的基础上，采用人工育苗、人工补栽造林等方式，人为增加尖瓣海莲种群数量，并加强后期管理。

【资源保护与开发应用】

资源保护　瓣海莲仅天然分布于海南东海岸，资源量尤其是种质资源量非常少，应该加大投入，在尖瓣海莲的生长地建立专项保护区，保存这一珍稀物种。

海岸观赏景观　尖瓣海莲株形美观，树形高大，树冠大型，是典型的胎生红树植物，花果期长。尖瓣海莲与其他滨海红树植物高低相参，融为一体，可打造成滨海观赏林带，构成一道景色宜人的海岸观赏景观，既具有观赏价值，又寓教于游。

开发新药的原料　根据现代药理研究，尖瓣海莲含有杀虫、抗菌等活性物质，可以开展广泛研究，开发新型抗菌药、杀虫药等。

参考文献

包淑云，林文瀚 . 2006. 红树植物尖瓣海莲的化学成分研究 . 中国中药杂志，31(14): 1168-1171.

葛菁萍 . 1999. 几种红树植物遗传变异和生态分化的研究 . 厦门大学博士学位论文 .

韩闽 . 2006. 木榄、海莲和尖瓣海莲种间亲和性和亲缘关系分析 . 厦门大学硕士学位论文 .

李洪旺，王旭，余雪标，等 . 2008. 海南东寨港秋茄＋桐花天然红树林群落林分结构特征研究 . 热带林业，36(1): 30-33, 17.

李元跃 . 2006. 几种红树植物叶的解剖研究 . 厦门大学硕士学位论文 .

廖宝文，邱凤英，管伟，等 . 2009. 尖瓣海莲幼苗对模拟潮汐淹浸时间的适应性研究 . 林业科学研究，22(1): 42-47.

廖宝文，邱凤英，张留恩，等 . 2010. 盐度对尖瓣海莲幼苗生长及其生理生态特性的影响 . 生态学报，30(23): 6363-6371.

廖宝文，张乔民 . 2014. 中国红树林的分布、面积和树种组成 . 湿地科学，12(4): 435-439.

潘文，周涵韬，陈攀，等 . 2005. 木榄属 3 种红树植物的遗传变异和亲缘关系分析 . 海洋科学，29(5): 23-28.

齐红，田晓萌，孙稚颖，等 . 2019. 海莲与尖瓣海莲叶性状与显微特征比较研究 . 中国海洋药物，38(2): 24-29.

宋鑫明，周学明，李小宝，等 . 2015. 红树尖瓣海莲内生真菌 Phomopsis longicolla HL-2232 次级代谢物研究 . 有机化学，35 (10): 2102-2107.

唐雄肇，黄国雷，周学明，等 . 2013. 一株红树尖瓣海莲内生真菌 Penicillium sp. 次级代谢产物及其生物活性研究 . 海南师范大学学报（自然科学版），26(4): 406-409.

王丽荣，李贞，蒲杨健，等 . 2010. 近 50 年海南岛红树林群落的变化及其与环境关系分析——以东寨港、三亚河和青梅港红树林自然保护区为例 . 热带地理，30(2): 114-120.

王文卿，王瑁 . 2007. 中国红树林 . 北京：科学出版社 .

吴钿，叶昌辉，韩维栋 . 2012. 5 种红树科植物叶片的比较解剖及其生态适应研究 . 植物研究，32 (2): 143-146.

郑彩娟，黄国雷，唐雄肇，等 . 2014a. 红树尖瓣海莲内生真菌 Penicillium sp. J41221 的代谢物及其抗菌活性研究 . 有机化学，34: 1172-1176.

郑彩娟，王德能，夏成明，等 . 2014b. 木榄属植物的化学成分研究进展 . 广东化工，41(4): 45-46, 50.

中国科学院中国植物志编辑委员会 . 1983. 中国植物志：第五十二卷 第二分册 . 北京：科学出版社 .

周学明，郑彩娟，周戚，等 . 2014. 一株红树尖瓣海莲内生真菌 Alternaria sp. 次级代谢产物及其抗菌活性 . 重庆：中国化学会第八届有机化学学术会议暨首届重庆有机化学国际研讨会 .

Bao S Y, Deng Z W, Fu H Z, et al. 2005. Diterpenes and disulfides from themarinemangrove plant *Bruguiera sexangula* var. *rhynchopetala*. Helvetica. Chimica. Acta., 88: 2757-2763.

Bao S Y, Ding Y, Deng Z W, et al. 2007. Rhyncosides A-F, phenolic constituents from the Chinesemangrove plant *Bruguiera sexangula* var. *rhynchopetala*. Chem. Pharm. Bull. (Tokyo), 55: 1175-1180.

Deng P F, Luo Y P, Niu Y Y, et al. 2016. A new penicitrinone derivative from the endophytic fungus *Penicillium* sp. from *Bruguiera sexangula* var. *rhynchopetala*. Chem. Nat. Comp., 52: 810-812.

He K Y, Zhang C, Duan Y R, et al. 2017. New chlorinated xanthone and anthraquinone produced by amangrove-derived fungus *Penicillium citrinum* HL-5126. J. Antibiot. (Tokyo), 70: 823-827.

Huang G L, Zhou X M, Bai M, et al. 2016. Dihydroisocoumarins from themangrove-derived fungus *Penicillium citrinum*. Mar. Drugs, 14(10): 177.

Song X M, Zhou X M, Li X H, et al. 2015. Secondarymetabolites of *Bruguiera sexangula* var. *rhynchopetala*-derived fungus *Phomopsis longicolla* HL-2232. Chin. J. Chem., 35: 2102-2107.

Xu R, Li X M, Wang B G. 2016. Penicisimpins A-C, three new dihydroisocoumarins from *Penicillium simplicissimumm* A-332, amarine fungus derived from the rhizosphere of themangrove plant *Bruguiera sexangula* var. *rhynchopetala*. Phytochem. Lett., 17: 114-118.

Yang L J, Liao H X, Bai M, et al. 2018. One new cytochalasinmetabolite isolated from amangrove-derived fungus *Daldinia eschscholtzii* HJ001. Nat. Prod. Res., 32: 208-213.

Zeng W N, Cai J, Wang B, et al. 2022. A new bioactive isocoumarin from themangrove-derived fungus *Penicillium* sp. TGM112. J. Asian Nat. Prod. Res., 24: 679-684.

Zheng C J, Huangg L, Tang X Z, et al. 2014. Secondarymetabolites and antibacterial activities of *Bruguiera sexangula* var.

rhynchopetala-derived fungus *Penicillium* sp. J41221. Chin. J. Organ. Chem., 34: 1172-1176.

Zheng C J, Liao H X, Mei R Q, et al. 2019. Two new benzophenones and one new natural amide alkaloid isolated from amangrove-derived Fungus *Penicillium citrinum*. Nat. Prod. Res., 33: 1127-1134.

Zheng C J, Wu L Y, Li X B, et al. 2015. Structure and absolute configuration of aspergilumamide A, a novel lumazine peptide from themangrove-derived fungus *Aspergillus* sp. Helvetica. Chimica. Acta., 98: 368-373.

Zhou X M, Zheng C J, Chen G Y, et al. 2014. Bioactive anthraquinone derivatives from themangrove-derived fungus *Stemphylium* sp. 33231. J. Nat. Prod., 77: 2021-2028.

6.4　角果木（*Ceriops tagal*）

角果木属于红树科（Rhizophoraceae）角果木属（*Ceriops*），为灌木或乔木，生长于海边和盐沼地带，是组成海岸红树林的植物种类之一。角果木在我国主要分布在海南东北至南部海滩、台湾高雄港等地，在非洲东部、斯里兰卡、印度、缅甸、泰国、马来西亚、菲律宾、澳大利亚北部也较为常见。潮涨时仅淹没角果木树干基部的泥滩和海湾内的沼泽地，资源较丰富。文献记载，角果木可药用，其味苦、涩，性凉；归肝、心经；具有清热解毒、敛疮、止血、通便、截疟的功效；主治恶疮、疮疡溃烂、外伤出血。全株：收敛退热，用于止血、治疗疟疾（管华诗和王曙光，2009）。现代研究表明，角果木中含有三萜类、二萜类、倍半萜类、甾醇类等化合物（何磊等，2006；胡格华和吴军，2013；邵长伦等，2009；张炎等，2005；He et al.，2005）。药理学研究发现，角果木具有良好的止痛作用（Sakagami et al.，1998），叶的水提取物有清除超氧化阴离子的调节机制（Uddin et al.，2005），为新药研发提供了很好的药用资源。

【分类位置】　被子植物门 Angiospermae 双子叶植物纲 Dicotyledoneae 原始花被亚纲 Archichlamydeae 桃金娘目 Myrtiflorae 红树科 Rhizophoraceae 角果木属 *Ceriops* 角果木 *Ceriops tagal* (Perr.) C. B. Rob，异名 *Ceriops timoriensis*（DC.）Domin, 1908（中国科学院中国植物志编辑委员会，1983）。

【别名】　海加仔；剪子树、海枷子、海淀子（陈焕镛，1964）；细蕊红树（甘伟松，1965）。

【形态特征】　角果木为常绿灌木或乔木，高 2～5m，有膝状呼吸根（图 6.57）。树干常弯曲；树皮灰褐色，几平滑，有细小裂纹，茎枝有明显的叶痕。单叶对生；叶片呈倒卵形至倒卵状矩圆形，长 4～7cm，宽 2～3（～4）cm，顶端圆形或微凹，基部楔形，边缘骨质，干燥后反卷，中脉在两面凸起，侧脉不明显；叶柄略粗壮，长 1～3cm；托叶呈披针形，长 1～1.5cm。聚伞花序腋生，具总花梗，长 2～2.5cm，分枝，有花 2～4（～10）朵；花小，盛开时长 5～7mm；花萼裂片小，革质，花时直，果时外反或扩展；花瓣白色，短于萼，顶端有 3 枚或 2 枚微小的棒状附属体；雄蕊长短相间，短于花萼裂片。果实呈圆锥状卵形，长 1～1.5cm，基部直径为 0.7～1cm；胚轴长 15～30cm，中部以上略粗大，表面有纵棱与疣状突起。花期秋、冬季，果期冬季（中国科学院中国植物志编辑委员会，1990）。染色体数目：$2n=36$（王瑞江等，1989）。

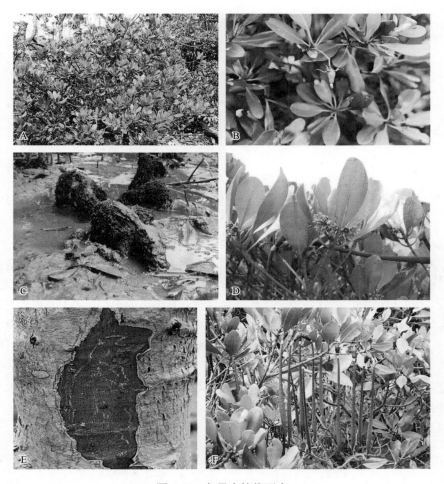

图 6.57　角果木植物形态

A. 植株；B. 部分植株（示幼果）；C. 膝状根（王文卿和王瑁，2007）；D. 花枝（《中华海洋本草图鉴》）；E. 茎干（示剖开栓皮露出红色内皮）（王文卿和王瑁，2007）；F. 果枝（《中华海洋本草图鉴》）

【生境分布】　角果木生长于海水涨潮时仅淹没树干基部的泥滩和海湾内的沼泽地（图 6.58），产于海南东北至南部海滩、台湾高雄港等地，还分布于非洲东部、斯里兰卡、印度、缅甸、泰国、马来西亚、菲律宾、澳大利亚北部（中国科学院中国植物志编辑委员会，1990）。

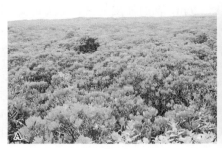
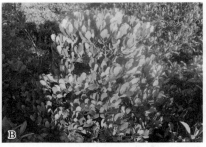

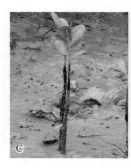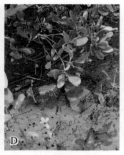

图 6.58　角果木生境

A. 生长在潮间带的角果木林；B. 生长在红树林中的角果木；C. 生长在红树林中的角果木小树苗（徐克学摄）；D. 生长在红树林中的角果木小树苗

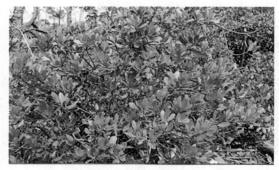

图 6.59　生长在红树林中的角果木

【药材鉴别】

药材性状　树皮呈片状或略呈桶状，大小不一。外表面灰褐色或褐红色，较平滑，有细小的裂纹，除去外皮者呈红褐色。内表面紫褐色或紫红色，较平滑。质硬，断面紫红色，纤维状（图6.59～图6.60）。气微、特异，味涩、苦（管华诗和王曙光，2009）。

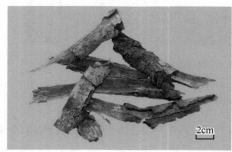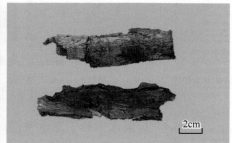

图 6.60　角果木树皮药材形态

　　根呈不规则块状或圆柱形，直径为1～10cm，长短不一，常截成小段或小块；有支根，有时可见支根丛生；支根呈圆柱形，直径为1～2cm，表面外皮紧密，具纵皱纹（图6.61）。表面棕色或紫棕色，粗糙，可见凸起的皮孔；外层栓皮较松软，易剥落或破损；内层皮部呈红棕色，坚硬而韧，紧贴于木部。木部淡红棕色，质坚硬，难折断。气微，味涩、微咸。

　　茎呈圆柱形，有的弯曲，直径为0.5～1.5cm，长短不一，常截成短条状。表面棕黑色至棕色，有断枝痕、枝痕，棕红色凸起的皮孔，明显的纵皱纹，节处略膨大，嫩茎有明显的环形叶痕。质脆，易折断，断面刺状，木部淡棕色-黄白色，中央有髓（图6.62）。气微，味微涩、微咸。

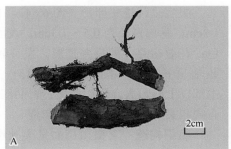
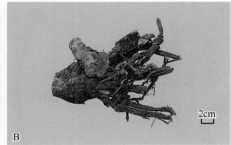
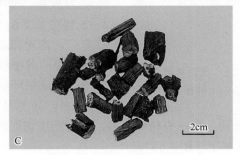

图 6.61　角果木根药材形态

A. 主根；B. 主根与支根；C. 支根

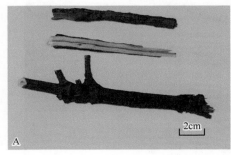
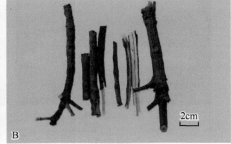

图 6.62　角果木茎药材形态

　　叶常完整，很少破碎。完整叶片展平后呈倒卵形至倒卵状矩圆形，长 4～6cm，宽 2～3cm。顶端圆形或微凹，基部楔形，全缘，骨质，常反卷。两面无毛，中脉在两面凸起，侧脉不明显。叶柄略粗壮，长 1～3cm（图 6.63）。质脆。气微，味淡。

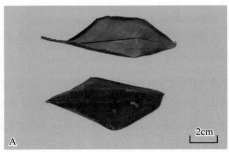
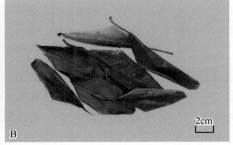

图 6.63　角果木叶药材形态

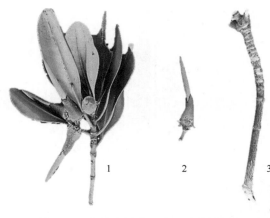

果实呈圆锥状卵形（图6.64），长1～1.5cm，基部直径为0.5～1.3cm，表面棕褐色；花萼宿存，外反并扩展。发芽种子的胚轴呈长棒状（图6.65），长15～30cm，中部以上略粗大，先端渐尖；表面红棕色，有疣状突起。质韧，气微，味涩。

组织构造 支根横切面呈类圆形。最外层为表皮，单层细胞。根的木栓层由3～5列扁平类长方形的木栓细胞组成。皮层宽广，薄壁细胞不规则，有晶体散在，近木栓层的薄壁细胞内含单宁。维管束外韧型，形成层环明显。木质部约占根横切面的1/5，导管稀疏，射线3～5列细胞，

图6.64 角果木鲜茎、叶、果药材形态
1. 带幼果枝叶；2. 幼果；3. 幼枝

多单个或几个相连径向排列。茎中央髓部明显，约占茎横切面的1/3，细胞圆，多角形，排列紧密，少数细胞中含单宁（图6.66）。

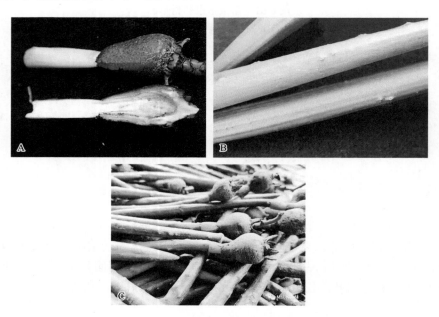

图6.65 角果木果（胚轴）药材形态

A. 果实剖开（示种子发芽后果实的纵剖面）（徐克学摄）；B. 部分胚轴（示表面纵纹及疣状突起）（徐克学摄）；C. 角果木鲜果药材（http://www.pinlue.com/article/2019/07/1917/469346271642.html）

嫩茎横切面（直径为1cm）呈类圆形。表皮细胞1列，外平周壁增厚，被厚角质层。木栓层5～10列细胞，细胞呈切向长方形。皮层宽广，薄壁细胞呈圆多角形或切向椭圆形，大小不一，许多细胞中含单宁，尤以皮层外侧为多，有的细胞中含草酸钙簇晶。维管束外韧型，形成完整的环；韧皮部狭窄，中柱鞘部位有1～4列细胞的石细胞环带，石细胞壁厚，韧皮部薄壁细胞中常含单宁；形成层成环；木质部宽广，约占茎横切面的

1/3，导管稀疏，单个或数个相连，木射线1～4列细胞，含单宁。髓部明显，细胞类圆形，常含单宁，有的细胞中含草酸钙簇晶（图6.67）。

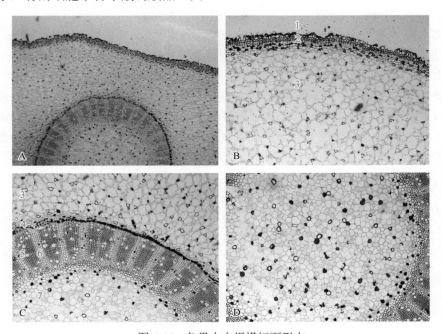

图6.66　角果木支根横切面形态

A. 支根横切面；B. 表皮至皮层；C. 皮层至髓部；D. 髓部

1. 表皮；2. 木栓层；3. 皮层；4. 韧皮部；5. 木质部束；6. 木射线；7. 髓

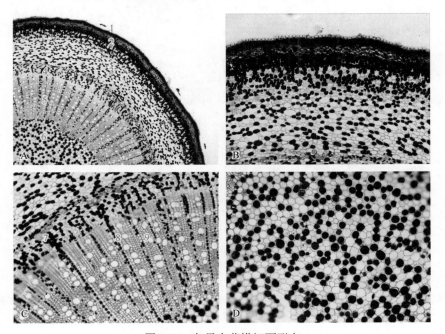

图6.67　角果木茎横切面形态

A. 茎横切面；B. 周皮皮层；C. 维管束；D. 髓部

1. 表皮；2. 木栓层；3. 皮层；4. 韧皮部；5. 木质部；6. 髓；7. 中柱鞘纤维束；8. 木射线；9. 木质部束

　　叶中脉部位横切面（图 6.68）为不完全等面叶，叶片厚（549.27±44.26）mm。上表皮为 1 列类长方形细胞，宽约 18mm，角质层厚约 9.5mm，无气孔分布，内有 2 列下皮细胞，厚约 43mm，靠外侧的 1 列下皮细胞小，呈长方形，内侧的 1 列下皮细胞极大，呈近方形；下表皮细胞 1 列，有内陷气孔分布，下皮细胞 1～2 列，宽约 21mm，偶见木栓瘤。上栅栏组织宽约 85.8mm，为 2～3 列排列紧密的长柱状细胞，几乎通过中脉，中间有 1 个薄壁细胞间隔；下栅栏组织宽约 50mm，由 1～2 列短柱状细胞组成，排列较疏松。海绵组织宽约 296mm，细胞排列疏松，细胞间隙极大。中脉部位向下表面略突出。主脉维管束 1 个，维管束外韧型，木质部呈扇形排列，较发达，韧皮部较宽，维管束外方有维管束鞘包围，有木化细胞分化。叶的各部分组织细胞中常含有较多的单宁，尤以下皮细胞、栅栏组织细胞中为多。有的薄壁细胞中含草酸钙簇晶（李元跃，2006）。

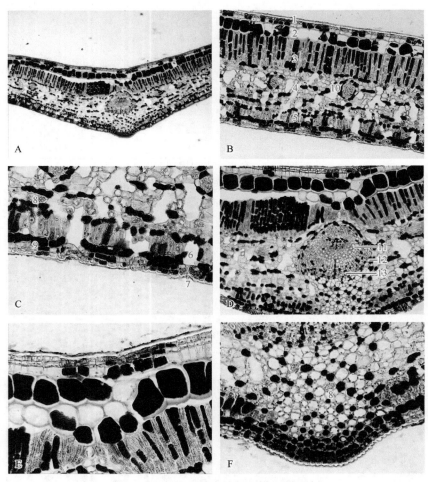

图 6.68　角果木叶中脉部位横切面形态

A. 叶中脉部位；B. 叶肉部位；C. 叶肉部位下表面；D. 中脉部位；E. 中脉部位上表面；F. 中脉部位下表面

1. 上表面；2. 上下皮层；3. 上栅栏组织；4. 海绵组织；5. 下栅栏组织；6. 气室；7. 气孔；8. 草酸钙簇晶；9. 下下皮层；10. 侧脉维管束；11. 木质部；12. 韧皮部；13. 维管束鞘纤维

　　叶表面制片上表皮细胞排列紧密，细胞呈不规则多角形，垂周壁近平直或弓形，极度增厚；无气孔。下表皮细胞呈不规则多边形，细胞较小而壁厚，垂周壁略平直或微弓形，气孔大小为（35.7～40.1）μm×（19.8～22.5）μm，气孔指数为3.67，内陷气孔环轴式，副卫细胞6～7个（图6.69）。

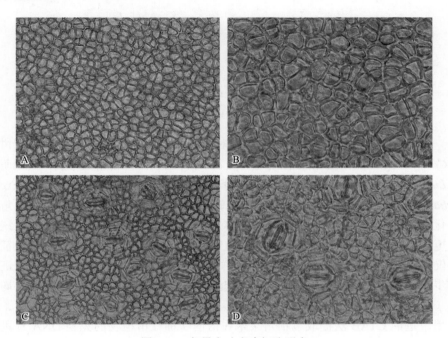

图 6.69　角果木叶表皮细胞形态

A. 上表皮；B. 上表皮放大（示上表皮细胞垂周壁极度增厚）；C. 下表皮；D. 下表皮放大（示下表皮细胞平周壁具纹孔）

A、C. ×200；B、D. ×400

　　超微形态　扫描电镜下，叶上表皮平坦，细胞轮廓不明显，角质层厚，有不规则条状褶皱和沙样雕纹，放大后微结构呈沙土样，无气孔分布。叶下表皮角质层平坦，细胞轮廓不明显，蜡质层不完整，并有微细颗粒状突起，放大后有稀疏的鳞片状雕纹。内陷气孔保卫细胞和周围副卫细胞表面略平滑，分布有稀疏的鳞片状突起，气孔开口狭长，内部有皱褶，皱褶表面平滑（图6.70）。

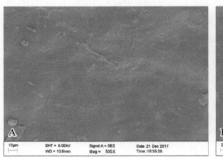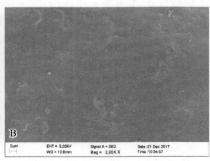

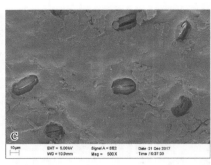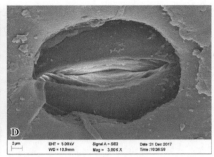

图 6.70　角果木叶表面超微形态

A. 上表皮；B. 上表皮放大；C. 下表皮（示内陷气孔）；D. 内陷气孔放大

【分子鉴别】　采用 ISSR 分子标记技术对印度-西太平洋地区的同域广布红树植物角果木（*Ceriops tagal*）、十雄角果木（*Ceriops decandra*）（红树科角果木属，具胎萌现象）、榄李（*Lumnitzera racemosa*）（使君子科榄李属，不具胎萌现象）以及海漆（*Excoecaria agallocha*）4 种植物进行了种群遗传结构比较分析，发现近缘种十雄角果木与角果木的遗传分化结构不是由相同时期的隔离分化事件所造成，十雄角果木与榄李的系统地理分布格局更相似。结果表明了不同种类红树植物遗传结构的多样性及其与生态特征的相关性，不仅为印度-西太平洋地区红树植物种群的历史演化过程研究提供了重要的证据，还对进一步探讨地史环境演变与红树植物的起源和发展以及制定保护生物学策略均具有指导意义（黄椰林等，2008）。

采用改进的 CTAB 法提取包括角果木在内的 7 种红树植物的完整 DNA 片段，通过筛选出的 15 个有效引物进行 RAPD 分析，利用 Nei 指数法得出 7 个分类群间的遗传一致度和遗传距离，并运用 UPGMA 法进行聚类分析。结果表明，红树、红海榄及角果木处于同一组，角果木与红树属植物的平均遗传距离为 0.42，为科内属间关系，证实了 RAPD 技术用于红树植物遗传多样性研究的准确性（周涵韬和林鹏，2001）。

采用 PCR 产物直接测序法测定角果木属 5 个物种 24 个个体序列，包括 rpl 20-rps 12、atp B-rbc L、trn L intron、trn L-trn F、trn T（UGU）-trn L（UAA）共 5 段叶绿体非编码区。采用最大简约法、贝叶斯法和邻接法所构建的系统发育树呈现角果木属包含的两个大的分支：角果木和澳洲角果木（*Ceriops australis*）构成一个分支；十雄角果木复合体内的 3 个物种十雄角果木、齐氏角果木（*Ceriops zippeliana*）和拟十雄角果木（*Ceriops pseudodecandra*）组成另一个分支。研究结果进一步探讨了角果木属系统发育关系与该属生物地理分布模式之间的相关性（朱春超等，2016）。

【生理特性】　角果木在适应盐环境的过程中有新的蛋白质产生，在盐胁迫早期（≤ 9h）MDA 含量急剧上升，这种信号诱导了抗氧化防御系统的启动，使角果木根部抗氧化酶类及抗氧化物质均有所增加，说明角果木在盐胁迫下通过启动抗氧化酶类、抗氧化物质以清除活性氧对根部的损伤，而后开始适应外界盐环境（臧剑等，2013；符秀梅，2011）。

角果木胚轴萌根的适宜盐度为 0‰～20‰，最适萌芽盐度为 10‰，与淡水和 20‰盐度相比，10‰ 盐度的始萌根日提前 1～2d、萌根周期缩短 2～6d、发芽率提高 53.3%～

70%。全光照会抑制角果木胚轴根端和茎端发育，而且对茎端的抑制大于对根端的抑制，所以角果木胚轴不适于全光照育苗。角果木胚轴在红壤土和河沙中均能正常萌根发芽，且发芽率较高（90% 以上）（陈燕等，2012）。

随着胁迫温度降低，角果木的自由水 / 束缚水比值、电导率表现为温度 ≥ 0℃时小幅波动，温度 < 0℃时快速升高；POD 活性和脯氨酸含量则呈先升后降的变化趋势，并于 8℃达到峰值。角果木通过提高酶活性和渗透调节物质的含量，来提高植物体的防御能力和减轻 0℃以上的低温伤害，但易受 0℃以下低温的影响并产生冻害（陈燕等，2013b）。

【资源状况】 角果木属植物全球有 5 种：角果木（*Ceriops tagal*）、十雄角果木（*Ceriops decandra*）、澳洲角果木（*Ceriops australis*）、齐氏角果木（*Ceriops zippeliana*）和拟十雄角果木（*Ceriops pseudodecandra*）。角果木和十雄角果木广泛分布于非洲、马达加斯加、亚洲南部和南太平洋岛屿的海岸上，澳洲角果木为澳大利亚沿海所特有的一个物种，齐氏角果木分布于亚洲西南部地区，而拟十雄角果木主要分布于澳大利亚、巴布亚新几内亚和斯兰岛。

角果木属植物在我国仅有一个物种，即角果木，主要分布在海南东北至南部海滩、台湾高雄港等地（胡格华和吴军，2013）。

角果木群落在海南分布较广，主要生长在东寨港、清澜港及新英港，多呈纯林，澄迈县、陵水黎族自治县、三亚市亦有少量分布（涂志刚等，2015a；谢瑞红，2007）。

海南东寨港和清澜港是我国两个最大的红树林区，是我国繁茂的红树林类型之一，具有典型的代表性，其面积分别为 1733hm² 和 2000hm²（郑德璋和廖宝文，1989）。经调查统计，海南岛红树林植物区系共 134 种，隶属 42 科 104 属，包括真红树 32 种、半红树 30 种和伴生种 72 种。在这些主要物种中，包括角果木在内的几种真红树植物往往形成较大面积的纯林或灌丛（单家林和郑学勤，2005）。

东寨港的红树植物中角果木为优势种，并有以海莲、尖瓣海莲、水椰为建群种的群落，角果木成熟林则退化，现以幼林或矮林为主，角果木群落亦为该区重点保护的群落（王丽荣等，2010）。角果木为嗜热性窄布种，喜生于潮水较浅、土质较为硬实和阳光充足的泥沙滩涂，主要分布于热带红树林区的高潮滩涂带（廖宝文等，2005）。

海南清澜自然保护区的红树植物在个体数量上角果木占优势，相对密度达 17.93%，表现出较高的密度。角果木群落分布在多个区域，以清澜和罗豆为主。该群落由低矮的角果木组成单优林，多分布在高潮线内；海榄雌、杯萼海桑、角果木群落分布较广，在海岸边以零碎状分布，主要以海榄雌为优势种，灌木层主要以角果木占优势，混生有榄李、瓶花木和秋茄树等；海莲、木果楝群系的外围灌木层分布有角果木；分布在海滩前缘罗豆地区的桐花树群系有时混生角果木，呈灌丛状。红海榄、角果木群落结构分层明显，乔木层以红海榄占优势，角果木仅次于红海榄，重要值为 18.02，常见混生物种有杯萼海桑、海莲、红树、尖瓣海莲等（农寿千，2011）。在侵蚀型海岸的中潮位分布有角果木、榄李群落，潮水浸淹少，土壤坚实，泥质或者半沙质土壤盐度较低，为灌丛状混生林（涂志刚等，2015b）。

青梅港以角果木为建群种，现存的野生杯萼海桑、瓶花木、红树、红榄李是青梅港区的红树林特色。青梅港的真红树等优势种群均出现减少、矮化、退化现象，现存的角果木、榄李等群落均以多种优势种混合矮灌状群落为主，而且稀疏的、矮化的残迹林地高达 35%（王丽荣等，2010）。

【文献记载】 角果木始载于《植物分类学报》，别名细蕊红树。《中药药名辞典》记载，又名剪子树、海柳仔、海淀子。《中华药海》记载，苦、涩，寒，入肝、心二经，消肿解毒，收敛止血。《台湾药用植物志》记载，本树所含之单宁不宜入药，但产妇可以树皮煎水服；树皮煎水洗溃疡；树皮与老叶合用可为收敛剂。《海洋药物》记载，树皮捣碎可以止血、收敛、通便和疗恶疮。《新华本草纲要》记载，全株用作收敛剂，取树皮煮汁，可以止血，又可治恶疮。非洲海岸民间取枝、叶煮汁，作为奎宁的代用品。《中国中药资源志要》记载，全株收敛退热。树皮止血，收敛，通便。也用于恶疮。《全国中草药名鉴》记载，全株用于止血，收敛，代奎宁截疟。《中华本草》记载，解毒敛疮，止血。主治疮疡溃烂，外伤出血。《中华海洋本草：第 2 卷 海洋矿物药与海洋植物药》记载，清热解毒，敛疮，止血，通便，截疟。主治恶疮，疮疡溃烂，外伤出血。全株：收敛退热。用于止血，治疟疾。

【药用价值】 角果木的炮制方法为取干药材，除去杂质，洗净，润透，切丝，干燥，或取鲜药材，除去杂质，洗净，切丝。内服：煎汤，6～15g。外用：适量，鲜品捣敷；或煎汤洗（管华诗和王曙光，2009）。该属植物在民间可用于止痛。在印度角果木的树皮捣碎外敷能收敛止血、消肿止痛、治疗恶疮。种子榨油外敷能杀虫止痒，治疗疥癣和冻疮。其叶煎汁，治疗疟疾。全株：收敛退热，用于止血、治疗疟疾。全株所含的鞣质不宜入药，但产妇可以树皮煎水服。树皮还可煎水洗溃疡。树皮与老叶合用可用作收敛剂（邵长伦等，2009）。

【化学成分与药理研究】 从角果木及其内生真菌中分离得到的化合物主要是二萜类及三萜类，还有一些甾体类和芳香族化合物，这些化合物在细胞毒、抗菌、抗污损等方面具有一定的活性。

二萜类 二萜类化合物是红树植物的主要次生代谢产物，具有丰富的结构多样性。从角果木（采自中国海南）的根、茎和枝干提取物中分离得到二萜类化合物（图 6.71），包括 tagalsin A～tagalsin C、tagalsin H、tagalsin O～tagalsin U、tagalsin X、tagalon A～tagalon D、tagalene I～tagalene K、4-epitagalene I、tagalide A、tagalol A、erythroxydiol Y、*ent*-8-pimarene-15*R*，16-diol、*ent*-8（14）-pimarene-15，16-*O*-isopropylidene、（5*S*，8*S*，9*S*，10*R*，13*S*）-3-hydroxy-16-nor-2-oxodolabr-3-en-15-oic acid、（5*S*，8*S*，9*S*，10*R*，13*S*）-3，16-dihydroxydolabr-3-ene-2，15-dione、（5*S*，8*S*，9*S*，10*R*，13*S*）-2-hydroxy-16-nor-3-oxodolabr-1，4（18）-dien-15-oic acid、（5*S*，8*S*，9*S*，10*R*，13*S*）-dolabr-3-ene-15，16-diol、（5*S*，8*S*，9*S*，10*R*，13*S*）-dolabr-4（18）-ene-15，16-diol、*ent*-5α，2，15-dioxodolabr-3-ene-3，16-diol、*ent*-5α，3，15-dioxodolabr-1，4（18）-diene-2，16-diol、*ent*-5α，2-oxodolabr-3-ene-3，15，16-triol、*ent*-16-nor-5α，2-oxodolabr-3-ene-3-ol-15-oic acid、（5*S*，8*S*，9*S*，10*R*，13*S*）-2，16-dihydroxydolabr-4*R*，18-epoxy-3，15-dione（陈俊德，2008；Ni et al.，2018a，2018b；Zhang et al.，2018a，2018b；Hu et al.，2008）等。其中，化合物 *ent*-5α，3，15-dioxodolabr-1,4（18）-diene-2，16-diol 对 SW480、HeLa 和 PANC-1 细胞具有较弱的细胞毒活性，IC_{50} 分别为 27.7μmol/L、22.2μmol/L 和 17.6μmol/L（Ni et al.，2018a）。tagalon C 和 tagalon D 对人乳腺癌细胞 MT-1 具有选择性细胞毒活性，IC_{50} 分别为 3.75μmol/L 和 8.07μmol/L。tagalene I 对 4 种人乳腺癌细胞 MDA-MB-453、MDA-MB-231、SK-BR-3 和 MT-1 表现出强烈的

细胞毒作用，IC$_{50}$ 分别为 8.97μmol/L、8.97μmol/L、4.62μmol/L 和 3.93μmol/L（Zhang et al.，2018a）。tagalide A 对三阴性乳腺癌（TNBC）细胞 MD-MBA-453 和 MD-MBA-231 具有细胞毒活性，IC$_{50}$ 分别为 1.73μmol/L 和 8.12μmol/L，通过对 MD-MBA-453 细胞的机制研究，发现 tagalide A 在 G$_2$/M 期诱导活性氧介导的细胞凋亡和细胞周期阻滞，抑制 JAK2 和 STAT3 的磷酸化，但增强蛋白激酶 B（AKT）和细胞外调节蛋白激酶（ERK）的磷酸化（Zhang et al.，2018b）。

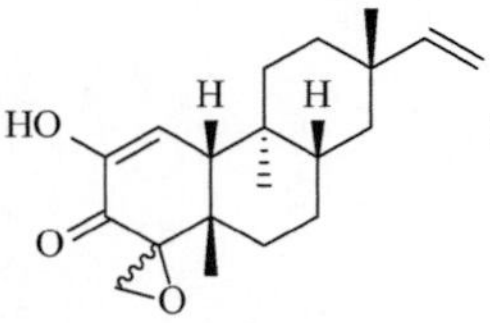

tagalsin A, 4R
tagalsin B, 4S

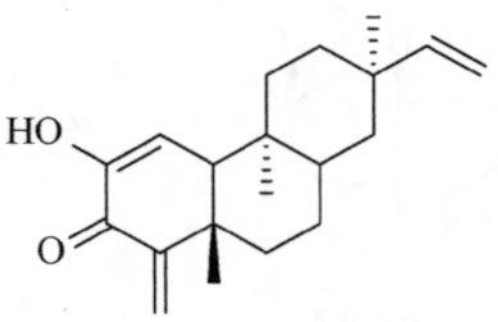

tagalsin C

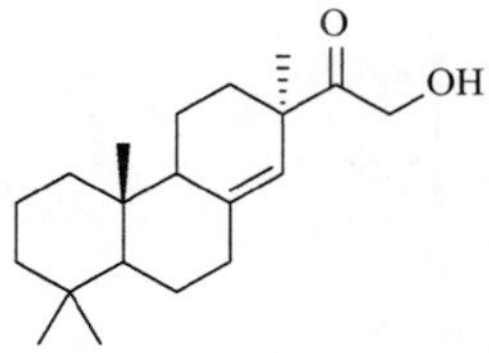

tagalsin O

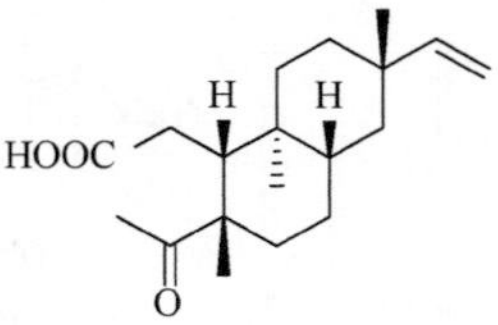

tagalsin H

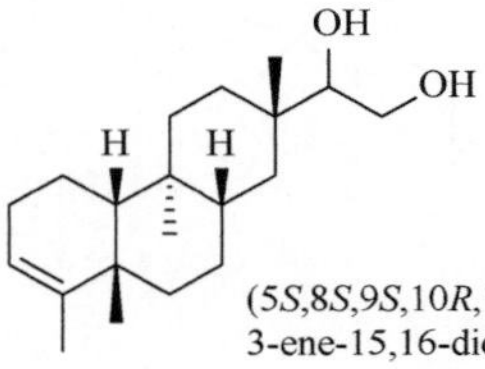

(5S,8S,9S,10R,13S)-dolabr-3-ene-15,16-diol

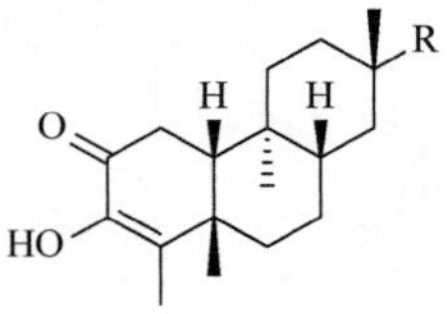

tagalsin P, R = OH
(5S,8S,9S,10R,13S)-3-hydroxy-16-nor-2-oxodolabr-3-en-15-oic acid, R = COOH
(5S,8S,9S,10R,13S)-3,16-dihydroxydolabr-3-ene-2,15-dione, R = COCH$_2$OH

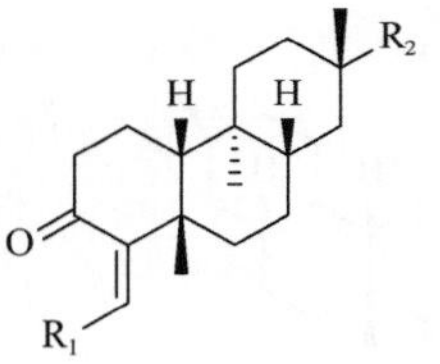

tagalsin R, R$_1$ = OH, R$_2$ = COOH
tagalsin S, R$_1$ = OH, R$_2$ = COCH$_2$OH
tagalsin T, R$_1$ = OH, R$_2$ = 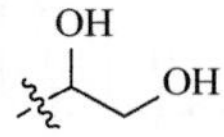
tagalsin U, R$_1$ = H, R$_2$ =

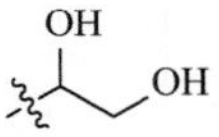

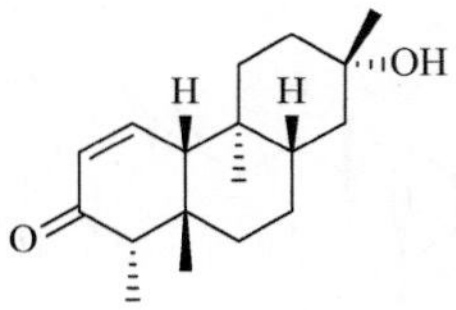

tagalsin X

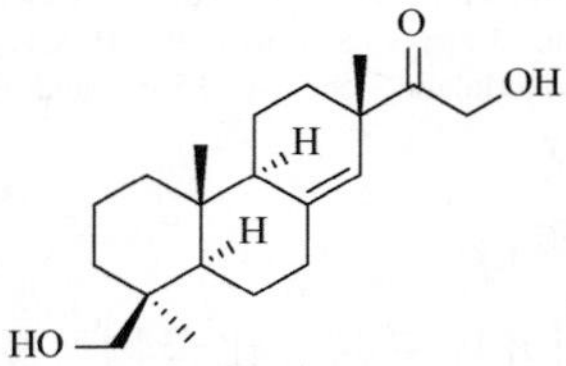

tagalon A

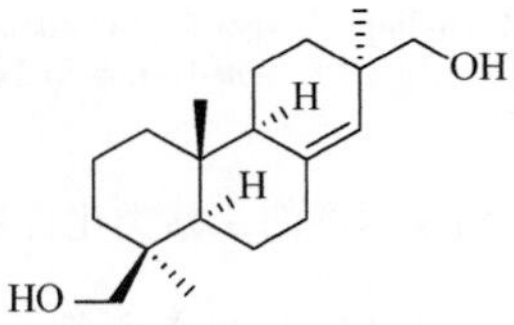

tagalon B

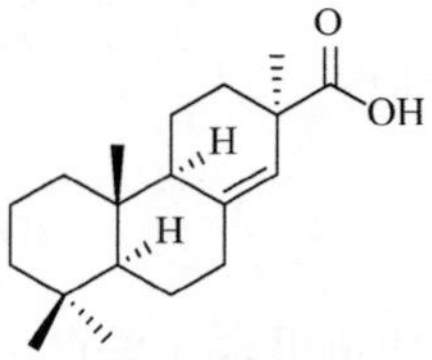

tagalon C

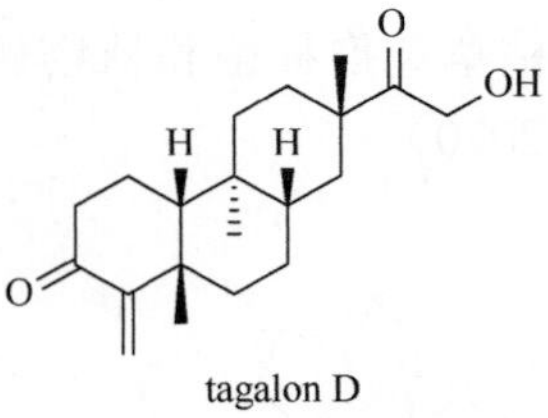

tagalon D

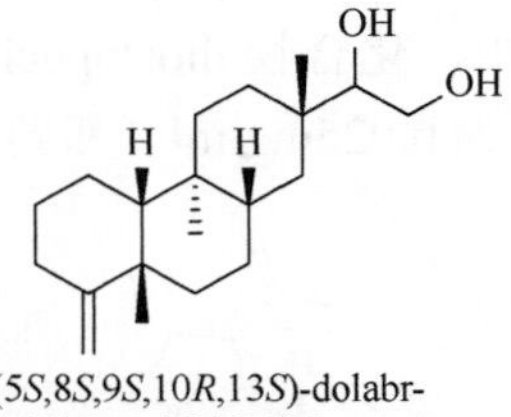

(5S,8S,9S,10R,13S)-dolabr-4(18)-ene-15,16-diol

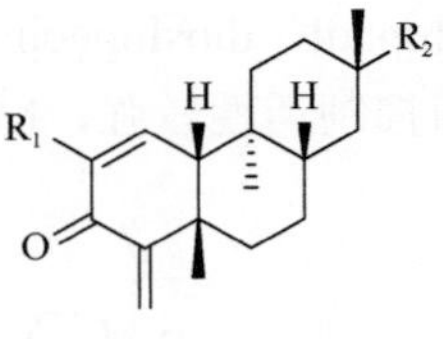

tagalsin Q, R$_1$ = H, R$_2$ = OH
(5S,8S,9S,10R,13S)-2-hydroxy-16-nor-3-oxodolabr-1,4(18)-dien-15-oic acid, R$_1$ = H, R$_2$ = COOH

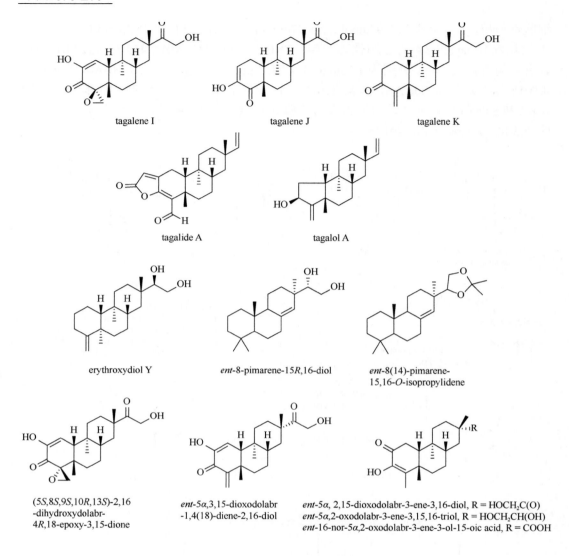

tagalene I

tagalene J

tagalene K

tagalide A

tagalol A

erythroxydiol Y

ent-8-pimarene-15*R*,16-diol

ent-8(14)-pimarene-15,16-*O*-isopropylidene

(5*S*,8*S*,9*S*,10*R*,13*S*)-2,16-dihydroxydolabr-4*R*,18-epoxy-3,15-dione

ent-5α,3,15-dioxodolabr-1,4(18)-diene-2,16-diol

ent-5α, 2,15-dioxodolabr-3-ene-3,16-diol, R = HOCH₂C(O)
ent-5α,2-oxodolabr-3-ene-3,15,16-triol, R = HOCH₂CH(OH)
ent-16-nor-5α,2-oxodolabr-3-ene-3-ol-15-oic acid, R = COOH

图 6.71　角果木中的二萜类化合物

三萜类　从角果木（采自中国海南）胚轴中分离得到五环三萜类化合物（图 6.72），分别为 aslupeol、lupenone、3-epi-betulinic acid、lup-20（29）-en-3-oxo-28-diol、betulin、3β-（*E*）-feruloyllupeol、dioslupecin。其中，化合物 dioslupecin 对枯草芽孢杆菌和植物病原菌胶孢炭疽菌抑制活性较强，MIC 均为 0.025mg/ml（邓勤等，2020）。

aslupeol

lupenone

3-epi-betulinic acid

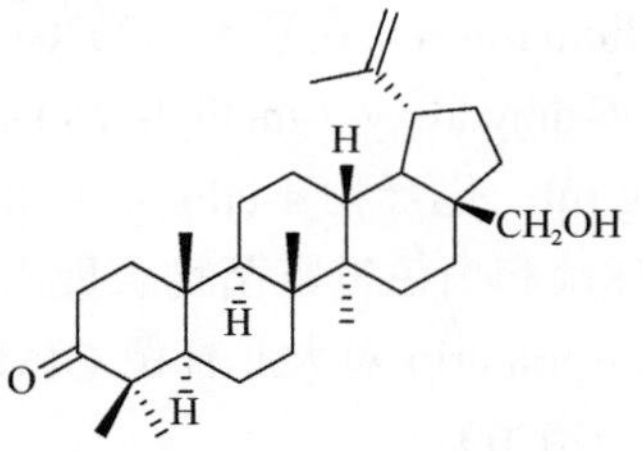

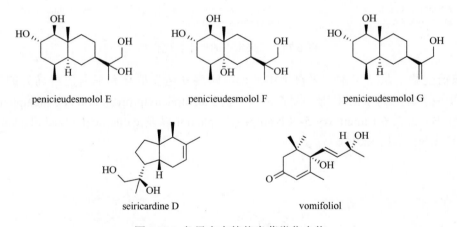

lup-20(29)-en-3-oxo-28-diol

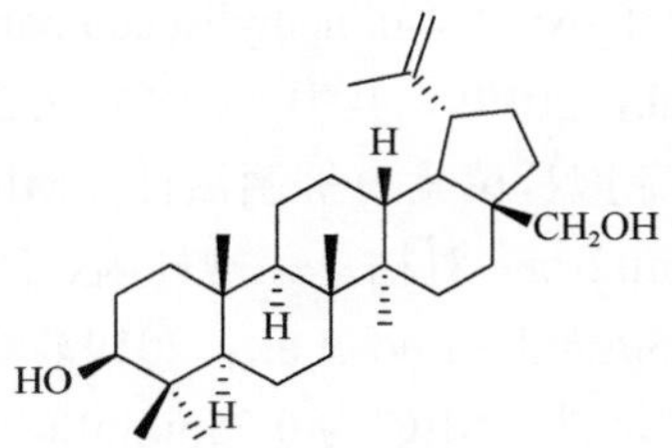

betulin

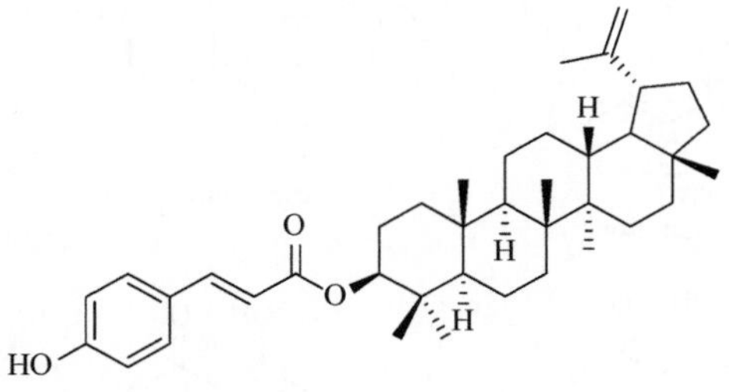

dioslupecin

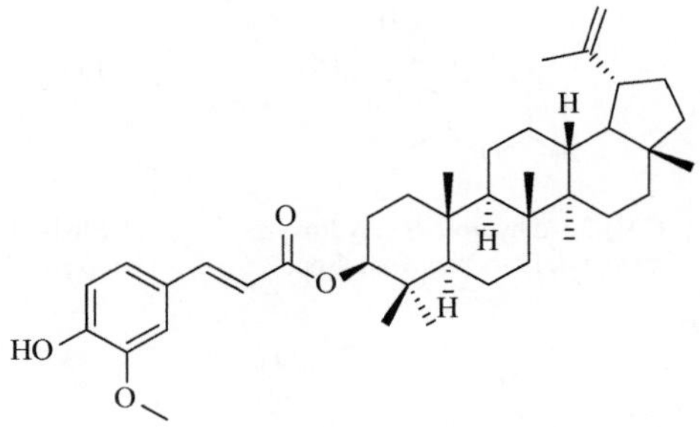

3β-(E)-feruloyllupeol

图 6.72　角果木中的三萜类化合物

倍半萜类　从角果木（采自中国海南海口市）叶片、下胚轴的内生真菌中分离得到倍半萜类化合物（图 6.73），包括 penicieudesmolol E～penicieudesmolol G、seiricardine D、vomifoliol（Zhang et al.，2021b；Deng et al.，2020；Chen et al.，2019）。其中，化合物 penicieudesmolol F 具有抑制 α-葡萄糖苷酶活性，IC_{50} 为（2.27±0.058）mmol/L（Chen et al.，2019）。

penicieudesmolol E

penicieudesmolol F

penicieudesmolol G

seiricardine D

vomifoliol

图 6.73　角果木中的倍半萜类化合物

聚酮类　从角果木（采自中国海南）内生真菌培养液中提取到一系列聚酮类化合物（图 6.74），包括（2S'）-2, 3-dihydro-5, 6-dihydroxy-2-methyl-4H-1-benzopyran-4-one、4-ethyl-3-hydroxy-6-propenyl-2H-pyran-2-one、cytospyrone、cytospomarin、6, 8-dihydroxy-4-（1'-hydroxyethyl）-isocoumarin、sescandelin B、6-hydroxy-8-methoxy-3-methylisocoumarin、

6-hydroxy-8-methoxy-3, 4-dimethylisocoumarin、aspergillumarin A（白猛等，2020a；Wei et al.，2020；Luo et al.，2019）。其中，（2S'）-2, 3-dihydro-5, 6-dihydroxy-2-methyl-4H-1-benzopyran-4-one 对蜡样芽孢杆菌具有抑菌活性，MIC 为 12.5μg/ml；化合物 4-ethyl-3-hydroxy-6-propenyl-2H-pyran-2-one 对枯草芽孢杆菌、金黄色葡萄球菌和白色链霉菌均表现出抑菌活性，MIC 均为 12.5μg/ml（Luo et al.，2019）。化合物 cytospomarin 对大肠杆菌 GIM1.201 表现出较弱的抑制活性，MIC 为 0.35mmol/L（Wei et al.，2020）。

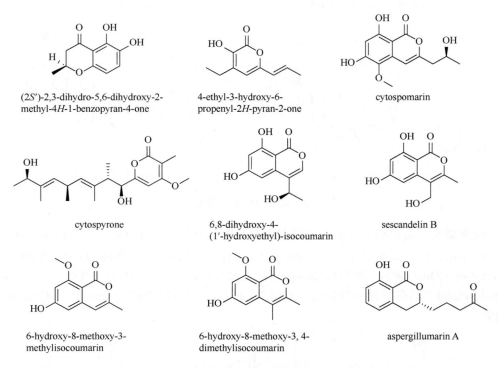

(2S')-2,3-dihydro-5,6-dihydroxy-2-methyl-4H-1-benzopyran-4-one

4-ethyl-3-hydroxy-6-propenyl-2H-pyran-2-one

cytospomarin

cytospyrone

6,8-dihydroxy-4-(1'-hydroxyethyl)-isocoumarin

sescandelin B

6-hydroxy-8-methoxy-3-methylisocoumarin

6-hydroxy-8-methoxy-3, 4-dimethylisocoumarin

aspergillumarin A

图 6.74　角果木中的聚酮类化合物

苯衍生物　从角果木（采自中国海南；印度安达曼群岛和尼科巴群岛）的茎、枝提取物中分离得到苯衍生物（图 6.75），包括 tagalphenylpropanoidin A、tagalphenylpropanoidin B、2, 3, 6-trimethoxy-5-（1-propenyl）phenol 以及 gallic acid（Sachithanandam et al.，2022；Ni et al.，2018b）。

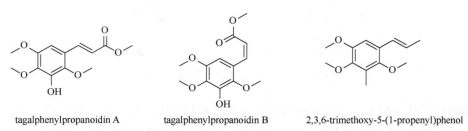

tagalphenylpropanoidin A

tagalphenylpropanoidin B

2,3,6-trimethoxy-5-(1-propenyl)phenol

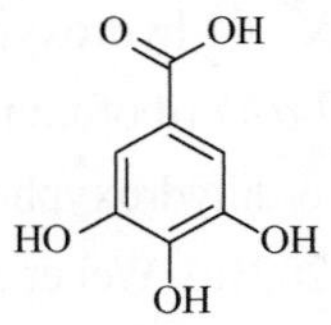

gallic acid

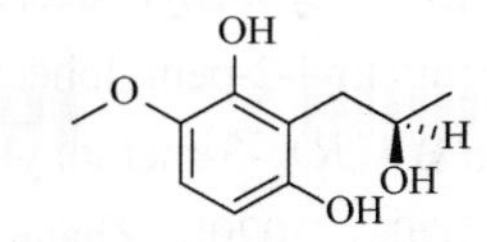

(2′R)-2-(2′-hydroxypropyl)-4-methoxyl-1,3-benzenediol

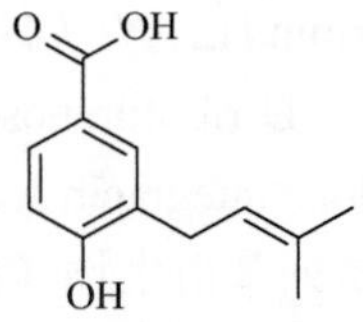

4-hydroxy-3-prenylbenzoic acid

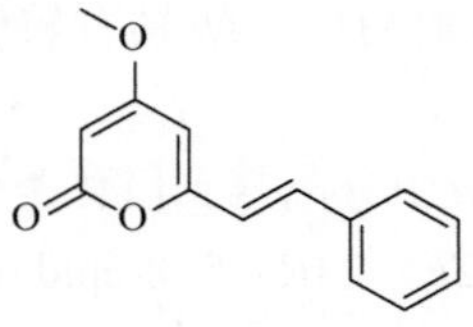

4-methoxy-6-styryl-pyran-2-one

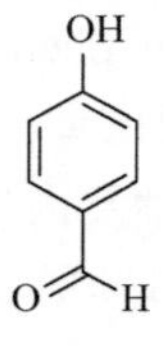

p-hydroxy-benzaldehyde

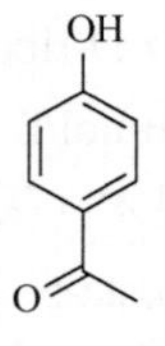

4-hydroxyacetophenone

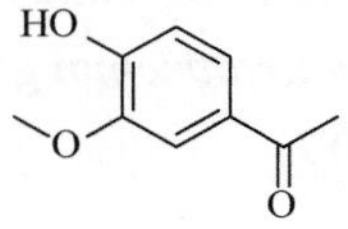

apocyin

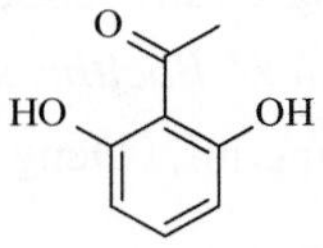

1-(2,6-dihydroxyphenyl)ethan-1-one

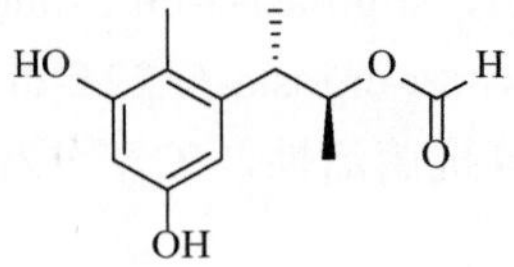

citrinin H2

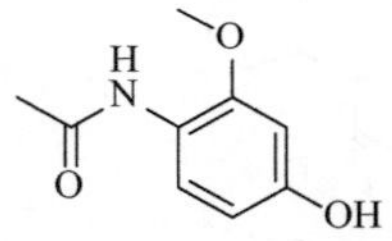

N-(4-hydroxy-2-methoxyphenyl)acetamide

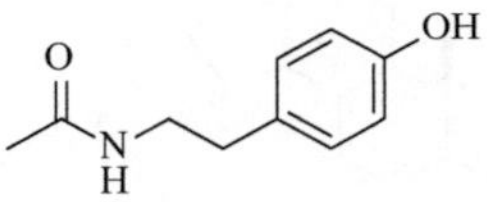

N-(4-hydroxyphenethyl) acetamide

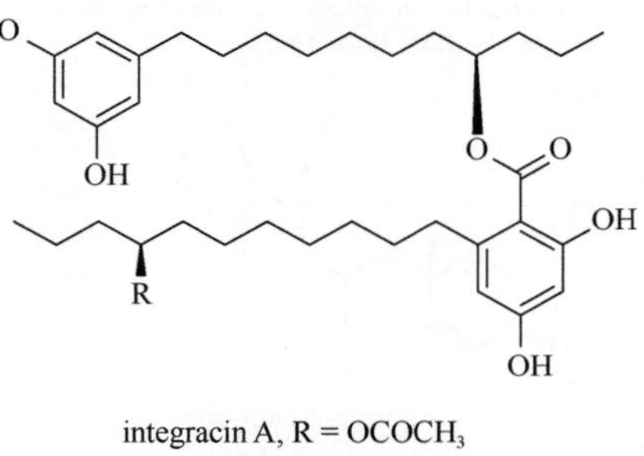

integracin A, R = OCOCH₃
integracin B, R = OH

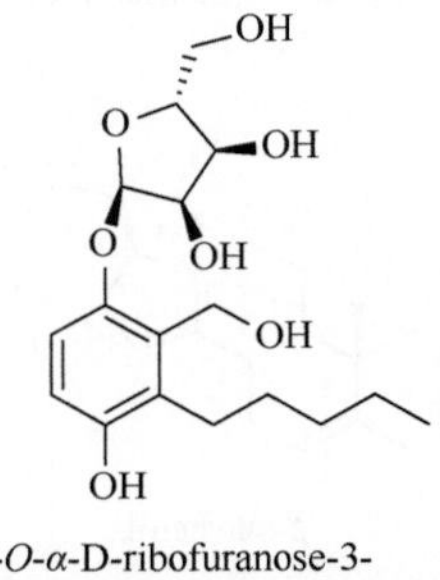

4-O-α-D-ribofuranose-3-hydroxymethyl-2-pentylphenol

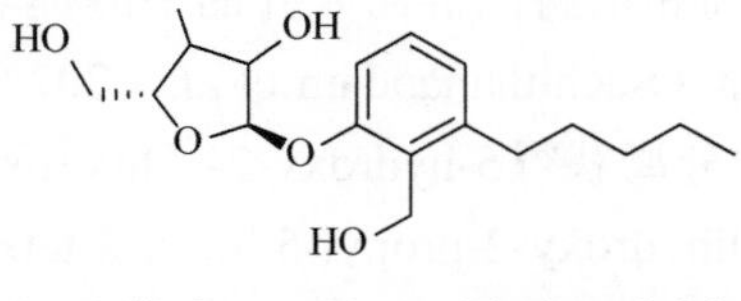

4-O-α-D-ribofuranose-2-pentyl-3-phemethylol

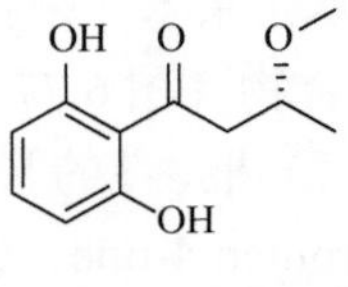

(R)-3-methoxyl-1-(2,6-dihydroxyphenyl)-butan-1-one

图 6.75　角果木中的苯衍生物

从角果木（采自中国海南）内生真菌发酵产物中分离鉴定出（2′R）-2-（2′-hydroxypro-pyl）-4-methoxyl-1, 3-benzenediol、4-hydroxy-3-prenylbenzoic acid、4-methoxy-6-styryl-pyran-2-one、p-hydroxy-benzaldehyde、4-hydroxyacetophenone、apocyin、1-（2, 6-dihydroxyphenyl） ethan-1-one、citrinin H2、*N*-（4-hydroxy-2-methoxyphenyl）acetamide、*N*-（4-hydroxyphenethyl）acetamide、4-*O*-α-D-ribofuranose-3-hydroxymethyl-2-pentylphenol、4-*O*-α-D-ribofuranose-2-pentyl-3- phemethylol、integracin A、integracin B、（*R*）-3-methoxyl-1-（2, 6-dihydroxyphenyl）-butan-1-one 等一系列苯衍生物（白猛等，2020a，2020b；Zhang et al.，2021a；Wei et al.，2020；Luo et al.，2019）。其中，化合物 integracin A 和 integracin B 对人肝癌细胞 HepG2 具有明显的细胞毒活性，IC_{50} 分别为（5.98±0.12）μmol/L 和（9.97±0.06）μmol/L（Wei et al.，2020）；化合物 4-*O*-α-D-ribofuranose-2-pentyl-3- phemethylol 对 α-葡萄糖苷酶具有较强的抑制活性，IC_{50} 为 2.05μmol/L（Zhang et al.，2021a）。

甾体类 从角果木（采自中国海南）胚轴及内生真菌培养液中分离得到甾体类化合物（图 6.76），包括 ergosta-5, 7, 22-trien-3-ol（邓勤等，2020），（22*E*，24*R*）5, 8-epidioxy-5α, 8α-ergosta-6, 22*E*-dien-3β-ol、（22*E*，24*R*）5, 8-epidioxy-5α, 8α-ergosta-6, 9（11）-trien-3β-ol、β-sitosterol、stigmast-4-en-3-one（Deng et al.，2020）。其中，化合物（22*E*，24*R*）5, 8-epidioxy-5α, 8α-ergosta-6, 22*E*-dien-3β-ol 对 *Bacillus subtilis* 和 *Colletotrichun gloeosporioides* 具有中等抗菌活性，IC_{50} 均为 0.025mg/ml（Deng et al.，2020）。

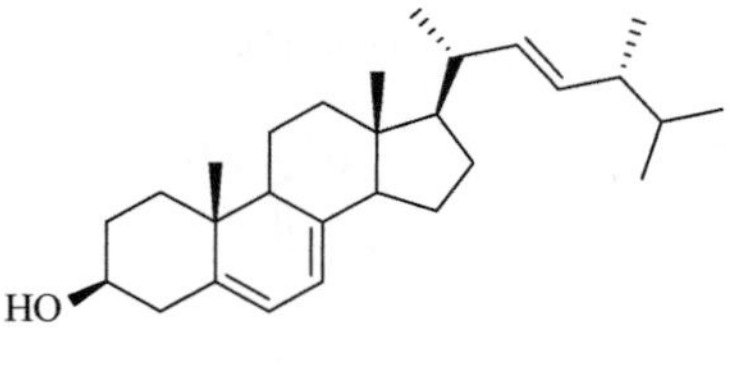

ergosta-5,7,22-trien-3-ol

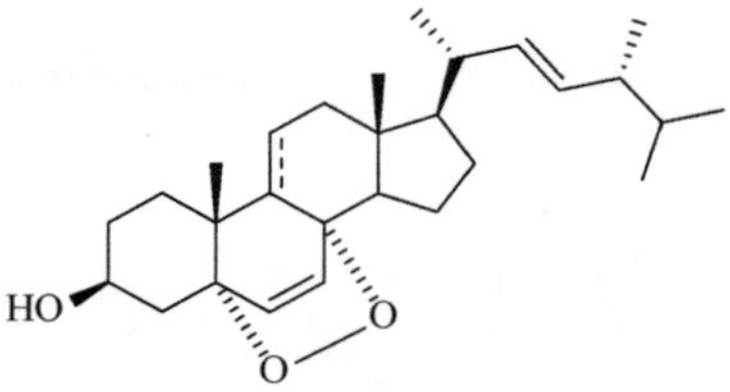

(22*E*,24*R*)5,8-epidioxy-5α,8α-ergosta-6,22*E*-dien-3β-ol
(22*E*,24*R*)5,8-epidioxy-5α,8α-ergosta-6,9(11)-trien-3β-ol,Δ9,11

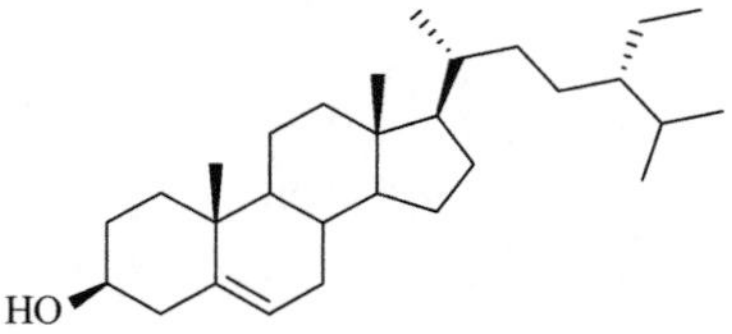

β-sitosterol

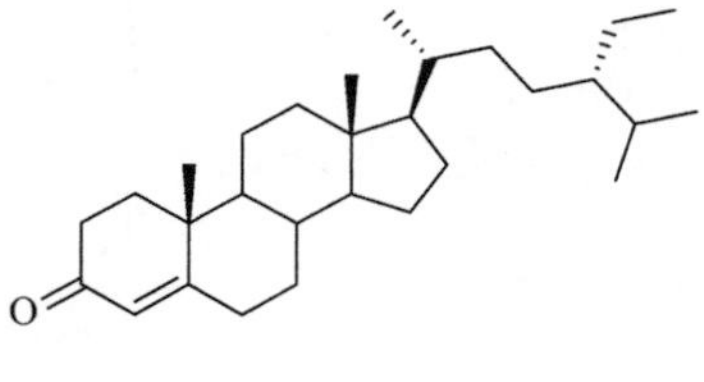

stigmast-4-en-3-one

图 6.76 角果木中的甾体类化合物

色原酮类 从角果木（采自印度安达曼群岛和尼科巴群岛）叶的甲醇提取物中分离得到色原酮类化合物（图 6.77），包括 quercetin（Sachithanandam et al.，2022）。从角果木（采自中国海南）根、茎的共生真菌发酵液中分离获得 5-hydroxy-2-（hydroxymethyl）-8-methoxy-4*H*-chromen-4-one、（5*R*，7*S*）-5, 7-dihydroxy-2-propyl-5, 6, 7, 8-tetrahydro-4*H*-chromen-4-one、（5*R*，7*S*）-5, 7-dihydroxy-2-methyl-5, 6, 7, 8-tetrahydro-4*H*-chromen-4-one、（5*R*，7*S*）-5, 7-dihydroxy-2-[（*E*）-prop-1-en-1-yl]-5, 6, 7, 8-tetrahydro-4*H*-chromen-4-one、5-hydroxy-2-methyl-4*H*-chromen-4-one、7-hydroxy-2-（2-hydroxypropl）-5-methylchromone、（2′*S*）-2-（propan-2′-ol）-5-hydroxy-benzopyran-4-one、2, 3-dihydro-5-hydroxy-2（*S*）-methyl-4*H*-1-benzopyran-4-one（白猛等，2020a，2020b；Luo et al.，2020）。其中，化合物（5*R*，7*S*）-5, 7-dihydroxy-2-propyl-5, 6, 7, 8-tetrahydro-4*H*-chromen-4-one 对 A549 细胞

具有细胞毒活性，IC_{50} 为 0.094mmol/L（Luo et al.，2020）。

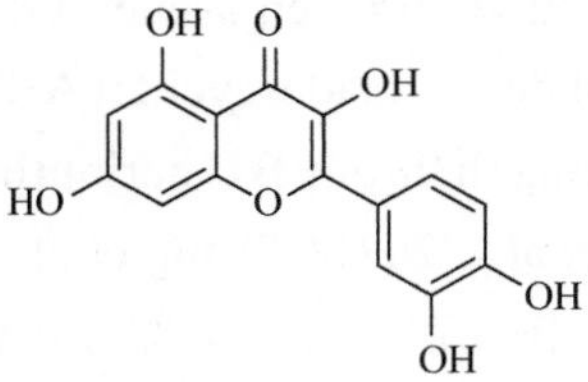

quercetin

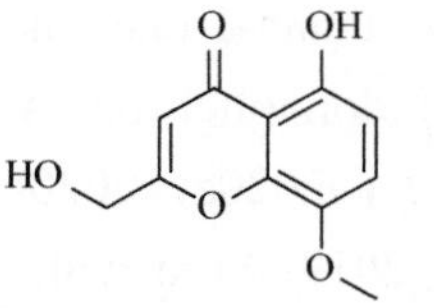

5-hydroxy-2-(hydroxymethyl)-8-
methyl-4*H*-chromen-4-one

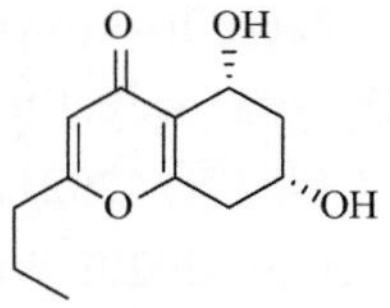

(5*R*,7*S*)-5,7-dihydroxy-2-
propyl-5,6,7,8-tetrahydro-
4*H*-chromen-4-one

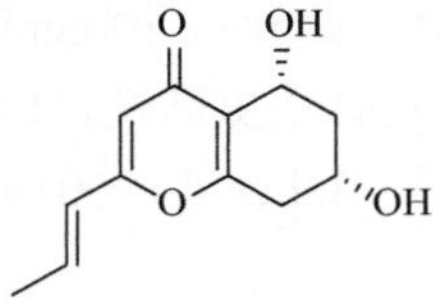

(5*R*,7*S*)-5,7-dihydroxy-2-[(*E*)-
prop-1-en-1-yl]-5,6,7,8-
tetrahydro-4*H*-chromen-4-one

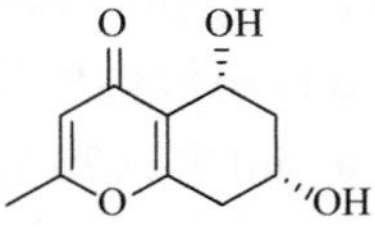

(5*R*,7*S*)-5,7-dihydroxy-2-
methyl-5,6,7,8-tetrahydro-
4*H*-chromen-4-one

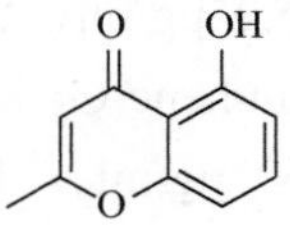

5-hydroxy-2-methyl-
4*H*-chromen-4-one

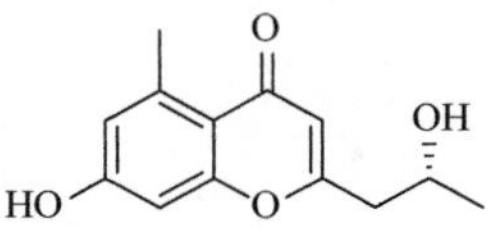

7-hydroxy-2-(2-hydroxypropl)-5-methylchromone

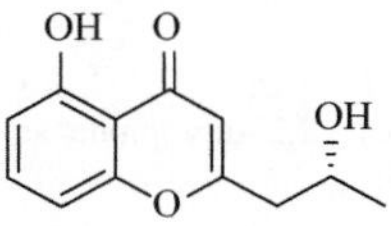

(2′*S*)-2-(propan-2′-ol)-5-hydroxy-
benzopyran-4-one

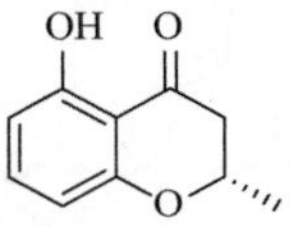

2,3-dihydro-5-hydroxy-2(*S*)-methyl-
4*H*-benzopyran-4-one

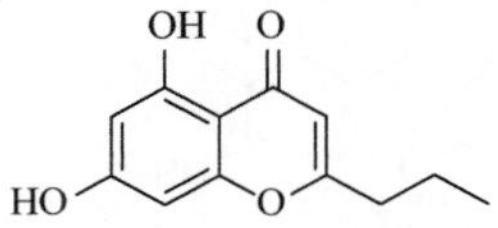

5,7-dihydroxy-2-
propylchromone

图 6.77　角果木中的色原酮类化合物

其他类　从角果木（采自中国海南，南海）内生真菌培养液中分离得到 1, 1′-dioxine-2, 2′-dipropionic acid、2-methylacetate-3, 5, 6-trimethylpyrazine、vermistatin、citrinin H1、secalonic acid D、ladosporol E、cladosporol C、cytochalasin D、penicixanthene A～penicixanthene D、questin、（*R*）4-hydroxy-2-oxo-1-pyrrolidineacetamide、6, 8-dihydroxy-4-（1-hydroxyethyl）-isocoumarin、sescandelin B、6-hydroxy-8-methoxy-3-methylisocoumarin、6-hydroxy-8-methoxy-3, 4-dimethylisocoumarin、aspergillumarin A、（11*S*）-diaprothin、2, 3, 4-trimethyl-5, 7-dihydroxy-2, 3-dihydrobenzofuran、2, 3, 4-trimethyl-5, 7-dihydroxy-2, 3-dihydrobenzofuran、1, 8-dimethoxynaphthalene、5, 7-dihydroxy-2-propylchromone、nigerpiperazine A、（−）-*trans*-（3*R*，4*R*）-3, 4, 8-trihydroxy-6, 7-dimethyl-3, 4-dihydronaphthalen-1（2*H*）-one、（3*S*）-3, 8-dihydroxy-6, 7-dimethyl-α-tetralone、（3*R*，4*R*）-3, 4-dihydro-3, 4, 8-trihydroxy-1（2*H*）-napthalenone、（−）-（4*R*）-regiolone、1, 8-dimethoxynaphthalene、（2*S*）-5-hydroxy-2-methyl-chroman-4-one、（2*R*，4*R*）-3, 4-dihydro-5-methoxy-2-methyl-1（2*H*）-benzopyran-4-ol、（*S*）-5-hydroxy-4-methylchroman-2-one、4-methoxynaphthalene-1, 5-diol、8-methoxynaphthalene-1, 7-diol、（2*R*，4*S*）-2, 3-dihydro-2-methyl-benzopyran-4, 5-diol、（2*R*，4*R*）-3, 4-dihydro-4-methoxy-2-methyl-2*H*-1-ben-zopyran-5-ol、7-*O*-α-D-ribosyl-2, 3-dihydro-5-hydroxy-2-methyl-chromen-4-one、（*R*）-3-me-thoxyl-1-（2, 6-dihydroxyphenyl）-butan-1-one、helicascolide A、cladoscyclitol A 和 clados-cyclitol C～cladoscyclitol E、cladonaphchrom A、cladonaphchrom B、cerioptin A、ce-rioptin B（李臻等，2021；白猛等，2020a，2020b；Ma et al.，2021；Zhang et al.，2021a；Bai et al.，2019，2020；Wu et al.，2019；Sura et al.，2018）（图6.78）。其中，部分化合物如1, 1′-dioxine-2, 2′-dipropionic acid、2-methylacetate-3, 5, 6-trimethylpyrazine、citrinin H1、lad-osporol E、cladosporol C 对金黄色葡萄球菌具有中等抑菌活性，MIC 分别为 25.0μg/ml、2.5μg/ml、6.25μg/ml、1.25μg/ml 和 6.25μg/ml（Bai et al.，2019）；化合物 penicixanthene A、penicixanthene C、penicixanthene D 对致倦库蚊新孵幼虫具有杀虫活性，LC_{50} 分别为（38.5±1.16）μg/ml、（11.6±0.58）μg/ml 和（20.5±1）μg/ml（Bai et al.，2019）。

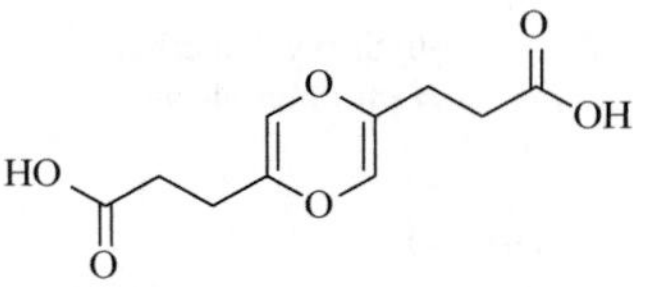

1,1′-dioxine-2,2′-dipropionic acid

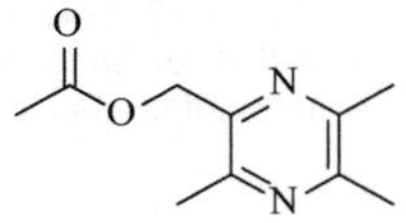

2-methylacetate-3,5,6-trimethylpyrazine

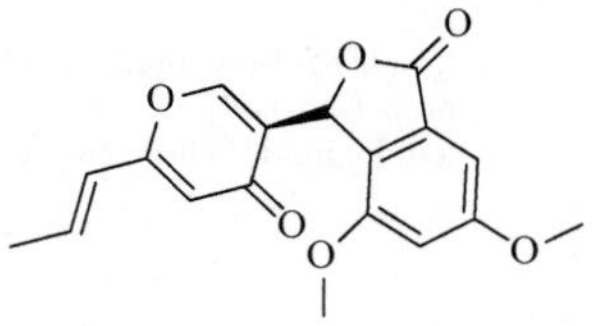

vermistatin

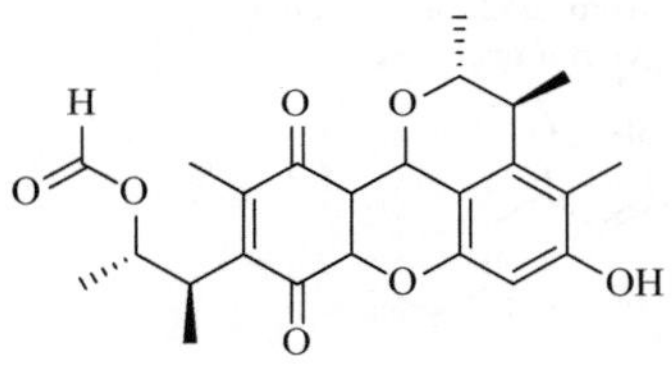

citrinin H1

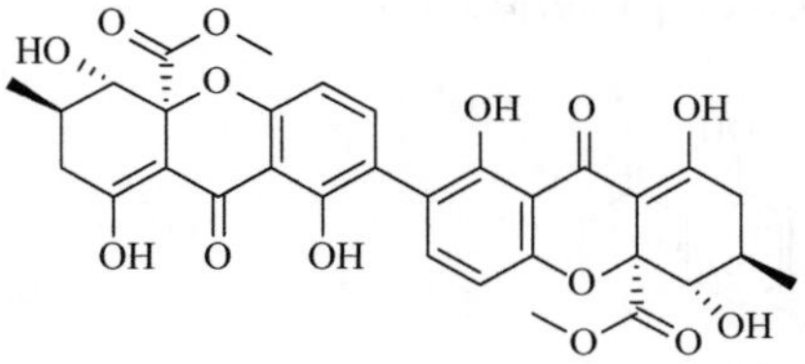

secalonic acid D

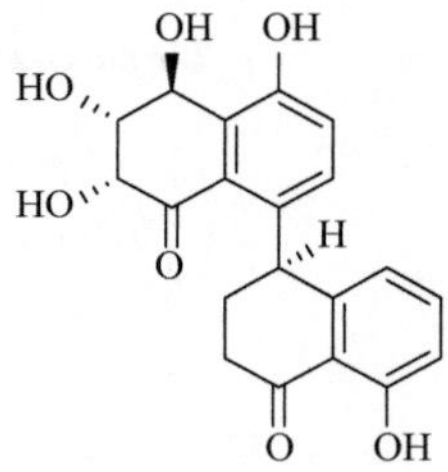

ladosporol E

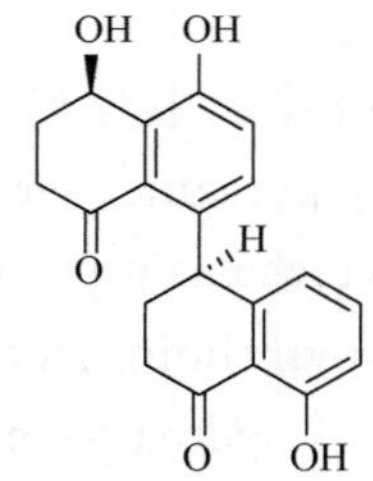

cladosporol C

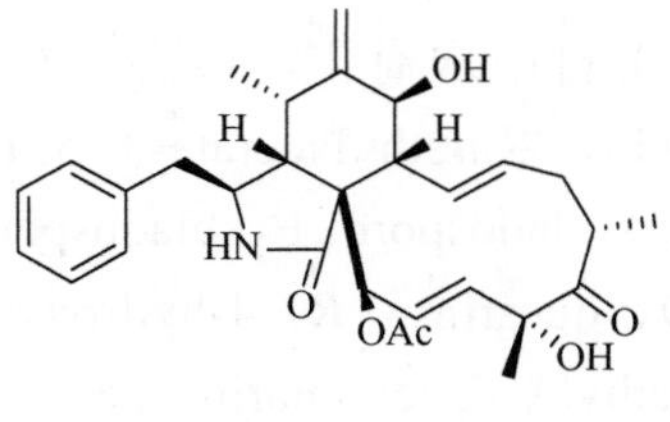

cytochalasin D

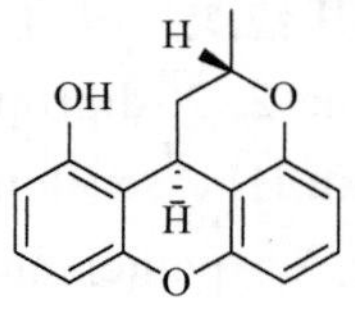

penicixanthene A

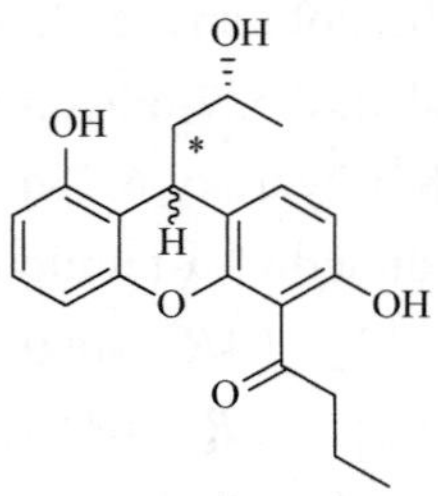

penicixanthene B, 9*R*
penicixanthene C, 9*S*

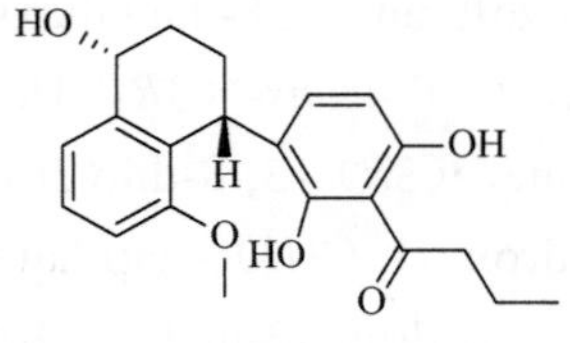

penicixanthene D

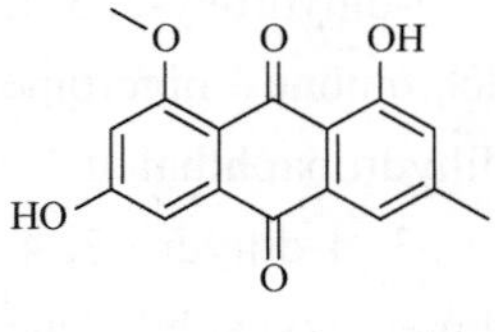

questin

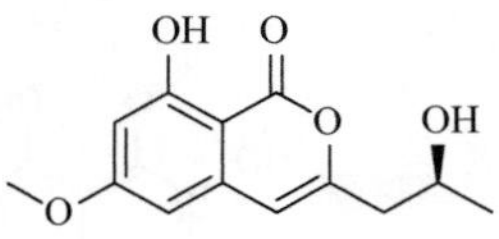

(11S)-diaprothin

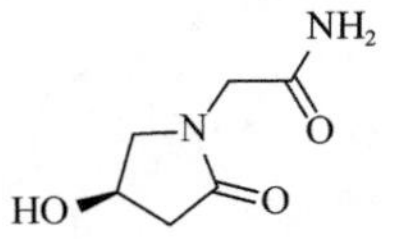

(R)-4-hydroxy-2-oxo-1-
pyrrolidineacetamide

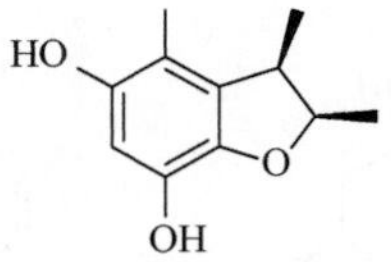

2,3,4-trimethyl-5,7-dihydroxy-
2,3-dihydrobenzofuran

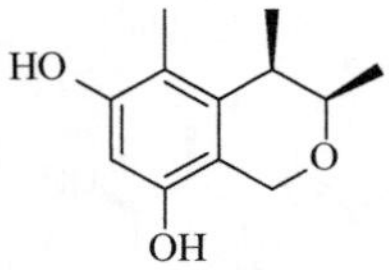

6,8-dihydroxy-3,4,5-
trimethylisochroman

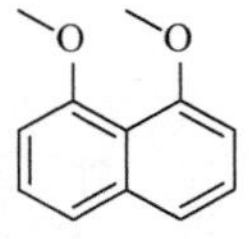

1,8-dimethoxynaphthalene

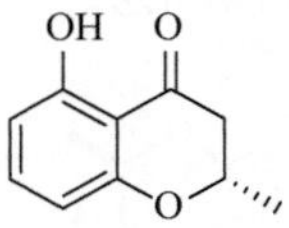

2,3-dihydro-5-hydroxy-2(S)-
methyl-4H-1-benzopyran-4-one

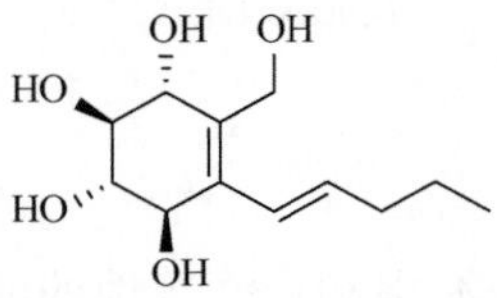

cladoscyclitol A

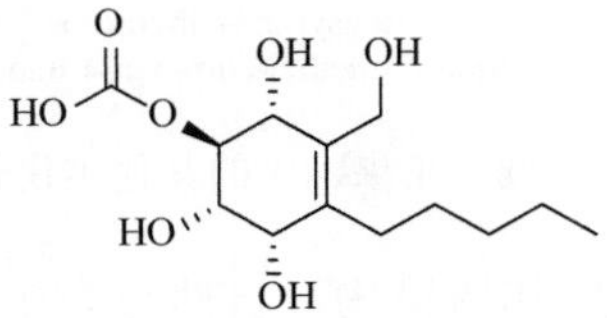

cladoscyclitol C

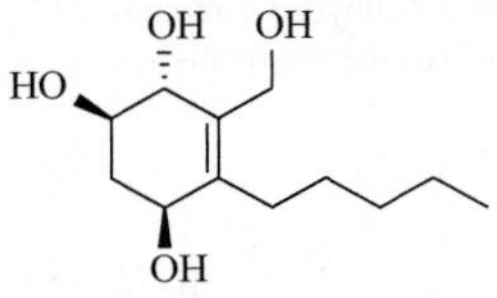

cladoscyclitol D

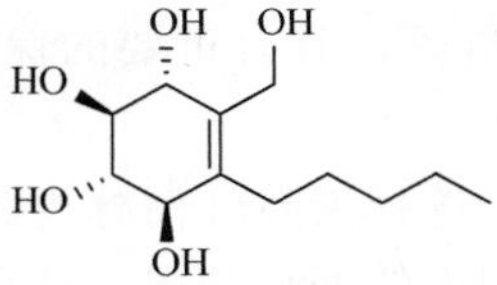

cladoscyclitol E

cladonaphchrom A

cladonaphchrom B

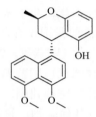

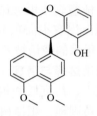

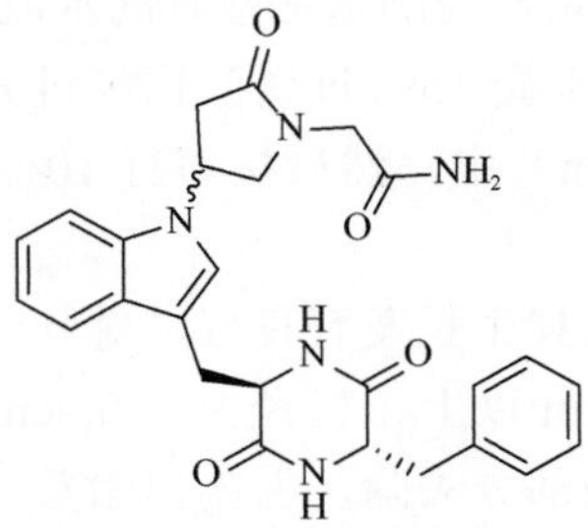

nigerpiperazine A

cerioptin B

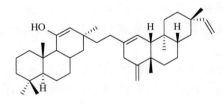

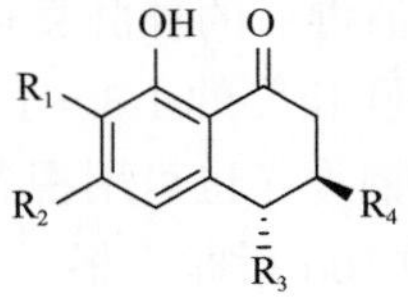

(−)-*trans*-(3R,4R)-3,4,8-trihydroxy-6,7-dimethyl-3,4-
dihydronaphthalen-1(2H)-one, R₁ = R₂ = Me, R₃ = R₄ = OH
(3R,4R)-3,4-dihydro-3,4,8-trihydroxy-1(2H)-napthalenone, R₁ = R₂ = H, R₃ = R₄ = OH
(3S)-3,8-dihydroxy-6,7-dimethyl-α-tetralone, R₁ = R₂ = Me, R₃ = H, R₄ = OH
(−)-(4R)-regiolone, R₁ = R₂ = H, R₃ = OH, R₄ = H

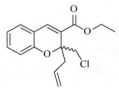

cerioptin A

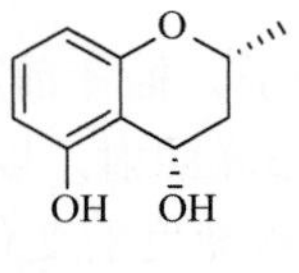

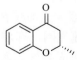

(2R,4S)-2,3-dihydro-2-methyl-
benzopyran-4,5-diol

(2S)-5-hydroxy-2-methyl-chroman-4-one

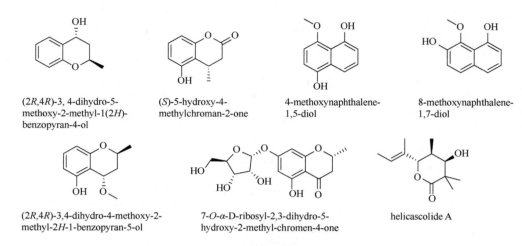

(2R,4R)-3, 4-dihydro-5-methoxy-2-methyl-1(2H)-benzopyran-4-ol

(S)-5-hydroxy-4-methylchroman-2-one

4-methoxynaphthalene-1,5-diol

8-methoxynaphthalene-1,7-diol

(2R,4R)-3,4-dihydro-4-methoxy-2-methyl-2H-1-benzopyran-5-ol

7-O-α-D-ribosyl-2,3-dihydro-5-hydroxy-2-methyl-chromen-4-one

helicascolide A

图 6.78　角果木中的其他类化合物

【栽培技术】　角果木为胎生红树植物，自然分布于我国海南和台湾等地的河口海岸带。近几十年来，我国沿海经济快速发展，导致海岸生态环境急剧恶化，红树林资源也不可避免地遭到严重破坏。由于生境退化，角果木在广西和台湾已消失，在广东仅徐闻县迈陈镇海岸有小面积分布，这是目前我国仅存的角果木群落，具有重要的保护价值。为此，角果木的栽培技术成为探讨热点（陈燕等，2013a）。

苗圃地选择与清理　采用红树林滩涂苗圃营养袋育苗。选择天然红树林内缘（高潮带）风浪小、盐度低并相对平坦的林中空地建圃。清理苗圃内的低矮杂树、杂草，用四齿耙翻挖苗圃地，耙净树根、枯枝及其他杂物，筑高苗床。苗床高度一般为 10cm 左右，长 600～800m，宽 100～120cm，步道宽约 50cm，苗床走向与潮水涨落时的水流方向平行。

营养土配制　营养土由潮滩土加入有机肥（5% 干粪 +5% 过磷酸钙经过充分发酵而成）制成，将营养土装入育苗袋（规格为 10cm×20cm）中，然后按每行 10～12 个码放在苗床上。

采种　每年的 6～8 月采集胚轴（胎生种子）。选择生长发育良好、健壮无病虫的母树，采摘成熟、饱满、完好的胚轴，胚轴长度在 20cm 以上、直径大于 0.8cm 为好，刚从树上采摘下来的胚轴与果蒂相连，播种前要将果蒂部分去除，裸露出嫩芽，然后将胚轴的根部（即自然朝水部分）朝下，顶芽向上，竖立放置于阴凉避光处。

播种　用 5g/L 的 $KMnO_4$ 溶液对胚轴和苗床进行消毒。将消毒后的种胚直接插植于育苗袋中，每袋 1 株，注意尖端的尾部朝下插，入土深度为种胚长度的 1/3～1/2，种子插入袋后用手轻轻按压一下其基部。种子播完后，用 250cm 薄钢片（也可用棍条）在苗床上弯成弓形插牢，并盖上遮光率为 75% 左右的遮光网。播种 10d 后即生根，20d 后开始抽芽（出叶）。

苗木管理　光与炼苗　胚轴（种子）抽芽前不能揭开遮光网，当长出 2 片叶子后，应适当掀开遮光网，逐步让幼苗接受阳光照射，以促进生长和炼苗。

浇水　每天要注意海水潮汐和海水盐度的变化，用盐度计测定苗床水中的盐度，根据盐度的变化和光线强弱调整浇水次数。一般早晚各浇 1 次淡水以降低盐度，每天中午

（退潮时）用淡水对苗床进行喷淋降温。

病虫害防治 角果木苗期病害较少，偶发立枯病和灰疽病。发现病株后要及时拔除，滩涂苗圃不能施用农药，以免污染海水。虫害主要是螃蟹为害其根部及茎部，以人工捕抓消灭为主。

越冬防寒措施 角果木为嗜热树种，苗期忌冻害，苗木越小，抗寒性越差。气温突然下降，会使其落叶、枯顶或冻死。故当气温低于15℃时，苗床须搭起薄膜棚（两端留空隙，让潮水畅流）防寒，以确保苗木安全越冬。

苗木出圃 角果木幼苗期生长较慢，苗木高度在35cm以上便可出圃造林。将苗木分成Ⅰ、Ⅱ、Ⅲ级，其中苗木高度45～60cm、地径≥1.2cm的健壮苗为Ⅰ级苗，苗木高度35～45cm、地径0.8～1.2cm的为Ⅱ级苗；苗木高度＜35cm、地径＜0.8cm的为Ⅲ级苗。Ⅰ、Ⅱ级苗为合格苗，可出圃造林，Ⅲ级苗为不合格苗。

造林技术 造林时间 最适宜的造林时间是5～7月。

造林滩涂与栽植密度 角果木主要分布于高潮近岸带盐度较低的滩涂，故造林宜选择位于河流出海口处的高滩地带。栽植行距一般为2.0m×2.0m，要拉线定穴，穴规格为20cm×20cm×25cm。种植规格可根据潮滩土壤质地、土壤养分、淤泥厚度、风浪大小等生境条件进行适当调整。

定植 将250g有机肥放入穴中，与泥土拌匀，然后取角果木营养袋苗，剥去全部薄膜或底部薄膜，将苗木放入穴中，扶正苗木后填土压实。

野生抚育 封禁、人工管理是角果木重要的人工抚育措施。角果木栽植后要加强管护，一要封滩育林2年以上，配备专人管护，禁止任何外来人员或禽畜进入林地，防止幼树遭人践踏、挖掘，或遭畜禽甚至鸟类啃食而破坏；二要及时清理幼树上的藤壶、垃圾；三要防治病虫害；四要定期对倒伏、根部暴露等受损的幼苗、幼树进行必要的修补，对缺损的幼树或成活率低于70%的幼林地进行适当补植，以确保造林成效（陈燕等，2013a；陈士林等，2004）。

【资源保护与开发应用】

加强资源保护 角果木耐盐性很强，但很不耐海水淹没和风浪冲击，没有明显的支柱根，仅借基部侧根变粗而起支持作用，耐寒性较强。对天然角果木资源应强化管理，保护角果木林资源。

持续开展种植技术研究 已经开展的角果木育苗造林技术研究，发现在适宜的海滩育苗和用袋苗造林，成活率都比较高；角果木生长缓慢，在浙江温州市引种经过严寒的冬季，次年仍能继续生长，20年生的树高仅2m，胸径为3～4cm，造林后必须加强抚育管理，进一步研究种植技术（易观路等，2013）。

单宁开发原料 角果木树皮含单宁达30%，提取的栲胶质量特别好，在马来半岛名"当加皮"，过去由我国华侨制成商品用染料，主要用于风帆、渔网染色，也用于棉织品和席子染色；在印度名"可郎皮"，主要用来制革，制成的底革呈红色，其耐久性不亚于其他单宁。

新药开发原料 角果木可全株入药，有收敛作用，可代替奎宁作为退热药。

其他 角果木材质坚重，其耐腐性为红树科各种之冠，可作为桩木、船材和其他要求强度大的小件用材，可以优质材料出口创汇。可利用一切空间土地，尽最大可能人工种植角果木，既可作薪炭林营造，又可在 3～5 年后砍伐提取单宁（符国瑷和黎军，1999）。

参考文献

白猛，王海洋，练余兴，等．2020a．红树植物角果木内生真菌 *Cladosporium* sp. JS1-2 的次级代谢产物研究．中国抗生素杂志，45(7): 655-659.

白猛，郑彩娟，陈光英．2020b．一株红树内生真菌 *Penicillium* sp. JY246 次级代谢产物及其活性研究．中国海洋药物，39(2): 11-18.

陈俊德．2008．红树植物角果木的化学成分及其防污性研究．厦门大学博士学位论文．

陈士林，魏建和，黄林芳，等．2004．中药材野生抚育的理论与实践探讨．中国中药杂志，29(12): 5-8.

陈燕，成夏岚，林康英，等．2012．红树植物角果木胚轴的萌发特性．湛江师范学院学报，33(3): 105-109.

陈燕，刘锴栋，陈粤超，等．2013a．角果木的育苗与造林技术．广东林业科技，29(4): 94-97, 2.

陈燕，谢正生，刘锴栋，等．2013b．角果木和红海榄对低温胁迫的生理响应差异研究．西北农林科技大学学报（自然科学版），41(3): 69-74.

单家林，郑学勤．2005．海南岛红树林植物区系组成与特征．广东林业科技，21(2): 41-45.

邓勤，杨小波，徐静．2020．红树植物角果木胚轴化学成分及生物活性研究．中国抗生素杂志，45(10): 982-988.

符国瑷，黎军．1999．海南岛古老与原生的三亚红树林．热带林业，27(1): 12-18, 11.

符秀梅．2011．盐胁迫下红树植物——角果木耐盐生理及分子基础研究．海南大学硕士学位论文．

甘伟松．1965．台湾药用植物志．台北：中国医药研究所．

管华诗，王曙光．2009．中华海洋本草：第 2 卷 海洋矿物药与海洋植物药．上海：上海科学技术出版社．

国家中医药管理局《中华本草》编委会．1999．中华本草．上海：上海科学技术出版社．

何磊，王友绍，王清吉，等．2006．药用红树植物角果木化学成分研究．中国药学杂志，41(5): 341-342, 374.

胡格华，吴军．2013．十雄角果木树皮的乙酸乙酯萃取部位化学成分的研究．三峡大学学报（自然科学版），35(3): 95-97.

黄椰林，谈凤笑，苏国华，等．2008．基于 ISSR 分析的几种红树植物种群遗传结构的比较研究．厦门：第四届中国红树林学术会议．

江苏省植物研究所，中国医学科学院药物研究所，中国科学院昆明植物研究所．1988．新华本草纲要．上海：上海科学技术出版社．

李元跃．2006．几种红树植物叶的解剖学研究．厦门大学博士学位论文．

李臻，杨静雨，蔡瑾，等．2021．角果木内生真菌 *Cladosporium* sp. JJM22 次级代谢产物研究．中国中药杂志，46(8): 2079-2083.

廖宝文，李玫，郑松发，等．2005．海南岛东寨港几种红树植物种间生态位研究．应用生态学报，16(3): 403-407.

农寿千，杨小波，李东海，等．2011．清澜港红树林保护区植物特点研究．植物科学学报，29(4): 459-466.

农寿千．2011．清澜港红树林保护区植物多样性与植被类型特点研究．海南大学硕士学位论文．

邵长伦，傅秀梅，王长云，等．2009．中国红树林资源状况及其药用调查Ⅲ．民间药用与药物研究状况．中国海洋大学学报（自然科学版），39(4): 712-718.

涂志刚，陈晓慧，吴瑞．2015a．海南省红树林自然保护区红树林资源现状．海洋开发与管理，32(10): 90-92.

涂志刚，吴瑞，张光星，等．2015b．海南岛清澜港红树植物群落类型及其特征．热带农业科学，35(11): 21-25.

王丽荣，李贞，蒲杨婕，等．2010．近 50 年海南岛红树林群落的变化及其与环境关系分析——以东寨港、三亚河和青梅港红树林自然保护区为例．热带地理，30(2): 114-120.

王瑞江，陈忠毅，黄向旭．1989．国产红树林植物的染色体计数．热带亚热带植物学报，6(1): 40-46.

王文卿，王瑁．2007．中国红树林．北京：科学出版社．

谢瑞红．2007．海南岛红树林资源与生态适宜性区划研究．华南热带农业大学硕士学位论文．

谢宗万，余友芩．1996．全国中草药名鉴（上）．北京：人民卫生出版社．

易观路，蔡俊欣，钟琼和，等．2013．角果木育苗及造林技术研究．热带林业，41(2): 4-6.

臧剑，符秀梅，王鹤鸣，等．2013．角果木根系盐胁迫的防御机理．热带生物学报，4(2): 160-164.

张金鼎 . 1998. 海洋药物与效方 . 北京 : 中医古籍出版社 .

张炎，邓志威，高天翔，等 . 2005. 中国红树植物角果木的化学成分 . 药学学报，40(10): 935-939.

郑德璋，廖宝文 . 1989. 海南岛清澜港和东寨港红树林及其生境的调查研究 . 林业科学研究，2(5): 433-441.

中国科学院中国植物志编辑委员会 . 1983. 中国植物志 : 第五十二卷 第二分册 . 北京 : 科学出版社 : 135.

中国科学院中国植物志编辑委员会 . 1990. 中国植物志 : 第五十二卷 第二分册 . 北京 : 科学出版社 .

中国药材公司 . 1994. 中国中药资源志要 . 北京 : 科学出版社 .

周涵韬，林鹏 . 2001. 中国红树科 7 种红树植物遗传多样性分析 . 水生生物学报，25(4): 362-369.

朱春超，谈凤笑，刘莹，等 . 2016. 红树植物角果木属的分子系统发育研究 . 海洋通报，35(2): 209-215.

Bai M, Wang Y, Liu T, et al. 2020. One new piperazinedione isolated from a mangrove-derived fungus *Aspergillus niger* JX-5. Nat. Prod. Res., 36(9): 2277-2283.

Bai M, Zheng C J, Tang D Q, et al. 2019. Two new secondary metabolites from a mangrove-derived fungus *Cladosporium* sp. JS1-2. J. Antibiot. (Tokyo), 72(10): 779-782.

Chen H, Qiu L, Wang P, et al. 2019. Three new eudesmane-type sesquiterpenoids from the mangrove-derived endophytic fungus *Penicillium* sp. J-54. Phytochem. Lett., 33: 36-38.

Deng Q, Li G, Sun M Y, et al. 2020. A new antimicrobial sesquiterpene isolated from endophytic fungus *Cytospora* sp. from the Chinese mangrove plant *Ceriops tagal*. Nat. Prod. Res., 34(10): 1404-1408.

He L, Wang Y S, Wang Q J, et al. 2005. A novel triterpene from *Ceriops tagal*. Die Pharmazie, 60(9): 716-717.

Hu W M, Li M Y, Li J. 2008. Dolabranes from the Chinese mangrove, *Ceriops tagal*. J. Nat. Prod., 73(10): 1701-1705.

Luo Y P, Song X P, Zheng C J, et al. 2020. Four new chromone derivatives from *Colletotrichum gloeosporioides*. Chem. Biodivers., 17(1): e1900547.

Luo Y P, Zheng C J, Chen G Y, et al. 2019. Three new polyketides from a mangrove-derived fungus *Colletotrichum gloeosporioides*. J. Antibiot. (Tokyo), 72(7): 513-517.

Ma R Z, Zheng C J, Zhang B, et al. 2021. Two new naphthalene-chroman coupled derivatives from the mangrove-derived fungus *Cladosporium* sp. JJM22. Phytochem. Lett., 43: 114-116.

Ni S J, Li J, Li M Y. 2018a. Two new dolabrane diterpenes from the Chinese mangrove *Ceriops tagal*. Chem. Biodivers., 15(3): e1700563.

Ni S J, Li J, Li M Y. 2018b. Two new phenylpropanoids from the Chinese mangrove *Ceriops tagal*. Nat. Prod. Res., 32(14): 1676-1681.

Sachithanandam V, Parthiban A, Lalitha P, et al. 2022. Biological evaluation of gallic acid and quercetin derived from *Ceriops tagal*: insights from extensive in vitro and in silico studies. J. Biomol. Struct. Dyn., 40(4): 1490-1502.

Sakagami H, Kashimata M, Toguchi M, et al. 1998. Radical modulation activity of lignins from a mangrove plant, *Ceriops decandra* (Griff.) Ding Hou. In Vivo, 12(3): 327-332.

Sura M, Dangeti N, Ponnapalli M G. 2018. Two new cerioptins (A-B) from the mangrove *Ceriops tagal*. Chemistry Select, 3(31): 8926-8929.

Uddin S J, Shilpi J A, Barua J, et al. 2005. Antinociceptive activity of *Ceriops decandra* leaf and pneumatophore. Fitoterapia, 76(2): 261-263.

Wei C W, Deng Q, Sun M Y, et al. 2020. Cytospyrone and cytospomarin: two new polyketides isolated from mangrove endophytic fungus, *Cytospora* sp. Molecules, 25(18): 4224.

Wu J T, Zheng C J, Zhang B, et al. 2019. Two new secondary metabolites from a mangrove-derived fungus *Cladosporium* sp. JJM22. Nat. Prod. Res., 33(1): 34-40.

Zhang B, Wu J T, Zheng C J, et al. 2021a. Bioactive cyclohexene derivatives from a mangrove-derived fungus *Cladosporium* sp. JJM22. Fitoterapia, 149: 104823.

Zhang X, Li G, Deng Q, et al. 2021b. Vomifoliol isolated from mangrove plant *Ceriops tagal* inhibits the NFAT signaling pathway with CN as the target enzyme *in vitro*. Bioorg. Med. Chem. Lett., 48: 128235.

Zhang X H, Li W S, Shen L, et al. 2018a. Four new diterpenes from the mangrove *Ceriops tagal* and structure revision of four dolabranes with a 4, 18-epoxy group. Fitoterapia, 124: 1-7.

Zhang X H, Yang Y, Liu J J, et al. 2018b. Tagalide A and tagalol A, naturally occurring 5/6/6/6-and 5/6/6/6-fused cyclic dolabrane-type diterpenes: a new insight into the anti-breast cancer activity of the dolabrane scaffold. Org. Chem. Front., 5(7): 1176-1183.

6.5　秋茄树（*Kandelia candel*）

秋茄树是一种常见的红树植物，属于红树科（Rhizophoraceae）秋茄树属（*Kandelia*），为抗低温广布种（廖宝文和张乔民，2014）。秋茄树在我国分布于海南、广东、广西、福建、香港、澳门、台湾，为福建厦门市以北海岸区的优势种，浙江已引种成功，秋茄树是唯一一种成功引种到浙江的红树植物，资源较为丰富。《新华本草纲要》记载，树皮用作收敛剂。在民间，秋茄树根、树皮等作为治疗风湿性关节炎或外伤出血、水火烫伤等的传统草药。现代研究表明，秋茄树含有三萜类、甾体类、黄酮类、多酚类等化合物（邵长伦等，2009）。研究表明，秋茄树具有降低血清胆固醇活性（邵长伦等，2009）；秋茄树树皮具有收敛、止血和抗菌效果；秋茄树根的乙醇浸取液可用于治疗风湿性关节炎；秋茄树果实乙醇浸取液和水浸取液对 3 种植物病原真菌 *Fusarium pxysporum*、*Heminthosporium* sp. 以及 *Hemphyllium* sp. 都有不同程度的抑制能力（陈铁寓，2006）。这为秋茄树的开发利用、研发新型药等提供了科学依据。

【分类位置】　被子植物门 Angiospermae 双子叶植物纲 Dicotyledoneae 原始花被亚纲 Archichlamydeae 桃金娘目 Myrtiflorae 红树科 Rhizophoraceae 秋茄树属 *Kandelia* 秋茄树 *Kandelia obovata* Sheue, H. Y. Liu & J. W. H. Yong, 2003，异名 *Kandelia candel* (L.) Druce（中国科学院中国植物志编辑委员会，1983）。

【别名】　红榄、硬柴（中国科学院植物研究所，1972）；水笔仔（甘伟松，1965）；水笔树（江苏省植物研究所等，1990）；茄藤树（台湾）。

【形态特征】　秋茄树为常绿灌木或小乔木（图 6.79），通常高 2～5m，最高可达 10m；树皮平滑，红褐色；枝粗壮，有膨大的节；有不甚发达的板根或支柱根（图 6.80）。单叶对生；叶片呈椭圆形、矩圆状椭圆形或近倒卵形，长 5～9cm，宽 2.5～4cm，顶端钝或浑圆，基部阔楔形，全缘，叶脉不明显；叶柄粗壮，长 1～1.5cm；托叶早落，长 1.5～2cm。二歧聚伞花序，有花 4（～9）朵；总花梗长短不一，1～3 个着生上部叶腋，长 2～4cm；花具短梗，盛开时长 1～2cm；花萼裂片革质，长 1～1.5cm，宽 1.5～2mm，短尖，花后外反；花瓣白色，膜质，短于花萼裂片；雄蕊无定数，长短不一，长 6～12mm；花柱呈丝状，与雄蕊等长。果实呈圆锥形，长 1.5～2cm，基部直径为 8～10mm；胚轴细长，长 12～20cm。花果期全年（中国科学院中国植物志编辑委员会，1983）。

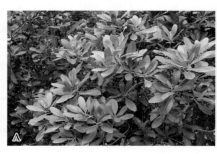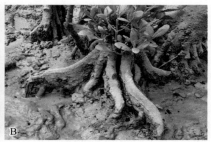

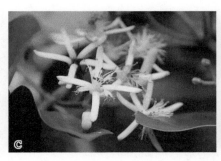
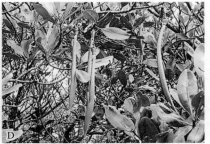

图 6.79 秋茄树植物形态

A. 部分植株；B. 板状根（王文卿摄）；C. 花枝；D. 果枝

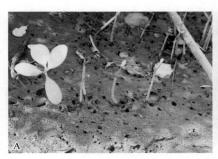
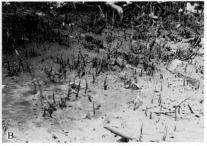

图 6.80 生长于林下的秋茄树小苗与呼吸根

【生境分布】 秋茄树生长于浅海和河流出口冲积带的盐滩（图 6.81～图 6.83），产于海南、广东、广西、福建、香港、澳门、台湾，浙江有引种栽培。秋茄树还分布于印度、缅甸、泰国、越南、马来西亚、日本南部。

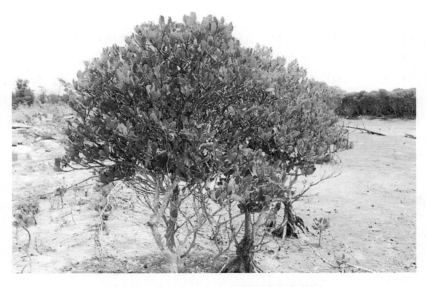

图 6.81 生长于沿海中潮带泥滩的秋茄树

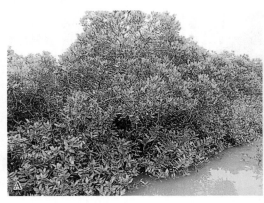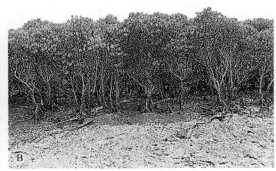

图 6.82　秋茄树生境

A. 生长在水边的秋茄树；B. 生长在沿海泥滩的秋茄树

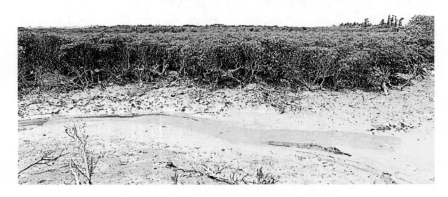

图 6.83　生长在沿海中潮带泥滩的秋茄树

【药材鉴别】

　　药材性状　秋茄树根呈圆柱形（支柱根）或板状（板状根），大小、长短不一。表面棕褐色，较粗糙。质坚硬，断面红褐色。气特异，味涩、咸、苦。

　　秋茄树树皮呈半筒状或片状，大小不一。外表面灰色或灰棕褐色，有纵向裂纹和红色皮孔，或附绿色藻类。内表面老树皮红褐色或红棕色，粗糙或较平滑；幼枝皮灰绿色，较平滑。树皮外层与内层易分裂。质硬，断面外层灰棕色，内层红褐色或红棕色（老树皮），颗粒状，纤维状（图 6.84）。气微，味苦、涩。

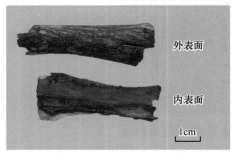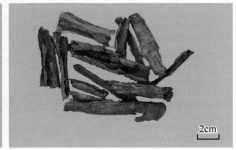

图 6.84　秋茄树树皮药材形态

秋茄树叶常完整，少破碎。叶片展平后呈椭圆形、矩圆状椭圆形或近倒卵形，长4～8cm，宽2～3.5cm。顶端钝或浑圆，基部阔楔形，全缘。两面无毛，叶脉不明显，中脉在背面略凸起。叶柄粗壮，长1～1.5cm（图6.85）。革质，脆。气微，味淡。

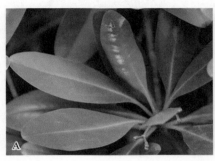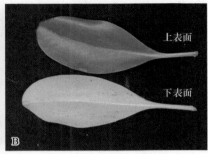

图6.85　秋茄树叶药材形态
A. 鲜枝叶；B. 叶上、下表面（徐克学摄）

秋茄树发芽种子的新鲜果实由果实和胚轴组成。果实呈圆锥形，长1.5～2cm，基部钝圆，直径为0.8～1cm，不裂，淡黄绿色宿萼裂片5枚，向后弯折。表面淡褐色至淡绿褐色，有皱纹或褶皱。种子1粒，胎生；下胚轴呈细长棍棒状，绿色或黄绿色，长12～23cm，基部渐细，直径最大处在中上部1/3处，先端渐尖，略向一侧微弯；表面平滑（图6.86）。

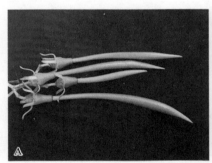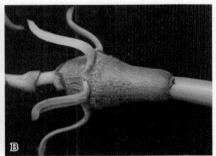

图6.86　秋茄树果药材形态（徐克学摄）
A. 树果；B. 胚轴

组织构造　叶中脉部位横切面（图6.87）为不完全等面叶，叶厚约590mm（吴钿等，2012；李元跃和林鹏，2006）。上表皮细胞近方形，厚约10mm，角质层厚约8mm，下皮组织2～3列细胞，厚约70mm，最内1列细胞最大且含单宁；无气孔。下表皮细胞类方形，厚约9mm，角质层厚约5mm，下皮组织1～2列细胞，厚约40mm，有气孔分布。栅栏组织分布于上、下表皮内方；上栅栏组织由4～5列柱状细胞组成，厚约150mm，不通过中脉；下栅栏组织由2列短柱状细胞组成，厚约60mm。海绵组织细胞排列疏松，厚约210mm，细胞间隙非常发达。中脉维管束1个，由2～3个外韧型维管束排成类圆形。表皮有时可见木栓瘤。

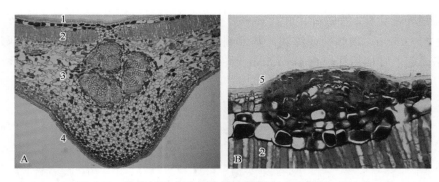

图 6.87　秋茄树叶中脉部位横切面形态（李元跃，2006）

A. 叶中脉部位横切面（示中脉维管束）；B. 叶表皮木栓瘤

1. 上表皮；2. 栅栏组织；3. 中脉维管束；4. 下表皮；5. 木栓瘤

叶表面制片上表皮细胞呈不规则多角形，排列紧密，垂周壁略增厚，微波状或微弓形弯曲；无气孔。下表皮细胞呈不规则长多角形或多角形，细胞小于上表皮细胞，垂周壁稍厚，微拱形或略平直；气孔密集，内陷，气孔器大小为（49.8～54.8）mm×（15.8～24.4）mm，气孔指数为 6.2，气孔副卫细胞 7～9 个，呈环状排列（图 6.88）。

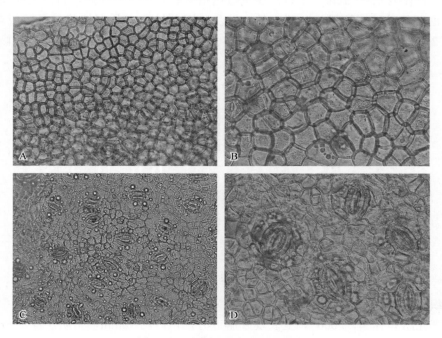

图 6.88　秋茄树叶表皮细胞形态

A、B. 上表皮（示表皮细胞）；C、D. 下表皮（示表皮、气孔）

A、C. ×200；B、D. ×400

超微形态　扫描电镜下，叶上表皮细胞角质层略平坦，放大后微结构呈沙土粒状和壳片状，细胞轮廓不能察见。叶下表皮细胞角质层平坦，放大后微结构呈微细鳞片状或颗粒状；气孔微内陷，保卫细胞表面略平滑，副卫细胞表面平滑，有少数鳞片状纹理，气孔开口狭长，内部有皱褶，皱褶表面平滑（图 6.89）。

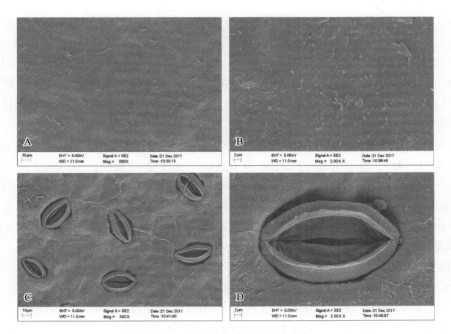

图 6.89　秋茄树叶表面超微形态

A. 上表面（示角质纹理）；B. 上表面（示角质纹理放大）；C. 下表面（示表皮角质纹理及气孔分布）；D. 下表面（示气孔放大）

【分子鉴别】　采用 SRAP 标记对中国东南沿海红树植物 15 个秋茄树种群的亲缘关系进行了分析（赵鹏和韩维栋，2009）（图 6.90）。从 120 对引物组合中筛选出 46 对重

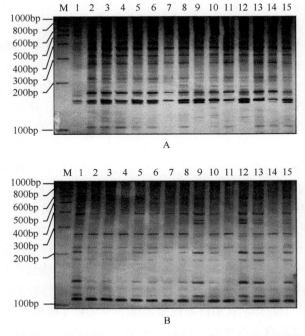

图 6.90　15 个秋茄树种群植物 DNA SRAP 引物扩增图谱（赵鹏和韩维栋，2009）

A. 引物组合 M13E8；B. 引物组合 M14E13

M. DL1000 marker；1～15. 15 个秋茄树种群植物 DNA

复性好、条带清晰的引物组合，对供试的 15 份材料基因组 DNA 进行 PCR 扩增，得到大小为 50～1000bp 的条带 270 条，其中多态性条带 107 条，多态性位点率为 39.63%。15 个秋茄树种群的遗传相似系数为 0.004～0.845，平均为 0.412，说明中国东南沿海秋茄树种群存在较丰富的遗传多样性。聚类分析把 15 个秋茄树种群划分为 4 个类群。15 个秋茄树种群的遗传多样性没有明显的地域性差异，同一地域的不同种群之间具有遗传上的差别。

利用代表性差别分析（RDA），获得了秋茄树中 2 个差异表达的 cDNA 片段 SRGKC2 和 SRGKC3，片段大小分别为 282bp 和 160bp，序列分析表明，SRGKC3 是 SRGKC2 片段的一部分（黄薇等，2003）。在 GenBank 检索发现，SRGKC2 与大戟属的亲环蛋白（cyclophilin）具有 90% 的氨基酸序列一致性，RNA 印记（Northern blot）分析显示，盐分抑制该基因的表达。根据 SRGKC2 的序列信息，利用 cDNA 末端快速扩增（RACE）技术获取了秋茄树中亲环蛋白基因的全长 cDNA 片段，长度约为 0.9kbp，命名为 KCCYP1（GenBank 登录号：AY150052）。

【生理特性】　秋茄树林自然分布北界的福建福鼎市沿海的土壤为海滨盐土，含盐量为 0.5%～1.5%，海水盐度为 0.1%～2.1%；而浙江乐清市雁荡西门岛周边潮间土含盐量为 0.93%～1.74%，潮水盐度为 1.83%～2.93%。这说明秋茄树林对盐度的适应范围扩大（牟爱友等，2005）。秋茄树林自然分布北界的福建福鼎市沿海位于 27°20′N 的地理位置，浙江乐清市雁荡西门岛位于 28°19′50″N～28°21′33″N 的地理位置。这说明秋茄树林对纬度的适应北移 1°01′33″。秋茄树林自然分布北界的福建福鼎沿海年平均气温为 18.5℃，最冷月平均气温为 8.5℃，极端最低气温为 -2.7℃，浙江乐清雁荡西门岛年平均气温为 17.7℃，最冷月平均气温为 7.4℃，极端最低气温为 -5.1℃。这说明秋茄树林耐低温性有了扩展，为秋茄树林人工种植进一步北移打下基础。

【资源状况】　秋茄树在中国主要分布于东南沿海，是我国已知天然分布最广、纬度分布最高、最耐寒的真红树植物，其天然分布北界为福建福鼎市（27°16′N）（朱弘，2021）。秋茄树喜生于海湾淤泥冲积深厚的泥滩，常组成单优势种灌木群落，它既适于生长在盐度较高的海滩，又能生长于淡水泛滥的地区，且耐淹，在涨潮时往往淹没过半或几乎淹至其顶端而无碍。在海浪较大的地方，秋茄树支柱根特别发达，但生长速度中等，15 年生的树仅高 3.5m。

福建漳州市龙海区浮宫镇草埔头村（即九龙江口的南岸）保存有秋茄树群落。当地属于南亚热带气候，年降雨量为 1365.1mm，年平均气温为 21.0℃，最冷月平均气温为 12.2℃，年较差为 16.7℃。该群落为 1962 年人工种植的秋茄树纯林，林缘有少量桐花树及海榄雌伴生。林冠高度一般为 6m，群落叶面积指数为 1.7，郁闭度达 0.9。

以海南东寨港和清澜港红树林为研究对象。比较东寨港和清澜港土壤底质、潮位等因素对红树林分带的影响（刘美龄，2008）。所调查的红树植物物种从低潮滩至高潮滩呈序列分布，由于各潮间带的浸水高度、海水盐度、土壤理化性质不同，红树植物在水平空间的分布格局产生了差异，秋茄树是样带上第 5 个主要红树植物种类，位于中间林带，在中内滩、外滩的淤泥地均可生长，对潮带的适应性较广。分带值为 0～0.3，说明该物种可以分布于低潮带的海滩上。

秋茄树在福建沿海自北至南均有分布，是当地红树植物中最耐寒的一种。在竹塔形成的群落中，有秋茄树群丛和秋茄树-桐花树群丛。秋茄树通常喜生于富含有机质淤泥并有一定稀烂表土的地方，在经常是潮水涨落处生长好，在高潮线处少被潮水淹没或者水位过高处则生长不好，在内陆河流淡水与海潮交汇处含盐量较低的海滩上生长最好，数量也最多（何友钊等，1963）。

秋茄树是北半球分布最北缘的红树植物，是红树植物中最抗寒的品种，适应性强。秋茄树广泛分布在热带和亚热带地区，越南、马来西亚、印度的海边均有生长，我国东南沿海分布广，从南端的海南岛到北边的浙江瑞安市的海湾两岸泥滩上都有秋茄树分布。浙江瑞安市林业部门自 1957 年从福建引种秋茄树获得成功，使我国红树林分布由 27°20′N 北移到 27°51′N。秋茄树在瑞安市能生长，并开花结果，到 20 世纪 80 年代末已发展到 533hm² 以上。但由于受低温的影响，7 年生秋茄树最高只能达 2.1m，平均为 1.5m（李云等，1996）。

福建漳州市龙海区九龙江入海口的红树林自然保护区是秋茄树的中心产区，秋茄树生长发育优于其他产区，是该区的优势树种和良种基因库，具有特殊的地带性，在全球红树林区系划分上占有重要的位置（王德兴和陈瑞来，1997）。

【文献记载】《新华本草纲要》记载，树皮用作收敛剂。《现代海洋药物学》记载，用根治疗风湿性关节炎慢性病。《中华药海》记载，收敛止血，生肌敛疮，用于金创刀伤等外伤性出血，或水火烫伤等。《中华海洋本草：第 2 卷　海洋矿物药与海洋植物药》记载，树皮：止血、生肌、敛疮，主治外伤出血、水火烫伤；根：祛风除湿，主治慢性风湿性关节炎。

【药用价值】民间将秋茄树作为药物使用（陈铁寓，2006）。秋茄树的树皮具有收敛止血、生肌敛疮的功效，可用于治疗外伤出血、水火烫伤；根可祛风除湿，其乙醇浸取液可用于治疗风湿性关节炎；果实乙醇浸取液和水浸取液对 3 种植物病原真菌 *Fusarium pxysporum*、*Heminthosporium* sp. 以及 *Hemphyllium* sp. 都有不同程度的抑制作用。秋茄树还可用于冠心病、高血压以及动脉硬化的辅助治疗。另外，秋茄树还具有抗炎、抗氧化和抗菌作用（邵长伦等，2009）。

【化学成分与药理研究】对红树植物秋茄树及其内生真菌的化学成分研究较多，提取分离获得的化合物结构类型主要为黄酮类和萜类，特别是从秋茄树树叶、树枝和果实中分离获得了大量黄酮类、萜类和多酚类化合物（陈铁寓和龙盛京，2006；陈铁寓，2006；林益明等，2005；张蕾，2011；Minakawa et al.，2012；Dat et al.，2015；Hirosuke et al.，2003）。药理研究表明，部分提取的化合物具有细胞毒、抑菌、酶抑制等生物活性（Dat et al.，2015）。

黄酮类　从秋茄树中分离获得的黄酮类化合物结构比较单一，主要为黄酮及其糖苷化合物（图 6.91），包括 isorhamnetin 3-*O*-β-D-glucopyranoside、kaempferol 3-neo-hesperidoside、isorhamnetin 3-*O*-[α-rhamnopyranosyl-（1-6）-β-glucopyranoside]、quercetin-3-*O*-rutinoside、quercetin-3-*O*-glucoside、cathechin、epicatechin、kaempferol-3-*O*-rhamnoside、engeletin（Dat et al.，2015）。此外，秋茄树的树皮还含有 afzelechin、catechine、epicatechine 和 gallocatechin 等黄酮类化合物（林益明等，2005）。

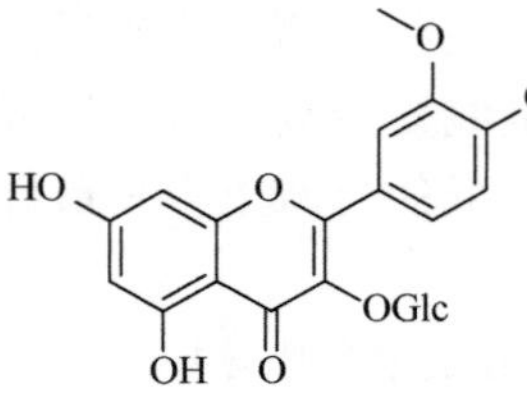

isorhamnetin3-*O*-β-D-
glucopyranoside

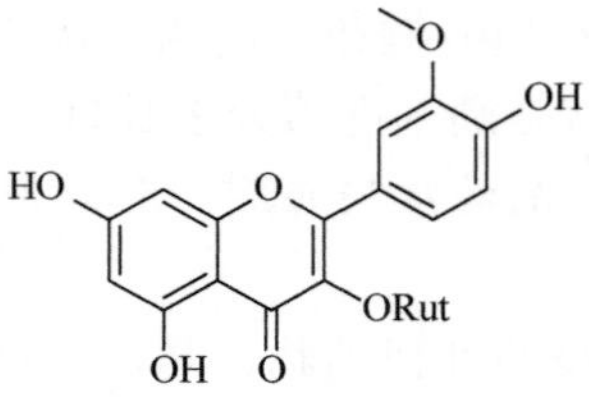

isorhamnetin3-*O*-[rhamnopyranosy]-
(1-6)-glucopyranoside

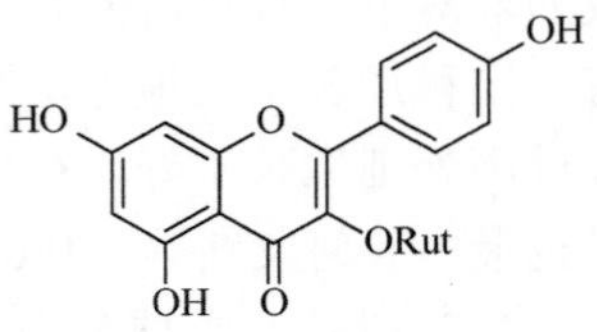

kaempferol3-neohesperidoside

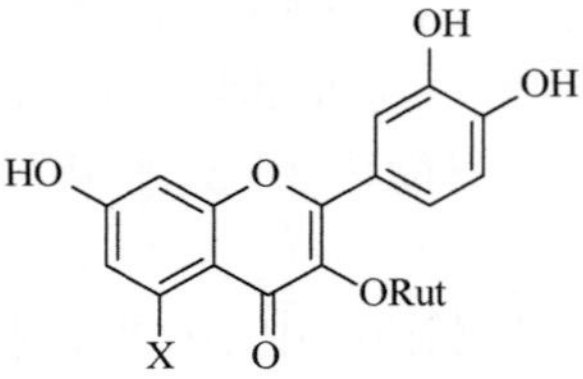

quercetin-3-*O*-rutinoside

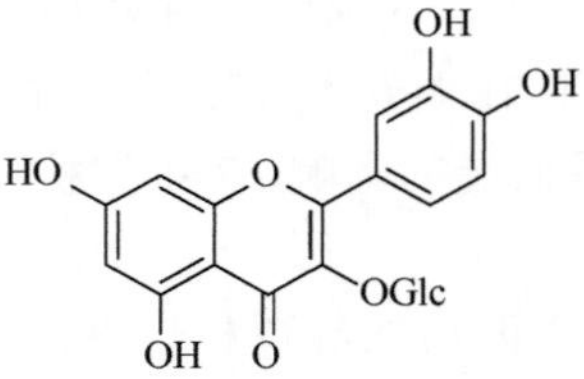

quercetin-3-*O*-glucoside

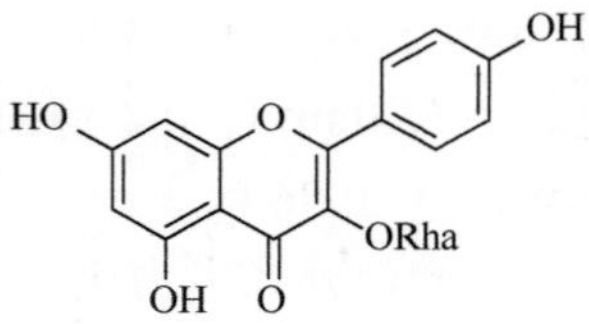

kaempferol-3-*O*-rhamnoside

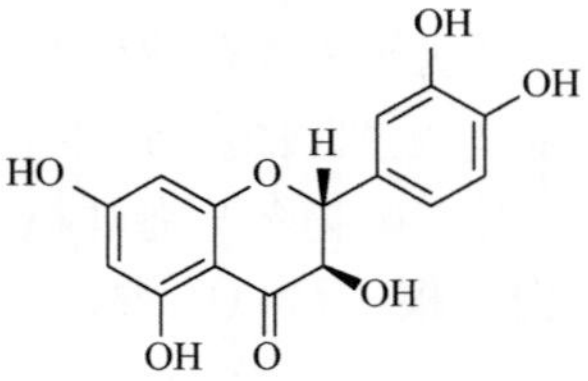

cathechin

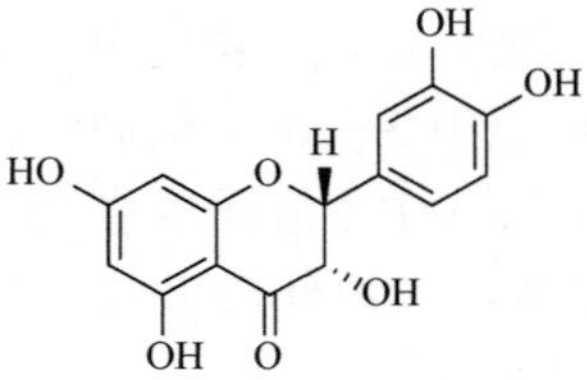

epicatechin

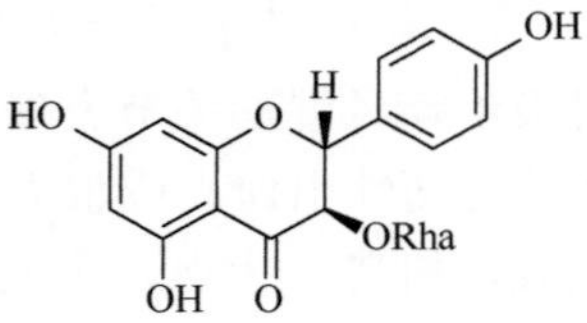

engeletin

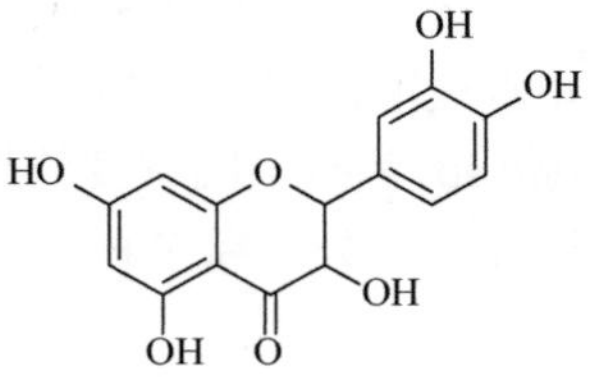

catechine

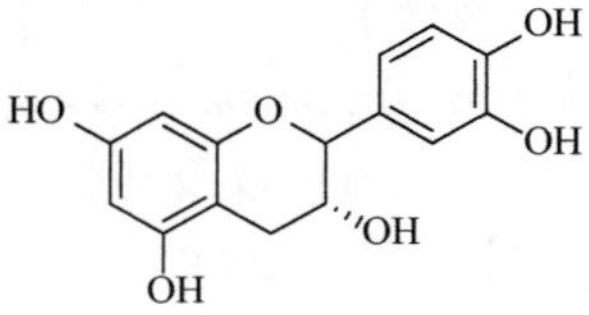

afzelechin

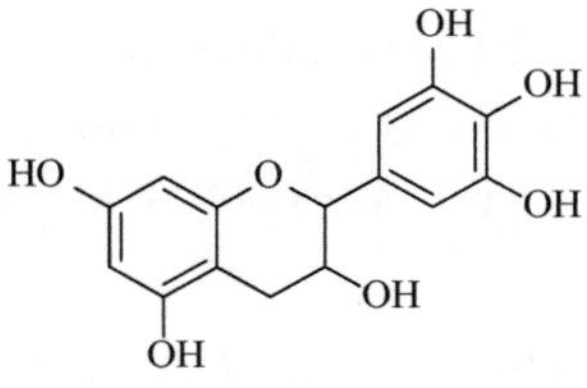

gallocatechin

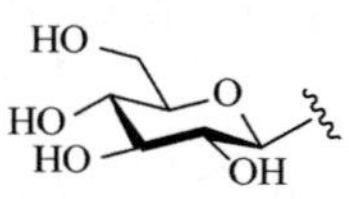

Glc

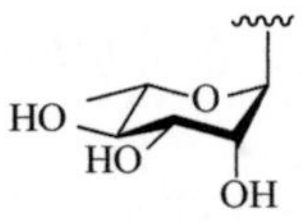

Rha

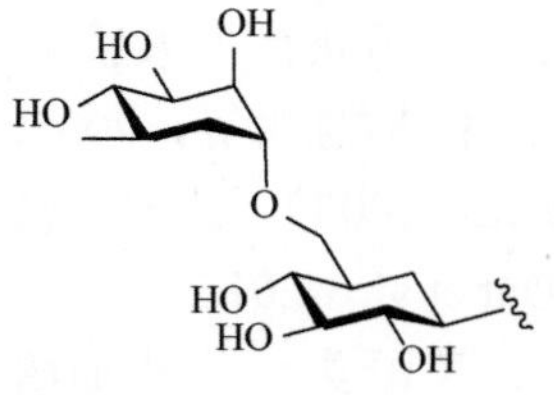

Rut

图 6.91　秋茄树中的黄酮类化合物

　　萜类　从秋茄树（采自中国广西）中分离获得的萜类化合物主要为三萜类，此外，还存在二萜类和倍半萜类化合物（图 6.92）。从秋茄树中分离得到的三萜类化合物包括 β-香树脂醇（β-amyrin）、木栓酮（friedelin）、蒲公英萜醇（taraxasterol）、羽扇豆醇（lupeol）、白桦脂酸（betulinic acid）、齐墩果酸（oleanolic acid）、4, 14-二甲基-5-麦角甾-8, 24（28）-二烯-3-醇 (4, 14-dimethyl-5-ergosta-8, 24（28）-dien-3-ol)、4, 14-二甲基-9, 19-环麦角甾-24（28）-烯-3-醇（4, 14-dimethyl-9, 19-cycloergosta-24（28）-en-3-ol）、9, 19-环羊毛甾-24-烯-3β-醇（9, 19-cyclolanost-24-en-3β-ol）和24-甲基-9, 19-环羊毛甾-25-烯-3-醇（24-methyl-9, 19-cyclolanost-25-en-3-ol）等（陈铁寓和龙盛京，2006；陈铁寓，2006；Hirosuke et al.，2003）。此外，秋茄树叶中还含有二萜类化合物 *ent*-8, 15R-epoxypimaran-16-ol、isopimar-7-en-15, 16-diol、isopimar-8（14）-15, 16-diol，以及倍半萜类化合物 mehirugin A～mehirugin C、notoserolide B、matricarin、3-oxoeudesma-1, 4, 11（13）-trien-12-oic acid 等（张蕾，2011；Minakawa et al.，2012）。

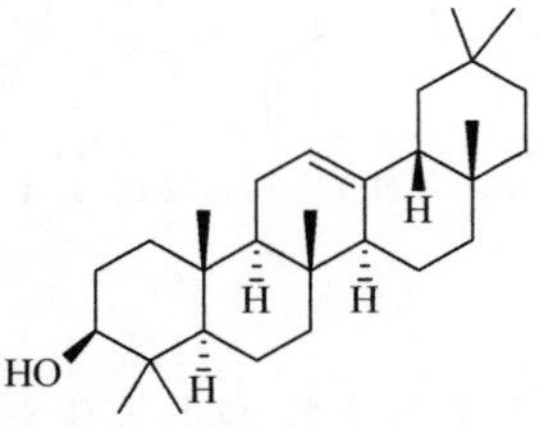

amyrin 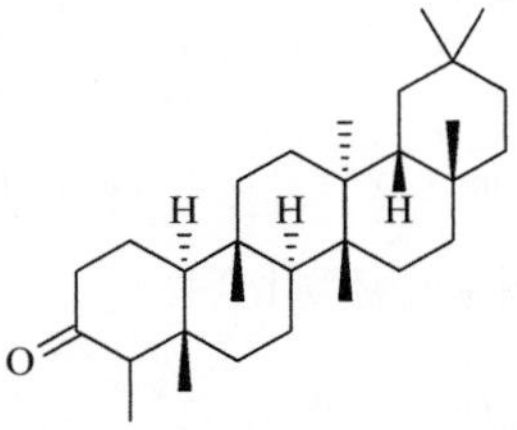　friedelin 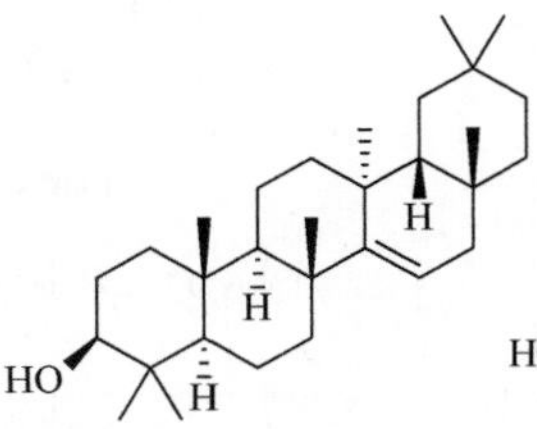　taraxasterol 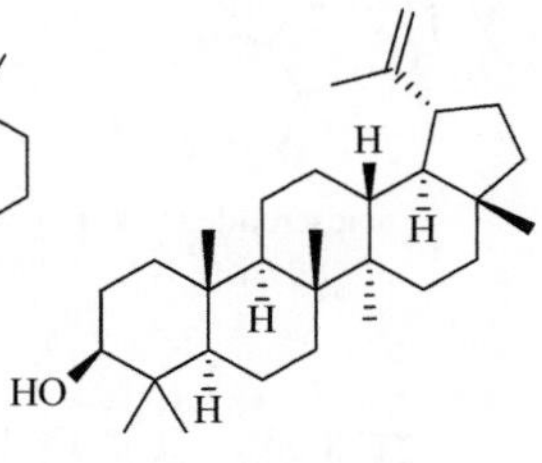　lupeol

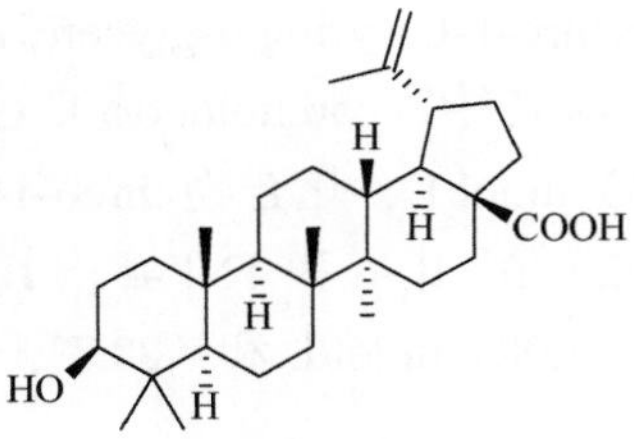

betulinic acid 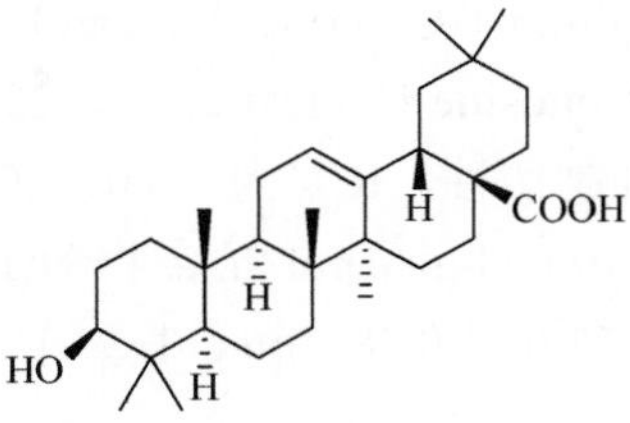　oleanolic acid 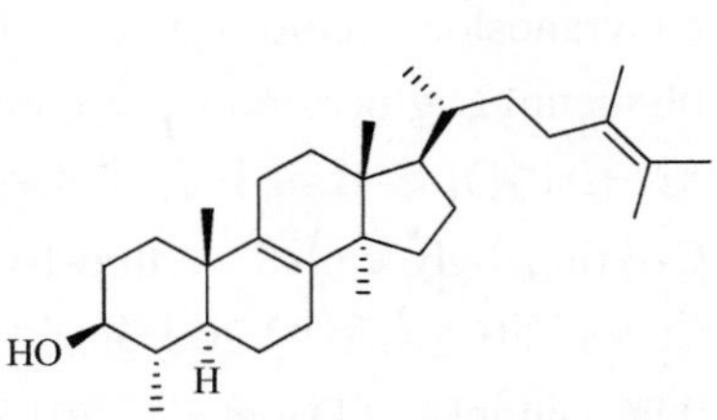　4,14-dimethyl-5-ergosta-8,24(28)-dien-3-ol

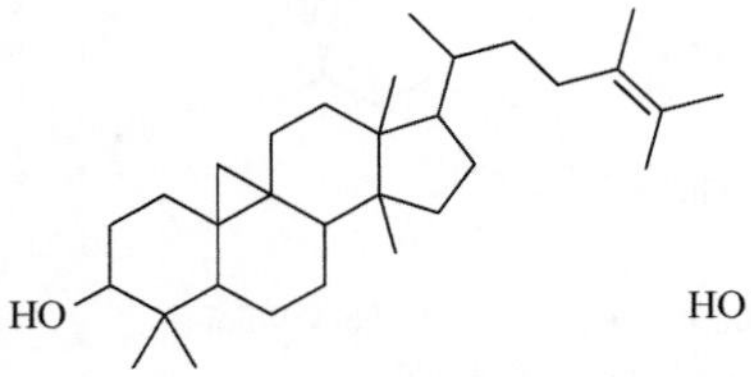

9,19-cyclolanost-24-en-3β-ol 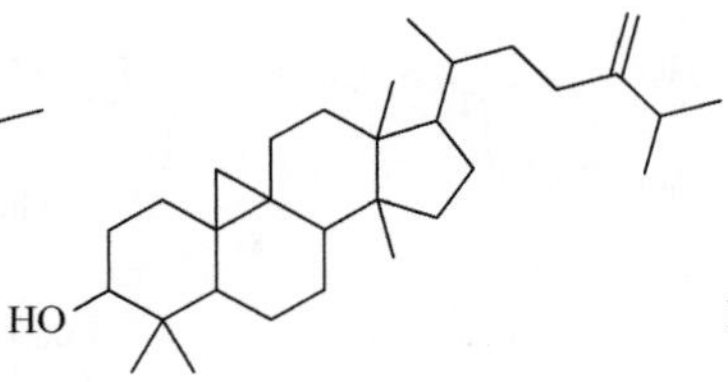　4,14-dimethyl-9,19-cycloergosta-24(28)-en-3-ol 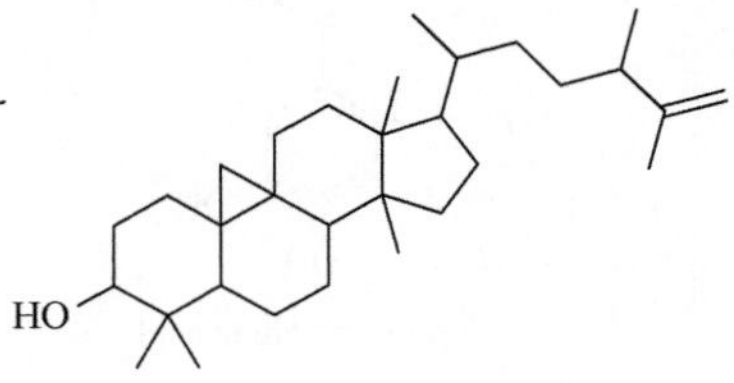　24-methyl-9,19-cyclolanost-25-en-3-ol

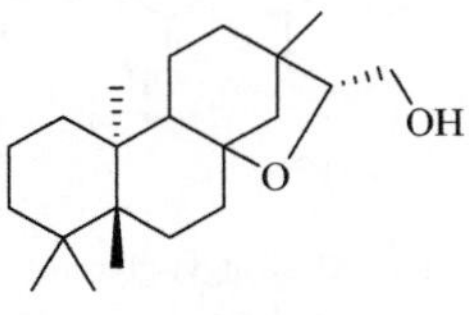

ent-8,15R-epoxypimaran-16-ol 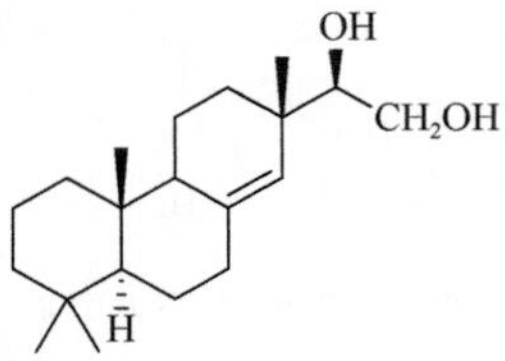　isopimar-8(14)-15,16-diol 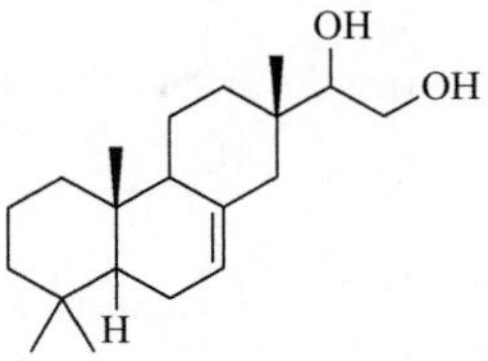　isopimar-7-en-15,16-diol

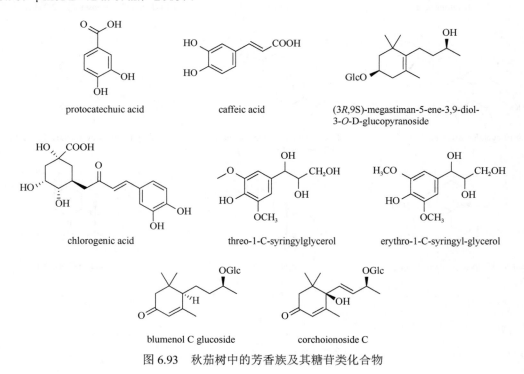

mehirugin A 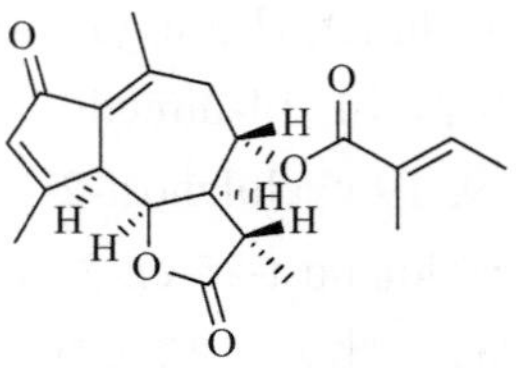　　　　　　mehirugin B 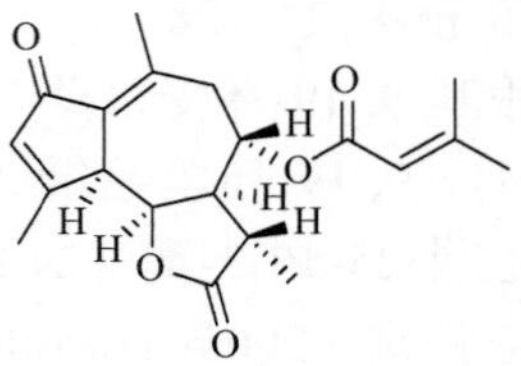　　　　　　mehirugin C

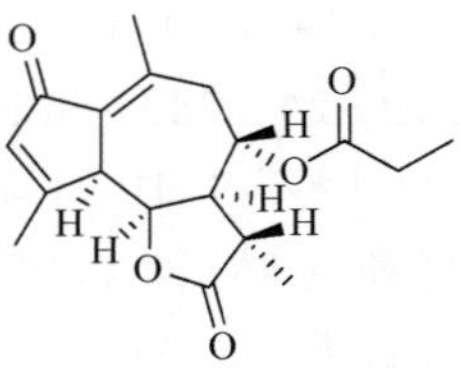

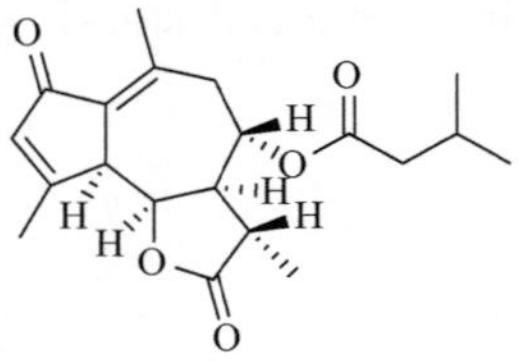

notoserolide B 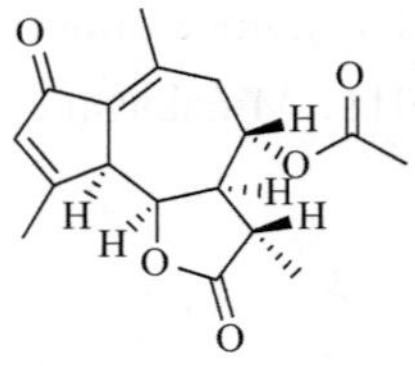　　　　　matricarin 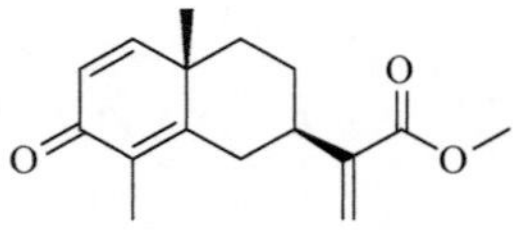　　　　　3-oxoeudesma-1,4,11(13)-trien-12-oic acid

图 6.92　秋茄树中的萜类化合物

其他类　秋茄树中还含有芳香族及其糖苷类（图 6.93）、苯丙素类及生物碱类等化合物，如 protocatechuic acid、caffeic acid、（3*R*，9*S*）-megastiman-5-ene-3, 9-diol-3-*O*-D-glucopyranoside、chlorogenic acid、threo-1-C-syringylglycerol、erythro-1-C-syringyl-glycerol、blumenol C glucoside 以及 corchoionoside C（Dat et al.，2015）。其中，corchoionoside C 对白细胞介素 IL-6 具有较强的抑制活性，IC_{50} 为（0.07±0.05）μmol/L。化合物 threo-1-C-syringyl-glycerol 和 erythro-1-C-syringyl-glycerol 混合物对 IL-12 p40、IL-6 和 TNF-α 均具有较强的抑制活性，IC_{50} 分别为（11.68±0.38）μmol/L、（44.52±1.08）μmol/L 和（28.73±0.96）μmol/L（Dat et al.，2015）。

protocatechuic acid　　　　caffeic acid　　　　(3*R*,9S)-megastiman-5-ene-3,9-diol-
　　　　　　　　　　　　　　　　　　　　　　　　3-*O*-D-glucopyranoside

chlorogenic acid　　　threo-1-C-syringylglycerol　　　erythro-1-C-syringyl-glycerol

blumenol C glucoside　　　corchoionoside C

图 6.93　秋茄树中的芳香族及其糖苷类化合物

从秋茄树内生真菌中也获得了系列活性化合物，包括异香豆素类、生物碱类、色原酮类等。从秋茄树果实内生真菌青霉菌 *Penicillium commune* QQF-3 中分离得到异香豆素类化合物，命名为 peniisocoumarin A～peniisocoumarin J（图 6.94）。其中，化合物 peniisocoumarin C、peniisocoumarin G、peniisocoumarin I 和 peniisocoumarin J 对 α-葡萄糖苷酶具有较强的抑制作用，IC_{50} 分别为 38.1μmol/L、40.5μmol/L、78.1μmol/L 和 45.1μmol/L。peniisocoumarin F 可抑制结核分枝杆菌蛋白酪氨酸磷酸酶 B（MptpB），IC_{50} 为 20.7μmol/L（Cai et al.，2018）。

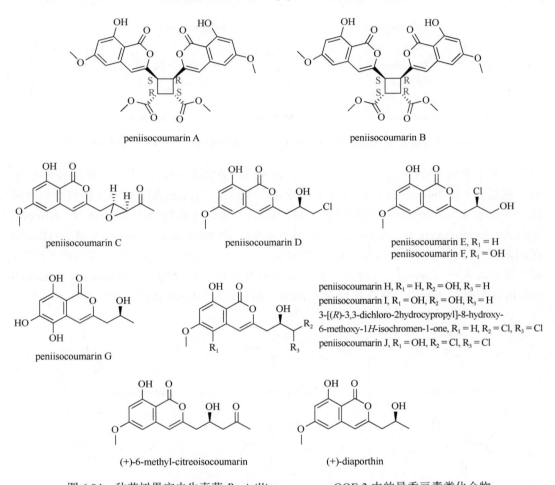

图 6.94　秋茄树果实内生真菌 *Penicillium commune* QQF-3 中的异香豆素类化合物

从秋茄树根部内生真菌 *Penicillium* sp. GXIMD 03001 中分离得到异香豆素类化合物 peniciisocoumarin I 和 peniciisocoumarin J（图 6.95）（Gan et al.，2022）。

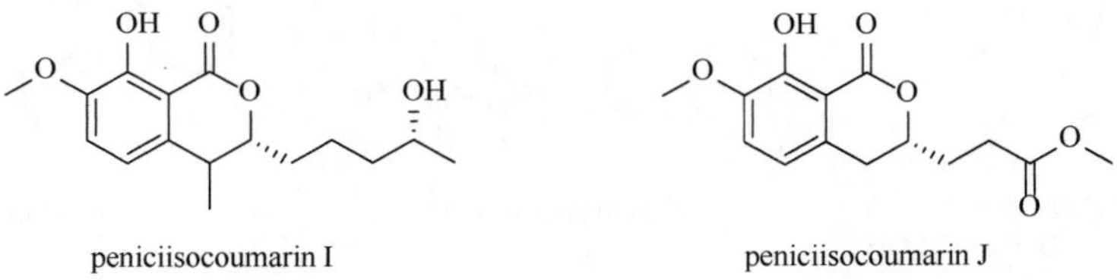

图 6.95　秋茄树根部内生真菌 *Penicillium* sp. GXIMD 03001 中的异香豆素类化合物

从秋茄树的内生真菌 *Colletotrichum salsolae* SCSIO 41021 中分离得到生物碱类化合物，包括 collacyclumine A～collacyclumine D 和 agrocybenine（图 6.96），其中 collacyclumine A 是二聚吡咯烷生物碱（Lin et al.，2020b）。

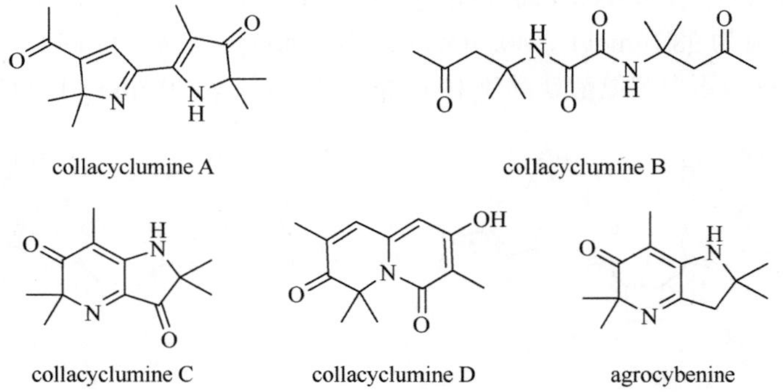

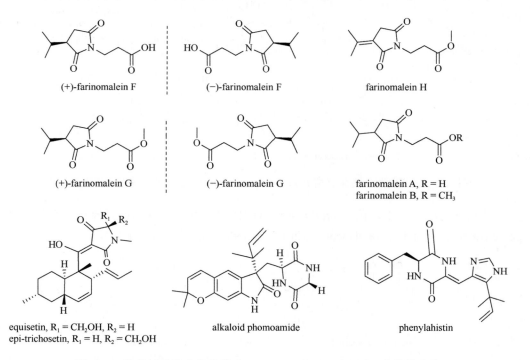

图 6.96　秋茄树内生真菌 *Colletotrichum salsolae* SCSIO 41021 中的生物碱类化合物

从秋茄树叶片的内生真菌 *Phomopsis* sp. SYSUQYP-23 中分离得到马来酰亚胺衍生物，包括（±）-farinomalein F、（±）-farinomalein G、farinomalein H 和一种线性稠合异戊二烯化吲哚生物碱磷酰胺等化合物（图 6.97）。其中，化合物 farinomalein H、farinomalein A、farinomalein B、equisetin、epi-trichosetin、alkaloid phomoamine 和 phenylahistin 在脂多糖（LPS）诱导的 RAW264.7 细胞中对一氧化氮（NO）生成具有显著的抑制活性，IC_{50} 范围为 4.5～25μmol/L。此外，分子对接研究提示，化合物 farinomalein A 和 farinomalein B 可能与诱导型一氧化氮合酶（iNOS）相互作用（Chen et al.，2020）。

图 6.97　秋茄树叶片内生真菌 *Phomopsis* sp. SYSUQYP-23 中的化合物

从秋茄树叶片的内生真菌 *Colletotrichum tropicale* SCSIO 41022 分离得到吲哚衍生物 colletoindole A～colletoindole D（图 6.98）和 acropyrone（Lin et al.，2020a）。

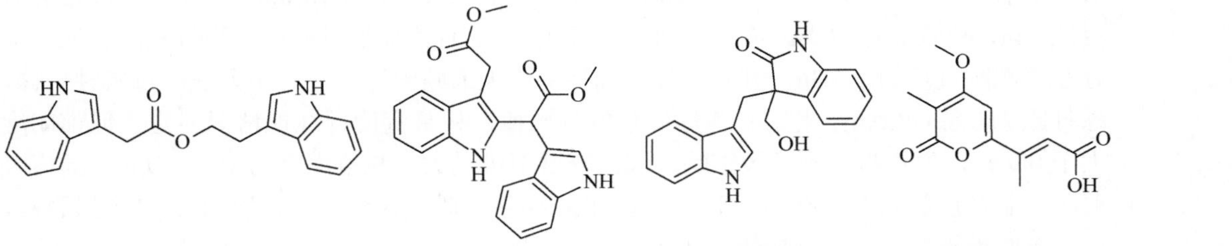

| colletoindole A | colletoindole B | colletoindole C | colletoindole D |

图 6.98 秋茄树叶片内生真菌 *Colletotrichum tropicale* SCSIO 41022 中的吲哚衍生物

从秋茄树树枝的内生真菌 *Alternaria longipes* 中分离得到色原酮衍生物 alterchromanone A（图 6.99）和弯孢菌素大环内酯类化合物。其中，alterchromanone A 有抗氧化活性，体外 2, 2-联苯基-1-苦基肼基（DPPH 自由基）清除的 IC_{50} 为 56.3μg/ml。

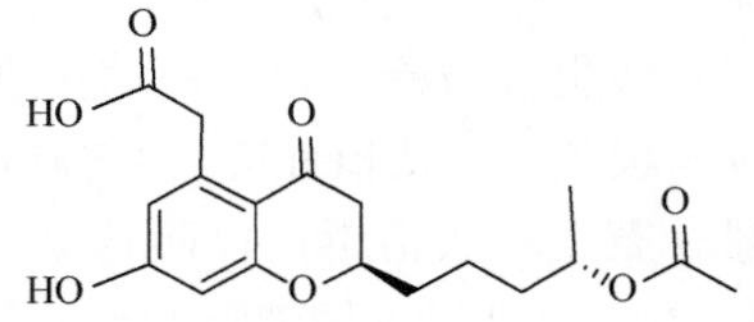

alterchromanone A

图 6.99 秋茄树树枝内生真菌 *Alternaria longipes* 的色原酮衍生物

【**栽培技术**】秋茄树在 3 月上旬萌动，6 月中旬始花，10 月下旬开花结束，花期历时约 4 个月。果实于 9 月上旬开始陆续成熟，一直延续到 11 月中旬，种子在果实内发芽，长出胚轴。此后，胚轴开始膨胀，到了次年 5 月中旬，陆续长成纺锤形或棍棒形胚轴。成熟胚轴长 15～30cm，紫色，胚根白点明显，胚芽很容易从果实体上分离，使胚轴整根脱落。若未及时采摘，胚轴脱落插入泥中，如环境条件适合，即可生根发芽，而若林下荫蔽，仅有少量幼苗生长，当密度较大时，又多数生长不良，在林缘则生长良好，其生长发育需要一定的空间。

秋茄树造林通常采用胚轴（胎生苗）直接插植，与实生苗造林相比，这种造林方法简单、省工、成活率高，在适宜条件下，成活率可达 90% 以上。秋茄树造林要注意选择合适的造林地、插植时间及插植方法（黄运挺，2007）。

胚轴直接栽植造林法 造林地选择 应考虑温度、土壤、地形和盐度，合理规划，并注意航道、人行道、养殖场、沙滩地，避开大米草繁茂之地。温度：要选择适合秋茄树生长和温度适宜的地理位置。土壤：应选择泥质海滩，并有周期性的浸湿和干露的交替。地形：秋茄树一般适合生长于中潮带，因其有利于秋茄树所需细质黏粒和有机物质的沉积，低潮带和高潮带均不适合秋茄树生长，为避免海浪或潮水直接作用而导致刚插植的胚轴被冲击，造林地必须选择较为隐蔽的海岸，如港湾、有岛屿作屏障处、风浪小的河口及三角洲较平坦的海滩。盐度：秋茄树林在总盐度为 10‰～20‰ 的海水环境里生长较好，土壤 pH 为 7.5～8.0。

胎生苗插植育苗 采收胚轴：次年 5～6 月果实成熟，当胚芽与果实连接处呈紫红色、胚根先端出现黄绿色小点时，表明果实已成熟，即可采集。采集时可用竹竿敲打枝条，落下的为成熟苗（即胎生苗），一般苗木长 18～27cm，约 80 条 /kg；胚轴呈黄绿色，质地硬。在苗木运输过程中，要细致包扎，苗顶向上装在箩筐内，底层放些稻草，不要堆积太高，以免发热腐烂。宜随采随造，以提高成活率。种子处理：采种后应将胚轴用当地海水浸泡 1h 左右，然后尽快送往造林地。若在胚轴插植前进行杀菌和杀虫处理，则效果更佳。可用 0.1%～0.2% 的 KMnO₄ 溶液浸泡 24h 杀菌，用 0.05%～0.1% 乐果溶液浸泡 24h，杀灭食心虫类。造林时间：一般在 5～6 月。插植时应避开当月大潮日期，最好在大潮刚过后的 2～3d，并且选择退潮后的阴天或晴天进行。育苗方法：每穴种一株，株行距为 0.6m×1.0m，采用三角形或正方形插植，林带宽度视林地情况而定。但郁闭度大于 0.9 时，生长将受到较大影响，因此密度不可过大。栽植深度为 10～12cm。插植时要防止胎苗皮部受伤和倒插，且应插直。栽植胎生苗时，不要除去果壳，要让其自然脱落，以免子叶受损伤或折断，导致不能萌发新芽。

林地管理 近年来，海滩养殖产业发展迅速，导致造林地和养殖场之间的用地矛盾日益尖锐。秋茄树刚插植后不易被觉察，常遭受人为破坏。必须在栽植地及附近设立护林牌，护林员要加强管护并做好宣传工作，并与水利、水产养殖部门配合做好管护工作。

病虫害防治 秋茄树病虫害不多，主要有根基腐病、卷叶蛾、袋蛾和潜蛾危害等。应积极预防，栽植前应对胚轴进行杀菌、杀虫处理。若发现病株应及时清除，在海水返潮时撒上石灰消毒，以防传染。若发现卷叶蛾和袋蛾，可在幼虫期用生物农药苦参素 0.100%～0.125% 溶液防治，以免海水遭受污染。

天然实生苗移植造林法 从稀疏的红树林下挖取天然苗木，一般宜采挖高 30～45cm 并有 3～4 个分枝的幼苗。依据幼苗高度和根长确定栽植深度，苗高 30cm 时入土深 12～15cm，苗高 40～50cm 时入土比根痕深些。将苗木放入穴中，再填满烂泥。滩涂上泥土较稀的造林地宜深栽些，但也不宜过深，以免泥土沉积物覆盖胚芽或黏附叶片，影响幼苗生长。

扦插育苗法（杜照奎等，2016） 插床准备 采用河沙作为插床基质，河沙先用自来水洗净，然后在太阳下暴晒 3d，扦插前整平插床，厚度约 10cm；插床浇透自来水，置于双层遮阳网下备用。

插穗制备 5 月下旬至 6 月上旬采集秋茄树健康、成熟的胚轴，用自来水洗净；分别从距顶部和底部 3～5cm 处用锋利的刀片将其水平切断作为插穗，其中顶端插穗的底部再切成与轴线呈 45° 夹角的斜面，然后从距离胚身上下两个断面 3cm 处再次切断，并始终保持每个插穗的顶部水平，底部与轴线成 45° 夹角；按照相同的办法切割得到若干胚段，最后若有不足 3cm 的小段弃去。

插穗处理 将插穗置于自来水下流水冲洗 2～4h，以去除创面表层的单宁，促进生根；插穗平端朝上，并保持最顶端插穗胚芽朝上；30 根捆成一捆，用质量浓度为 80% 的可湿性多菌灵粉剂 700～800 倍液浸泡 10min 进行消毒，再用自来水清洗 3 遍。

激素处理 待清洗的插穗水分稍干时，将插穗基部浸泡在浓度为 200～400mg/L 的 2,4-二氯苯氧乙酸中处理 2h。

扦插 先用多菌灵消毒过的玻璃棒引插，再将用激素处理过的插穗插入河沙基质中，并随手按实，以保证插穗与基质充分接触；扦插株距为 3～4cm，行距为 5～6cm，深度为 1.5～2.5cm；扦插后立即浇水。

扦插后管理 插穗上方 1m 处覆盖双层遮阳网，网内光照强度为 100～200μmol/（m²·s）、平均气温为 25～30℃，相对湿度为 65%～80%。

　　移栽　插穗30d左右可以萌芽生根，60d左右可以移栽至盆中继续培养。

　　野生抚育　幼林期一般不进行除萌松土。若红树林林分密度大，林分很快郁闭，一般3年后就应考虑进行疏伐。疏伐时砍劣留优，并注意使保留林木分布均匀。疏伐有利于红树植物生长，作为防浪护堤用的海滩防护林，可保留较大的密度。但若密度过大，应考虑采取合理疏伐、砍劣留优、砍弱留壮、去除病虫枝等措施减小密度。即使秋茄树林作为沿海防护林，也仍需保留适当密度。若栽植后成活率低，应及时补植。同时，应注意管护，防止人畜等损伤幼林。

【资源保护与开发应用】

　　资源保护　建议今后我国的红树林保护应加大对海南东寨港、深圳福田、湛江东北大堤和附城的秋茄树种群保护，而湛江经济技术开发区（东海岛）的开发建设，将会对东北大堤红树林产生十分严重的影响，紧紧濒临东海岛的东北大堤秋茄树种群的保护应该是重中之重（赵鹏和韩维栋，2009）。

　　观赏价值　秋茄树具有很高的观赏价值，可独立或与其他红树植物形成一种特殊的海滩木本植物群落，涨潮时仅露树冠，望去如水上绿洲，退潮时露出各种交错的枝节和各种形态的根系，如呼吸根、支柱根、板状根、气生根、缆状根，犹如海上盆景，气势万千，是陆地森林所难见的。尤其宝贵的是，它具有陆地树种中难见的胎生特性，种子在离开果实前就在母树上发芽，长成下一代的个体——胚轴。胚轴由小到大，长15～30cm，成熟胚轴由青绿色转为紫黄色或者金黄色，十分美观，而且果实是不间断地分期分批成熟，从每年7～8月形成幼果到次年6月初，都可以观赏到果实和胚轴。

　　较高的科研和生态价值　秋茄树是一种能适应水渍、盐渍环境的木本植物群落，有许多特殊的生理、生态和形态适应机制，如高渗透压盐系统，各种形式的呼吸根、支柱根，以及胎生幼苗，有促进岛屿形成和延长海岸线的功能。秋茄树还是海陆交界处的重要生产者，每年的凋落物达9.21t/hm²，落叶占70%以上，大量凋落物和高分解速率提高了红树林区（包括海域）的肥力，为海生动物提供了极其丰富的饵料，促进了当地水产渔业和养殖业的发展。秋茄树能以网罗碎屑的形式促进土壤的形成，创造新生地，给海鸟提供栖息和庇护的环境，是海陆地区野生动物的天然保护伞。

　　海堤的天然屏障　秋茄树林相整齐，植株一般高3～6m，也可高达10m以上，庞大奇特的根系和高大的树冠能有效削弱大风大浪形成的冲击力，有利于防风、防浪、护堤，是海堤的天然屏障，对人民生命财产起着极大的保护作用。

　　新型药物的研发　秋茄树的树叶含多用途的挥发油、有抗菌活性的色素，枝叶等部位含抗胃溃疡活性成分（黄甫等，2005），这些为秋茄树的开发利用奠定了基础。

　　其他　秋茄树木质坚硬而重，耐腐，可供建筑、薪炭之用，也可作为车轴、把柄等小件用材。树皮含单宁17%～26%，可提取栲胶或染渔网。

参考文献

陈铁寓，龙盛京.2006.红树植物秋茄茎皮的化学成分.华西药学杂志，21(2): 129-131.

陈铁寓.2006.红树植物秋茄化学成分和药理活性研究.广西医科大学硕士学位论文.

杜照奎，李钧敏，金则新，等.2016.一种红树植物秋茄扦插育苗方法：CN105613026A. 2016-06-01.

甘伟松 . 1965. 台湾药用植物志 . 台北 : 中国医药研究所 .

管华诗 , 王曙光 . 2009. 中华海洋本草 : 第 2 卷 海洋矿物药与海洋植物药 . 上海 : 上海科学技术出版社 .

何友钊 , 郑天本 , 苏汉彪 , 等 . 1963. 福建省四种红树植物 (木榄 、 秋茄 、 桐花树 、 白骨壤) 的根系及其根的解剖构造 . 福建林学院学报 , 3: 65-76.

黄甫 , 宋文东 , 贾振宇 . 2005. 红树植物秋茄树叶挥发油化学组成特点的气相色谱 / 质谱分析 . 热带海洋学报 , 24(4): 81-84.

黄薇 , 方孝东 , 林栖凤 , 等 . 2003. 红树植物秋茄中液泡膜内在蛋白 (TIP) 全长 cDNA 的克隆和表达分析 . 生物工程学报 , 19(2): 147-152.

黄逸挺 . 2007. 福建省滨海秋茄红树林栽培技术探讨 . 林业勘察设计 , 2: 133-135.

江苏省植物研究所 , 中国医学科学院药用植物资源开发研究所 , 中国科学院昆明植物研究所 , 等 . 1990. 新华本草纲要 . 上海 : 上海科学技术出版社 .

李元跃 . 2006. 几种红树植物叶的解剖学研究 . 厦门大学博士学位论文 .

李元跃 , 林鹏 . 2006. 三种红树植物叶片的比较解剖学研究 . 热带亚热带植物学报 , 14(4): 301-306.

李云 , 郑德璋 , 廖宝文 , 等 . 1996. 我国红树林引种驯化现状和展望 . 防护林科技 , 3: 24-27.

廖宝文 , 张乔民 . 2014. 中国红树林的分布 、 面积和树种组成 . 湿地科学 , 12(4): 435-439.

林益明 , 向平 , 林鹏 . 2005. 红树林单宁的研究进展 . 海洋科学 , 29(3): 59-63.

刘美龄 . 2008. 海南东寨港和清澜港红树植物分布与土壤性质的关系 . 厦门大学硕士学位论文 .

牟爱友 , 刘际建 , 杨建青 , 等 . 2005. 我国最北缘秋茄红树林引种试验调查 . 防护林科技 , 5: 6-8.

冉先德 . 1993. 中华药海 . 哈尔滨 : 哈尔滨出版社 .

邵长伦 , 傅秀梅 , 王长云 , 等 . 2009. 中国红树林植物资源状况及其药用调查Ⅲ . 民间药用与药物研究状况 . 中国海洋大学学报 (自然科学版), 39(4): 712-718.

王德兴 , 陈瑞来 . 1997. 红树林家族的奇特成员——秋茄树 . 国土绿化 , 2: 41.

吴钿 , 叶昌辉 , 韩维栋 . 2012. 5 种红树科植物叶片的比较解剖及其生态适应研究 . 植物研究 , 32(2): 143-146.

易杨华 , 焦炳华 . 2006. 现代海洋药物学 . 北京 : 科学出版社 .

张蕾 . 2011. 海洋植物秋茄根中二萜类化合物及其抗妇科肿瘤活性的研究 . 青岛医药卫生 , 43(3): 169-171.

赵鹏 , 韩维栋 . 2009. 中国东南沿海 15 个秋茄种群遗传多样性的 SRAP 分析 . 基因组学与应用生物学 , 28(6): 1151-1156.

中国科学院植物研究所 . 1972. 中国高等植物图鉴 . 北京 : 科学出版社 .

中国科学院中国植物志编辑委员会 . 1990. 中国植物志 : 第五十二卷 第二分册 . 北京 : 科学出版社 .

朱弘 , 林海娇 , 杨乐 , 等 . 2021. 中国东南沿海秋茄树种群地理分布格局及其环境解释 . 植物科学学报 , 39(5): 476-487.

Cai R L, Wu Y N, Chen S H, et al. 2018. Peniisocoumarins A-J: isocoumarins from *Penicillium commune* QQF-3, an endophytic fungus of the Mangrove Plant *Kandelia candel*. J. Nat. Prod., 81: 1376-1383.

Chen Y, Zhang L S, Zou G, et al. 2020. Anti-inflammatory activities of alkaloids from the mangrove endophytic fungus *Phomopsis* sp. SYSUQYP-23, Bioorg. Chem., 97: 103712.

Dat L D, Thao N P, Tai B H, et al. 2015. Chemical constituents from *Kandelia candel* with their inhibitory effects on proinflammatory cytokines production in LPS-stimulated bone marrow-derived dendritic cells (BMDCs). Bioorg. Med. Chem. Lett., 25(7): 1412-1416.

Gan Y M, Xia J L, Zhao L Y, et al. 2022. Two new isocoumarins isolated from a mangrove-derived *Penicillium* sp. Phytochem. Lett., 50: 21-24.

Hirosuke O, Shigeyuki B, Hiroya K, et al. 2003. Lipid composition of mangrove and its relevance to salt tolerance. J. Plant. Res., 116: 37-45.

Lin X P, Ai W, Li M, et al. 2020a. Colletoindole A from the mangrove plant endophytic fungus *Colletotrichum tropicale* SCSIO 41022. Chem. Biodivers., 17(2): e1900040.

Lin X P, Ai W, Li M, et al. 2020b. Collacyclumines A-D from the endophytic fungus *Colletotrichum salsolae* SCSIO 41021 isolated from the mangrove *Kandelia candel*. Phytochemistry, 171: 112237.

Liu G R, Niu S B, Liu L. 2020. Alterchromanone A, one new chromanone derivative from the mangrove endophytic fungus *Alternaria longipes*. J. Antibiot., 74: 152-155.

Minakawa T, Toume K, Arai M A, et al. 2012. Eudesmane-type sesquiterpenoid and guaianolides from *Kandelia candel* in a screening program for compounds to overcome TRAIL resistance. J. Nat. Prod., 75(8): 1431-1435.

6.6　红树（*Rhizophora apiculata*）

红树属于红树科（Rhizophoraceae）红树属（*Rhizophora*），又名正红树，属于嗜热性窄布种，主要分布于中国海南文昌市、三亚市，还分布于东南亚热带、美拉尼西亚、密克罗尼西亚、澳大利亚北部、印度、马来半岛和印度尼西亚。红树生长于淤泥海滩及红树林中，或海浪平静、淤泥松软的浅海盐滩或海湾内的沼泽地。红树在淤泥冲积丰富的海湾两岸盐滩上生长茂密，常形成单种优势群落，但不耐寒，也不堪风浪冲击，故常与其他红树植物种类构成红树群落的外围屏障（中国科学院中国植物志编辑委员会，1983）。在民间常用红树树皮提取栲胶，其树皮入药具有敛肺止咳、涩肠止泻的功效，它的燃值高，极易劈开，是一种良好的薪炭材。红树胚轴脱涩可供食用或作为饲料。红树树皮和根单宁含量约为13.6%，红树中还含有三萜类、黄酮类、多糖和脂肪醇类等成分。药理学研究表明，红树具有抗氧化、抗HIV、抗肿瘤、抗菌等多种药理活性（孙海和张积仁，2002；姜广策等，2000）。筛选和开发红树植物药物具有广阔的前景和极大的应用价值，应该加快步伐使红树资源得到充分利用。

【分类位置】　被子植物门Angiospermae双子叶植物纲Dicotyledoneae原始花被亚纲Archichlamydeae桃金娘目Myrtiflorae红树科Rhizophoraceae红树属*Rhizophora*红树*Rhizophora apiculata* Bl., 1827，异名*Rhizophora candelaria* K. B. P., 1827（中国科学院中国植物志编辑委员会，1983）。

【别名】　鸡笼答、五足驴（海南）；正红树（管华诗和王曙光，2009）。

【形态特征】　红树为乔木或灌木（图6.100），高2～4m；树皮黑褐色；具有发达的支柱根。单叶对生，叶呈椭圆形至矩圆状椭圆形，长7～12（～16）cm，宽3～6cm，顶端短尖或凸尖，基部阔楔形，中脉下面红色，侧脉干燥后在上面稍明显；叶背有黑褐色腺点；叶柄粗壮，淡红色，长1.5～2.5cm；托叶长5～7cm。总花梗粗大，着生已落叶的叶腋，比叶柄短，有花2朵；无花梗，有杯状小苞片；花萼裂片呈长三角形，短尖，长10～12mm；花瓣膜质，长6～8mm，无毛；雄蕊12枚，4枚瓣上着生，8枚萼上着生，短于花瓣；花药多室，显微观察结果为蜂窝状结构；子房上部呈钝圆锥形，长1.5～2.5mm，为花盘包围，花柱极不明显，柱头浅2裂。果实呈倒梨形，略粗糙，长2～2.5cm，直径为1.2～1.5cm；胚轴呈圆柱形，略弯曲，绿紫色，长20～40cm。花果期几乎全年，盛花期为5～6月（中国科学院中国植物志编辑委员会，1983；毛礼米等，2008）。

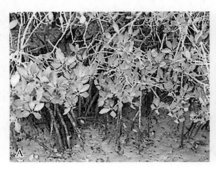
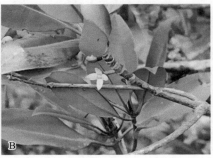

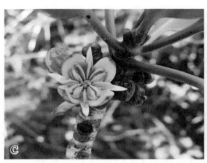
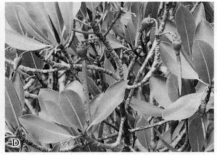

图 6.100　红树植物形态

A. 红树小苗和支柱根；B. 部分带花植株；C. 花枝（王文卿和王瑁，2007）；D. 果枝

【生境分布】　红树在淤泥冲积丰富的海湾两岸盐滩上生长茂密，常形成单种优势群落（图 6.101～图 6.103）。它不耐寒，也不堪风浪冲击，故常生长于有屏障的地方，在风浪平静的海湾亦能分布至海滩最外围，与其他红树林种类构成红树群落的外围屏障。它喜生于盐度较高的泥滩，在盐度较低的河流出口两岸的泥滩，不见有红树生长。

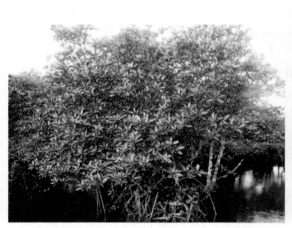

图 6.101　生长于潮水中的红树

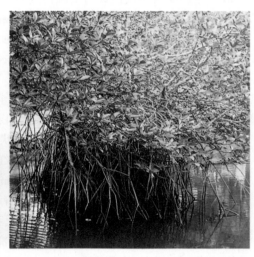

图 6.102　生长于海岸带水中的红树（示支柱根）

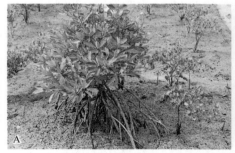
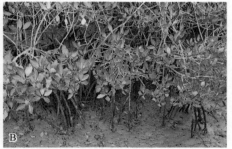

图 6.103　生长于泥滩岸上（A）和泥滩中（B）的红树苗

红树在我国主产于海南海口市、文昌市、乐东黎族自治县、三亚市，天然分布于海南岛东海岸，从三亚市到文昌市均有分布，生长于海浪平静、淤泥松软的浅海盐滩或海湾内的沼泽地。在国外，红树主要分布于东南亚热带、美拉尼西亚、密克罗尼西亚、澳大利亚北部、印度、马来半岛和印度尼西亚（毛礼米等，2008；中国科学院中国植物志编辑委员会，1983）。

【药材鉴别】

药材性状 干燥树皮呈片状或半筒状，大小不一。粗茎外表面黑褐色，有粗皮、纵横裂纹和灰白色地衣斑，细茎皮孔清晰。树皮内表面紫褐色，有纵向细纹理，质硬。断面紫红色或紫褐色，纤维状（图6.104）。气微、特异，味涩（管华诗和王曙光，2009）。

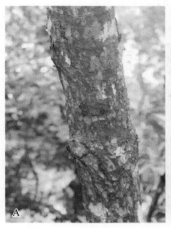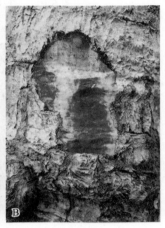

图 6.104　红树树皮药材形态

A. 茎干（示树皮外表面）；B. 茎干（示树皮除去粗皮，露出红色树皮）

干燥叶片展平后呈椭圆形至矩圆状椭圆形，长 7~12cm，宽 3~6cm，淡绿色或灰绿色（图 6.105）。鲜叶上表面绿色，下表面黄绿色；先端短尖或凸尖，基部阔楔形，全缘，两面无毛，中脉下面红色，侧脉于上面稍明显，叶背面有黑褐色腺点；叶柄粗壮，淡红色，长 1~2cm（图 6.106~图 6.107）。质脆。气微，味淡。

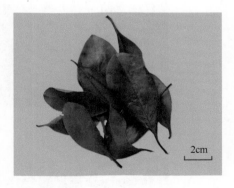

图 6.105　红树干燥叶药材形态

组织构造 叶中脉部位横切面（图6.108）为两面叶，叶片厚（831.6±120.3）mm。上表皮 1 列细胞，呈方形或类圆形，宽（14.6±2.2）mm，角质层厚（5.0±1.3）mm；下皮 4~7 列细胞，宽（422.4±25.7）mm，嵌入栅栏组织，且第 1~2 列细胞中含大量单宁，逐层减少。下表皮 1 列细胞，呈方形或类圆形，宽（14.6±1.9）mm，角质层厚（4.1±0.9）mm，有气孔分布，具木栓瘤结构。叶肉组织明显分化；栅栏组织由多列细胞组成，宽（144.1±45.0）mm，不通过中脉；海绵组织宽（201.2±36.3）mm，细胞不规则，排列疏松。中脉维管束呈圆弧状或扁圆环状，多由 3 束维管束围成，其中下面一束最大，外侧具 1~2 列薄壁细胞组成的维管束鞘，外韧型，木质部较发达。叶肉组织细胞和薄壁细胞含单宁，并有草酸钙簇晶分布。

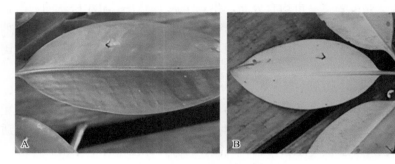

图 6.106　红树鲜叶药材形态

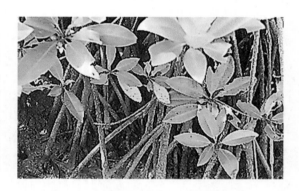

图 6.107　红树苗及其支柱根药材形态

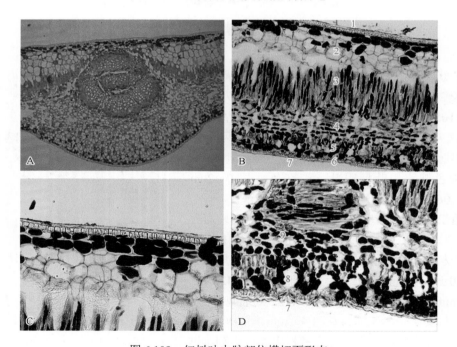

图 6.108　红树叶中脉部位横切面形态

A. 叶中脉部位（李元跃，2006）；B. 叶肉部位（栅栏组织呈山峰状）；C. 叶上表面部位；D. 叶下表面部位

1. 上表皮；2.（上）下皮组织；3. 栅栏组织；4. 海绵组织；5.（下）下皮组织；6. 下表皮；7. 气孔；8. 气室；9. 草酸钙簇晶

支根横切面（图 6.109）（直径为 1cm）类圆形。表皮细胞 1 列。皮层宽广，外侧为含单宁细胞区域，细胞排列紧密，宽约占皮层的 1/5；向内侧的皮层较小，排成圈链状，形成大型细胞间隙的通气组织。维管束外韧型，围成环状；中柱鞘细胞 1 列；韧皮部与木质部近等宽，韧皮部含有较多的单宁，木质部导管纵向成行排列。髓部较大。一些细胞中含单宁。

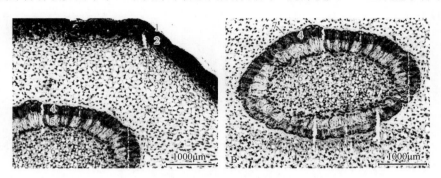

图 6.109　红树支根横切面形态

A. 根横切面；B. 根中部横切面

1. 表皮；2. 含单宁细胞；3. 皮层；4. 韧皮部；5. 木质部；6. 髓；7. 中柱鞘

叶表面制片上表皮细胞排列紧密，细胞呈长多角形或多角形，无气孔，垂周壁平直，略增厚；有时可见下皮细胞。下表皮细胞呈不规则多边形，垂周壁近平直或略微弓形，气孔密集，气孔为环式，副卫细胞 6～7 个，气孔大小为（48.5～56.9）μm×（23.2～25.0）μm，气孔指数为 8.34（图 6.110）。

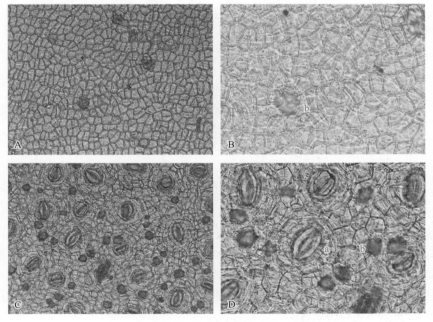

图 6.110　红树叶表皮细胞形态

A、B. 上表皮；C、D. 下表皮

a. 气孔；b. 下皮细胞中含草酸钙簇晶

A、C. ×200；B、D. ×400

超微形态 叶上表皮被较厚的角质层，角质层较平坦，外层覆盖颗粒状或长条细丝状蜡质，表皮细胞形状不易察见。叶下表皮被堆积状褶皱的厚角质层，表皮细胞覆盖于角质层下；气孔清晰，无规律状分布，呈内陷状，两个保卫细胞排成椭圆形，周围由覆盖角质层的保卫细胞包围，表皮上还有少数散在的类圆形木栓瘤，其表面也覆盖厚角质层（图6.111）。

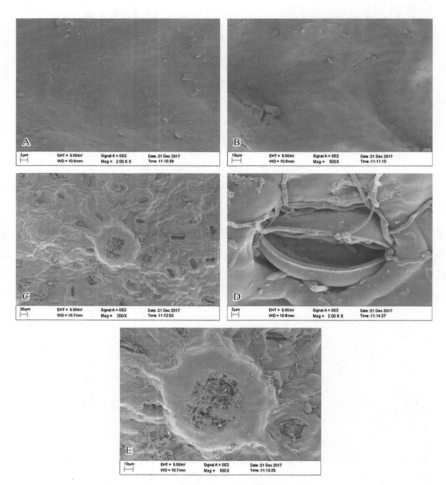

图6.111 红树叶表面超微形态

A、B.上表皮；C～E.下表皮（D.示放大后的气孔；E.示放大后的木栓瘤）

花粉形态 花粉粒赤道面观近圆形，极面观圆三角形，偶见圆四方形，孔沟。花粉粒大小为21（20.1～22.5）μm×19.8（18.6～21.3）μm，具3～4孔沟，沟长达两极，孔横长，扁圆形，孔大小为6μm×3μm，在显微镜下三孔相邻组成一条亮带。扫描电镜下外壁纹饰呈细网状和皱纹状，网脊之间的网眼内有细孔状结构（毛礼米等，2008；张玉兰等，1997），见表6.2与图6.112。

表 6.2 红树花粉粒形态特征数据表（平均值 ± 标准偏差）

形态指标	数据（SEM/LM）	标本数（个）
极轴长（mm）	17.30±0.98（SEM）	50
	24.43±1.87（LM）	50
赤道轴长（mm）	15.71±0.99（SEM）	50
	22.56±1.67（LM）	50
极轴长 / 赤道轴长	1.10±0.07（SEM）	50
	1.08±0.07（LM）	50
外壁厚（mm）	2.18±0.64（LM）	10
萌发孔长度（mm）	2.36±0.46（SEM）	7
萌发孔宽度（mm）	1.36±0.32（SEM）	7
萌发沟长度（mm）	12.64±1.69（SEM）	7

注：LM-生物显微镜；SEM-扫描电子显微镜。

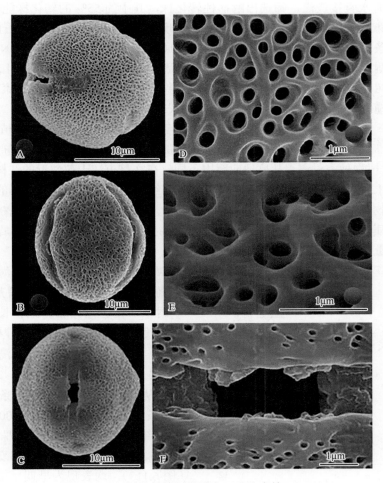

图 6.112 红树花粉粒超微形态（毛礼米等，2008）

A. 极面观；B、C. 赤道面观；D、E. 外壁细网状-皱纹状纹饰；F. 长方形萌发孔

【分子鉴别】 近年来，RAPD、限制性片段长度多态性（restriction fragment length polymorphism，RFLP）、ISSR、蛋白质双向电泳等分子生物学技术的应用，使红树植物的研究和利用取得了重大进展。Parani 等（1997）用 RAPD 标记分析了 2 种红树植物红树（*Rhizophora apiculata*）和红茄苳（*Rhizophora mucronata*）及可能为杂交种的 *Rhizophora × lamarckii* 的基因组 DNA，并以 RFLP 技术及玉米线粒体基因组中的特殊探针 atp6 分析了这些红树植物的 mtDNA，以区分该属杂交种的亲本。RAPD 结果与杂交种有 96.5% 的相似度，说明这 2 种红树植物可能是杂交种的亲本。线粒体基因组的 RFLP 分析表明，红树与杂交种的 RFLP-DNA 完全一致，确立了其为杂交种母本的身份。吴多桂等（1999）以由 CTAB 法得到的红树 DNA 作为反应模板，在不同条件下对 RAPD 的 PCR 反应参数进行了优化组合，以缩短不必要的反应时间、提高效率，为耐盐植株 DNA 特异片段同源性的研究提供了一个较为合适的 RAPD 反应条件。林栖凤和李冠一（1997）利用花粉管通道将耐盐植物红树（*Rhizophora apiculata*）总 DNA 导入豇豆，其后代耐盐性明显增强；在此基础上，林栖凤等（2001）将红树总 DNA 导入辣椒，将其后代在海滩试种，用海水直接浇灌，筛选出耐盐性转化株，其中约 55% 的转化株能开花、结果，对转化株辣椒进行蛋白质 SDS-PAGE 电泳，发现一条 17kDa 的特异表达蛋白质，RAPD 分析发现一条 11kDa 的特异性 DNA 谱带，表明通过花粉管通道导入外源 DNA 是可行的，其后代植株耐盐能力提高与基因组变异有关（周涵韬和林鹏，2001）。采用改进的 CTAB 法获得了红树和红海榄基因组 DNA，经过遗传多样性分析，红树和红海榄聚为同一亚组，红树、红海榄遗传距离为 0.23，属于属内种间关系。

【生理特性】 清澜港红树植物种类数居全国各地之首，主要红树植物群落有红树、榄李、瓶花木、角果木、红榄李，清澜港的白延和铺前也有红树分布（郑德璋等，1995）。红树植物种类对海水盐度适应范围不同，在文昌市江土苑邻近的红树分布区测得海水盐度为 1.5%～3.0%，浸水高度约为 1.03m，红树一般生长于淤泥深厚的滩地。比较几种红树植物群落土壤的有机质、全氮、速效磷、钾含量，最高值都出现在河流区的群落中，有机质含量最高的为红树的土壤（6.615%），其含量比海南岛尖峰岭的热带季雨林土壤的含量（3.88%）高。

田广红等（2010）将红树（*Rhizophora apiculata*）从海南岛引种到珠海市淇澳—担杆岛自然保护区。红树为嗜热性窄布种，不耐寒，在自然分布产地生长时均需要较高温度，一般生长于淤泥深厚的滩地。据调查，红树因难以适应深圳湾的生境条件（主要是低温）而引种失败。2008 年 2～8 月，从海南引进均重 27.5g/ 条的红树胚轴 220 条，萌发率为 94.0‰。2009 年 8 月，1 年生红树的保存株数为 90 株，保存率为 40.9%。红树和海莲的保存率变化趋势相似（图 6.113），均表现为早期（苗龄 9 个月之前）死亡株数较多，主要是由于低温对其生存构成威胁，同时蟹类在营养袋内钻洞

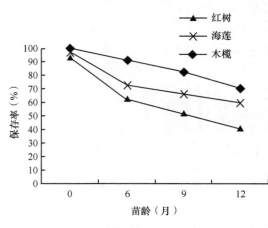

图 6.113　红树植物引进树种的保存率

也影响幼苗根部生长。苗龄 12 个月之后，红树和海莲苗木生长基本稳定。

黄建辉等（2005）通过测定采自 4 个地区（海南、福建厦门市、广西北海市和云南西双版纳傣族自治州）的红树叶片的碳同位素比值，比较了不同地区分布的红树科植物间（尤其是内陆生长的和沿海生长的红树科植物间）、同一地区分布的不同种红树科植物间以及不同季节红树科植物的 ^{13}C 及其所反映的胞间 CO_2 浓度和水分利用效率的差异。研究结果表明，红树科植物叶片的 ^{13}C 变化范围为 –32‰～–26‰，大部分种类在两个生长季（春季和秋季）之间没有明显的差异，而内陆和沿海分布的红树科植物有显著不同的 ^{13}C 值，海水中生长的红树科植物 ^{13}C 值较高。此外，红树具有较高的水分利用效率。

李春强等（2009）经研究发现，红树粉、红树粉水浸取液、红树根系分泌物对中肋骨条藻生长均有明显的抑制作用，为红树在赤潮防治中的重要作用研究提供了依据。

【资源状况】 红树是嗜热性窄布种，主要集中分布在热带地区。红树在我国天然分布在海南的清澜港、东寨港和新英港以及台湾南部沿海（方宝新和但新球，2001）。红树属于热带分布类型，红树群落仅出现于海南东部沿岸，常有海莲、桐花树混生（胡宏友等，2012）。海南岛红树的树木构筑型属于阿特廷斯模式，是由连续生长的干轴所决定。营养干轴全是直生性，单轴生长，具有连续或扩散式分枝，所有直生性分枝具有侧生花序（王伯荪等，2002）。在海南岛清澜港海莲-木果棟-红树天然红树林群落中，群落外貌呈深绿色或杂以黄绿色斑块，林相参差不齐，松散或致密，主干不明显，树冠呈波状起伏，以海莲、木果棟和红树为主（涂志刚等，2015）。该群落郁闭度超过 0.95，平均树高 6～7m，基径约为 20cm，生长于中潮带和高潮带，土壤为坚实泥质或者半沙质，且土壤盐度较高，多为成熟的混生林。群落林相高大并杂有木榄、木果棟等树种的成熟林则多处于高潮带的内滩。

廖宝文等（2004）将红树从海南文昌市清澜红树林保护站引入深圳湾，由于红树抗寒性弱，难以适应低温环境，因此引种失败。

【文献记载】 "mangrove" 一词应专指红树，而不应泛指红树和红树林，后者应为 "mangrove forest" 或 "mangal"。"mangal" 一词为国际普遍采用（Snedaker and Snedaker，1994），我国亦应认同与采用。《台湾药用植物志》记载，树皮为收敛剂，止泻，煎水服。根为收敛剂，止血，治咽喉炎。《海洋药物》记载，树皮熬汁，可治血尿症。《中药辞海》记载，活血收敛。主治跌打损伤。《中华药海》记载，敛肺止咳，涩肠止泻。《中华本草》记载，解毒利咽，清热利湿，凉血止血。主治咽喉肿痛，泄泻，痢疾，尿血，外伤出血。《药用植物辞典》记载，树皮、根：润肺止咳，凉血，收敛，涩肠止泻，可止血。外敷治跌打损伤。内服治肺虚咳嗽，咽喉炎，久泻久痢，血尿，气陷肠滑。《中华海洋本草：第 2 卷 海洋矿物药与海洋植物药》记载，红树有润肺止咳，涩肠止泻，清热凉血，活血止血，解毒利咽的功效。主治肺虚咳嗽，咽喉肿痛，久泻久痢，气陷肠滑，跌打损伤，外伤出血，尿血。

【药用价值】 民间常用红树树皮提取栲胶，其树皮入药具有敛肺止咳、涩肠止泻的功效。红树树皮和根的单宁含量约为 13.6%，红树中还含有三萜类、黄酮类、多糖和脂肪醇类等成分。药理学研究表明，红树具有抗氧化、抗 HIV、抗肿瘤、抗菌等多种药理活性（孙海和张积仁，2002；姜广策等，2000）。

【化学成分与药理研究】 红树提取物具有多种药理活性。例如，红树（采自印度）叶提取物在小鼠模型上对糖尿病有一定的治疗效果，具有开发降糖药的潜力；红树（*Rhizophora apiculata*）叶提取物中的一种多糖 RAP 能够显著抑制 HIV-1、HIV-2 和 SIV，降低感染的 MT-4 细胞中 HIV-1 抗原的表达，清除外周血单个核细胞（PBMC）中的 HIV-1 P24 抗原，EC_{50} 的 MT-4 细胞和 PMBC 的细胞效应分别为 10.7mg/L 和 25.9mg/L（Alikunhi et al.，2012；Sur et al.，2004）。100μg/ml RAP 能够完全阻断 HIV-1 病毒体与 MT-4 细胞的结合，病毒吸附之前加入 RAP，能够减少病毒 mRNA 的产生（Premanathan et al.，1999）。红树（采自马来西亚霹雳州）木醋酸提取物可以作为一种抗菌剂，尤其是对念珠菌的感染有效（Darah et al.，2013）。红树（采自马来西亚）木醋酸提取物以及树皮提取物具有显著的自由基清除、铁还原以及抗氧化活性，该类活性与其含有的总酚量相关（Rahim et al.，2008；Loo et al.，2007）。红树（采自印度）甲醇提取物具有抗肿瘤活性，在动物实验中，可抑制实体瘤的生长，显著降低荷瘤动物的癌细胞谷胱甘肽（GSH）水平以及血清 γ-谷氨酰转肽酶（GGT）和一氧化氮（NO）水平（Prabhu and Guruvayoorappan，2012）。红树甲醇提取物对转移性肺癌也具有较强的抑制作用，可显著抑制肺肿瘤形成，并能使荷瘤动物的存活率提高 107.3%（Prabhu and Guruvayoorappan，2013）。此外，红树甲醇提取物还具有显著的抗炎活性，可显著减少卡拉胶引起的急性炎症（评估为爪水肿），也可减少福尔马林引起的炎症水肿（Prabhu and Guruvayoorappan，2012）。

红树提取物丰富的药理活性促进了对红树化学成分的研究，从红树中分离得到的化合物包括萜类、糖苷类、生物碱类等多种结构类型（Gao et al.，2011；Lim et al.，2006；Lakshmi et al.，2006；Oo et al.，2009；Rahim et al.，2011；Selvaraj et al.，2016；Thao et al.，2022；Vijayavel et al.，2006）。活性测试表明，部分化合物具有与粗提物类似的细胞毒、抑菌、抗氧化等生物活性（Gao and Xiao，2012；Lim et al.，2006；Thao et al.，2022；Vijayavel et al.，2006）。

萜类　从红树的茎中分离得到二萜类化合物 15（*S*）-isopimar-7-en-1-oxo-15, 16-diol（Gao et al.，2011）；从红树（采自印度安达曼群岛）的根提取物中分离得到三萜类化合物 lupeol、*β*-sitosterol、oleanolic acid、*β*-sitosterol-*β*-D-glucoside（图 6.114）（Lakshmi et al.，2006）。

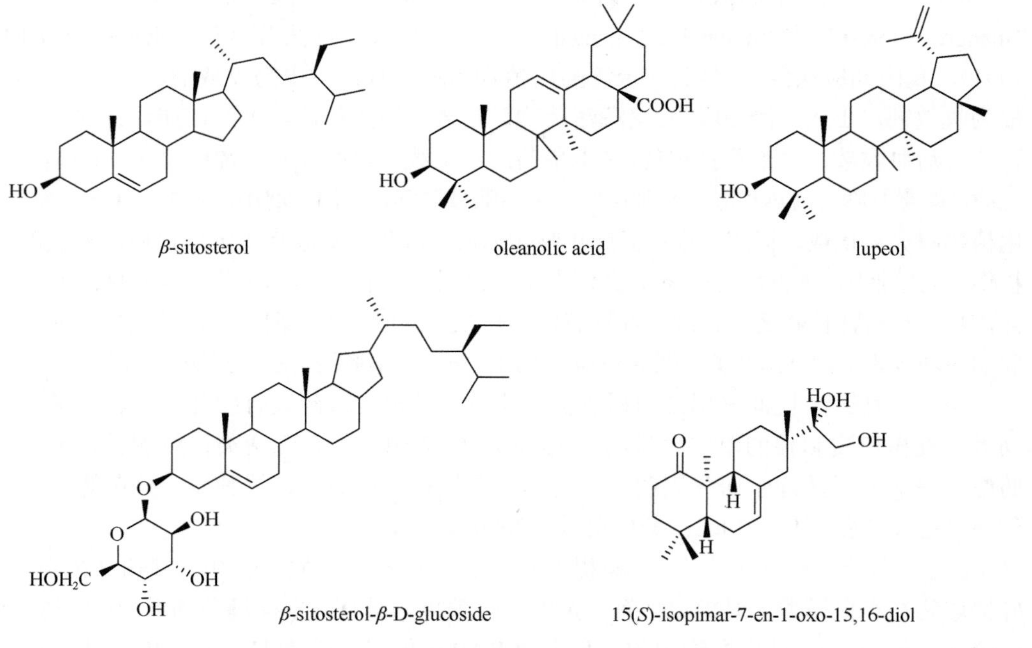

图 6.114　红树中的萜类化合物

糖苷类　从红树茎的丁醇提取物中分离得到糖苷类化合物，包括 lyoniresinol-3*α*-*O*-*β*-arabinopyranoside、lyoniresinol-3*α*-*O*-*β*-rhamnoside 和 afzelechin-3-*O*-L-rhamnopy-ranoside，这些化合物在 1, 1-二苯基-2-三硝基苯肼（DPPH）、2, 2-联氮-二 (3-乙基-苯并噻唑-6-磺酸) 二铵盐（ABTS）和羟基自由基清除实验中均表现出比 2, 6-二叔丁基对甲酚（BHT）更显著的抗氧化活性，是红树茎发挥抗氧化作用的主要成分（Gao and Xiao，2012）。

生物碱类　从红树乙醇提取物中分离得到生物碱类化合物 glycosin（图 6.115）。研究表明，glycosin 对非胰岛素依赖型糖尿病具有显著的治疗作用（Selvaraj et al.，2016）。

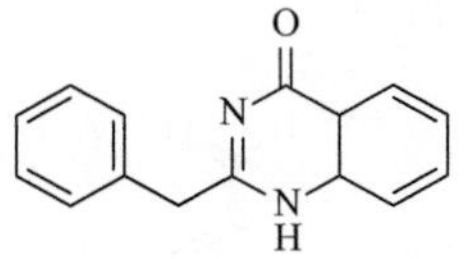

木脂素类　从红树叶的甲醇提取物中分离得到 rhi-zoapiculignan、fordianole B、syringaresinol、polystachyol、iso-laricilesinol、5-methoxy-（+）-isolariciresinol 、（6*R*，7*R*，8*S*）-

图 6.115　红树中的生物碱类化合物

1-methoxyisolariciresinol 、 isolariciresinol-3*α*-*O*-sulphat、（7*S*，8*R*）-3, 3′, 5-trimethoxy-4′, 7-epoxy-8, 5′-neolignan-4, 9, 9′-triol 等 多 种 木 脂 素 类 化 合 物（图 6.116）（Thao et al.，2022），该部分化合物均为首次从红树中发现。

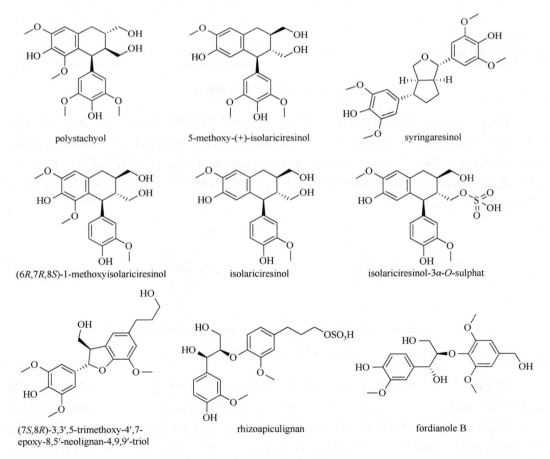

图 6.116　红树中的木脂素类化合物

苯衍生物 从红树叶的甲醇提取物中分离得到多种苯衍生物，如 4-hydroxybenzaldehyde、vanillin、syringaldehyde、3, 4, 5-trimethoxybenzyl alcohol、（S）-1-（3, 4, 5-trimethoxyphenyl）-1, 2-ethanediol、salicifoliol、3, 4, 5-trimethoxycinnamyl alcohol、2, 3, 4, 5-tetramethoxycinnamyl alcohol（图 6.117）（Thao et al.，2022），上述化合物除 syringaldehyde 外均为首次从红树中发现。

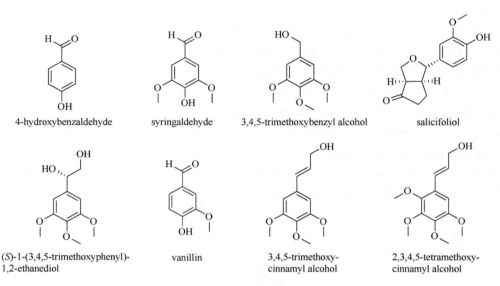

图 6.117 红树中的苯衍生物化合物

醌类 醌类是红树中重要的活性组分，从红树叶的甲醇提取物中分离得到苯醌类化合物 2, 6-dimethoxy-1, 4-benzoquinone 以及醌醇类化合物 4-acetonyl-3, 5-dimethoxy-p-quinol（图 6.118），其中 2, 6-dimethoxy-1, 4-benzoquinone 对人低分化肺腺癌细胞 SK-LU-1、人肝癌细胞 HepG2 和人乳腺癌细胞 MCF7 等均具有抑制作用，IC_{50} 为 8.33～14.82μmol/L（Thao et al.，2022）。

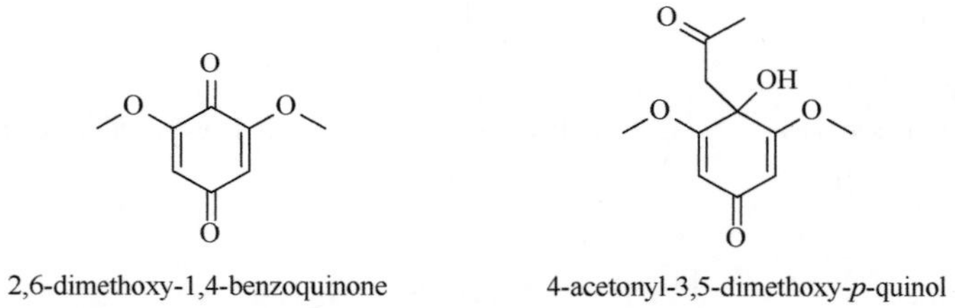

图 6.118 红树中的醌类化合物

其他类 红树（采自马来西亚马登红树林保护区）中含有单宁，是一种环境友好型锈转化剂（Rahim et al.，2011），对从红树（采自马来西亚霹雳州十八丁）树皮提取物中分离得到的聚黄酮单宁进行傅里叶变换红外（FTIR）和固相核磁共振（NMR）分析，结果表明其能有效地吸收重金属铜和铅（Oo et al.，2009）。红树（采自马来西亚霹雳州）树皮提取物中还含有单宁水解物，具有抗细菌和抗酵母菌活性（Lim et al.，2006）。此外，红树（采自印度泰米尔纳德邦）树皮提取物中含有的多糖硫酸酯具有自由基清除活性，对萘酚处理过的线粒体障碍小鼠具有保护作用（Vijayavel et al.，2006）。

从红树中分离得到的化合物还有 rhizoapiculatolide、（6R，7E，9R）-3-oxo-α-ionol、blumenol A、dehydrovomifoliol（Thao et al.，2022）、palmitic acid，以及多羟基醇类 inositol、pinitol，见图 6.119（Lakshmi et al.，2006）。其中，rhizoapiculatolide、（6R，7E，9R）-3-oxo-α-ionol、blumenol A、dehydrovomifoliol 均为首次在红树中发现（Thao et al.，2022）。活性研究表明，inositol、pinitol 在 250mg/kg 的剂量水平对实验小鼠有较好的降血糖作用（Lakshmi et al.，2006）。

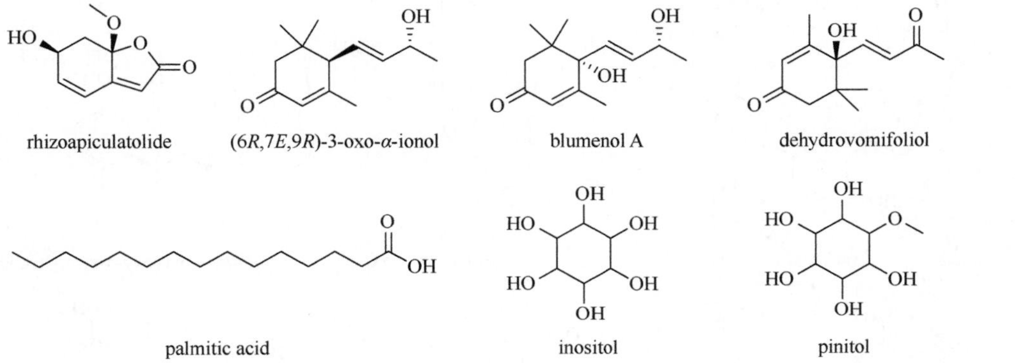

图 6.119　红树中的其他类化合物

除红树本身外，对红树内生真菌次级代谢产物的研究也很多，分离得到的化合物包括萜类、聚酮类、蒽醌类等多种结构类型（王鸣慧等，2021；Klaiklay et al.，2012；Rukachaisirikul et al.，2012；Fan et al.，2013；Hammerschmidt et al.，2014；凌惠平等，2018）。

从红树根部内生真菌 *Penicillium camemberti* 中分离得到具有不同强度的抗 H1N1 活性的吲哚二萜类化合物，其中化合物 emindole SB（图 6.120）活性最强，IC$_{50}$ 为 6.6μmol/L（Fan et al.，2013）。

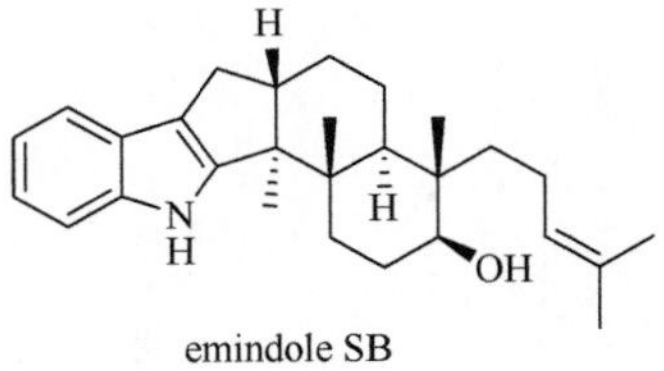

emindole SB

图 6.120　红树根部内生真菌
Penicillium camemberti 中的化合物

从红树根茎内生真菌 *Acremonium strictum* 中分离得到聚酮类化合物（图 6.121），分别为 60-hydroxypestalotiopsone C、acropyrone、bicytosporone D、waol acid、pestalotiopene C、waol A、pestalotiopene A、cytosporone C、cytosporone E、NBRI17671、（4S）-6-hydroxyisosclerone 和（3R，4R）-4-hydroxy-5-methylmellein。其中，化合物 waol A、pestalotiopene A 和 cytosporone E 对顺铂敏感（IC$_{50}$ 分别为 27.1μmol/L、76.2μmol/L 和 8.3μmol/L）和耐药人卵巢癌细胞 A2780 细胞（IC$_{50}$ 分别为 12.6μmol/L、30.1μmol/L 和 19.0μmol/L）均表现出中等强度的细胞毒活性，此外，cytosporone E 对金黄色葡萄球菌也表现出中等强度的抑制活性，MIC 为 14.3μmol/L（Hammerschmidt et al.，2014）。

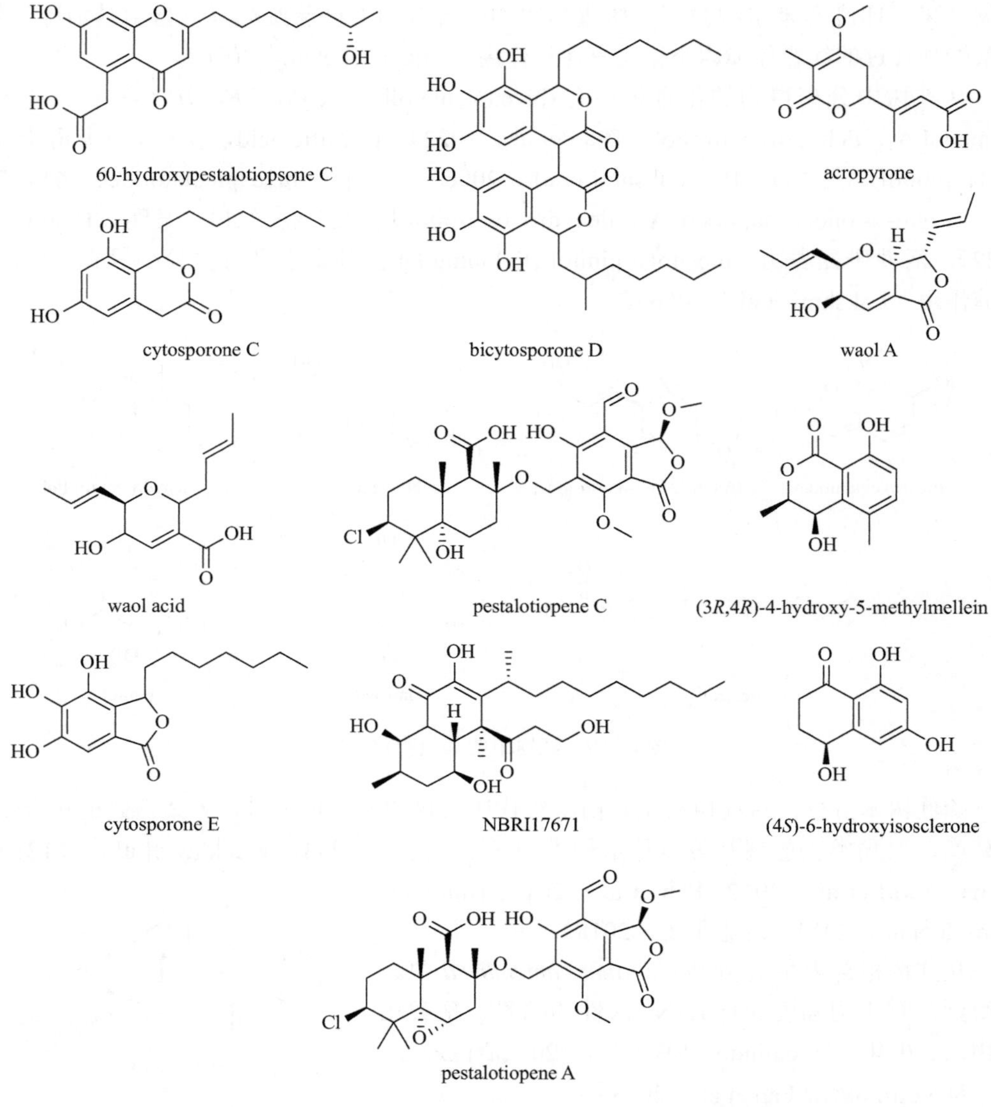

图 6.121　红树根茎内生真菌 *Acremonium strictum* 中的聚酮类化合物

从红树内生真菌 *Phomopsis* sp. PSU-MA214 发酵液中分离得到蒽醌类化合物（图 6.122），包括（2*R*，3*S*）-7-ethyl-1, 2, 3, 4-tetrahydro-2, 3, 8-trihydroxy-6-methoxy-3-methyl-9, 10-anthracenedione、tetrahydroaltersolanol B、tetrahydroaltersolanol C、ampelanol、macrosporin、1-hydroxy-3-methoxy-6-methylanthraquinone，其中（2*R*，3*S*）-7-ethyl-1, 2, 3, 4-tetrahydro-2, 3, 8-trihydroxy-6-methoxy-3-methyl-9, 10-anthracenedione 对人乳腺癌细胞 MCF7 表现出较弱的细胞毒活性，对金黄色葡萄球菌 ATCC25923 和耐甲氧西林金黄色葡萄球菌 SK1 也显示出一定的抗菌活性（Klaiklay et al.，2012）。

从红树内生真菌 *Acremonium* sp. PSU-MA70 中分离得到异香豆素衍生物（图 6.123），acremonone A～acremonone H，从红树（广东湛江市）内生真菌 *Fusarium* sp. 中分离得到 3, 6, 8-三羟基-3, 4, 5, 7-四甲基-3, 4-二氢异香豆素（sclerotinin A）、二氢橘霉素、5-甲

基蜂蜜曲菌素、5-羧基蜂蜜曲菌素、4-羟基蜂蜜曲菌素和蜂蜜曲菌素，其中5-羧基蜂蜜
曲菌素对藤黄微球菌、白色葡萄球菌、枯草芽孢杆菌、大肠埃希氏菌、肠炎沙门氏菌和
金黄色葡萄球菌均具有较强的抑制作用，抑菌圈为5.1～9.9mm，表现出广谱的抗菌活性
（凌惠平等，2018；Rukachaisirikul et al.，2012）。

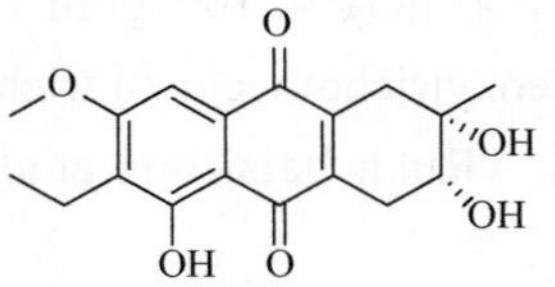

(2*R*,3*S*)-7-ethyl-1,2,3,4-tetrahydro-2,3,8-trihydroxy-6-
methoxy-3-nethyl-9,10-anthracenedione

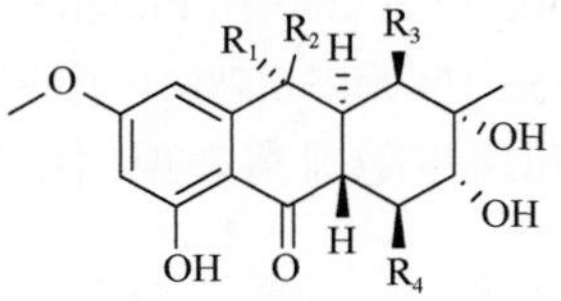

tetrahydroaltersolanol B, R₁ = OH, R₂ = R₃ = R₄ = H
tetrahydroaltersolanol C, R₁ = R₃ = R₄ = H, R₂ = OH
ampelanol, R₁ = R₃ = R₄ = OH, R₂ = H

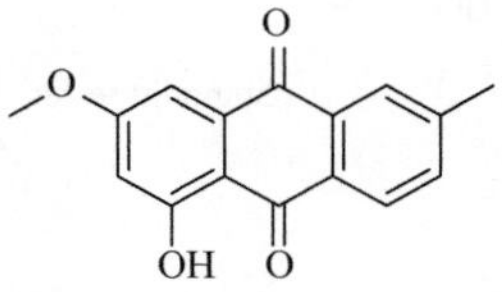

1-hydroxy-3-methoxy-6-methylanthraquinone

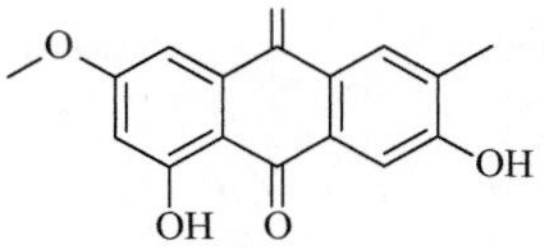

macrosporin

图 6.122　红树内生真菌 *Phomopsis* sp. PSU-MA214 中的蒽醌类化合物

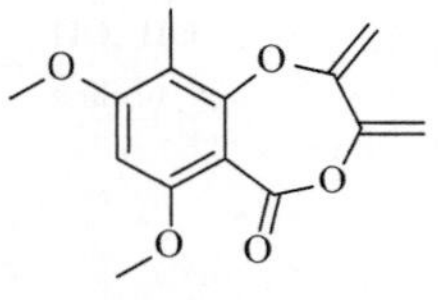

acremonone A

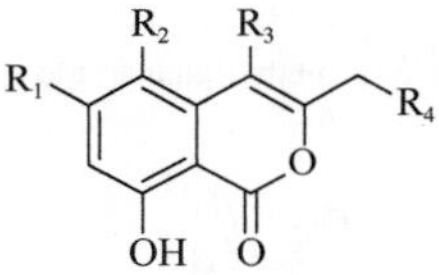

acremonone E, R₁ = OMe, R₂ = Me, R₃ = CH₂OH, R₄ = OH
acremonone F, R₁ = R₄ = OH, R₂ = Me, R₃ = CH₂OH
acremonone G, R₁ = R₄ = OH, R₂ = H, R₃ = CH₂OH

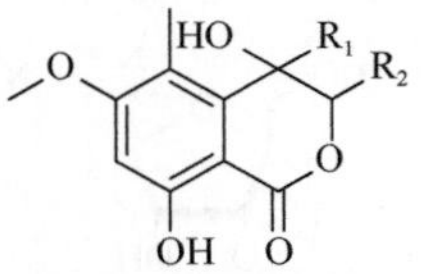

acremonone H, R₁ = OMe, R₂ = R₃ = Me, R₄ =

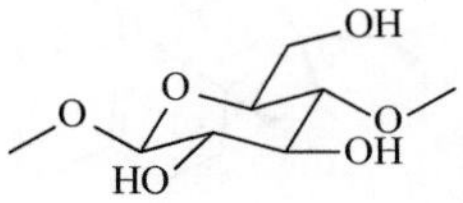

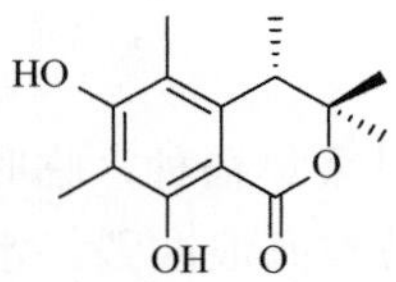

acremonone B, R₁ = COMe, R₂ = H
acremonone C, R₁ = CH₂OH , R₂ = Me
acremonone D, R₁ = CH(OH)Me, R₂ = H

3,6,8-三羟基-3,4,5,7-四甲基-3,4-
二氢异香豆素

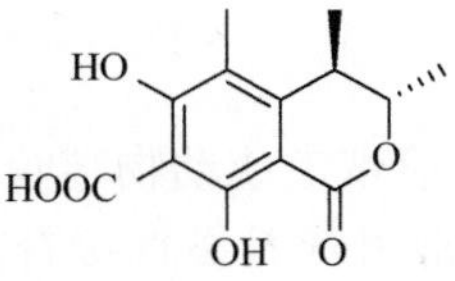

二氢橘霉素

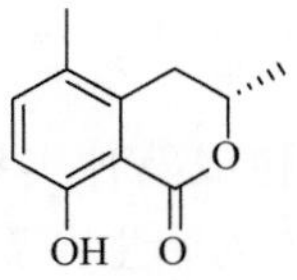

5-甲基蜂蜜曲菌素

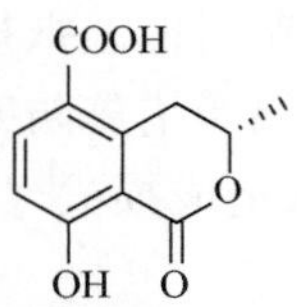

5-羧基蜂蜜曲菌素

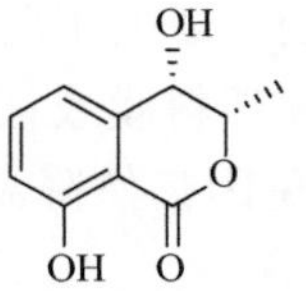

4-羟基蜂蜜曲菌素

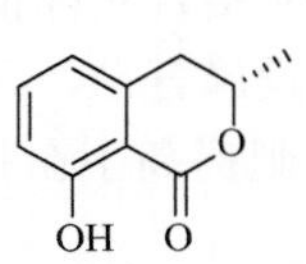

蜂蜜曲菌素

图 6.123　红树内生真菌 *Acremonium* sp. PSU-MA70 和 *Fusarium* sp. 中的异香豆素衍生物

从红树内生真菌中分离得到的化合物还有 1, 2-bis（3-indolyl）ethane、3-indolyleth-anol、adenosine、uridine、inosine、phomonitroester、phenethyl alcohol hydracrylate、2-hydroxy-3-methylbutanamide、acremonide、8-deoxytrichothecin 及 trichothecin 等（王鸣慧等，2021；Klaiklay et al.，2012；Rukachaisirikul et al.，2012），见图 6.124。活性测试表明，1,2-bis（3-indolyl）ethane 和 inosine 具有卤虫致死活性，在浓度为 100ug/ml 时对卤虫的致死率分别为 53.1% 和 36.7%（王鸣慧等，2021）；8-deoxytrichothecin 和 trichothecin 分别对白念珠菌和新生隐球菌表现出中等强度的抑菌活性（Rukachaisirikul et al.，2012）。

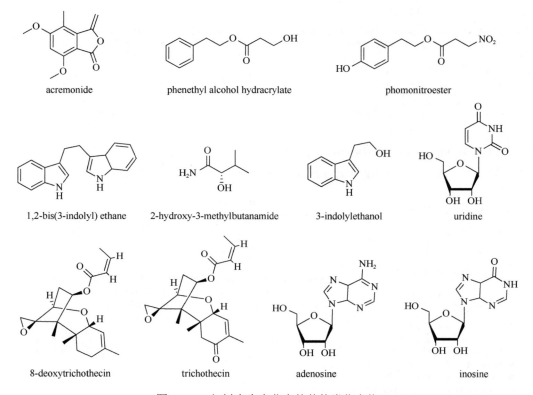

图 6.124 红树内生真菌中的其他类化合物

【栽培技术】

人工繁育 红树成熟种实易被海浪带走或动物啃咬，应及时采集播种，临时储藏宜 5～10℃冷藏。红树为胎生苗繁殖，常用营养袋直接育苗，不易被海浪冲毁。水分管理宜模拟潮汐供水，胎生类红树林育苗水体盐度最好控制在 15‰ 以内。病害主要有立枯病、灰霉病和炭疽病，可用广谱杀菌药防治；虫害主要有卷叶蛾、螟蛾科幼虫、老鼠、螃蟹、地老虎、蟋蟀等，应结合实际情况采取药物或人工防除。红树幼苗对低温抵抗性弱，纬度较高地区应利用设施育苗，可采取覆盖塑料膜或稻草、水淹保温等措施防寒，喷施适量含钾量高的叶面肥提高小苗抗性，避免因突然降温和极端天气造成损失（胡宏友等，2012）。

野生抚育 红树喜生于亚热带及热带淤泥海滩及红树林中，或海浪平静、淤泥松软的浅海盐滩或海湾内的沼泽地，属于嗜热性窄布种，但不耐寒，也不堪风浪冲击，常与其他红树植物种类构成红树群落的外围屏障。建议在热带沿海地区红树生长地进行封禁管理，划出专门的保护区，制止人为的生境破坏，以保护红树种群（陈士林等，2004）。采用具有一定防寒力和防风浪能力的基围塘苗圃进行种苗培育。对于适宜红树生长的地区可进行引种，实行仿野生栽培，加强人工管理（胡宏友等，2012）。

【资源保护与开发应用】

生态保护 红树生长于淤泥海滩及红树林中，或海浪平静、淤泥松软的浅海盐滩或海湾内的沼泽地，在淤泥冲积丰富的海湾两岸盐滩上生长茂密，常形成单种优势群落，但不耐寒，也不堪风浪冲击，故常与其他红树植物种类构成红树群落的外围屏障。红树的生态保护应与野生抚育工作相结合，借助中药材野生抚育的成熟技术，红树的耐寒性不强，可以迁地种植，使其达到资源的持续性利用与发展。

海景观赏 海岸观赏景观红树主要分布于热带、亚热带沿海。红树树形优美，是我国人工造林优良树种。

防止赤潮 红树对海水（及海泥／沉积物）营养盐的去除作用使海水不致富营养化，从而防止赤潮发生；红树中存在抑藻物质，并能分泌到植物体外（主要通过根分泌），抑制赤潮藻类大量繁殖，对防止赤潮发生有一定的作用；红树对海水的沉淀作用和对海泥或海沙的固定作用使受污染的富含营养盐的海泥不宜扩散到海水中，从而保持海水的低营养状态，阻碍赤潮藻类的大量繁殖；红树林区为海湾生物提供良好的生境，包括良好的食物链、气候环境及微生物条件，使赤潮不易发生。

参考文献

陈士林，魏建和，黄林芳，等 . 2004. 中药材野生抚育的理论与实践探讨 . 中国中药杂志，29(12): 1123-1126.

方宝新，但新球 . 2001. 中国红树林资源与保护 . 中南林业调查规划，20(3): 25-30.

管华诗，王曙光 . 2009. 中华海洋本草：第 2 卷 海洋矿物药与海洋植物药 . 上海：上海科学技术出版社 .

胡宏友，陈顺洋，王文卿，等 . 2012. 中国红树植物种质资源现状与苗木繁育关键技术 . 应用生态学报，23(4): 939-946.

黄建辉，林光辉，韩兴国 . 2005. 不同生境间红树科植物水分利用效率的比较研究 . 植物生态学报，29(4): 530-536.

姜广策，林永成，周世宁，等 . 2000. 中国南海红树内生真菌 NO. 1403 次级代谢物的研究 . 中山大学学报（自然科学版），39(6): 68.

李春强，刘志昕，黎娟华，等 . 2009. 红树植物化感作用对中肋骨条藻生长的影响 . 热带作物学报，30(6): 862-867.

李元跃 . 2006. 几种红树植物叶的解剖学研究 . 厦门大学博士学位论文 .

廖宝文，郑松发，陈玉军，等 . 2004. 几种红树林植物在深圳湾的引种驯化试验 . 林业科学，40(2): 178-182.

林栖凤，邓用川，黄薇，等 . 2001. 红树 DNA 导入茄子获得耐盐性后代的研究 . 生物工程进展，21(5): 40-44.

林栖凤，李冠一 . 1997. 利用红树基因培育耐盐豇豆 . 植物杂志，(2): 27.

凌惠平，陈晓晴，谢胜男，等 . 2018. 来源湛江红树内生真菌的二氢异香豆素及其抑菌活性 . 应用化学，35(6): 708-713.

毛礼米，王东，陈建海，等 . 2008. 红树 (*Rhizophora apiculata* Bl.) 的花粉形态与多态现象 . 微体古生物学报，25(4): 393-403.

Snedaker S C, Snedaker J G. 1994. 红树林生态系统研究方法 . 郑德璋，郑松发，廖宝文，译 . 广州：广东科技出版社 .

孙海，张积仁 . 2002. 一种新的蒽环类抗生素 R_5 抗肿瘤活性的初步研究 . 解放军医学杂志，27(12): 1081.

田广红，李玫，杨雄邦，等 . 2010. 珠海淇澳岛几种红树植物引种的初步研究 . 生态科学，29(4): 362-366.

涂志刚，吴瑞，张光星，等 . 2015. 海南岛清澜港红树植物群落类型及其特征 . 热带农业科学，35(11): 21-25.

王伯荪，梁士楚，张军丽，等 . 2002. 海南岛红树植物的构筑型及多样性 . 中山大学学报（自然科学版），41(5): 83-85.

王鸣慧，颜雅筠，龙腾腾，等 . 2021. 正红树种子内生真菌 *Pestalotiopsis foedans* 次生代谢产物及其生物活性研究 . 广东化工，48(18): 50-51.

王文卿, 王瑁. 2007. 中国红树林. 北京: 科学出版社.

吴多桂, 林栖凤, 李冠一. 1999. 红树 DNA 的十六烷基三甲基溴化铵法提取及其随机扩增多态 DNA 反应. 中国生物化学与分子生物学报, 15(1): 67-70.

张玉兰, 王开发, 李珍. 1997. 我国红树科植物花粉形态研究及其古环境意义. 海洋通报, 16(6): 31-38.

郑德璋, 廖宝文, 郑松发, 等. 1995. 海南岛清澜港红树树种适应生境能力与水平分布. 林业科学研究, 8(1): 67-72.

中国科学院中国植物志编辑委员会. 1983. 中国植物志: 第五十二卷 第二分册. 北京: 科学出版社: 127.

周涵韬, 林鹏. 2001. 中国红树科 7 种红树植物遗传多样性分析. 水生生物学报, 25(4): 362-369.

Alikunhi N M, Kandasamy K, Manoharan C, et al. 2012. Insulin-like antigen of mangrove leaves and its anti-diabetic activity in alloxan-induced diabetic rats. Nat. Prod. Res., 26(12): 1161-1166.

Darah I, Jain K, Lim S H, et al. 2013. Efficacy of pyroligneous acid from *rhizophora apiculate* on pathogenic candida albicans. J. appl. Pharm. Sci., 3(7): 7-13.

Fan Y, Wang Y, Liu P, et al. 2013. Indole-diterpenoids with anti-H1N1 activity from the aciduric fungus *Penicillium camemberti* OUCMDZ-1492. J. Nat. Prod., 76: 1328-1336.

Gao M, Xiao H. 2012. Activity-guided isolation of antioxidant compounds from *Rhizophora apiculata*. Molecules, 17: 10675-10682.

Gao M Z, Yuan X Y, Cheng M C, et al. 2011. A new diterpenoid from *rhizophora apiculate*. J. Asian Nat. Prod. Res., 13(8): 776-779.

Hammerschmidt L, Debbab A, Ngoc T D, et al. 2014. Polyketides from the mangrove-derived endophytic fungus *Acremonium strictum*. Tetrahedron Lett., 55: 3463-3468.

Klaiklay S, Rukachaisirikul V, Phongpaichit S, et al. 2012. Anthraquinone derivatives from the mangrove-derived fungus *Phomopsis* sp. PSU-MA214. Phytochem. Lett., 5: 738-742.

Lakshmi V, Gupta P, Tiwari P, et al. 2006. Antihyperglycemic activity of *rhizophora apiculate* Bl. in rats. Nat. Prod. Res., 20(14): 1295-1299.

Lim S H, Darah I, Jain K. 2006. Antimicrobial activities of tannins extracted from *rhizophora apiculate* barks. J. Trop. For. Sci., 18(1): 59-65.

Loo A Y, Jain K, Darah I. 2007. Antioxidant and radical scavenging activities of the pyroligneous acid from a mangrove plant, *Rhizophora apiculata*. Food Chemi., 104: 300-307.

Oo C W, Kassim M J, Pizzi A. 2009. Characterization and performance of *rhizophora apiculate* mangrove polyflavonoid tannins in the adsorption of copper (II) and lead (II). Ind. Crop. Prod., 30(1): 152-161.

Parani M, Lakshmi M, Elango S, et al. 1997. Molecular phylogeny of mangroves II. Intra- and inter-specific variation in *Avicennia* revealed by RAPD and RFLP markers. Genome, 40(4): 487-495.

Prabhu V V, Guruvayoorappan C. 2012. Anti-inflammatory and anti-tumor activity of the marine mangrove *rhizophora apiculate*. J. Immunotoxicol., 9(4): 341-352.

Prabhu V V, Guruvayoorappan C. 2013. Inhibition of metastatic lung cancer in C57BL/6 mice by marine mangrove *Rhizophora apiculata*. Asian Pac. J. Cancer Prev., 14: 1833-1840.

Premanathan M, Arakaki R, Izumi H, et al. 1999. Antiviral properties of a mangrove plant, *Rhizophora apiculata* Blume, against human immunodeficiency virus. Antivir. Res., 44(2): 113-122.

Rahim A A, Kassim M J, Rocca E, et al. 2011. Mangrove (*Rhizophora apiculate*) tannins: an eco-friendly rust converter. Corros. Eng. Sci. Techn., 46(4): 425-431.

Rahim A A, Rocca E, Steinmetz J, et al. 2008. Antioxidant activities of mangrove *Rhizophora apiculata* bark extracts. Food Chem., 107: 200-207.

Rukachaisirikul V, Rodglin A, Sukpondma Y, et al. 2012. Phthalide and isocoumarin derivatives produced by an *Acremonium* sp. isolated from a mangrove *Rhizophora apiculata*. J. Nat. Prod., 75: 853-858.

Selvaraj G, Kaliamurthi S, Thirugnasambandan R. 2016. Effect of glycosin alkaloid from *Rhizophora apiculata* in non-insulin dependent diabetic rats and its mechanism of action: *in vivo* and *in silico* studies. Phytomedicine, 23: 632-640.

Sur T K, Seal T, Pandit S, et al. 2004. Hypoglycemic activities of a mangrove plant *Rhizophora apiculata* Blume. Nat. Prod. Sci., 10(1): 11-15.

Thao N P, Linh K T P, Quan N H, et al. 2022. Cytotoxic metabolites from the leaves of the mangrove *Rhizophora apiculata*. Phytochem. Lett., 47: 51-55.

Vijayavel K, Anbuselvam C, Balasubramanian M P. 2006. Free radical scavenging activity of the marine mangrove *rhizophora apiculate*, bark extract with reference to naphthalene induced mitochondrial dysfunction. Chem. Biol. Interact., (160): 170-175.

6.7 红海榄（*Rhizophora stylosa*）

红海榄又名鸡爪榄、蜘蛛红树，属于红树科（Rhizophoraceae）红树属（*Rhizophora*），是红树林最好看树种，也是具有典型胎生现象的红树林代表品种，基部有很发达的鸡爪样支柱根，是我国红树林生态系统的建群种之一。红海榄属于嗜热性广布种，生长于热带和亚热带沿海潮间带的海岸滩涂，具有特殊的生长环境，在我国海南、广东、广西、台湾沿岸等地均有分布。红海榄入药，具有解毒利咽、清热利湿、凉血止血、敛肺止咳、涩肠止泻等功效。在民间，红海榄树皮入药，具有收敛作用。胚轴富含淀粉，去单宁处理后可以与其他食物混合制饼，风味独特。叶子可以作为牛羊等家畜的青饲料（赵亚等，2004）。目前，对红海榄的活性物质结构及其药理研究表明，红海榄叶含 7.91% 粗蛋白、7.71% 粗脂肪、17 种氨基酸和 13 种矿物质；果实和叶含总黄酮、挥发油和多糖，从其中分离出三萜类、甾醇类、酚类和黄烷醇衍生物类化合物（梁成钦等，2011；杨旭红等，2008）。红海榄叶黄酮提取液对金黄色葡萄球菌、大肠杆菌等 8 种菌具有体外抑菌活性，对人肝癌细胞 HCl-H460 的生长有较好的抑制活性。为有效保护和合理开发我国红海榄资源，从中寻找具有药用价值的生物活性成分，需对红海榄化学成分进行进一步研究。

【分类位置】 被子植物门 Angiospermae 双子叶植物纲 Dicotyledoneae 原始花被亚纲 Archichlamydeae 桃金娘目 Myrtiflorae 红树科 Rhizophoraceae 红树属 *Rhizophora* 红海榄 *Rhizophora stylosa* Griff., 1854。

【别名】 红茄苳、五梨跤（台湾）。

【形态特征】 红海榄为常绿灌木或小乔木（图 6.125）。基部有支柱根，且支柱根发达，由茎的下部发出伸入泥中。树皮灰褐色而光滑；小枝粗大，落叶后叶痕明显。叶革质，单叶对生，长椭圆形或椭圆状倒卵形，具长柄，先端具芒尖。夏季开花，花 4～8 朵，成腋生聚伞花序，具长梗，花黄色，萼 4 裂，基部有小苞片；花瓣 4 枚，全缘；雄蕊 8～12 枚，近无花丝，花药多室，瓣裂；子房半下位，2 室，每室有胚珠 2 颗。胎生。果实革质，圆锥形，一般胚轴长 25～35cm，较长者可达 50cm 以上，皮孔明显。胎生苗至翌年 6～8 月成熟（图 6.126）。染色体数目：$2n=36$（王瑞江等，1989）。

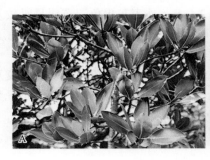
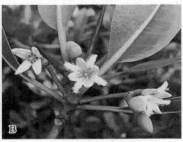

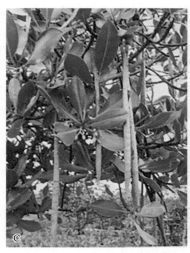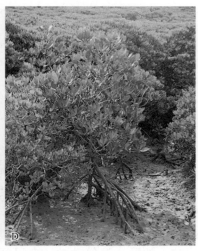

图 6.125　红海榄植物形态

A. 部分植株（带幼果）；B. 花枝（王文卿和王瑁，2007）；C. 果枝（王文卿和王瑁，2007）；D. 生长于泥滩的全株林

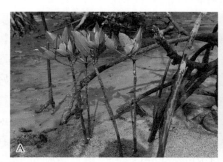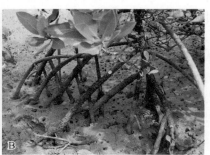

图 6.126　由胚轴繁殖的红海榄幼苗

A. 幼苗；B. 幼树支柱根

【生境分布】　红海榄嗜热，生长于沿海盐滩红树林的内缘，能生长于最冷月均温为 14～16℃的沿海潮滩（图 6.127）。红海榄自然分布在马来西亚、印度尼西亚、加里曼丹岛、巴布亚新几内亚、菲律宾、太平洋群岛、澳大利亚、泰国、越南等地，在我国分布于福建，广东的阳江市、湛江市，广西的防城港市、钦州市、北海市，海南东北部，以及台湾南部沿海（张善芬，2015；徐淑庆等，2010；林鹏，2006；方宝新和但新球，2001）。

【药材鉴别】

药材性状　根呈圆柱状，直径为 0.2～2.4cm。外表灰褐色，有明显纵纹及大型圆形或椭圆形皮孔突出表皮。质地坚硬，不易折断，断面不平坦。断面可见灰白色皮层，较厚。木部浅红色。质地致密，放大镜下可见细密的放射状射线。气微，味微咸。

茎呈圆柱状（图 6.128），直径为 0.2～0.5cm。表面棕红色，有明显纵纹及大型圆形皮孔或枝痕。小枝粗大，落叶后叶痕明显。质地坚硬，不易折断，断面不平整。断面可见浅棕色同心环，皮部浅黄色，木部灰白色，髓部灰黑色（图 6.129）。气微，味微咸。

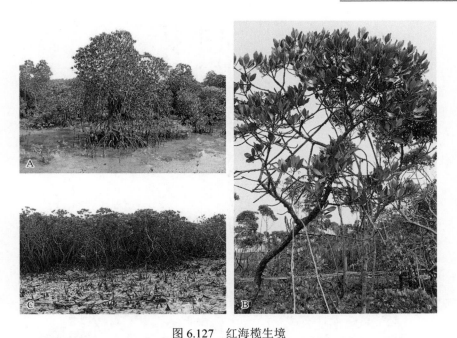

图 6.127　红海榄生境

A. 生长在海水红树林中的红海榄；B. 生长在红树林缘的红海榄；C. 生长在退潮后海滩淤泥中的红海榄（示遭到砍伐状态）

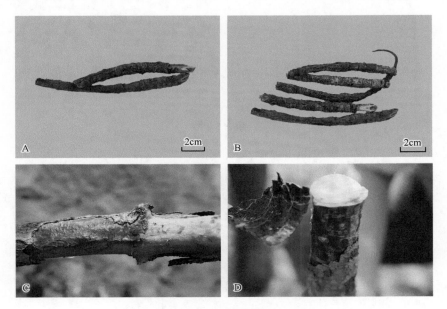

图 6.128　红海榄茎枝药材形态

A、B. 干燥药材；C、D. 鲜药材（示剥去外层树皮，露出红色内皮）

　　红海榄完整干燥叶片展平后呈倒卵形（图 6.129），革质，长 2.7～6.8cm，宽 1.4～2.6cm。上表面灰白色至肉色，下表面棕红色，先端微凹，基部楔形，全缘，表面粗糙，具细小黑色突起，具光泽。鲜叶翠绿，背面色浅，主脉粗壮突起（图 6.130）。气微，味微咸（吴伟红等，2014）。

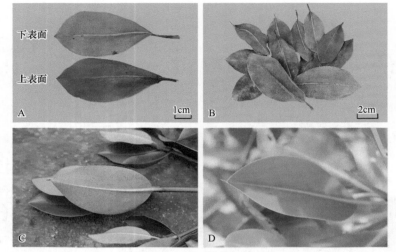

图 6.129 红海榄叶药材形态

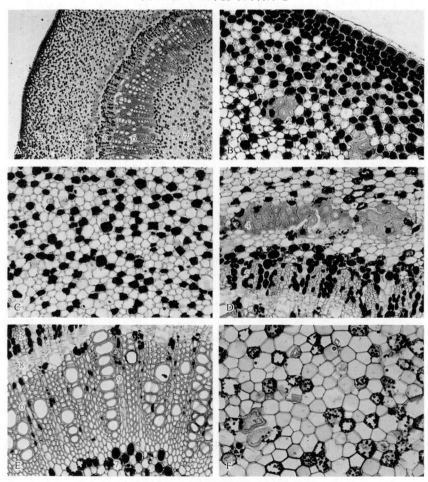

图 6.130 红海榄细茎横切面形态

A. 茎横切面；B. 表皮皮层部位；C. 皮层；D. 中柱鞘韧皮部部位；E. 木质部部位；F. 髓

1. 表皮细胞；2. 皮层纤维束；3. 皮层；4. 中柱鞘部位；5. 韧皮部；6. 木质部；7. 髓；8. 形成层；9. 草酸钙方晶

组织构造 根横切面木栓层由5～10列径向延长的木栓细胞组成，细胞壁薄。皮层宽，约占横切面的1/2，细胞排列疏松，形成较大通气道，有单个或数个成群石细胞及纤维分布。内皮层明显，径向壁略增厚。韧皮部狭窄，外侧有纤维或纤维束分布，束中形成层明显。次生木质部纤维众多，成群分布，导管较大，多单个散在。初生木质部呈圆形，木纤维成群，与次生木质部间有数列薄壁细胞间隔，内侧分散有2～4个导管。髓部宽，细胞三角形、"Y"形或类圆形，细胞间隙宽，形成通气道，有单个纤维和单个或成群石细胞分布（吴伟红等，2014）。

细茎横切面（图6.130）表皮1列细胞，充满单宁，外被厚角质层。皮层宽，细胞类圆形，细胞间隙明显；近表皮的皮层细胞内充满单宁；向内有数个成群的皮层纤维束散在，近环状断续排列。维管束呈环状；中柱鞘部位有石细胞群和纤维束呈环状排列；韧皮部狭窄，含单宁细胞众多；形成层明显。木质部导管大型，多单个径向排列，木射线含草酸钙方晶。髓部较大，细胞类圆形，细胞间隙较大，偶见薄壁性石细胞。薄壁细胞含单宁。

叶中脉部位横切面（图6.131）为两面叶，叶片厚（624.4±32.8）mm。上表皮细胞

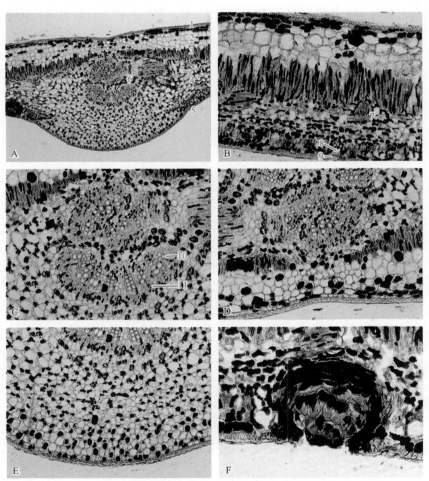

图6.131 红海榄叶中脉部位横切面形态

A. 叶中脉部位；B. 叶肉部位；C. 中脉维管束部位；D. 叶中脉上表皮部位；E. 叶中脉下表皮部位；F. 叶肉部位下表面（示木栓瘤）
1. 上表皮；2. 上下皮层；3. 栅栏组织；4. 海绵组织；5. 下表皮；6. 中脉维管束；7. 侧脉维管束；8. 气室；9. 气孔；10. 木质部；
11. 韧皮部

1 列，方形，较小，角质层厚（5.0±1.3）mm；下皮细胞 5～7 列，厚（228.3±27.3）mm，细胞由小到大，并嵌入栅栏组织，且第 2～3 列含大量单宁，逐层减少，有少数黏液细胞散在；薄壁细胞内含草酸钙簇晶。下表皮细胞 1 列，方形或类圆形，较小，角质层厚（4.1±0.9）mm；下皮细胞 1 列，含草酸钙簇晶；有木栓瘤分布。叶肉组织分化明显；栅栏组织细胞 2～4 列，呈山峰状不规则排列，宽（123.3±21.5）mm，不通过中脉（吴钿等，2012）；海绵组织由"Y"形、三角形和类圆形细胞组成，排列疏松，有大的细胞通道（李元跃和林鹏，2006）。中脉维管束由数束外韧型维管束围成扁圆形，另有 1 束位于一侧，维管束外侧具 1～2 列薄壁细胞组成的维管束鞘。薄壁组织中有石细胞、纤维和草酸钙簇晶分布，细胞中常含单宁。

叶表面制片上表皮由 1 层细胞组成，表皮细胞呈不规则多角形，排列紧密，内层的下皮细胞体积较大，内含单宁，垂周壁稍厚，平直或微拱形，未见气孔。下表皮细胞呈不规则多角形或长多角形，垂周壁稍厚，平直；下皮细胞中含众多草酸钙簇晶；气孔众多，内陷；木栓瘤结构大型，呈类圆形（图 6.132）（吴伟红等，2014；张秀枝和吴钿，2008）。

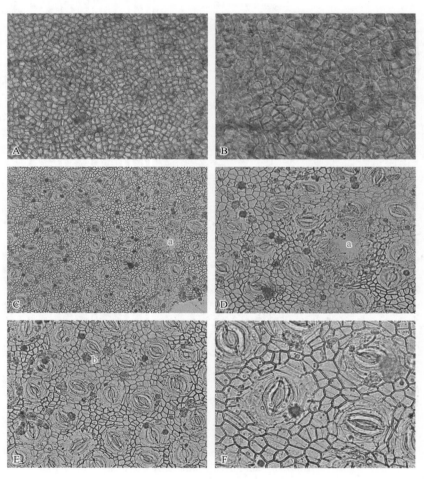

图 6.132　红海榄叶表皮细胞形态

A、B. 上表皮；C～F. 下表皮

a. 木栓瘤；b. 草酸钙簇晶

　　红海榄粉末草酸钙簇晶众多，晶瓣尖细，直径为12～22μm。纤维众多，长113.7～633.7μm，宽6.2～34.6μm。石细胞众多，形状不一。分枝状石细胞，长83.4～222.3μm，宽27.3～33.9μm。纤维状石细胞分为两种，一种为分枝状，呈"H"形，长193.5～623.3μm，宽16.1～40.3μm；另一种为单纤维状，长153.4～698.8μm，宽27.7～32.7μm。石细胞多成群存在。方晶直径为10～25μm，边缘尖锐。导管主要为网纹导管，直径为7.6～206.8μm（吴伟红等，2014）。

　　茎次生木质部（图6.133）横切面年轮清晰，以小型导管为界，导管由单管孔和管孔群构成。导管分子端壁倾斜，具梯形穿孔；导管-射线间纹孔为半缘纹孔对，导管边的纹孔缘较退化，纹孔呈圆形，横向或轴向加长呈栅栏状排列，或加长纹孔呈一侧复开口；

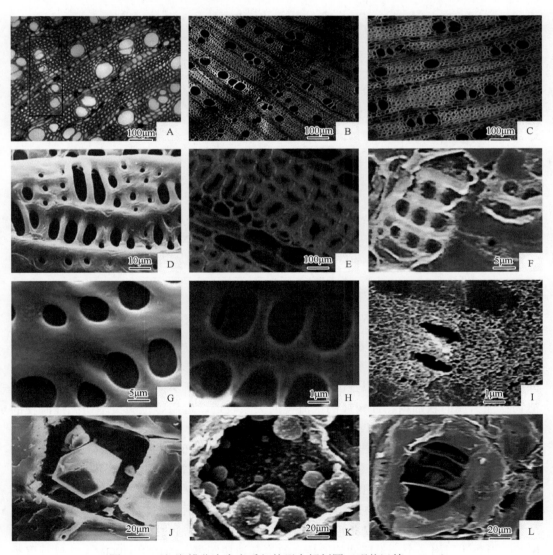

图6.133　红海榄茎次生木质部的形态解剖图（邓传远等，2015）

A～C.横切面（示导管、射线排列，B.示年轮）；D～I.导管纹孔形态（D.梯形纹孔；E.具缘纹孔；F～H.纹孔形状；I.纹孔附属物）；J～L.射线（J.细胞含方晶；K.细胞含淀粉粒；L.纹孔）

导管侧壁的微观结构包括纹孔口沟、纹孔口连接沟和螺旋增厚等螺旋雕纹结构以及附物结构。韧型纤维不具穿孔，有的具分隔或单纹孔；射线薄壁细胞含晶体或淀粉粒，射线细胞具穿孔。轴向薄壁组织为稀疏傍管薄壁组织，含淀粉粒（邓传远等，2015）。

超微形态　上、下表皮均由较厚的角质层覆盖，隐约可见表皮细胞形态，垂周壁微隆起；外平周壁角质层外层呈鳞片状覆盖，间有丝状蜡质。下表皮角质层与上表皮角质层相似，但呈轻微堆积状，尤其是在木栓瘤周边；气孔呈椭圆形，保卫细胞清晰，微隆起，气孔深陷于气孔窝内，气孔保卫细胞及其周围角质层厚，外层也呈鳞片状覆盖（图6.134）。

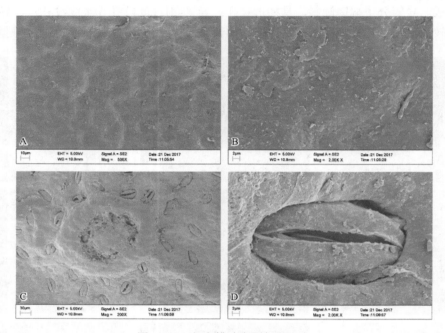

图6.134　红海榄叶表面超微形态

A. 上表面；B. 上表面放大；C. 下表面（示气孔分布和木栓瘤）；D. 下表面放大（示气孔）

【分子鉴别】　黄椰林等（1999）测定和分析了红树科5属6种植物的rDNA ITS区序列，所构建的ITS区分子系统树表明，红树科植物可形成1个单系的类群，但对部分属种ITS序列分析的结果与红树科传统的分类系统有所不同，旁杞木与红树林主要植物秋茄树属的秋茄树、红树属的红海榄的关系较近。运用等位酶技术研究红海榄的遗传变异，在28个酶位点中仅有4个多态位点，其中只有2个多态位点能进行遗传变异，揭示出种和种群水平上的遗传变异程度远低于植物的平均值（赵萌莉和林鹏，2002）。

周涵韬和林鹏（2001）采用改进的CTAB法，获得了7种红树（角果木、红树、红海榄、秋茄树、木榄、海莲和尖瓣海莲）纯度较高、得率高、片段完整的基因组DNA，通过筛选出的15个有效引物进行RAPD分析，探讨了7种红树植物间的亲缘关系。15个有效引物共扩增出条带617条，其中多态性条带415条，占总扩增条带的67.26%。利用Nei指数法得出7个分类群间的遗传一致度和遗传距离，并运用UPGMA法进行聚类分析，红树和红海榄属于红树属，聚类图中红树和红海榄聚为同一亚组，红树、红海榄遗传距离为0.23，为属内种间关系（图6.135）。

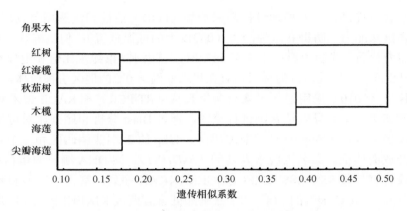

图 6.135　7 种红树植物聚类图（周涵韬和林鹏，2001）

陈英华等（2004）对盐胁迫下红海榄脯氨酸和活性氧的代谢特征的研究结果表明，①脯氨酸含量随着盐度的增加出现先降后升的趋势，当盐度达到 10‰ 时，其含量达到最低。在无盐和高盐环境下脯氨酸的大量积累是植物细胞的适应性反应，其含量的高低不宜作为红海榄的抗盐性指标。②超量脯氨酸积累会影响 CO_2 的固定，降低叶片细胞内有机物的合成量，导致高盐胁迫下叶片的肉质化程度降低。③红海榄 SOD 活性随盐度增加呈先降低后升高的趋势，超氧负离子释放速率与 SOD 活性呈负相关关系。在中高盐度下，POD、CAT 活性迅速升高，可有效地清除由 SOD 与 O_2^- 产生的 H_2O_2，避免了由盐胁迫导致活性氧增加而对质膜造成伤害。

蓝巧武和刘华英（2008）以红树植物红海榄幼苗为材料，研究了盐度及胁迫时间对其根、茎、叶中保护酶 SOD、POD 及多酚氧化酶（PPO）活性的影响。结果表明，不同胁迫时间下，随盐度增加，茎的 SOD 活性变化小，根和叶的 SOD 活性呈先上升后下降再回升的趋势；根、茎、叶的 POD 活性呈先上升后下降的趋势；PPO 活性在叶中呈先下降后上升的趋势，在根、茎中呈先上升后下降的趋势。在 100mmol/L、200mmol/L 和 300mmol/L 盐度下，分别由 SOD、PPO 和 POD 起主导作用减少活性氧积累。不同盐度下，胁迫 30~60d 时，SOD、POD 活性达到最高值，PPO 活性也迅速上升。胁迫 120d 时，在 100mmol/L 和 500mmol/L 盐度下，SOD 活性维持较高水平；在低盐度下，PPO 活性达到峰值，500mmol/L 高盐度下 PPO 活性回升。这表明红海榄幼苗需要 60d 适应基质盐分，在长时间盐胁迫下产生更大的适应性。

范吉星等（2009）利用蛋白质组学技术，对淡栽（R_0）和 3% NaCl 溶液盐栽（R_3）处理后的红海榄根部总蛋白进行了比较研究。结果表明，R_0 和 R_3 分别有 981 个和 972 个蛋白点，蛋白点主要集中在分子量 28~70kDa、等电点 4.0~8.5。R_0 和 R_3 之间差异明显的有 15 个蛋白点，其中 8 个蛋白点的表达量在 R_0 中增高（10 倍），而在 R_3 中相对下降，另外 7 个蛋白点的表达量在 R_0 中较低，而在 R_3 中显著上升。对这 15 个蛋白点进行肽质量指纹图谱分析，10 个蛋白点找到匹配蛋白。功能预测分析发现，在盐水栽培上调的蛋白质一般与逆境胁迫有关，淡水栽培上调的蛋白质一般与基本代谢有关。红海榄可以积累有机酸如苹果酸和柠檬酸等，一方面可能具有中和 Na^+ 的作用，另一方面苹果酸具有抑制磷酸烯醇丙酮酸羧化酶（PEPC）活性的作用，从而导致红海榄在盐胁迫下光合速率降低，光合作用受到抑制。

陈燕等（2013）的研究表明，在低温胁迫下，红海榄与角果木相比，其抗寒生理指标的 POD 活性较高、POD 活性和脯氨酸含量的增幅较大、MDA 含量低且积累少、遇冷害时束缚水含量提高，红海榄通过提高保护酶（POD）活性和渗透调节物质（脯氨酸）含量来增强抗寒能力，防御和减轻冷害（0℃以上的低温危害）；但抗冻害（≤0℃的低温危害）能力较弱，当胁迫温度下降至–4℃时，自由水／束缚水比值和电导率大幅度增加，表明已受冻害。因此，红海榄只适宜在极端低温＞0℃的地区引种造林。

马宏伟等（2010）采用逆转录聚合酶链反应（RT-PCR）和 RACE 技术对已获得的红海榄根部其中一个差异表达基因进行克隆，通过 Blast 分析和序列比对可知，该基因全长 cDNA 序列包括 146bp 的 5′端非编码区、43bp 的 3′端非编码区和一个编码 241 个氨基酸的开放阅读框，命名为脱水素基因（*RsDHN1*）。该 DNA 编码的蛋白在 86～107 氨基酸区段含有一段 SSSSSSSDEEEGQGGEKKKKKK 序列，富含丝氨酸和赖氨酸（即 S 和 K 片段），在其 C 末端的 214～221 氨基酸处含有两段 KIKEKLPG 的 K 片段，表明 *RsDHN1* 属于 SKn 类脱水素蛋白，与其他植物的 SKn 类脱水素蛋白的氨基酸序列同源性为 43%～55%。SKn 类脱水素蛋白含有 1 个 S 片段和 2～3 个 K 片段，来自不同植物的 SKn 类脱水素蛋白的基因对胁迫信号的反应存在差异。在淡水栽培条件下，*RsDHN1* 基因表达量很低，但在盐处理的条件下，*RsDHN1* 基因表达量升高，即盐胁迫对 *RsDHN1* 的表达有明显影响。盐胁迫诱导脱水素基因的表达，说明红树在盐胁迫下可能发生组织脱水，迅速合成脱水素蛋白质，保护细胞结构免受缺水造成的损伤。脱水素蛋白被证明在植物盐胁迫下保护野生植物免受盐害，并在盐胁迫消除后植物的恢复中起关键性作用。从该研究结果推测，脱水素蛋白可能是红树植物耐盐的关键基因（图 6.136～图 6.137）。

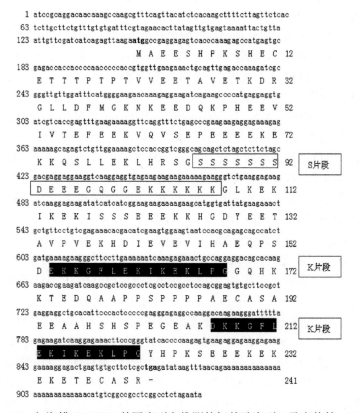

图 6.136　红海榄 *RsDHN1* 基因序列和推测的氨基酸序列（马宏伟等，2010）

【生理特性】 吴钿等（2012）对红树、红海榄、秋茄树、木榄和海莲等5种红树科植物叶片的比较解剖发现，红海榄和红树的上表皮角质膜相对较薄，而下皮层则明显厚于其他3种，下皮层细胞比表皮细胞体积大、细胞壁薄，这对生长在海岸潮间带，处于生理性干旱环境条件下是一种很好的适应机制，说明红树和红海榄抗强光能力相对较弱，而储水能力较强；表皮和下皮层细胞中单宁的存在，是红树植物对环境的一种适应，对红树植物的抗腐性有重要的意义。陈燕等（2014）通过对5种红树植物叶片结构的观察发现，叶片疏松度、叶片紧密度、栅栏组织厚度/海绵组织厚度与抗寒力相关。

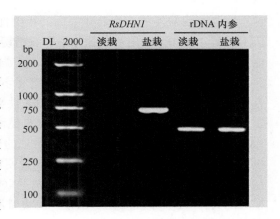

图6.137 半定量RT-PCR检测盐胁迫对*RsDHN1*基因表达的影响（马宏伟等，2010）

一般是叶片疏松度越大，抗寒力越弱；叶片紧密度和栅栏组织厚度/海绵组织厚度的值较高，抗寒力较强。红海榄叶片和角质层较厚，叶片厚而坚硬，可以提供机械支持作用，有利于抵抗风浪，角质层由脂肪性物质组成，加厚的角质能抑制水分散失，对避免污染水体入侵具有重要意义。红海榄下皮在调节水分平衡、控制蒸腾速率和防止细胞失水造成叶片皱缩等方面具有重要意义。栅栏组织增加了红海榄叶片的内自由表面，增强了光合作用，并提高了蒸腾效率。红海榄叶片细胞富含单宁。研究认为，单宁或树脂等物质的主要作用是阻碍水分的流动。多数红树植物的茎、叶含大量的单宁，这可能是红树植物避免过度蒸腾引致生理干旱的重要防御机制。黄剑坚等（2013c）以高桥红树林自然保护区红树植物红海榄为研究对象，选择叶面积指数（LAI）、树高、地径、冠径、枝下高等指标开展调查，运用半方差函数分析，选择球状模型拟合检验红海榄叶面积指数的空间结构性，并进行叶面积指数与树冠体积的相关分析。结果表明，红海榄的叶面积指数在空间上存在中等空间自相关性，叶面积指数与树冠体积存在显著的正相关性，迎潮面的叶面积指数大于背潮面。

一般来说，叶片养分元素含量能反映树体养分供应水平，但叶片养分元素含量受季节、树体营养平衡等多种因素制约。王文卿和林鹏（2001）发现，冬春季红海榄叶片N、P含量较高，可能是它们为增强对低温的抗性而积累营养物质所致；但K、Na、Ca、Mg和Cl含量的季节变化趋势存在较大差异，红海榄叶片无机渗透调节剂总量与月均温显著负相关。红海榄一年四季均能生长，只是生长速率有所差别，不存在生长季节和非生长季节之分。因受周期性潮水的浸淹，土壤理化因子也比较稳定。冬季红海榄叶片K、Na、Ca、Mg和Cl含量升高的原因不是一种主动行为，而是被动积累的结果。在低温条件下，红海榄能量积累不足而导致饥饿，虽然这种被动积累在某种程度上可提高细胞的渗透压，从而增强抗寒能力，但其负面作用是明显的，即过多的盐分积累直接伤害叶片，导致红海榄在2~4月大量落叶。在低温胁迫下，红海榄叶片热值的下降说明红海榄不能通过主动积累有机渗透调节物质来适应低温。

红树植物在自然条件下生长于河口、海岸潮间带。受潮汐作用的影响，红树植物在生理、形态、结构上对渍水环境产生了相应的适应机制。其中，红树植物通气组织的发达程度与其耐淹浸的能力具有很高的相关性，是衡量红树植物耐淹浸能力的重要指标。伍卡兰等（2010）利用测定孔隙率和石蜡切片面积比两种方法揭示了华南地区 5 种红树植物优势种（海榄雌、红海榄、木榄、秋茄树、桐花树）在自然条件和人工生境下根通气组织的发育规律，并用石蜡切片研究了茎和叶的通气组织发育状况。结果表明，两种方法测得的根的通气组织发育程度相关性显著，红海榄通气组织主要产生于根部，占总体的 50% 以上，茎和叶发育较少。自然潮间带生境中，红海榄通气组织为（42.12±3.14）%，通气组织比例与其在潮间带上的分带性和演替序列较为吻合。非潮汐人工生境下，红海榄较自然生境下有所增加，说明它对非潮汐淹浸条件具备一定的适应力。

周元满等（2012）运用计盒维数与关联维数对特呈岛红海榄纯林（A）、红海榄＋海榄雌混交林（B）及红海榄＋木榄＋海榄雌混交林（C）群落中红海榄的树冠分形特征进行了分析，探讨了红海榄在不同群落中树冠分形特征的差异以及树冠的生长发育规律。结果表明，红海榄树冠具有较好的分形特征，其计盒维数为 1.8513，揭示了红海榄树冠对生态空间的占据能力较强；不同群落类型中红海榄树冠计盒维数存在差异，其中红海榄纯林树冠的计盒维数高于混交林，3 种群落类型中树冠计盒维数的大小排序为 A＞C＞B；红海榄侧枝数的分布比较均匀，一级侧枝分布格局的关联维数为 1.5739～1.7156，表明红海榄枝条的扩展能力较强，空间关联程度较高，有利于发挥其防风、消浪等生态功能。红海榄抗御风力和波浪的能力强，在海岸红树林生态系统恢复中，可在中高潮带栽植红海榄，既可扩大红树林造林面积，加强红树林防风固岸、促淤造陆的功能，又能改善中高潮带裸滩的造林环境，从而取得良好的社会和经济效益。

钟琼和等（2010）通过对红海榄支柱根纵、横两个方面的分析，提示红海榄支柱根的分布格局。对 5 种红海榄群落的研究表明，在垂直方向上，红海榄支柱根的分布高度为 0～150cm，其中大部分集中在 30～80cm；在水平方向上，红海榄支柱根主要分布在冠幅的 20%～70% 位置，即距离树干基部 54～190cm 的区域，呈双峰分布，拥有 2 个密集分布区。红海榄为适应潮间带地区的环境，拥有发达的地上根系，这种发达的地上根系不仅起到了抗击风浪袭击的作用，还能有效地截留潮水沉积物，促进海岸向外拓展。因此，在沿海红树林保护、沿海海岸带的防风固岸等生态工程中，可以循着红海榄这种地上根系的变化特征得出一些关于保护资源、防止海岸带遭受侵蚀的方法。冯晓锋等（2010）通过探讨红海榄支柱根的支撑结构特征发现，在红海榄纯林、红海榄＋海榄雌混交林、红海榄＋木榄混交林中，红海榄支柱根都能形成受力结构合理、稳定的支撑结构；当来自迎潮方向的作用力对红海榄产生足够大的影响力时，红海榄背潮方向上支柱根的地径比迎潮方向上的大；不同群落的红海榄均形成不同的支柱根水平分布格局，使其重力落在支柱根系统中。红海榄支柱根形成的力学结构能产生良好的生态效益，在海岸生态恢复中起着重要的作用。因此，要充分地发挥红海榄支柱根在海岸带防风固岸中的生态作用。周元满等（2013b）以广东湛江市特呈岛红树林区的红海榄纯林、红海榄＋木榄混交林、红海榄＋海榄雌混交林、红海榄＋木榄＋海榄雌混交林 4 种群落类型为对象，分析了根系分支状况以及分形特征与支柱根性状之间的相关性。结果表明，红海榄同级支柱根之间的空间连接程度不高，近于随机分布格局；4 种群落类型中红海榄支柱根均具有较好的分形特征，分形维数为 1.4685～1.5545，具有较强的利用与占据生态空间的能力；红海榄支柱根拓扑结构复杂，拓扑指数为 0.3664～0.4485，接近叉状分支模式，有利于扩展生态空间和增加植株的稳定性；根系分形维数与支柱根数量、平均连接长度等性状之间的相关关系显著。

通过对茂名水东湾近岸岛屿试验区现有红树林资源的调查，对比研究红树林在不同的滩面高程、林中位置和波能区的生长差异性。结果表明，①红树植物在不同滩面高程的生长表现具有显著差异性，不同的红树植物所适合生长的滩面高程不尽相同，最适合红海榄生长的滩面高程范围为平均海平面以上 0～20cm；②红树植物在林中不同位置的生长表现具有显著差异性；③红树植物在不同波能区的生长具有一定的差异性，背风的低能区更加适合红海榄的生长。

莫竹承等（2001a）通过抗盐性能研究发现，2‰ 左右的海水盐度是红海榄胚轴萌根的较佳盐度条件，海沙对胚轴发芽有重要的促进作用，红海榄群落土壤盐度为 27.8‰，海水盐度为 16‰，有利于红海榄胚轴萌发。廖岩和陈桂珠（2007）通过对红海榄用不同盐度的水处理 3 个月，发现根、茎、叶中蛋白质质量分数随盐度的变化趋势与可溶性总糖质量分数随盐度的变化趋势相反。当盐度高于 40‰ 时，茎、叶的膜脂质过氧化破坏显著加强，植物体内 SOD 活性也明显增强，两者具有很好的相关性（R^2=0.893）。随着盐度升高，红海榄各器官 POD 和 CAT 活性都增强。根据实验结果，红海榄能够在高盐度（50‰）下存活 3 个月。在盐度为 20‰～30‰ 时，红海榄在生理生态上表现出对盐环境的适应性。当盐度高于 40‰ 时，红海榄的生理表现较为敏感，膜脂质过氧化破坏严重。廖岩等（2007）还发现，盐生的红树植物红海榄在盐度低于 40‰ 时，对盐胁迫能产生一定的适应性或耐性，生物膜保护系统的功能有所提高（茎、叶）或基本保持较高水平（根），从而使各种自由基对生物膜的破坏作用保持在较低水平，很好地保护了细胞的正常功能，保证了幼苗的正常生长。当盐度更高时，膜保护系统的功能下降，各种自由基对生物膜的破坏作用加剧，膜脂质过氧化作用明显，致使细胞的正常代谢过程无法进行，细胞功能逐渐减弱，植物对盐胁迫的耐性或适应性降低。

2004 年 8 月至 2005 年 8 月，何斌源和赖廷和（2007）在广西英罗湾滩涂上建造了 8 个高程梯度（320～390cm）的试验平台，相邻梯级间高度差为 10cm，用以研究全日潮海区潮汐淹水胁迫对红海榄幼苗生长和生理指标的影响。结果表明，小高程（320～330cm）生境对红海榄幼苗茎高生长有微弱促进作用，340cm 以上高程组幼苗茎高随滩涂高程升高而增大。中等高程（350～370cm）有利于幼苗节数的增长。滩涂高程越低，则幼苗叶数越少，叶面积越小，叶保存率越低。小高程生境中幼苗叶片叶绿素受损明显，其中叶绿素 b 受损相对较轻，叶绿素 a/ 叶绿素 b 比值随滩涂高程降低而减小。长时间淹水诱导使根系中 SOD 活性上升，叶片中则表现为中等高程生境中 SOD 活性较低。叶片和根系中 POD 活性均随高程降低而升高。淹水胁迫使红海榄幼苗各器官及全株的生物量降低，随着淹水程度加大，新生器官生物量分配由叶向茎转移。随着高程降低，幼苗存活率从 88.9% 降至 40.0%，但 370cm 以上高程组存活率均在 80% 以上。建议将当地平均海平面作为广西沿海红海榄胚轴造林的宜林临界线。

刘敏超和彭友贵（2010）构建了红海榄模拟湿地系统，用不同盐度的人工富营养污水灌溉处理，研究盐度对红树林湿地系统净化效应的影响。结果表明，红海榄湿地系统对水体中 N 的去除率达 80% 以上，其中 10‰～30‰ 盐度处理的 N 去除率最高，为 84.1%～85.2%；对水体中 P 的去除率为 98.11%～98.82%，其中 10‰～20‰ 盐度处理的 P 去除率略高。植物吸收的 N、P 量占水体中 N、P 减少总量的比例分别为 5.9%～11.2% 和 1.3‰～3.3‰。盐度主要通过影响植物生长而对湿地净化效应产生影响。盐度对净化效果的影响，可能主要通过影响植物生长而起作用。在该研究中，对 N、P 净化效果最佳的盐度范围也是植物生长最好的盐度区间。

何斌等（2002a）根据广西英罗港红树植物群落的演替过程，研究了 5 个主要演替阶段红树植物群落优势种地上部分的 7 种元素（N、P、K、Ca、Mg、Na、Cl）含量、群落元素积累量及其与土壤肥力的关系。结果表明，①红树植物不同器官元素含量高低为：N、P、K 均为花果＞叶＞枝＞皮＞干，Ca 为皮＞枝、叶＞花果＞干，Mg 为花果＞叶＞皮＞枝＞干，Na、Cl 为叶、花果＞皮＞枝＞干；②同一器官中各元素含量均以 Cl、Na 最高，其次是 N、Ca、K，然后是 Mg，P 最低；③随着进展演替，红树植物群落优势种的 N、P、K 含量呈明显降低趋势，Ca、Na 和 Cl 含量（除木榄外）则呈现相反的趋势，而 Mg 含量缺乏明显的规律性；④ 7 种元素在群落中的积累量大小顺序为红海榄群落（4282.4kg/hm²）＞木榄群落（2964.2kg/hm²）＞秋茄树群落（2831.9kg/hm²）＞桐花树群落（1342.2kg/hm²）＞海榄雌群落（747.1kg/hm²），其趋势是随着进展演替而增大；⑤不同演替阶段红树植物群落优势种的 N、P、K、Ca 4 种营养元素含量和群落元素总积累量与土壤肥力因素密切相关。可见，红树植物群落元素分布特征反映了红树植物对潮滩特殊生境的适应，而红树植物群落的演替过程能促进群落营养元素的生物积累。何斌等（2002b）还对广西英罗港不同红树植物群落的土壤主要性质进行了较系统的研究。结果表明，英罗港不同红树植物群落土壤的理化性质和酶活性均存在明显差异，土壤黏粒粉粒和有机质、全氮、水解氮、全磷、速效磷及盐分的含量高低顺序为木榄群落＞红海榄群落＞秋茄树群落＞桐花树群落＞海榄雌群落；土壤蔗糖酶、蛋白酶、脲酶、酸性磷酸酶 4 种水解酶和过氧化氢酶的活性大小顺序为红海榄群落＞木榄群落＞秋茄树群落＞桐花树群落＞海榄雌群落，多酚氧化酶则与此相反；土壤养分含量和土壤水解酶以及多酚氧化酶活性均随剖面深度增大而降低，过氧化氢酶则呈相反趋势。英罗港红树植物群落土壤酶活性与土壤肥力因素密切相关，各土壤酶活性之间也存在不同程度的相关性。因此，土壤酶活性可以作为该土壤肥力的指标之一。何斌等（2006）在此基础上进一步对各红树植物群落的土壤腐殖质组成、特性及结合形态进行了分析比较，英罗港不同红树植物群落土壤腐殖酸 [包括胡敏酸（HA）和富里酸（FA）] 碳含量为木榄群落＞红海榄群落＞秋茄树群落＞桐花树群落＞海榄雌群落，其在滩位的变化规律均呈现内滩＞中滩＞外滩，与其土壤主要养分含量和群落地上部分生物量的变化趋势相一致，特别是木榄群落和红海榄群落，它们的胡敏酸和富里酸含量均明显高于其他红树植物群落。不同红树植物群落土壤腐殖质组成均以富里酸为主，HA/FA 比值均在 0.60 以下，可见这些土壤腐殖质的腐殖化程度均较弱，与相同地带性土壤的腐殖质组成相一致，均属于富里酸型，这是由研究区的生物气候等条件所决定的，由于研究区土壤处于厌氧和强酸、渍水环境条件下，对土壤的腐殖化过程产生了较大的阻碍作用，加上温度高，矿物风化作用强烈，合成的胡敏酸量少，但却有利于富里酸的形成和积累。而随着红树植物群落的演替，植物群落的结构不同，物质组成、循环特征和环境条件（主要是滩位）也不同，从而造成了不同红树植物群落土壤腐殖质的组成和特性的差异。

林鹏等（1992a）在海南东寨港用气孔计对红海榄群落的蒸腾速率、气孔导度和几个生态因子日变化同步进行了测定。晴天条件下，冠层叶的蒸腾速率在 10～11 时达到最高值，为 4.27～4.34μg/（cm²·s），午间蒸腾速率下降。群落总蒸腾速率与光合有效辐射、叶内外水汽压差、气温、相对湿度、叶温和风速等因子的复相关达到极显著；对蒸腾速率影响显著的生态因子是光合有效辐射、相对湿度和叶内外水汽压差。红海榄群落日平均蒸腾速率为 2502g/（m²·d），其中冠层叶的蒸腾占总量的 63%。林鹏等（1992b）对广西英罗湾 70 年生的红海榄群落的生物量和生产力进行了研究。结果表明，红海榄群落的生物量为 29 158.0g/m²，其中地上部分为 19 621.2g/m²，地下部分为 9536.8g/m²，支柱根的生物量占群落总生物量的 25.28%，是红海榄极为重要的组成部分。该群落 1989 年的净初级生产量为 1537.1g/m²，其中凋落物量为 631.3g/m²。尹毅和林鹏（1993a）研究了广西英罗湾红海榄各组分的热值和落叶热值月变化、群落的能量现存量及群落年能量固定量。结果表明，红海榄各组分的热值之间有一定差异，波动范围为 17.28～18.67kJ/g。落叶热值 10 月高达 18.19kJ/g，2 月低至 17.30kJ/g，与鲜叶相比，落叶热值的波动较小。红海榄群落的能量现存量为 $5.20×10^5$kJ/m²，通过凋落物带走的能量年总量为 $1.12×10^4$kJ/m²。该群落的年能量固定量为 $2.7×10^4$kJ/m²，其中群落年净增长的能量（存留量）为 $1.61×10^4$kJ/m²，占总量的 58.9%，而年能量固定量中其余部分占 41.1%，以凋落物的形式向环境输送，这些能量是海湾河口生态系统中其他生物赖以生存和发展的重要能量基础。温远光等（2002）用生态样带和连续取样方法研究了广西英罗港红树植物种群的分布。结果表明，英罗港红树植物种类主要是红海榄、木榄、桐花树、海榄雌和秋茄树。图 6.138 是红树植物种群在海滩上的分布，显示了不同红树植物种群在海滩上分布的范围及数量。在 360m 的调查样带，红海榄是英罗港分布最广的红树植物种群，从 0～330m 都有分布，种群个体密度也出现多峰型变化，峰值主要出现在 30～70m。在 40～230m，红海榄种群明显占优势，其重要值为 110.6～264.86。红海榄不仅能在高营养（有机质含量为 5%～7%，全氮含量为 0.115%～0.136%）、高盐度（25‰～36‰）环境中占优势，还能在低营养（有机质含量为 1.5%，全氮含量为 0.036%）、低盐度（13‰）的壤质砂土中正常生长，并逐渐取代先锋种群。在中潮带和低潮带生长的海榄雌和桐花树极易遭受藤壶寄生危害，而在这些地段上生长的红海榄极少遭受藤壶危害。因此，在壤质砂土上进行红树林生态重建时，建议采用红海榄造林，或在海榄雌和桐花树群落中人工种植红海榄，以减少藤壶危害，提高造林成活率和保存率，加速海岸红树林生态系统的进展演替，增强红树林生态系统的生态服务功能。

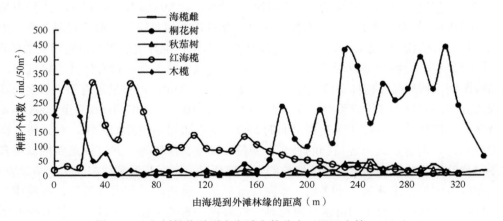

图 6.138　红树植物种群在海滩上的分布（温远光等，2002）

林鹏等（1993）研究了广西英罗湾红海榄群落的 K、Ca、Mg 的吸收、分布及其生物循环。结果表明，该群落植物现存量中，库存 K、Ca、Mg 总量分别为 46.26g/m²、276.33g/m² 和 47.43g/m²，其中地上部分分别为 27.15g/m²、233.98g/m² 和 21.60g/m²，地下部分分别为 19.11g/m²、42.35g/m² 和 25.83g/m²。群落的 K、Ca、Mg 元素生物循环为：年吸收量分别为 4.46g/m²、17.46g/m² 和 4.81g/m²，年存留量分别为 1.67g/m²、10.83g/m² 和 1.39g/m²，年归还量分别为 2.79g/m²、6.63g/m² 和 3.42g/m²，富集率分别为 1.81、1.20 和 1.80。周转期 K、Ca、Mg 分别为 17 年、42 年和 15 年，其中 Mg 的循环最快。尹毅和林鹏（1993b）还研究了广西英罗湾红海榄群落的 N、P 含量及其生物循环。结果表明，红海榄群落现存量中，含 N、P 总量分别为 221.15g/m² 和 13.27g/m²，其中地上部分分别为 134.90g/m² 和 8.73g/m²，地下部分分别为 86.25g/m² 和 4.54g/m²。群落的 N、P 元素生物循环中，年吸收量分别为 12.91g/m² 和 1.26g/m²，年存留量分别为 7.04g/m² 和 0.65g/m²，年归还量分别为 5.86g/m² 和 0.61g/m²，富集率分别为 1.11 和 1.60。群落各组分的 N 含量均大于 P 含量，周转期 N 需 38 年，比 P（22 年）慢。郑文教和连玉武（1996）探讨了广西英罗湾红海榄重金属 Cu、Pb、Zn、Cd、Cr 元素的累积及动态。结果表明，植物体不同部位元素的含量范围分别为：Cu 0.433～1.21μg/g、Pb 0.369～1.88μg/g、Zn 2.94～7.66μg/g、Cd 0.020～0.233μg/g 和 Cr 0.330～0.562μg/g。林地残留物组分元素含量远高于植物体及凋落物组分元素含量。群落 Cu、Pb、Zn、Cd、Cr 的现存储量分别为 28.73mg/m²、25.25mg/m²、143.68mg/m²、3.14mg/m² 和 14.61mg/m²，林地残留物相应元素的储量分别为 271.68μg/m²、323.41μg/m²、1983.70μg/m²、8.18μg/m² 和 34.44μg/m²。群落 Cu、Pb、Zn、Cd、Cr 元素的生物循环为：年吸收量分别为 1351.70μg/m²、1613.12μg/m²、8808.37μg/m²、240.74μg/m² 和 749.30μg/m²，年存留量分别为 842.46μg/m²、806.91μg/m²、4694.10μg/m²、94.88μg/m² 和 454.80μg/m²，年归还量分别为 509.24μg/m²、806.21μg/m²、4114.27μg/m²、145.86μg/m² 和 294.50μg/m²；周转期分别为 56 年、31 年、35 年、22 年和 50 年；流动系数大小为 Cd ＞ Pb=Zn ＞ Cu=Cr。

黄建辉等（2005）通过测定采自 4 个地区（海南东寨港、福建厦门市、广西北海市和云南西双版纳傣族自治州）的红树科 6 属 9 种植物的叶片碳同位素比值，比较了不同地区分布的红树科植物、同一地区分布的不同种红树科植物间以及不同季节红树科植物间 ^{13}C 及其所反映的胞间 CO_2 浓度和水分利用效率的差异。结果表明，9 月采自北海市、东寨港和厦门市的红海榄的 ^{13}C 分别为 –27.3‰、–27.93‰ 和 –28.13‰，差异不显著（$P ＞ 0.795$），在东寨港采集的红海榄在 5 月和 9 月均有相对较高的水分利用效率。由此可见，红树科植物 ^{13}C 之间的差异可能有遗传学的基础，但环境的影响也起很大的作用。

【资源状况】　特呈岛位于广东湛江市湛江港海域，属于北热带海洋性季风气候，长年温暖湿润。特呈岛红树林资源十分丰富，面积达 50.7km²，沿特呈岛南部、东南部潮间带成片分布，而且群落组成类型多样。许会敏等（2010）于 2007 年 10 月至 2008 年 4 月对特呈岛红树林植被进行了多次和全面的调查，通过采用格子样的方法，对红树林样地内的植物进行测量，记录各植物的种名、胸径、高度、冠幅等，并进行重要性以及多样性等常规的群落分析，判定该地区植被的生长特征以及研究其演替动态变化。结果表明，①面积较大的群落主要有 3 个类型，即海榄雌群落、海榄雌 + 红海榄群落、海榄雌—桐花树群落，其他面积较小的群落有海榄雌 + 红海榄—木榄 + 桐花树群落、红海榄 + 木榄群落；②在 3 个主要群落中，优势种的苗木和小树相对较少，优势种群的年龄结构均为衰退型；③各群落的辛普森（Simpson）指数关系为海榄雌 + 红海榄群落 > 红海榄 + 木榄群落 > 海榄雌 + 红海榄—木榄 + 桐花树群落 > 海榄雌 + 桐花树群落 > 海榄雌群落，其中海榄雌群落的重要值为 300，为典型的单优群落。

黄剑坚等（2013b）分析了不同红海榄群落的空间结构特点。结果表明，不同红海榄群落空间结构参数存在差异，空间分布格局为团状分布，呈高、中、低等程度的混交；大小比指数差异不大，混交群落的比例较高；各个群落的健康状况良好，红海榄纯林相对占优势，是为了适应处于低潮带的恶劣环境的影响。周元满等（2013b）调查发现，特呈岛以红海榄单优群落及红海榄混交群落为主：①红海榄纯林，位于中潮带，壤质为沙砾，林冠高约 3.5m，支柱根发达且较密；②红海榄 + 海榄雌混交林，位于中低潮带，壤质为淤泥，林冠较矮，为 2～3m，冠幅、地上根系幅宽大，支柱根较多；③红海榄 + 木榄混交林，位于中潮带，壤质为沙砾，林冠高 2m 左右，冠幅、地上根系幅宽相对较小，支柱根数量较少。周元满等（2013a）以高桥红树林自然保护区的天然红海榄种群为对象，分析天然红海榄种群在不同潮带、不同群落类型及不同取样尺度下的空间分布格局。结果表明，红海榄种群在高潮带和低潮带趋向随机分布，在中潮带则呈现明显的聚集分布；红海榄种群在纯林中的分布格局略偏向随机型，在混交林中则呈现较强的聚集分布。红海榄种群在不同取样尺度下的分布格局存在差异，聚集强度随着取样尺度的增大而减弱，在取样尺度为 5m×5m 时呈现明显的聚集分布，在取样尺度为 5m×10m 时亦表现为聚集分布，但聚集强度相对较小，在取样尺度为 10m×10m 时其空间分布格局处于聚集分布与随机分布的临界状态。

红海榄种群的分布格局与生境条件的异质性以及红海榄自身的生物学特性有关。昝启杰等（2002）将红海榄从海南东寨港引种到广东深圳湾红树林区，生长发育良好，4 年生的植株已全部开花结果，苗期抗寒性在中等以上，幼树抗寒性较强，7 年生的红海榄平均高为 2.91m，平均地径为 3.32cm，存活率为 83%。廖宝文等（2004）将广东廉江市高桥镇 40～50 年生的红海榄天然林引种到广东深圳湾红树林区，在引进的初期（1993 年 7 月）分别种植在开阔前沿滩涂和周围有红树林保护的林中空地，经过冬天后，种植在开阔前沿滩涂的植株全部冻伤，并受到冬季大量水鸭的啃食而逐渐死亡，而种植在林中空地的植株全部安然过冬，其抗寒性虽比海桑强，但生长速度慢，属于慢生树种。红海榄抗寒性较弱，主要分布在广西海岸偏离寒潮通道的东西岸段，在中段的龙门港避寒保暖的地方有单株散生（李信贤等，1991）。

广西英罗港红树植物群落面积约为 80hm²，主要有分别以海榄雌（*Avicennia marina*）、桐花树（*Aegiceras corniculatum*）、秋茄树（*Kandelia candel*）、红海榄（*Rhizophora stylosa*）和木榄（*Bruguiera gymnorrhiza*）为优势种的群落，并依次由外滩向内滩呈带状分布，其间存在一些过渡的群落类型，其中群落面积最大的是红海榄群落（温远光，1999）。

广西山口红树林生态自然保护区的木榄 + 红海榄群落（*Bruguiera gymnorrhiza+Rhizophora stylosa* community），实质上是木榄和红海榄群落内的边缘地段，是一种过渡性的群落片断，植株高度为 3～4m，胸径为 6～12cm，覆盖度为 70%～80%，外貌呈深绿色，林冠整齐，冠幅较小。群落物种以木榄、红海榄为主，其他物种有桐花树、海榄雌等。红海榄群落（*Rhizophora stylosa* community）分布于内滩和外滩，土壤为淤泥质，植株高度通常为 2～3m，最高达 4m，组成种类以红海榄为主，外貌呈深绿色，林冠整齐，其他物种有木榄、桐花树等。近年来，某些地区毁林围塘养殖和毁林围垦造地，导致广西钦州市、防城港市的红海榄灭绝（姚贻强等，2008）。

王伯荪等（2002）调查发现，海南红树科植物红海榄的构筑型为阿特廷斯模式，即树木的构筑型由连续生长的干轴所决定。营养干轴全是直生性，单轴生长，具连续或扩散式分枝，所有直生性分枝具侧生花序。海南东寨港自然保护区既是我国建立的第一个红树林自然保护区，也是迄今我国红树林自然保护区中红树林资源最多、树种最丰富的自然保护区（管伟等，2010）。东寨港有 9 个典型红树植物群落，共有红树植物 11 种，分属 5 科 8 属，其物种组成相对简单。红海榄-桐花树半人工林群落是以小乔木或灌木为优势种和建群种的群落，其物种组成相对丰富，群落外貌密集，植物数量众多，竞争激烈。

【文献记载】 红海榄在台湾被称为红茄苳、五梨跤。红海榄入药，具有解毒利咽、清热利湿、凉血止血、敛肺止咳、涩肠止泻等功效。叶子可以作为牛羊等家畜的青饲料（赵亚等，2004）。《广西海洋药用生物名录》记载，敛肺止咳，涩肠止泻，收敛止血，适用于尿血血淋、肺虚久咳、久泻久痢。

【药用价值】 我国民间用红海榄作为收敛剂，治疗麻风病及橡胶树烂脚病，或用于止痛、止疴和止血；有些地方用其代替奎宁，作为退热药。沿海渔民将其根和叶作为海中毒物或动物创伤的外敷药（赵亚等，2004）。目前，对红树植物的活性物质结构及其药理研究表明，红树植物含萜类、多糖、黄酮类和生物碱类等化合物，具有抗 HIV、抗肿瘤、抑菌和抗氧化等活性。

【化学成分与药理研究】 关于红海榄的化学成分研究报道不多，从红海榄叶中分离获得糖苷类化合物（Neilson et al.，1986）；从采自广西北海市的红海榄中分离获得三萜类化合物（赵亚等，2004）；从采自福建浮宫的红海榄中分离获得三萜类、甾醇类、酚类化合物（王湛昌等，2006）；从采自海南的红海榄枝条的化学成分中鉴定获得萜类、黄烷醇类、木脂素类、神经酰胺类、醌类及其他类化合物。从红海榄中已分离出三萜类、甾醇类、酚类和黄烷醇衍生物等化合物（梁成钦等，2011；杨旭红等，2008），其中红海榄中的化学成分以三萜类和黄烷醇类化合物为主。

红海榄共生真菌中也含有丰富的化合物资源，已从红海榄共生真菌的培养液中分离得到萜类、脂肪酸类、脂肪酸酯类、α-吡喃酮类等多种化合物。

三萜类 从红海榄（采自中国海南）枝条中发现的三萜类化合物主要为五环三萜（图 6.139），分别为 3β-O-（E）-coumaroyl-15α-hydroxy-β-amyrin、3β-taraxerol formate、15α-hydroxy-β-amyrin、taraxerone、taraxerol、3β-taraxerol acetate、*cis*-careaborin、careaborin、乌苏酸（熊果酸）（李冬利，2008；Li et al.，2008）。其中，taraxerol 和 *cis*-careaborin 对癌细胞有明显的抑制活性，taraxerol 对 HeLa、BGC-823 和 MCF-7 细胞的 IC_{50} 分别为 73.4μmol/L、73.3μmol/L 和 185.0μmol/L，而 *cis*-careaborin 对 BGC-823 和 MCF-7 细胞的 IC_{50} 分别为 45.9μmol/L 和 116.0μmol/L（杨旭红等，2008）。从红海榄小枝的石油醚提取物中还分离得到 palmitoyl-β-amyrin（赵亚等，2004）。

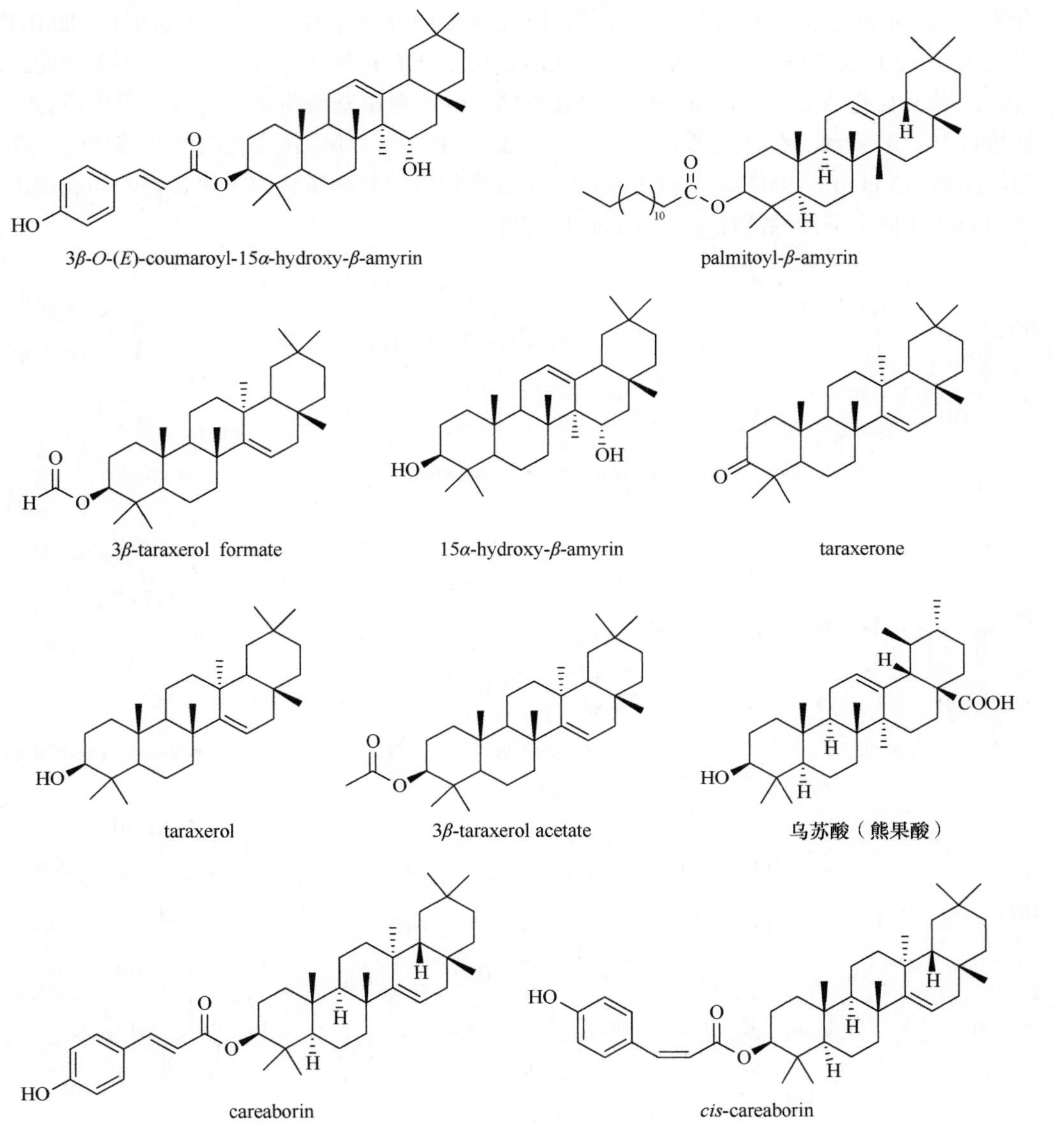

图 6.139　红海榄中的三萜类化合物

黄烷醇类　从红海榄（采自中国海南）的枝条中发现黄烷醇类化合物（图 6.140），分别为 3, 7-*O*-diacetyl（−）-epicatechin、3-*O*-acetyl（−）-epicatechin、epicatechin、catechin、3, 3′, 4′, 5, 7-*O*-pentaacetyl（−）-epicatechin、（＋）-afzelechin、cinchonain Ia、cinchonain IIa、cinchonain Ib、cinchonain IIb、proanthocyanidin B2（Li et al.，2007）、glabraoside A、glabraoside B（Takara et al.，2008）。这些黄烷醇类化合物表现出不同程度的 DPPH 自由基清除活性，如化合物 cinchonain Ib、proanthocyanidin B2 具有两对邻位酚羟基，其活性最强，EC_{50} 低于阳性对照 2, 6-二叔丁基-4-甲基苯酚（BHT）。化合物 epicatechin、3, 7-*O*-diacetyl（−）-epicatechin 和 3-*O*-acetyl（−）-epicatechin 具有一对邻位酚羟基，EC_{50} 也低于阳性对照 BHT，说明其活性也比 BHT 强，但与 cinchonain Ib、proanthocyanidin B2 相比，其活性有所降低。化

合物（+）-afzelechin 不具有邻位酚羟基，EC_{50} 高于阳性对照 BHT，表明其活性不如 BHT。化合物 3, 3′, 4′, 5, 7-O-pentaacetyl（−）-epicatechin 的所有羟基都已经被酯化，不表现明显的活性。以上实验结果说明，黄烷醇类化合物的 DPPH 自由基清除活性与其分子中所含的羟基数目有一定关系，而且若芳香环上有多个邻位酚羟基，则该化合物的活性将增强（李冬利，2008；Li et al.，2007）。从红海榄的茎中分离得到的系列黄烷醇类化合物，均表现出一定的 DPPH 自由基清除活性（Takara et al.，2008）。

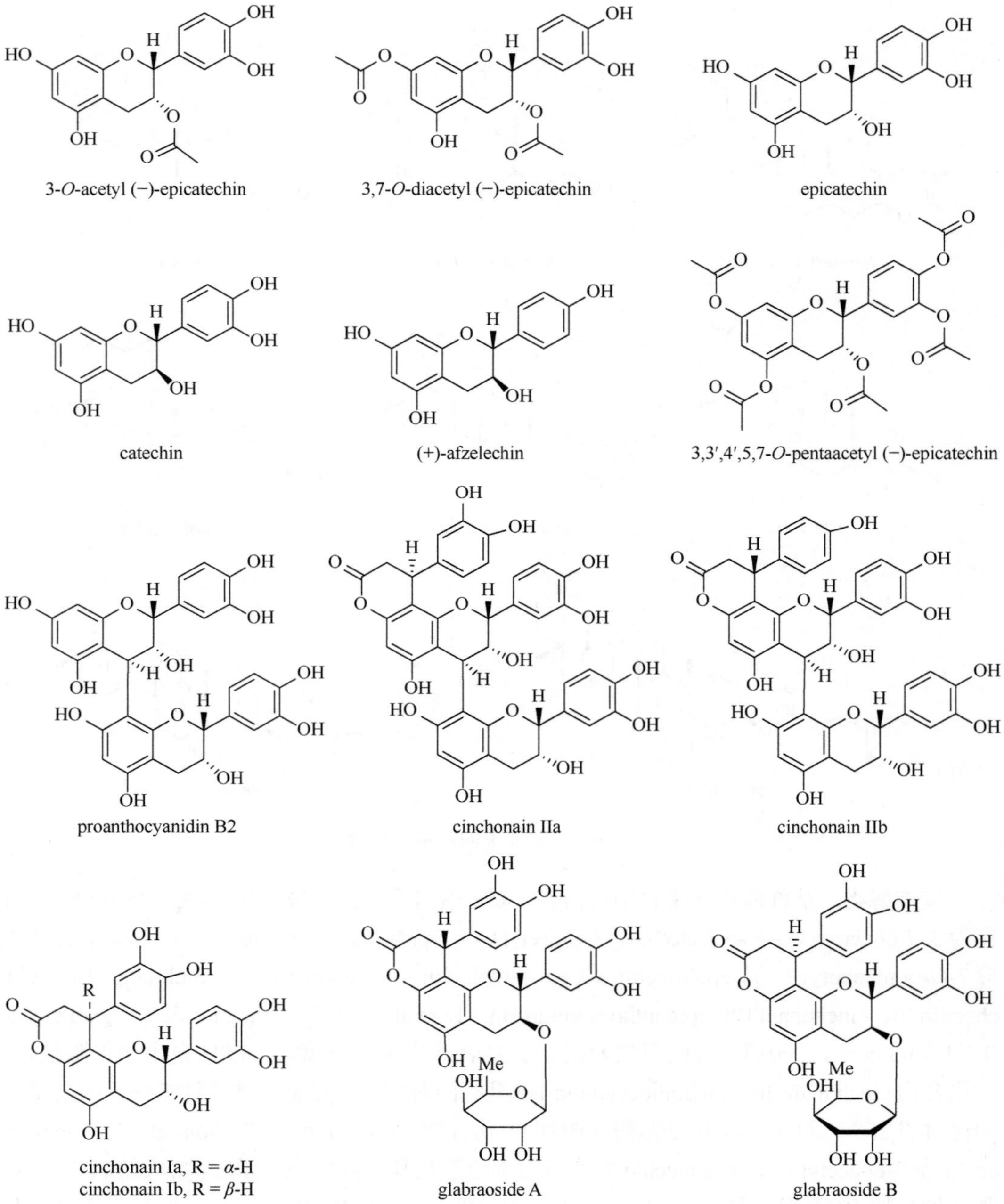

3-O-acetyl (−)-epicatechin

3,7-O-diacetyl (−)-epicatechin

epicatechin

catechin

(+)-afzelechin

3,3′,4′,5,7-O-pentaacetyl (−)-epicatechin

proanthocyanidin B2

cinchonain IIa

cinchonain IIb

cinchonain Ia, R = α-H
cinchonain Ib, R = β-H

glabraoside A

glabraoside B

图 6.140　红海榄中的黄烷醇类化合物

木脂素类 从红海榄（采自中国海南）的枝条中分离得到木脂素类化合物（图6.141），包括松脂醇、yangambin 和 acanthoside B。其中，化合物松脂醇和 acanthoside B 表现出一定的 DPPH 自由基清除活性（李冬利，2008）。

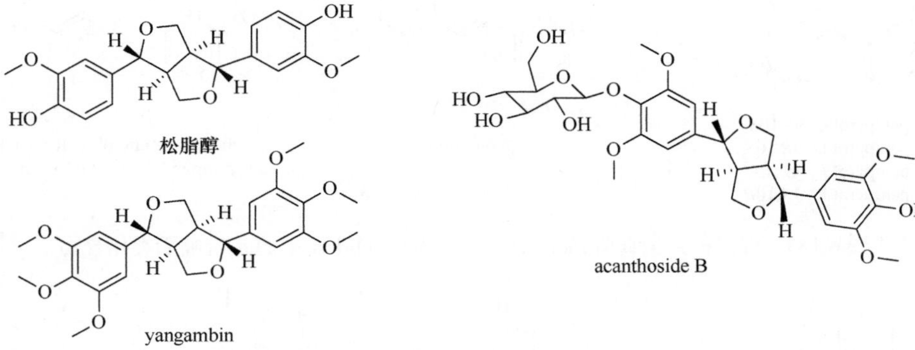

图6.141 红海榄中的木脂素类化合物

脂肪酸类 从红海榄共生真菌 *Cladosporium cladosporioides* OUCMDZ-187 发酵液的提取物中分离得到脂肪酸酯 lactosporeste A～lactosporeste C 和 lactosporacid A～lactosporacid E（Peng et al.，2018），见图6.142。

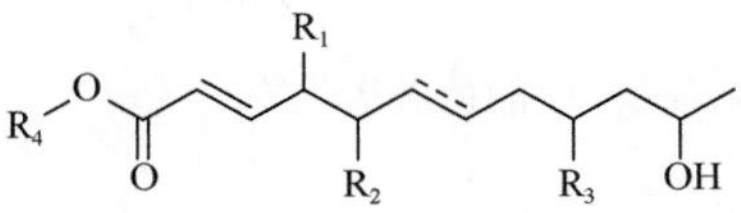

lactosporeste A, R_1 = H, R_2 = OH, R_3 = H, R_4 = CH₃
lactosporeste B, R_1 = OH, R_2 = OH, R_3 = H, R_4 = CH₃
lactosporacid A, R_1 = H, R_2 = OH, R_3 = H, R_4 = H
lactosporacid B, R_1 = H, R_2 = H, R_3 = OH, R_4 = H
lactosporacid D, R_1 = H, R_2 = OH, R_3 = H, R_4 = H, E-Δ^6

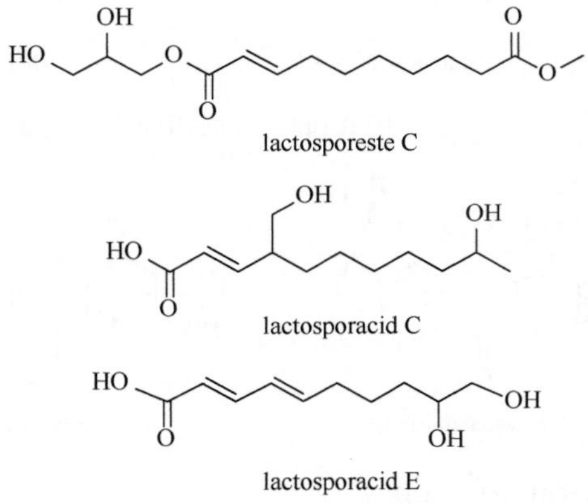

图6.142 红海榄共生真菌 *Cladosporium cladosporioides* OUCMDZ-187 中的脂肪酸类化合物

α-吡喃酮类 从红海榄（采自中国广西）共生真菌 *Penicillium* sp. HDN-11-131 发酵液的提取物中分离得到 penipyrol C～penipyrol G、methyl-penipyrol A 和 penipyrol A 等 α-吡喃酮类化合物（图6.143）。其中，化合物 penipyrol C 在 10μmol/L 下可诱导斑马鱼胰腺 β 细胞再生，具有良好的抗糖尿病作用（Wang et al.，2021）。

色胺衍生物 在红海榄（采自中国海南）叶片共生真菌 *Diaporthe* sp. 的培养液中，通过添加色胺分离得到色胺衍生物（图6.144）diaporol T～diaporol V。其中，diaporol T 对 SW480 细胞具有中等的细胞毒活性，IC_{50} 为 9.84μmol/L（Chen et al.，2021）。

蒽醌类 在红海榄叶片内生真菌 *Aspergillus nidulans* MA-143 的培养液和菌丝提取物中分离得到蒽醌衍生物（图6.145），包括 isoversicolorin C、versicolorin C、averufin、 paeciloquinone E、averufanin、norsolorinic acid。其中，化合物 isoversicolorin C 和 versi-colorin C 表现出较强的抑菌活性（Yang et al.，2018）。

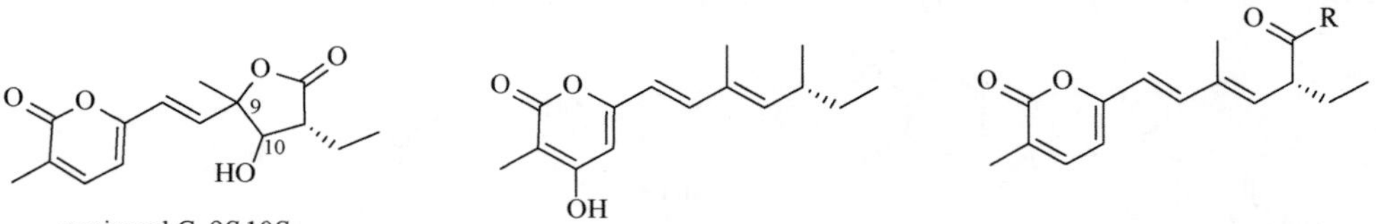

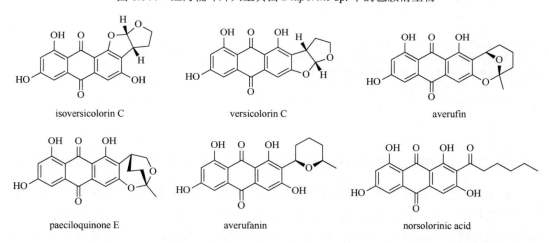

penipyrol C, 9S,10S
penipyrol D, 9R,10S
penipyrol E, 9S,10R
penipyrol F, 9R,10R

penipyrol G

methyl-penipyrol A, R = OCH₃
penipyrol A, R = OH

图 6.143　红海榄共生真菌 *Penicillium* sp. HDN-11-131 中的 α-吡喃酮类化合物

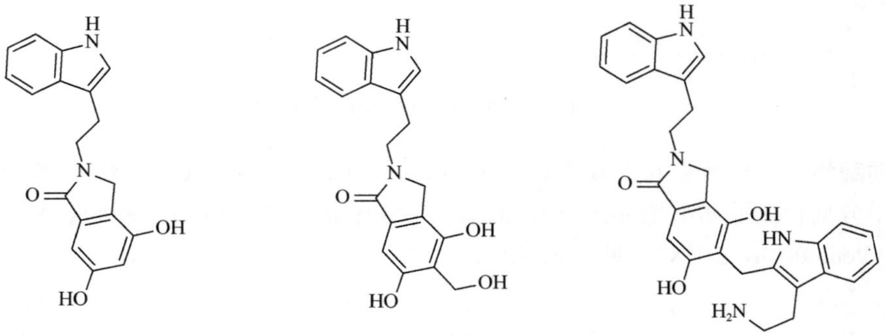

diaporol T

diaporol U

diaporol V

图 6.144　红海榄叶片共生真菌 *Diaporthe* sp. 中的色胺衍生物

isoversicolorin C

versicolorin C

averufin

paeciloquinone E

averufanin

norsolorinic acid

图 6.145　红海榄叶片内生真菌 *Aspergillus nidulans* MA-143 中的蒽醌类化合物

苯衍生物　从红海榄根部共生真菌曲霉菌 *Aspergillus terreus* SCAU011 发酵液的提取物中分离得到苯衍生物（图 6.146），包括 asperbutenolide B～asperbutenolide F、novobenzomalvin D、（*E*）-4-（5-methoxy-5-oxopent-2-en-2-yl）benzoic acid、butyrolactone III、（+）-3′, 3′-di-（dimethylallyl）-butyrolactone II、3-hydroxy-5-（4-hydroxybenzyl）-4-（4-hydroxyphenyl）furan-2（5*H*）-one、butyrolactone II、versicolactone B、asperlide B、

7″*R*-methoxy-8″*S*-hydroxy-aspernolide E、asperlide A、butyrolactone IV、aspernolide E、terrusnolide A。其中，化合物 asperbutenolide E、novobenzomalvin D、butyrolactone II 和 terrusnolide A 表现出 COX-2 抑制活性；化合物（+）-3′,3′-di-（dimethylallyl）-butyrolactone II 和 3-hydroxy-5-（4-hydroxybenzyl）-4-（4-hydroxyphenyl）furan-2（5*H*）-one 表现出显著的 α-葡萄糖苷酶抑制活性，IC_{50} 分别为 56.1μmol/L 和 12.9μmol/L；asperbutenolide D、（+）-3′,3′-di-（dimethylallyl）-butyrolactone II、aspernolide E 和 terrusnolide A 对金黄色葡萄球菌有中度抗菌作用（Bao et al.，2021）。

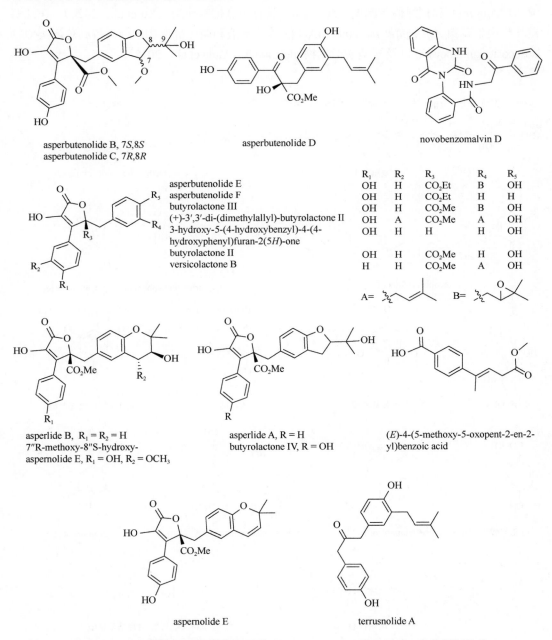

图 6.146　红海榄根部共生真菌曲霉菌 *Aspergillus terreus* SCAU011 中的苯衍生物

　　其他类　从红海榄（采自中国海南）的枝条中分离得到神经酰胺类化合物大豆脑苷 I，苯醌类化合物 2, 6-二甲氧基苯醌、blumenol A、tocopherylquinone，以及其他类型结构化合物，如 3, 4, 5-trimethoxyphenyl-*β*-D-glucopyranoside、methyl-*β*-orcinolcarboxylate、*α*-生育酚、2, 6-二甲氧基-对羟基苯甲醛、异香草酸、原儿茶酸、2, 4, 6-三甲氧基苯酚（图 6.147）（王湛昌等，2006），以及香树脂醇、豆甾醇、白桦脂酸、胡萝卜苷、芦丁、D-甘露醇和六十炔烃（梁成钦等，2011）。从红海榄（采自中国海南）内生真菌 *Pestalotiopsis* sp. 发酵液的提取物中分离得到异香豆素类化合物 pestalotiopisorin B。pestalotiopisorin B 对大肠杆菌（12.5μg/ml）和铜绿假单胞菌（50μg/ml）具有中度抑制作用（Xu et al.，2020）。在红海榄叶片内生真菌 *Aspergillus nidulans* MA-143 的培养液和菌丝提取物中分离得到蒽酮类似物 isosecosterigmatocystin 以及氨基酸衍生物 glulisine A（Yang et al.，2018）。

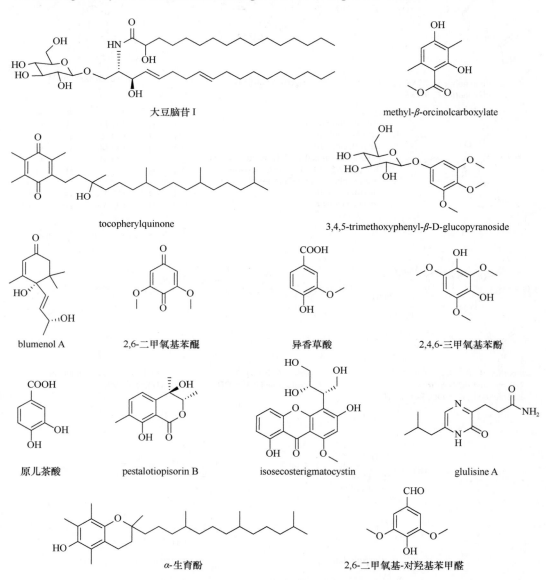

图 6.147　红海榄枝条及内生真菌中的其他类化合物

对红海榄不同极性段的提取物进行了体外抗菌、抗肿瘤活性研究，结果表明，红海榄树枝提取物的氯仿部分对表皮葡萄球菌和金黄色葡萄球菌有抑制作用，MIC 均为0.20mg/ml，红海榄叶提取物的石油醚部分对口腔上皮癌细胞具有抑制作用（朱秋燕等，2010）。

【栽培技术】

人工繁育 莫竹承等（2001b）在广西北仑河口珍珠港内进行了木榄母树下栽植红海榄幼苗试验，选取 3 棵母树，分别以每棵母树为中心，在东、西、南、北方向上，距离母树 5.0m 内按每 0.5m 栽植胚轴，分别以 1 月、4 月、7 月、10 月为冬季、春季、夏季、秋季代表月，测定木榄母树下红海榄幼苗的实生苗高、基径、叶数及分枝等生长指标。结果表明，红海榄幼苗成活率总体呈下降趋势，造林 1 年后成活率为 58.3%，2 年后的保存率为 42%。木榄母树下 3.5～4.5m 的距离为红海榄幼苗的适宜生长范围。

何斌源等（2008）设置了 4 种施药频度（3d、7d、14d 和 28d）和马拉硫磷 4 种浓度（分别为原农药浓度 45% 的 1/200、1/400、1/600 和 1/800）处理，在初植红海榄幼苗上开展了 1 年防治藤壶试验。结果表明，随施药浓度和频度提高，处理组幼苗上藤壶生物量显著降低，且所有处理组幼苗上藤壶生物量均显著低于对照组；红海榄茎生物量和高度对施药浓度和频度不表现规律性反应；同浓度的 28d 频度处理组幼苗的叶和根生物量及叶面积均小于其他频度处理组；在同一浓度下，施药频度越高，叶数保持越多；3d、7d 和14d 频度处理组幼苗死亡率均较低，仅 0%～5%，28d 频度处理组死亡率较高，为 11%～22%，但对照组死亡率达 39%；幼苗死亡率与藤壶生物量之间存在显著正相关关系，与叶生物量、叶数、根生物量及新生器官生物量存在显著负相关关系（$P < 0.001$），与茎高、茎生物量、原繁殖体生物量等相关性不显著；施用农药造成红海榄幼苗叶绿素（Chl）总量降低，Chl a/ Chl b 比值上升，同时抗氧化酶系 SOD 和 POD 活性增强。因此，建议在平均海平面高程的滩涂上造林，可采用频度 14d、浓度 1/800 的马拉硫磷喷雾防治藤壶。

李玫等（2008）利用固氮菌 Phy 及溶磷菌 Vib 对红树植物红海榄苗木双接种可极显著地（$P < 0.01$）促进苗木生长，表现为苗高增加，地下生物量和总生物量增大，叶片和根部全氮、全磷含量增加。双接种在促进植株生长方面表现出一定的正交互效应，其促生效果明显优于单接种。固氮菌 Phy、溶磷菌 Vib 单接种均可改善红海榄根部和叶片的氮、磷营养，对苗木生长、生物量增加有明显的促进作用。固氮菌 Phy 的接种对红海榄促生效应大于溶磷菌 Vib 的接种。无论是单接种还是双接种固氮菌 Phy、溶磷菌 Vib，均可提高红海榄叶绿素含量、促进光合作用，进而促进苗木生长和物质积累，尤以双接种促生效果更佳。在红树林苗圃和宜林滩涂上（土壤 N、P 含量低）建议试行固氮菌和溶磷菌的双接种技术，以培育健壮的苗木、提高造林成活率。

莫竹承等（2012）对红海榄 1～3 年生幼苗生长节律进行了研究。在北海潮滩对红海榄的人工高密度海上育苗试验显示，1 年生红海榄幼苗生长节律是：平均高生长速度为 3.7cm/ 月；速生期为 7～10 月，平均温度为 27.1℃，平均高生长速度为 6.75cm/ 月；慢生期为 12 月至次年 3 月，平均温度为 16.3℃，平均高生长速度为 0.9cm/ 月；中速生长期为 4～6 月和 11 月，平均气温为 24.7℃，平均高生长速度为 3.76cm/ 月。速生期最低月均温 24.2℃可视为红海榄幼苗生长最适温度的下限。3 年生红海榄幼苗的生长节律表现为：第 1 年高生长最快，第 2 年全株生物量比第一年增加 1.4 倍，第 3 年生长速度较前两年有所减缓，生物量比第 2 年增加 24%。这是在完全光照条件下的生长状况，光照不足时红树植物的幼苗生长受到限制。

黄剑坚等（2013a）研究了不同潮带不同群落红海榄胎生繁殖体聚集强度。结果表明，一般情况下，混交林胎生繁殖体比纯林聚集度高，多种树种的混交林比两种树种的混交林聚集度高，中带纯林比外带纯林的聚集度高。由于混交林发挥了种间互补作用，合理占据了生活空间，充分利用了温度、光照、水分、土壤中的养分等生态因子，从而显著提高了林分生产力，减轻了病虫危害。纯林种内的竞争，产生种群内的自疏现象，每株红海榄之间的空间范围广，枝条生长较长，胎生繁殖体产量不高，生长较好，可能采取了 K 策略，从而降低了胎生繁殖体的聚集度。内带红海榄胎生繁殖体主要分布在上层冠层。中带红海榄中层的胎生繁殖体比上层和下层多。建议在严酷的环境——海陆潮间带进行造林，特别是在造林困难的潮带，适宜进行红海榄的合理密集种植，提高红海榄胎生繁殖体或者其他树种胎生繁殖体的环境抵御能力，从而提高存活率。

张善芬（2015）的试验表明，红海榄胚轴萌根的最佳盐度条件为 20‰ 左右，此时的萌根率和平均萌根率分别达到 90% 和 68%，淡水条件下红海榄的萌根率只有 40%。陆岸环境不适合红海榄育苗，2004 年在广西北海红树林良种基地北背岭育苗区的试验显示，陆岸 1 年生红海榄实生苗高仅（25.1±3.6）cm，而在潮滩上则达到了（44.3±10.9）cm。育苗时采用容器育苗，容器的规格为 15cm×20cm。在潮滩上平整苗床，用木条围成每行 10 个育苗袋的苗床，苗床的方向与涨退潮的方向一致。将育苗袋填装营养土后码在苗床上。红海榄胚轴经消毒后插植于苗床营养袋中，插入深度约为胚轴长度的 1/3，同时在苗床上喷洒农药（如敌百虫、呋喃丹等）消毒，主要是防治螃蟹。苗圃周围用竹（木）条围栏，可防家畜等的危害。播种后，初期可用黑网遮阴，透光度为 60%～80%。注意及时清理苗圃内潮水推来的杂物及防治敌害生物，如叶片上附着污泥太多可用淡水冲洗。在北海地区播种红海榄后，15d 即可生根，20d 后开始抽芽，当长出 2 片叶子后可逐渐增加日照时间以达到炼苗的目的。在红树林育苗、造林以及母树林经营中都会遇到敌害生物的侵害，敌害生物的侵害往往是环境胁迫的结果，譬如在长时间高盐度海水浸淹条件下藤壶危害较为严重，而海水长时间浸淹不到的部位如树梢又多为害虫侵袭。敌害生物有很多种，在育苗和人工红树林中较为常见且危害严重的有藤壶、浒苔和害虫等。

胡宏友等（2012）对红树植物苗木的繁育总结如下。

繁育方法　红树植物种实产量高，部分物种有胎生现象，实生苗生长速度快，多采用有性繁殖；成熟种实易被海浪带走或动物啃咬，及时采集是育苗的关键。纬度低，则成熟期提前，通常根据种实的大小和色泽判断成熟度。种实采集后应及时播种，临时储藏宜 5～10℃ 冷藏。

育苗方式　当前红树苗木生产多采用容器育苗。容器袋栽苗定植成活率高，不易被海浪冲毁。其中，胎生类常用营养袋直接育苗，如秋茄树、木榄、红海榄、桐花树、海榄雌等。

水分和盐度管理　水分管理宜模拟潮汐供水，盐度管理则因树种而异。其中，胎生类红树育苗水体盐度最好控制在 15‰ 以内，幼苗阶段可提高到 10‰。

病虫害防治　病害主要有立枯病、灰霉病和炭疽病，常危害种子类红树植物，苗期为高发期，可用广谱杀菌药防治；虫害主要有卷叶蛾、螟蛾科幼虫、老鼠、螃蟹、地老虎、蟋蟀等，应结合实际情况采取药物或人工防除。

越冬防寒措施　红树幼苗对低温抵抗性弱，在纬度较高地区应利用设施育苗，可采取覆盖塑料膜和稻草、水淹保温等措施防寒，喷施适量含钾量高的叶面肥提高小苗抗性，避免因突然降温和极端天气造成损失。

陈玉军等（2014）通过在广东茂名市电白区水东湾高盐度困难立地开展红树林种植试验，初步确定了高盐度条件下红树植物的生长适应性。当滩面高度大于 0.4m 时，红海榄在沙质和泥质土壤上地径和树高生长量低于其最大生长量的 50%，而保存率均高于最大保存率的 75%。红树植物生长在海岸潮间带，当滩面过高时，海水的淹浸时间过短，不能充分满足红树植物对水分的需求，所以生长量会有所下降。此外，当滩面过低时，红树植物的海水淹浸时间过长，造成其在厌氧环境中时间过长，呼吸作用受到抑制，因此生长量随之受到影响。此外，保存率受滩面高度的影响较小，表明滩面高度并非红树植物成活的决定性因素。

在高盐度海滩，土壤质地对红树植物生长的影响与滩面高度有关。由此可见，在生长定居初期（种植后 2 年内），滩面高度和土壤质地这 2 个条件中，滩面高度对红树植物生长的影响更明显，而土壤质地对红树植物生长的影响未表现出确定性。滩面高度的差异性直接决定水分的供应。可见，水分条件是影响红树植物生长的关键因素。土壤质地不同，则其养分含量存在差异，而由前述研究结果可知，养分含量并非红树植物定居生长的决定性因素。

在高盐度海滩沙地条件下，红海榄胚轴苗的生长量和保存率远高于实生苗；在泥质条件下，以胚轴苗和实生苗形式种植的红海榄幼树生长量和成活率的差异性不明显。这表明与以实生苗种植的幼树相比，以胚轴苗种植的幼树更适合在沙地条件下生长。胚轴苗采集简单易行，而且不需要培育即可直接插植。所以，在沙地条件下种植胚轴苗既能提高成活率和生长量，又能减少造林的成本。

野生抚育　莫竹承等（1999）的研究表明，红海榄是喜钙树种，能忍耐土壤中较高的盐分含量，对土壤中的养分特别是氮和磷的含量要求很高。试验地碱解氮和速效磷含量分别为红海榄群落的 47% 和 63%，因此施用磷肥和氮肥都能促进红海榄的生长发育。施肥可使红海榄幼树株高生长提高 9.7%，基径生长提高 14.3%，叶面积提高 37.4%。除灌与留灌措施相比，在施肥条件下留灌的叶面积比除灌的叶面积大 17.7%，株高和基径无显著差异；在不施肥条件下，留灌的株高增加 4.3%，基径和叶面积没有显著差异。红海榄由于苗期生长较快，幼树树冠超过灌丛，光照空间的竞争已退居其次，因而肥力状况是影响其生长的决定性因素。在红海榄的幼树生长阶段，必须保证充足的光照，在此基础上施肥特别是氮磷肥可明显地促进幼树的生长。

【资源保护与开发应用】

生态保护　红海榄为嗜热性广布种，专一生长于热带和亚热带沿海潮间带，可以利用红海榄地上根系的分布变化特征来构筑被风浪侵蚀严重的海岸带的防护工程架构，固着海岸泥滩，抵抗风浪冲击，抵御海水侵袭。对于红海榄资源，在现有基础上进行保护的同时，野生抚育工作也要同时结合进行，增加红海榄的种群数量。在保证充足阳光的基础上，施加氮磷肥以促进红海榄幼树生长。

海景观赏　海岸观赏景观红树主要分布于热带、亚热带沿海。红海榄树形优美，是我国人工造林优良树种。

预防赤潮 红海榄对海水（及海泥／沉积物）营养盐的去除作用使海水不致富营养化，从而预防赤潮发生。红海榄中存在抑藻物质，并能分泌到植物体外（主要通过根分泌），抑制赤潮藻类大量繁殖，对防止赤潮发生有一定的作用。红海榄对海水的沉淀作用和对海泥或海沙的固定作用使受污染的富含营养盐的海泥不宜扩散到海水中，从而保持海水的低营养状态，阻碍赤潮藻类的大量繁殖。红树林区为海湾生物提供良好的生境，包括良好的食物链、气候环境及微生物条件，使赤潮不易发生。

食品原料 红海榄的胚轴富含淀粉，去单宁处理后可与其他食物混合制饼，风味独特；叶子可以作为牛羊家畜的青饲料。

参考文献

陈燕, 刘锴栋, 黎海利, 等. 2014. 5 种红树植物的叶片结构及其抗逆性比较. 东北林业大学学报, 42(7): 27-31.

陈燕, 谢正生, 刘锴栋, 等. 2013. 角果木和红海榄对低温胁迫的生理响应差异研究. 西北农林科技大学学报 (自然科学版), 41(3): 69-74.

陈英华, 严重玲, 李裕红, 等. 2004. 盐胁迫下红海榄脯氨酸与活性氧代谢特征研究. 厦门大学学报 (自然科学版), 43(3): 402-405.

陈玉军, 廖宝文, 李玫, 等. 2014. 高盐度海滩红树林造林试验. 华南农业大学学报, 35(2): 78-85.

成家隆, 吕瑜良, 陈玉军, 等. 2015. 水东湾红树林不同生长位置生长差异性研究. 生态科学, 34(6): 30-35.

邓传远, 郑俊鸣, 张万超. 2015. 红海榄木材结构的生态解剖. 植物生态学报, 39(6): 604-615.

范吉星, 邓用川, 黄惜, 等. 2009. 红海榄根部盐胁迫反应的比较蛋白质组学分析. 中国生物化学与分子生物学报, 25(1): 72-77.

方宝新, 但新球. 2001. 中国红树林资源与保护. 中南林业调查规划, 20(3): 25-30.

冯晓锋, 敬全民, 刘素青, 等. 2010. 红海榄支柱根结构分析. 江西林业科技, 3: 16-20, 46.

管伟, 廖宝文, 张留恩, 等. 2010. 海南东寨港主要红树植物群落特征研究. 成都: 第九届中国林业青年学术年会.

何斌, 温远光, 梁宏温, 等. 2002a. 英罗港红树植物群落不同演替阶段植物元素分布及其与土壤肥力的关系. 植物生态学报, 26(5): 518-524.

何斌, 温远光, 刘世荣. 2006. 英罗港不同红树植物群落土壤腐殖质组成及特性的研究. 土壤学报, 43(3): 517-520.

何斌, 温远光, 袁霞, 等. 2002b. 广西英罗港不同红树植物群落土壤理化性质与酶活性的研究. 林业科学, 38(2): 21-26.

何斌源, 赖廷和. 2007. 广西沿海红海榄造林的宜林临界线. 应用生态学报, 18(8): 1702-1708.

何斌源, 赖廷和, 王瑁, 等. 2008. 农药对红海榄幼苗上藤壶的防治及其生理生态效应. 生态学杂志, 27(8): 1351-1356.

侯小涛, 郝二伟, 邓家刚, 等. 2016. 广西海洋药用生物名录. 南宁: 广西科学技术出版社.

胡宏友, 陈顺洋, 王文卿, 等. 2012. 中国红树植物种质资源现状与苗木繁育关键技术. 应用生态学报, 23(4): 939-946.

黄建辉, 林光辉, 韩兴国. 2005. 不同生境间红树科植物水分利用效率的比较研究. 植物生态学报, 29(4): 530-536.

黄剑坚, 李际平, 刘素青, 等. 2013a. 不同潮带红海榄群落胎生繁殖体空间分布格局分析. 中南林业科技大学学报, 33(3): 34-39.

黄剑坚, 李际平, 刘素青. 2013b. 特呈岛不同红海榄群落空间结构比较. 林业资源管理, 6: 92-95, 101.

黄剑坚, 刘素青, 韩维栋. 2013c. 红海榄叶面积指数的空间结构性. 西南林业大学学报, 33(2): 57-60.

黄椰林, 邱小忠, 施苏华, 等. 1999. 中国主要红树科植物的分子系统发育. 中山大学学报 (自然科学版), 1: 41-44.

蓝巧武, 刘华英. 2008. 盐度及胁迫时间对红海榄幼苗保护酶活性的影响. 福建林业科技, 35(2): 34-38.

李冬利. 2008. 黄槿内生真菌赤散囊菌及红海榄的次生代谢产物及其生物活性研究. 中国科学院研究生院 (海洋研究所) 博士学位论文.

李玫, 何雪香, 廖宝文. 2008. 固氮菌与溶磷菌接种对红海榄生长的影响. 生态科学, 27(4): 222-226.

李信贤, 温远光, 温肇穆. 1991. 广西海滩红树林主要建群种的生态分布和造林布局. 广西农学院学报, 4: 82-89.

李元跃, 林鹏. 2006. 三种红树植物叶片的比较解剖学研究. 热带亚热带植物学报, 14(4): 301-306.

梁成钦, 龚受基, 周先丽, 等. 2011. 红海榄化学成分. 中国实验方剂学杂志, 17(2): 76-79.

廖宝文, 郑松发, 陈玉军, 等. 2004. 几种红树林植物在深圳湾的引种驯化试验. 林业科学, 40(2): 178-182.

廖岩, 陈桂珠. 2007. 三种红树植物对盐胁迫的生理适应. 生态学报, 27(6): 2208-2214.

廖岩, 兰竹虹, 陈桂珠. 2007. 盐胁迫对红海榄幼苗根茎叶膜保护系统的影响. 生态环境, 16(5): 1449-1454.

林鹏. 2006. 中国红树林研究进展. 厦门大学学报（自然科学版）, 40(2): 592-603.

林鹏, 陈荣华, 雷泽湘. 1992a. 红海榄红树林的蒸腾作用与生态因子的关系. 热带亚热带植物学报, 18(1): 101-106.

林鹏, 尹毅, 卢昌义. 1992b. 广西红海榄群落的生物量和生产力. 厦门大学学报（自然科学版）, 2: 199-202.

林鹏, 尹毅, 卢昌义. 1993. 广西红海榄红树群落的 K、Ca、Mg 累积和循环. 植物学报: 英文版, 35(9): 703-709.

刘敏超, 彭友贵. 2010. 盐度对红海榄湿地系统净化效应的影响. 上海: 中国环境科学学会学术年会.

马宏伟, 徐远峰, 翟金玲, 等. 2010. 红海榄脱水素基因（RsDHN1）的克隆及表达分析. 热带作物学报, 31(5): 804-808.

莫竹承, 范航清, 何斌源. 2001a. 海水盐度对两种红树植物胚轴萌发的影响. 植物生态学报, 25(2): 235-239.

莫竹承, 范航清, 何斌源. 2001b. 木榄母树下 2 种红树植物幼苗生长特征研究. 广西科学, 8(3): 218-222.

莫竹承, 高忠春, 龙波. 2012. 红海榄人工幼苗生长特征研究. 热带海洋学报, 31(6): 103-106.

莫竹承, 何斌源, 范航清. 1999. 抚育措施对红树植物幼树生长的影响. 广西科学, 6(3): 231-234.

王伯荪, 梁士楚, 张军丽, 等. 2002. 海南岛红树植物的构筑型及其多样性. 中山大学学报（自然科学版）, 41(5): 83-85.

王瑞江, 陈忠毅, 黄向旭. 1989. 国产红树林植物的染色体计数. 热带亚热带植物学报, 6(1): 40-46.

王文卿, 林鹏. 2001. 红树植物秋茄和红海榄叶片元素含量及季节动态的比较研究. 生态学报, 21(8): 1233-1238.

王文卿, 王瑁. 2007. 中国红树林. 北京: 科学出版社.

王湛昌, 林文翰, 张亮亮, 等. 2006. 福建浮宫红海榄（Rhizophora stylosa）次生代谢产物研究. 厦门大学学报（自然科学版）, 45(6): 873-876.

温远光. 1999. 广西英罗港 5 种红树植物群落的生物量和生产力. 广西科学, 6(2): 142-147.

温远光, 刘世荣, 元昌安. 2002. 广西英罗港红树植物种群的分布. 生态学报, 22(7): 1160-1165.

吴钿, 叶昌辉, 韩维栋. 2012. 5 种红树科植物叶片的比较解剖及其生态适应研究. 植物研究, 32(2): 143-146.

吴伟红, 黄晓玉, 李军芳, 等. 2014. 药用红树植物红海榄的生药学鉴别研究. 时珍国医国药, 12: 2929-2931.

伍卡兰, 彭逸生, 郑康振, 等. 2010. 五种红树植物通气组织对人工非潮汐生境的响应. 生态学报, 30(24): 6927-6934.

徐淑庆, 李家明, 卢世标, 等. 2010. 广西北部湾红树林资源现状及可持续发展对策. 生物学通报, 45(5): 11-14.

许会敏, 叶蝉, 张冰, 等. 2010. 湛江特呈岛红树林植物群落的结构和动态特征. 生态环境学报, 19(4): 864-869.

杨旭红, 李怀标, 陈虹, 等. 2008. 红海榄叶的化学组成及其生物活性. 药学学报, 43(9): 974-978.

姚贻强, 梁士楚, 李桂荣, 等. 2008. 广西红树林优势种群生态学研究. 生态环境, 17(3): 1082-1085.

尹毅, 林鹏. 1993a. 广西红海榄红树群落的能量研究. 厦门大学学报（自然科学版）, 1: 100-103.

尹毅, 林鹏. 1993b. 红海榄红树林的氮、磷积累和生物循环. 生态学报, 3: 221-227.

昝启杰, 王勇军, 王伯荪, 等. 2002. 深圳福田 3 种红树植物引种的初步研究. 广东林业科技, 18(4): 26-31.

张善芬. 2015. 红树植物红海榄引种育苗技术. 现代农业科技, 8: 196, 208.

张秀枝, 吴钿. 2008. 红树属植物叶片的解剖学研究. 信阳农业高等专科学校学报, 18(1): 121-123.

张玉兰, 王开发, 李珍. 1997. 我国红树科植物花粉形态研究及其古环境意义. 海洋通报, 16(6): 31-38.

赵萌莉, 林鹏. 2002. 分子标记技术在红树植物遗传多样性研究中的应用. 内蒙古农业大学学报（自然科学版）, 23(1): 112-114.

赵亚, 宋国强, 郭跃伟. 2004. 中国红树植物红海榄（Rhizophora stylosa）的化学成分研究. 天然产物研究与开发, 16(1): 23-25.

郑文教, 连玉武. 1996. 广西英罗湾红海榄林重金属元素的累积及动态. 植物生态学报, 18(1): 20-27.

钟琼和, 周元满, 曾群英, 等. 2010. 特呈岛红海榄支柱根系变化趋势分析. 防护林科技, 3: 27-29.

周涵韬, 林鹏. 2001. 中国红树科 7 种红树植物遗传多样性分析. 水生生物学报, 25(4): 362-369.

周元满, 黄剑坚, 韩维栋, 等. 2013a. 天然红海榄种群分布格局研究. 广西植物, 33(4): 496-501.

周元满, 黄剑坚, 刘志美, 等. 2013b. 天然红海榄支柱根的空间连接与分形表征. 林业科学研究, 26(3): 359-365.

周元满, 黄剑坚, 聂页, 等. 2013c. 红海榄天然林的分枝规律. 东北林业大学学报, 41(2): 14-17, 21.

周元满, 聂页, 刘美欣, 等. 2012. 天然红海榄树冠结构的分形特征. 中南林业科技大学学报, 32(8): 37-41.

朱秋燕, 张晓燕, 龚受基, 等. 2010. 红海榄提取物体外抗菌抗肿瘤活性研究. 安徽农业科学, 16: 8417-8418.

Bao J, Li X X, Zhu K K, et al. 2021. Bioactive aromatic butenolides from a mangrove sediment originated fungal species,

Aspergillus terreus SCAU011. Fitoterapia, 150: 104856.

Chen C J, Li D, Yu K Y, et al. 2021. Generation of tryptamine derivatives through biotransformation by *Diaporthe* sp. J. Asian Nat. Prod. Res., 23(12): 1164-1170.

Li D L, Li X M, Peng Z Y, et al. 2007. Flavanol derivatives from *Rhizophora stylosa* and their DPPH radical scavenging activity. Molecules, 12(5): 1163-1169.

Li D L, Li X M, Wang B G, et al. 2008. Pentacyclic triterpenoids from the mangrove plant *Rhizophora stylosa*. Nat. Prod. Res., 22(9): 808-813.

Neilson M J, Painter T J, Richards G N. 1986. Flavologlycan: a novel glycoconjugate from leaves of mangrove (*Rhizophora stylosa* Griff.). Carbohydr. Res., 147(2): 315-324.

Peng X, Wang Y, Zhu G, et al. 2018. Fatty acid derivatives from the halotolerant fungus *Cladosporium cladosporioides*. Magn. Reson. Chem., 56(1): 18-24.

Takara K, Kuniyoshi A, Wada K, et al. 2008. Antioxidative flavan-3-ol glycosides from stems of *Rhizophora stylosa*. Biosci. Biotechnol. Biochem., 72(8): 2191-2194.

Wang L, Shi Y, Che Q, et al. 2021. Penipyrols C-G and methyl-penipyrol A, α-pyrone polyketides from the mangrove derived fungus *Penicillium* sp. HDN-11-131. Bioorg. Chem., 113: 104975.

Xu Z, Wu X, Li G, et al. 2020. Pestalotiopisorin B, a new isocoumarin derivative from the mangrove endophytic fungus *Pestalotiopsis* sp. HHL101. Nat. Prod. Res., 34(7): 1002-1007.

Yang S Q, Li X M, Xu G M, et al. 2018. Antibacterial anthraquinone derivatives isolated from a mangrove-derived endophytic fungus *Aspergillus nidulans* by ethanol stress strategy. J. Antibiot. (Tokyo), 71(9): 778-784.

7 使君子科（Combretaceae）

7.1 红榄李（*Lumnitzera littorea*）

　　红榄李属于使君子科（Combretaceae）榄李属（*Lumnitzera*），是嗜热性窄布种，在世界范围内都是稀少种类，零星分布于印度、斯里兰卡、缅甸、泰国及马来西亚等地，在我国仅分布于海南南部陵水黎族自治县至三亚市沿海滩涂，为 2021 年《国家重点保护野生植物名录》的国家 I 级重点保护野生植物，亦为《世界自然保护联盟濒危物种红色名录》的易危植物和《关于特别是作为水禽栖息地的国际重要湿地公约》的濒危物种。红榄李是热带红树林演替后期的种类，对光照、温度和生境的要求非常高，分布区十分狭窄。近年来的现场实地调查研究表明，在我国红榄李已到了濒临灭绝的边缘（张颖等，2013）。红榄李材质坚硬，纹理细致，可作为精工木料。目前关于红榄李的研究已涉及红榄李资源、木材结构解剖、榄李属植物叶片结构、花粉粒形态、分子生物学、生物学特性及栽培等领域，为其引种栽培提供了可靠的解剖学依据（张颖等，2017；张晓楠，2016；单慊岗，2014；钟才荣等，2011；陈利洪，2007；邓传远等，2004；苏国华，2004；张玉兰和王开发，2002）。从红榄李中分离的化学成分主要有黄酮类、大环内酯类、2,5-二酮哌嗪类和萜类化合物等。红榄李的研究对中国热带海岸植物区系和盐碱土植物群落研究都具有一定科学意义。由于红榄李属于濒危物种，需要进一步对其进行人工栽培和野生抚育、化学成分以及药理研究。

　　【分类位置】　被子植物门 Angiospermae 双子叶植物纲 Dicotyledoneae 原始花被亚纲 Archichlamydeae 桃金娘目 Myrtiflorae 使君子科 Combretaceae 榄李属 *Lumnitzera* 红榄李 *Lumnitzera littorea* (Jack) Voigt，1845，异名 *Laguncularia coccinea* Gaudich.，1826（中国科学院中国植物志编辑委员会，1984）。

　　【形态特征】　红榄李为乔木或小乔木（图 7.1），高达 25m，直径达 50cm，有细长的膝状呼吸根，露出水面；树皮灰褐色，纵裂；幼枝淡红色或绿色，无毛，枝广展，具纵裂，有叶痕。叶互生，常聚生枝顶，叶片肉质而厚，表面蜡质，光滑无毛，倒卵形或倒披针形，或窄倒卵状椭圆形，长（2～）6.5～8cm，宽 1.5～2.8cm，先端钝圆或微凹，基部渐狭成一不明显的柄，主叶脉明显，侧脉 4～5 对，上举，不明显；无柄或近无柄。总状花序，顶生，长 3～4.5cm，花 10～15 朵；小苞片 2 枚，三角形，长 1.5～2mm，具腺毛；萼片 5 枚，扁圆形，长约 1.5mm，先端钝圆，复瓦状排列，边缘具腺毛；花瓣 5 枚，红色，长圆状椭圆形，长 5～6mm，先端渐尖或钝头；雄蕊 5～10 枚，通常 7 枚，长约 10mm，花药呈椭圆形，褐色，药隔凸尖；子房呈纺锤形，长约 7mm，基部渐狭成一短柄，柄长 2mm；胚珠 5 枚，各珠柄彼此稍合生，但不等长；花柱长约 10mm，无毛，顶端稍粗厚，柱头略平。果呈纺锤形，长 1.6～2cm，直径为 4～5mm，成熟时子房部位果皮微微泛红，顶端具宿存的萼肢，具纵纹；种子脱落后，经长期海水浸泡，果皮逐渐变为黑褐色，后逐渐腐烂，顶端呈毛刺状。种子经后熟作用开始萌发，胚茎部先弯曲露出，后逐渐伸直，子叶顶出，而后胚根逐渐长出，子叶逐渐展开，胚轴和子叶背部泛红。花期

4～5月，果期6～10月（张晓楠，2016；中国科学院中国植物志编辑委员会，1984）。

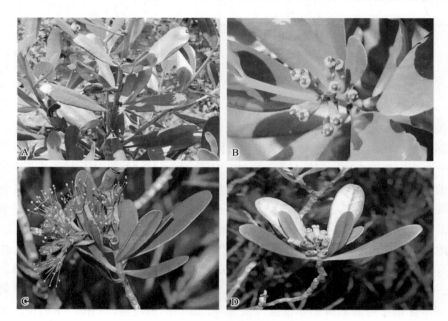

图7.1 红榄李植物形态

A. 部分植株；B. 花蕾期枝叶；C. 花枝（毛礼米摄）；D. 果枝（毛礼米摄）

【生境分布】 红榄李分布区年平均温度为21～25℃，全年无霜，海水表层平均温度为25～25.8℃。红榄李适合生长于风平浪静，土壤含盐分为0.46%～2.7%的海湾淤泥中，常与红树、海榄雌、苦郎树、海漆、瓶花木、榄李等混生（图7.2），是组成热带海岸红

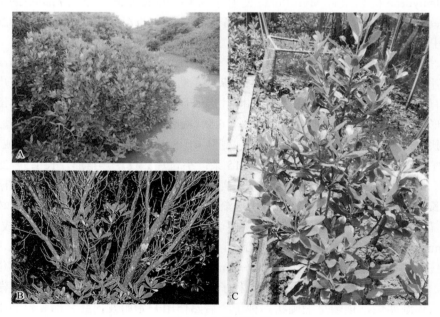

图7.2 红榄李生境

A. 生长在海水沟边的红榄李；B. 生长在红树林区的红榄李（毛礼米摄）；C. 栽培在东寨港红树林区的红榄李

树林群落的树种之一（张颖等，2013）。红榄李分布于亚洲热带、大洋洲北部和波利尼西亚、马来西亚。我国的红树植物红榄李目前只分布在海南三亚市铁炉港、陵水黎族自治县大墩村和海口市东寨港，其中铁炉港和大墩村为自然分布，东寨港为人工移植（范航清和陈利洪，2006）。

【药材鉴别】

药材性状　叶较完整，少破碎（图 7.3）。完整叶片展平后呈倒卵形至倒披针形，或窄倒卵状椭圆形，长 5～7cm，宽 1～2.5cm。先端钝圆或微凹，基部渐狭成一不明显的柄，全缘。两面无毛，叶脉不明显，隐约可见侧脉 4～5 对。无柄或近无柄。革质。气微，味淡。

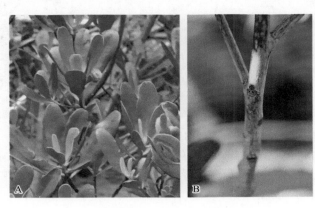

图 7.3　红榄李枝、叶（鲜）药材形态
A. 枝叶；B. 茎枝

茎呈圆柱形，有的弯曲，直径长短不一，常截成小段。老茎表面黑褐色或黑棕色，栓皮纵裂；嫩茎表面灰红色或灰绿色，无毛，有半圆形叶痕和枝痕。质脆，易折断，断面中央有髓。气微，味微涩、微咸。

组织构造　叶中脉部位横切面（图 7.4）中脉没有明显的突起（李元跃等，2010）。上、下表皮细胞较小，外被薄的角质层，表皮细胞内方无下皮细胞；上、下表皮均分布着下陷的气孔，气孔下连着孔下室。上、下表皮细胞内方分布着上、下栅栏组织，栅栏组织细胞排列紧密，上栅栏组织细胞 3～4 层，细胞较长，下栅栏组织细胞 2～3 层，细胞较短。海绵组织由 8～14 层细胞组成，细胞排列紧密，不含叶绿体，已特化为贮水细胞。维管束分布在海绵组织中，这是对海生生活的适应，薄壁细胞中含有草酸钙簇晶。中脉维管束 1 个，呈弧状排列，木质部导管多。薄壁细胞含草酸钙簇晶。

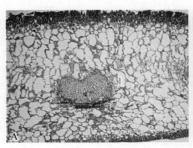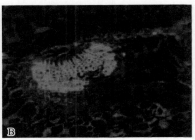

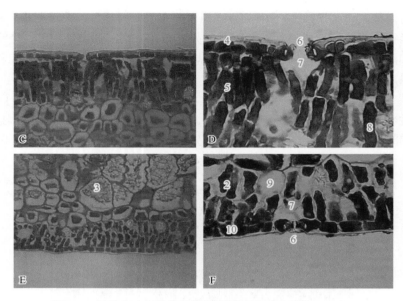

图 7.4　红榄李叶中脉部位横切面形态（李元跃等，2010）

A. 中脉部位横切面；B. 中脉维管束（共聚焦显微镜下）；C、D. 叶肉上表皮部位；E、F. 叶肉下表皮部位

1. 中脉维管束；2. 下栅栏组织；3. 海绵组织；4. 上表皮；5. 上栅栏组织；6 气孔；7. 气室；8. 草酸钙簇晶；9. 贮水细胞；
10. 下表皮

　　叶表面制片上表皮细胞呈不规则长多角形或多角形，排列紧密，垂周壁略增厚，微拱形或略平直，气孔较密集；下表皮细胞呈不规则长多角形或多角形，细胞小于上表皮细胞，垂周壁稍厚，微拱形或略平直，气孔密集，内陷（图 7.5）。表皮细胞内方的薄壁细胞中含草酸钙簇晶。

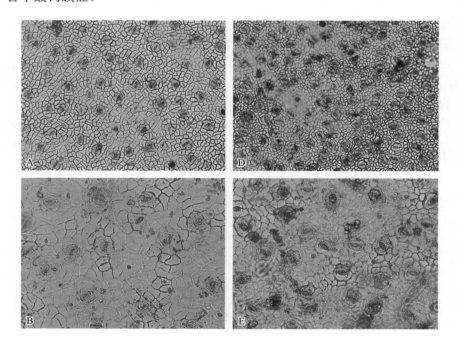

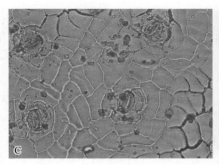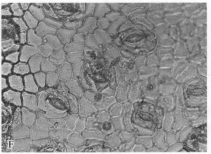

图 7.5 红榄李叶表皮细胞形态

A～C. 上表皮（示表皮、气孔及晶簇）；D～F. 下表皮（示表皮、气孔及晶簇）

A、D. ×100；B、E. ×200；C、F. ×400

超微形态 花粉粒（图 7.6）呈长球形或近球形，赤道面观轮廓线为椭圆形，大小为 38.3（36.3～41.3）μm× 31.6（26.3～38.8）μm，具三孔沟及 3 个假沟，外壁厚约 3μm，分层不明显，光学镜下外壁近光滑，扫描电镜下具浅穴状纹饰（张玉兰和王开发，2002）。

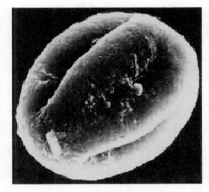

图 7.6 红榄李花粉粒超微形态（张玉兰和王开发，2002）

【分子鉴别】 苏国华（2004）运用 ISSR 分子标记技术，对分布在东印度洋、西太平洋地区（包括南海海岸、东印度洋海岸、澳大利亚北部海岸）的榄李和红榄李种群遗传多样性及其遗传结构进行了分析。红榄李的 868 引物 ISSR 扩增结果（图 7.7）表明，共扩增出 221 个位点，其中多态位点有 178 个，多态百分率为 80.54%，总期望杂合度为 0.246，种群平均多态百分率为 31.49%，种群平均期望杂合度为 0.101。对榄李和红榄李的遗传距离进行 UPGMA 聚类分析，结果显示榄李和红榄李具有相似的聚类图。这进一步说明马来半岛和印度尼西亚群岛作为历史上曾出现的基因流地理障碍对种群的遗传分化有显著的影响，造成了榄李和红榄李种群在三大地理区域间的显著分化。

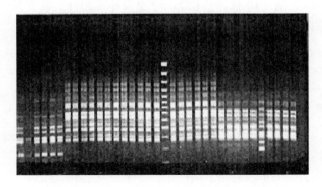

图 7.7 红榄李的 868 引物 ISSR 扩增结果（苏国华，2004）

【生理特性】 红榄李属于喜温树种，适宜生长的温度范围及无霜期是：年平均温度为 9～16℃，极端最低温度为 −25℃，极端最高温度在 38℃以下，有霜期 150d。红榄李喜光，进入结果期以后，更需要充足的光照，全年日照时数在 2000h 以上，才能保证红榄李的正常生长发育，如低于 1000h，核壳、核仁均发育不良。红榄李栽培中，园地选择、栽植密度、栽培方式及整形修剪等，均必须考虑采光问题。土壤是一切植物生长发育的基地，红榄李庞大的根系和树体首先要求土层深厚（大于 1m），以保证其良好地生长发育。红榄李喜疏松土质和排水良好，在地下水位过高和黏重的土壤上生长不良，而在含钙的微碱性土壤上生长最佳。红榄李对土壤 pH 的适应范围为 6～8，pH 对其生长与结实有影响。红榄李喜肥，要求土壤肥沃、有机质含量高。红榄李耐干燥的空气，而对土壤水分状况却比较敏感，土壤过旱或过湿均不利于红榄李的生长与结实。所以，山地红榄李园需采取水土保持措施，而在平地则要解决排水问题。

张颖等（2013）在研究红榄李的生物学特性时发现，红榄李花果期较长，一般 3 月始花，4～6 月为盛花期，4～8 月为果期。对铁炉港红榄李的物候观察显示，大约 22% 的红榄李具有双花期。第二花期：10～11 月进入花蕾期，12 月为盛花期，次年 1～2 月为果熟期。但根据 2012 年的野外调查结果，铁炉港红榄李在 10～11 月并未进入花蕾期，这表明铁炉港红榄李已经没有双花期的现象。2013 年 1 月，仅有 1 株始花，其余 8 株 3 月始花。

红榄李种子有严重的败育现象。红榄李种子解剖结果显示，母树树龄越高，种子败育率越高，中果皮腐坏的种子败育率更高，果粒较大的红榄李种子败育率略高于果粒较小的种子，败育率与成熟果实颜色无关。张颖等（2013）利用刀切法对陵水黎族自治县大墩村的红榄李种子进行了调查，其成熟种子均为空粒，无种胚。幼嫩果实中少部分有种子结构的发育，但很快表现为干枯，最终坏死。对红榄李的雌蕊进行切片观察，发现子房多为无胚结构。2013 年 2 月，对红榄李幼果进行解剖检测，发现有 58% 的果实受到虫害，害虫将卵产入红榄李种子内，幼虫吞噬发育的胚组织，这是导致红榄李种子败育的一个重要因素。

【资源状况】 红榄李是热带红树林演替后期的种类，对光照、温度和生境的要求非常高，分布区十分狭窄。红榄李种子萌发率低，人为干扰严重是影响红榄李种群生存的主要原因。范航清和陈利洪（2006）调查发现，我国有红榄李 359 株（表 7.1），全部分布在海南，极度濒危，具体分布地点为三亚市铁炉港（9 株）、陵水黎族自治县大墩村（340 株）、海口市东寨港（10 株，移植）。钟才荣等（2011）调查发现，2008 年由于冬季受寒害，东寨港自然保护区成功移植的红榄李全部被冻死。

表 7.1 中国红榄李分布数量变化表

年份	数量（株）				来源
	海口市东寨港	三亚市铁炉港	陵水黎族自治县大墩村	合计	
2006	10	9	340	359	范航清和陈利洪，2006
2010	0	9	38	47	钟才荣等，2011
2012	0	9	11	20	张颖等，2013
2014	0	9	5	14	2014 年 CMCN 发布的《中国濒危红树植物红榄李调查报告》

　　钟才荣等（2011）对海南岛东部沿海濒危红树植物进行了调查，结果表明，红榄李在铁炉港分布有 9 株，胸径为 10～50cm，其中胸径为 10～19.9cm 的有 1 株，胸径为 20～29.9cm 的有 2 株，胸径为 30～39.9cm 的有 3 株，胸径为 40～50cm 的有 3 株。9 株红榄李高 3.7～7.5m，平均高 5.8m。这 9 株红榄李是我国现存较为高大的红榄李植株，从其生长状况估计，已处于老龄或接近老龄阶段，其所在林区总面积为 1.5hm²，红榄李集中分布在 60m×25m 的范围内，与红榄李混生的树种有红树、榄李、海莲、木榄、尖瓣海莲、木果楝、海榄雌等。林区所在滩面土壤沙多泥少，形成沙泥土，同时由于该地只有雨季经周边水稻田流入湾内的山洪水补充淡水，因此海水盐度较高，通常在 30‰ 以上，最高时可达 34‰。2002～2010 年的观察记录表明，除受到 2008 年寒潮的影响，2008 年和 2009 年少见花果外，其他年份 9 株红榄李均能正常开花结果，但是林下并无幼苗发育。1996～2000 年，通过人工采种进行育苗试验，仅 1997 年种子发芽率达 3‰，而其他年份种子育苗试验均无发芽。陵水黎族自治县红榄李分布于大墩村，属于黎安港湾内。范航清和陈利洪（2006）调查发现，该地海边分布有 340 株红榄李，原有大量红树林分布，且生长较好，多树种可正常自然更新，但近年来由于养殖业的发展而遭到大范围的破坏，现仅存 10～100m 宽的红树林带。2010 年调查发现，红榄李生长在靠陆一端的红树林林缘，仅存 38 株，树高 2.5～5.5m，地径为 3.9～26cm，胸径为 1.5～7.2cm，其中只有部分植株生长正常，而部分植株受到虾塘排污的影响，处于亚健康生长状态，另有 49 株红榄李枯立木。调查时发现，多处红榄李曾被砍伐。该地红榄李处于中龄、幼龄阶段，林分盖度在 90% 以上，分布区内主要有红树、红海榄、榄李、杯萼海桑、海漆、木榄等混交树种。2010 年红榄李开花结果正常，但林下无小苗。检测采回的种子发现，种子均为空粒，无种胚。

　　张颖等（2013）的调查表明，陵水黎族自治县大墩村仅剩下 11 株红榄李，表现为能正常开花结果，林下无幼苗发育。由于缺乏有效的保护手段，近年来我国野外红榄李种群数量急剧减少。至 2014 年，根据中国红树林保育联盟（CMCN）发布的《中国濒危红树植物红榄李调查报告》，红榄李在国内仅分布于三亚市铁炉港和陵水黎族自治县大墩村，与榄李、红树、木榄等其他红树植物混生，数量稀少，仅剩 14 株，其中铁炉港有 9 株，大墩村有 5 株，东寨港自然保护区虽曾移植成功，但其后因极端气候而被冻死。仅存的 14 株红榄李均处于老化或退化阶段，林下基本无红榄李幼苗，种子严重败育，已丧失自我繁育能力，无法进行有性繁殖；枝条扦插、空中压条和组织培养的无性繁殖试验尚未取得成功；生境破碎化，并且退化或恶化。红榄李濒危资源有待关注和保护。

　　【文献记载】　红榄李是热带红树林演替后期的种类，对光照、温度和生境的要求非常高，分布区十分狭窄。在我国红榄李已到了濒临灭绝的边缘（张颖等，2013）。

　　【药用价值】　历代本草未见有关红榄李的药用记载。现代研究报道，红榄李（采自马来西亚）的正己烷、乙酸乙酯和甲醇粗提物均有不同程度的抑菌活性（Saad et al.，2011）。从红榄李及其内生真菌分离得到黄酮类化合物，部分可以抑制 α-葡萄糖苷酶的活性（Thuy et al.，2019）；分离得到的萜类化合物 chrysogenolide E 具有广谱抗肿瘤作用（Qin et al.，2023）。

　　【化学成分与药理研究】　红榄李粗提物有抗菌活性，如红榄李（采自马来西亚）的正己烷、乙酸乙酯和甲醇提取物对金黄色葡萄球菌（*Staphylococcus aureus*

ATCC25923）、蜡样芽孢杆菌（*Bacillus cereus* ATCC11778）和大肠杆菌（*Escherichia coli* ATCC35218）均有抑制活性，其中正己烷粗提物表现出最好的抑菌活性（Saad et al.，2011）。从红榄李中分离的化学成分主要有黄酮类、大环内酯类、2,5-二酮哌嗪类和萜类化合物等。

黄酮类 从红榄李（采自越南）的叶片中分离出黄酮类化合物（图 7.8），包括 lumnitzerone、quercetin、quercitrin、myricetin、myricitrin、naringenin、chrysoeriol、pilloin、afzelin 和 myricetin 3-*O*-（4″-*O*-galloyl）-α-L-rhamnopyranoside。其中，naringenin、quercetin 和 afzelin 抑制 α-葡萄糖苷酶的 IC_{50} 分别为 1.87μg/ml、3.42μg/ml 和 6.26μg/ml（Thuy et al.，2019）。

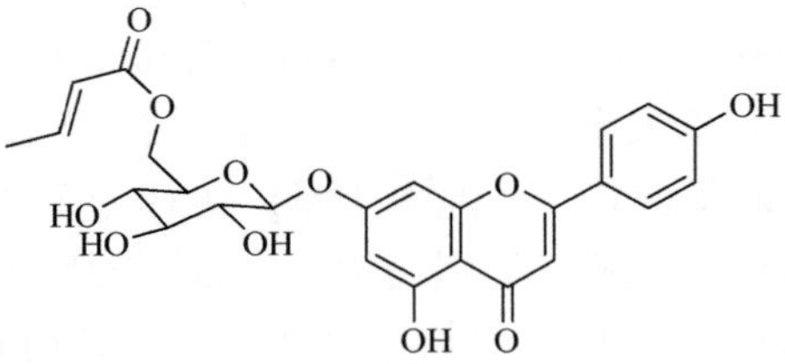

lumnitzerone

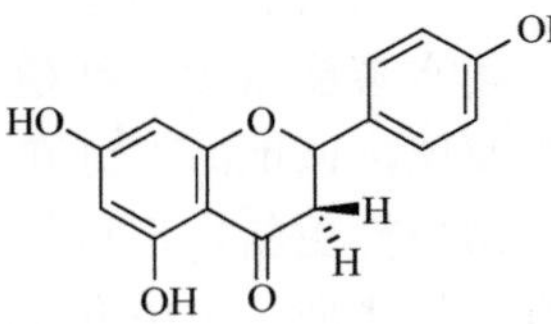

naringenin

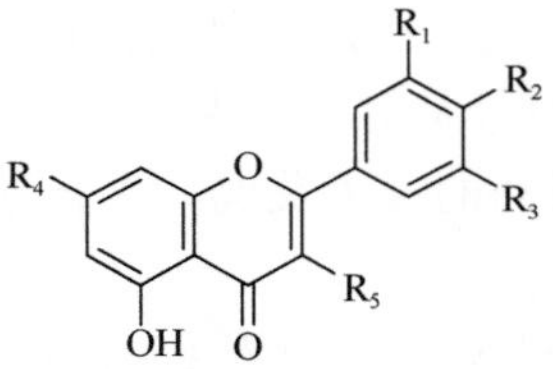

quercetin, R_1 = OH, R_2 = OH, R_3 = H, R_4 = OH, R_5 = OH
quercitrin, R_1 = OH, R_2 = OH, R_3 = H, R_4 = OH, R_5 = *O*-rhamnoside
myricetin, R_1 = OH, R_2 = OH, R_3 = OH, R_4 = OH, R_5 = OH
myricitrin, R_1 = OH, R_2 = OH, R_3 = OH, R_4 = OH, R_5 = *O*-rhamnoside
chrysoeriol, R_1 = OCH$_3$, R_2 = OH, R_3 = H, R_4 = OH, R_5 = H
pilloin, R_1 = OH, R_2 = OCH$_3$, R_3 = H, R_4 = OCH$_3$, R_5 = H
afzelin, R_1 = H, R_2 = OH, R_3 = H, R_4 = OH, R_5 = *O*-rhamnoside
myricetin 3-*O*-(4″-*O*-galloyl)-α-L-rhamnopyranoside, R_1 = OH, R_2 = OH, R_3 = OH, R_4 = OH, R_5 = *O*-(4″-*O*-galloyl)-rhamnoside

图 7.8　红榄李中的黄酮类化合物

大环内酯类 从红榄李（采自泰国董里府）的树枝中分离出 12-hydroxycorniculatolide A、corniculatolide A、12-hydroxy-11-*O*-methyl-corniculatolide A（图 7.9）。其中，12-hydroxy-corniculatolide A 对金黄色葡萄球菌的 MIC 为 64μg/ml（Wongsomboon et al.，2018）。

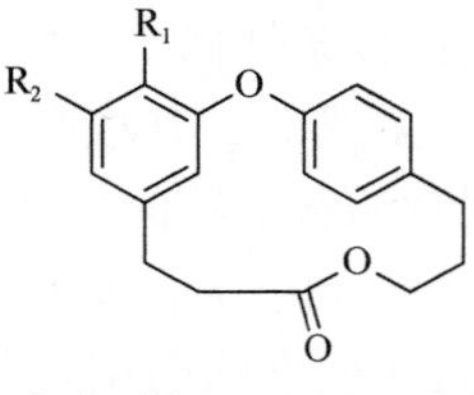

12-hydroxycorniculatolide A, R_1 = R_2 = OH
corniculatolide A, R_1 = OH, R_2 = H
12-hydroxy-11-*O*-methyl-corniculatolide A, R_1 = OMe, R_2 = OH

图 7.9　红榄李中的大环内酯类化合物

2, 5-二酮哌嗪类 从红榄李内生真菌 *Nigrospora camelliae-sinensis* S30 发酵培养液中分离得到 nigrosporaamide A、nigrosporaamide B、cyclo-（L-Pro-L-Phe）、cyclo [L-（4-

hydroxyprolinyl）-L-Leu]、cyclo-（L-Val-L-Pro）、cyclo-（L-Leu-L-Pro）、cyclo-（*R*-Leu-*R*-Pro）、cyclo-（L-Ile-L-Pro）、cyclo-（4-methyl-*R*-Pro-*S*-Nva）等 2, 5-二酮哌嗪类化合物，见图 7.10。

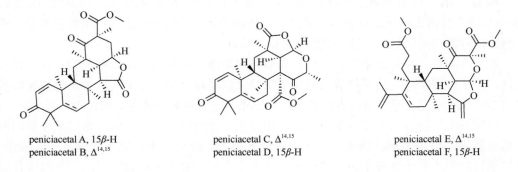

nigrosporaamide A　　　　nigrosporaamide B　　　　cyclo-(L-Pro-L-Phe)

cyclo[L-(4-hydroxyprolinyl)-L-Leu]　　cyclo-(L-Val-L-Pro)　　cyclo-(L-Leu-L-Pro), 3*S*, 9*S*
cyclo-(*R*-Leu-*R*-Pro), 3*R*, 9*R*

cyclo-(L-Ile-L-Pro)　　cyclo-(4-methyl-*R*-Pro-*S*-Nva)

图 7.10　红榄李内生真菌 *Nigrospora camelliae-sinensis* S30 中的 2, 5-二酮哌嗪类化合物

萜类　从红榄李（采自中国海南）根部内生真菌 *Penicillium* sp. HLLG-122 中分离得到 peniciacetal A～peniciacetal I、berkeleyacetal A 和 chrysogenolide B～chrysogenolide E（图 7.11）。其中，chrysogenolide E 对人肝癌细胞 HepG2、人乳腺癌细胞 MCF7、人急性髓细胞性白血病细胞 HL-60、人非小细胞肺癌细胞 A549、人结肠癌细胞 HCT116 和人骨髓瘤细胞 H929 具有较好的抑制作用，IC$_{50}$ 分别为 6.6μmol/L、14.8μmol/L、3.2μmol/L、5.7μmol/L、6.9μmol/L 和 3.0μmol/L（Qin et al., 2023）。

peniciacetal A, 15*β*-H　　　　peniciacetal C, Δ^{14,15}　　　　peniciacetal E, Δ^{14,15}
peniciacetal B, Δ^{14,15}　　　　peniciacetal D, 15*β*-H　　　　peniciacetal F, 15*β*-H

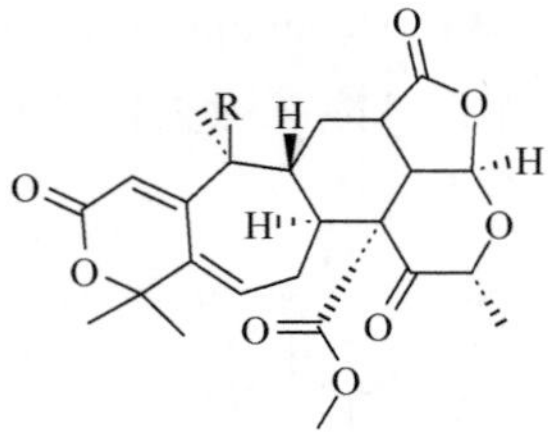

peniciacetal G, R = OOH
chrysogenolide C, R = OH

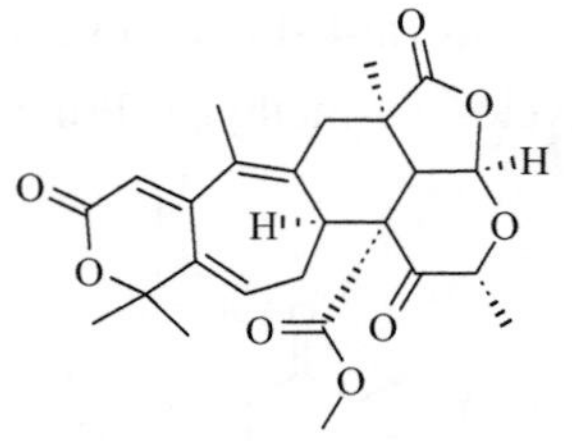

peniciacetal H

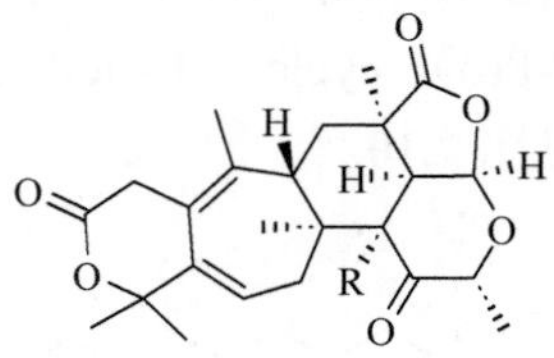

peniciacetal I, R = H
berkeleyacetal A, R = COOCH₃

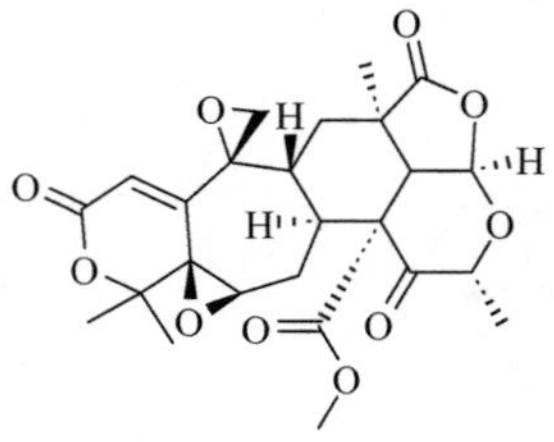

chrysogenolide B

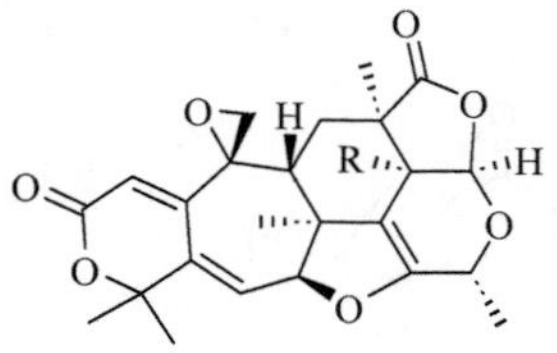

chrysogenolide D, R = OH
chrysogenolide E, R = H

图 7.11　红榄李根部内生真菌 *Penicillium* sp. HLLG-122 中的萜类化合物

【栽培技术】

繁育　苏国华（2004）采用种子繁殖、枝条扦插、空中压条等多种繁殖方法对红海榄引进育种，结果均未能繁殖出新的红榄李植株，从侧面说明了挽救濒危物种红榄李的艰巨性和复杂性。张颖等（2013）对红榄李进行了种子发芽试验，结果种子发芽率为0，用刀切法解剖种子，幼嫩果实中种子有胚组织，但成熟果实中种子的空粒率几乎为100%，表明我国目前的种源已无法进行有性繁殖。利用嫁接、扦插等方式解决种源濒危问题，成为红榄李种源拯救的首选，但对有限的树木资源，此两种方法在技术摸索中也将面临困难。

2015 年海南东寨港国家级自然保护区管理局成功培育出了红榄李，红榄李植株陆续进入了开花期，积累了红榄李的栽培经验。

张颖和李蕾（2019）总结的红榄李栽培技术如下。

培育圃地　以等体积的椰糠、海沙及园土混合作为苗床基质，以 0.5% 浓度的KMnO₄ 溶液对苗床基质进行消毒、杀虫，以防治地老虎等地下病虫害；用塑料水管、铁丝网和纱网将苗圃围起来，防止螃蟹、老鼠等啃食。

种子与播种　将种子采集回来后，先放在水里泡一周左右，使黑褐色的外种皮充分软化，用手慢慢搓掉，然后摊放在阳光下晾干，以储存备用。晾干的种子在播种前用温水泡 20～30min 进行催芽处理并消毒，然后以条播方式播种于消毒后的苗床基质中。

苗床管理　播种后的苗床基质应定期用海水进行淋洒，同时还应定期对播种后的苗床基质施用广谱杀菌剂。播种后，要注意浇水排水、疏松土壤、肥水管理、施药除虫。过旱或过湿都不利于红榄李生长与结实。红榄李喜肥，要求土壤疏松肥沃、有机质含量高，红榄李对温度较敏感，应注意保温防寒。

种苗管理　当红榄李种子发芽后，待有叶子完全展开时，移入消毒后的育苗块中种植，并定期用海水进行淋洒，育苗块呈圆柱形且侧面用无纺布包裹，由体积比为1∶2的泥炭和椰糠混合而成，或由体积比为1∶2的泥炭和椰糠及少量营养启动肥料混合而成。涨落潮后，要注意洗净叶面上沾染的污泥。

幼苗移植　待红榄李幼苗长出6～10片叶子时，将具有红榄李幼苗的育苗块移入育苗袋中进行育苗培养，并定期用海水进行淋洒，定期施用广谱杀菌剂，定期施用广谱杀虫剂。育苗袋中的培养基由等体积的营养土、河沙及红土混合而成。

幼苗移栽　待育苗袋中的红榄李幼苗生长至至少30cm高时，移到野外种植，从而完成红榄李幼苗的育苗。

野生抚育　红榄李是一种濒危红树植物，在中国仅分布于海南，分布区域狭窄，数量稀少，栖息地被破坏，濒临灭绝。首先建议在红榄李生长地陵水黎族自治县大墩村红树林区进行封禁管理，划出专门区域，建立保护小区或归入附近的保护区进行管理，退养还林，还原生境，对仅存的红榄李进行就地保护（陈士林等，2004）。停止对沿海河口原生境的人为破坏，制止将现存的红榄李湿地转化为农田、池塘、盐场及其他用途，以保护仅存的红榄李种群。对仅存的红榄李，根据其生物学特性及生长环境，适宜采取根部培土、剪除杂草、防治病虫害、人工辅助果实与种子成熟等措施，保存和扩大种群。对于已遭受破坏的红榄李生长区域，在封禁管理的基础上，采用人工补种或扦插、空中压枝等无性繁殖方式进行弥补，人为增加红榄李种群数量，人工补栽后要加强管理。对于几乎已灭绝的红榄李原产区域，如陵水黎族自治县大墩村，可以进行重新引种，加大红榄李栽培技术研究，实行仿野生栽培，加大人工管理和保护力度，重新培育和繁殖红榄李种群。

【资源保护与开发应用】

加大资源保护力度　尽管濒危物种红榄李分布于三亚市的红树林自然保护区范围内，但是陵水黎族自治县大墩村的红榄李却遭受严重破坏，应加强保护管理。对于濒危红树植物要严禁人为破坏活动，加大对破坏活动的打击力度。重视对红榄李周围生境的保护，每一种生物都与周围环境形成了相互共存、相互影响的关系，要保护好红榄李，就必须保护好其周围的生境。陵水黎族自治县红榄李分布于大墩村，属于黎安港湾内。该地原有大量红树林分布，且生长较好，多树种可正常自然更新，但近年来由于养殖业的发展而遭到大范围的破坏。建议在该地区设专职人员进行保护，以便在实施有效挽救办法之前维持住最后的红榄李种质资源。加大对三亚市铁炉港和陵水黎族自治县大墩村红榄李保护、管理和资金的投入，建立长期巡护和定期监测的机制，完善保护设施，杜绝人畜随意进出及破坏。

积极开展人工繁育研究　人为促进种源扩大。我国目前的红榄李种源无法进行正常的有性繁殖，可尝试从国外红榄李分布区引种，改变我国现有的种源结构。由于红榄李成熟果实中种子的空粒率几乎为100%，种子发芽率几乎为0，可尝试利用扦插、嫁接和组织培养等方式解决种源濒危问题。但对有限的红榄李资源，这些方法在技术摸索中也将面临困难。因此，要加大对红榄李繁育研究的投入，寻找种源扩大的突破口。

加强红树林湿地及红树濒危植物的科学研究与宣传教育　提高社区居民对濒危物种的保护意识。在现有管理和保护法律法规的基础上，面对广大公众开展系统的环境教育工作，提升公众的认知和保育意识。针对濒危红树植物的保育进一步完善法治建设，加大对违法行为的惩治力度，从严执法，违法必究。

参考文献

陈利洪 . 2007. 红树濒危植物红榄李的保护生物学研究 . 广西大学硕士学位论文 .

陈士林 , 魏建和 , 黄林芳 , 等 . 2004. 中药材野生抚育的理论与实践探讨 . 中国中药杂志 , 29(12): 1123-1126.

邓传远 , 林鹏 , 郭素枝 . 2004. 榄李属 (Lumnitzera) 红树植物的木材解剖学研究 . 厦门大学学报 (自然科学版), 43(3): 406-411.

范航清 , 陈利洪 . 2006. 中国濒危红树植物红榄李的种群数量及其分布 . 广西科学 , 13(3): 226-227.

李元跃 , 潘文 , 黎中宝 , 等 . 2010. 榄李属红树植物叶片结构及其生态适应 . 海洋科学 , 34(7): 72-76.

单憬岗 . 2014. 全国仅存的 14 株红榄李全在海南 . 海南日报 , 2014-10-17(A08).

苏国华 . 2004. 红树植物榄李属的遗传多样性研究 . 中山大学硕士学位论文 .

张晓楠 . 2016. 濒危红树植物红榄李 (Lumnitzera littorea (Jack.) Voigt) 的繁殖生物学研究 . 海南师范大学硕士学位论文 .

张颖 , 李蕾 . 2019. 红榄李育苗方法及红榄李幼苗养护方法 : CN106613645B. 2019-08-06.

张颖 , 李燕华 , 张晓楠 , 等 . 2017. 濒危红树植物红榄李开花生物学特征及繁育系统 . 应用及环境生物学报 , 23(1): 77-81.

张颖 , 钟才荣 , 李诗川 , 等 . 2013. 濒危红树植物红榄李 . 林业资源管理 , 51(5): 103-107.

张玉兰 , 王开发 . 2002. 我国某些红树植物花粉形态研究及其古环境意义 . 海洋地质与第四纪地质 , 22(4): 29-35.

中国科学院中国植物志编辑委员会 . 1984. 中国植物志 : 第五十三卷 第一分册 . 北京 : 科学出版社 : 14.

钟才荣 , 李诗川 , 管伟 , 等 . 2011. 中国 3 种濒危红树植物的分布现状 . 生态科学 , 30(4): 431-435.

Huang D Y, Nong X H, Zhang Y Q, et al. 2022. Two new 2, 5-diketopiperazine derivatives from mangrove-derived endophytic fungus *Nigrospora camelliae*-sinensis S30. Nat. Prod. Res., 36: 3651-3656.

Qin Y, Zou L, Lei X, et al. 2023, OSMAC strategy integrated with molecular networking discovery peniciacetals AI, nine new meroterpenoids from the mangrove-derived fungus *Penicillium* sp. HLLG-122. Bioorg. Chem., 130: 106271.

Saad S, Taher M, Susanti D, et al. 2011. Antimicrobial activity of mangrove plant (*Lumnitzera littorea*). Asian Pac. J. Trop., 4(7): 523-525.

Thuy N, Thuy P T, Tung B T, et al. 2019. A new flavone glycoside from *Lumnitzera littorea* with *in vitro* α-glucosidase inhibitory activity. Nat. Prod. Commun., 14(6): 1-5.

Wongsomboon P, Maneerat W, Stephen G P, et al. 2018. 12-Hydroxycorniculatolide a from the mangrove tree, *Lumnitzera littorea*. Nat. Prod. Commun., 13(10): 1327-1328.

7.2 榄李（*Lumnitzera racemosa*）

榄李属于使君子科（Combretaceae）榄李属（*Lumnitzera*），为嗜热性窄布种。在中国榄李主要分布在海南、广西、广东、福建、香港、澳门、台湾等沿海一带含盐较低、远离水域靠近陆地的红树林区的边缘。榄李药用有解毒、燥湿、止痒的功效；树叶熬汁，可治疗鹅口疮；树汁可解毒、燥湿、止痒，主治鹅口疮、湿疹、皮肤瘙痒（邵长伦等，2009）。榄李中主要含三萜类、黄酮类、鞣质、脂肪酸类、芳香酸类等化合物（王继栋等，2006）。药理作用研究表明，榄李提取物具有抗高血压和蛋白酪氨酸磷酸酶抑制作用，其粗提物体外具有抑制癌细胞的作用。长期以来，榄李作为海洋药用植物，虽然已被《海洋药物》杂志报道，但其药用价值并没有得到充分开发利用，有待进一步深入研究（张秋霞和龙盛京，2006）。

【分类位置】 被子植物门 Angiospermae 双子叶植物纲 Dicotyledoneae 原始花被亚纲 Archichlamydeae 桃金娘目 Myrtiflorae 使君子科 Combretaceae 榄李属 *Lumnitzera* 榄李

Lumnitzera racemosa Willd., 1803。

【别名】 白榄（甘伟松，1965）；滩疤树、滩疤梨（海南）；海滩疤（黄宗国，2008）。

【形态特征】 榄李为常绿灌木或小乔木（图7.12），高约8m，直径约30cm，树皮褐色或灰黑色，粗糙，枝红色或灰黑色，具明显的叶痕，初时被短柔毛，后变无毛。叶常聚生枝顶，叶片厚，肉质，绿色，干后黄褐色，匙形或狭倒卵形，长5.7～6.8cm，宽1.5～2.5cm，先端钝圆或微凹，基部渐尖，叶脉不明显，侧脉通常3～4对，上举；无柄，或具极短的柄。总状花序腋生，花序长2～6cm；花序梗压扁，有花6～12朵；小苞片2枚，鳞片状三角形，着生于萼管的基部，宿存；萼管延伸于子房之上，基部狭，渐上则阔而呈钟状或为长圆筒状，长约5mm，宽约3mm，裂齿5个，短三角形，长1～2mm；花瓣5枚，白色，细小而芳香，长椭圆形，长4.5～5mm，宽约1.5mm，与萼齿互生；雄蕊10枚或5枚，插生于萼管上，约与花瓣等长，花丝长4～5mm，基部略宽扁，上部收缩，顶端弯曲，花药小，椭圆形，药隔凸尖；子房纺锤形，长6～8mm；花柱呈圆柱状，上部渐尖，长4mm；胚珠4枚，扁平，长椭圆形，倒悬于子房室的顶端，珠柄大部分合生而不等长。果成熟时褐黑色，木质，坚硬，卵形至纺锤形，长1.4～2cm，直径为5～8mm，每侧各有宿存的小苞片1枚，上部具线纹，下部平滑，1侧稍压扁，具2棱或3棱，顶端冠以萼肢；种子1颗，圆柱状，种皮棕色。花果期为12月至次年3月（中国科学院中国植物志编辑委员会，1984）。

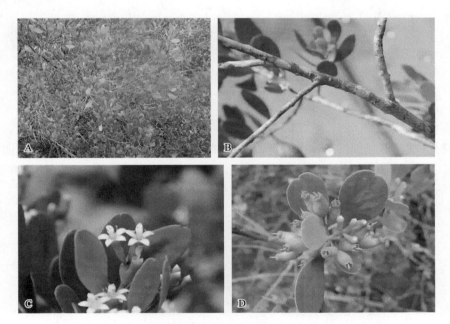

图7.12 榄李植物形态

A. 植株；B. 枝叶；C. 花枝；D. 果枝（王文卿和王瑁，2007）

对海南岛红树植物形态结构的研究发现，榄李属的榄李是阿特廷斯模式的典型例子，其幼枝显示出连续式扩散的通常是同步生长的分枝，枝条是直生并替代新干轴的结构（王伯荪等，2002）。

【生境分布】 榄李生长于淤泥海滩或红树林内缘（图7.13）。在我国榄李主产于海南、广东（徐闻县）、广西（合浦县、防城港市）、香港及台湾海岸边，福建引种成功。在国外榄李分布于东非热带、马达加斯加、亚洲热带、大洋洲北部和波利尼西亚至马来西亚等地（中国科学院中国植物志编辑委员会，1984）。

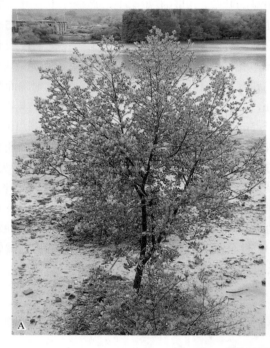
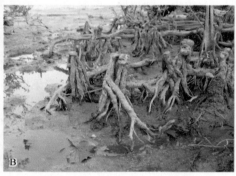

图 7.13　生长于沿海滩涂的榄李

A. 滩涂植株；B. 膝状根（王文卿和王瑁，2007）

【药材鉴别】

药材性状　茎呈圆柱形，有时弯曲，粗细长短不一，常截成小段。老茎表面褐色或灰黑色，粗糙，有时可见皮孔；嫩枝表面灰红色或灰黑色，有明显叶痕，幼时有短柔毛，后变无毛。质硬脆，易折断，中央有髓。气微，味涩、微咸（图7.14）。

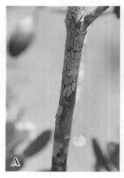
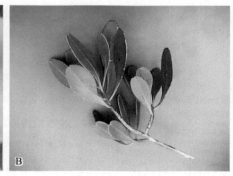

图 7.14　榄李枝叶形态

A. 枝干；B. 叶枝

叶较完整。完整叶片展平后呈匙形或狭倒卵形，长5～6.5cm，宽1～2cm。先端钝圆或微凹，基部渐尖，全缘。表面淡绿色或黄绿色，叶脉不甚明显，隐约可见侧脉3～4对。无柄或柄极短。质厚。气微，味淡。

组织构造 叶中脉部位横切面（图7.15）为等面叶。上、下表皮细胞较小，外壁角质层很薄，表皮细胞内方无下皮细胞分布；上、下表皮均有下陷气孔分布，气孔下连着孔下室（李元跃等，2010）。上、下表皮细胞内侧均分布有栅栏组织，上栅栏组织由2层细胞组成，细胞较细长，排列紧密，染色较深；下栅栏组织也由2层细胞组成，细胞较短，染色较浅（单宁含量较低）。海绵组织由5～10层细胞组成，细胞排列紧密，细胞中不含叶绿体，已特化为贮水细胞，海绵组织有侧脉维管束通过，薄壁细胞中含草酸钙簇晶。和红榄李相比，榄李的叶片较薄，叶片的肉质化程度较小，叶中脉上、下表皮由于向外突起呈椭圆形。叶中脉维管束1束，呈横向排列，导管细胞不发达，细胞数量较少。

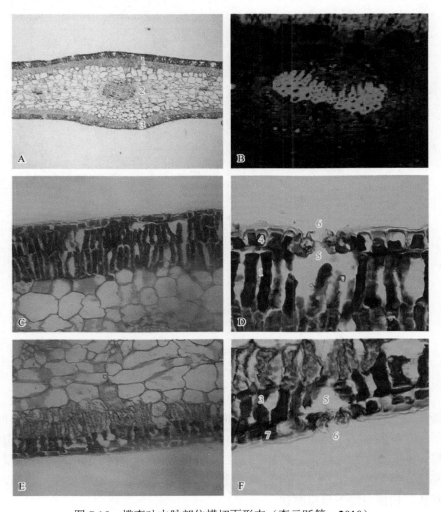

图7.15 榄李叶中脉部位横切面形态（李元跃等，2010）

A. 叶中脉部位横切面（×100）；B. 中脉维管束（共聚焦）；C、D. 叶上表面；E、F. 叶下表面

1. 上栅栏组织（×400）；2. 中脉维管束（×238）；3. 下栅栏组织（×400）；4. 上表皮；5. 气室；6. 气孔（×1000）；7. 下表皮

　　叶表面制片上表皮细胞呈不规则多角形或长多角形，排列紧密，垂周壁略增厚，弓形，下陷气孔较密集（陈燕等，2014）；下表皮细胞呈不规则长多角形或多角形，垂周壁稍厚，弓形或略平直，气孔较上表皮密集，内陷（图7.16）。表皮细胞下方的薄壁细胞中含草酸钙簇晶。

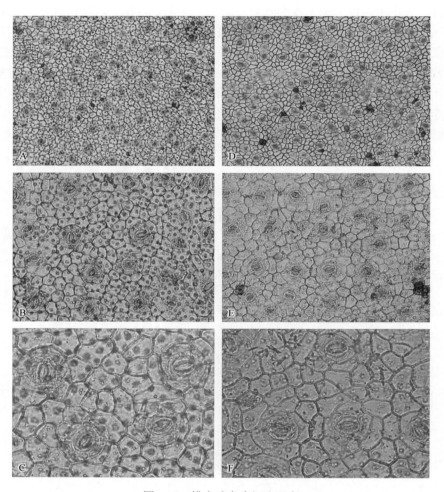

图7.16　榄李叶表皮细胞形态

A～C. 上表皮（示表皮、气孔及晶簇）；D～F. 下表皮（示表皮、气孔及晶簇）

A、D. ×100；B、E. ×200；C、F. ×400

　　超微形态　花粉粒（图7.17）呈长球形、近球形，赤道面观轮廓线为椭圆形，极面观呈圆形，大小为24.6（21.8～27.1）μm×19.5（17.3～23.6）μm。具三孔沟，沟细而长，几达两极，孔横长（张玉兰和王开发，2002）。外壁分两层，厚约2μm，内外层厚度相近，或外层略薄，且外层在孔处不分开，具3个假沟，因此极面观轮廓线为六边形，外壁纹饰为细网状，扫描电镜下呈拟网状。

　　【分子鉴别】　苏国华（2004）运用ISSR分子标记技术，对分布在东印度洋、西太平洋地区（包括南海海岸、东印度洋海岸、澳大利亚北部海岸）的榄李和红榄李种群遗传多样性及遗传结构进行了分析。榄李的868引物ISSR扩增结果（图7.18）表明，共扩增出 216 个位点，其中多态位点 188 个，多态百分率为 87.04%，总期望杂合度为 0.260，种群平均多态百分率为 32.17%，种群平均期望杂合度为 0.097。对榄李和红榄李的遗传距离进行 UPGMA 聚类分析，结果显示榄李和红榄李具有相似的聚类图。这进一步说明马来半岛和印度尼西亚群岛作为历史上曾出现的基因流地理障碍对种群的遗传分化有显著的影响，造成了榄李和红榄李种群在三大地理区域间的显著分化。

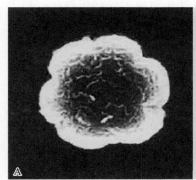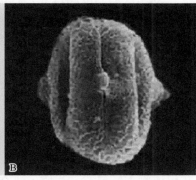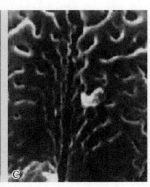

图 7.17　榄李花粉粒超微形态（张玉兰和王开发，2002）

A. 极面观（示六边形轮廓）；B. 赤道面观（示沟、孔）；C. 外壁纹饰

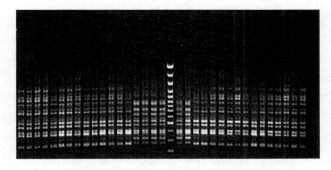

图 7.18　榄李的 868 引物 ISSR 扩增结果（苏国华，2004）

【生理特性】　榄李是红树林中的嗜热性窄布种，生长在盐度较高（20‰～30‰）、远离水域靠近陆地的红树林区的边缘。

【资源状况】　在海南三亚市的红树林自然保护区内，榄李群落主要分布于亚龙湾新建公路上部，面积约为 1.3hm^2（符国瑷和黎军，2000）。群落外貌呈深绿色，分枝多，树冠广散，立木密度大，覆盖度在 90% 以上。群落结构简单，仅 1 层，平均树高 3.2m，平均胸径为 6cm。群落组成成分以榄李占绝对优势，在 100m^2 的样地中，有榄李 278 株，占总株数的 95%；林下活地被物贫乏，仅有尖叶卤蕨与乌毛蕨 2 种植物散生，其余均为榄李幼苗和幼树。

对海南的红树林自然保护区红树植物分布、种类及群落进行调查发现，榄李灌丛位于花场村外的基围鱼塘外侧，群落外貌呈黄绿色，前缘群落郁闭度约为 0.9，平均树高 1.6m，平均基径为 3.6cm，林内有少量桐花树、海榄雌和红海榄分布（涂志刚等，2015a）。

对海南花场湾保护区红树植物群落进行调查发现，榄李是先锋树种，生长于洪潮可以到达的中高潮滩的滩面上，呈灌丛状，群落郁闭度约为 0.9，树高 1～3m，平均树高 2.2m，基径为 5～12cm，该分布地被大量围垦，林内有少量桐花树、海榄雌和红海榄分布（吴瑞等，2015）。

在清澜港官建村外的海滩上，角果木-榄李群落的特点为：外貌呈黄绿色，林冠不整齐，高 3～5m，基径为 15～20cm，郁闭度超过 0.95。该分布地属于侵蚀型海岸，角果木-榄李群落分布在侵蚀型海岸的中潮位，林下分布有卤蕨灌丛。潮水浸淹少，土壤坚实，泥质或者半沙质土壤盐度较低，为灌丛状混生林，该群落是演替中后期类型（涂志刚等，2015b）。

广东惠东县平海镇与港口滨海旅游度假区交界处有较大面积呈小块状分布的榄李。在港口滨海旅游度假区榄李主要分布于潮水可及的盐田、养殖场附近的田垄或平整较为硬实的草滩中，盐度较高（20‰～30‰），呈小块状纯林分布，高 1.5～3m，面积为 10～20 亩[①]，周边还生长有红树植物海漆、卤蕨，以及半红树植物阔苞菊、苦郎树等（廖宝文，2011）。

【文献记载】《台湾药用植物志》记载，与椰子油合用，主治疱疹、皮肤瘙痒。《全国中草药名鉴》记载，树液用于治疗鹅口疮（雪口病）。《中华本草》记载，解毒，燥湿，止痒。主治鹅口疮，湿疹，皮肤瘙痒。《中华海洋本草：第 2 卷 海洋矿物药与海洋植物药》记载，炮制：取原药材，滤去杂质。味辛、苦，性平。归脾经。

【药用价值】 榄李药用有解毒、燥湿、止痒的功效，主治鹅口疮（雪口病）、湿疹、皮肤瘙痒。味辛、苦，性平，归脾经。外用：适量，涂敷；或熬汁涂。榄李较为突出的生物活性是抗菌活性，民间主要利用其强抗菌活性治疗鹅口疮（雪口病）（管华诗和王曙光，2009）。现代研究报道，榄李中主要含三萜类、黄酮类、鞣质、脂肪酸类、芳香酸类等化合物（王继栋等，2006）。药理研究表明，榄李提取物具有抗高血压和蛋白酪氨酸磷酸酶抑制作用，其粗提物体外具有抑制癌细胞的作用。

【化学成分与药理研究】 榄李茎和叶的粗提物具有丰富的药理活性。通过 α-淀粉酶和 α-葡萄糖苷酶抑制试验评估了榄李（采自印度马哈拉施特拉邦）叶不同溶剂粗提物抗糖尿病的潜力，结果表明，榄李叶的甲醇提取物抗糖尿病活性最好，抗糖尿病活性与阿卡波糖相当，其次是乙酸乙酯、乙醇和石油醚提取物（Ranjana et al.，2019）。榄李叶的乙醇提取物也具有保肝作用（Ravikumar and Gnanadesigan，2011）。同时，榄李枝叶的甲醇粗提物具有抑菌作用（毕秀莲等，2008；阳振等，2007）。榄李（采自中国香港西贡）茎 95% 乙醇提取物中的水溶性组分有较强的抑制植物真菌 *Fusarium oxysporum*、*Helminthosporium* sp. 以及 *Stemphyllium* sp. 的作用，抗菌主要有效成分为鞣质。茎 95% 乙醇提取物中除单宁外，还有黄酮类似物、长碳链脂肪酸等组分，对植物真菌也具有一定的抑制作用（黄梁绮龄等，1994）。

目前从榄李的茎及叶等部位提取物中获得了丰富的类黄酮（叫酮及黄酮类）、酚类、皂苷类、挥发油、生物碱类和苦味素类等化合物，其中部分化合物具有细胞毒、抗氧化、酶抑制等生物活性。

---

① 1 亩≈ 666.7m^2。

呫酮及黄酮类 从榄李（采自冲绳岛；中国广西北海市，台湾）的叶中分离得到呫酮及黄酮类化合物（图7.19），呫酮类化合物包括 1, 5, 6-trihydroxy-3-methoxyxanthone 和 5, 6-dihydroxy-2, 4-dimethoxyxanthone，黄酮类化合物包括 myricitrin、myrcetin 3-O-methyl glucuronate、myricetrin、myricetin 3-O-α-D-glucopyranoside、myricetin 3-O-α-D-galactopyranoside、quercetin 3-O-rutinoside、quercitrin、myricetin-3-arabinoside、quercetin-4′-O-β-D-glucopyranosyl-3-O-β-D-glucopyranoside、kaempferol（Yu et al.，2018；Darwish et al.，2016；Thao et al.，2015；王继栋等，2006）。

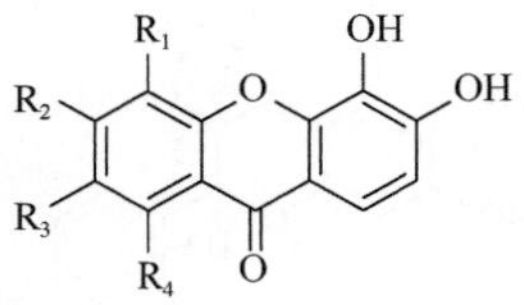

1,5,6-trihydroxy-3-methoxyxanthone,
R_1 = OCH$_3$, R_2 = R_4 = H, R_3 = OH
5,6-dihydroxy-2,4-dimethoxyxanthone,
R_1 = R_3 = H, R_2 = R_4 = OCH$_3$

GlcA = β-D-glucuronopyranosyl
Glc = β-D-glucopyranosyl
Gal = β-D-galactopyranosyl
Rha = α-L-rhamnopyranosyl

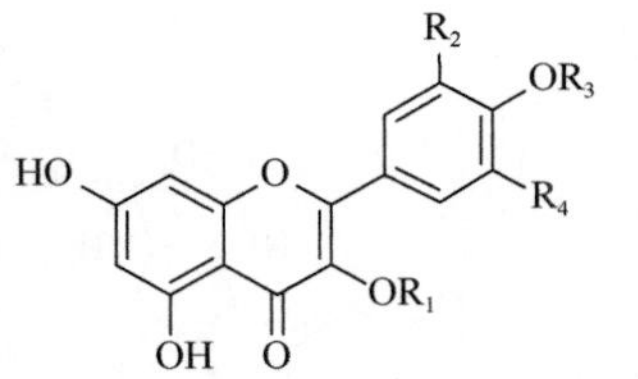

myrcetin 3-O-methyl glucuronate, R_1 = Me-glcA, R_2 = R_4 = OH, R_3 = H
myricetrin, R_1 = rha, R_2 = R_4 = OH, R_3 = H
myricetin 3-O-α-D-glucopyranoside, R_1 = glc, R_2 = R_4 = OH, R_3 = H
myricetin 3-O-α-D-galactopyranoside, R_1 = gal, R_2 = R_4 = OH, R_3 = H
quercetin 3-O-rutinoside, R_1 = glc$_6$-1rha, R_2 = R_3 = R_4 = H
quercetin, R_1 = R_3 = R_4 = H, R_2 = OH
quercitrin, R_1 = rha, R_2 = OH, R_3 = R_4 = H
myricetin-3-arabinoside, R_1 = ara, R_2 = R_4 = OH, R_3 = H
kaempferol, R_1 = R_2 = R_3 = R_4 = H
quercetin-4′-O-β-D-glucopyranosyl-3-O-β-D-glucopyranoside, R_1 = R_3 = glc, R_2 = OH, R_4 = H

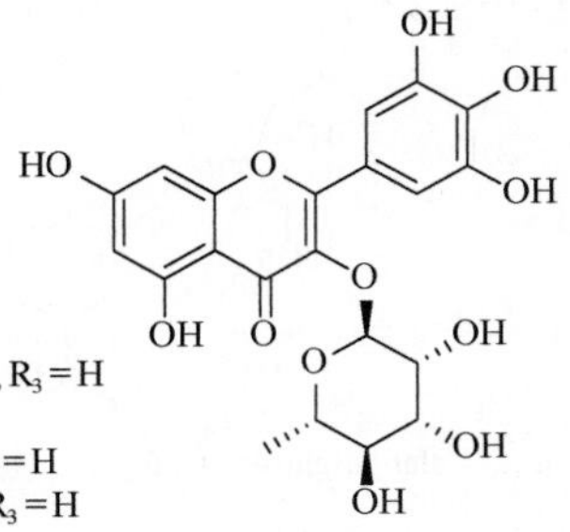

myricitrin

图 7.19 榄李中的呫酮及黄酮类化合物

生物活性测试显示，呫酮类化合物 1, 5, 6-trihydroxy-3-methoxyxanthone 对人急性早幼粒细胞白血病细胞 HL-60 显示出很强的抑制活性，IC$_{50}$ 为（0.15±0.29）μmol/L，活性强于阳性药米托蒽醌（mitoxantrone），其 IC$_{50}$ 为（6.80±0.09）μmol/L（Thao et al.，2015）。黄酮类化合物 myricitrin 具有明显的抗炎作用，IC$_{50}$ 为（2.57±0.23）μmol/L（Yu et al.，2018）；化合物 myricetrin 具有保肝活性（Darwish et al.，2016）；化合物 quercetin、quercitrin、isoquercitrin、kaempferol 对蛋白酪氨酸磷酸酶 1B（PTP1B）无抑制活性（王继栋等，2006）。

酚类及酚苷类 从榄李（采自越南；冲绳岛；中国广西北海市）的叶中分离得到酚类及酚苷类化合物（图7.20），包括酚苷类化合物 polygalatenoside E、3-（4β-D-glucopyranosyloxy-3-methoxy）-phenyl-2E-propenol、lawsoniaside B、lumniracemoside，芳香酮类化合物 perforaphenonoside A、acetylannulatophenonoside，木质素类化合物 alanglignoside C、（+）-pinoresinol，黄烷醇类化合物 epigallocatechin，以及其他酚类化合物 gallic acid、1, 3-dihydroxy-5-undecylbenzene、methyl ester galic acid、2-methyl-1, 3-dihydroxy-5-tridecylbenzene、polystachyol、（+）-lyoniresinol-3α-O-β-D-glucopyranoside、（−）-lyoniresinol-3α-O-β-D-glucopyranoside、1, 6-di-O-p-coumaroyl-β-D-glycopyranoside 和 corilagin（Darwish et al.，2016；Thao et al.，2015；王继栋等，2006）。

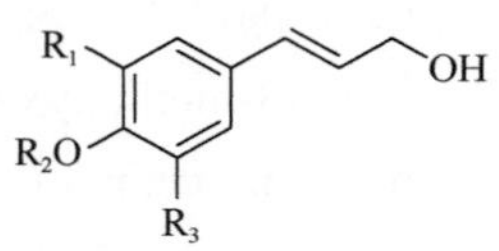

polygalatenoside E, $R_1 = R_3 = OCH_3$, $R_2 = glc$
$(2'\rightarrow1'')$ Api
3-(4β-D-glucopyranosyloxy-3-methoxy)-phenyl-
2E-propenol, $R_1 = OCH_3$, $R_2 = glc$, $R_3 = H$
lawsoniaside B, $R_1 = R_3 = OCH_3$, $R_2 = glc$

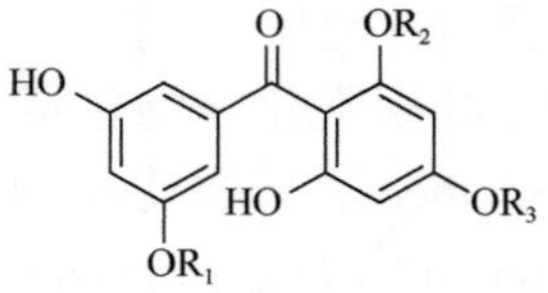

perforaphenonoside A,
$R_1 = glc$, $R_2 = R_3 = H$
acetylannulatophenonoside,
$R_1 = H$, $R_2 = acetyl$-Ara, $R_3 = CH_3$

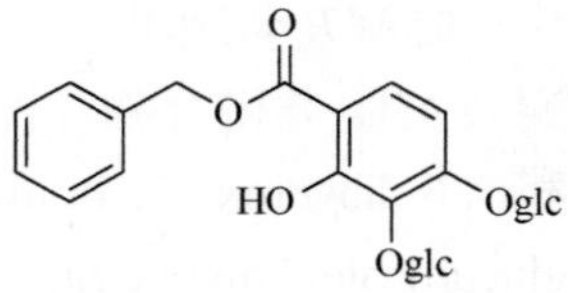

lumniracemoside
glc = β-D-glucopyranosyl

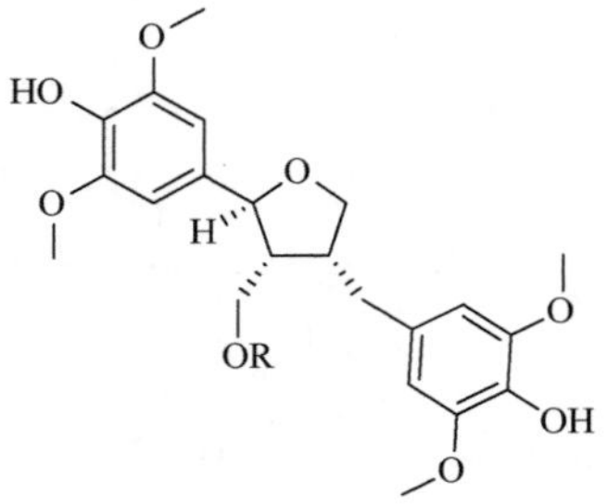

alangilignoside C, R = glc

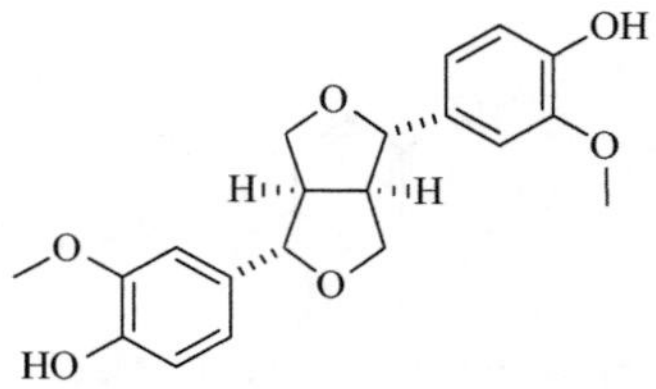

(+)-pinoresinol

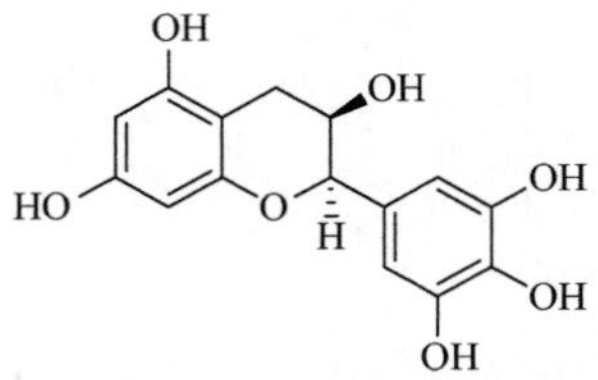

epigallocatechin

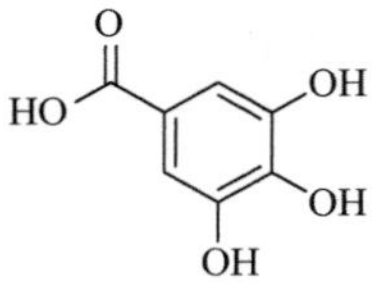

gallic acid

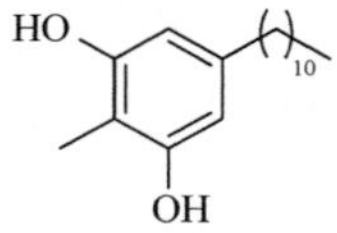

1,3-dihydroxy-5-undecylbenzene

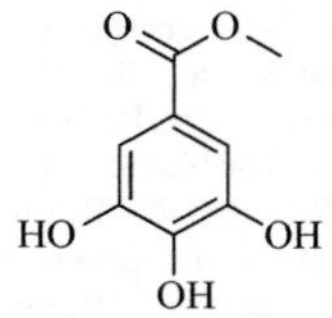

methyl ester galic acid

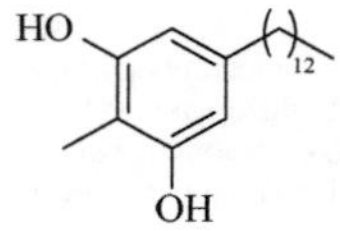

2-methyl-1,3-dihydroxy-5-
tridecylbenzene

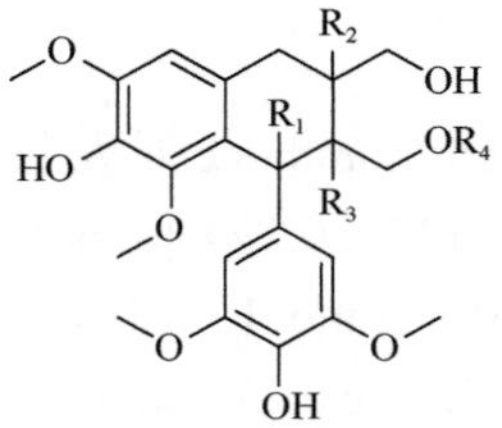

polystachyol, $R_1 = R_3 = \alpha$-H, $R_2 = \beta$-H, $R_4 = H$
(+)-lyoniresinol-3α-O-β-D-glucopyranoside, $R_1 = R_2 = \alpha$-H, $R_3 = \beta$-H, $R_4 = glc$
(−)-lyoniresinol-3α-O-β-D-glucopyranoside, $R_1 = R_2 = \beta$-H, $R_3 = \alpha$-H, $R_4 = glc$

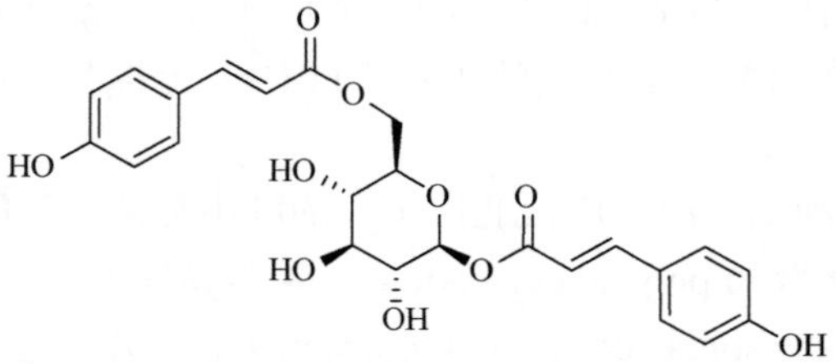

1,6-di-O-p-coumaroyl-β-D-glycopyranoside

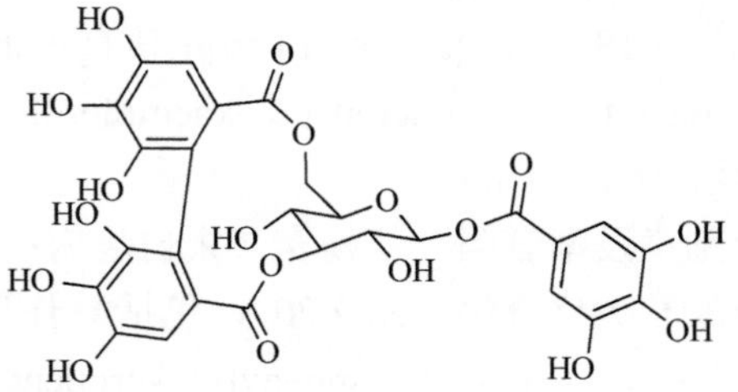

corilagin

图 7.20　榄李中的酚类及酚苷类化合物

酚苷类化合物 polygalatenoside E 对 HL-60 显示很强的细胞毒活性，IC$_{50}$ 为（0.60±0.16）μmol/L，活性强于阳性药米托蒽醌（mitoxantrone），其 IC$_{50}$ 为（6.80±0.09）μmol/L（Thao et al.，2015）。酚类化合物 methyl ester galic acid 具有明显的抗炎作用，IC$_{50}$ 为（1.95±0.40）μmol/L（Yu et al.，2018），2-methyl-1, 3-dihydroxy-5-tridecylbenzene 和 1, 3-dihydroxy-5-undecylbenzene 对 PTP1B 有中等抑制活性，IC$_{50}$ 分别为（13.38±1.98）μmol/L

和（10.40±0.88）µmol/L（王继栋等，2006）。

萜类 从榄李（采自越南；印度戈达瓦里河河口）分离得到萜类化合物（图 7.21），主要为三萜类，类型包括五环三萜和四环三萜。五环三萜化合物有 botulin、friedelin、betulin、betulinic acid、20（29）lupen-3-ol、hederagenin 3-*O*-α-L-arabinopyranoside、tormentic acid 和 kaji-ichigoside F1（Yu et al.，2018；Thao et al.，2015；Anjaneyulu et al.，2003）。四环三萜化合物有 ginsenoside Re 和 ginsenoside Rg1（Thao et al.，2015）。抗氧化（过氧自由基清除）及细胞毒活性（人急性早幼粒细胞白血病细胞 HL-60 和红白细胞白血病细胞 Hel-299）显示，化合物 ginsenoside Re、ginsenoside Rg1、20（29）lupen-3-ol、tormentic acid、kaji-ichigoside F1 和 hederagenin 3-*O*-α-L-arabinopyranoside 均无活性（Thao et al.，2015）。

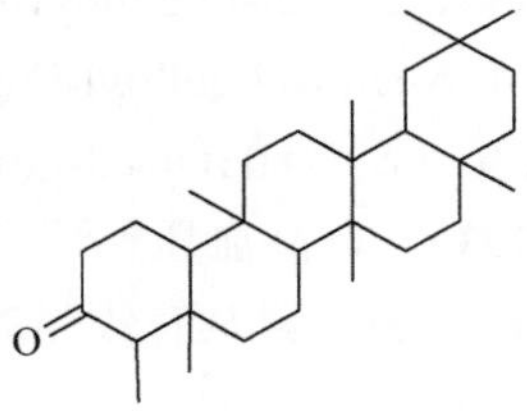

friedelin

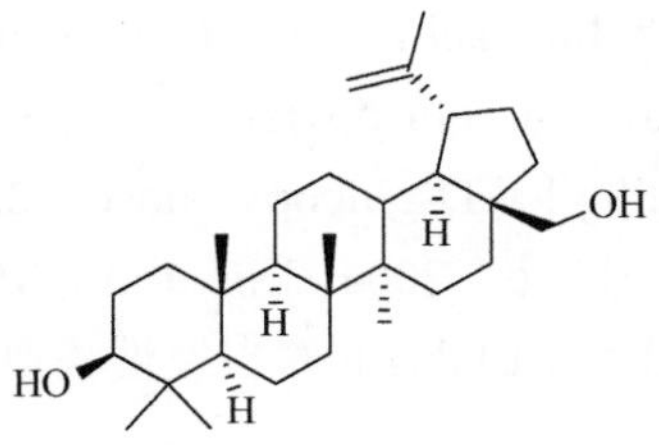

betulin

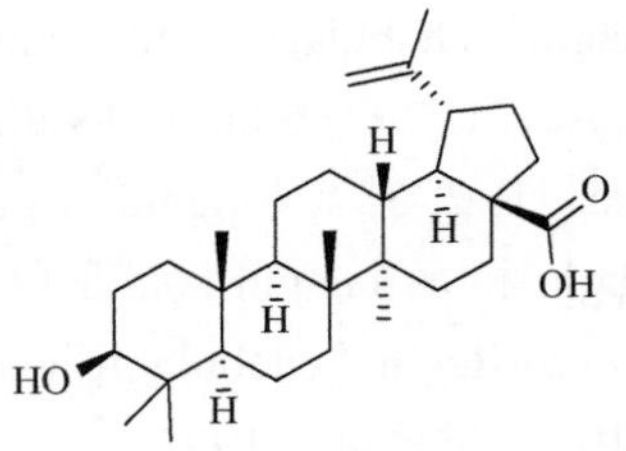

betulinic acid

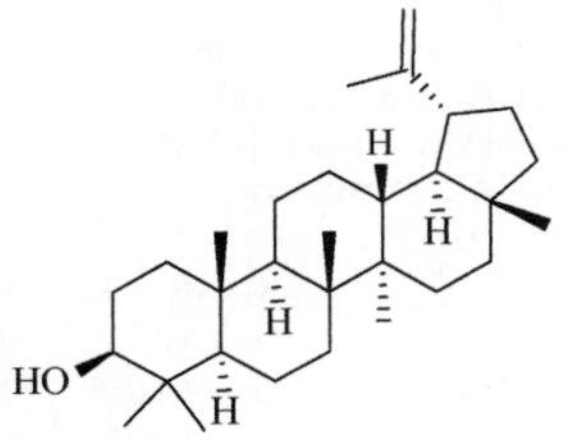

20(29)lupen-3-ol

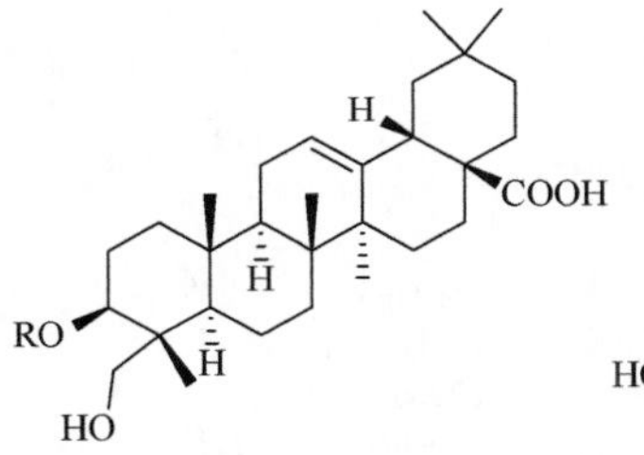

hederagenin 3-*O*-α-L-arabinopyranoside, R = Ara

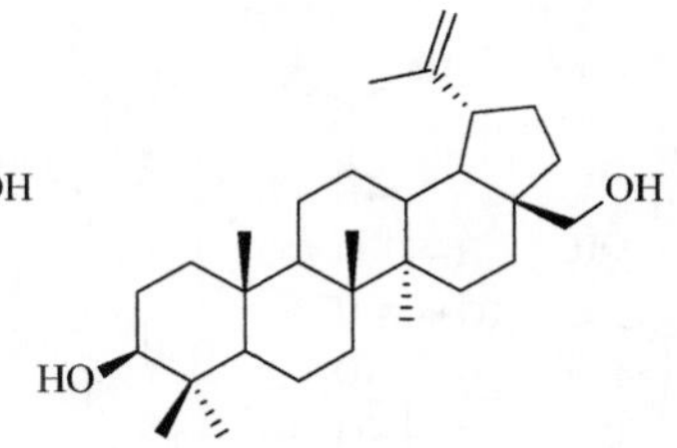

botulin

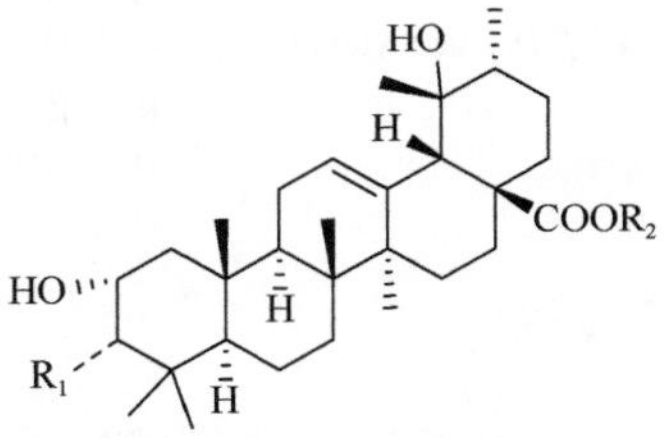

tormentic acid, R₁ = *β*-OH, R₂ = glc

kaji-ichigoside F1, R₁ = *α*-OH, R₂ = glc

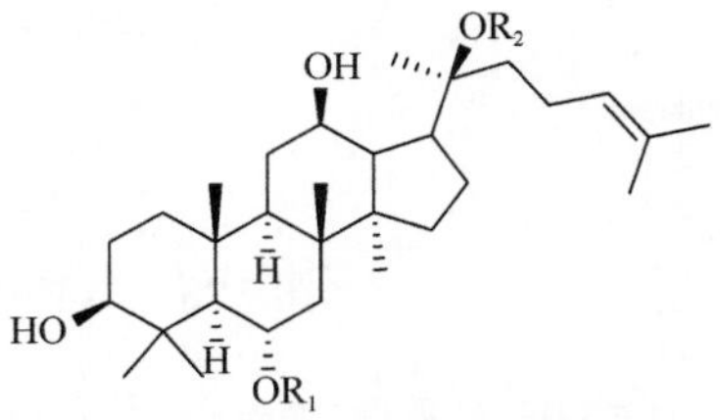

ginsenoside Re, R₁ = glc (2′→1′)rha

ginsenoside Rg1, R₁ = R₂ = glc

图 7.21 榄李中的萜类化合物

甾体及其皂苷类 从榄李（采自越南；中国广西北海市）分离获得甾体及其皂苷类化合物（图 7.22），有 ipuranol、ergosta-4, 6, 8（14），22-tetraen-3-one、stigmasterol 及 ergosta-7, 22-dien-3*β*-ol（Thao et al.，2015；王继栋等，2006）。化合物 ipuranol、ergosta-4, 6, 8（14），22-tetraen-3-one、stigmasterol 在抗氧化和细胞毒活性（细胞 HL-60 和 Hel-299）测试中没有显示活性（Thao et al.，2015）。

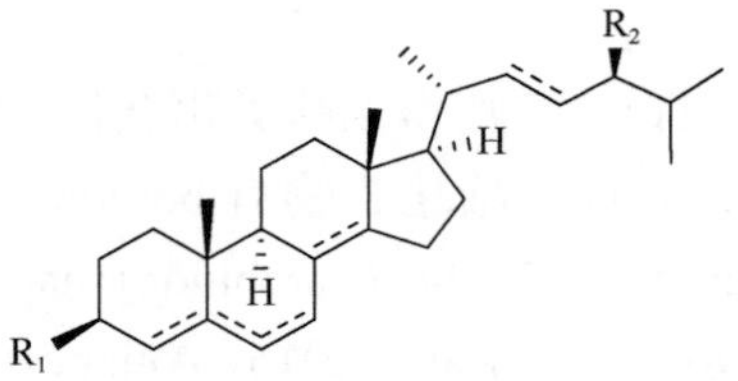

ipuranol, R_1 = glc, R_2 = C_2H_5, Δ^5
ergosta-4,6,8(14),22-tetraen-3-one, R_1 = O, R_2 = CH_3, $\Delta^{4,6,8,22}$
stigmasterol, R_1 = β-OH, R_2 = C_2H_5, $\Delta^{5,22}$

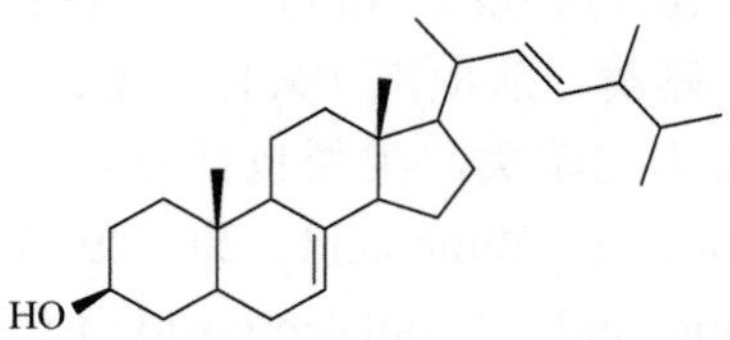

ergosta-7,22-dien-3*β*-ol

图 7.22 榄李中的甾体及其皂苷类化合物

鞣质类 从榄李（采自中国台湾高雄市）叶中分离得到鞣质类化合物（图 7.23），包括 corilagin、chebulagic acid、chebulinic acid、neochebulinic acid、2, 3-di-*O*-galloyl-D-glucopyranose、1, 2, 3, 6-tetra-*O*-galloyl-*β*-D-glucopyranose、2, 3, 4, 6-tetra-*O*-galloyl-D-glucopyranose、1, 2, 3, 4, 6-penta-*O*-galloyl-*β*-D-glucopyranose、2, 3-（*S*）-HHDP-D-glucose、punicalagin 和 castalagin（赵亚和郭跃伟，2004；Lin et al.，1993）。抗高血压作用研究结果表明，corilagin、chebulagic acid 和 castalagin 对自发性高血压实验小鼠具有较强的抗高血压作用（Lin et al.，1993）。

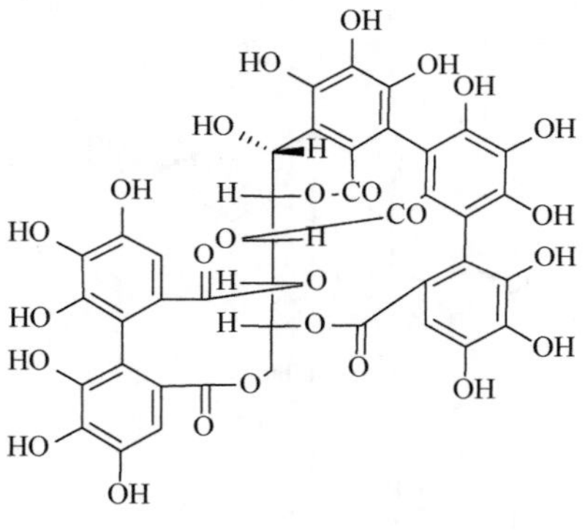

castalagin

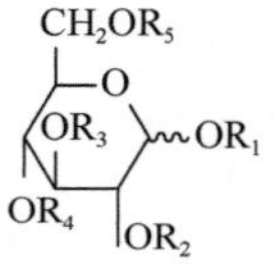

G= galloyl
HHDP = hexahydroxydiphenoyl
CHEB = chebuloyl
NECH = neochebuloyl
GALA = gallagly

	R_1	R_2	R_4	R_3	R_5
corilagin,	G	H	H	HHDP	
chebulagic acid,	G	CHEB		HHDP	
chebulinic acid,	G	CHEB		G	G
neochebulinic acid,	G	NECH		G	G
2,3-di-*O*-galloyl-D-glucopyranose,	H	G	H	G	H
1,2,3,6-tetra-*O*-galloyl-*β*-D-glucopyranose,	G	G	H	G	G
2,3,4,6-tetra-*O*-galloyl-D-glucopyranose,	H	G	G	G	G
1,2,3,4,6-penta-*O*-galloyl-*β*-D-glucopyranose,	G	G	G	G	G

	R_1	R_2	R_3	R_4	R_5
2,3-(*S*)-HHDP-D-glucose,	H	HHDP		H	H
punicalagin,	H	HHDP		GALA	

图 7.23 榄李中的鞣质类化合物

其他类 从榄李（采自越南坚江河仙；冲绳岛；中国广西北海市，台湾）中还分离获得其他类化合物（图 7.24），包括糖苷类化合物 2-*O*-galloyl-*α*-L-rhamnopyranosyl-（3→4′）-3′-*O*-galloyl-*α*-L-rhamnopyranose，大环内酯类化合物 racemolide，木质素类化合物 racelactone A，腺苷类化合物 adenosine，脂肪酸类化合物 linolenic acid 和 *n*-hexanol 1-*O*-rutinoside，蒽醌类化合物 emodin，苯衍生物 icariside F2、benzyl-*α*-L-arabinopyranosyl-（1→6）-*β*-D-glucopyranoside、3-（4-hydroxyphenyl）-propyl-31-（3, 4-dihydroxyphenyl）-propionate，以及其他类化合物（6*S*，9*R*）-9-hydroxy-4, 7-megastigmadien-3-one-9-*O*-（*β*-D-apiofuranosyl-（1→6′）-*β*-D-glucopyranoside、（6*S*，9*R*）-6-

hydroxy-3-oxo-α-ionol-9-O-β-D-glucopyranoside、（2S）-1-O-α-linolenoyl-2-O-[（7Z，10Z，13Z）-hexadeca-7, 10, 13-trienoyl]-3-O-β-D-galactopyranosyl-syn-glycerol、（6S，9R）-vomifoliol-9-O-β-apiofuranosyl-（1″→6′）-O-β-glucopyranoside、（2S）-1, 2-di-O-[（9Z，12Z，15Z）-octadeca-9, 12, 15-trienoyl]-3-O-β-D-galactopyranosyl-syn-glycerol、1, 3, 6-tri-O-galloyl-β-D-glucopyranose 和 1, 2, 3, 4, 6-penta-O-galloyl-β-D-glucopyranose（Gomaa Darwish et al.，2019；Phuong et al.，2017；Thao et al.，2015；王继栋等，2006）。

在生物活性方面，化合物 racelactone A 表现出抑制血管生成的作用及明显的抗炎作用，IC_{50} 为（4.95±0.89）μmol/L（Darwish et al.，2016）。化合物 racemolide 表现出较强的抗利什曼原虫活性，抑制率为（67.6±1.24）%，比临床药物米替福新的抑制率（93.3±4.39）% 略低，对对乙酰氨基酚（APAP）诱导的 HepG2 细胞肝毒性具有中等程度的肝保护活性，保护率为（21.70±1.97）%，而标准甘草酸的保护率为（69.50±3.53）%，表明化合物 racemolide 是有价值的抗利什曼原虫剂、肝保护剂和抗氧化剂（Gomaa Darwish et al.，2019）。化合物 emodin 对 PTP1B 没有抑制活性（王继栋等，2006）。

adenosine

linolenic acid

glc = β-D-glucopyranosyl
Rha = α-L-rhamnopyranosyl

n-hexanol 1-O-rutinoside, R = glc⁶-¹rha

emodin

icariside F2, R = glc (6′→1′) Api
benzyl-α-L-arabinopyranosyl-(1→6)-β-D-glucopyranoside, R = glc (6′→1″) Ara

3-(4-hydroxyphenyl)-propyl-31-(3,4-dihydroxyphenyl)-propionate

(2S)-1-O-α-linolenoyl-2-O-[(7Z,10Z,13Z)-hexadeca-7,10,13-trienoyl]-3-O-β-D-galactopyranosyl-syn-glycerol, m = 5, n = 7
(2S)-1,2-di-O-[(9Z,12Z,15Z)-octadeca-9,12,15-trienoyl]-3-O-β-D-galactopyranosyl-syn-glycerol, m = n = 7

(6S,9R)-6-hydroxy-3-oxo-α-ionol-9-O-β-D-glucopyranoside, R₁ = OH, R₂ = glc
(6S,9R)-9-hydroxy-4,7-megastigmadien-3-one-9-O-(β-D-apiofuranosyl-(1→6′)-β-D-glucopyranoside, R₁ = H, R₂ = glc (6′→1″) Api
(6S,9R)-vomifoliol-9-O-β-apiofuranosyl-(1″→6′)-O-β-glucopyranoside, R₁ = OH, R₂ = glc(6′→1″) Api

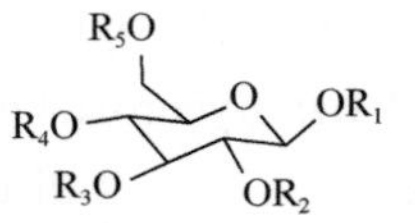

1,3,6-tri-O-galloyl-β-D-glucopyranose, R₁ = R₃ = R₅ = galloyl, R₂ = R₄ =H
1,2,3,4,6-penta-O-galloyl-β-D-glucopyranose, R₁ = R₂ = R₃ = R₄ = R₅ = galloyl

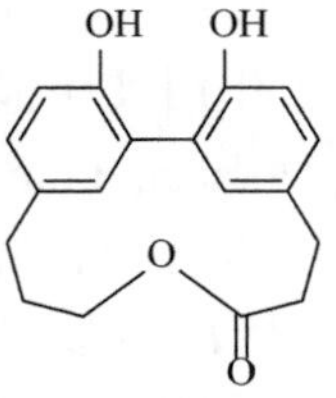

racelactone A 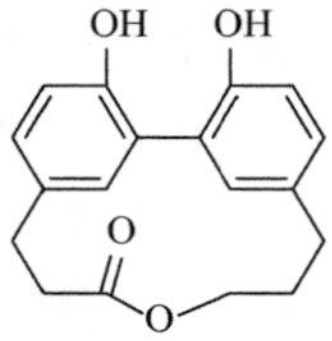   racemolide

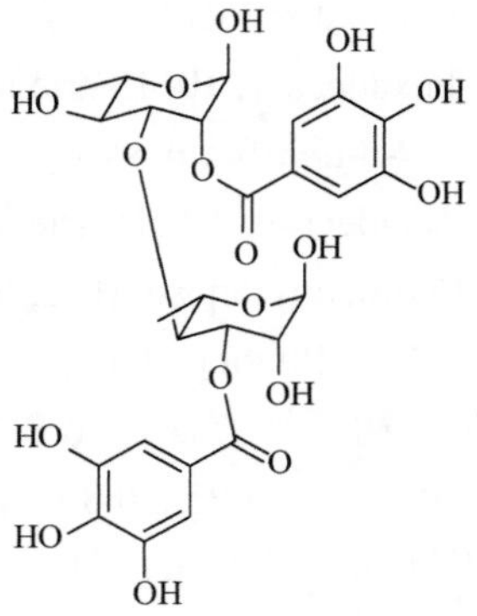

2-O-galloyl-α-L-rhamnopyranosyl-(3→4′)-3′-O-galloyl-α-L-rhamnopyranose

图 7.24 榄李中的其他类化合物

【栽培技术】 榄李是红树林中的嗜热性窄布种，分布面狭窄。人工栽培未见相关资料，依据红树植物通用的栽培技术总结如下。

种子育苗 苗圃地选择 榄李育苗宜选在风浪小、海水少能涨及的高潮带。苗圃地周围用纱网围好，清理杂草及杂木，以保证场地通风和光照。

育苗基质 育苗容器采用育苗营养袋，营养土配方为红土60%、牛粪30%、细沙土10%、每立方米牛粪加过磷酸钙100kg，充分拌匀后用塑料薄膜覆盖，待其充分腐熟后使用。

采种播种 12月至翌年3月采收成熟种子。采集种子后应及时播种，临时储藏宜5～10℃冷藏（胡宏友等，2012）。将种子播于营养土育苗田中，覆土后用纱网将育苗田盖严，避免潮水冲刷或动物为害，也便于浇水。退潮后，及时给育苗田浇水，以免泥浆黏附于种子或苗床的表面，影响种子和苗床透气性。水分管理宜模拟潮汐供水，盐度则因树种而异，种子类萌发阶段盐度控制在5‰以内，幼苗阶段可提高到10‰。

幼苗移植与苗木培育 播种后，待幼苗长出4～6片真叶，苗高12～15cm时，再移植到装有营养土的育苗营养袋中，在苗圃中培育。幼苗移植后应用遮阴网遮盖1周。当大部分苗高达到40cm时，可根据造林地情况考虑出圃造林。

病虫害防治 病害主要有立枯病、灰霉病和炭疽病，常危害种子类红树植物，苗期为高发期，可用广谱杀菌药防治；虫害主要有卷叶蛾、螟蛾科幼虫、老鼠、螃蟹、地老虎、蟋蟀等，应结合实际情况采取药物或人工防除。

越冬防寒措施 红树幼苗对低温抵抗性低，纬度较高地区应利用设施育苗，可采取覆盖塑料膜和稻草、水淹保温等措施防寒，喷施适量含钾量高的叶面肥以提高小苗抗性，避免因突然降温和极端天气造成损失。

野生抚育 榄李是一种种子红树植物，为嗜热性窄布种，在我国主要分布于海南及广东、广西部分区域，栖息地常遭破坏。首先建议在榄李生长地实行封禁管理，划出专门区域，退养还林，还原生境，对现存榄李进行就地保护。停止对沿海河口原生境的人为破坏，制止将现存的榄李湿地转化为农田、池塘、盐场及其他用途，以保护榄李种群。根据榄李生物学特性及生长环境，适宜采取根部培土、剪除杂草、防治病虫害、人工辅助果实种子成熟等措施，保存和扩大榄李种群。对于已遭受破坏的榄李生长区域，在封禁管理的基础上，可以启动红树林复育工程，采取人工移植与栽植，人为增加榄李种群数量，人工补栽后要加强管理，包括定期浇水、培土、施肥、除草、除虫等（李载鸣，2005）。对于已灭绝的榄李原产区域，可以进行重新引种，实行仿野生栽培，加大人工管理和保护力度，重新培育和繁殖榄李种群。

【资源保护与开发应用】

加强宣传保护　加强红树林湿地及红树濒危植物的科学研究与宣传教育，提高社区居民对濒危物种的保护意识。在现有管理和保护法律法规的基础上，针对濒危红树植物的保育进一步完善法治建设，加大对违法行为的惩治力度，从严执法，违法必究。

海景绿化观赏　榄李喜生于高潮带或大潮可淹及的泥沙滩，天然分布于海南、广东、广西、香港、澳门及台湾，福建有引种，是我国人工造林优良树种。可以利用榄李较广泛分布的特性，将其作为海景观赏植物，为海岸绿化发挥作用。

经济林树种　长期以来，榄李茎干被用作建筑材料和燃料，叶子可食用。因此，榄李作为经济林树种被人们利用。可以在有效保护的前提下，进一步研究榄李的经济价值，发挥更大作用。

开发新药的原料　榄李中含有抗肿瘤、抗高血压和蛋白酪氨酸磷酸酶抑制作用，通过研究，可以开发出抗肿瘤药、抗高血压药、抗糖尿病药等。对榄李的化学成分与生物活性研究已发现，榄李主要活性成分为三萜、甾醇、单宁及长链脂肪酸，具有良好的抗炎、抗真菌、抗高血压等作用，具有不容忽视的潜在药用价值，有待研究和开发利用。

其他作用　榄李的树叶熬汁，可治疗鹅口疮（雪口病）（林鹏，1984）。

参考文献

毕秀莲，邓业成，陈凯灵．2008．红树植物提取物对 3 种植物病原真菌孢子的抑制活性．植物保护，34(1): 89-92.

陈燕，刘锴栋，黎海利，等．2014．5 种红树植物的叶片结构及其抗逆性比较．东北林业大学学报，42(7): 27-31.

符国瑷，黎军．2000．海南三亚市红树林植被调查初报．海南大学学报（自然科学版），18(3): 287-292.

甘伟松．1965．台湾药用植物志．台北：中国医药研究所．

管华诗，王曙光．2009．中华海洋本草：第 2 卷 海洋矿物药与海洋植物药．上海：上海科学技术出版社．

胡宏友，陈顺洋，王文卿，等．2012．中国红树植物种质资源现状与苗木繁育关键技术．应用生态学报，23(4): 939-946.

黄梁绮龄，苏美玲，陈培榕．1994．香港地区红树植物资源研究（Ⅱ）——红树植物 *Lumnitzera racemose*(榄李) 抑制植物真菌有效成分的分离与鉴定．天然产物研究与开发，(2): 6-11.

黄宗国．2008．中国海洋生物种类与分布．北京：海洋出版社．

李元跃，潘文，黎中宝，等．2010．榄李属红树植物叶片结构及其生态适应．海洋科学，34(7): 72-76.

李载鸣．2005．盐质基地红树林生态环境复育．资源科学，27(2): 116-120.

廖宝文．2011．广东省惠东县发现较大面积的嗜热红树植物——榄李．湿地科学与管理，7(1): 19.

林鹏．1984．红树林．北京：海洋出版社．

林鹏．1997．中国红树林生态系．北京：科学出版社．

邵长伦，傅秀梅，王长云，等．2009．中国红树林资源状况及其药用调查Ⅲ．民间药用与药物研究状况．中国海洋大学学报（自然科学版），39(4): 712-718.

苏国华．2004．红树植物榄李属的遗传多样性研究．中山大学硕士学位论文．

涂志刚，陈晓慧，吴瑞，等．2015a．海南省红树林自然保护区红树林资源现状．海洋开发与管理，32(10): 90-92.

涂志刚, 吴瑞, 张光星, 等. 2015b. 海南岛清澜港红树植物群落类型及其特征. 热带农业科学, 35(11): 21-25.

王伯荪, 梁士楚, 张军丽, 等. 2002. 海南岛红树植物的构筑型及其多样性. 中山大学学报 (自然科学版), 41(5): 83-85.

王继栋, 董美玲, 张文, 等. 2006. 红树林植物榄李的化学成分. 中国天然药物, 4(3): 185-187.

王文卿, 王瑁. 2007. 中国红树林. 北京 : 科学出版社.

吴瑞, 张光星, 涂志刚, 等. 2015. 海南省花场湾红树林资源现状调查分析. 热带农业科学, 35(7): 54-56.

阳振, 邓业成, 陈新华. 2007. 红树植物甲醇提取物的抑菌活性研究. 热带海洋学报, 26(1): 78-80.

张秋霞, 龙盛京. 2006. 红树林植物榄李化学成分及生物活性的研究概况. 时珍国医国药, 17(10): 1912-1913.

张玉兰, 王开发. 2002. 我国某些红树植物花粉形态研究及其古环境意义. 海洋地质与第四纪地质, 22(4): 29-36.

赵亚, 郭跃伟. 2004. 真红树林植物化学成分及生物活性研究概况. 中国天然药物, 3: 10-15.

中国科学院中国植物志编辑委员会. 1984. 中国植物志 : 第五十三卷第一分册. 北京 : 科学出版社 : 15.

Anjaneyulu A S R, Murthy Y L N, Rao V L, et al. 2003. A new aromatic from the mangrove plant *Lumnitzera racemosa* willd. Arkivoc, 3: 25-30.

Darwish A G G, Samy M N, Sugimoto S, et al. 2016. Effects of hepatoprotective compounds from the leaves of *Lumnitzera racemosa* on acetaminophen-induced liver damage *in vitro*. Chem. Pharm. Bull., 64(4): 360-365.

Gomaa Darwish A G, Samy M N, Sugimoto S, et al. 2019. A new macrolactone, racemolide along with seven known compounds with biological activities from mangrove plant, *Lumnitzera racemosa*. Nat. Prod. Comm., 14(6): 1-6.

Lin T, Hsu F, Cheng J. 1993. Antihypertensive activity of corilagin and chebulinic acid, tannins from *Lumnitzera Racemosa*. J. Nat. Prod., 56(4): 629-632.

Phuong H N, Thuy T L N, Duc T N, et al. 2017. A new glycoside and *in vitro* evalution of α-glucosidase inhibitory activity of constituents of the mangrove *Lumnitzera racemose*. Nat. Prod. Comm., 12(11): 1751-1754.

Ranjana, Jadhav B L, Dhavan P P, et al. 2019. *In vitro* antidiabetic activity and phytochemical analysis of *Lumnitzera racemosa* leaves. Int. Res. J. Pharm., 10 (4): 220-227.

Ravikumar S, Gnanadesigan M. 2011. Hepatoprotective and antioxidant activity of a mangrove plant *Lumnitzera racemosa*. Asian Pac. J. Trop. Biomed., 1(5): 348-352.

Thao N P, Luyen B T T, Diep C N, et al. 2015. *In vitro* evaluation of the antioxidant and cytotoxic activities of constituents of the mangrove *Lumnitzera racemosa* Willd. Arch. Pharm. Res., 38(4): 446-455.

Yu S Y, Wang S W, Su C J, et al. 2018. Components from the leaves and twigs of mangrove *Lumnitzera racemosa* with anti-angiogenic and anti-inflammatory effects. Mar. Drugs, 16(11): 404.

8 紫金牛科（Myrsinaceae）

8.1 桐花树（*Aegiceras corniculatum*）

桐花树为红树林组成树种之一，有时亦成纯林，别名蜡烛果，属于紫金牛科（Myrsinaceae）蜡烛果属（*Aegiceras*）。桐花树在我国主要分布于海南、广东、广西、福建、香港及澳门，生长于海边潮水涨落的淤泥滩上，为抗低温广布种，是福建厦门市以北海岸带的优势种，资源丰富（廖宝文和张乔民，2014）。在民间桐花树的树皮、叶或根被作为镇痛、驱虫、抗菌的传统草药。桐花树还是优良的蜜源红树植物，仅广西桐花树及其混合群落面积就达 5391.40hm²，是广西主要的蜜源植物，被称作"海底蜜源"（秦汉荣等，2016）。现代研究发现，桐花树中主要含三萜类、降三萜类、甾醇类、多糖类、黄酮类、多酚类和羟基苯醌类化合物（黄晓冬等，2014；王继栋等，2006；Xu et al.，2004），叶片中含有 17 种氨基酸、15 种微量元素、8 种挥发油化合物、10 种脂肪酸等（宋文东等，2008）。药理研究发现，桐花树具有良好的抗真菌和抗肿瘤作用（覃亮等，2012；徐佳佳和龙盛京，2006）。此外，桐花树石油醚和正丁醇提取物有治疗结肠癌和前列腺癌的潜力。对桐花树的已有认识，为其在食品、蜜源和医药防腐领域的应用奠定了基础。

【分类位置】 被子植物门 Angiospermae 双子叶植物纲 Dicotyledoneae 合瓣花亚纲 Sympetalae 报春花目 Primulales 紫金牛科 Myrsinaceae 蜡烛果属 *Aegiceras* 桐花树 *Aegiceras corniculatum* (Linn.) Blanco, 1837（中国科学院中国植物志编辑委员会，1979）。

【别名】 蜡烛果、山枇杷树、水蓑、黑枝、黑榄（广西）；浪柴、红蒴（广东）；黑脚梗（海南）。

【形态特征】 桐花树（图 8.1）为灌木或小乔木，高 1.5～4m；小枝无毛，褐黑色。叶互生，于枝条顶端近对生，叶片革质，倒卵形、椭圆形或广倒卵形，顶端圆形或微凹，基部楔形，长 3～10cm，宽 2～4.5cm，全缘，边缘反卷，两面密布小窝点，叶面无毛，中脉平整，侧脉微隆起，背面密被微柔毛，中脉隆起，侧脉微隆起，侧脉 7～11 对；叶柄长 5～10mm。伞形花序，生于枝条顶端，无柄，有花 10 余朵；花梗长约 1cm，多少具腺点；花长约 9mm，花萼仅基部连合，长约 5mm，无毛，萼片呈斜菱形，不对称，顶端呈广圆形，薄，基部厚，全缘，紧包花冠；花冠白色，钟形，长约 9mm，管长 3～4mm，里面被长柔毛，裂片呈卵形，顶端渐尖，基部略不对称，长约 5mm，花时反折，花后全部脱落，子房为花萼紧包，露圆锥形花柱；雄蕊较花冠略短；花丝基部连合成管，与花冠管等长或略短，连合部位向花冠的一面被长柔毛，里面无毛，分离部分无毛；花药呈卵形或长卵形，与花丝几成"丁"字形；雌蕊与花冠等长，子房呈卵形，与花柱无明显的界线，连成一圆锥体。蒴果呈圆柱形，弯曲如新月形，顶端渐尖，长 6～8cm，直径约 5mm；宿存萼紧包基部。花期 12 月至次年 1～2 月，果期为 10～12 月，有时花期为 4 月，果期为 2 月（中国科学院中国植物志编辑委员会，1979）。

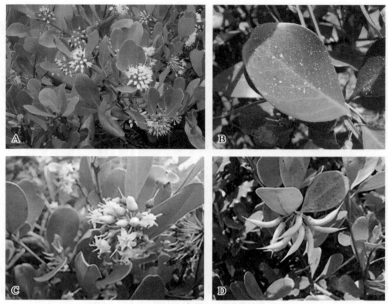

图 8.1 桐花树植物形态

A.带花蕾植株；B.叶片（示盐结晶体）（中国红树林保育联盟）；C.花序（徐晔春摄）；D.果枝（林广旋摄）

【生境分布】 桐花树对盐度适应性较强，生长于内滩、中滩、海湾港汊、淡水河入海口的淤泥质和砂质盐土，海边潮水涨落的污泥滩，以及海水倒灌的淡水河两岸，尤以淡水输入的河口、海湾为多（图 8.2）。桐花树在我国产于海南、广西、广东、福建、香港、澳门，为红树林组成树种之一，有时亦成纯林。印度、中南半岛至菲律宾及澳大利亚南部也有桐花树分布（中国科学院中国植物志编辑委员会，1979）。

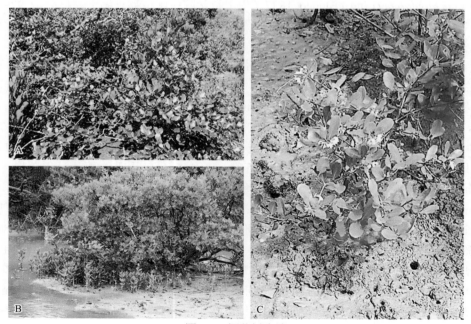

图 8.2 桐花树生境

A.生长在岸边的桐花树；B.生长在海岸带滩涂的桐花树（示林下小树苗）（邹嫦摄）；C.栽培在红树林中的桐花树

【药材鉴别】

药材性状　根呈圆柱形或不规则片状，膝状根常弯曲不平直，长短不一。表面褐红色或灰褐色，有细纵皱纹，圆形皮孔突起。质坚硬而韧，断面皮部红褐色或灰褐色，木部淡棕色或肉白色，纤维状。气微而特异，味涩、咸。

茎呈圆柱形，直径为0.2～0.5cm。表面灰褐色，有细纵纹及圆形小皮孔或枝痕。质地坚韧，不易折断，断面不平坦。断面可见皮部棕红色，较窄，木部灰棕色，可见棕色同心环。气微香，味微咸。

树皮呈不规则片状或半筒状，大小不一。外表面红褐色或灰黑色，有多数灰白色皮孔状突起（图8.3）。内表面红棕色，较平滑。质硬，断面红褐色，纤维性。气微腥，味苦、涩。

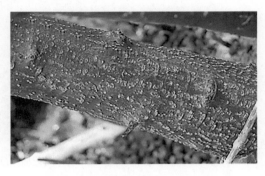

图8.3　桐花树树皮形态（徐克学摄）

细枝呈圆柱形，直径为2～5mm。表面灰褐色或褐绿色，有细纵纹、圆形小皮孔或枝痕。质地坚韧，不易折断，断面不平坦。断面可见皮部棕红色，较窄，木部灰棕色，有棕色同心环。干燥叶平展、卷曲或破碎。完整叶片呈倒卵形、椭圆形或广椭圆形，长2～9cm，宽1～3cm，先端圆形或微凹，基部楔形，全缘，边缘反卷。表面暗绿色或灰绿色，两面密布小窝点，有时可见白色结晶体（盐），上表面光滑无毛，叶脉于下表面较突起；叶柄长5～8mm，绿褐色（图8.4）。革质而脆。气微，味微涩、咸。

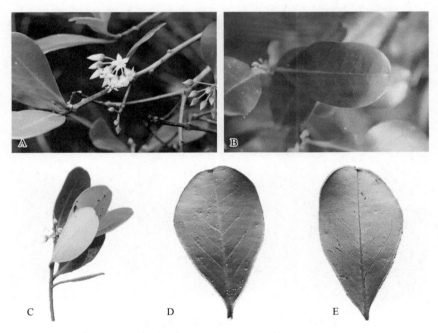

图8.4　桐花树叶药材形态

A. 花枝；B、D. 叶上表面；C、E. 叶下表面果实呈圆柱状，弯曲成新月形，长约 6cm，直径约 4mm。表面暗黄绿色或红褐色，平滑。顶端渐尖，有长喙状花柱基；基部紧包于宿萼中（图 8.5）。质韧，断面疏松。气微，味苦、涩（管华诗和王曙光，2009）。

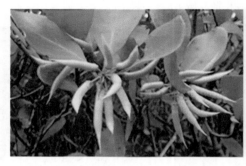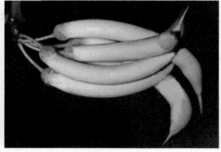

图 8.5　桐花树果实药材形态（张中显摄）

组织构造　茎横切面呈圆形。表皮（尚未分化周皮）为 1 层小型细胞，外被厚角质层；皮层宽，薄壁细胞呈类圆形或圆多角形，细胞间隙宽，有些形成明显通道；分布有类圆形分泌组织，少数石细胞或石细胞群。中柱鞘部位有石细胞群和纤维束组成的厚壁细胞环带。维管束外韧型，韧皮部狭窄；形成层环明显；木质部环状排列，导管多，木纤维较发达，维管射线由单列细胞组成。髓部较大，有分泌腔分布。皮层、髓部和射线薄壁细胞内含单宁和淀粉粒（图 8.6）。

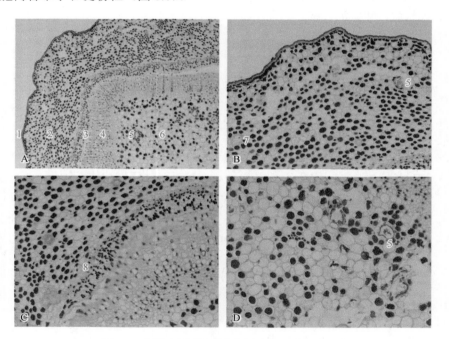

图 8.6　桐花树茎横切面形态（李元跃，2006）

A. 茎横切面；B. 皮层部位；C. 维管束部位；D. 髓部

1. 表皮；2. 皮层；3. 韧皮部；4. 木质部；5. 分泌腔；6. 髓；7. 石细胞；8. 中柱鞘环带

叶中脉部位横切面（图 8.7）为不典型等面叶。上、下表皮均具有厚角质层。上、下表皮均由一列扁平、紧密的薄壁细胞组成，上表皮内方有 2～4 层薄壁细胞组成的下皮，有盐腺分布；下表皮内方有 1 层薄壁细胞组成的下皮，有内陷气孔、盐腺分布，气孔下方有较大的孔下室。栅栏组织分为上、下栅栏组织。上栅栏组织细胞呈较长的柱状，由 3～4 层细胞组成，不通过中脉；下栅栏组织细胞较短。栅栏组织细胞都含有较多的叶绿体，细胞间隙较小。偶有石细胞镶嵌于栅栏组织中。海绵组织细胞呈类圆形或不规则形，排列无规则，具有较大的细胞间隙，叶绿体含量较少。海绵组织仅占叶肉宽度的 1/6。中脉维管束外韧型，排列成半环状或近环状，上方左右两个维管束较小，维管束外方由维管束鞘包围。主脉上方有 1 个大型分泌腔。薄壁细胞内含单宁（李元跃，2006；田晓萌，2018）。

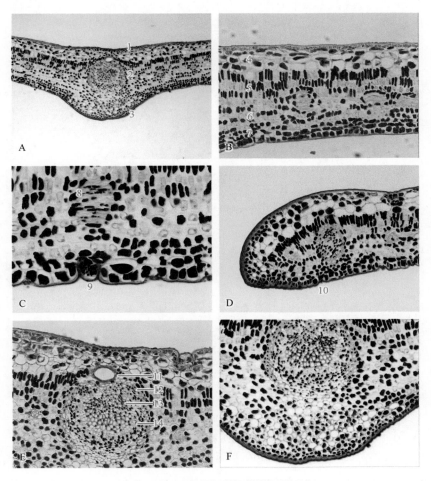

图 8.7　桐花树叶中脉部位横切面形态

A. 中脉部位；B. 叶肉部位；C. 叶肉部位下表面；D. 叶边缘横切面（示角质层增厚）；E. 叶中脉部位上表面；F. 叶中脉部位下表面

1. 上表皮；2. 中脉维管束；3. 下表皮；4. 下皮层；5. 上栅栏组织；6. 海绵组织；7. 下栅栏组织；8. 侧脉维管束；9. 盐腺；10. 气孔；11. 分泌腔；12. 维管束鞘；13. 木质部；14. 韧皮部

叶表面制片上表皮细胞呈类多角形或长多角形，排列紧密，壁薄，垂周壁微增厚，平直或微弯，隐约可见大型的下皮细胞；分布有较多的盐腺，无气孔；盐腺呈类圆形、长圆形或圆多角形，陷于表皮细胞之下，表面具有明显的角质纹理，由盐腺的中央向四周发出。下表皮细胞呈类多角形或长多角形，排列紧密，垂周壁增厚，微弯或平直；内陷气孔密集，分散有少数盐腺，较小，气孔大小为（40.8～59.9）μm×（15.9～20.4）μm，气孔指数为 6.8（图 8.8）。

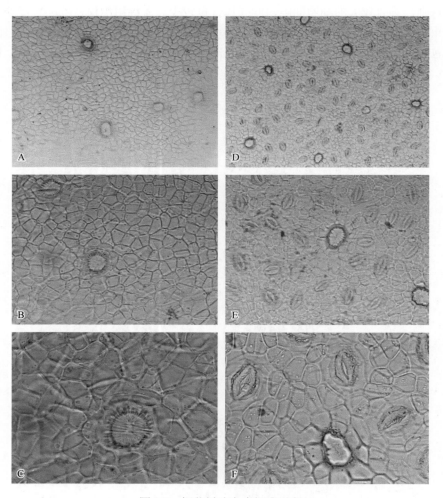

图 8.8　桐花树叶表皮细胞形态

A～C.上表皮细胞（示无气孔，圆形的盐腺）；D～F.下表皮细胞（示气孔密集，圆形的盐腺）

A、D.×100；B、E.×200；C、F.×400

超微形态　叶的上、下表皮均被较厚的角质层完全覆盖，表皮细胞形状不清晰。上表皮角质层平坦，有细小颗粒状蜡质，无气孔，有盐腺分布，盐腺内陷，呈多棱体，表面平滑，有颗粒状蜡质，盐腺周围表皮细胞拱起，形成盐腺窝，盐腺窝呈多边形，边缘及周边表皮细胞被角质层覆盖，周围隐约可见放射状角质纹理和沙洋蜡质。下表皮内陷气孔密集，也有盐腺分布；气孔保卫细胞表面覆盖颗粒状、堆积状、条状蜡质，内缘呈皱褶状，气孔口狭长，周围副卫细胞及表皮细胞角质层外层呈波状（图 8.9）。

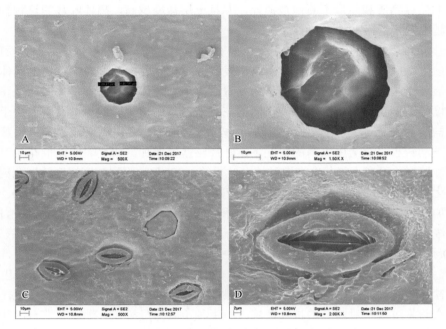

图 8.9 桐花树叶表面超微形态

A、B. 上表皮盐腺（示内陷型）；C、D. 下表皮（示气孔、盐腺）

【分子鉴别】 对 4 个不同纬度地区分布的桐花树种群采用 RAPD 和 ISSR 两种标记方法计算遗传距离并进行聚类分析，结果显示，不同纬度地区的桐花树种群间遗传距离与地理距离的相关性明显，4 个种群明显分为南北两个类群。根据结果推断，桐花树可能起源于南部，因其遗传分化与空间关系密切，在人工引种栽培时，可以就近采种或从其多样性分布中心地区采种（潘文等，2004）。

采用 RAPD 方法对广西 3 种不同生境（砂土、砂壤土、黏土）的桐花树种群的遗传多样性和遗传分化进行研究，发现广西桐花树种群的遗传变异大部分存在种群内，桐花树种群水平都维持有较高的遗传变异性，种群间的分化程度较低，为红树植物的保护和利用提供了依据（潘文等，2012）。

魏妮娜等（2013）对珠海市淇澳岛 4 种红树植物 ITS 区段序列进行了测定，利用改进的 CTAB 法提取总 DNA，以通用引物对其 ITS 区段序列进行 PCR 扩增和测序，比对分析所测的序列。桐花树、木榄、桐棉和海漆的 ITS1 长度分别为 404bp、362bp、460bp、439bp，ITS2 长度分别为 219bp、208bp、231bp、226bp，将 4 种红树植物 ITS 区段的序列测定结果提交到 GenBank，获得了登录号。DNA 条形码技术为引进红树植物优良种质资源提供了快速准确的方法，并能克服传统分类学研究方法的诸多缺陷。

【生理特性】 桐花树的抗寒力随气温下降而增强，其抗寒力的增强与束缚水含量增加或自由水含量减少相关，同时伴随可溶性蛋白含量的增加和过氧化物酶活性的增强（杨盛昌和林鹏，1997）。1～2℃冷胁迫处理九龙江口不同土壤盐度的桐花树离体叶片，结果表明，随着冷胁迫时间的延长，桐花树叶片的热值逐渐下降，其中土壤盐度高的桐花树叶片的变化幅度较土壤盐度低的桐花树叶片小。研究表明，在冷胁迫处理下，桐花树叶片的储存物质和能量不断地被消耗，并且土壤盐度越高，离体叶片的这种物质和能量消耗越缓慢（杨盛昌等，2003）。

在盐度为0%、5%、15%、25%和35%条件下考查桐花树的繁殖体萌发、幼苗生长、叶片泌盐量、叶片组织液盐含量和蒸腾蒸发量等指标，发现盐度对桐花树繁殖体的萌根速度无显著影响，说明萌根阶段的早期发育取决于繁殖体本身而不是外部盐度。25%以上的盐度导致桐花树萌苗率下降，说明桐花树繁殖体萌苗阶段的后期发育取决于外部盐度。在盐度为5%~35%时，桐花树幼苗的茎高生长随盐度提高而减少，蒸腾蒸发量随盐度的波动较小；在盐度提高的情况下，叶片泌盐量增加。研究表明，桐花树对盐胁迫的耐受性较好，可在中等盐度海滩种植（叶勇等，2004）。不同盐度梯度的桐花树种群之间的分化程度较低，且桐花树种群维持有较高的遗传变异性（黎中宝等，2001）。低盐胁迫能增加桐花树光合色素合成，提高SOD和POD活性，促进碳氮代谢，加快植株生长；但当盐浓度超过300mmol/L时，桐花树光合色素含量会显著降低，且清除活性氧（ROS）的SOD和POD活性也显著降低，各器官中可溶性总糖和游离氨基酸总量减少，碳氮代谢失调，致使植株生物量减少（郑春芳等，2011）。桐花树种苗在母树上的胎生过程是一个低盐环节，种苗胎生的孕育环境宿存果皮是一个盐分累积提高的高盐环境，这有利于种苗在胎生过程中对盐分的抗性锻炼。胎生种苗脱离母树在林地生长发育的初生苗期是一个大量吸收和累积盐分的过程。成年母树各部位中，叶片的Cl、Na含量高于幼苗，而其他部位的Cl、Na含量则低于幼苗，母树根系吸收的盐分大量累积于树冠顶部，这有利于盐分从叶片盐腺排出体外（赵胡等，2004）。研究发现，淡水培养对桐花树幼苗根的生长发育没有不利的影响（刁俊明和陈桂珠，2010），而对桐花树幼苗大部分形态指标均有显著影响，但桐花树幼苗可以在恒定淡水淹水位的条件下正常生长，且能够开花，表明桐花树对淡水环境具有较强的适应性，且具有极强的忍耐淡水淹浸的能力（刁俊明等，2010）。

桐花树能适应一定程度的干旱环境，能够在土壤持水量为70%及以上的淡水陆地上种植。在轻度干旱环境中，桐花树可通过提高根系活力、增强SOD和POD的活性、增加脯氨酸含量和叶绿素含量等来抵御干旱环境；而中度和重度干旱环境对桐花树的各项生理指标均有显著的影响，存活率显著下降（刁俊明等，2014）。淹水胁迫可促进对水分的吸收，桐花树通过提高水分利用效率增加光合物质的积累，水分利用效率的提高还对矿质元素的吸收与利用具有重要意义（罗美娟等，2012）。

随着光照强度的降低，桐花树叶片光饱和点、光补偿点和暗呼吸速率降低，表明桐花树可以适应一定的弱光环境，并在弱光下进行正常的光合作用。随着遮光度增大，桐花树叶面积的增大，以及遮光苗叶片叶绿素含量的增加，光合速率提高（刁俊明和陈桂珠，2011；刁俊明等，2011）。桐花树净光合速率、光能利用率、气孔导度和蒸腾速率都表现为夏季最高，冬季最低（黄丽，2013）。

红树植物生长发育需要一定程度的水淹，茎伸长和生物量分配转移是桐花树幼苗对淹水胁迫的一种主动适应机制，但是淹水时间过长，深度太深，也会影响其生长发育。淹水胁迫对桐花树幼苗生长具有显著影响，桐花树半日淹水时间6h，其叶面积、叶片数、生物量、茎伸长都达到最大，生长最佳，但随着淹水时间的延长，根系占总生物量的比重呈下降趋势（罗美娟，2012；罗美娟等，2012；何斌源等，2007）。

桐花树对低质量分数的 Cd 有一定的抵抗能力，但在高质量分数的 Cd 胁迫下则受到伤害。在 Cd 胁迫下，桐花树幼苗通过渗透调节物质的积累和可溶性蛋白合成的增加来对抗不利影响。低质量分数的 Cd（0.5mg/kg）胁迫下，桐花树叶片光合、蒸腾作用增强，刺激幼苗叶及根中淀粉合成，加速幼苗生长（段文芳，2008）。Cd 质量分数高达 50mg/kg 时，抑制桐花树幼苗生长，叶绿素含量显著降低，植株正常生长受到抑制（覃光球，2007；吴桂容和严重玲，2006）。Cu^{2+}、Ni^{2+}、Cr^{6+} 三种重金属元素离子在桐花树各部位的分布规律相同，即根＞叶＞枝，Cu^{2+} 在桐花树体内的富集系数最大，其次是 Ni^{2+}，Cr^{6+} 的富集系数最小（胡恭任等，2009）。

采用基因同源克隆技术和 RACE 技术成功获得了桐花树的一种延伸因子基因（AcE-F1A），并且通过荧光定量 PCR 技术对该基因的组织表达特性及其在多种压力胁迫下的表达水平变化进行了分析。结果显示，该基因在茎尖的表达量最高，并且高盐、低温、干旱和 Cd 等多种非生物胁迫影响该基因的表达。实验结果表明，AcEF1A 基因可能参与了植物生长发育过程及植物对多种压力的响应过程，为进一步研究桐花树的抗逆机制提供了参考依据（彭亚兰和王友绍，2014）。

以改进的 CTAB 法提取珠海市淇澳岛桐花树的基因组 DNA，使用通用引物分别对其 ITS 区段的序列进行了 PCR 扩增及测序，并将所测序列与已有序列进行比对分析，发现只有在 ITS1 区有 12 对碱基存在差异，ITS2 区没有碱基差异，推测可能是地理环境、气候的变化导致的，为建立珠海市淇澳岛红树植物种质资源鉴定的分子水平标记数据库提供了支持（魏妮娜等，2013）。

采用改进的 CTAB 法对生长于广东珠海市和海南的桐花树的核糖体 DNA（rDNA）ITS 进行序列测定和对比分析，结果显示，桐花树 rDNA ITS 序列有 13 个变异位点，6 个插入或缺失位点，不同来源的桐花树存在碱基差异，为在分子水平上鉴定研究红树植物种质资源提供了依据（吴群，2009）。

【资源状况】 桐花树群落在广东沿海分布最广，面积最大，分布于海滩前缘或咸淡水汇合河川出口的两岸。单一的桐花树林结构简单，只有一层，基部的分枝多（杨芬等，2013；高蕴璋，1985）。广东现有红树林以海榄雌、桐花树、秋茄树、红海榄等组成的单优群落及由这些树种组成的复合群落最为普遍，主要群落类型有桐花树、红海榄-秋茄树-桐花树-海榄雌、秋茄树-桐花树-海榄雌、海榄雌-桐花树、红海榄-桐花树、秋茄树-桐花树-木榄、木榄-秋茄树-桐花树、桐花树-秋茄树-老鼠簕、桐花树-红海榄-秋茄树等（黎植权等，2002）。广东深圳市内伶仃岛—福田自然保护区位于深圳湾东北方向，红树林演替过程各阶段群落均由秋茄树、桐花树、海榄雌、老鼠簕及木榄 5 个种类组成（卢群等，2014）。在位于湛江市湛江港附近海域的特呈岛，面积较大的群落主要有 3 个类型，即海榄雌群落、海榄雌-红海榄群落、海榄雌-桐花树群落；在 3 个主要群落中，优势种的苗木和小树相对较少，优势种群的年龄结构均为衰退型（许会敏等，2010）。淇澳岛位于广东南部的珠海市东部，属于南亚热带海洋性气候区，其中秋茄树-桐花树-老鼠簕群落中秋茄树和桐花树占优势；桐花树-芦苇群落中芦苇更占优势，桐花树夹杂其间（周凡等，2003）。深圳市福田红树林群落的主要红树植物有秋茄树、桐花树、海榄雌、海漆、老鼠簕等种类，其中桐花树、秋茄树和海榄雌是该区的优势种（谢海伟等，2010）。

广西的红树林在整个海岸带上分布较为均匀，桐花树群落、秋茄树-桐花树群落和海榄雌-桐花树群落等为优势群落（李春干，2003）。广西北部湾红树植物种类丰富，群落类型简单，以桐花树群落、海榄雌群落、秋茄树-桐花树群落、海榄雌-桐花树群落最为常见（徐淑庆等，2010）。广西北海市、钦州市和防城港市沿海均有红树林，主要分布于英罗港、丹兜港、铁山港等 14 个港湾，以丹兜港、珍珠港和茅尾港较为集中。广西红树林面积大于 0.1hm^2 的斑块有 863 个，总面积为 8374.9hm^2。在各群落中，以桐花树面积最大，达 2870.8hm^2，占红树林总面积的 34.28%。其中，秋茄树-桐花树-海榄雌、海榄雌-桐花树、木榄-秋茄树-桐花树群落面积合计 2583.6hm^2，占红树林总面积的 30.85%。可见，桐花树在广西红树植物的分布中优势明显（秦汉荣等，2016）。

泉州湾河口湿地位于福建泉州市两条主要河流晋江和洛阳江的入海口，天然分布有秋茄树、桐花树和海榄雌 3 种红树植物，是桐花树和海榄雌在太平洋西岸天然分布的北界（叶思敏，2015）。福建泉州市的屿头湾海堤存在天然分布连片的桐花树纯林，桐花树种群个体群的分布格局为：幼苗群的分布格局呈随机型，小树群的分布格局呈随机型，而大树群的分布格局则呈集聚型或随机型，即桐花树种群的分布格局呈现动态的变化（洪志猛等，2004）。

桐花树普遍生长于海南岛，但桐花树纯林已经不多见。花场湾的桐花树群落分布于花场村外的鱼塘外缘，纯林，灌丛状，群落呈黄绿色，郁闭度低（涂志刚等，2015）。

【文献记载】《药用植物辞典》记载，抗菌，镇痛，驱虫。《中华海洋本草：第 2 卷 海洋矿物药与海洋植物药》记载，本品为澳大利亚土著居民使用的植物药，用于抗菌、镇痛、驱虫。

【药用价值】 在民间桐花树的根、树皮、果实及叶片均为传统草药。全年采剥树皮，或采收叶片，或采挖根部，洗净，晒干或鲜用，用于抗菌、镇痛、驱虫（管华诗和王曙光，2009）。现代研究发现，桐花树中主要含三萜类、降三萜类、甾醇类、多糖类、黄酮类、多酚类和羟基苯醌类化合物，部分化合物具有细胞毒、抑菌、酶抑制、鱼毒等生物活性（覃亮等，2012）。此外，桐花树石油醚和正丁醇提取物有治疗结肠癌和前列腺癌的潜力。

【化学成分与药理研究】 桐花树（采自孟加拉国库尔纳桑达尔班东区）树皮与叶子的提取物具有显著的抗氧化、抗炎以及抗凝等活性，其中树皮提取物的活性尤为突出，对 DPPH 自由基清除作用的 IC$_{50}$ 为（20.49±2.14）μg/ml，对脂氧合酶（LOX）抑制的 IC$_{50}$ 为（23.58±1.75）μg/ml，凝血酶原时间（PT）为（18.19±0.13）min（Biswas et al.，2019）。

桐花树（采自印度卡纳塔克邦卡尔瓦尔）叶片提取物具有抗氧化、抗炎以及神经保护的活性。在抗炎活性测试中，桐花树甲醇提取物显示出（85.32±1.63）% 的蛋白质降解抑制作用；5μg/ml 的甲醇提取物对三甲基锡诱导的神经细胞毒性有显著的保护作用，使 SK-S-NH 细胞存活率由 56.30% 提升至 70.02%（Vedamurthy et al.，2019）。

桐花树树皮含有单宁，其 95% 乙醇浸取液和水浸取液对 3 种植物病原真菌 *Fusarium oxysporum*、*Helminthosporium* sp. 和 *Stemphyllium* sp. 都有比较强的抑制作用（黄梁绮龄等，1994）。

目前从桐花树的枝干、树皮及叶等部位提取物中发现的化合物涉及萜类、醌类、内酯类、甾醇类、有机酸类、糖苷类等多种结构类型。部分化合物具有细胞毒、抗肿瘤、抑菌、酶抑制、鱼毒等生物活性。桐花树的多糖提取物具有抑菌作用（覃亮等，2012）。

萜类 在桐花树化学成分研究中，分离的萜类为三萜类化合物，且均为五环三萜（图8.10）。从桐花树（采自越南广宁省白土龙湾；中国海南三亚市；印度西孟加拉邦，孙德尔本河口）叶子或树皮中分离获得三萜及三萜皂苷类化合物，包括 aegicoroside A、sakurasosaponin、sakurasosaponin methyl ester、（3β，16α，20α）-3, 16, 28-trihydroxyolean-12-en-29-oic acid 3-{O-β-D-glucopyranosyl（1→2）-O-[β-D-glucopyranosyl（1→4）]-α-L-arabinopyranoside}、oleanolic acid β-D-glucopyranosyl ester、3-O-[α-L-rhamnopyranosyl-（1→2）-α-L-rhamnopyranosyl-（1→2）-β-D-galactopyranosyl-（1→3）-β-D-glucopyranosyl-（1→2）-β-D-（6′-O-methyl）glucuronopyranosyl]-13β, 28-epoxy-3β, 16α-dihydroxy-olean、16α-hydroxy-13, 28-epoxyoleanan-3-one、protoprimulagenin、triterpenoid sapogenin（aegiceradienol）、genin A、aegiceradiol、embelinone、aegicerin、28-noroleana-12, 17-dien-3β-ol、acornine 1（oleanane 13, 28 epoxy-16 hydroxyl-3-glycoside）以及 acornine 2（oleanane 13, 28 epoxy-3-glycoside）（Vinh et al.，2020，2019；Gupta et al.，2014；张道敬等，2005a；Zhang et al.，2005；Rao and Bose，1962a，1962b）。

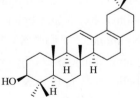

aegicoroside A, R$_1$ = O, R$_2$ = R$_3$ = H
sakurasosaponin, R$_1$ = α-OH, R$_2$ = glc, R$_3$ = H
sakurasosaponin methyl ester, R$_1$ = α-OH, R$_2$ = glc, R$_3$ = CH$_3$

(3β,16α,20α)-3,16,28-trihydroxyolean-12-en-29-oic acid 3-{O-β-D-glucopyranosyl (1→2)-O-[β-D-glucopyranosyl (1→4)]-α-L-arabinopyranoside}

16α-hydroxy-13,28-epoxyoleanan-3-one

protoprimulagenin, R$_1$ = R$_4$ = OH, R$_2$ = R$_3$ =H
embelinone, R$_1$ + R$_2$ = R$_3$ + R$_4$ =O
aegicerin, R$_1$ = OH, R$_2$ = H, R$_3$ + R$_4$ = O

aegiceradienol

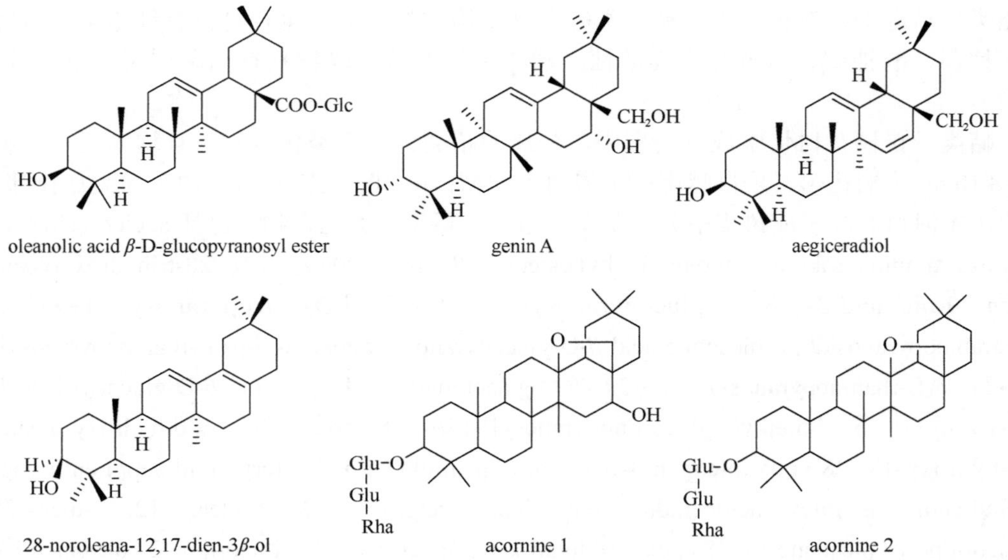

图 8.10　桐花树中的萜类化合物

活性研究表明，三萜皂苷类化合物 sakurasosaponin 对人乳腺癌细胞 MCF7、人非小细胞肺癌细胞 A549、小鼠黑色素瘤细胞 B16F10 和人结肠癌细胞 HCT116 具有较强的细胞毒活性，IC_{50} 分别为（9.85±0.14）μmol/L、（2.89±0.02）μmol/L、（4.96±0.67）μmol/L 和（3.40±0.48）μmol/L（Vinh et al.，2019），sakurasosaponin 及其酯 sakurasosaponin methyl ester 具有良好的抗炎活性，能显著抑制炎症相关因子 TNF-α、IL-6 和 IL-12 p40 的表达（Vinh et al.，2020）。此外，三萜类化合物 acornine 2 对致病真菌 *Candida albicans*、*Trichophyton mentagrophytes*、*Trichophyton rubrum*、*Saccharomyces cerevisiae*、*Termitomyces clypeatus* 均具有显著的抑菌活性，其中对 *Saccharomyces cerevisiae* 的抑菌活性最好，MIC 为 4.67～9.38μg/disc（Gupta et al.，2014）。

醌类　从桐花树中分离得到的醌类化合物为苯醌及苯醌衍生物，兼有萘醌及蒽醌类型，部分为恩贝酸（信筒子醌，embelin）的衍生物（图 8.11）。

从桐花树（采自中国福建厦门市，海南三亚市等）树皮、茎和枝中分离得到醌类及其衍生物，包括 5-*O*-methylembelin、5-*O*-ethylembelin、2-*O*-acetyl-5-*O*-methylembelin、3，7-dihydroxy-2，5-diundecylnaphthoquinone、2，7-dihydroxy-8-methoxy-3，6-diundecyldibenzo-furan-1，4-dione、2，8-dihydroxy-7-methoxy-3，9-diundecyldibenzofuran-1，4-dione、embelin（2，5-dihydroxy-3-undecyl-1，4-benzoquinone）和 rapanone（3，5-dihydroxy-3-tridecyl-1，4-benzoquinone）（王海鸣等，2014；Xu et al.，2004；Gomez et al.，1989）。其中，化合物 5-*O*-methylembelin 和 5-*O*-ethylembelin 显示细胞毒活性（Xu et al.，2004）；化合物 5-*O*-methylembelin 还具有鱼毒活性，在浓度为 1ppm① 时，对尼罗罗非鱼（*Tilapia nilotica*）在 72min 内显示鱼毒（Gomez et al.，1989）。

黄酮类　从桐花树（采自越南广宁省白土龙湾）叶子的甲醇提取物中分离获得黄酮及其苷类化合物（图 8.12），包括 rutin、nicotiflorin、isoquecitrin、quercitrin、isomyrici-

---

①　1ppm=0.0001%。

trin、hyperoside、myricitroside、astragalin、quercetin-3-D-xyloside（Vinh et al.，2019）。

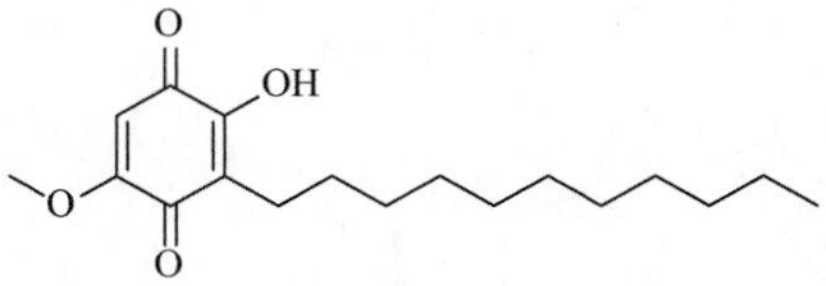

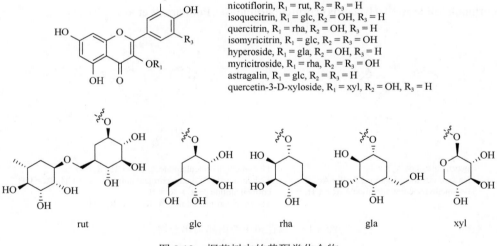

5-*O*-methylembelin

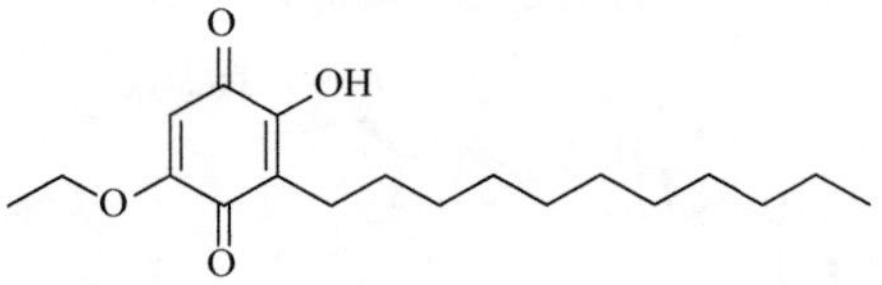

5-*O*-ethylembelin

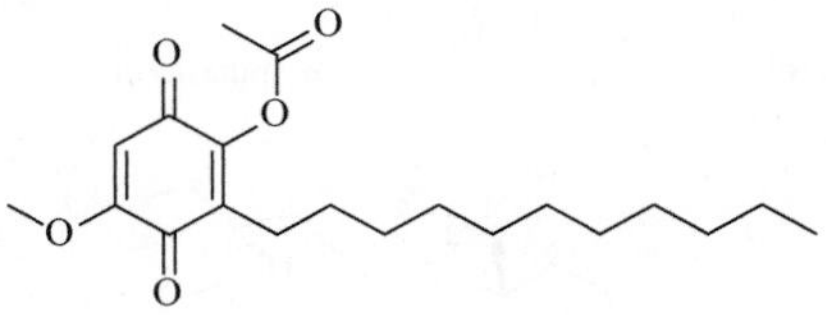

2-*O*-acetyl-5-*O*-methylembelin

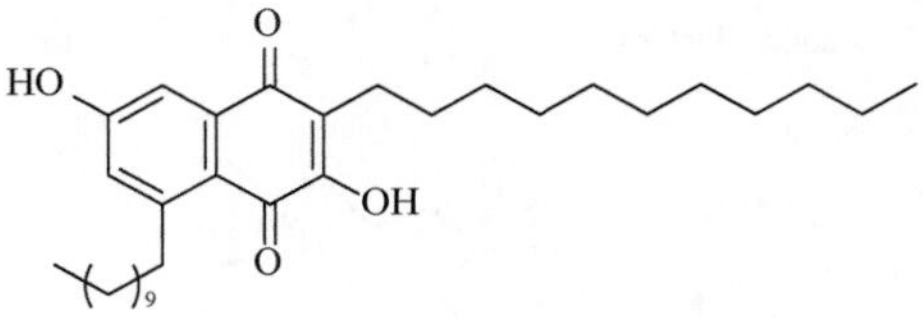

3,7-dihydroxy-2,5-diundecylnaphthoquinone

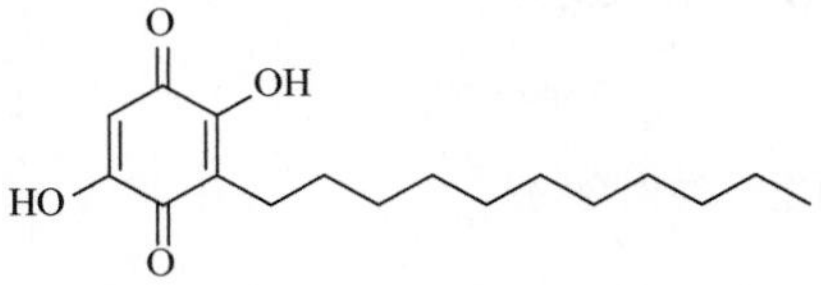

2,5-dihydroxy-3-undecyl-1,4-benzoquinone

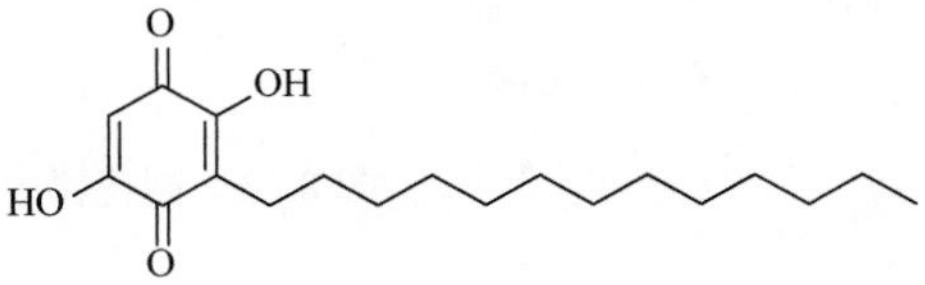

3,5-dihydroxy-3-tridecyl-1,4-benzoquinone

图 8.11　桐花树中的醌类化合物（部分）

rutin, R₁ = rut, R₂ = OH, R₃ = H
nicotiflorin, R₁ = rut, R₂ = R₃ = H
isoquecitrin, R₁ = glc, R₂ = OH, R₃ = H
quercitrin, R₁ = rha, R₂ = OH, R₃ = H
isomyricitrin, R₁ = glc, R₂ = R₃ = OH
hyperoside, R₁ = gla, R₂ = OH, R₃ = H
myricitroside, R₁ = rha, R₂ = R₃ = OH
astragalin, R₁ = glc, R₂ = R₃ = H
quercetin-3-D-xyloside, R₁ = xyl, R₂ = OH, R₃ = H

rut　　　glc　　　rha　　　gla　　　xyl

图 8.12　桐花树中的黄酮类化合物

甾醇类　从不同来源的桐花树（采自越南广宁省白土龙湾；中国海南三亚市等）树皮或叶子的不同有机提取物中分离得到四元环甾醇类化合物（图 8.13），包括 chondrillasterol、豆甾醇（stigmasterol）、*α*-菠菜甾醇（*α*-spinasterol）、fucosterol 和 *β*-谷甾醇（*β*-sitosterol）（王海鸣等，2014；张道敬等，2005b；Vinh et al.，2019）。其中，从桐花树树皮的石油醚萃取物中分离得到的 *α*-菠菜甾醇（*α*-spinasterol）具有抗炎作用，其 *β*-D-葡萄糖苷有利尿作用；豆甾醇（stigmasterol）具有明显的降低血中胆固醇作用，且对心脏、肝脏没有明显影响（徐佳佳和龙盛京，2006）。

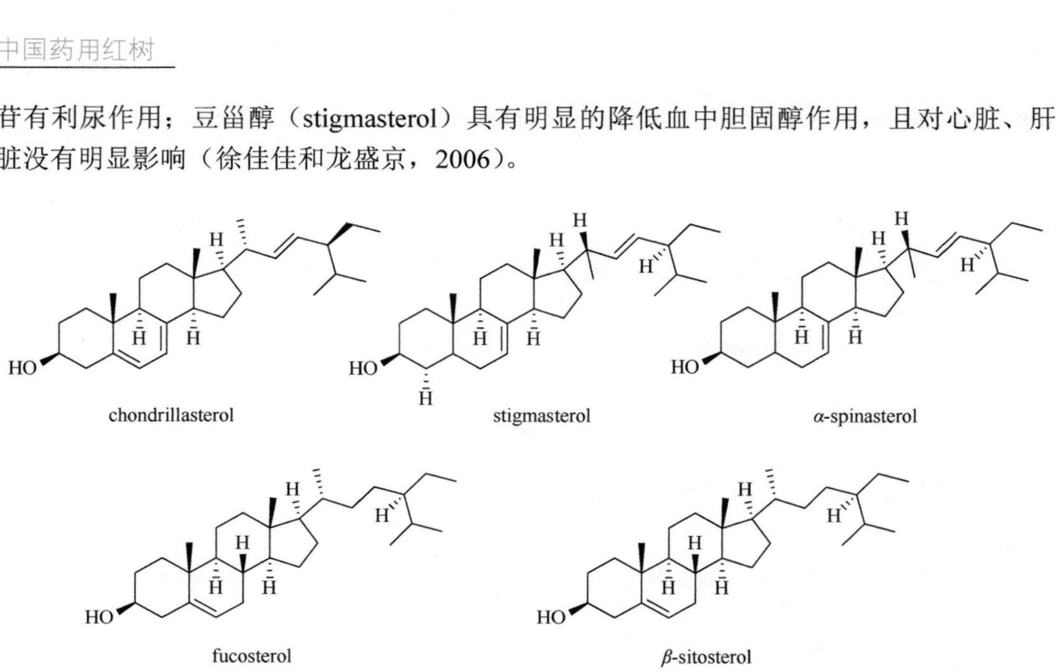

HO — chondrillasterol

HO — stigmasterol

HO — α-spinasterol

HO — fucosterol

HO — β-sitosterol

图 8.13　桐花树中的甾醇类化合物

内酯类　目前从桐花树中分离得到的内酯类化合物主要为大环内酯类。从桐花树（采自印度）树皮中分离得到内酯类化合物（图 8.14），包括 isocorniculatolide A、11-*O*-methylisocorniculatolide A、11-*O*-methylcorniculatolide A、12-hydroxy-11-*O*-methylcorniculatolide A、corniculatolide A。通过乙酰化结构修饰进一步获得结构修饰产物 11-acetoxy-isocorniculatolide A 和 11-acetoxycorniculatolide A（Ponnapalli et al.，2012）。

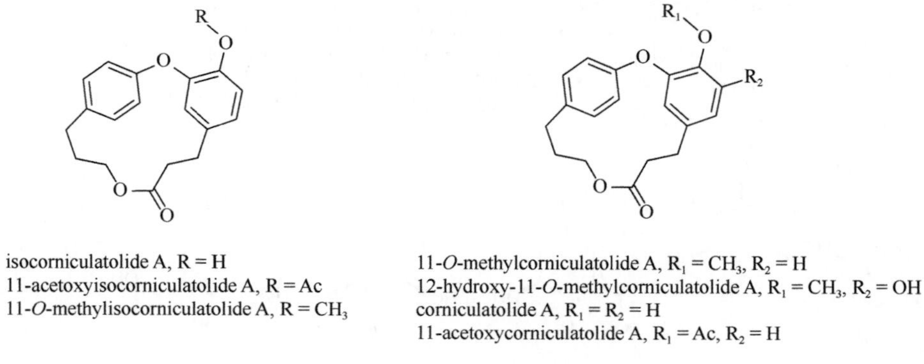

isocorniculatolide A, R = H
11-acetoxyisocorniculatolide A, R = Ac
11-*O*-methylisocorniculatolide A, R = CH₃

11-*O*-methylcorniculatolide A, R₁ = CH₃, R₂ = H
12-hydroxy-11-*O*-methylcorniculatolide A, R₁ = CH₃, R₂ = OH
corniculatolide A, R₁ = R₂ = H
11-acetoxycorniculatolide A, R₁ = Ac, R₂ = H

图 8.14　桐花树中的内酯类化合物

有机酸类　从桐花树（采自中国海南三亚市）树皮中分离得到丁香酸（syringic acid）、没食子酸（gallic acid）、香草酸（vanillic acid）以及原儿茶酸（protocatechuic acid）（王海鸣等，2014；张道敬等，2005b）。有机酸类多数有抗炎抗菌作用（张道敬等，2005b）。

苷类　从桐花树（采自中国海南三亚市）树皮的乙酸乙酯萃取液中分离得到异鼠李素 isorhamnetin 及其苷类化合物 isorhamnetin-3-*O*-α-L-rhamnofuranosy-l（1→6）-*β*-D-glucopyranoside（Zhang et al.，2005）。从桐花树（采自中国海南三亚市）叶子或树皮中分离得到胡萝卜苷化合物 daucosterol、schimperinone、primalagenih A、embelinone 和 3,28-

dihydroxy-16-oxo-12-oleanene（王海鸣等，2014；张道敬等，2005b；Zhang et al.，2005）。

其他类　在桐花树（采自中国福建厦门市，海南三亚市）树皮中发现了一系列其他类化合物（图 8.15），包括苯二酚和杂环类化合物 2-methoxy-3-nonylresocinol、3-undecylresorcinol、10-hydroxy-4-*O*-methyl-2, 11-diundecylgomphilactone，以及镰叶芹二醇、茴香酸对羟苯乙酯、邻苯二甲酸二辛酯、正三十一烷醇、白黎芦醇、1, 5-二羟基-3-甲氧基-7-甲基蒽醌、1, 3, 5-三羟基-7-甲基蒽醌、槲皮素、羽扇豆醇等（王继栋等，2006；Xu et al.，2004）。此外，利用气相色谱-质谱法（GC-MS），从桐花树（采自印度南部泰米尔纳德邦蒂鲁瓦鲁尔区）叶子提取物中鉴定出化合物 4, 4′-（tetramethylenebisoxy）bis（2-nitro-5-methoxybenzoic acid methyl）ester、ethyl 2, 2-diethoxyacetate、pentadecan-4-yl cyclopentanecarboxylate、2-*O*-（2-methylpropyl）1-*O*-pentyl oxalate 和 *N*-（4-nitrobenzilidene）-tert-butylamine，分子对接实验结果表明，2-*O*-（2-methylpropyl）1-*O*-pentyl oxalate 具有较好的抗糖尿病活性（Geegi and Manoharan，2019）。

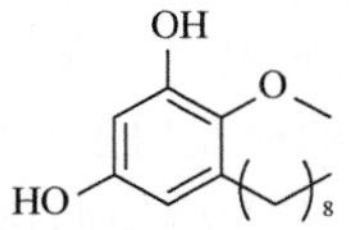

3-undecylresorcinol 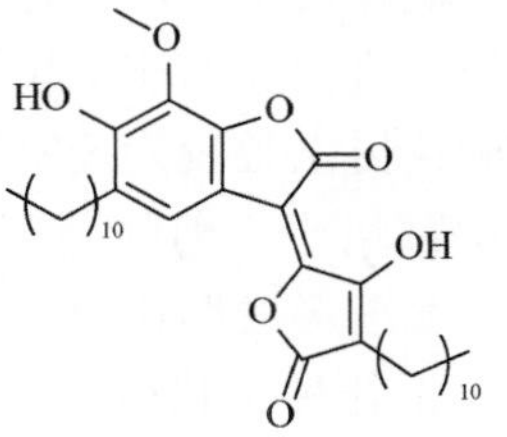　　　　10-hydroxy-4-*O*-methyl-2,11-diundecylgomphilactone

图 8.15　桐花树中的其他类化合物

【**栽培技术**】　桐花树为紫金牛科桐花树属隐胎生红树植物，属于红树林树种中的广布种之一，广布于亚洲至大洋洲热带海岸，在我国的海南、广东、广西、福建、香港和澳门均有分布（廖宝文等，1998）。桐花树根系发达，有支柱根和膝状根，耐低温，适应性强，能形成单种群落或为其他红树植物的下层灌木，栽植后能在较短的时间内迅速成林。人们在桐花树育苗栽培方面做了大量试验。

人工育苗栽培　苗圃地的选址和整地　通常将苗圃地选在海岸高潮带滩涂的红树林林中空地或疏林地。在待建苗圃的滩地上，将多余的林木或树枝砍除，用杀虫剂将苗圃地中的螃蟹杀除干净。把苗圃地深挖一遍，深度为 20～30cm。捡取挖出的树根后将地摊平待用（王杰瑶和李金凤，2009）。

种子的采集及处理　桐花树种子的最佳采集期在海南岛主要是 7～9 月，其他地区稍晚些。桐花树胚轴短小、光滑，直接插入海滩苗圃易随浪潮漂走，育苗前应先催芽（廖宝文等，1998）。将成熟的桐花树果采回，置于箩筐中或纱网袋中，用自来水或低盐度的海水浸泡 1～2d，再置于阴凉处保湿催芽一周方可播种。

育苗播种　将经催芽的种子的胚根端直接点播于营养袋中，每袋播种 1～2 根胚轴。播种深度通常为 1～2cm，不宜过浅，否则涨退潮潮水冲刷或是浇水时会把种子冲走。播种后及时浇透水一次，让已伸长的胚根和土壤充分接触。播种一周后认真检查营养袋中的种子情况，及时补插被水冲走的种子，以提高苗木出圃率（林竑斌，2005）。

苗期管理　桐花树播种后，每天浇水 1 遍或 2 遍，退潮后要及时浇水，把黏附在种子或幼芽上的泥浆冲洗干净。桐花树是红树植物中最耐浸淹的树种，因此苗圃地中的水分多对苗木生长影响不大，但如果苗圃地中长时间无潮水浸淹就要及时灌水。

施肥　育苗期主要施用尿素。尿素的施用方法有两种：一是用 0.3% 的尿素水喷施；二是在无潮水涨及期间直接将尿素撒施于营养袋中，撒施完后要及时浇水。

病虫害防治　育苗期主要防止螃蟹对营养袋的破坏和卷心虫对顶芽的危害。在育苗过程中要加强观察，发现后及时用敌敌畏、敌百虫等杀虫剂杀除。

出圃造林　出圃苗木的高度可结合造林地决定，造林地如果处于低潮滩，潮差较大，潮水浸淹时间长，则所需苗木高度大些，可用 2 年生的苗木造林，此时的苗高40～50cm。如果造林地处于中高潮滩，潮水浸淹时间短，则可用 1 年生的苗木造林，此时苗高 30～35cm。桐花树根生长较浅，大苗移植成活率高。造林时间应在 5～10 月，一般是 5～8 月植苗造林，8～10 月再进行胚轴点播补植（林竑斌，2005）。

野生抚育　桐花树属于抗低温广布种类，可以在自然分布区域开展野生抚育。首先建议在沿海红树林区域桐花树生长地进行封禁管理，划出专门保护区，禁止对沿海河口原生境的人为破坏，制止将现存的桐花树湿地转化为农田、池塘、盐场及其他用途，以保护桐花树种群。在桐花树生长较为茂密的区域，根据其生理特性及生长环境，适宜采取人工管理措施，如根部培土、剪除杂草、剪枝施肥、防治病虫害、人工辅助传粉等，促进种群繁殖和生长，逐渐形成桐花树群落。对于已遭破坏的桐花树生长区域，在封禁管理的基础上，采用人工补种、栽植等方式进行补苗移栽，人为增加桐花树种群数量，人工补栽后宜加强管理。

【资源保护与开发应用】

资源保护　通过广泛的宣传教育，增强群众保护红树植物的自觉性和积极性，采取可行的措施，遏制红树林及其生态环境的破坏和继续恶化，采用快速有效的手段，进行红树林生态恢复。把适宜红树植物生长的海岸带营造成红树林带，努力实现沿海红树林湿地生态系统高生产力、防灾护岸、维护沿海农田、水产养殖和村庄人畜财产安全等生态、经济、社会多项效益。

净化作用　研究发现，种植桐花树的养殖塘水质均有不同程度的改善，不仅加速了鱼类生长，还减少了鱼类病害。桐花树湿地系统主要通过物理作用、化学作用及生物作用对各种污染物加以吸收、积累，从而起到净化作用，尤其对降低重金属污染有非常重要的意义。

大力发展　桐花树是优良的蜜源植物，群体花期 30～45d，桐花树蜜、粉丰富，中华蜜蜂和意大利蜂均喜爱采集。桐花树蜂蜜是色香味俱佳的优质蜜种，深受广大消费者喜爱。大力开发桐花树资源，形成有特色的"海底蜜源"红树林。

研发新型抗癌药　桐花树叶石油醚提取物在治疗结肠癌方面具有潜在应用前景，可用于制备抗结肠癌药；桐花树叶正丁醇提取物在治疗前列腺癌方面具有潜在应用前景，可用于制备抗前列腺癌药。桐花树中的多糖对大肠杆菌、枯草芽孢杆菌、黑曲霉菌有抑菌活性，可用于研发新型抗菌药。桐花树在我国分布广泛，资源丰富，建议加大资金投入，扩大桐花树的开发利用。

参考文献

刁俊明，陈桂珠 . 2010. 淡水培养对桐花树幼苗根生长的影响 . 嘉应学院学报，28(5): 62-66.

刁俊明，陈桂珠 . 2011. 盆栽桐花树对不同遮光度的生理生态响应 . 生态学杂志，30(4): 656-663.

刁俊明，曾宪录，陈桂珠，等 . 2014. 干旱胁迫对桐花树生长和生理指标的影响 . 林业科学研究，27(3): 423-428.

刁俊明，钟福生，刘惠娜，等 . 2011. 遮光处理对桐花树光合特性的影响 . 嘉应学院学报，29(5): 71-77.

刁俊明，邹嫣娟，陈桂珠，等 . 2010. 淡水培养对桐花树幼苗生长发育的影响 . 林业科学研究，23(3): 387-392.

段文芳 . 2008. 镉胁迫下红树植物桐花树和红海榄生理生化特性的研究 . 广西师范大学硕士学位论文 .

高蕴璋 . 1985. 广东的红树林 . 热带地理，5(1): 1-8.

管华诗，王曙光 . 2009. 中华海洋本草：第 2 卷 海洋矿物药与海洋植物药 . 上海：上海科学技术出版社 .

何斌源，赖廷和，陈剑锋，等 . 2007. 两种红树植物白骨壤 (Avicennia marina) 和桐花树 (Aegiceras corniculatum) 的耐淹性 . 生态学报，27(3): 1130-1138.

洪志猛，崔丽娟，张建生，等 . 2004. 泉州湾湿地桐花树种群空间分布格局的研究 . 湿地科学，2(4): 285-289.

胡恭任，于瑞莲，吕斌，等 . 2009. 桐花树对水体中铬、镍、铜污染的修复实验研究 . 中国矿业，18(1): 68-72.

黄丽 . 2013. 福建省漳江口秋茄、桐花树、白骨壤和木榄光合作用季节动态研究 . 湿地科学，11(1): 82-89.

黄梁绮龄，苏美玲，陈培榕 . 1994. 香港地区红树林植物资源研究（Ⅱ）红树林植物 Luaaoritzer raceweosa（榄李）抑制植物真菌有效成分的分离鉴定 . 天然产物研究与开发，6(2): 6.

黄晓冬，吴雅清，许瑞安，等 . 2014. 红树植物桐花树叶片多酚提取物对酪氨酸酶活性抑制及抗自由基和抗菌活性分析 . 植物资源与环境学报，23(1): 30-38.

黎植权，林中大，薛春泉，等 . 2002. 广东省红树林植物群落分布与演替分析 . 广东林业科技，18(2): 52-55.

黎中宝，林鹏，林益明，等 . 2001. 不同盐度梯度的桐花树种群的遗传多样性和遗传分化 . 海洋科学，25(2): 4-7.

李春干 . 2003. 广西红树林资源的分布特点和林分结构特征 . 南京林业大学学报（自然科学版），27(5): 15-19.

李元跃 . 2006. 几种红树植物叶的解剖学研究 . 厦门大学博士学位论文 .

廖宝文，张乔民 . 2014. 中国红树林的分布、面积和树种组成 . 湿地科学，12(4): 435-439.

廖宝文，郑德璋，郑松发，等 . 1998. 红树植物桐花树育苗造林技术的研究 . 林业科学研究，11(5): 474-480.

林竑斌 . 2005. 桐花树造林技术研究 . 中国城市林业，3(3): 36-37.

卢群，曾小康，石俊慧，等 . 2014. 深圳湾福田红树林群落演替 . 生态学报，34(16): 4662-4671.

罗美娟 . 2012. 红树植物桐花树幼苗对潮汐淹水胁迫的响应研究 . 中国林业科学研究院博士学位论文 .

罗美娟，崔丽娟，张守攻等 . 2012. 淹水胁迫对桐花树幼苗水分和矿质元素的影响 . 福建林学院学报，32(4): 336-340.

罗美娟，张守攻，崔丽娟等 . 2012. 桐花树幼苗生长与生物量分配对淹水胁迫的响应 . 浙江林业科技，32(4): 15-19.

潘文，李元跃，陈攀等 . 2012. 广西红树植物桐花树种群遗传多样性分析 . 广西植物，32(2): 203-207, 213.

潘文，周涵韬，陈攀，等 . 2004. 不同地区桐花树种群的分子遗传变异分析 . 厦门大学学报（自然科学版），43(S1): 106-112.

彭亚兰，王友证 . 2014. 红树植物桐花树 EF1A 基因的克隆与表达分析 . 生态科学，33(4): 704-712.

秦汉荣，闭正辉，许政，等 . 2016. 广西红树林蜜源植物桐花树蜜蜂利用调查研究 . 中国蜂业，(2): 40-42.

宋文东，王浩，肖文发 . 2008. 红树植物桐花树叶中氨基酸和微量元素的分析 . 食品研究与开发，29(7): 106-108.

覃光球 . 2007. 桐花树幼苗植物络合素和植物多酚对重金属的响应 . 厦门大学硕士学位论文 .

覃亮，路宽，董基，等 . 2012. 桐花树多糖提取及其抑菌活性研究 . 中成药，34: 1367-1369.

田晓萌 . 2018. 中国部分红树类药用植物叶形态解剖学研究及分子鉴定 . 山东中医药大学硕士学位论文 .

涂志刚，陈晓慧，吴瑞，等 . 2015. 海南省红树林自然保护区红树林资源现状 . 海洋开发与管理，(10): 90-92.

王海鸣，李支薇，田光超，等 . 2014. 桐花树树皮化学成分的研究 . 广东化工，41: 26-38.

王继栋，董美玲，张文，等 . 2006. 红树林植物桐花树的化学成分 . 中国天然药物，4(4): 275-277.

王杰瑶，李金凤 . 2009. 桐花树的育苗技术 . 热带林业，37(2): 30-31.

魏妮娜，覃义阳，黄秀群，等 . 2013. 珠海淇澳岛 4 种红树植物 ITS 区段的序列测定 . 广东农业科学，(5): 131-133.

吴桂容，严重玲 . 2006. 镉对桐花树幼苗生长及渗透调节的影响 . 生态环境，15(5): 1003-1008.

吴群 . 2009. 三种药用红树植物 rDNA ITS 序列的初步研究 . 遵义医学院硕士学位论文 .

谢海伟，文冰，郭勇，等 . 2010. 深圳福田红树植物群落特征及金属元素分布状况 . 广西植物，30(1): 64-69.

徐佳佳, 龙盛京. 2006. 桐花树化学成分及其生物活性作用的研究进展. 时珍国医国药, 17(12): 2393-2395.

徐淑庆, 李家明, 卢世标, 等. 2010. 广西北部湾红树林资源现状及可持续发展对策. 生物学通报, 45(5): 11-14, 63-64.

许会敏, 叶蝉, 张冰, 等. 2010. 湛江特呈岛红树林植物群落的结构和动态特征. 生态环境学报, 19(4): 864-869.

杨芬, 王春姬, 余雪标, 等. 2013. 桐花树生态习性研究. 安徽农业科学, 41(13): 5786-5788.

杨盛昌, 李云波, 林鹏. 2003. 冷胁迫下红树植物白骨壤和桐花树叶片热值的变化. 台湾海峡, 22(1): 46-52.

杨盛昌, 林鹏. 1997. 红树植物秋茄和桐花树抗寒力的越冬变化. 应用生态学报, 8(6): 561-565.

叶思敏. 2015. 泉州湾河口湿地桐花树的植被碳密度及分布特征. 泉州师范学院学报, 33(2): 18-20.

叶勇, 卢昌义, 胡宏友, 等. 2004. 三种泌盐红树植物对盐胁迫的耐受性比较. 生态学报, 24(11): 2444-2450.

张道敬, 吴军, 张偲, 等. 2005b. 红树药用植物桐花树化学成分的研究. 中成药, 27(11): 1308-1310.

张道敬, 张偲, 吴军, 等. 2005a. 桐花树五环三萜化学成分的研究. 天然产物研究与开发, 17(3): 306-308.

赵胡, 郑文教, 孙娟, 等. 2004. 红树植物桐花树生长发育过程的元素动态与抗盐适应性. 海洋科学, 28(9): 1-5.

郑春芳, 冀德伟, 刘伟成, 等. 2011. NaCl 胁迫下高纬度移植桐花树幼苗的生理生态效应. 应用生态学报, 22(9): 2279-2284.

中国科学院中国植物志编辑委员会. 1979. 中国植物志: 第五十八卷. 北京: 科学出版社.

周凡, 邝栋明, 简永强, 等. 2003. 珠海市淇澳岛红树林群落组成初步研究. 生态科学, 22(3): 237-241.

Biswas R, Rahman S M M, Islam K M D, et al. 2019. Antioxidant, anti-inflammatory, and anticoagulation properties of aegiceras corniculatum and acanthus ilicifolius. Pharm. Biomed. Res., 5(3): 35-44.

Geegi P G, Manoharan N. 2019. In silico screening of phytochemicals identified from *Aegiceras corniculatum* (L.) blanco for its anti-diabetic activity. Res. J. Life Sci., Bioinf., Pharm. Chem. Sci., 5(4): 81-91.

Gomez E, Chittawong V, de la Cruz-Giron O, et al. 1989. Toxicants from mangrove plants, V. isolation of the piscicide, 2-Hydroxy-5-methoxy-3-undecyl-1, 4 benzoquinone (5-*O*-methylembelin) from *Aegiceras corniculatum*. J. Nat. Prod., 52(3): 649-651.

Gupta V K, Mukherjee K, Roy A. 2014. Two novel antifungals, acornine 1 and acornine 2, from the bark of mangrove plant *Aegiceras corniculatum* (Linn.) blanco from sundarban estuary. Pharmacogn. Mag., 10(Suppl 2): S342-S349.

Hensens O D, Lewis K G. 1966. Extractives of the bark of *Aegiceras comiculatum*. Aust. J. Chem., 19(1): 169-174.

Ponnapalli M G, Anna S C V A R, Ravirala S, et al. 2012. Unusual isomeric corniculatolides from mangrove, *Aegiceras corniculatum*. J. Nat. Prod., 75(2): 275-279.

Rao K V, Bose P K. 1962a. Chemistry of *Aegiceras majus* Gaertn. Ⅱ b. Isolation of 28-norolean-12, 17-dien-3β-ol. J. Nat. Prod., 27: 1470-1472.

Rao K V, Bose P K. 1962b. Chemistry of *Aegiceras majus* Gaertn. Ⅲ : structure of aegiceradiol. J. Nat. Prod., 18(4): 461-464.

Vedamurthy A, Kulkarni B D, Hoskeri J H. 2019. Neuroprotective and anti-inflammatory activities of *Aegiceras corniculatum* (L.) Blanco. Pharmacogn. Res., 11(3): 260-266.

Vinh L B, Nguyet N T M, Yang S Y, et al. 2019. Cytotoxic triterpene saponins from the mangrove *Aegiceras corniculatum*. Nat. Prod. Res., 33(5): 628-634.

Vinh L B, Phong N V, Ali I, et al. 2020. Identification of potential anti-inflammatory and melanoma cytotoxic compounds from *Aegiceras corniculatum*. Med. Chem. Res., 29(11): 2020-2027.

Xu M J, Deng Z W, Li M, et al. 2004. Chemical constituents from the mangrove plant, *Aegiceras corniculatum*. J. Nat. Prod., 67(5): 762-766.

Zhang D J, Wu J, Zhang S, et al. 2005. Oleanane triterpenes from *Aegiceras corniculatum*. Fitoterapia, 76: 131-133.

9 马鞭草科（Verbenaceae）

9.1 海榄雌（*Avicennia marina*）

海榄雌又名白骨壤，属于马鞭草科（Verbenaceae）海榄雌属（*Avicennia*），生长于海边和盐沼地带，通常为组成海岸红树林的植物种类之一。海榄雌分布于我国福建、台湾、广东等沿海海岸，以及非洲东部至印度、马来西亚、澳大利亚、新西兰、菲律宾等地。其树皮、树叶和果实晒干入药，用于治疗皮肤病，树皮和果实亦可鲜用，果实浸泡去涩后可炒食，也可作为饲料，又可治疗痢疾。现代研究表明，海榄雌中含有环烯醚萜苷类、黄酮类、三萜类以及其他类型的化合物（王何健等，2014；孙昱等，2009；邵长伦等，2009；冯妍等，2007）。药理学研究还发现，海榄雌具有良好的抗氧化、抑菌活性（Namazi et al.，2013；熊拯等，2012；孙国强等，2010；赵丰丽等，2010），为开发新型的抗菌药和抗氧化原料提供了很好的资源。

【分类位置】 被子植物门 Angiospermae 双子叶植物纲 Dicotyledoneae 合瓣花亚纲 Sympetalae 管状花目 Tubiflorae 马鞭草科 Verbenaceae 海榄雌亚科 Avicennioideae 海榄雌属 *Avicennia* 植物海榄雌 *Avicennia marina* (Forsk.) Vierh., 1907（中国科学院中国植物志编辑委员会，1982）。

【别名】 白骨壤（江苏省植物研究所等，1990）；白骨浪（陈焕镛，1964）；咸水矮让木（广东）；海豆（海南）。

【形态特征】 海榄雌为灌木（图9.1），高1.5～6m；枝条有隆起条纹，小枝呈四方形，光滑无毛。叶片近无柄，革质，卵形至倒卵形、椭圆形，长2～7cm，宽1～3.5cm，顶端钝圆，基部楔形，表面无毛，有光泽，背面有细短毛，主脉明显，侧脉4～6对。聚伞花序紧密呈头状，花序梗长1～2.5cm；花小，直径约5mm；苞片5枚，长约2.5mm，宽约3mm，有内外2层，外层密生绒毛，内层较光滑，黑褐色；花萼顶端5裂，长约3mm，宽2～3mm，外面有绒毛；花冠黄褐色，顶端4裂，裂片长约2mm，外被绒毛，花冠管长约2mm；雄蕊4枚，着生于花冠管内喉部而与裂片互生，花丝极短，花药2室，纵裂；子房上部密生绒毛。果实近球形，直径约1.5cm，有毛。花果期7～10月（中国科学院中国植物志编辑委员会，1982）。

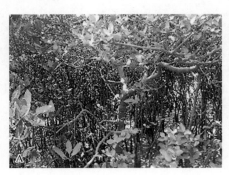

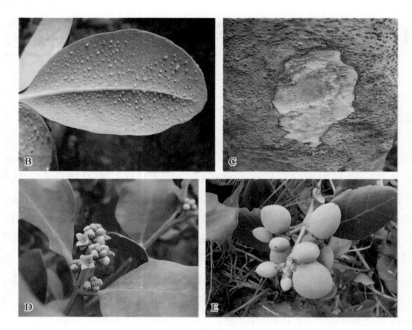

图 9.1　海榄雌植物形态

A. 植物群落；B. 叶背面（示分泌盐粒）（王文卿和王瑁，2007）；C. 茎干（示树皮剖开，内层非红色）（王文卿和王瑁，2007）；D. 花期植物体（林广旋摄）；E. 果期植物体（王文卿和王瑁，2007）

【生境分布】　海榄雌生长于海边和盐沼地带（图 9.2～图 9.4），在我国广东各岸段有分布，但面积不大，在我国海南（东寨港、亚龙湾青梅港、三亚河两岸、红沙榆林水的两岸以及林旺铁炉港）、广西、福建、香港、澳门、台湾都有分布（梁士楚，2001；符国瑗和黎军，1999；陈树培等，1987），在非洲东部至印度、马来西亚、澳大利亚、新西兰、菲律宾也有分布（中国科学院中国植物志编辑委员会，1982）。

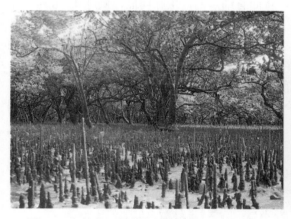

图 9.2　生长在红树林中的海榄雌（示指状根）
（林广旋摄）

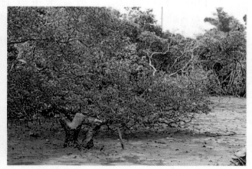

图 9.3　生长在滩涂红树林中的海榄雌

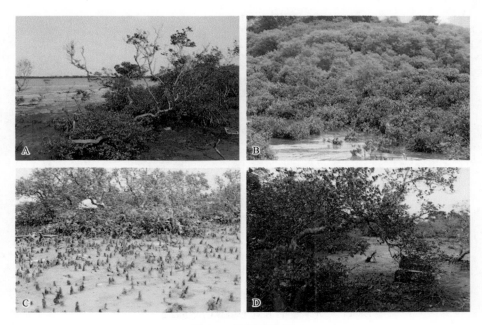

图 9.4　海榄雌生境

A. 生长在潮间带的海榄雌；B. 生长在海水红树林中的海榄雌（示灰色树冠）；C. 生长在潮间带的海榄雌（示指状呼吸根被
海藻覆盖）；D. 生长在海边淤泥中的海榄雌

【**药材鉴别**】　**药材性状**　树皮呈半筒状或碎片状，大小不一（图 9.5）。外表面灰白色（故称白骨壤）或灰棕色，有裂纹和皮孔，常呈片状剥离；嫩枝皮有毛。内表面红棕色。质硬脆，折断面红棕色，纤维性。气微而特异，味苦、涩、咸。

　　干燥叶皱缩。完整叶片展平后呈卵形、倒卵形或椭圆形，长 1～6cm，宽 0.8～3cm。先端钝圆，基部楔形，全缘（图 9.6）。上表面灰绿色，无毛，有光泽，常见有排出的类白色盐粒；下表面黄白色，密生白色茸毛。叶片革质而脆。气微，味微涩、咸。

　　果实呈略扁的桃形，直径约 1.2cm（图 9.7）。顶端渐尖，有短喙，基部钝圆，与小型的棕褐色宿萼紧贴，宿萼 5 裂。表面淡黄绿色或淡黄褐色；内含隐胎生种子 1 粒，子叶 2 片，绿色，折叠并将胚轴包于其内。气微，味涩（管华诗和王曙光，2009）。

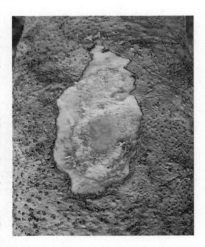

图 9.5　海榄雌茎干（树皮外表面）
药材形态（王文卿和王瑁，2007）

　　组织构造　茎横切面（直径为 1cm）呈圆形。木栓层由 10 余列细胞组成，外侧呈脱落状。皮层较宽，有少量石细胞分布。维管束外韧型，外方为 3～4 列石细胞形成的中柱鞘环带；韧皮部狭窄，木质部极宽广，由导管、管胞、木薄壁细胞和木射线组成，年轮极明显，每一年轮的外部均有断续排列的内涵韧皮部，细胞薄壁性。中央为薄壁细胞组成的髓部（图 9.8）。

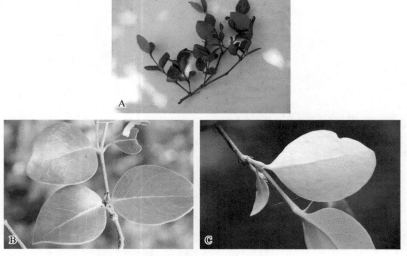

图9.6　海榄雌枝叶药材形态

A.鲜枝叶；B.叶上表面；C.叶下表面

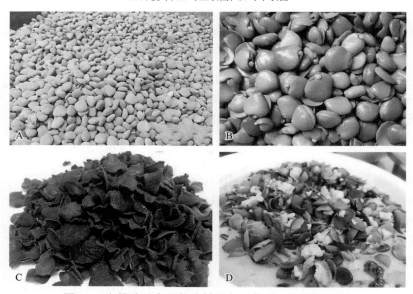

图9.7　海榄雌果实果仁药材形态（来源：中国新闻网）

A.浪糍实（鲜果实）；B.浪糍（除去果皮的鲜果仁）；C.浪糍干（干燥果仁）；D.虾仁瘦肉烹煮的浪糍菜式

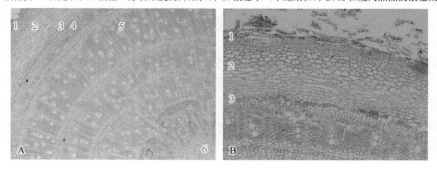

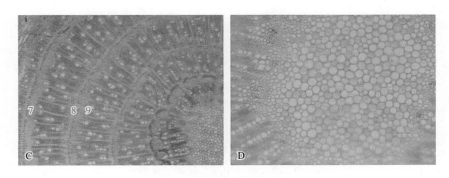

图9.8　海榄雌茎横切面形态

A. 茎横切面；B. 皮层至韧皮部；C. 木质部；D. 髓部

1. 木栓层；2. 皮层；3. 中柱鞘纤维；4. 韧皮部；5. 木质部；6. 髓部；7. 内涵韧皮部；8. 年轮；9. 木射线

叶中脉部位横切面（图9.9）为两面叶。上表皮细胞被厚角质层，内方为排列较为紧密的薄壁细胞所组成的下皮，宽度约占叶片横切面的1/2，细胞具有贮水和遮光功能。下表皮细胞1列，被厚角质层，有气孔分布，密生盐腺毛，泌盐腺毛由两个细胞组成，与表皮相连的细胞较小，有收集盐分的作用，顶端细胞较大，能通过细胞破裂把多余盐分分泌到体外；盐腺内陷于表皮下方。叶肉明显分为栅栏组织和海绵组织，栅栏组织细胞5～6列，呈柱状紧密排列，含有较多的叶绿体，海绵组织细胞较疏松，细胞间隙较大，有侧脉维管束通过。中脉维管束由外韧型维管束围成一个圆形维管束环，木质部较发达，中央有小型的气腔，外方包围发达的维管束鞘（李元跃和林鹏，2006）。

叶表面制片上表皮细胞呈多角形，垂周壁平直，放大后可见下皮组织的细胞轮廓，有盐腺分布；下表皮密布盐腺毛（图9.10）（李元跃，2006）。

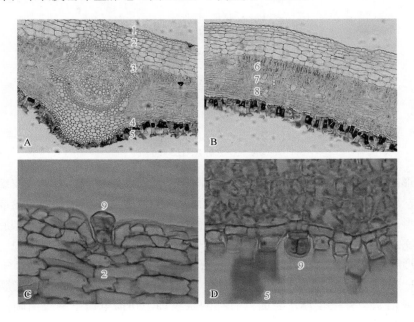

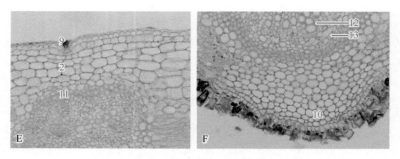

图 9.9　海榄雌叶中脉部位横切面形态

A. 叶中脉部位；B. 叶肉部位；C. 叶肉上表面（李元跃，2006）；D. 叶肉下表面（李元跃，2006）；E. 叶中脉上表面；F. 叶中脉下表面

1. 上表皮；2. 下皮；3. 中脉维管束；4. 下表皮；5. 盐腺毛；6. 栅栏组织；7. 侧脉维管束；8. 海绵组织；9. 盐腺；10. 厚角组织；11. 束鞘纤维；12. 木质部；13. 韧皮部

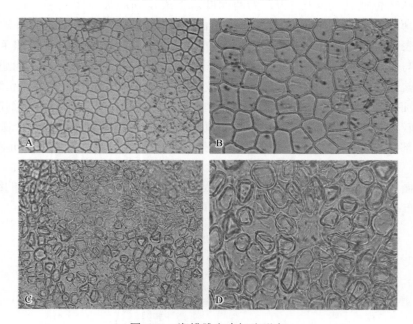

图 9.10　海榄雌表皮细胞形态

A、B. 上表皮；C、D. 下表皮（示盐腺毛）

A、C. ×200；B、D. ×400

超微形态　上表皮细胞被明显平坦的角质层，垂周壁微突起，可见表皮细胞的不规则轮廓，盐腺陷于表皮以下，形成类圆形小洞，盐腺口覆盖着蜡质和白色盐晶体。下表面密生碟形的盐腺毛，覆盖整个表面，气孔和盐腺难以察见，盐腺毛顶端细胞呈不规则碟形（图9.11）。

花粉形态　花粉粒呈长球状，赤道面观轮廓为椭圆形，大小为 29.5（25.1～31.8）μm× 24.3（20.1～27.8）μm，极面观三裂片纹状。具三拟孔沟，沟较宽，沟具沟膜，沟缘不光滑，微波浪状。外壁较厚，表面具有细网状纹饰，扫描电镜下网纹清晰，网脊较粗（图9.12）（张玉兰和王开发，2002）。

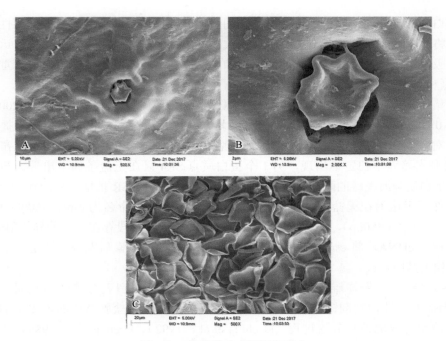

图 9.11　海榄雌叶表面超微形态

A、B. 上表面（示盐腺）；C. 下表面盐腺毛

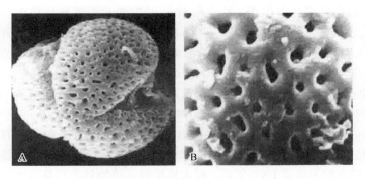

图 9.12　海榄雌花粉粒超微形态（张玉兰和王开发，2002）

A. ×1500；B. ×1500

【分子鉴别】　采用 RAPD 分析广西北海市海岸 3 个自然分布的海榄雌群落，用 15 个随机引物进行 PCR 扩增。3 个居群的 RAPD 多态性位点百分率分别为英罗湾 38.35%、大冠沙 35.21%、钦州湾 29.41%；3 个居群内的平均遗传距离分别为英罗湾 0.108、大冠沙 0.147、钦州湾 0.165；3 个居群两两之间的平均遗传距离分别为大冠沙-英罗湾 0.135、大冠沙-钦州湾 0.163、英罗湾-钦州湾 0.179。结果显示，3 个海榄雌居群内和居群间的遗传变异都较小（赵萌莉等，2001）。

福建厦门市两个海榄雌种群的遗传变异及遗传分化研究中，测定了 5 个酶系统 13 个位点。东屿海榄雌比游泳池海榄雌的种群内遗传变异大，两种群之间的遗传分化较大（葛菁萍等，2004）。

从积累甜菜碱的海榄雌中分离出 2 个全长序列的转运蛋白基因和 1 个部分序列的

转运蛋白基因，并与来源于拟南芥和番茄的脯氨酸转运蛋白基因有很高的同源性。研究发现，将 2 个全长基因转入对 Na⁺ 敏感的大肠杆菌突变基因型中，其编码的转运蛋白都能有效吸收甜菜碱与脯氨酸，表明甜菜碱和脯氨酸在海榄雌的渗透调节中发挥重要作用（柳晓磊和汤华，2006）。

采集福建龙海红树林自然保护区的海榄雌隐胎生果实（周涵韬和林鹏，2002），分别置于 0‰ 盐度和 50‰ 盐度海水中进行沙培，从叶片中分别抽提总蛋白质和提取纯化 RNA。对总蛋白质进行双向电泳，比较发现 3 个蛋白质点 SR1、SR2、SR3 只在盐度为 50‰ 的海水培养下稳定地出现，另 1 个蛋白质点 SR4 只在无盐条件下出现，初步认为这 4 种蛋白质与海榄雌的耐盐性相关。利用 RNA 进行 RT-PCR 扩增，检测到 3 个在高盐培养条件下表达而在无盐条件下不表达的差异片段，分别命名为 csrg1（600bp）、csrg2（550bp）、csrg3（480bp），进一步杂交验证发现，仅 csrg1 片段存在明显差异的阳性片段，是耐盐相关 cDNA。将 csrg1 片段克隆测序并在 GenBank 检索后发现，这是一个新发现的耐盐相关基因片段。

【生理特性】 海榄雌的盐腺在夜晚分泌活动最强，在白天分泌活动减弱。用质膜 H⁺-ATPase 专一性抑制剂钒酸钠处理从叶片撕下的带有完整盐腺结构的表皮层细胞，发现钒酸钠能有效地抑制分泌过程（Dschida et al.，1992）。Drennan 等（1985）认为，离子进入和排出盐腺细胞都是主动的，海榄雌盐腺细胞 ATPase 活性定位结果表明，ATPase 分布在分泌细胞的细胞质膜，特别是收集细胞与柄细胞交界处。

海榄雌隐胎生果实分别在 0‰ 盐度和 50‰ 盐度海水中进行沙培后，提取纯化叶片中的 RNA，经反转录和 PCR 扩增后，进行 8% 非变性聚丙烯酰胺凝胶电泳实验，发现 3 个差异 cDNA 片段只在高盐培养条件的海榄雌基因组中表达，而在无盐培养条件下没有出现，并且 3 个差异 cDNA 片段的 RNA 杂交后只有 csrg1 片段存在明显差异，表明 csrg1 就是耐盐相关 cDNA，为分离全长耐盐基因、揭示该基因表达调控的机制提供了条件（周涵韬和林鹏，2002）。Huang 等（2014）使用因美纳（Illumina）平台测序海榄雌叶片 cDNA 文库，以产生一个转录组数据集，获得了 4000 万个高品质的基因片段，并将其组装成 91 125 条平均长度为 463bp 的单基因序列。这些单基因序列覆盖了大部分公开发表的桑格测序的海榄雌 EST 序列，极大地扩展了该物种的转录本库，为海榄雌的遗传和进化研究提供了宝贵的资源。

海榄雌叶片总含水量在冷胁迫过程中变化不大，但其自由水含量呈显著下降趋势，而束缚水含量及束缚水与自由水含量的比值则呈显著上升趋势。随着冷胁迫时间的延长，海榄雌叶片的热值、还原糖、可溶性糖和淀粉含量逐渐下降，电解质渗出率和蔗糖含量则呈不同程度的逐渐上升趋势（杨盛昌等，2003）。

海榄雌天然分布于贫瘠的细沙质或半泥沙质土壤的滩位，对滩涂的适应性很强，人工种植在有淡水调节的淤泥质内滩生长更好，说明海榄雌并非要求高盐环境，而是具有很强的抗盐性（李信贤等，1991b）。海榄雌抗盐能力较强，在海水盐度为 33‰ 的海滩上能正常更新（陈元献和杨永梅，2012）。适当的淹水时间能够促进海榄雌小苗的生长。海榄雌在淹水时间小于 16h/d 的处理下均能正常生长，最适淹水时间为 8～12h/d，临界淹水时间为 16h/d。海榄雌小苗的苗高、地茎、叶绿素含量、根活力、生物量及生长量增量均随淹水时间的延长呈先增后降的趋势（廖宝文等，2010；何斌源等，2007）。

不同重金属对红树植物海榄雌的胁迫作用不同。重金属镉（Cd）对海榄雌具有毒害作用，海榄雌幼苗在含 Cd 浓度高于 12mmol/L 的海水中除 POD 活性越来越高之外，叶绿素含量、光合速率、SOD 和 CAT 活性均不断降低（石贵玉等，2009）。海榄雌各器官对 Cd 的吸收和累积均表现为随 Cd 胁迫浓度和胁迫时间增加而增加，且主要富集在根部，其次是凋落子叶，这对减少 Cd 对植物全株的危害具有积极意义。不同胁迫时间下幼苗各个器官的 Na 和 K 含量变化各有异同，这反映了其对离子平衡调节能力的影响（陆志强等，2015）。重金属铬 [Cr（Ⅲ）] 对海榄雌成熟胚轴的初期萌发无明显的影响。Cr（Ⅲ）浓度 ≤ 100mg/L 时，其对红树植物海榄雌幼苗的正常生长一般不会造成明显的不利影响；而 Cr（Ⅲ）浓度 ≥ 200mg/L 时，其对幼苗的生长（苗高、根系、叶片大小、生物量等指标参数）具有明显的抑制作用，并随胁迫时间的增加而加剧（方煜等，2008）。汞（Hg^{2+}）可以抑制海榄雌叶片的光合活性，随着胁迫浓度的增加，抗氧化酶活性降低，其中对 SOD 活性的影响最明显，高浓度 Hg^{2+} 胁迫削弱了海榄雌的活性氧清除能力，导致自由基在细胞内大量积累，植物极易受到伤害（袁彦婷等，2011）。海榄雌为不耐阴植物，光照是影响海榄雌自然更新的主要生态因子。多数红树植物幼苗随着遮阴的加重，存活率下降，这为以后海榄雌的造林工作提供了参考（胡倩芳和叶勇，2009）。

海榄雌对土壤肥力要求不苛求，能生长于沙质海滩到泥质滩涂上。根据东南亚海啸后对海啸发生地红树林受破坏情况的调查，海榄雌抗风浪能力较红树属植物差（陈元献和杨永梅，2012）。

【资源状况】 在中国，海榄雌是分布面积最大的红树植物，自然分布于海南三亚市到福建泉州市，其中广东深圳市内伶仃岛—福田自然保护区与湛江市特呈岛的海榄雌群落是我国目前较为高大、发育较好和保护较为完好的成熟林（邱广龙，2005）。

广东沿海泥滩均有红树林间断分布，温度偏低、雨量较少的海滩以紫金牛科的桐花树和马鞭草科的海榄雌为主。海榄雌群落在广东沿海分布广，面积大，多自然分布在海滩前缘低潮线内，也有些分布在后缘高潮线下，高潮时大部分被淹没或仅露出树冠，群落结构简单，多为一层，有时与少量桐花树混生而呈两层结构，林冠稀疏的林下，常有南方碱蓬和盐地鼠尾粟等草本植物（高蕴璋，1985）。特呈岛位于湛江市湛江港海域，属于北热带海洋性季风气候，长年温和湿润。特呈岛地势平缓，有极厚的松散沉积层。红树林群落组成以海榄雌单优群落及海榄雌和红海榄混交群落为主（高秀梅和韩维栋，2008）。深圳市福田红树林群落的主要红树植物有秋茄树、桐花树、海榄雌、海漆、老鼠簕等，其中桐花树、秋茄树和海榄雌是该区的优势种（谢海伟等，2010）。

在珠江三角洲的出海口，由于有北赤道暖流分支流经，冬天水温能保持在 18～23℃。因此，在海浪不能直接冲击到的海湾处、淤泥堆积较深厚的烂泥滩上，有成片的红树植物生长，主要有桐花树、海榄雌等，植被得到一定程度的恢复，覆盖度 85% 左右，并进行了引种试验。该地的红树林多呈灌木状（少数为小乔木状），高度较小，因而分层不明显，主要组成为海榄雌，多生长在群丛的外缘，喜生于稀烂的淤泥里，但也可生长于坚硬的盐土上（颜素珠，1989）。

广西红树林的带状序列，从外滩（低潮线），经中滩，至内滩（高潮线），到潮上线，依次分布海榄雌林、秋茄树林、桐花树林、红海榄林、木榄林和海岸半红树林。海榄雌林各岸段均有分布，东、西两岸段较连片集中，面积也较大。在不同滩位，群落的种类组成和生长状况颇不相同。在低潮线附近为单优种纯群，生长较差，林木无明显主干；在中外滩或港湾外缘的半泥沙质土壤，有秋茄树和桐花树伴生的群落，生长中等；在中内滩淤泥土壤上的人工林，形成海榄雌-桐花树群落，海榄雌生长最好，具明显主干；内滩的淤泥土壤肥沃，养分丰富，生境有淡水调节，盐度低，无藤壶寄生为害，海榄雌生长良好。防城港市渔洲坪一带有 60hm² 以上连片经营的海榄雌绿肥林（李信贤等，1991a，1991b）。广西北海市大冠沙红树林群落低矮，且高度参差不齐，主要的类型是海榄雌群落，局部地段有小面积的海榄雌 + 桐花树群落等镶嵌（梁士楚，2001）。

海南三亚市红树林的中密丛林类型多见于浅海滩前缘淤泥中或海滩较高处。涨潮时，很大部分或全部被海水淹没。其中，海榄雌群落在该地分布较广，如青梅港、三亚河沿岸、铁炉港等地均有分布。此外，海榄雌群落附近还有苦郎树、榄李、黄槿等植株散生（符国瑷和黎军，1999）。三亚东河南端呈带状分布有海榄雌群落，着生于中、低潮线内。三亚西河中段呈宽带状分布有海榄雌、红树群丛，而红树、海榄雌、秋茄树群丛分布于三亚东河中段，呈带状，其中红树、秋茄树占优势（陶列平和黄世满，2004）。

我国南海海域红树林分布面积广，是我国红树林的主要分布基地，组成种类丰富，群落类型多样。海滩红树林分布在海潮间歇性淹没的海滩地段上，是红树林的主要类型，可称为"典型红树林"。海榄雌群落在该区域沿海的潮滩地均有分布，但面积不是很大，多为灌丛林，在海南岛岸段尚可见直径达 30cm 的乔木（陈树培等，1988）。

【文献记载】《海洋药物》记载，叶捣碎治脓肿；树皮胶作避孕药。《新华本草纲要》记载，果实主治痢疾。《药用植物辞典》记载，果实用于治疗痢疾，海生动物螫伤。《中华海洋本草：第 2 卷 海洋矿物药与海洋植物药》记载，叶：外用于脓肿；果实：主治痢疾；树皮胶：可作避孕药。

【药用价值】海榄雌的树皮、叶及果实可药用。春、夏两季采剥树皮，晒干或鲜用；全年采叶，晒干（管华诗和王曙光，2009）。叶捣碎外用，治疗脓肿；树皮胶可作避孕药，果实主治痢疾（邵长伦等，2009）。树皮、树叶和果实用于治疗皮肤病。民间将海榄雌的叶捣烂外敷，可治脓肿（冯妍等，2007）。海榄雌入药，内服建议煎汤服用，用量为6～12g。现代研究报道，海榄雌中含有环烯醚萜苷类、黄酮类、三萜类等多种类型化合物（王何健等，2014；孙昱等，2009；邵长伦等，2009；冯妍等，2007）。药理学研究表明，海榄雌具有良好的抗氧化、抑菌活性等。

【化学成分与药理研究】从海榄雌中分离鉴定的化合物包括萜类、甾体类、萘衍生物、黄酮类、环烯醚萜类和苯丙素类及其苷类等（Zhu et al.，2009）。

萜类及甾体类　萜类及甾体类化合物多存在于海榄雌的树皮、叶、花和果实中（图9.13）（Huang et al.，2009；Guo et al.，2008；Azuma et al.，2002；Hogg and Gillan，1984；Wannigama et al.，1981；Bell and Duewell，1961）。从海榄雌的叶中获得萜类化合物 lupeol、betulin、betutinic acid（Feng et al.，2007；Jia et al.，2004），以及甾体类化合物 β-sitosterol、ergost-6, 22-diene-5, 8-epidioxy-3β-ol（Jia et al.，2004）。

从海榄雌的细枝中获得对映体化合物 6$H\alpha$-11, 12, 16-trihydroxy-6, 7-secoabieta-8, 11, 13-triene-6, 7-dial 11, 6-hemiacetal、6$H\beta$-11, 12, 16-trihydroxy-6, 7-secoabieta-8, 11, 13-triene-6, 7-dial 11, 6-hemiacetal，以及化合物 6, 11, 12, 16-tetrahydroxy-5, 8, 11, 13-abitetetraen-7-one，均显示了中等的细胞毒活性和抗菌活性（Han et al.，2008）。

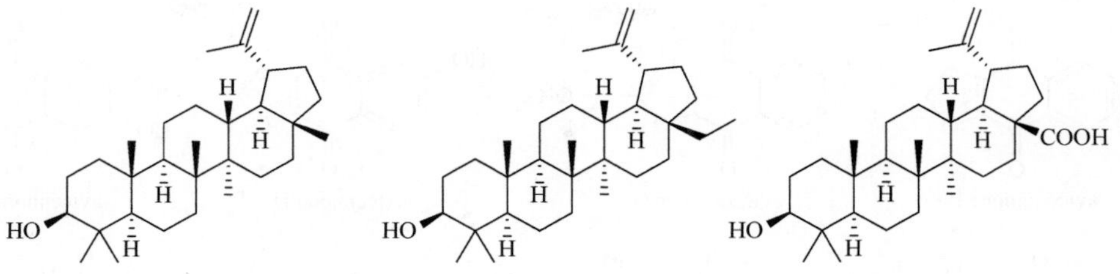

lupeol

betulin

betutinic acid

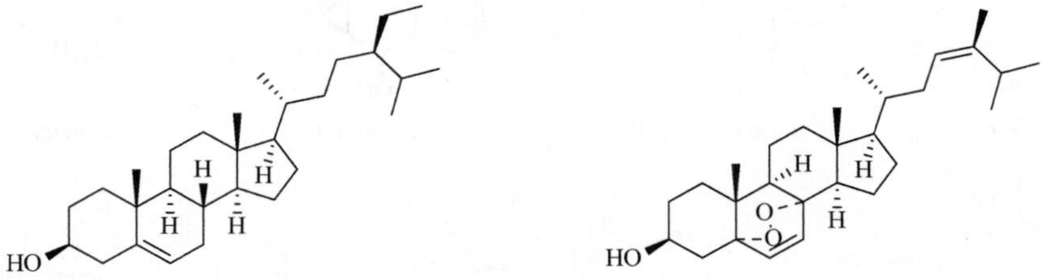

β-sitosterol

ergost-6,22-diene-5,8-epidioxy-3β-ol

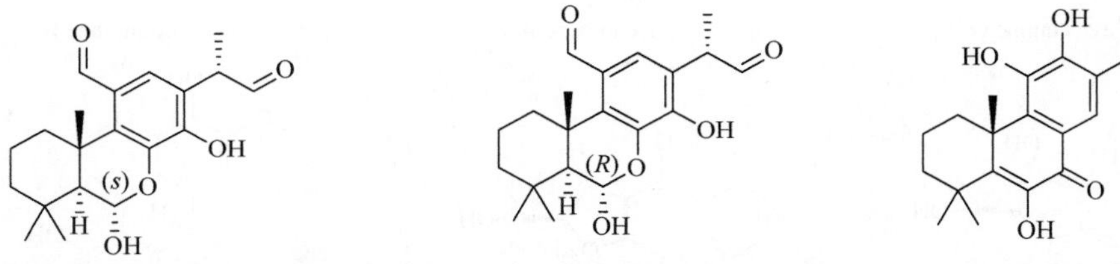

6Hα-11,12,16-trihydroxy-6,7-secoabieta
-8,11,13-triene-6,7-dial 11,6-hemiacetal

6Hβ-11,12,16-tribydroxy-6,7-secoabieta
-8,11,13-triene-6,7-dial 11,6-hemiacetal

6,11,12,16-tetraydroxy
-5,8,11,13-abitetetraen-7-one

图 9.13　海榄雌中的萜类及甾体类化合物

萘衍生物　从海榄雌叶中获得化合物 avicequinone B 和 avicequinone C（Jia et al., 2004）。从海榄雌心材的甲醇提取物中也获得化合物 avicequinone C，其具有抗雄激素活性，是一种 5α-R1 抑制剂，IC$_{50}$ 为（9.94±0.33）μg/ml（Jain et al., 2014）。从海榄雌细枝中分离获得萘衍生物 avicequinone C、avicequinone A、stenocarproquinone B，以及 avicennone D 和 avicennone E 的混合物，所有化合物均含有 4, 9-二酮结构，并表现出强的抗增殖活性和中等细胞毒活性以及抗菌活性（Han et al., 2007）。海榄雌幼苗受伤组织被真菌 *Phytophthora* sp. 感染后分离获得萘衍生物 naphtha[1, 2-β]furan-4, 5-dione、3-hydroxy-naphtha[1, 2-β]furan-4, 5-dione、2-[2′-（2′-hydroxy）propyl]-naphtha[1, 2-β]furan-4, 5-dione，该三个化合物对真菌 *Phytophthora* sp. 均显示抑制活性（Sutton et al., 1985），结构见图 9.14。

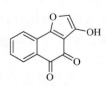

naphtha[1, 2-β]furan-4, 5-dione

3-hydroxy-naphtha[1, 2-β]furan-4,5-dione

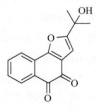

2-[2′-(2′-hydroxy)propyl]-
naphtha[1, 2-β]furan-4, 5-dione

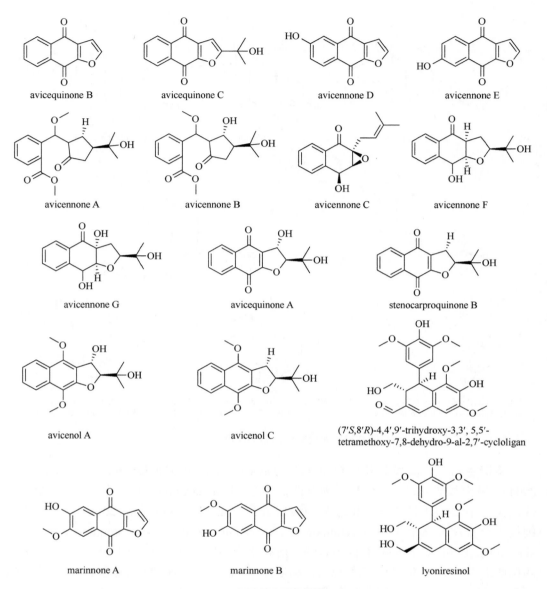

图 9.14　海榄雌中的萘衍生物

黄酮类　黄酮类化合物主要来源于海榄雌的地上部分（图 9.15），其中 luteolin 7-*O*-methylether 对人癌细胞 BT-20 具有中等的细胞毒活性，ED_{50} 为 18μg/ml；luteolin 7-*O*-methylether 3′-*O*-β-D-glucoside 对人癌细胞 BT-20 也具有中等的细胞毒活性，ED_{50} 为 16μg/ml（Sharaf et al.，2000）。化合物 4′, 5-dihydroxy-3′, 7-dimethoxyflavone 和 4′, 5-dihydroxy-3′, 5′, 7-trimethoxyflavone 显示弱的清除自由基 DPPH 活性，而化合物 4′, 5, 7-trihydroxyflavone 和 luteolin 7-*O*-methylether 显示中等的活性，IC_{50} 分别为 52.0μg/ml 和 37.0μg/ml（Feng et al.，2006b）。海榄雌叶黄酮的纯化合物和粗提物对 HO· 和 O^{2-}· 的清除能力及还原力均随着黄酮浓度的增大而表现出明显的量效关系，是极具潜力的天然抗氧化剂（孙国强等，2010）。海榄雌种子总黄酮对大豆油有一定的抗氧化效果，且具有量

效关系，相同添加量下，抗氧化效果由强到弱的顺序为 0.02% 叔丁基对苯二酚（TBHQ）＞ 0.02% 二丁基烃基甲苯（BHT）＞ 0.02% 总黄酮；总添加量为 0.06% 时，其表现出的抗氧化效果和 0.02% TBHQ 的抗氧化效果接近（熊拯等，2012）。

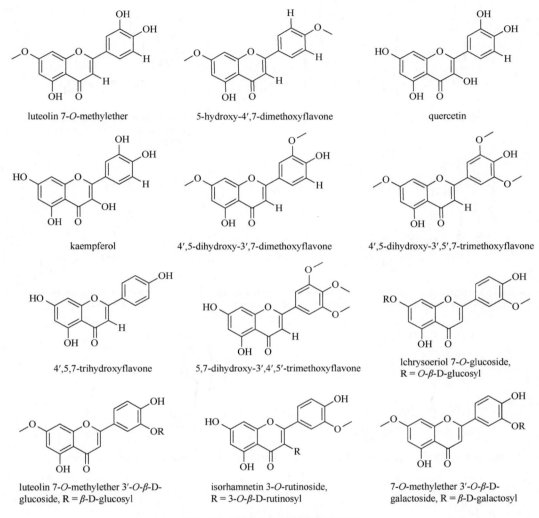

luteolin 7-*O*-methylether

5-hydroxy-4′,7-dimethoxyflavone

quercetin

kaempferol

4′,5-dihydroxy-3′,7-dimethoxyflavone

4′,5-dihydroxy-3′,5′,7-trimethoxyflavone

4′,5,7-trihydroxyflavone

5,7-dihydroxy-3′,4′,5′-trimethoxyflavone

lchrysoeriol 7-*O*-glucoside,
R = *O*-*β*-D-glucosyl

luteolin 7-*O*-methylether 3′-*O*-*β*-D-glucoside, R = *β*-D-glucosyl

isorhamnetin 3-*O*-rutinoside,
R = 3-*O*-*β*-D-rutinosyl

7-*O*-methylether 3′-*O*-*β*-D-galactoside, R = *β*-D-galactosyl

图 9.15　海榄雌中的黄酮类化合物

环烯醚萜苷类　从海榄雌叶的甲醇提取物中分离获得环烯醚萜类化合物（图 9.16），包括 geniposidic acid、2′-cinnamoyl-mussaenosidic acid、geniposide、mussaenoside、2′-cinnamoyl-mussaenoside、10-*O*-（5-phenyl-2, 4-pentadienoyl）-geniposide、7-*O*-（5-phenyl-2, 4-pentadienoyl）-8-epiloganin，环烯醚萜类化合物的累积表明，*Avicennia* 和 Verbenaceae 具有较近的亲缘关系（König and Rimpler，1985）。

从海榄雌的地上部分及叶中分离得到环烯醚萜苷类化合物，包括 2′-*O*-[（2*E*, 4*E*）-5-phenylpenta-2, 4-dienoyl]mussaenosidic acid、2′-*O*-（4-methoxycinnamoyl）mussaenosidic acid、2′-*O*-coumaroylmussaenosidic acid，显示弱的清除自由基 DPPH 活性，

存在于海榄雌叶中的环烯醚萜苷类化合物在生态入侵中发挥化学防御作用（Sun et al., 2008; Feng et al., 2006a; Shaker et al., 2001; König and Rimpler, 1985）。

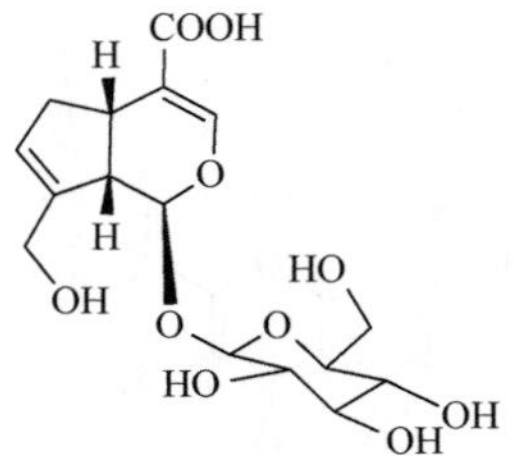

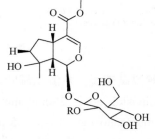

geniposidic acid

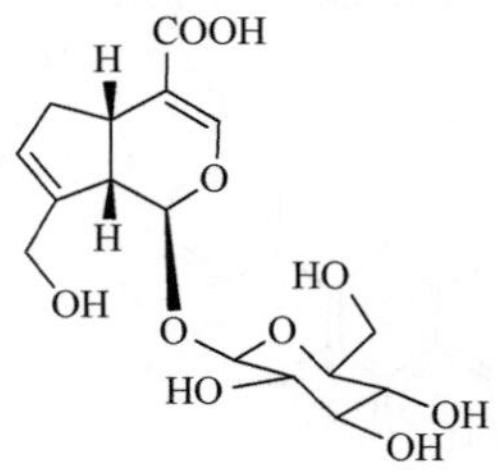

geniposide

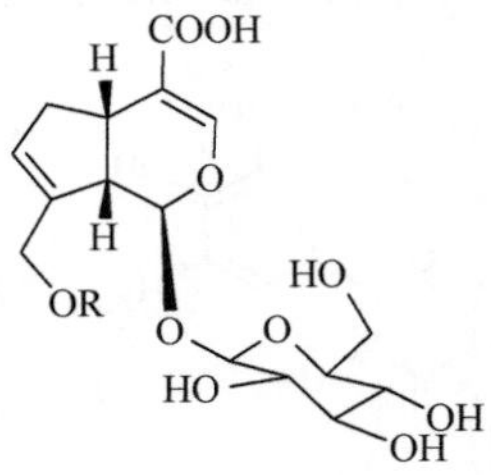

10-O-(5-phenyl-2,4-pentadienoyl)-geniposide, R = (2E,4E)-5-phenyl-2,4-pentadienoyl

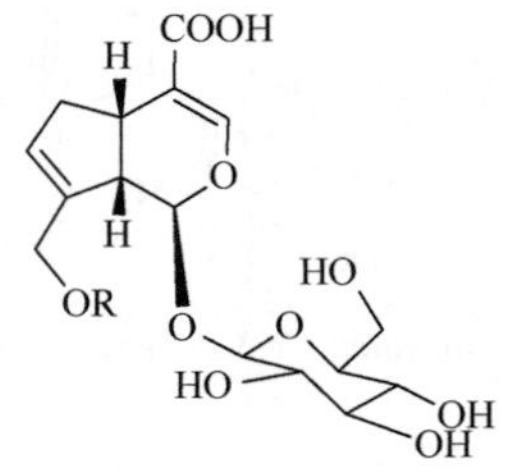

10-O-[(E)-cinnamoyl]-geniposidic acid, R = (E)-cinnamoyl

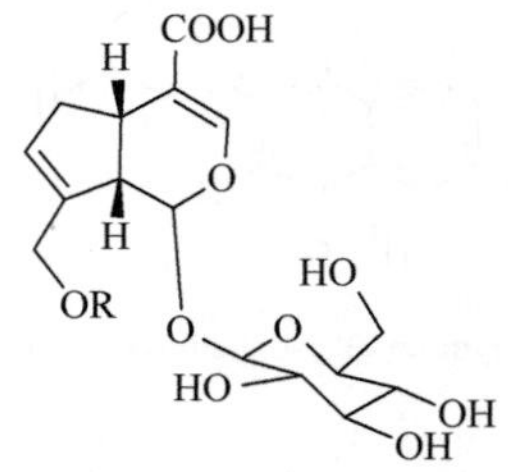

10-O-[(E)-p-coumaroyl]-geniposidic acid, R = (E)-p-coumaroyl

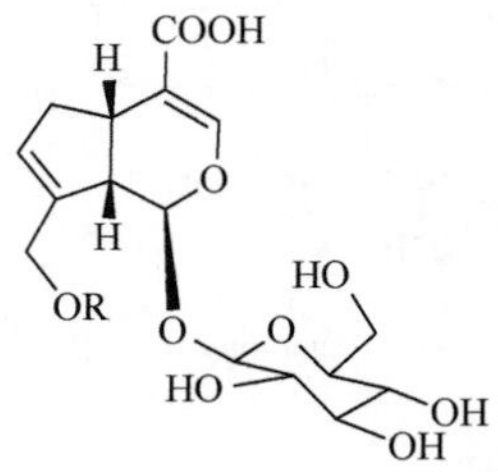

10-O-(E)-caffeoylgeniposidic acid, R = (E)-caffeoyl

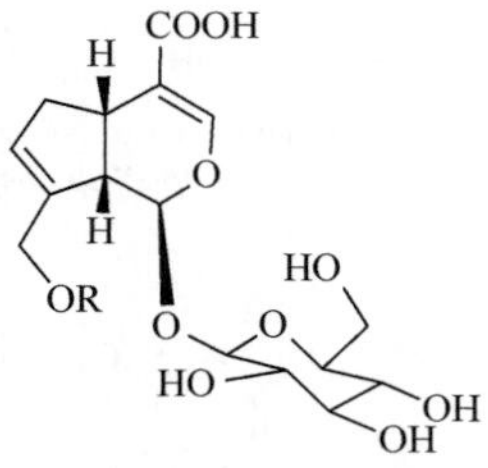

marinoid D, R = 4-hydroxy-3,5-dimethoxybenzoyl

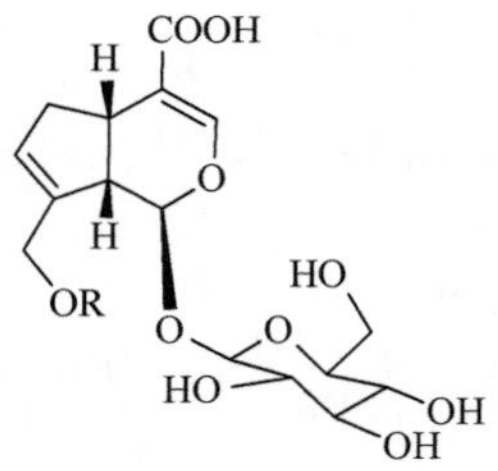

marinoid E, R = 3(R)-hydroxy-5-phenyl-4(E)-pentenoyl

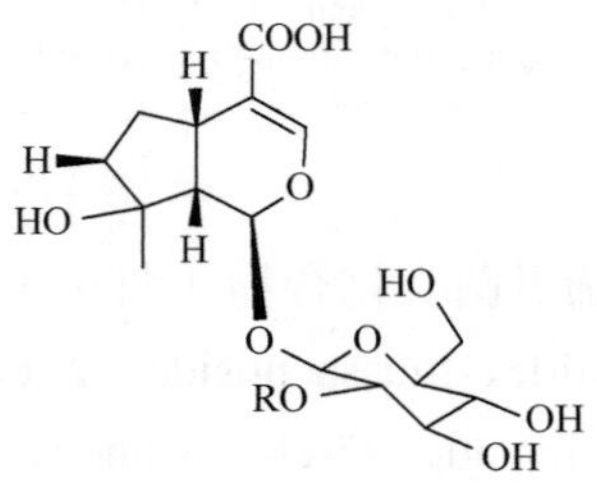

2'-cinnamoyl-mussaenosidic acid, R = (E)-cinnamoyl, Me-10α

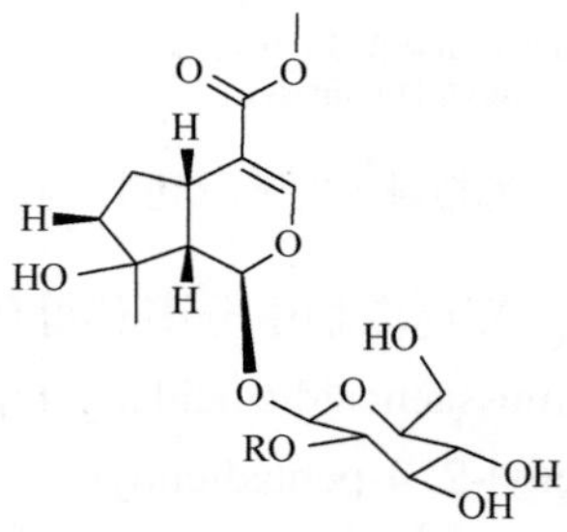

mussaenoside, R = OH, Me-10α

2'-cinnamoyl-mussaenoside, R = (E)-cinnamoyl, Me-10α

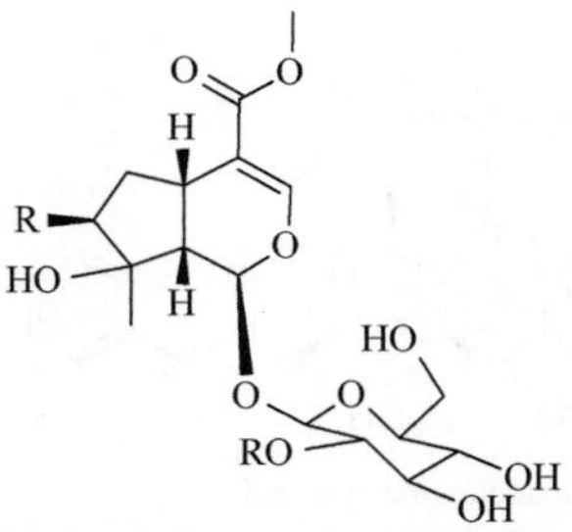

7-O-(5-phenyl-2,4-pentadienoyl)-8-epiloganin,
R = (2E,4E)-5-phenyl-2,4-pentadienoyl, Me-10α

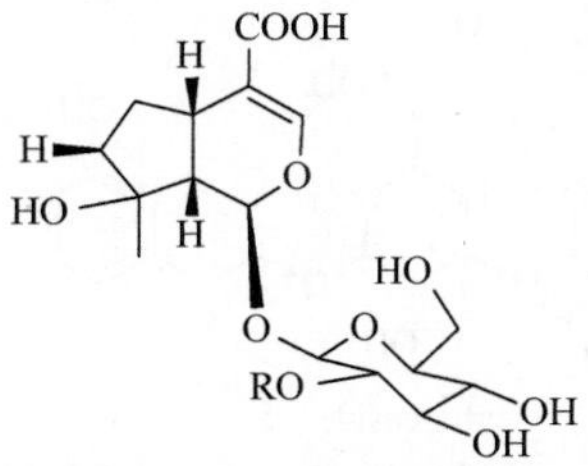

2'-O-[(2E,4E)-5-phenylpenta-2,4-dienoyl)mussaenosidic acid,
R = (2E,4E)-5-phenyl-2,4-pentadienoyl, Me-10α

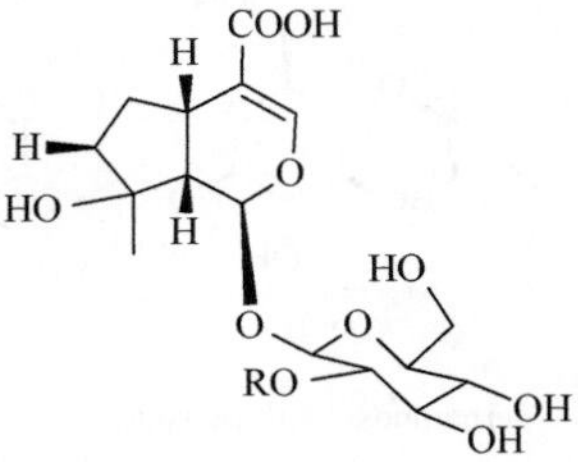

2'-O-(4-methoxycinnamoyl)mussaenosidic acid,
R = (E)-4-methoxycinnamoyl, Me-10α

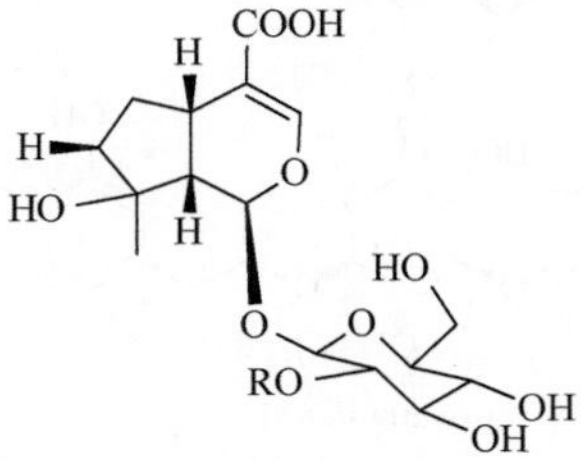

2'-O-coumaroylmussaenosidic acid,
R = (E)-p-coumaroyl, Me-10α

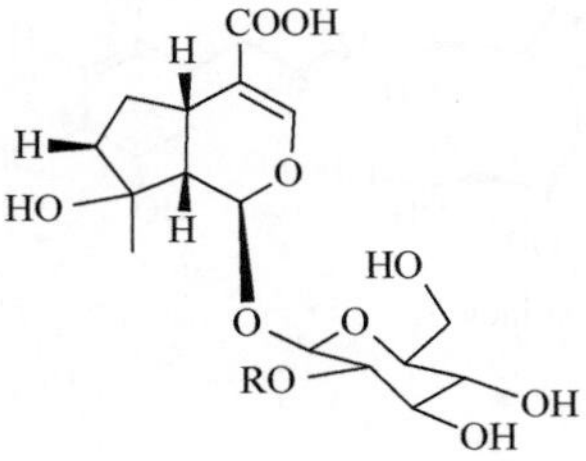

marinoid A,
R = (E)-cinnamoyl, Me-10β

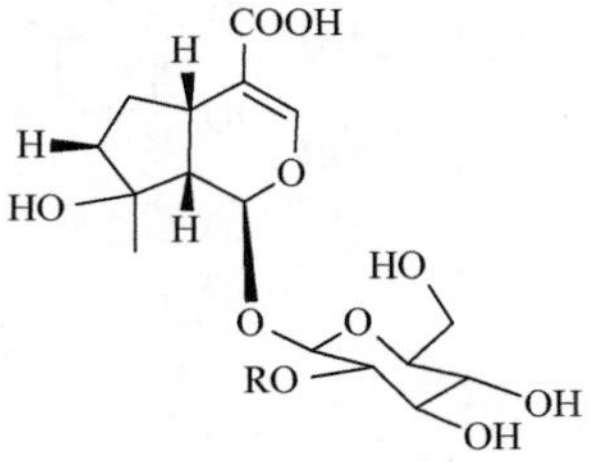

marinoid B,
R = (E)-4-methoxycinnamoyl, Me-10β

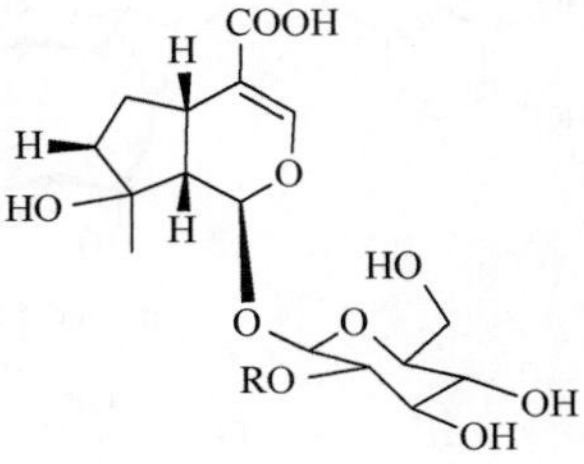

marinoid C,
R = (E)-p-coumaroyl, Me-10β

图 9.16　海榄雌中的环烯醚萜苷类化合物

苯丙素类及其苷类　从海榄雌的叶和细枝中分离获得系列苯丙素类化合物（Han et al.，2008；Fauvel et al.，1993），从海榄雌果实中分离获得系列苯丙素类及其苷类化合物（图 9.17），其中 marinoid M 具有抗氧化活性，EC_{50} 为（247.8±2.47）μmol/L（Gao et al.，2014）。

松香烷二萜苷类　从海榄雌的细枝中分离获得松香烷二萜苷类化合物（图 9.18），包括 11-hydroxy-8, 11, 13-abietatriene 12-O-β-xylopyranoside 和 lyoniresinol 9'-O-β-D-glucopyranoside（Han et al.，2008）。

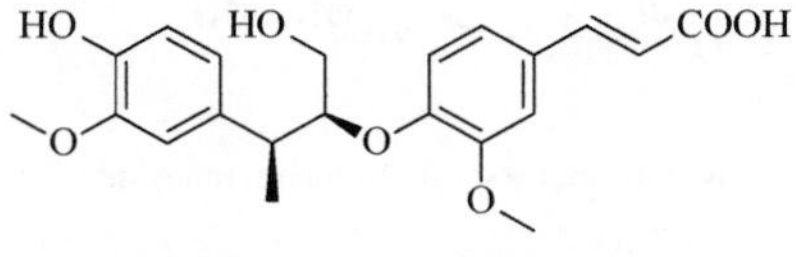

erythro-guaiacylglycerol-β-ferulic acid ether

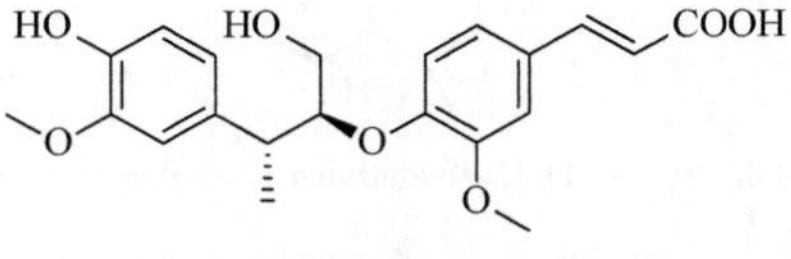

threo-guaiacylglycerol-β-ferulic acid ether

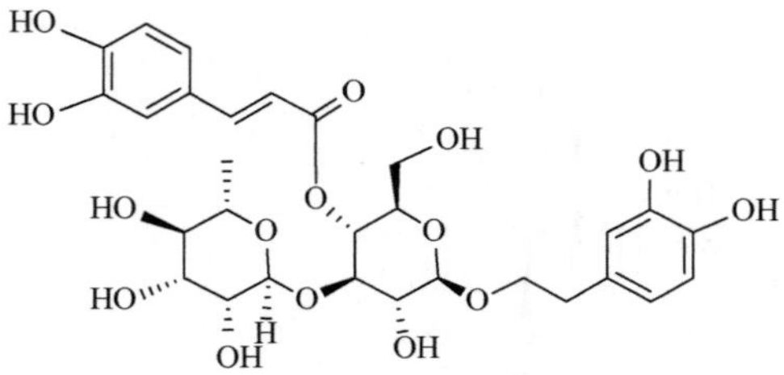

verbascoside

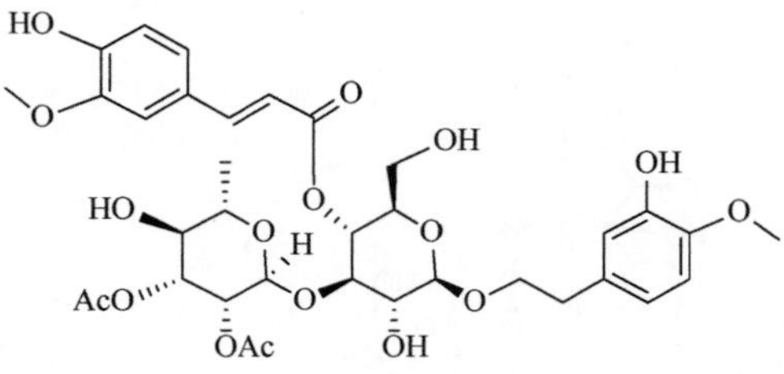

diacetaylmartynoiside

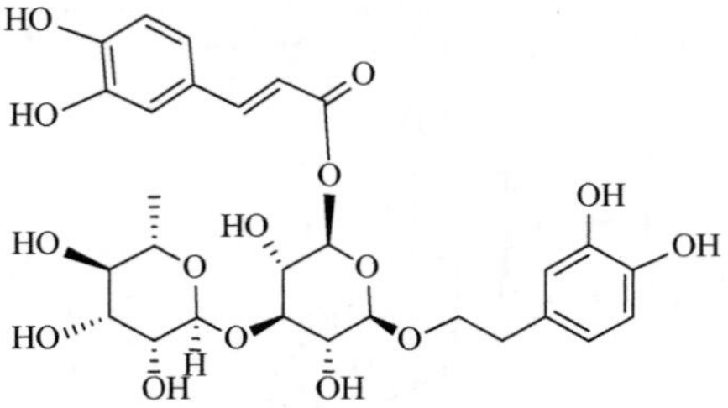

isoverbascoside

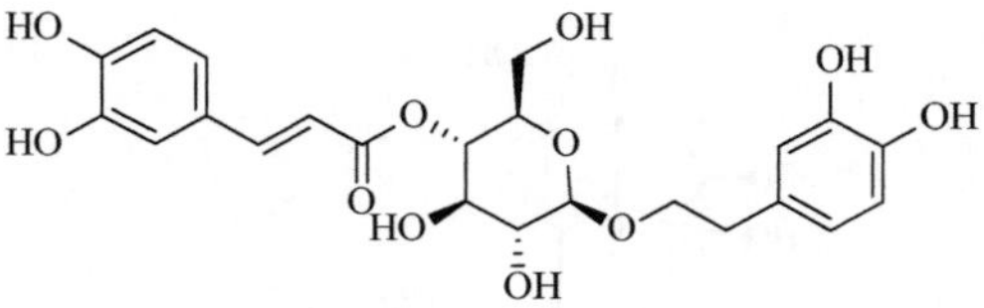

derhamnosvlverbascoside

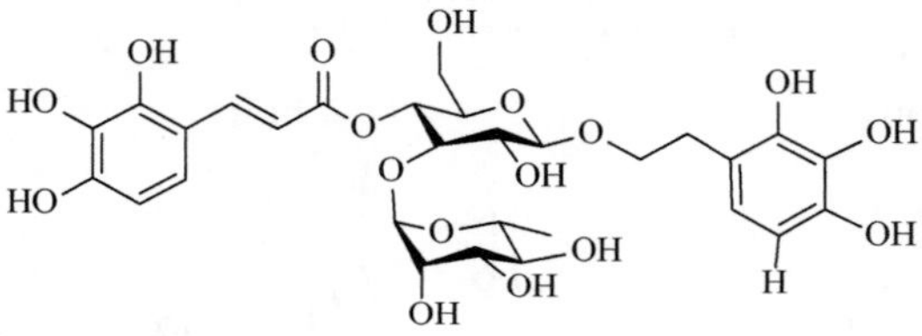

marinoid J

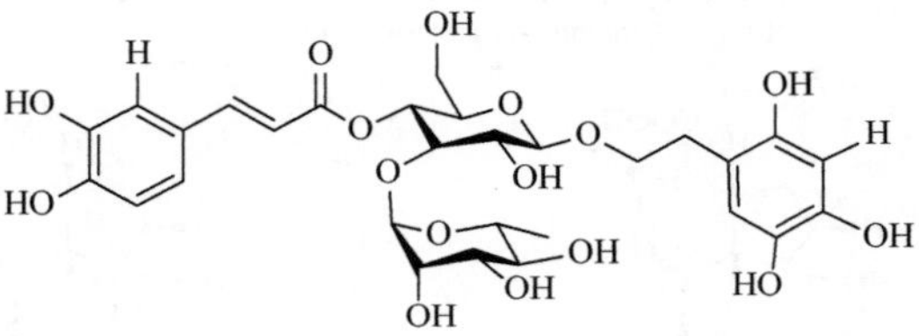

marinoid K

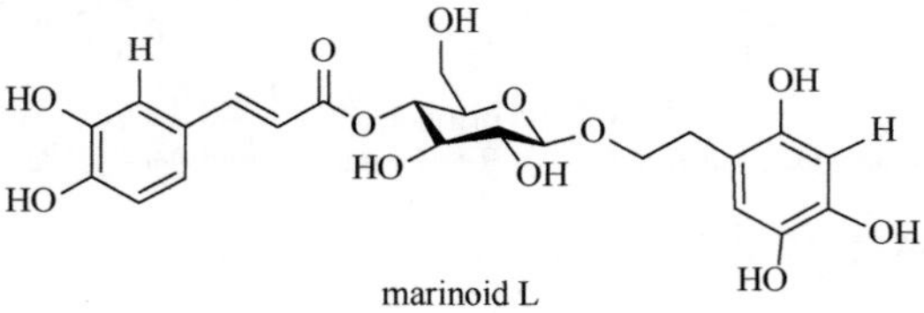

marinoid L

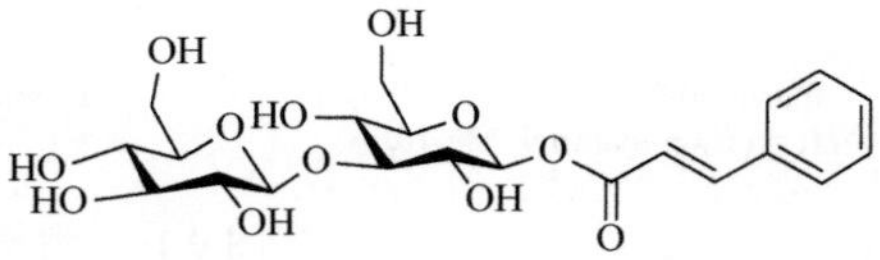

marinoid M

图 9.17　海榄雌中的苯丙素类及其苷类化合物

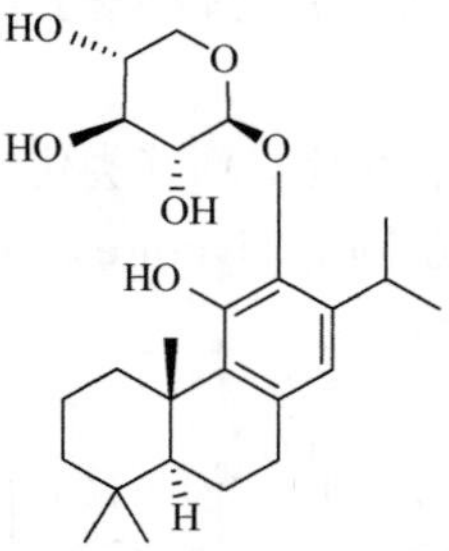

11-hydroxy-8,11,13-abietatriene 12-*O*-β-xylopyranoside

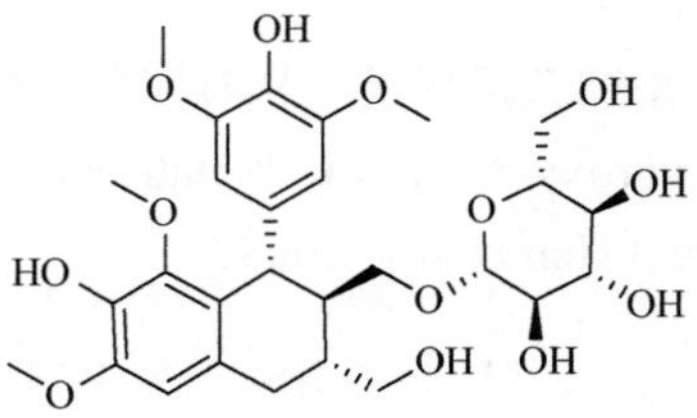

lyoniresinol 9′-*O*-β-D-glucopyranoside

图 9.18　海榄雌中的松香烷二萜苷类化合物

酚苷类 从海榄雌的果实中获得酚苷类化合物（谢文佩等，2014），见图9.19。

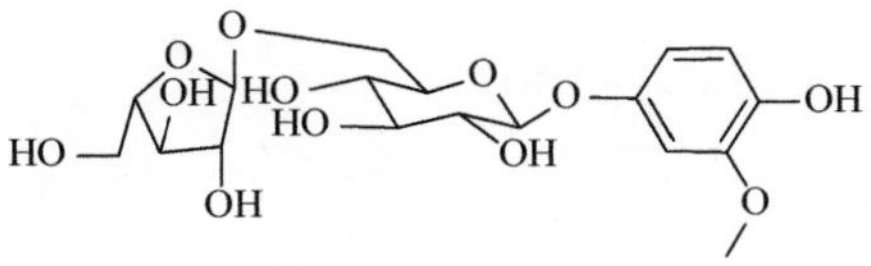

rhyncoside A

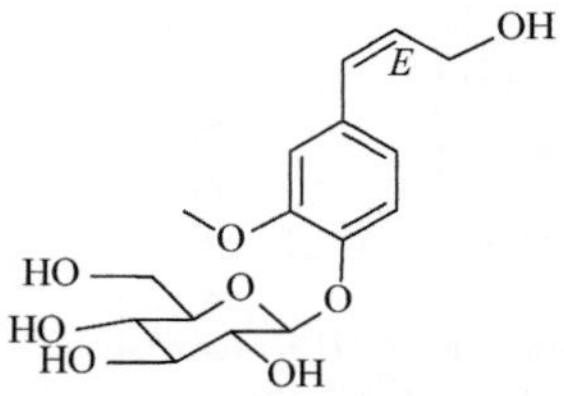

coniferin

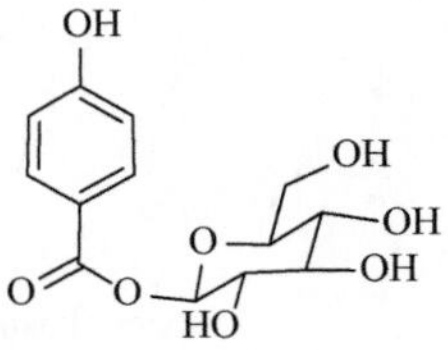

1-(4-hydroxylbenzoyl)-glucose

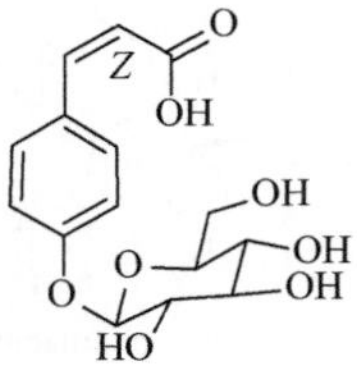

(Z)-4-coumaric acid 4-*O*-β-D-glucopyranoside

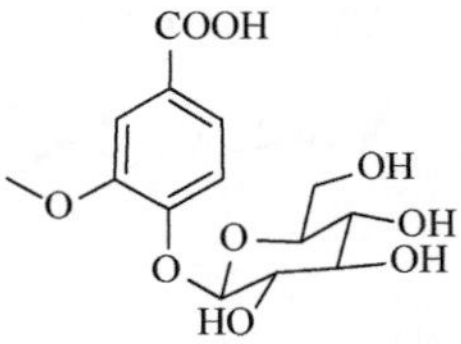

vanillic acid 4-*O*-β-D-glucopyranoside

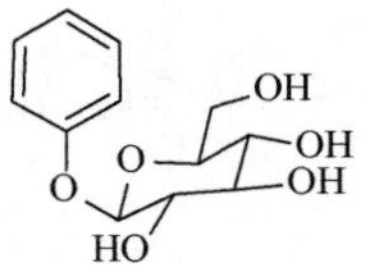

phenyl-β-D-glucopyranoside

图9.19 海榄雌中的酚苷类化合物

其他类 分离自海榄雌果实的环烯醚萜类（jacaranone）化合物 marinoid I 具有比较好的抗氧化活性，EC_{50} 为 26μmol/L（Yi et al.，2014）。基于活性指导，从海榄雌叶中分离获得的抗菌化合物 1, 3-benzodioxole，5, 5-（tetrahydro-1*H*，3*H*-furo[3, 4-c]furan-1, 4-diyl）bis-[1s-（1a，3aα，4β，6aα）] 对诱发尿路感染的细菌具有广谱的抗菌活性，有被进一步开发成治疗尿路感染的药物的潜力（Heela et al.，2014）。分离自海榄雌的果胶多糖 HAM-3-IIb-II，对于脂多糖诱导的 B 淋巴细胞增殖具有很强的活性，但对伴刀豆球蛋白 A 诱导的 T 淋巴细胞增殖没有活性（Fang and Chen，2013）。从海榄雌叶的内生真菌中分离出的细胞松弛素类生物碱 westalsan 以及化合物 phomacin B、19-hydroxy-19, 20-di-hydrophomacin C，抑制乙酰胆碱酯酶的 IC_{50} 分别为（0.088±0.005）μmol/L、（0.140±0.007）μmol/L 和（0.056±0.003）μmol/L（Sallam et al.，2021），结构见图9.20。

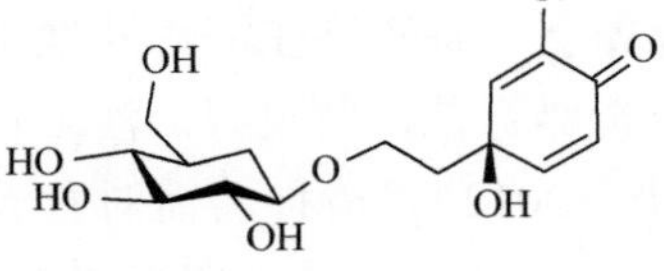

marinoid F

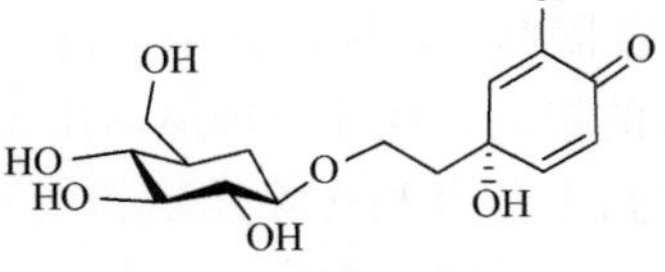

marinoid G

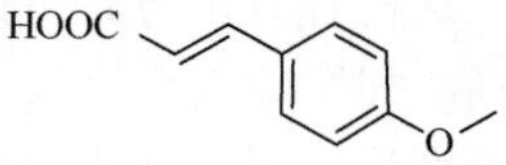

p-methoxy cinnamic acid

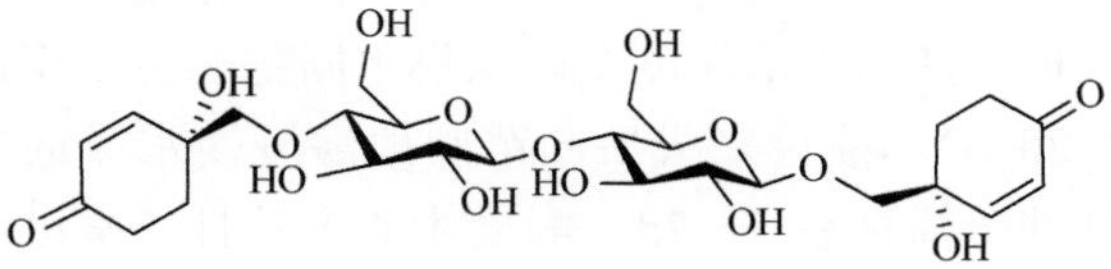

marinoid H

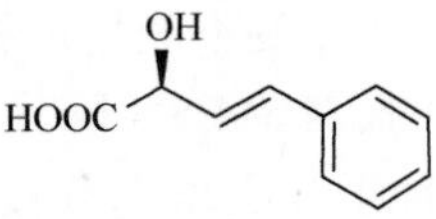

3(*R*)-hydroxy-5-phenyl-4(*E*)pentanoic acid

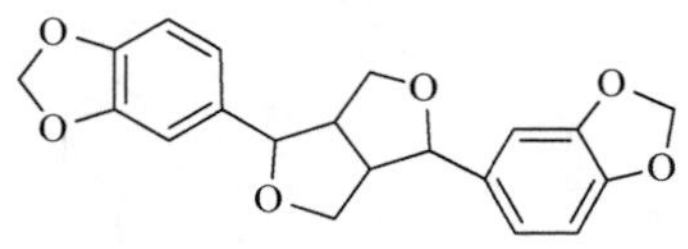

1,3-benzodioxole, 5,5-(tetrahydro-1*H*,3*H*-furo[3,4-c]furan-1,4-diyl)bis-[1s-(la,3aα, 4β, 6aα)]

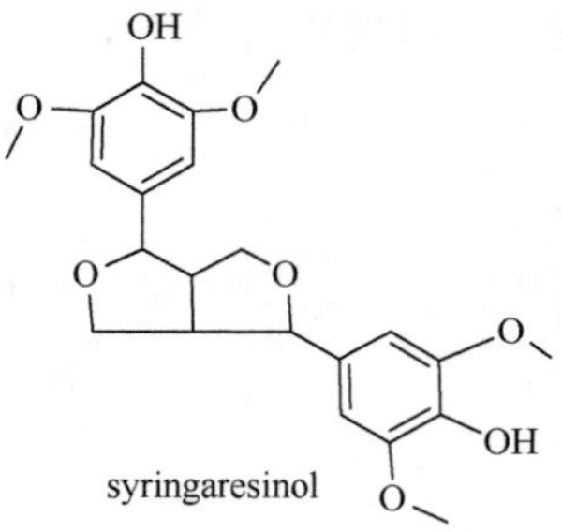

syringaresinol

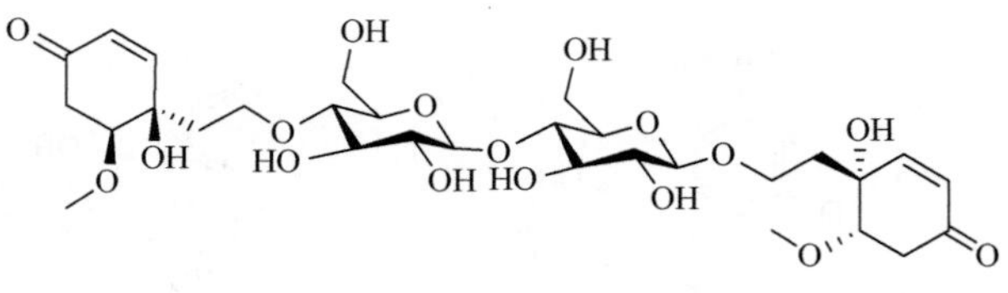

marinoid I

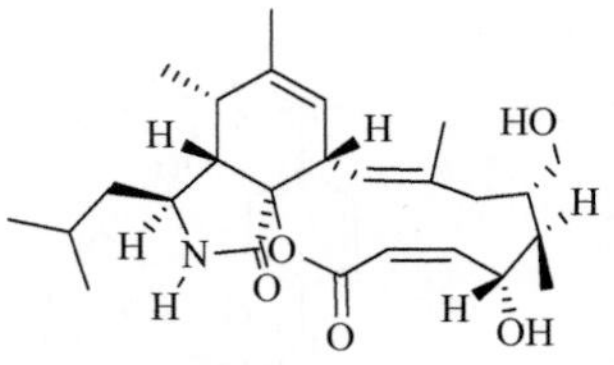

phomacin B

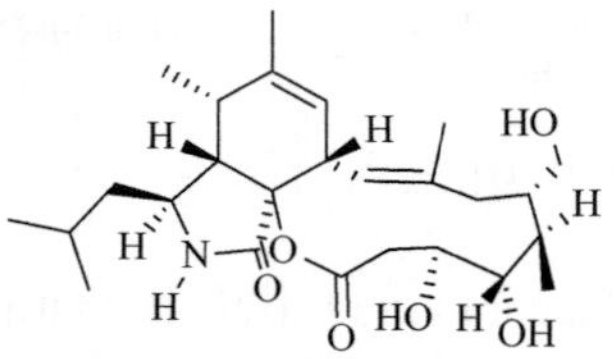

19-hydroxy-19,20-dihydrophomacin C

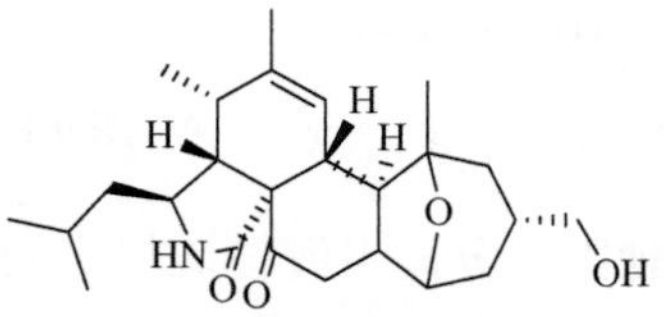

westalsan

图 9.20　海榄雌中的其他类化合物

【栽培技术】　红树林苗圃地通常选在风浪较小的高潮带滩涂或林中空地，最好靠近居民生活区，以便苗圃地有淡水补充，有利于小苗的管理，提高苗木生长量和质量（陈伟和钟才荣，2006）。

由于各地纬度不同，气候也不同，海榄雌种子成熟期稍有差异。在三亚市，种子大熟期为 6～8 月。成熟时果皮变黄，此时可从树上采摘果实。将果实采摘回后置于大水桶或水池中用水泡 2～3h，待其果皮与种子自动脱离后从水面捞出果皮，对种子消毒处理，待其种皮干后即可播种（陈伟和钟才荣，2006）。

红树林育苗方式常采用容器育苗，通常采用海泥或营养土。海榄雌在滨海沙地生长良好，利用砂壤土加入 10% 的牛粪，经充分堆沤后用于海榄雌育苗，效果好。沙土育苗透气性好，对苗木根系的生长十分有利（陈元献和杨永梅，2012）。播种前需对营养袋中的土壤用水充分浇透，使营养袋中土壤充分沉降方可播种。种子通常采取随采随播，或经处理后再播种。播种时将种子长胚根端朝下插入营养土中，种子插入深度为种子的 1/4～1/3，其深度不能超过种子的 1/3。种子插入土壤深度要确保淋水固定后种子露出土面为种子的 3/4～4/5（陈伟和钟才荣，2006）。播种完成后向苗圃地灌溉淡水或低盐度海水，让种子与土壤充分接触。海榄雌种子播种后 5～7d，侧根才能生长且基本可固着种子，在这段时间内不宜用水淋浇，通常采用灌溉方法使营养袋土壤保持湿润。播种后7～10d，注意观察种子是否被土壤覆盖，如被覆盖最好将种子取出重新播种，避免种子被覆盖后腐烂，影响芽的生长（陈元献和杨永梅，2012）。刚发芽时喷爱多收，隔 5d 后再喷一次；一周后喷生根壮苗剂一次，如果苗生长较差，可喷 1～2 次绿芬威 1 号，喷药时可加入适量尿素或氨基酸。苗高20cm后施低浓度的复合肥水溶液，冬季遇气温较低时可喷适量含钾量高的叶面肥以提高小苗抗性（陈伟和钟才荣，2006）。海榄雌育苗虫害少见，影响育苗成败的关键在于播种后到苗高10cm这一期间，在此期间每3～5d要喷一次百菌清或甲基托布津之类的农药。海榄雌苗长到50cm左右，基径达0.6cm左右时，即可进行炼苗，炼苗需要15～20d。将苗从苗床上连袋拔起，置于苗圃地光照较强处接受强光照射，同时停浇淡水让海水自然浇灌，使苗木能适应滩涂的自然环境。经过炼苗的苗木其木质化程度明显提高，切断穿袋的根系后，苗木从基部重新长出根系，此时出圃造林是提高成活率的最佳时期（陈伟和钟才荣，2006）。

【资源保护与开发应用】

建立红树林自然保护区　提高保护管理水平，制定一系列切实可行的规章制度，采取有效的保护措施，使红树林自然保护区的保护管理逐步走向正规化和法治化（张忠华等，2007）。

海榄雌的科学研究　随着保护的力度加大，对科研成果的要求愈来愈高，主要研究物种多样性及其价值评估、生态技术、资源的信息化管理等。

开发新药和保健品的原料　海榄雌中含有抗菌、抗氧化等多种活性物质，其树皮、树叶和果实可用于治疗皮肤病，果实还可用于治疗痢疾。通过研究，可以开发出新型抗菌药、延缓衰老的保健品等。

食品原料　海榄雌果实浸泡去涩后可炒食，也可作为饲料。应进一步研究海榄雌果实的营养成分以及食品安全性，为药食两用食品的开发奠定基础。

参考文献

陈树培，梁志贤，邓义. 1987. 广东海岸带植被的特殊类型——红树林. 海洋开发, 3: 25-29.

陈树培，梁志贤，邓义. 1988. 中国南海海岸的红树林. 广西植物, 8(3): 215-224.

陈伟，钟才荣. 2006. 红树植物白骨壤的育苗技术. 热带林业, 34(4): 26-27.

陈元献，杨永梅. 2012. 白骨壤的沙地育苗技术. 热带林业, 40(1): 24-25.

方煜，郑文教，万永吉，等. 2008. 重金属铬（Ⅲ）对红树植物白骨壤幼苗生长的影响. 生态学杂志, 27(3): 429-433.

冯妍，李晓明，王斌贵，等. 2007. 红树林植物海榄雌化学成分研究. 中草药, 38(9): 1301-1303.

符国瑗，黎军. 1999. 海南岛古老与原生的三亚红树林. 热带林业, (1): 12-18, 11.

高秀梅，韩维栋. 2008. 特呈岛白骨壤古树群的调查分析. 防护林科技, 1: 6-8, 42.

高蕴璋. 1985. 广东的红树林. 热带地理, (1): 1-8.

葛菁萍，蔡柏岩，林鹏. 2004. 厦门市红树植物白骨壤 (Avicennia marina) 两个种群的遗传变异及建立机制. 黑龙江大学自然科学学报, (1): 132-137.

管华诗，王曙光. 2009. 中华海洋本草: 第2卷 海洋矿物药与海洋植物药. 上海: 上海科学技术出版社.

何斌源，赖廷和，陈剑锋，等. 2007. 两种红树植物白骨壤 (Avicennia marina) 和桐花树 (Aegiceras corniculatum) 的耐淹性. 生态学报, 27(3): 1130-1138.

胡倩芳，叶勇. 2009. 不同滩面高程和光照条件下白骨壤幼苗的早期生长差异. 福建林业科技, 36(1): 106-110.

李信贤，温远光，何妙光. 1991a. 广西红树林类型及生态. 广西农学院学报, 10(4): 70-81.

李信贤，温远光，温肇穆. 1991b. 广西海滩红树林主要建群种的生态分布和造林布局. 广西农学院学报, 10(4): 82-89.

李元跃. 2006. 几种红树植物叶的解剖学研究. 厦门大学博士学位论文.

李元跃，林鹏. 2006. 3种红树植物叶片结构及其生态适应. 海洋科学, 30(7): 53-57.

梁士楚. 2001. 广西北海海岸沙生白骨壤种群分布格局研究. 广西科学, 8(1): 57-60, 69.

廖宝文，邱凤英，张留恩，等 . 2010. 红树植物白骨壤小苗对模拟潮汐淹浸时间的生长适应性 . 环境科学，31(5): 1345-1351.

柳晓磊，汤华 . 2006. 红树植物的分子生物学研究进展 . 分子植物育种，(S2): 44-50.

陆志强，陈昌徐，马丽，等 . 2015. 镉胁迫对白骨壤幼苗钾钠镁吸收与分配的影响 . 应用生态学报，26(5): 1313-1319.

莫竹承，何斌源，范航清 . 1999. 抚育措施对红树植物幼树生长的影响 . 广西科学，6(3): 231-234.

邱广龙 . 2005. 红树植物白骨壤繁殖生态研究与果实品质分析 . 广西大学硕士学位论文 .

邵长伦，傅秀梅，王长云，等 . 2009. 中国红树林资源状况及其药用调查Ⅲ . 民间药用与药物研究状况 . 中国海洋大学学报，39(4): 712-718.

石贵玉，康浩，段文芳，等 . 2009. 重金属镉对红树植物白骨壤和桐花树幼苗生理特性的影响 . 广西植物，29(5): 644-647.

孙国强，赵丰丽，刘哲瑜，等 . 2010. 白骨壤叶黄酮提取及抗氧化活性研究 . 中国酿造，11: 95-99.

孙昱，丁怡，林文翰 . 2009. 红树植物白骨壤化学成分的分离鉴定 . 北京大学学报 (医学版)，41(2): 221-225.

陶列平，黄世满 . 2004. 海南省三亚地区红树林植物资源与群落类型的研究 . 海南大学学报 (自然科学版)，22(1): 70-74.

王何健，易湘茜，谢文佩，等 . 2014. 红树白骨壤果实中芳香脂类化学成分研究 . 广西科学，21(3): 260-263.

王文卿，王瑁 . 2007. 中国红树林 . 北京：科学出版社 .

谢海伟，文冰，郭勇，等 . 2010. 深圳福田红树植物群落特征及金属元素分布状况 . 广西植物，30(1): 64-69.

谢文佩，高程海，易湘茜，等 . 2014. 红树白骨壤果实中酚苷类化学成分研究 . 广西植物，34(3): 398-401.

熊拯，钟秋平，林美芳，等 . 2012. 白骨壤种子中总黄酮的提取及抗氧化性研究 . 食品研究与开发，33(8): 81-84.

颜素珠 . 1989. 广东境内珠江流域水生维管束植物区系的探讨 . 水生生物学报，13(4): 305-311.

杨盛昌，李云波，林鹏，等 . 2003. 冷胁迫下红树植物白骨壤和桐花树叶片热值的变化 . 台湾海峡，22(1): 46-52.

袁彦婷，丁振华，张玲 . 2011. 汞胁迫对白骨壤 (Avicennia marina) 幼苗生理生态的影响 . 生态学杂志，30(5): 1013-1017.

张玉兰，王开发 . 2002. 我国某些红树植物花粉形态研究及其古环境意义 . 海洋地质与第四纪地质，22(4): 29-35.

张忠华，胡刚，梁士楚，等 . 2007. 广西红树林资源与保护 . 海洋环境科学，26(3): 275-279, 282.

赵丰丽，叶日娜，孙国强，等 . 2010. 白骨壤提取物抑菌活性研究 . 食品科技，35(4): 182-185.

赵萌莉，林鹏，闻宇，等 . 2001. 红树植物白骨壤 (Avicennia marina) 遗传分化的 RAPD 分析 . 内蒙古农业大学学报 (自然科学版)，22(1): 40-43.

中国科学院中国植物志编辑委员会 . 1982. 中国植物志：第六十五卷 第一册 . 北京：科学出版社 .

周涵韬，林鹏 . 2002. 利用 mRNA 差别显示技术分离盐胁迫下红树植物白骨壤耐盐相关 cDNA. 生物工程学报，18(1): 51-54.

Azuma H A, Toyota M, Asakawa Y, et al. 2002. Floral scent chemistry of mangrove plants. J. Plant. Res., 115: 47-53.

Bell H K, Duewell H. 1961. Triterpenoids from the bark of the *Avicennia marina*. Aust. J. Chem., 14: 662-664.

Drennan P M, Berjak P, Lawton J R, et al. 1985. The functional ultrastructure of the salt glands of *Avicennia Marina*. Proc. Electron. Microsc. Soc. South Afr., 15: 83-84.

Dschida W J, Plattaloia K A, Thomson W W. 1992. Epidermal peels of *Avicennia Germinans* (L.) Stearn: a useful system to study the function of salt gland. A. O. B., 70: 501-509.

Fang X, Chen X. 2013. Structure elucidation and immunological activity of a novel pectic polysaccharide from the stems of *Avicennia marina*. Eur. Food Res. Technol., 236: 243-248.

Fauvel M T, Taoubi K, Gleye J, et al. 1993. Phenylpropanoid glycosides from *Avicennia marina*. Planta. Med., 59: 387.

Feng Y, Li X M, Duan X J, et al. 2006a. A new acylated iridoid glucoside from *Avicennia marina*. Chin. Chem. Lett., 17: 1201-1204.

Feng Y, Li X M, Duan X J, et al. 2006b. Iridoid glucosides and flavones from the aerial parts of *Avicennia marina*. Chem. Biodivers., 3: 799-806.

Feng Y, Li X M, Wang B G. 2007. Chemical constituents in aerial parts of mangrove plant *Avicennia marina*. Chin. Trad. Herb. Drugs, 38(9): 1301-1303.

Gao C H, Yi X X, Xie W P, et al. 2014. New antioxidative secondary metabolites from the fruits of a Beibu gulf mangrove, *Avicennia marina*. Mar. Drugs, 12: 4353-4360.

Guo X X, Tao Z, Song W D. 2008. Characteristics of chemical constituents of volatile oil from leaves of mangrove plant *Avicennia marina* by gas chromatography/mass spectrometry. Tropical Oceanol., 27(1): 57-59.

Han L, Huang X S, Dahse H M, et al. 2007. Unusual naphthoquinone derivatives from the twigs of *Avicennia marina*. J. Nat. Prod., 70: 923-927.

Han L, Huang X S, Dahse H M, et al. 2008. New abietane diterpenoids from the mangrove *Avicennia marina*. Planta. Med., 74: 432-437.

Heela A S, Evi D, Ohanna J, et al. 2014. Detection of antibacterial compound of *Avicennia marina* against pathogens isolated from urinary tract infected patients. Asian J. Chem., 26: 458-460.

Hogg R W, Gillan F T. 1984. Fatty acids, sterols and hydrocarbons in the leaves from eleven species of mangrove. Phytochemistry, 23: 93-97.

Huang J, Lu X, Zhang W, et al. 2014. Transcriptome sequencing and analysis of leaf tissue of *Avicennia marina* using the Illumina platform. PLoS ONE, 9(9): 1-11.

Huang L S, Zhu F, Huang M Z. 2009. GC/MS analysis of the chemical constituents of the essential oil from the fruits of *Avicennia marina*. Fine Chem., 26(3): 255-257.

Jain R, Monthakantirat O, Tengamnuay P, et al. 2014. Avicequinone C isolated from *Avicennia marina* exhibits 5α-reductase-type 1 inhibitory activity using an androgenic alopecia relevant cell-based assay system. Molecules, 19: 6809-6821.

Jia R, Guo Y W, Hou H X. 2004. Studies on the chemical constituents from leaves of *Avicennia marina*. Chin. J. Nat. Med., 2: 16-19.

König G, Rimpler H. 1985. Iridoid glucosides in *Avicennia marina*. Phytochemistry, 24: 1245-1248.

Namazi R, Zabihollahi R, Behbahanie M, et al. 2013. Inhibitory activity of *Avicennia marina*, a medicinal plant in Persian folk medicine, against HIV and HSV, Iran. J. Pharm. Res., 12(2): 435-443.

Sallam A, Sabry M A, Galala A A, et al. 2021. New acetylcholine esterase inhibitor from the endophytic fungus *Westerdykella nigra*. Chem. Biodivers., 18(4): e2000957.

Shaker K H, Elgamal M H A, Seifert K. 2001. Iridoids from *Avicennia marina*. Zeitschrift Für Naturforschung C, 56: 965-968.

Sharaf M, El-Ansari M A, Saleh N A M. 2000. New flavonoids from *Avicennia marina*. Fitoterapia, 71: 274-277.

Sun Y, Ouyang J, Deng Z W, et al. 2008. Structure elucidation of five new iridoid glucosides from the leaves of *Avicennia marina*. Magn. Reson. Chem., 46: 638-642.

Sutton D, Gillan F T, Susic M. 1985. Naphthofuranone phytoalexins from the grey mangrove, *Avicennia marina*. Phytochemistry, 24: 2877-2879.

Wannigama G P, Volkman J K, Gillan F T, et al. 1981. A comparison of lipid components of the fresh and dead leaves and pneumatophores of the mangrove *Avicennia marina*. Phytochem., 20: 659-666.

Yi X X, Chen Y, Xie W P, et al. 2014. Four new Jacaranone analogs from the fruits of a Beibu Gulf mangrove *Avicennia marina*. Mar. Drugs, 12: 2515-2525.

Zhu F, Chen X, Yuan Y H, et al. 2009. The chemical investigations of the angrove plant *Avicennia marina* and its endophytes. The Open Nat. Prod. J., 2: 24-32.

10 爵床科（Acanthaceae）

10.1 小花老鼠簕（*Acanthus ebracteatus*）

小花老鼠簕为组成海岸红树林的真红树植物种类之一，属于爵床科（Acanthaceae）老鼠簕属（*Acanthus*），异名小花老鼠簕（原变种）*Acanthus ebracteatus* var. *ebracteatus*，生长于潮汐可达的滨海地区，在我国主产于广东（阳江市）、海南（陵水黎族自治县、三亚市）、广西等地，印度、中南半岛及印度尼西亚也有分布。果实入药，称为"小花老鼠簕果"，味微苦，性凉，解毒消肿，主治疮疖疔肿（国家中医药管理局《中华本草》编委会，1999）；根可用于治疗乙型肝炎，全草可用于治疗肝炎、胃痛、咳嗽和哮喘等（邵长伦等，2009）。小花老鼠簕全株常与老鼠簕在民间混用，具有老鼠簕的功效。现代研究表明，小花老鼠簕果实中含有苷类、生物碱类化合物，从植物中还分离获得腺苷、脂肪醇苷类、苯甲醇类化合物。药理学研究还发现，小花老鼠簕的有机提取物有抗诱变性（Rojanapo et al.，1990）。鉴于小花老鼠簕的民间药用价值，有必要对其进行全面的研究，为寻找有显著生理活性的物质和开发新药奠定理论基础。

【分类位置】　被子植物门 Angiospermae 双子叶植物纲 Dicotyledoneae 合瓣花亚纲 Sympetalae 管状花目 Tubiflorae 爵床科 Acanthaceae 老鼠簕亚科 Acanthoideae 老鼠簕属 *Acanthus* 小花老鼠簕 *Acanthus ebracteatus* Vahl.，1791（中国科学院中国植物志编辑委员会，2002）。

【形态特征】　小花老鼠簕为直立灌木，高达 1.5m（图 10.1）。茎粗壮，圆柱状，无毛。托叶呈刺状；叶柄长 1～4cm，叶片呈长圆形或倒卵状长圆形，长 5～12cm，宽 3～5cm，先端平截或稍圆凸，基部楔形，边缘 3～4 个不规则羽状浅裂，近革质，两面无毛，主侧脉粗壮，主脉在上面平或稍凹下，背面明显凸起，侧脉每侧 3～4 个，自裂片顶端突出为尖锐硬刺。穗状花序顶生；苞片呈宽卵形，长 6～7mm，宽 4～5mm；无小苞片；花萼裂片 4 对，外方的 1 对呈宽卵形，长 8～12mm，宽 5～9mm，内方的 1 对呈椭圆形，长约 10mm。花冠白色，长约 2.5mm，花冠管长约 2.5mm，上唇退化，下唇呈长圆形，长约 2.2mm，顶端 3 裂，内方上部两侧各有 1 条被毛带；雄蕊 4 枚，近等长，花药 1 室，长圆形，长约 8mm，纵裂，裂缝两侧各有 1 列髯毛，花丝粗，长约 9mm；子房呈椭圆形，花柱线形，柱头 2 裂。蒴果呈椭圆形，长约 1.8mm，有种子 4 颗（中国科学院中国植物志编辑委员会，2002）。

【生境分布】　小花老鼠簕为灌木，生长于淤泥海滩和红树林中，或潮汐可达的滨海地区（图 10.2），主要分布于中国广东（阳江市）、海南（陵水黎族自治县、三亚市）、广西等海边，印度、中南半岛及印度尼西亚也有分布（管华诗和王曙光，2009）。

【药材鉴别】

药材性状　小花老鼠簕全草长达 100cm，常切成 2cm 左右的饮片。茎无毛，节处有托叶刺（图 10.3）。完整叶片呈长圆形或倒卵状长圆形，长 5～12cm，先端平截或稍圆凸，边缘 3～4 个不规则羽状浅裂，两面无毛，主侧脉粗壮，主脉在下面明显凸起，侧脉每侧 3～4 个，顶端突出成尖锐硬刺；叶柄长 1～4cm。有时可见穗状花序或椭圆形蒴果。气微，味微咸、涩。

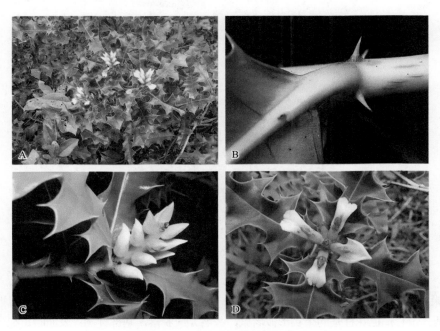

图 10.1　小花老鼠簕植物形态

A. 植物群落；B. 茎（示托叶刺）（徐克学摄）；C. 花蕾（引自中国红树林保育联盟）；D. 花（引自中国红树林保育联盟）

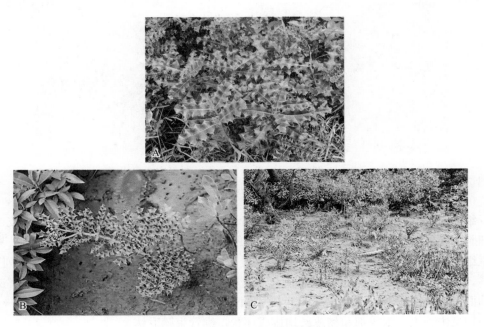

图 10.2　生长在海滨湿地的小花老鼠簕群落

A. 生长在海滨湿地的小花老鼠簕；B、C. 栽培在红树林中的小花老鼠簕

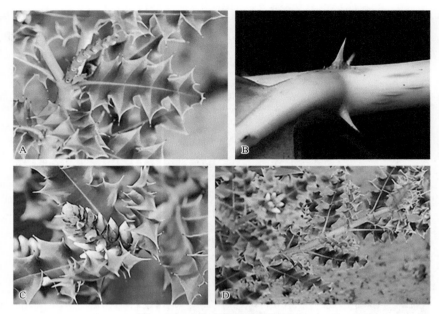

图 10.3　小花老鼠簕鲜药材形态
A. 叶；B. 茎与托叶刺（徐克学摄）；C. 花穗；D. 枝叶

蒴果呈椭圆形，长约 1.5cm，直径为 1.2～2.2cm（图 10.4）；顶端圆钝，常残留褐色鼠尾状花柱基（带有褐色花柱基的果实形似老鼠，故名）或脱落，基部钝圆；表面暗黄绿色或黄褐色，平滑，有光泽；隐胎生种子近圆形，两侧压扁，子叶 2 片，绿色，种皮疏松；气微，味涩。

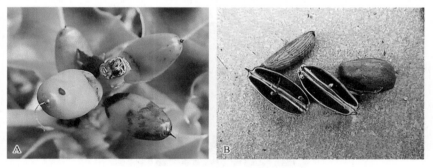

图 10.4　小花老鼠簕果药材形态
A. 鲜果实（王文卿和王瑁，2007）；B. 干燥果实（杨晓洋摄）

组织构造　叶中脉部位横切面（图 10.5）上表皮细胞 1 列，外被角质层，下皮 1～2 列细胞；下表皮细胞 1 列，有气孔分布，腺鳞凹陷于表皮细胞以下。叶肉组织分化明显，栅栏组织由 3 列柱状细胞组成，外列细胞最长，是内方两列细胞长度的 2 倍，排列紧密整齐。海绵组织约占切面的 1/2，细胞排列疏松，有大型细胞间隙通道。中脉维管束 3 个，远轴面的维管束最大，外韧型维管束围成圆形，中央有薄壁性髓，上方两侧各有一个小型外韧型维管束，木质部和韧皮部均排成环状，维管束鞘发达。

叶表面制片上、下表皮均有腺鳞和盐腺分布。叶上表皮细胞呈多边形，垂周壁明显增厚，近平直，可见腺鳞脱落后的孔洞（图 10.6）。叶下表皮细胞呈不规则多边形，垂周壁近平直或微弓状，有腺鳞和气孔分布；气孔直轴式，大小为（19.8～28.21）mm×（12.6～18.3）mm，气孔指数为36.6（图10.7）。

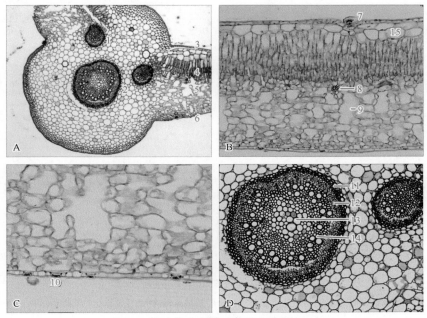

图 10.5 小花老鼠簕叶中脉部位横切面

A. 叶中脉部位；B. 叶肉部位；C. 叶片下表面（示气孔）；D. 叶中脉维管束

1. 小型维管束；2. 大型维管束；3. 上表皮；4. 栅栏组织；5. 海绵组织；6. 下表皮；7. 腺鳞；8. 侧脉维管束；9. 通气组织；
10. 气孔；11. 维管束鞘；12. 韧皮部；13. 髓；14. 木质部；15. 下皮层

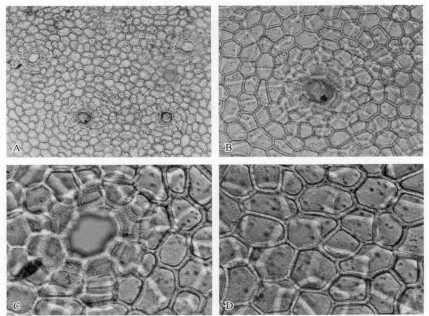

图 10.6 小花老鼠簕叶上表皮细胞形态

A. 上表皮细胞（示腺鳞分布）；B. 腺鳞放大；C. 上表皮细胞放大（示腺鳞脱落后的孔洞）；D. 下表皮细胞放大

A. ×100；B. ×200；C、D. ×400

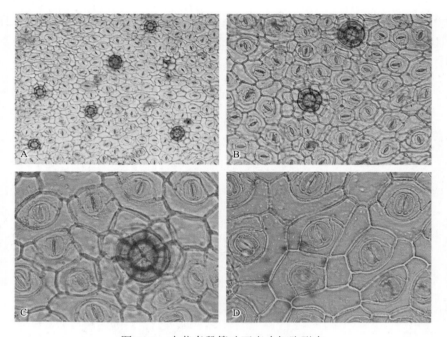

图 10.7　小花老鼠簕叶下表皮细胞形态

A、B. 表皮细胞（示气孔与腺鳞分布）；C. 腺鳞放大；D. 表皮细胞放大（示气孔）

A. ×100；B. ×200；C、D. ×400

超微形态　扫描电镜下，小花老鼠簕叶的上表面细胞外包被着角质层，由于垂周壁突起而在平周壁处形成浅槽，表皮细胞为不规则形，盐腺为圆形的小洞，盐腺口覆盖着一些蜡质或白色的盐颗粒；叶的下表面表皮细胞为不规则形，同时分布着长椭圆形的气孔器和圆形的盐腺，气孔器稍内陷在表皮细胞内，保卫细胞几乎被蜡质层包被，开口呈长条形，盐腺呈一圆形的突起，盐腺表面常有未溶化的蜡质或盐颗粒覆盖（图 10.8）。

小花老鼠簕的花粉粒（图 10.9）为长球形，个体大小为 38.3（31.5～41.1）μm×25.2（21.4～30.3）μm，具三沟，沟长达两极。外壁较厚，厚约 2.5μm，外层厚于内层，表面具细网状纹饰，网眼大小均匀，网纹清晰，在扫描电镜下外壁呈细网状。该种的花粉粒与老鼠簕的花粉粒相比，个体稍小，外壁网纹较细（张玉兰和王开发，2002）。

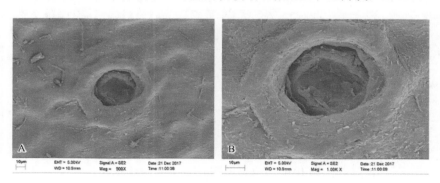

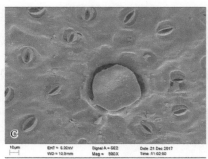
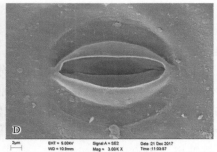
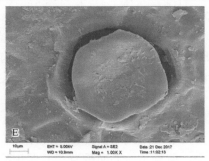

图 10.8　小花老鼠簕叶表面超微形态

A. 上表皮（示腺鳞和表皮细胞）；B. 上表皮腺鳞放大；C. 下表皮（示气孔和腺鳞）；D. 下表皮气孔放大；E. 下表皮腺鳞放大

【生理特性】　对于真红树和半红树植物而言，其在潮间带的分布主要取决于对高盐、潮汐、贫瘠和生理干旱环境的适应能力，其中最重要的是耐盐能力。红树林生境中，Cl^- 是与抗盐机制相关的最重要和最关键的一种离子，它与 Na^+ 一起成为无机渗透调节最主要的贡献者。叶片肉质化是红树植物调节体内盐分平衡的途径之一。此外，植物的耐盐性还与水分利用效率相关，一般来说，水分利用效率与单位面积叶氮含量正相关，与比叶面积负相关。牟美蓉等（2007）通过对国内 33 种真红树、半红树植物叶片 Cl^- 含量及叶性状的比较，发现小花老鼠簕叶片的 Cl^- 含量为 $0.42g/dm^2$，接近真红树植物的平均值 $0.45g/dm^2$，争议物种中，

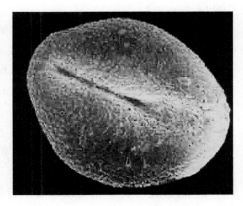

图 10.9　小花老鼠簕的花粉粒（×1500）（张玉兰和王开发，2002）

小花老鼠簕的肉质化程度较高，达到 $4.58g/dm^2$，超过了真红树植物的平均值 $3.90g/dm^2$。小花老鼠簕属于灌木和亚灌木，一般生长于红树林林缘或与半红树植物生长在一起，有时可以生长在几乎不受潮水影响的低盐河岸，因此被认为是典型的半红树植物。但国内还是将老鼠簕属植物归为真红树植物。通过研究，发现小花老鼠簕叶片的 Cl^- 含量和肉质化程度高于真红树植物的平均值，叶氮含量和比叶面积都比较接近真红树，所以将它归为真红树植物比较合适。

【资源状况】　小花老鼠簕生长于红树林内缘、潮沟两侧，有时也组成小面积的纯林（蒋巧兰，2007）。小花老鼠簕在我国天然分布于海南、广东和广西。为扩大红树林造林

面积，充分发挥红树林的生态及社会经济效益，同时也增强红树林对病虫害的抵抗能力，避免营造单一的小花老鼠簕群落，必须开展红树植物的引种工作。小花老鼠簕已经成为香港、澳门和台湾等地的引种优先选择树种（王文卿等，1999）。

湛江红树林自然保护区的真红树种类分别占广东（10 种）的 70%、全国（26 种）的 26.92%。太平洋与印度洋共有的真红树种类有包括小花老鼠簕在内的 12 种，占保护区种类的 75%，与广西英罗湾的红树种类比较，多了小花老鼠簕、银叶树、苦郎树、苦槛蓝，少了榄李。卤蕨、老鼠簕、小花老鼠簕在局部地段较多，只分布在河流入海处的堤岸上（缪绅裕，2000）。

【文献记载】《全国中草药名鉴》记载，外用于疖疗。《中华本草》记载，解毒消肿，主治疮疖疔肿。《药用植物辞典》记载，本品为泰国传统药用植物。叶与胡椒同用，为老年人的补虚强壮剂。《中华海洋本草：第 2 卷 海洋矿物药与海洋植物药》记载，小花老鼠簕的果实成熟时采收，鲜用。味微苦，性凉。可解毒消肿，主治疮疖疔肿。外用：适量，鲜品捣敷。

【药用价值】 小花老鼠簕全株常与老鼠簕在民间混用，具有老鼠簕的功效，其果实、根和全草均可入药。广东、海南等地用其果实外敷治疗疖疔。现代研究表明，小花老鼠簕果实中含有苷类、生物碱类、腺苷类、脂肪醇苷类、苯甲醇类等化合物。药理学研究还发现，小花老鼠簕的有机提取物有抗诱变性（Rojanapo et al.，1990）。广西等地用其根水煎服治疗乙型肝炎；全草入药，口服可治疗肝炎、胃痛、咳嗽和哮喘（邵长伦等，2009）。

【化学成分与药理研究】 小花老鼠簕根茎的乙醇提取物可以增强胶原蛋白促进伤口愈合的作用，并且能够促进血管生成，降低小鼠体内中性粒细胞浸润水平（Somchaichana et al.，2012）。小花老鼠簕（采自泰国曼谷）蛋白质水解物对皮肤癌 A431 细胞具有显著的抑制作用，IC_{50} 为 425.9ng 蛋白 /ml，其作用机制可能为促进细胞凋亡（Khamwut et al.，2019）。

小花老鼠簕较高的药用价值促进了对其化学成分以及药理活性的研究。目前，已从小花老鼠簕中分离得到了木脂素类、黄酮类、萜类、生物碱类、脂肪醇类等多种类型的化合物。

木脂素类 从小花老鼠簕（采自泰国北大年）地上部分分离得到木脂素类化合物（图 10.10），分别为（+）-lyoniresinol 3α-O-β-D-glucopyranoside、（−）-lyoniresinol 3α-O-β-D-glucopyranoside、（8R，7′S，8′R）-5, 5′-dimethoxylariciresinol 4′-O-β-D-glucopyranoside、magnolenin C 和（+）-syringaresinol-4-O-β-D-apiofuranosyl-（1→2）-O-β-D-glucopyranoside（Kanchanapoom et al.，2001）。这些化合物主要的结构类型为四氢呋喃类、双四氢呋喃类、芳基萘类，其中 magnolenin C 以四氢呋喃类和双四氢呋喃类动态平衡体存在。

苯乙醇苷类 从小花老鼠簕（采自泰国帕塔尼）地上部分分离得到苯乙醇苷类化合物（图 10.11），包括 verbascoside、isoverbascoside、leucosceptosideA、martynoside、β-hydroxyacteoside 和 phenethyl alcohol 8-O-β-D-glucopyranosyl-（1→2）-O-β-D-glucopyranoside（Kanchanapoom et al.，2001）。此外，从小花老鼠簕地上部分还分离得到了具有抗神经细胞、肝细胞病理性细胞凋亡作用的苯乙醇苷类化合物 ilicifolioside A（吴军等，2005a）。

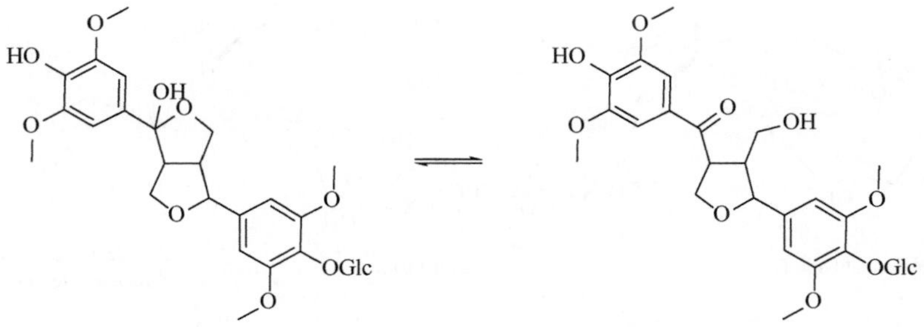

图 10.10　小花老鼠簕中的木脂素类化合物 magnolenin C 的动态平衡

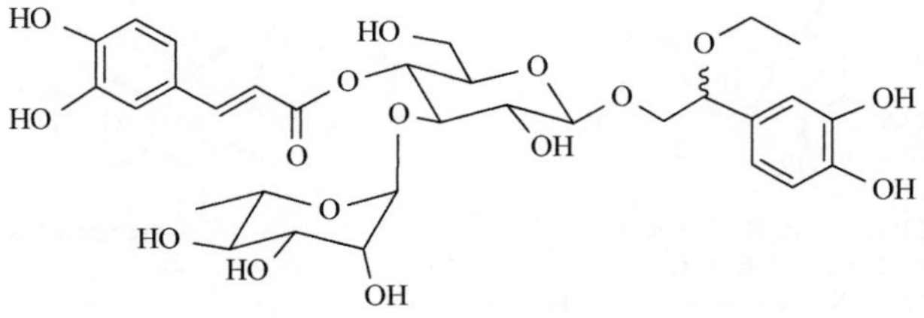

ilicifolioside A

图 10.11　小花老鼠簕中的苯乙醇苷类化合物

生物碱类　从小花老鼠簕（采自泰国北大年）地上部分分离得到生物碱类化合物（图 10.12），包括（2R）-2-O-β-D-glucopyranosyl-2H-1, 4-benzoxazin-3（4H）-one、（2R）-2-O-β-D-glucopyranosyl-4-hydroxy-2H-1, 4-benzoxazin-3（4H）-one 以及 7-chloro-（2R）-2-O-β-D-glucopyranosyl-4-hydroxy-2H-1, 4-benzoxazin-3（4H）-one（Kanchanapoom et al.，2001）。

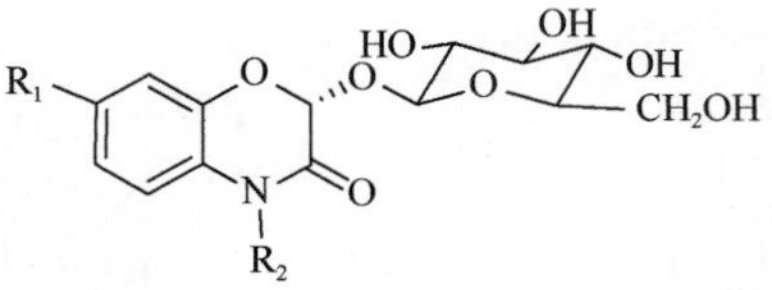

(2R)-2-O-β-D-glucopyranosyl-2H-1,4-benzoxazin-3(4H)-one, $R_1 = R_2 = H$
(2R)-2-O-β-D-glucopyranosyl-4-hydroxy-2H-1,4-benzoxazin-3(4H)-one, $R_1 = H, R_2 = OH$
7-chloro-(2R)-2-O-β-D-glucopyranosyl-4-hydroxy-2H-1,4- benzoxazin-3(4H)-one, $R_1 = Cl, R_2 = OH$

图 10.12　小花老鼠簕中的生物碱类化合物

脂肪醇苷类　从小花老鼠簕（采自泰国北大年）地上部分分离得到脂肪醇苷类化合物 ebracteatoside B～ebracteatoside D 和 ilicifolioside C（图 10.13）（吴军等，2005b；Kanchanapoom et al.，2001）。其中，ilicifolioside C 对 1-甲基-4-苯基吡啶离子（MPP$^+$）诱导的神经细胞、肝细胞病理性细胞凋亡有较好的抑制作用（吴军等，2005b）。

四甲基环己烯类　从小花老鼠簕（采自泰国北大年）地上部分分离获得四甲基环己烯类化合物（图 10.14），包括 ebracteatoside A、plucheoside B、alangionoside C 和 premnaionoside（Kanchanapoom et al.，2001）。

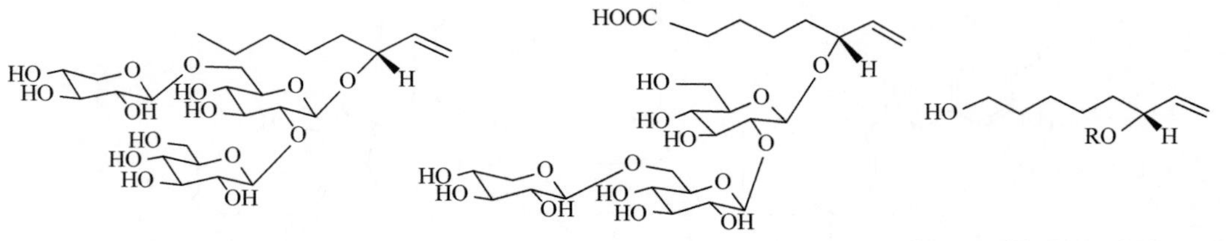

ebracteatoside B   ilicifolioside C   ebracteatoside C, R = glc(2′-1″)glc
ebracteatoside D, R = glc(6′-1″)xyl

图 10.13　小花老鼠簕中的脂肪醇苷类化合物

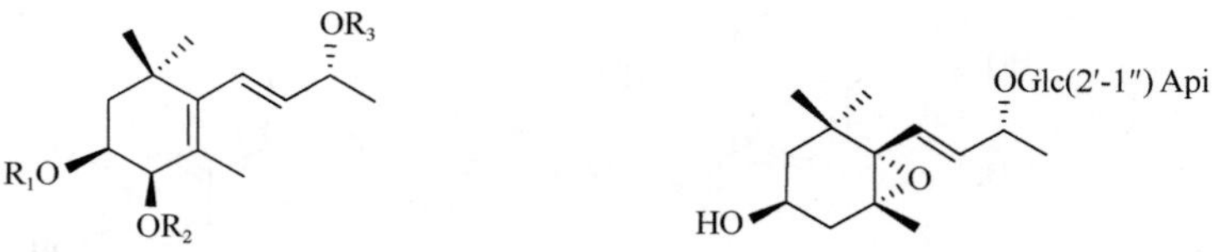

plucheoside B, R₁ = glc, R₂ = H, R₃ = H
alangionoside C, R₁ = H, R₂ = glc, R₃ = H
ebracteatoside A, R₁ = glc, R₂ = H, R₃ = glc(2′-1″) Api

premnaionoside

图 10.14　小花老鼠簕中的四甲基环己烯类化合物

其他类　从小花老鼠簕（采自泰国北大年）地上部分还分离得到腺苷化合物 adenosine、苯甲醇化合物 zizybeoside I（Kanchanapoom et al.，2001），以及具有抗氧化作用的 (Z)-4-羟基桂皮酸糖苷类化合物（图 10.15），包括 (Z)-4-羟基桂皮酸 4-O-β-D-葡萄糖苷和 (Z)-4-羟基桂皮酸 4-O-D-呋喃芹糖基-(1″→2′)-O-β-D-葡萄糖苷（吴军等，2006）。

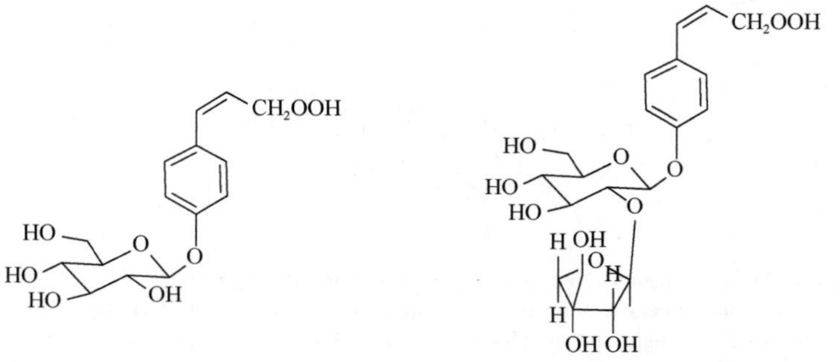

(Z)-4-羟基桂皮酸4-O-β-D-葡萄糖苷　　(Z)-4-羟基桂皮酸4-O-D-呋喃芹糖基-(1″→2′)-O-β-D-葡萄糖苷

图 10.15　小花老鼠簕中的其他类化合物

【栽培技术】　小花老鼠簕为嗜热性广布种，繁殖方式多为种子繁殖，苗木供应区域为琼东沿海、北部湾沿海及珠江口至粤东沿海等（胡宏友等，2012）。

【资源保护与开发应用】

建立和扩展红树林自然保护区　保护红树林资源最有效的措施之一是建立自然保护区，完善自然保护区自身的保护和分隔设施。

资源的可持续性效益开发　小花老鼠簕为非胎生真红树植物，生长于潮汐可达的滨海地区，能够抵御海洋风暴和海潮的侵袭，密植可以防风阻浪、减少海岸侵蚀。小花老鼠簕已经成为香港、澳门和台湾等地的引种优先选择树种，小花老鼠簕的引种和育苗既能带来经济效益，又能促进种群数量增加，保护野生资源，使之实现资源的可持续性。

开发新药的原料 小花老鼠簕的果实、根和全草均可入药。果实外敷可治疗疖疔；根和全草水煎服可治疗乙型肝炎；全草入药捣碎水煎，加蜂蜜后口服可治疗肝炎、胃痛、咳嗽和哮喘。通过研究，可以开发出新型止咳药、保肝药和胃药等。

参考文献

管华诗，王曙光. 2009. 中华海洋本草：第2卷 海洋矿物药与海洋植物药. 上海：上海科学技术出版社.

国家中医药管理局《中华本草》编委会. 1999. 中华本草. 上海：上海科学技术出版社：433.

胡宏友，陈顺洋，王文卿，等. 2012. 中国红树植物种质资源现状与苗木繁育关键技术. 应用生态学报，23(4): 939-946.

蒋巧兰. 2007. 真红树和半红树体内元素分布及耐盐差异的比较研究. 厦门大学硕士学位论文.

牟美蓉，蒋巧兰，王文卿. 2007. 真红树和半红树植物叶片氯含量及叶性状的比较. 植物生态学报，31(3): 497-504.

缪绅裕. 2000. 广东湛江红树林保护区植物群落生态研究. 广州师院学报（自然科学版），21(3): 65-69.

邵长伦，傅秀梅，王长云，等. 2009. 中国红树林资源状况及其药用调查Ⅲ. 民间药用与药物研究状况. 中国海洋大学学报，39(4): 712-718.

王文卿，陈建海，庄锦春. 1999. 中国红树植物的引种栽培状况. 林业科技通讯，9: 20-22.

吴军，张偲，龙丽娟，等. 2005a. 一种苯乙醇苷化合物——老鼠簕苷 A 的结构及其用途：CN 1194982C. 2005-3-20.

吴军，张偲，龙丽娟，等. 2005b. 一种脂肪醇苷化合物——老鼠簕苷 C 及其用途：CN 1226299C. 2005-11-09.

吴军，张偲，龙丽娟，等. 2006. 两种 (Z)-4-羟基桂皮酸糖苷及其用途：CN 1247606C. 2006-03-29.

谢瑞红，周焕德. 2008. 海南岛红树植物群系类型及其特征. 海南大学学报（自然科学版），26(1): 81-85.

张玉兰，王开发. 2002. 我国某些红树植物花粉形态研究及其古环境意义. 海洋地质与第四纪地质，22(4): 29-35.

中国科学院中国植物志编辑委员会. 2002. 中国植物志：第七十卷. 北京：科学出版社：47.

Kanchanapoom T, Kasai R, Picheansoonthon C, et al. 2001. Megastigmane, aliphatic alcohol and benzoxazinoid glycosides from *Acanthus ebracteatus*. Phytochemistry, 58: 811-817.

Khamwut A, Jevapatarakul D, Reamtong O, et al. 2019. *In vitro* evaluation of anti-epidermoid cancer activity of *Acanthus ebracteatus* protein hydrolysate and their effects on apoptosis and cellular proteins. Oncol. Lett., 18: 3128-3136.

Rojanapo W, Tepsuwan A, Siripong P. 1990. Mutagenicity and antimutagenicity of Thai medicinal plants. Basic Life Sci., 52: 447-452.

Somchaichana J, Bunaprasert T, Patumraj S. 2012. *Acanthus ebracteatus* Vahl. ethanol extract enhancement of the efficacy of the collagen scaffold in wound closure: a study in a full-thickness-wound mouse model. J. Biomed. Biotechnol., (1): 754527.

10.2 老鼠簕（*Acanthus ilicifolius*）

老鼠簕为红树林重要组成之一，属于爵床科（Acanthaceae）老鼠簕属（*Acanthus*），分布于我国南部海岸及潮汐能至的滨海地带，在我国主要产于海南、广东、广西、福建，还分布于亚洲南部和澳大利亚等地。老鼠簕为传统中药，始载于《生草药性备要》，历代本草有收载。全株或根茎可入药，味微苦，性凉，归肝、肺经，具有清热解毒、消肿散结、止咳平喘的功效，临床用于治疗淋巴肿大、急慢性肝炎、肝脾肿大、胃痛、咳嗽、哮喘等。叶可用于治疗风湿病，果实与根混合捣成糊状用于治疗蛇咬伤。根及叶的提取液可作为毛发的防腐剂（《中药大辞典》）。现代研究表明，从老鼠簕中分离出的化合物主要有生物碱类、黄酮类、三萜类及三萜皂苷类、木脂素类、甾醇类等（海芳等，2010）。现代药理学研究发现，老鼠簕药理作用主要集中在抗氧化和肝保护作用、抗肿瘤活性、抗炎活性等方面，老鼠簕的花具有抗氧化作用，老鼠簕叶具有抗病毒作用（陈艳萍等，2015），为研发抗肿瘤药、新型治疗乙型肝炎特效药和抗氧化原料提供了良好的资源。

【分类位置】　被子植物门 Angiospermae 双子叶植物纲 Dicotyledoneae 合瓣花亚纲 Sympetalae 管状花目 Tubiflorae 爵床科 Acanthaceae 老鼠簕亚科 Acanthoideae 老鼠簕属 *Acanthus* 老鼠簕 *Acanthus ilicifolius* L., 1753。

【别名】　老鼠怕（何克谏，2009）；老鼠芳；软骨牡丹；水老鼠簕；蚧瓜簕（中国科学院植物研究所，1972）；茛芳（芳）花；木老鼠簕、猫之簕（广东）；翻鬼芝西、狗骨木、八角刺（广西）。

【形态特征】　老鼠簕为直立灌木，高达2m。茎粗壮，达9mm，圆柱状，上部有分枝，无毛（图10.16）。托叶呈刺状，叶柄长3～6mm；叶片呈长圆形至长圆状披针形，长6～14cm，宽2～5cm，先端急尖，基部楔形，边缘4～5羽状浅裂，近革质，两面无毛，主脉在上面凹下，主侧脉在背面明显凸起，侧脉每侧4～5条，自裂片顶端突出为尖锐硬刺。穗状花序顶生；苞片对生，宽卵形，长7～8mm，无刺，早落；小苞片呈卵形，长约5mm，革质；花萼裂片4对，外方的1对呈宽卵形，长10～13mm，顶端微缺，边缘质薄，有时呈皱波状，具缘毛，内方的1对呈卵形，长约1cm，全缘。花冠白色，长3～4cm，花冠管长约6mm，上唇退化，下唇呈倒卵形，长约3cm，薄革质，顶端3裂，外面被柔毛，内面上部两侧各有1条3～4mm宽的被毛带；雄蕊4枚，近等长，花药1室，纵裂，裂缝两侧各有1列髯毛，花丝粗厚，长1.5cm，最宽处约2mm，近软骨质；子房顶部软骨质，花柱有纵纹，长2.2cm；柱头2裂。蒴果呈椭圆形，长2.5～3cm，有种子4颗。种子扁平，圆肾形，淡黄色（中国科学院中国植物志编辑委员会，2002）。

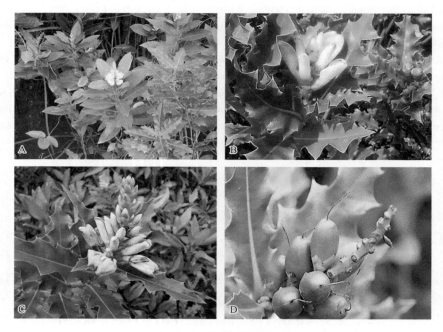

图10.16　老鼠簕植物形态

A. 老鼠簕植物群落；B. 部分植株（示全缘叶与花蕾）（引自中国红树林保育联盟）；C. 花叶与花穗；D. 果

老鼠簕与小花老鼠簕的区别（图10.17）：老鼠簕叶片呈长圆形至长圆状披针形，近平坦，先端急尖，基部楔形，边缘4～5羽状浅裂，近革质，侧脉自裂片顶端突出为尖锐硬刺。花白色至淡紫色，长达3.5cm，每朵花下面有2枚卵形小苞片。小花老鼠簕叶片呈长圆形或倒卵状长圆形，不平坦，先端平截或稍圆凸，基部楔形，边缘3～4不规则羽状半裂，近革质，侧脉自裂片顶端突出为尖锐长硬刺，花白色，长2.5cm以下，无小苞片。

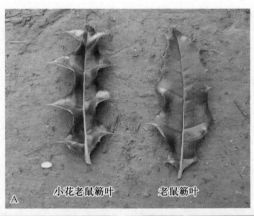

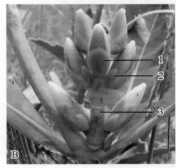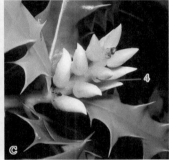

图10.17 老鼠簕与小花老鼠簕的区别

A. 两种植物的叶；B. 老鼠簕花蕾（王文卿摄）；C. 小花老鼠簕花蕾（王文卿摄）

1. 苞片；2. 小苞片；3. 苞片脱落后的痕迹；4. 苞片（无小苞片）

【生境分布】 老鼠簕为非胎生红树植物，其繁殖体的萌发对海水盐度有较强适应性，理论上可以分布在潮间带的各个位置，但是由于受到底质、波浪扰动、漂浮和动物啃食等因素的影响，一般生长在潮汐可达的滨海内滩、潮沟或滩面泥泞处（图10.18）（张磊等，2009），在我国主要产于海南、广东（珠江市、深圳市、惠州市惠阳区）、广西（西段各岛）、福建等地，还分布于亚洲南部以及澳大利亚等（国家中医药管理局《中华本草》编委会，1999）。

【药材鉴别】

药材性状 老鼠簕根药材（图10.19）多切成小段，根状茎有纵皱纹。老根较粗而硬，不易折断，木质部较发达，中空。嫩根表面红棕色，皮层呈海绵状，直径为0.5～1.5cm，长2～4.5cm。茎呈圆柱形，长短不一，上部稍有分枝；表面淡绿色、灰绿色、黄褐色，无毛，有明显的点状皮孔（类白色）、纵向深槽和对生叶痕；质硬脆，断面略纤维性，木质部薄。气微，味微咸、涩（谢丽莎等，2005）。

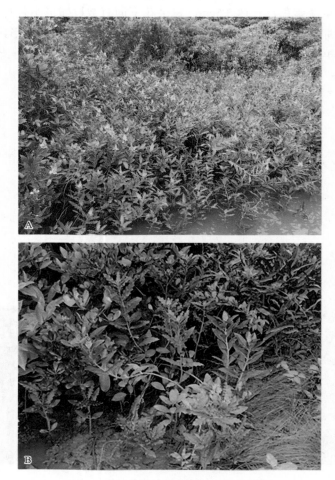

图 10.18　生长在滨海湿地的老鼠簕群落

A. 生长于水中的老鼠簕群落；B. 生长在泥滩上的老鼠簕群落

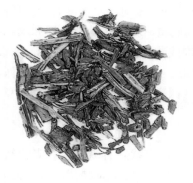

图 10.19　老鼠簕根（饮片）药材形态

老鼠簕叶片展平后呈长圆形至长圆状披针形（图 10.20～图 10.22），长 5.5～13cm，宽 1.5～4.5cm，先端急尖，基部楔形，边缘 4～5 羽状浅裂，每个裂片的先端均为突起的尖锐硬刺（簕）。表面绿色或暗绿色，两面无毛，可见白色盐粒；具短柄。叶近革质而脆。气微，味涩、微咸。

组织构造　气生根横切面（图 10.23）表皮细胞 1 列，外被角质层，表皮内方有木栓形成层分化。皮层宽广，外皮层细胞 1 列，皮层细胞似珠状相连，形成大型的通气组织，内皮层细胞1列。中柱小，中柱鞘细胞1列，韧皮部与木质部构成环状，中央为薄壁细胞的髓。

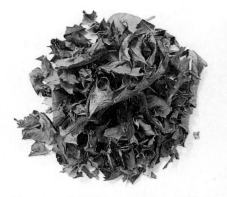

图 10.20　老鼠簕叶（干饮片）药材形态

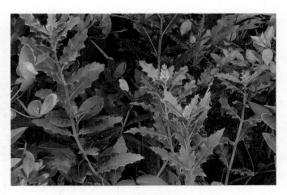

图 10.21　老鼠簕茎叶（鲜）药材形态

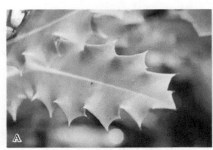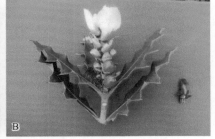

图 10.22　老鼠簕叶药材形态

A. 鲜叶；B. 带花果枝叶

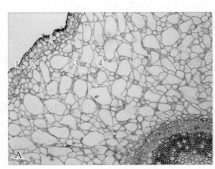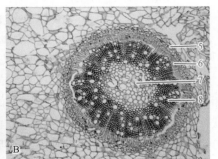

图 10.23　老鼠簕气生根横切面形态

A. 横切面；B. 中柱部位

1. 表皮；2. 外皮层；3. 皮层；4. 通气组织；5. 内皮层；6. 韧皮部；7. 髓；8. 木质部

　　茎横切面（图 10.24）表皮细胞1列，排列整齐，呈类方形，外被角质层。表皮下方有3～4列厚角组织。皮层宽广，细胞为不规则多角形，呈链状排列，形成大型通道，内皮层明显。维管束外韧型成环；韧皮部较狭窄，外方中柱鞘部位纤维单个或2～5个成群，切向排列，内方有单个纤维散在；形成层不明显；木质部较宽，导管单个或2～4

个纵向排列，射线细胞 1～2 列。髓部较大，细胞类圆形或圆多角形，排列较紧密。韧皮部和髓部薄壁细胞中含草酸钙针晶。

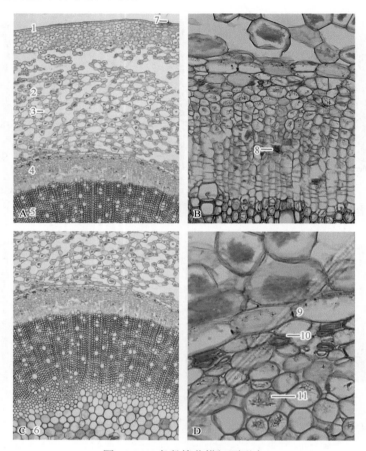

图 10.24　老鼠簕茎横切面形态

A. 表皮至韧皮部；B. 皮层至髓部；C. 韧皮部；D. 内皮层部位

1. 表皮；2. 皮层；3. 通气组织；4. 韧皮部；5. 木质部；6. 髓；7. 气孔；8. 韧皮部纤维；9. 内皮层；10. 韧皮部外侧纤维；11. 草酸钙针晶

叶中脉部位横切面（图 10.25）为两面叶。上、下表皮均为 1 列细胞，有腺鳞分布，呈内陷状；上表皮细胞类长方形或类方形，内方有 2～3 列细胞的下皮层，细胞大型；下表皮内方下皮层 1～2 列细胞，细胞小型。叶肉组织分化明显，栅栏组织细胞呈长柱状，

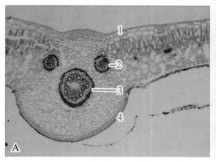
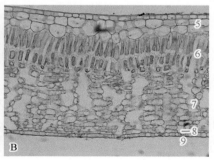

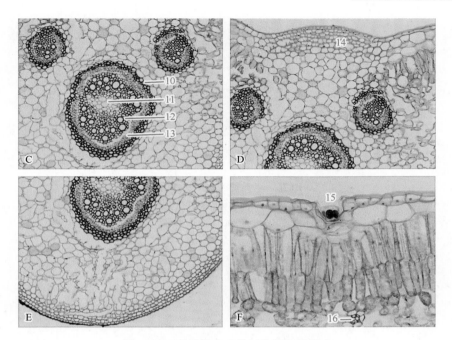

图 10.25　老鼠簕叶中脉部位横切面形态

A. 叶中脉部位；B. 叶片部位；C. 中脉维管束；D. 中脉部位上表面；E. 中脉部位下表面；F. 叶片部位（示腺鳞）

1. 上表皮；2. 小型维管束；3. 大型维管束；4. 下表皮；5. 下皮组织；6. 栅栏组织；7. 海绵组织；8. 气室；9. 气孔；10. 维管束鞘；11. 髓；12. 木质部；13. 韧皮部；14. 厚角组织；15. 腺鳞；16. 侧脉维管束

2～3 列，不通过中脉；海绵组织排列疏松，细胞裂隙形成通气组织，侧脉维管束分布于海绵组织中。中脉由 3～5 个外韧型维管束组成，呈倒三角状排列；维管束常呈类圆形，远轴面的 1 个维管束较大，近轴面两侧各有 1～2 个小型维管束；维管束外方为发达的木化维管束鞘，韧皮部和木质部较发达，大型维管束的中央有薄壁细胞的髓。

　　叶表面制片可见上表皮细胞呈不规则多角形或长多角形，垂周壁增厚，近平直，未见气孔器分布，可见腺鳞或腺鳞脱落后的孔洞（图 10.26）。下表皮细胞呈不规则多角形，垂周壁增厚，近平直或微拱形，有气孔和腺鳞分布；气孔直轴式，大小为（23.5～30.4）μm×（13.9～18.5）μm，气孔指数为 12.5；腺鳞直径为 147.2～150μm，分头部和柄部两部分，头部由 4～8 个细胞组成，具单细胞短柄（图 10.27）。

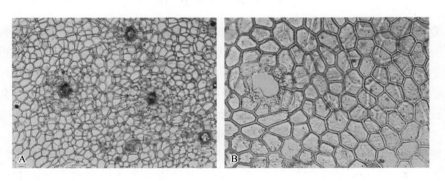

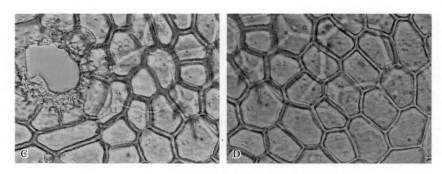

图 10.26　老鼠簕叶上表皮细胞形态

A. 表皮细胞（示腺鳞分布）；B、C. 腺鳞脱落后的孔洞放大；D. 表皮细胞放大

A. ×100；B. ×200；C、D. ×400

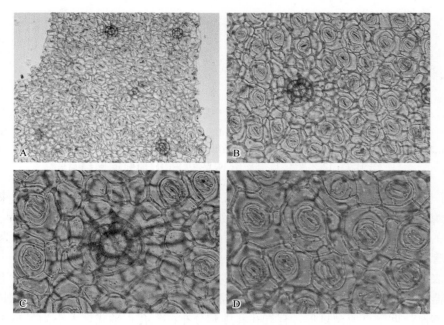

图 10.27　老鼠簕叶下表皮细胞形态

A、B. 表皮细胞（示气孔与腺鳞分布）；C. 表皮细胞（示腺鳞）；D. 表皮细胞放大（示气孔）

A. ×100；B. ×200；C、D. ×400

超微形态　扫描电镜下，叶上表皮细胞垂周壁微隆起，表皮细胞轮廓呈不规则多角形；角质层纹理略平坦，放大后呈沙堆状、微鳞状或细粒状；腺鳞深陷于表皮细胞之下，形成圆形孔洞，洞口表面角质纹理呈层叠鳞状或粒状，并有蜡质覆盖，腺鳞顶端中央凹陷，略呈圆盘形，表面具微疣状和粒状角质纹理。下表皮细胞轮廓呈不规则多角形，角质纹理较平滑，微显细粒状，有气孔和腺鳞分布；气孔器开口呈长条形，副卫细胞及气孔开口内部较平滑；由腺鳞孔洞向外发出少数稀疏条状角质纹理（图 10.28）。

花粉形态　花粉粒（图 10.29）呈长球形，轮廓线为微波浪状，个体较大，大小为 40.6（37.5～46.2）μm×25.l（23.1～31.5）μm，在扫描电镜下很少遇到极面观位置，具三沟，沟较宽而长，长几乎达极，三沟在极部几乎相接。外壁较厚，约 3μm，外层比内层厚，表面具网状纹饰，较明晰清楚，网纹为由单棒状基粒组成的细网，网眼大小均匀（崔鸿宾和胡嘉琪，2005；王开发等，1975）。

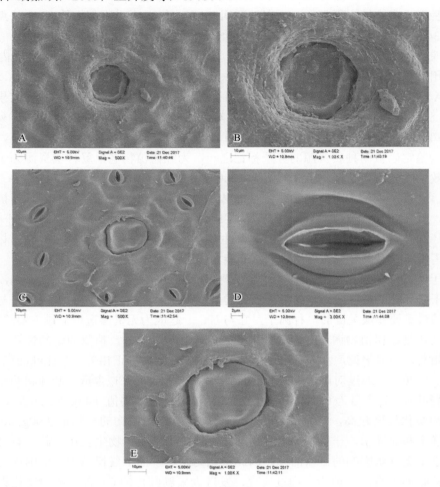

图 10.28　老鼠簕叶表面超微形态

A. 上表皮（示腺鳞和表皮细胞）；B. 上表皮腺鳞放大；C. 下表皮（示气孔和腺鳞）；D. 下表皮气孔放大；E. 下表皮腺鳞放大

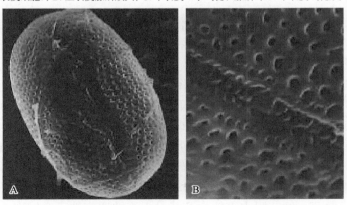

图 10.29　老鼠簕花粉粒超微形态（崔鸿宾和胡嘉琪，2005）

A. 赤道面；B. 赤道面放大（示细网状纹饰及小穿孔）

【分子鉴别】 为了区分与检测老鼠簕的基因型以便长期保护，利用 RAPD 及 RFLP 分析了代表 8 个不同种群的 48 个基因型，RAPD（3.8%～7.3%）和 RFLP（3.2%～9.1%）结果在种群内多态性水平都低，而在种群间 RAPD 的 13 个引物产生的 73 个位点中，有 25 个（34.2%）是多态性的，RFLP 的 15 个探针 / 酶组合分析的 96 个位点中，有 44 个为多态性位点（45.8%）（Sun et al.，1998），其种群间的多态性水平远高于种群内。

应用改进的 CTAB 法提取生长于广东珠海市和海南的老鼠簕基因组 DNA，以真核生物 rDNA ITS 区的通用引物对其 rDNA ITS 区进行 nPCR 扩增及测序，对测序结果进行对位排列，获得 rDNA ITS 的完整碱基序列。对比分析表明，老鼠簕 rDNA ITS 序列长度分别为 647bp 和 636bp，且老鼠簕序列间有 51 个变异位点、15 个插入或缺失位点，测序结果可作为鉴定老鼠簕种质资源的分子标记之一，为红树植物老鼠簕种质资源分子鉴定提供了有效手段（牛宪立等，2011；吴群，2009）。

【生理特性】 灌木老鼠簕是本土天然林，表现出很强的抗寒能力。老鼠簕抗寒性处于中等，但在 2008 年寒害中表现为极其耐寒，没有出现叶片枯萎脱落和枝条干枯特征，这可能还与其自身结构（叶片厚度等）和生存环境（低潮带或者迎风口处红树林更容易受到寒害影响）有关。天然林树种的抗寒能力强于人工林（朱宏伟等，2015）。

对于真红树和半红树植物而言，其在潮间带的分布主要取决于对高盐、潮汐、贫瘠和生理干旱环境的适应能力，其中最重要的是耐盐能力。红树林生境中，Cl^- 是与抗盐机制相关的最重要和最关键的一种离子，它与 Na^+ 一起成为无机渗透调节最主要的贡献者。叶片肉质化是红树植物调节体内盐分平衡的途径之一。此外，植物的耐盐性还与水分利用效率相关，一般来说，水分利用效率与单位面积叶氮含量正相关，与比叶面积负相关。牟美蓉等（2007）通过对国内 33 种红树、半红树植物叶片 Cl^- 含量及叶性状的比较，发现老鼠簕叶片 Cl^- 含量为 $0.44g/dm^2$，接近真红树植物的平均值 $0.45g/dm^2$，争议物种中，老鼠簕肉质化程度较高，达到 $4.47g/dm^2$，超过了真红树植物的平均值 $3.90g/dm^2$。老鼠簕属于灌木和亚灌木，一般生长于红树林林缘或与半红树植物生长在一起，有时可以生长在几乎不受潮水影响的低盐河岸，因此被认为是典型的半红树植物。但国内还是将老鼠簕属植物归为真红树植物。通过研究，发现老鼠簕叶片的 Cl^- 含量和肉质化程度高于真红树植物的平均值，叶氮含量和比叶面积都比较接近真红树，所以将它们归为真红树植物比较合适。

老鼠簕种子萌发及幼苗生长能适应较低盐度环境，盐度较高时将受到抑制。盐胁迫下幼苗生物量明显下降，根冠比增加，植物体内脯氨酸含量升高，但随盐度升高增幅逐渐减小，过氧化物酶活性则呈现低盐促进、高盐抑制的规律。提高盐度会推迟老鼠簕种子的萌根及萌苗时间，且萌根率与萌苗率降低，幼苗根系活力下降（诸姮等，2008）。老鼠簕的叶片组织液盐含量则随环境盐度的升高而大幅度增加，高盐度下可能引起体内盐分失衡以及细胞脱水。老鼠簕只适宜在较低盐度海滩种植（叶勇等，2004）。盐度对老鼠簕幼苗各器官中总黄酮含量的影响不同，叶片及根中的黄酮类化合物对盐度的变化较茎更为敏感，茎中总黄酮含量总体波动幅度较小。在较高盐度下，老鼠簕幼苗各营养器官中的总黄酮含量均有所升高（诸姮等，2008）。

老鼠簕种子发芽与幼苗耐水淹能力及其对水淹的适应性研究发现，0～3h/d 是老鼠簕幼苗生长的最佳淹水时间，18h/d 是老鼠簕幼苗生长的临界淹水时间，淹水时间超过

18h/d 时老鼠簕幼苗生长显著受到抑制，淹水时间不足 15h/d 适宜老鼠簕种子的萌发。随着淹水时间的延长，脯氨酸含量、MDA 含量和 SOD 活性均先下降后上升，叶绿素含量则逐渐降低。淹水时间超过 3h/d 时，幼苗生物量、单株叶面积、高生长和叶绿素含量与淹水时间均负相关（张留恩等，2011a）。

老鼠簕幼苗对清塘排出物沉积厚度 4cm 以下具有较强的抗逆性和适应能力，沉积厚度 8cm 会使老鼠簕幼苗受到一定程度的逆境伤害。虾池清塘排出物沉积对老鼠簕幼苗茎高、基径、叶片数、叶面积、生物量和相对生长率等生长指标都有明显促进作用，而且清塘排出物沉积能显著提高老鼠簕幼苗叶片的光合能力，尤其是有利于叶绿素 a 的合成。清塘泥浆水初沉淀中总氮、总磷含量较高，是虾池清塘排出物沉积对老鼠簕幼苗生长具有促进作用的原因（李婷和叶勇，2012）。

老鼠簕自身耐阴能力强，同时对光照减弱有极强的适应能力。随着光照强度的升高，幼苗的保存率、苗高、地径、根干质量、茎干质量、叶干质量、单株生物量、根冠比、根系活力、叶面积、叶绿素 a 和叶绿素 b 含量均先升后降；可溶性糖含量、净光合速率、蒸腾速率、气孔导度、最大净光合速率随光照强度升高而增加。极低的光照强度致使幼苗生长缓慢，但并不影响其自然定居的密度；在不同光照强度下，老鼠簕光饱和点和光补偿点均很低（刘滨尔和廖宝文，2013）。

老鼠簕对重金属元素的吸收能力总体上较弱，对不同重金属元素（Pb、Zn、Cr、Cu、Hg）都有比较强的转移能力，但是对 As[①] 元素的转移能力比较弱。老鼠簕 Cu 含量最高，Cd 和 Hg 含量都较低（谢海伟等，2010）。Cr、Pb、As 和 Hg 元素主要分布于红树植物的根、茎部，其原因可能是湿地中这些重金属元素无生物活性，因此植物的吸收量不大。而 Zn 和 Cu 在植物体根、茎、叶中的含量相差不大，且含量均较高，尤其是植物茎部累积量较高，这两种元素为植物生长所需元素，这也正反映了植物生长对部分元素的需求（李娜，2014）。

【资源状况】 广西红树林的主要建群种有海榄雌、桐花树、秋茄树、红海榄、木榄、海漆、老鼠簕和银叶树（张忠华等，2007）。位于广西海岸中段北部湾顶部的钦州湾红树林群落结构简单，以灌木群丛为主，从低潮滩到高潮滩的演替规律为：老鼠簕＋卤蕨＋桐花树群丛 → 海榄雌、海榄雌＋桐花树、桐花树、桐花树＋海榄雌群丛 → 桐花树＋秋茄树＋老鼠簕群丛 → 秋茄树－桐花树、秋茄树－海榄雌、秋茄树－桐花树＋海榄雌群丛 → 秋茄树群丛（李丽凤等，2013）。广西北部湾红树林主要树种有：秋茄树、桐花树、海榄雌、红海榄、木榄、海漆、榄李、老鼠簕、卤蕨、无瓣海桑等（徐淑庆等，2010）。广西的老鼠簕林呈零散小片状分布于西段各岛，仅 1 个群落，即老鼠簕、桐花树群落，主要分布在河口内缘咸淡水混合的沼泽地或海湾尾部潮滩，土壤为较深厚的淤泥土，半胶结状，组成种类以老鼠簕为主，伴生种类为桐花树，有少量海漆和榄李等散生其中，草本植物有卤蕨（宁世江等，1995）。北仑河口自然保护区位于我国大陆海岸的西南端，东南临北部湾，西南与越南相邻，老鼠簕群落结构简单。独墩岛的老鼠簕群落多数为纯林，呈丛状生长且较为高大，是老鼠簕群落分布最为集中的地方，也是北仑河口自然保护区老鼠簕群落面积最大的区域；江平江的两岸滩涂较为平坦，老鼠簕群落的分布面积

---

① 砷（As）为非金属，但其化合物具有金属性且和重金属一样有毒，本书将其和重金属一起讨论。

也较大，占保护区老鼠簕群落总面积的 50% 以上，除了中间为纯林，其他的多为老鼠簕与桐花树混交形成的群落，老鼠簕呈丛状生长，但每丛植株数量较少；黄竹江口老鼠簕群落的纯林面积也较小，海堤外滩的老鼠簕纯林生长特别茂盛（刘镜法，2005）。广西竹山红树林群落有 5 种建群种，即秋茄树、海漆、桐花树、海榄雌和老鼠簕，明显优势种是桐花树，伴生种为海榄雌、秋茄树、海漆，偶生种为老鼠簕，桐花树呈集群分布，海榄雌、秋茄树、海漆、老鼠簕呈随机分布。广西竹山红树林群落从内滩到外滩的演替规律为：桐花树、桐花树＋海榄雌群丛 → 桐花树＋海榄雌－秋茄树＋海漆－桐花树＋老鼠簕＋卤蕨、海榄雌＋桐花树群丛 → 桐花树、桐花树＋海榄雌群丛（李丽凤和刘文爱，2013）。

广东惠州市澳头红树林主要分布于沙田和罗岭坑一带。沙田的老鼠簕群丛分布在群落的边缘或成单独的群落，数量较多，高度为 30～60cm，分布不平衡，在边缘和中间较多，由于地势高低不平，低洼处水较深，不能生长，边缘尚有秋茄树和苦郎树夹杂其间；罗岭坑东部存在木榄＋桐花树＋海榄雌群丛，有少量秋茄树和老鼠簕散生其间，靠近群丛内缘则有少数海漆和较多的老鼠簕、桐花树混生，外缘则有苦郎树和马甲子生长（黄智明等，1983）。惠州市惠东红树林市级自然保护区的红树林群落主要由海榄雌＋桐花树群落、海榄雌＋无瓣海桑＋老鼠簕群落以及无瓣海桑群落 3 种群落构成。该红树林区域总体以海榄雌与无瓣海桑为优势种，桐花树、老鼠簕以及秋茄树也有一定分布优势，另外有卤蕨以及海漆零星分布（姚少慧等，2013）。深圳市福田红树林群落的主要红树植物有秋茄树、桐花树、海榄雌、海漆、老鼠簕等种类，其中桐花树、秋茄树和海榄雌是该区域的优势种，老鼠簕呈非连续分布，在群落的外围、靠海侧的群落中偶尔出现（谢海伟等，2010）。深圳湾福田凤塘河红树林演替各阶段群落均由秋茄树、木榄、桐花树、海榄雌及老鼠簕 5 个种类组成（卢群等，2014）。龙岗区位于深圳市的东部，山地较多，气候温暖，雨量充沛，但因区内的山脉离海较近，无更多淡水补充，地表冲刷多为与山石相同类型的砂砾，海岩呈砂砾质海滩特征。龙岗区的老鼠簕种群类型有：①海漆、桐花树、老鼠簕群落，该群落分布于南澳鹿咀河入海处，群落可明显分为 3 层，海漆居于群落的上层，桐花树居于群落的中层，老鼠簕居于群落的下层，覆盖度为 70%；②桐花树及老鼠簕群落，该群落分布于葵涌洞梓村河道两侧，老鼠簕平均高 1m，覆盖度为 50%（李海生，2006）。广东的河网地区以珠江三角洲为中心，沿珠江流域扩展，常有桐花树、秋茄树、木榄、老鼠簕等组成的热带海岸特有红树林。珠江出海口海滩植物群落有老鼠簕及桐花树群丛，在深圳市渔民村后面的海滩上成片生长，老鼠簕是该群丛的优势种（颜素珠等，1988）。珠海市天然老鼠簕群落物种多样性指数较高，密集的灌木丛并没有影响其他植物的生长和定居，由于桐花树的耐阴能力最强，其能够和老鼠簕形成共优群落（张晓君等，2014）。珠海市老鼠簕主要分布于横琴岛、淇澳岛、金鼎湾、高栏岛等地，老鼠簕及苦郎树群落分布于金鼎湾，群落所在地为海湾，沿河流入口两岸，群落组成中的优势种以老鼠簕和苦郎树为主，伴生种类有桐花树、漆树、鱼藤、厚藤、卤蕨等，群落中老鼠簕株高 1～2m，丛生而密集，覆盖度达 85%。桐花树及老鼠簕群落主要分布于横琴岛、淇澳岛两地，呈带状分布于潮滩地的内缘，面积较大，组成种类中的建群种以桐花树、老鼠簕为主，群落中的老鼠簕高 2m，相对多度为 31%。淇澳岛红树林遭受寒灾后互花米草和老鼠簕迅速繁殖扩散，海桑林迹地恢复早期自然植被以老鼠簕和互花米草为主，并伴生有少量其他植物（田广红等，2015）。海桑林迹地可分为老鼠簕＋互花米草群落、互花米草群落、老鼠簕单优群落、老鼠簕稀疏群落和裸滩 5 种植被类型。高密度与高盖度的老鼠簕和互花米草植被不利于桐花树、秋茄树等红树植物幼苗的扩散。若无人为干扰，灾后海桑林迹地滩涂具有裸滩发展成为老鼠簕稀疏群落、老鼠簕稀疏群落发展成为老鼠簕单优群落的可能性（张留恩等，2011b）。

福建洛阳江红树林的主要造林树种为桐花树、秋茄树、海榄雌，引种树种为老鼠簕、木榄、红海榄等。老鼠簕为抗寒广布树种，理论上能在惠安县洛阳江安全越冬。老鼠簕有泌盐系统，适宜在高潮滩位中上部种植（刘荣成，2008）。

海南各地均分布有红树群系，文昌市、海口市等地有正红树分别与红海榄、角果木、桐花树等构成的不同衍生类群，少数地段林下尚可见老鼠簕、卤蕨等；海莲群系仅在海南岛分布，其林下除有海莲幼苗外，尚有卤蕨、老鼠簕等；银叶树群系常生长于靠近海岸边的村庄，但形成群系已经不多见，群系外貌呈银灰绿色，少量伴生树种有海漆、海莲，林下有卤蕨、老鼠簕、黄槿等（谢瑞红和周兆德，2008）。

澳门红树林集中分布于四大区域：澳门半岛红树林区、氹仔红树林区、路氹城生态保护区及路环红树林区。澳门半岛红树林区位于珠海与澳门的边界鸭涌河上，分布有老鼠簕及孪花蟛蜞菊群丛；氹仔红树林区分布有老鼠簕及桐花树群丛；路氹城生态保护区分布有老鼠簕群丛、老鼠簕和桐花树群丛、老鼠簕和海榄雌群丛、秋茄树和海榄雌群丛、秋茄树群丛、老鼠簕和芦苇群丛；路环红树林区分布有桐花树、海榄雌和秋茄树群丛。其中，老鼠簕种群分布面积最大。路氹城生态保护区以老鼠簕为主要组成种和重要种，老鼠簕分蘖和繁殖能力强，种群密度大，林下荫蔽，限制了其他种类的发展。莲花大桥滩涂红树植物种群的平均拥挤指数最高的是老鼠簕，在莲花大桥内滩与外滩，桐花树、秋茄树和老鼠簕均为集群分布（何锐荣，2009）。

【文献记载】《生草药性备要》记载，名老鼠怕。另有记载，名老鼠芳，谓"茎高二三尺，多刺，叶无柄，基脚抱茎，分裂如羽状，各裂片有缺刻或锐锯齿，叶之汁液黄色，叶面有白纹，七月开花，四瓣，黄色"。有记载全株或根入药，具有清热解毒、消肿散结、止咳平喘的功效，主治淋巴结肿大、急慢性肝炎、肝脾肿大、胃痛、咳嗽、哮喘。外敷可治疗瘰疬。有记载根治疗积热。另有记载消肿散瘀，除痰止痛，主治急慢性肝炎、肝脾肿大、淋巴结肿大、胃痛、哮喘。另有记载消肿散结，解毒止痛，主治消化不良、神经痛。另有记载用于治疗癌症。《新华本草纲要》记载，有消肿散瘀、除痰止咳的功能，用于治疗急性或慢性肝炎、肝脾肿大、淋巴结肿大、胃痛、哮喘、神经痛、腰肌劳损。《中药辞海》记载，清热解毒，消肿散结，止咳平喘，主治痄腮、淋巴结肿大、急性或慢性肝炎、肝脾肿大、胃痛、咳嗽、哮喘。《中华本草》记载，清热解毒，散瘀止痛，化痰利湿，主治痄腮、瘰疬、肝脾肿大、胃痛、腰肌劳损、痰热咳喘、黄疸、白浊。《肿瘤科中西医药物手册》记载，主治肝、胃、乳腺等恶性肿瘤及恶性淋巴瘤等。《中华海洋本草：第 2 卷 海洋矿物药与海洋植物药》记载，味微苦，性凉，归肝、肺经，清热解毒，散瘀消肿，止痛，化痰利湿，止咳平喘，主治痄腮、瘰疬、肝脾肿大、急性或慢性肝炎、胃痛、腰肌劳损、痰热咳喘、黄疸、白浊。

【药用价值】 老鼠簕的根或枝叶全年均可采，洗净，切段，晒干，具有清热解毒、散瘀止痛、化痰利湿的功效，主治痄腮、瘰疬、肝脾肿大、胃痛、腰肌劳损、痰热咳喘、黄疸、白浊等疾病。内服：煎汤，30g～60g；或炖肉。外用：适量，研末调敷，或鲜品捣敷（管华诗和王曙光，2009）。脾胃虚寒者慎服（国家中医药管理局《中华本草》编委会，1999）。老鼠簕还有特殊的药用功能，广西当地居民用它来治疗皮肤病、肝炎以及肝癌等（刘镜法，2005），印度、菲律宾等东南亚各国及我国海南民间广泛用于急性或慢性肝炎的治疗（霍长虹等，2006）。老鼠簕入药时可内服，建议煎汤服用，用量30～60g，也可外用，取适量老鼠簕研成粉末调敷或是将鲜品捣敷于创口处。现代研究报道，从老鼠簕中分离出的化合物主要有生物碱类、黄酮类、三萜类及三萜皂苷类、木脂素类、甾醇类等（海芳等，2010）。药理学研究表明，老鼠簕的花具有抗氧化作用，叶具有抗病毒作用（陈艳萍等，2015）。

【化学成分与药理研究】 从曼加拉瓦南（9°59′13″N，76°16′26″E）的老鼠簕叶片中提取的粗提物显示出良好的抗氧化活性，对沙门氏菌和分枝杆菌也有较高的抑制率（Aiyer and Manju，2019）。印度尼西亚的老鼠簕叶片的醇提取物可以缓解胃溃疡小鼠的溃疡程度，还可以减少数量（Rizeki et al.，2020）。老鼠簕叶片的乙醇提取物能清除由核黄素光还原法产生的过氧化物，IC_{50} 为 550μg/ml；能抑制由 Fe^{3+}- 抗坏血酸 $EDTA-H_2O_2$ 系统产生的羟自由基，IC_{50} 为 2700μg/ml；可以抑制生理 pH 条件下硝普钠产生的 NO 自由基，IC_{50} 为 670μg/ml；可以抑制由 Fe^{2+}- 抗坏血酸和 Fe^{3+}-ADP- 抗坏血酸系统诱导的肝组织匀浆中脂质过氧化物的产生，IC_{50} 分别为 600μg/ml 和 980μg/ml；还可以抑制 CCl_4 引起的碱性磷酸酶（ALP）、谷丙转氨酶（GPT）和谷草转氨酶（GOT）水平的升高；老鼠簕叶片提取物的自由基清除活性是其抗 CCl_4 诱导的肝损害的主要原因（霍长虹等，2004）。老鼠簕乙醇提取物能够抑制肝纤维化大鼠肝组织环氧化酶-2（COX-2）和转化生长因子 $\beta1$（TGF$\beta1$）的表达（梅燕等，2012）。老鼠簕的根提取物对患有红白血病的小鼠显示抗弗式白血病（Friend leukemia）病毒的活性（彭兴和龙盛京，2004）。老鼠簕的甲醇提取物显示中等细胞毒活性，其浓度为 10μg/ml 时，对人白血病细胞 P-388 的抑制率为 49.08%，对人肝癌细胞 BEL-7402 的抑制率为 28.89%（海芳等，2010）。

对老鼠簕化学成分的研究比较充分，目前从老鼠簕的枝干及叶等部位的提取物中发现的化合物类型涉及苯衍生物及其糖苷类、甾体类、生物碱类、萜类、黄酮类及脂肪酸类等，大多数化合物都含有糖苷结构，部分化合物具有细胞毒、抗炎、抗病毒等生物活性（胡忠等，2007）。

苯衍生物及其糖苷类 从老鼠簕（采自泰国）的甲醇组分中分离得到苯衍生物及其糖苷类化合物（图 10.30），包括 verbascoside、β-hydroxyacteoside、（+）-lyoniresinol 3α-O-β-D-glucopyranoside、（−）-lyoniresinol 3α-O-β-D-glucopyranoside、（+）-syringaresinol-O-β-glucopyranoside、dihydroxymethyl-bis（3, 5-dimethoxy-4-hydroxyphenyl）tetrahydrofuran-9（or9′）-β-D-glucopyranoside、（8R, 7′S, 8′R）-5, 5′-dimethoxylariciresinol-4′-O-β-D-glucopyranoside、3, 5-dimethoxy-4-hydroxymethyl benzoate、4-hydroxy-3-methoxybenzoic acid、phenethylethyl-O-β-D-glucopyranosyl-（1→2）-β-D-glucopyranoside、acteoside、isoacteoside、phenylethyl-O-β-D-glucopyranoside。其中，化合物 verbascoside 是老鼠簕抗炎有效成分（Agshikar et al.，1979）。

从老鼠簕（采自中国广西）中分离得到 4-羟基-2(3H)-生物碱（HBOA），见图 10.31。HBOA 通过调节 caspase-3、caspase-9 和 caspase-12 以及 Bcl-2 的表达水平，显著降低 α-平

滑肌肌动蛋白（α-SMA）和胶原蛋白的表达，通过恢复基质金属蛋白酶（MMP）及其抑制剂（TIMP）两者之间的平衡来抑制过量细胞外基质（ECM）的产生，调节 TGF-β1/Smads、NF-κB 和 ERK 信号通路，显著改善了 CCl₄ 诱导的大鼠肝损伤和胶原蛋白积聚（Sun et al.，2019）。

verbascoside

β-hydroxyacteoside

(+)-lyoniresinol 3α-O-β-D-glucopyranoside

dihydroxymethyl-bis(3,5-dimethoxy-4-hydroxyphenyl) tetrahydrofuran-9(or9′)-β-D-glucopyranoside

R₁ = D-glc or H
R₂ = H or D-glc

(8R,7′S,8′R)-5,5′-dimethoxylariciresinol-4′-O-β-D-glucopyranoside

(+)-syringaresinol-O-β-glucopyranoside

(−)-lyoniresinol 3α-O-β-D-glucopyranoside

3,5-dimethoxy-4-hydroxymethyl benzoate

4-hydroxy-3-methoxybenzoic acid

phenethylethyl-O-β-D-glucopyranosyl-(1→2)-β-D-glucopyranoside

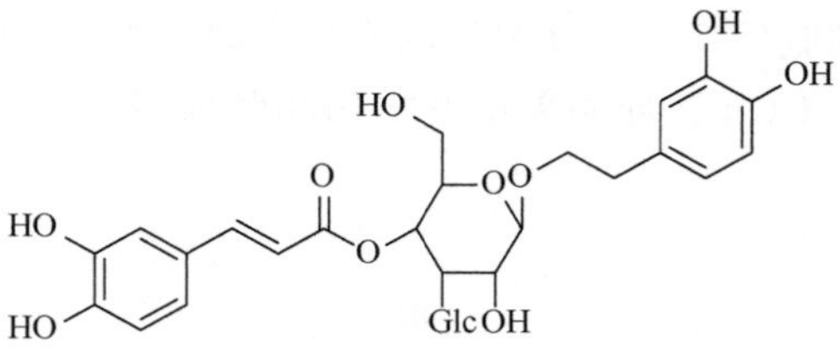

acteoside

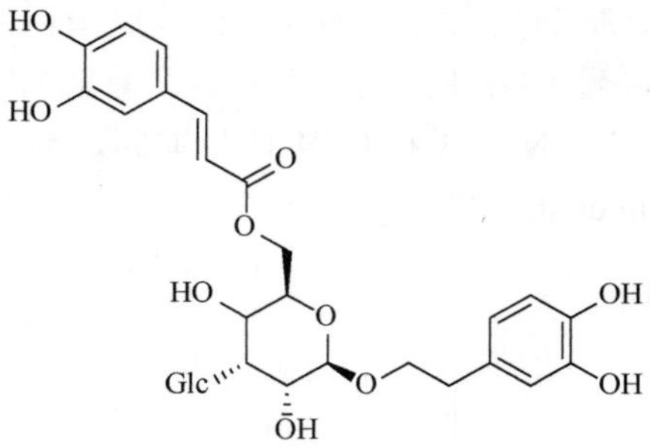

isoacteoside

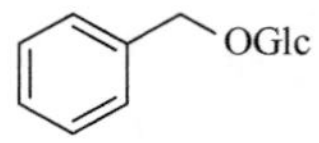

phenylethyl-*O*-β-D-glucopyranoside

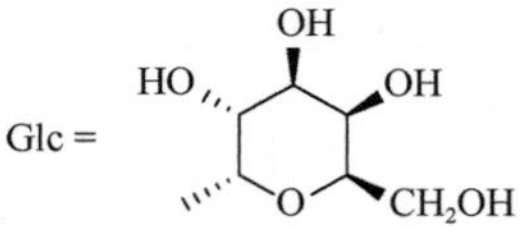

Glc =

图 10.30　老鼠簕中的苯衍生物及其糖苷类化合物

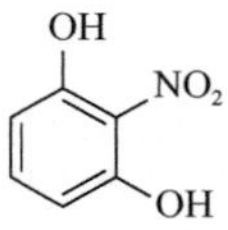

HBOA

图 10.31　老鼠簕中的 4-羟基-2(3*H*)-生物碱

从老鼠簕（采自中国广东）中分离得到总苯乙醇苷（APhGs）（图 10.32），主要包括 acteoside、isoacteoside、isocrenatoside 以及 *p*-coumaric acid，其中 acteoside 在 APhGs 中占比最高。APhGs 对 CCl_4 诱导的肝损伤小鼠发挥保肝的作用，可降低丙氨酸转氨酶（ALT）、天冬氨酸转氨酶（AST）和超氧化物歧化酶（SOD）的水平，使小鼠血清和肝组织中丙二醛（MDA）水平降低，显著下调肿瘤坏死因子-α（TNF-α）和白细胞介素-1β（IL-1β）的蛋白质表达。抗氧化测定显示，APhGs 具有 2, 2-diphenyl-1-picrylhydrazyl（DPPH）自由基清除活性和铁还原能力（Zhang et al.，2020）。

从老鼠簕（采自中国福建）中分离得到苯乙醇糖苷（phenylethanol glycoside acteoside，AC），见图 10.33。AC 可以减缓葡聚糖硫酸钠（DSS）介导的小鼠结肠炎的体重减轻，缓解结肠缩短症状，减轻结肠病理损伤。此外，AC 治疗显著上调 IL-10 的水平、下调 IL-1β 和 TNF-α 的水平，并抑制结肠 JAK2/STAT3、NF-κB p65、IKKα/β 和 IKB 的蛋白质表达。AC 治疗后，结肠组织中的 MDA 和 NO 水平显著降低，而 GSH、SOD、Nrf2 和 HO-1 蛋白质表达水平也显著降低，表明 AC 可以通过抑制激活 Nrf2 信号通路以及 JAK/STAT、iNOS/eNOS 和 NF-κB 信号级联，增强肠道屏障功能，有效降低 DSS 诱导的小鼠结肠炎（Jin et al.，2022）。

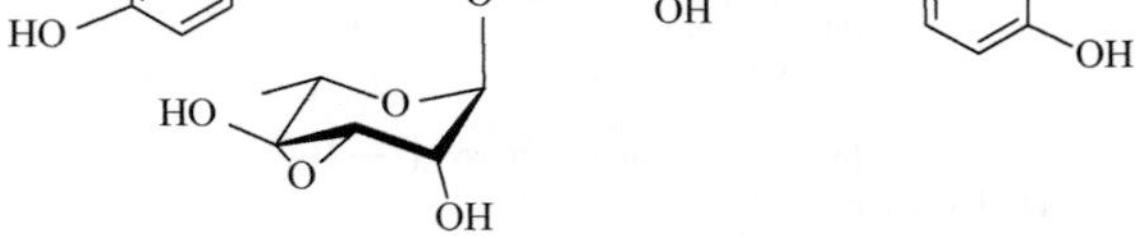

acteoside

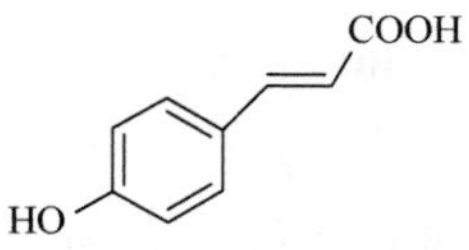

p-coumaric acid

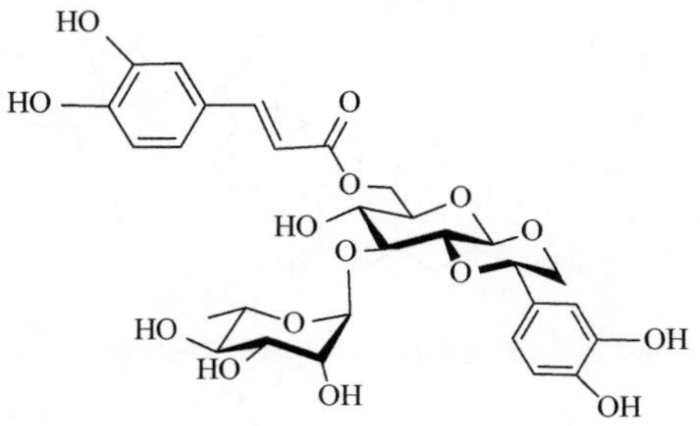

isocrenatoside

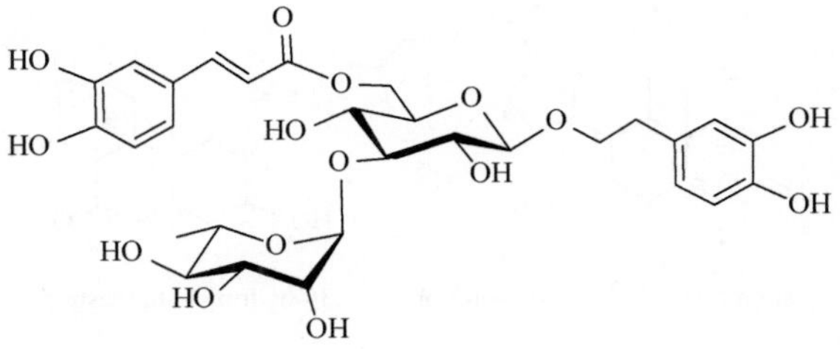

isoacteoside

图 10.32 老鼠簕中的总苯乙醇苷

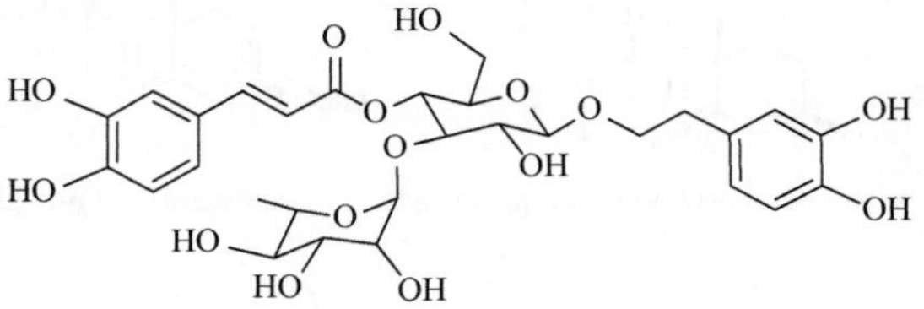

甾体类 从老鼠簕（采自中国海南）甲醇提取物的石油醚部分分离得到甾体及其皂苷类化合物（图 10.34），包括 stigmasta-4-en-3-one、stigmasta-4, 22-diene-3-one、campest-4-en-3-one、stigmasta-4, 22-diene-3, 6-dione、stigmasta-4-en-3, 6-dione、6β-hydroxyl-stigmasta-4-en-3-one、stigmasta-4, 22-diene-6β-ol-3-one、3β-hy-

phenylethanol glycoside acteoside

图 10.33 老鼠簕中的苯乙醇糖苷

droxyl-stigmasta-5, 22-diene-7-one、3β-hydroxyl-stigmasta-5-en-7-one、stigmasterol-3-O-β-D-glucopyranoside、β-sitosterol-3-O-β-D-glucopyranoside、stigmasterol octadecanoate、β-sitosterol octadecanoate 和 β-sitosterol。其中，化合物 stigmasta-4, 22-diene-3-one、3β-hydroxyl-stigmasta-5-en-7-one 和 stigmasta-4-en-3, 6-dione 显示中等细胞毒活性。化合物 stigmasta-4, 22-diene-3-one 浓度为 50μg/ml 时对 P-388 细胞的抑制率为 38.21%，对 BEL-7402 细胞的抑制率为 34.64%；化合物 stigmasta-4-en-3, 6-dione 浓度为 1μg/ml 时对 P-388 细胞的抑制率为 24.97%，对 BEL-7402 细胞的抑制率为 5.01%；化合物 3β-hydroxyl-stigmasta-5-en-7-one 浓度为 50μg/ml 时对 P-388 细胞的抑制率为 101.97%，对 BEL-7402 细胞的抑制率为 24.31%（海芳等，2010；钟林静等，2012）。

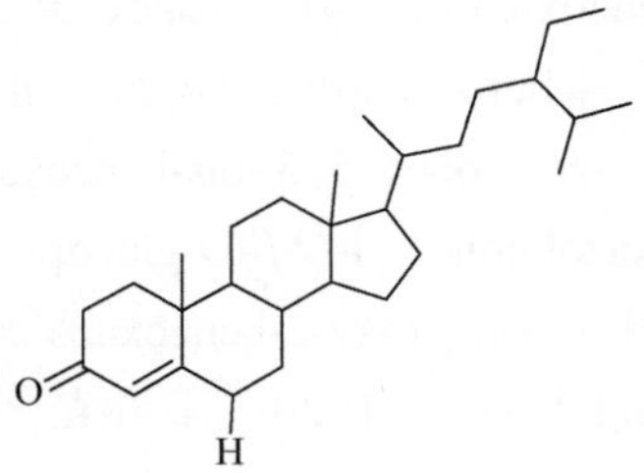

stigmasta-4-en-3-one

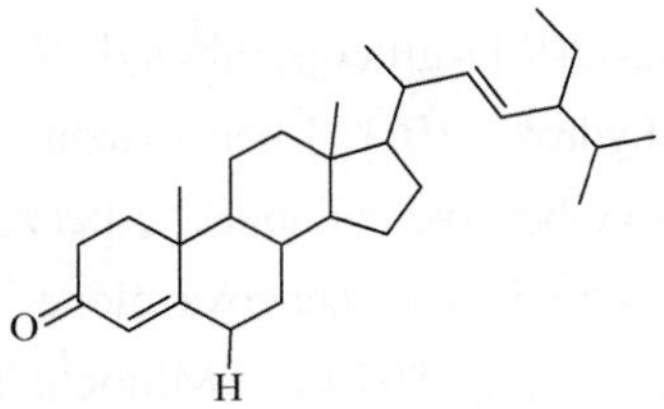

stigmasta-4,22-diene-3-one

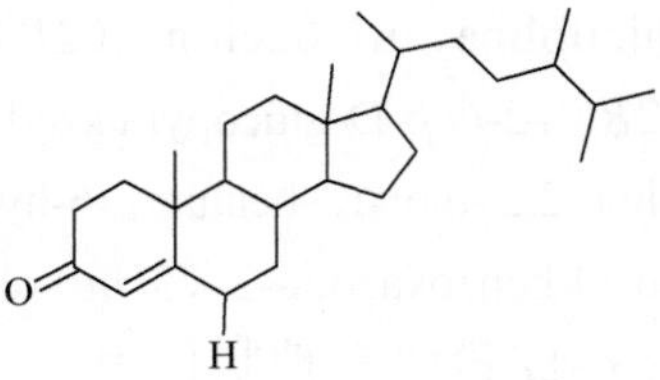

campest-4-en-3-one

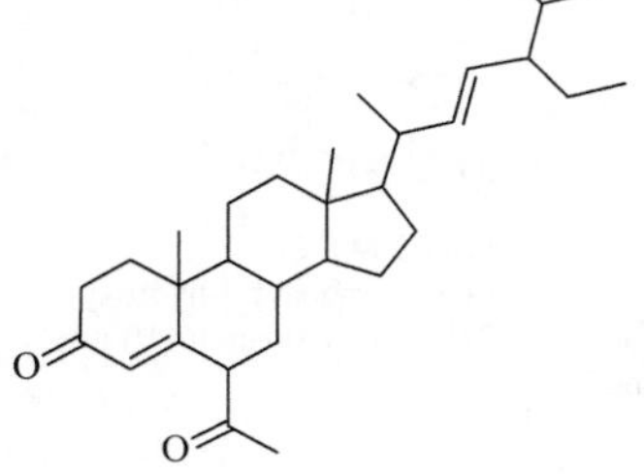

stigmasta-4,22-diene-3,6-dione

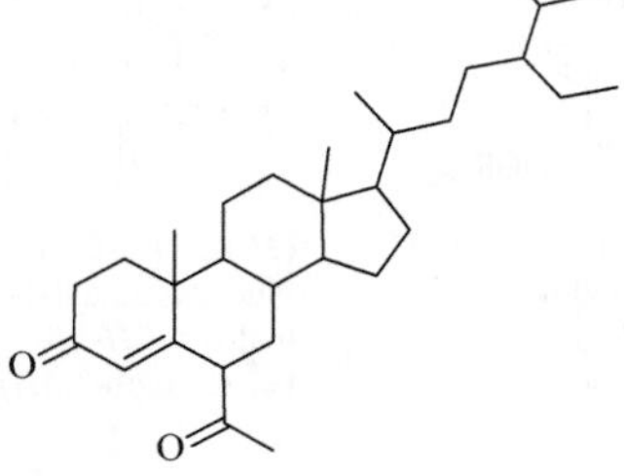

stigmasta-4-en-3,6-dione

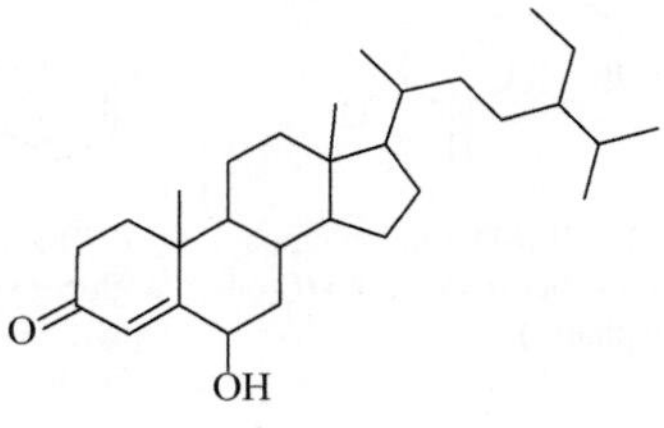

6β-hydroxyl-stigmasta-4-en-3-one

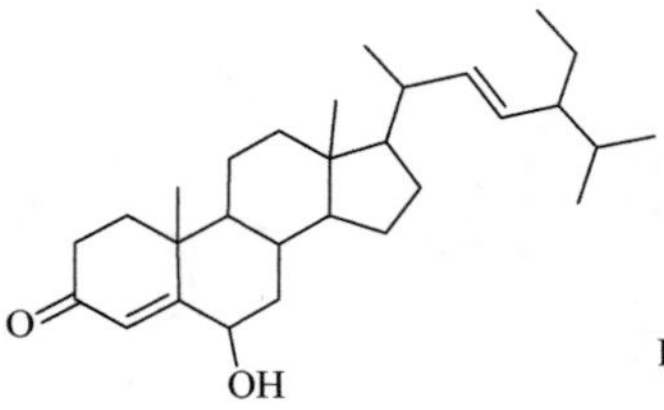

stigmasta-4,22-diene-6β-ol-3-one 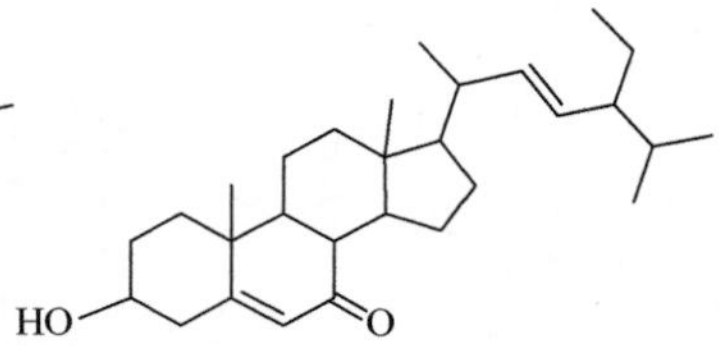 3β-hydroxyl-stigmasta-5,22-diene-7-one 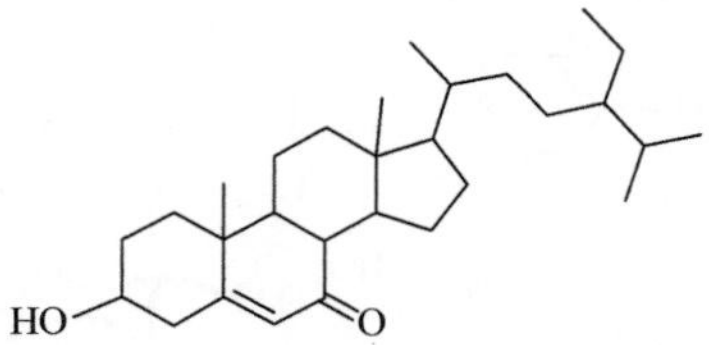 3β-hydroxyl-stigmasta-5-en-7-one

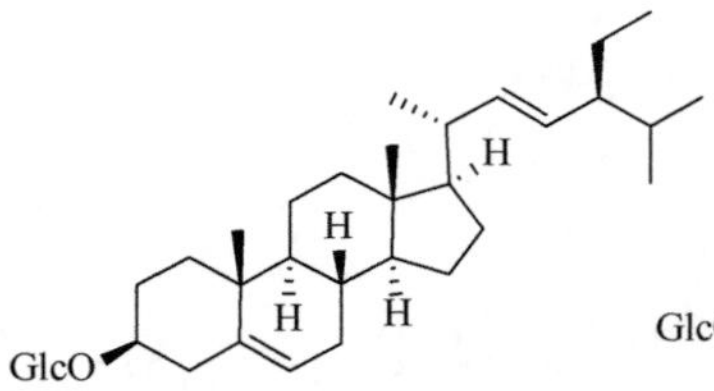

stigmasterol-3-O-β-D-glucopyranoside 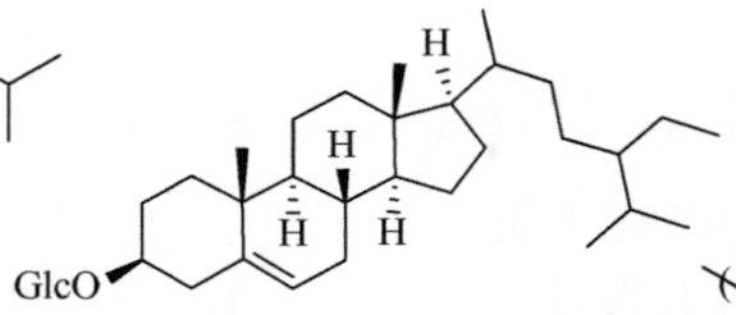 β-sitosterol-3-O-β-D-glucopyranoside 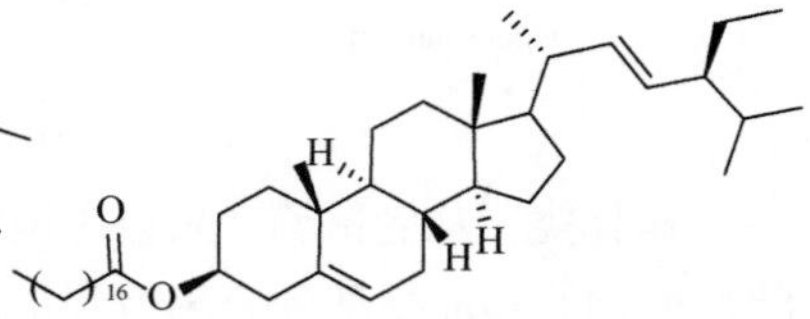 stigmasterol octadecanoate

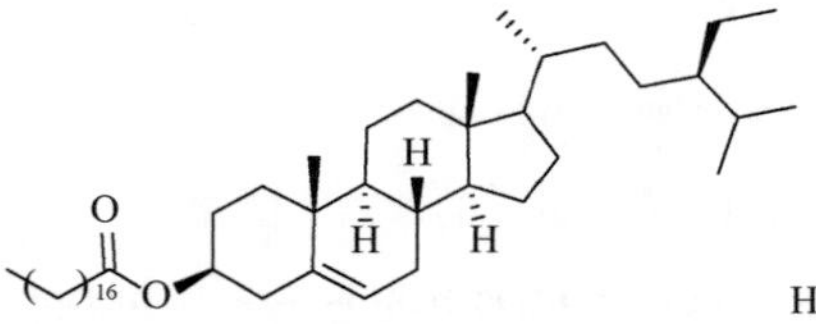

β-sitosterol octadecanoate 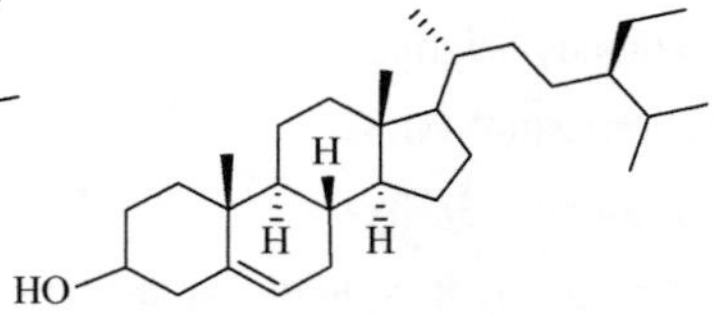 β-sitosterol Glc =

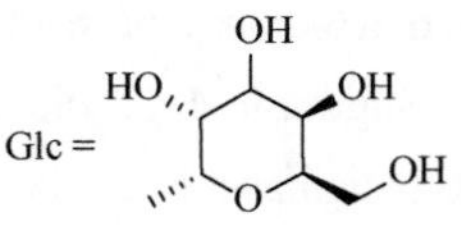

图 10.34　老鼠簕中的甾体类化合物

生物碱类　从老鼠簕（采自泰国）中分离得到生物碱类化合物（图 10.35），包括
（2R）-2-O-β-D-glucopyranoayl-2H-1, 4-benzoxa-zin-3（4H）-one（blepharin）、（2R）-2-O-
β-D-glucopyranoayl-4-hydroxy-2H-1, 4-benzoxa-zin3（4H）-one、（2R）-2-O-β-D-glucopy-
ranoayl-7-hydroxy-2H-1, 4-benzoxa-zin-3（4H）-one、（2R）-2-O-β-D-glucopyranoayl-5-hy-
droxy-2H-1, benzoxa-zin-3（4H）-one、2-hydroxy-2H-1, 4-benzoxazin-3（4H）-one、acan-
thicifoline、trigonellin、（2R）-2-O-β-D-glucopyranosyl-2H-1, 4-benzoxazin-3（4H）-one、
（2R）-2-O-β-D-glucopyranosyl-4-hydroxy-2H-1, 4-benzoxazin-3（4H）-one、5, 5′-bis-benzoxa-
oline-2,2′-dione、betaine、6-hydroxy-benzoxazolinone、2-benzoxazolinone、4-O-β-D-glucopyra-
nosyl-benzoxazolin-2（3H）-one、4-hydroxy-2-benzoxazolone，其中 4-hydroxy-2-benzoxazolone
对 α- 淀粉酶有抑制作用，其 IC_{50} 为 15.807g/L（Minocha and Tiwari，1980；阳春苗等，
2012；钟林静等，2012）。

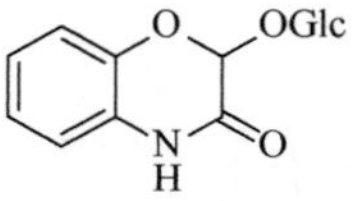

(2R)-2-O-β-D-glucopyranoayl-
2H-1,4-benzoxazin-3(4H)-one
(blepharin)

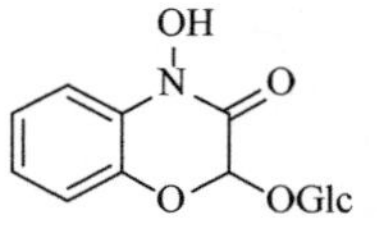

(2R)-2-O-β-D-
glucopyranoayl-4-
hydroxy-2H-1,4-
benzoxa-zin-3(4H)-one

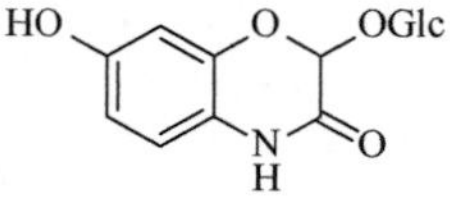

(2R)-2-O-β-D-
glucopyranoayl-7-
hydroxy-2H-1,4-
benzoxa-zin-3(4H)-one

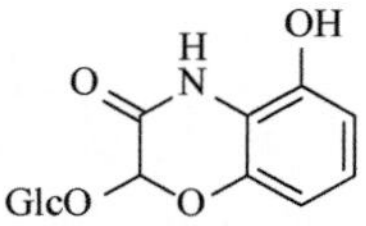

(2R)-2-O-β-D-
glucopyranoayl-5-hydroxy-
2H-1,benzoxazin-3(4H)-one

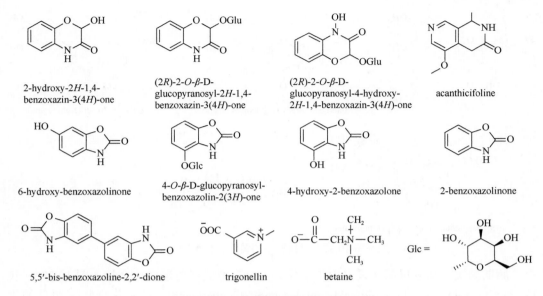

图 10.35　老鼠簕中的生物碱类化合物

萜类　从老鼠簕中分离得到萜类化合物（图 10.36），包括 *β*-amyrin、oleanolic acid、*α*-amyrin、ursolic acid、*α*-L-arabinofuranosyl-（1→4）-*β*-D-[glucuronopyranosyl（1→3）]-3-*β*-hydroxy-lup-20（29）-eneacanthusol、nofuranosyl-(1 ranosyl)，暂无研究报道相关化合物的生物活性（Ghosh et al.，1985）。

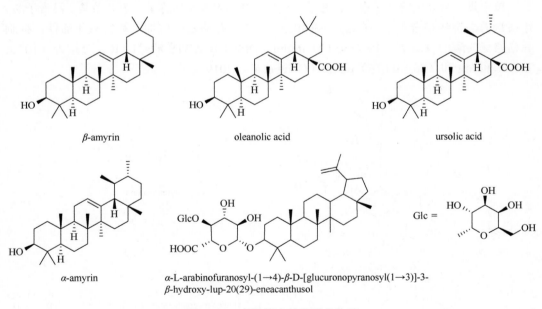

图 10.36　老鼠簕中的萜类化合物

黄酮类　从老鼠簕（采自泰国）中分离得到黄酮及其糖苷类化合物（图 10.37），包括 quercetin、quercetin 3-*O*-*β*-D-glucopyranoside、apigenin 7-*O*-*β*-D-glucuronide、methylap genin 7-*O*-*β*-glu-copyranuronate，该类化合物无明显的生物活性（Minocha and Tiwari，1980，霍长虹等，2005）。

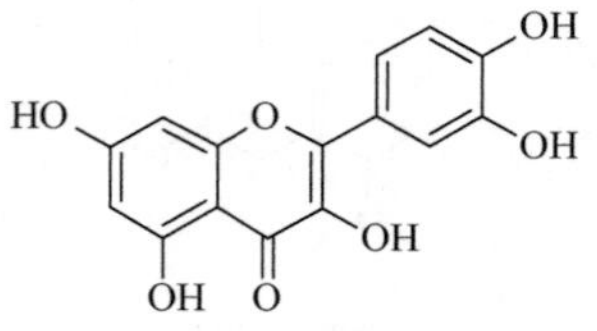

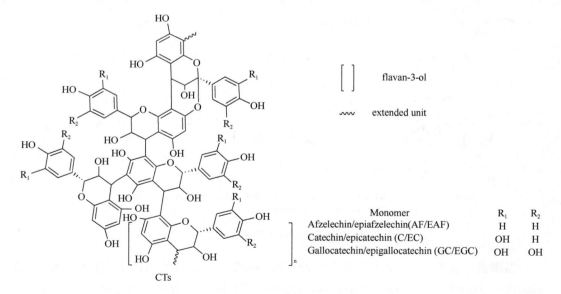

quercetin

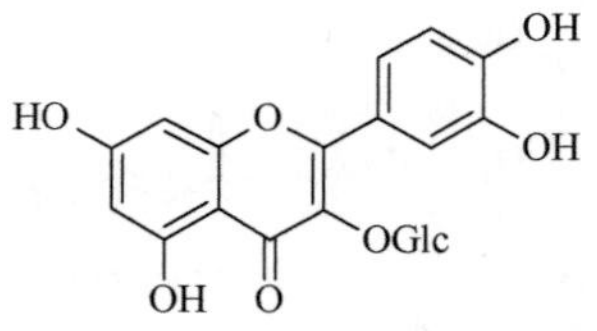

quercetin 3-*O*-β-D-glucopyranoside

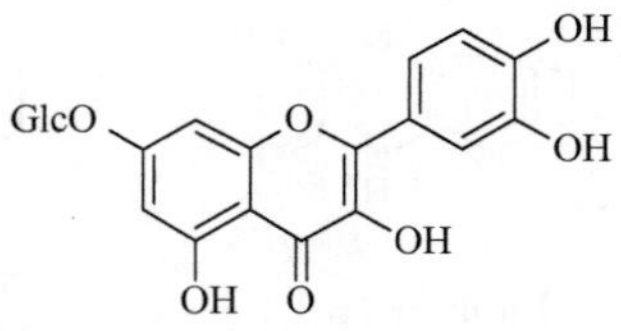

apigenin 7-*O*-β-D-glucuronide

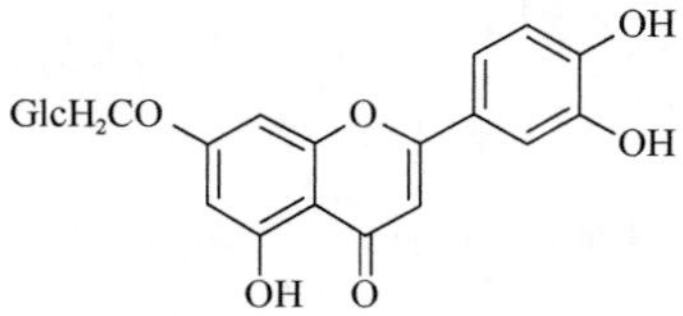

methylap genin 7-*O*-β-glucopyranuronate

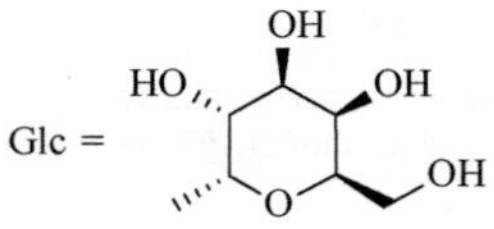

Glc =

图 10.37　老鼠簕中的黄酮类化合物

脂肪酸类　从老鼠簕（采自中国福建）中分离得到脂肪酸类化合物（图 10.38），包括 palmitic acid、octadecanoic acid、tetracosanol 和 octacosanol，该类化合物无明显的生物活性（钟林静等，2012）。

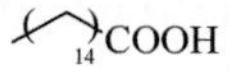

palmitic acid 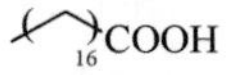　　octadecanoic acid 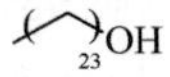　　tetracosanol 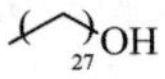　　octacosanol

图 10.38　老鼠簕中的脂肪酸类化合物

单宁类　从老鼠簕（采自中国福建）的叶片中分离得到儿茶素 / 表儿茶素、没食子酸 / 儿茶素的混合物缩合单宁（CTs）（图 10.39），其具有酪氨酸酶抑制和抗氧化活性，抑制蘑菇酪氨酸酶的 IC_{50} 为（19.7±0.13）μg/ml，DPPH 和 ABTS 清除的 IC_{50} 分别为（104±0.894）μg/ml 和（86±0.616）μg/ml（Gong et al.，2019）。

flavan-3-ol

extended unit

Monomer	R_1	R_2
Afzelechin/epiafzelechin(AF/EAF)	H	H
Catechin/epicatechin(C/EC)	OH	H
Gallocatechin/epigallocatechin(GC/EGC)	OH	OH

CTs

图 10.39　老鼠簕中的单宁类化合物

鉴于老鼠簕重要的药用价值，对老鼠簕内生真菌的化学成分及生物活性也有进一步研究。老鼠簕（采自印度）内生真菌 *Aspergillus flavipes* 的粗提物具有一定的抗炎作用，抑制脂多糖（LPS）刺激的 THP-1 细胞产生的 TNF-α、IL-6 的 IC_{50} 分别为（2.69±0.5）μmol/L 和（6.64±0.4）μmol/L（Tilvi et al.，2021）。

从老鼠簕（采自中国南海）中分离得到 102 株内生真菌，鉴定出 *Verticillium*、*Neo-cosmospora*、*Valsa* 和 *Pyrenochaeta* 四个菌属。对 55 种已鉴定真菌的有机提取物进行癌细胞毒性检测，包括人非小细胞肺癌细胞 A-549、人宫颈癌细胞 HeLa、人肝癌细胞 HepG2 和人急性淋巴细胞白血病细胞。31 种真菌（占总数的 56.4%）的粗提物在浓度为 50μg/ml 时表现出很强的抑制癌细胞生长的能力。此外，*Penicillium* sp. HS-N-27 在浓度为 25μg/ml 时依然表现出很强的细胞毒活性。从目标活性菌株 *Penicillium* sp. HS-N-27 中分离得到的 brefeldin A（图 10.40），对癌细胞 A549、HeLa 和 HepG2 的 IC_{50} 分别为 101.2nmol/L、171.9nmol/L 和 239.1nmol/L（Wang et al.，2022）。

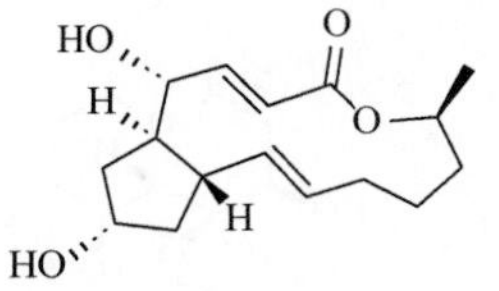

brefeldin A

图 10.40　老鼠簕（采自中国南海）内生真菌 *Penicillium* sp. HS-N-27 中的化合物 brefeldin A

苯衍生物　从老鼠簕内生真菌 *Epicoccum nigrum* SCNU-F0002 中分离得到异苯并呋喃酮单体（+）-epicoccone C、（−）-epicoccone C、epicoccone D、epicoccone E 和异苯并呋喃酮二聚体 epicolactone A，见图 10.41。所有化合物都比阿卡波糖（acarbose）表现出更有效的 α-葡萄糖苷酶抑制作用，大部分化合物还表现出了比维生素 C 更强的 DPPH 清除作用（Yan et al.，2019）。

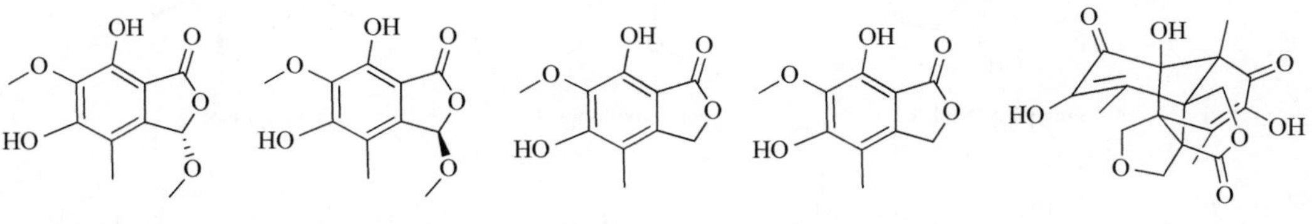

| (+)-epicoccone C | (−)-epicoccone C | epicoccone D | epicoccone E | epicolactone A |

图 10.41　老鼠簕内生真菌 *Epicoccum nigrum* SCNU-F0002 中的苯衍生物

异香豆素类　从老鼠簕（采自中国海南）叶内生真菌 *Aspergillus* sp. HN15-5D 中分离得到异香豆素衍生物 aspergisocoumrin A～aspergisocoumrin C、8-dihydroxyisocouma-rin-3-carboxylic acid 和 dichlorodiaportin，见图 10.42。其中，aspergisocoumrin A 和 aspergisocoumrin B 对人乳腺癌细胞 MDA-MB-435 具有细胞毒活性，IC_{50} 分别为（5.08±0.88）μmol/L 和（4.98±0.74）μmol/L（Wu et al.，2019）。

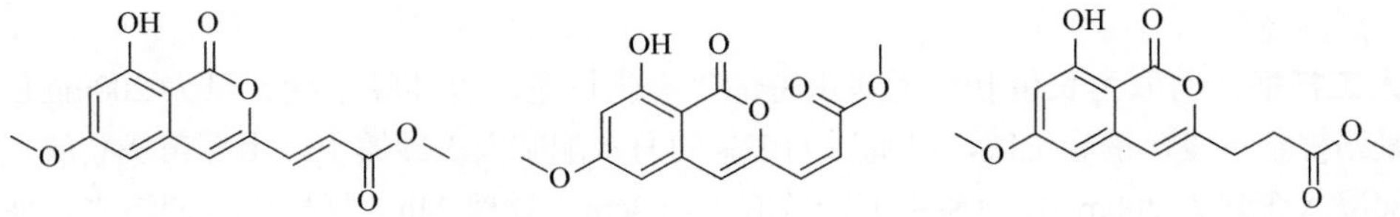

| aspergisocoumrin A | aspergisocoumrin B | aspergisocoumrin C |

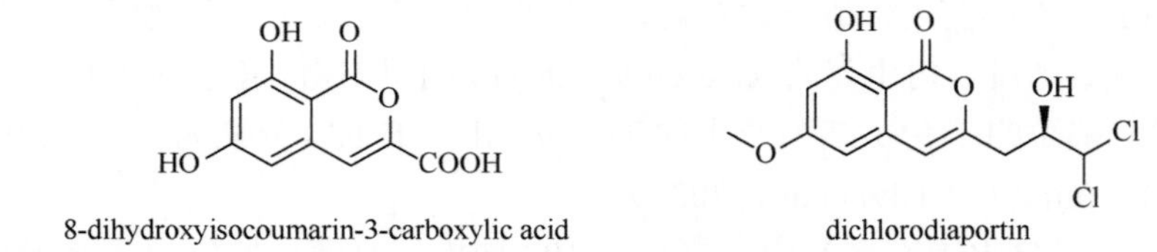

8-dihydroxyisocoumarin-3-carboxylic acid

dichlorodiaportin

图 10.42　老鼠簕叶内生真菌 *Aspergillus* sp. HN15-5D 中的异香豆素类化合物

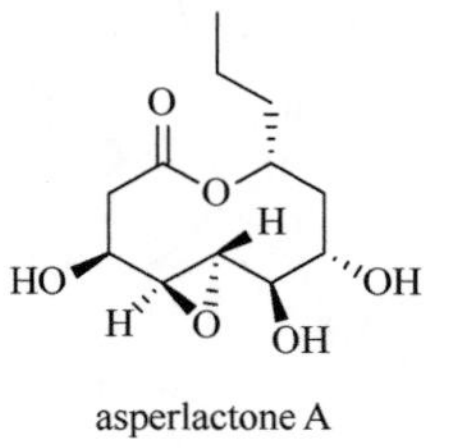

asperlactone A

图 10.43　老鼠簕内生真菌 *Aspergillus* sp.
GXNU-A9 中的内酯类化合物

内酯类　从老鼠簕内生真菌 *Aspergillus* sp. GXNU-A9 中分离得到内酯类化合物 asperlactone A（图 10.43），其对 LPS 刺激的 RAW264.7 产生的 NO 有中等抑制活性（Zhang et al.，2021）。

聚酮衍生物　从老鼠簕（采自中国广西）内生真菌 *Aspergillus* sp. GXNU-Y45 分离得到的化合物有 guhypoxylonol A～guhypoxylonol D 以及 hypoxylonol B，见图 10.44。其中，化合物 guhyp-oxylonol A、guhypoxylonol C、guhypoxylonol D 和 hypoxylonol B 对 NO 有抑制作用，IC_{50} 分别为（14.42±0.11）μmol/L、（18.03±0.14）μmol/L、（16.66±0.21）μmol/L 和（21.05±0.13）μmol/L（Qin et al.，2021）。

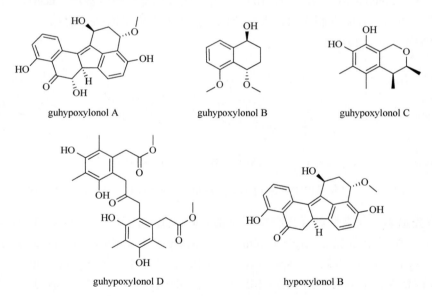

guhypoxylonol A

guhypoxylonol B

guhypoxylonol C

guhypoxylonol D

hypoxylonol B

图 10.44　老鼠簕内生真菌 *Aspergillus* sp. GXNU-Y45 中的聚酮衍生物

【栽培技术】

人工扦插　剪取生长健壮、无病虫害的 1 年生枝条，以吲哚丁酸含量为 200mg/L 处理的老鼠簕枝条下段，诱导生根，以基质为 3‰ 的海水配制人工砂壤土，用育苗袋装放。将插穗基部浸入含量为 200mg/L 的吲哚丁酸溶液中约 3cm，处理 24h。扦插后定期浇水，使水面刚好淹没基质，保持水面位置稳定，扦插 1 个月后一次性起苗（雷安平和唐旭蔚，2004）。

野生抚育 对于已遭受破坏的老鼠簕生长区域，划定保护区域，由专门机构进行管理；加强繁殖和栽种技术研究，开展老鼠簕育苗试验，改进栽培技术，开展造林试点；在保护好现有老鼠簕的基础上，采用回归引种的方法，扩大种植面积，进行种质恢复和生境恢复，更有效地保护老鼠簕种质资源（基因）的多样性（刘镜法，2005）。

【资源保护与开发应用】

生态保护 老鼠簕为组成我国广东、广西、海南、福建红树林的重要群落树种之一，生长于我国南部海岸及潮汐能至的滨海地带，能够抵御潮汐和海浪的侵袭。做好老鼠簕的生态保护工作可以维护国内红树林物种多样化，促进我国野生资源的可持续发展。

加强对老鼠簕群落的科学研究和宣传工作 加大对老鼠簕的研究力度，尤其是老鼠簕的生态效益、药用及其经济效益的研究，并利用和推广研究成果。在此基础上，加大宣传力度，使人们进一步认识保护老鼠簕群落的重要性，提高人们的保护意识。

搞好老鼠簕的保护和发展规划 划定保护区域，由专门机构进行管理，真正做到责任到人，有人管理；坚决制止人为破坏，尤其是基础设施建设和挖塘养虾。

加强繁殖和栽种技术研究 开展老鼠簕育苗试验，改进栽培技术，开展造林试点；在保护好现有野生老鼠簕的基础上，采用回归引种的方法，扩大种植面积，开展物种恢复工作，更有效地保护老鼠簕种质资源（基因）的多样性，从而为进一步开发和利用服务。

开发新药的原料 老鼠簕具有消肿散结、止咳平喘、祛痰的功效，主治淋巴肿大、急慢性肝炎、肝脾肿大、胃癌、咳嗽、哮喘等症，外敷可治疗瘰疬，民间还用于治疗乙肝、神经痛、腰肌劳损、男子不育和毒蛇咬伤。茎、叶、种子可消肿，可治疗脓肿。现代研究还发现，老鼠簕含有具有麻醉、消炎、保肝、抗氧化、抗肿瘤以及杀灭利什曼原虫等药理作用的多种活性物质，通过研究可以开发出抗肿瘤药、新型抗病毒药、消炎药等。

加大对老鼠簕的利用与开发 老鼠簕繁殖快、易成林，是一种比较好的海岸林防护树种（刘镜法，2005）。

参考文献

陈艳萍，谭道鹏，曾琪，等. 2015. 老鼠簕叶化学成分及其抗流感病毒活性. 中药材，38(3): 527-530.

崔鸿宾，胡嘉琪. 2005. 国产爵床科山牵牛属6种、叉柱花属和老鼠簕属各1种植物的花粉形态. 植物分类学报，43(2): 116-122.

管华诗，王曙光. 2009. 中华海洋本草：第2卷 海洋矿物药与海洋植物药. 上海：上海科学技术出版社.

国家中医药管理局《中华本草》编委会. 1999. 中华本草. 上海：上海科学技术出版社.

海芳，唐旭利，李国强，等. 2010. 红树植物老鼠簕中的甾醇和萜类成分. 天然产物研究与开发，22(4): 597-599.

何克谏. 2009. 生草药性备要. 广州：广东科技出版社.

何锐荣. 2009. 澳门红树林及其保护研究. 暨南大学硕士学位论文.

胡忠，吴奕瑞，黎宝荣，等. 2007. 老鼠簕类黄酮的提取及生理活性研究. 汕头大学学报，22(3): 49-55.

黄智明，梅仕强，张洁莲. 1983. 广东省惠阳县澳头红树林调查. 教育与进修，3: 24-28.

霍长虹，梁鸿，赵玉英，等. 2004. 老鼠簕属植物化学成分及其活性研究进展. 中国海洋药物，3: 39-44.

霍长虹，王邠，梁鸿，等. 2006. 红树林植物老鼠簕化学成分的研究. 中国中药杂志，31(24): 2052-2054.

霍长虹，赵玉英，梁鸿，等. 2005. 老鼠簕化学成分的研究. 中国中药杂志，30(10): 763-765.

江苏新医学院. 1986. 中药大辞典：上册. 上海：上海科学技术出版社.

雷安平，唐旭蔚. 2004. 老鼠簕的扦插繁殖. 经济林研究，22(2): 89-90.

李海生. 2006. 深圳龙岗的红树林. 广东教育学院学报，(3): 67-69.

李丽凤, 刘文爱. 2013. 广西竹山红树林群落及种群分布格局研究. 林业资源管理, 4: 72-76.

李丽凤, 刘文爱, 莫竹承, 等. 2013. 广西钦州湾红树林群落特征及其物种多样性. 林业科技开发, 27(6): 21-25.

李娜. 2014. 广东沿海红树林海洋生态效应研究. 上海海洋大学硕士学位论文.

李婷, 叶勇. 2012. 虾池清塘排出物沉积厚度对老鼠簕幼苗的影响. 生态学报, 32(9): 2810-2818.

刘滨尔, 廖宝文. 2013. 老鼠簕幼苗在潮汐环境下对不同光强的生理生态响应. 林业科学研究, 26(2): 192-199.

刘镜法. 2005. 北仑河口国家级自然保护区的老鼠簕群落. 海洋开发与管理, 22(1): 41-43.

刘荣成. 2008. 红树林造林树种的选择-以洛阳江湿地为例. 福建林业科技, 35(1): 231-234.

卢群, 曾小康, 石俊慧, 等. 2014. 深圳湾福田红树林群落演替. 生态学报, 34(16): 4662-4671.

梅燕, 候软玲, 刘林, 等. 2012. 老鼠簕乙醇提取物对肝纤维化大鼠 COX-2 和 TGFβ₁ 表达的影响. 时珍国医国药, 23(4): 888-890.

牟美蓉, 蒋巧兰, 王文卿. 2007. 真红树和半红树植物叶片氯含量及叶性状的比较. 植物生态学报, 31(3): 497-504.

宁世江, 邓泽龙, 蒋运生. 1995. 广西海岛红树林资源的调查研究. 广西植物, 15(2): 139-145.

牛宪立, 吴群, 姬可平, 等. 2011. 3 种药用红树植物 rDNA ITS 序列初步研究. 广东农业科学, 38(17): 109-110, 116.

彭兴, 龙盛京. 2004. 老鼠簕的化学成分和药理作用. 国外医药 (植物药分册), 19(6): 231-234.

田广红, 黄康有, 李贞, 等. 2015. 珠海市植被分类系统和主要植物群落特征. 广东林业科技, 2: 15-21.

王开发, 张玉兰, 王永元. 1975. 我国红树植物花粉形态研究及其在海洋地质勘探中的意义. 科学通报, 11: 518-524.

王文卿, 王瑁. 2007. 中国红树林. 北京: 科学出版社.

吴群. 2009. 三种药用红树植物 rDNA ITS 序列的初步研究. 遵义医学院硕士学位论文.

谢海伟, 文冰, 郭勇, 等. 2010. 深圳福田红树植物群落特征及金属元素分布状况. 广西植物, 30(1): 64-69.

谢丽莎, 廖月葵, 黄权芳, 等. 2005. 药用红树植物老鼠簕的生药学研究. 中国中药杂志, 30(19): 1501-1503.

谢瑞红, 周兆德. 2008. 海南岛红树植物群系类型及其特征. 海南大学学报 (自然科学版), 26(1): 81-85.

徐淑庆, 李家明, 卢世标, 等. 2010. 广西北部湾红树林资源现状及可持续发展对策. 生物学通报, 45(5): 11-14, 63-64.

颜素珠, 陈秀夫, 范允平, 等. 1988. 广东河网地带的水生植被. 暨南理医学报, 3: 73-79.

阳春苗, 郑广进, 龙盛京, 等. 2012. 老鼠簕生物碱 A 及其衍生物对 α-淀粉酶活性的影响. 中国现代应用药学, 29(3): 205-208.

姚少慧, 孙妮, 苗莉, 等. 2013. 惠州红树林保护区红树植物群落结构特征. 广东农业科学, 40(17): 153-157.

叶勇, 卢昌义, 胡宏友, 等. 2004. 三种泌盐红树植物对盐胁迫的耐受性比较. 生态学报, 24(11): 2444-2450.

张磊, 叶勇, 卢昌义, 等. 2009. 非胎生红树植物繁殖体特征与分带关系. 厦门大学学报 (自然科学版), 48(6): 905-909.

张留恩, 廖宝文, 管伟. 2011a. 模拟潮汐淹浸对红树植物老鼠簕种子萌发及幼苗生长的影响. 生态学杂志, 30(10): 2165-2172.

张留恩, 廖宝文, 管伟, 等. 2011b. 淇澳岛寒害致死海桑林迹地恢复早期植被特征的初步研究. 林业科学研究, 24(1): 33-38.

张晓君, 管伟, 廖宝文, 等. 2014. 珠海人工红树林与天然红树林群落特征比较研究. 生态科学, 33(2): 321-326.

张忠华, 胡刚, 梁士楚, 等. 2007. 广西红树林资源与保护. 海洋环境科学, 26(3): 275-279, 282.

中国科学院植物研究所. 1972. 中国高等植物图鉴. 北京: 科学出版社.

中国科学院中国植物志编辑委员会. 2002. 中国植物志: 第七十卷. 北京: 科学出版社.

钟林静, 黄明玉, 张建钢, 等. 2012. 红树植物厦门老鼠簕的化学成分研究. 中国海洋药物, 31(6): 23-28.

朱宏伟, 郑松发, 陈燕, 等. 2015. 珠海淇澳岛主要红树林树种抗寒性研究. 广东林业科技, 2: 41-46.

诸姮, 胡宏友, 卢昌义. 2008. 盐度对药用红树植物老鼠簕种子萌发和幼苗生长的影响. 厦门大学学报 (自然科学版), 47(1): 131-135.

Agshikar N V, Naik V R, Abraham G J, et al. 1979. Analgesic anti-inflammatory activity of *Acanthus ilicifolius* Linn. Indian J. Exp. Biol., 17(11): 1257-1258.

Aiyer S, Manju K G. 2019. Phytochemical screening, *in vitro* antioxidant activity, cytotoxicity study using Brine shrimp and antimicrobial study of *Acanthus ilicifolius* (Linn.) leaves. Asian J. Pharm. Pharmacol., 5(5): 916-921.

Ghosh A, Misra S, Dutta K A, et al. 1985. Pentacyclic triterpenoids and sterols from seven species of mangrove. Phytochemistry, 24(8): 1725-1727.

Gong C F, Wang Y X, Wang M L, et al. 2019. Evaluation of the structure and biological activities of condensed Tannins from *Acanthus ilicifolius* Linn. and their effect on Fresh-Cut Fuji Apples. Appl. Biochem. Biotechnol., 189: 855-870.

Jin Z H, Ro D K, Kim S U, et al. 2022. Piperonal synthase from black pepper (*Piper nigrum*) synthesizes a phenolic aroma compound, piperonal, as a CoA-independent catalysis. Appl. Biochem. Biotechnol., 65: 1-5.

Minocha P K, Tiwari K P. 1980. Chemical constituents of *Acanthus illicifolius* Linn. Pol. J. Chem., 54(10): 2089-2090.

Qin X Y, Huang J G, Zhou D X, et al. 2021. Polyketide derivatives, guhypoxylonols A-D from a mangrove endophytic Fungus *Aspergillus* sp. GXNU-Y45 that inhibit nitric oxide production. Mar. Drugs, 20(1): 5.

Rizeki E, Safrida S, Supriatno. 2020. Ehanol extract from *Achantus ilicifolius* L. leaves as anti-inflammatory ulcers in *Mus musculus* L. J. Phys. : Conf. Ser., 1460: 012056.

Sun M, Wong K C, Lee J S Y. 1998. Reproductive biology and population genetic structure of *Kandelia candel* (Rhizophoraceae), a viviparous mangrove species. Amer. J. Bot., 85(11): 1631-1637.

Sun X M, Huang X K, Zhu X S, et al. 2019. HBOA ameliorates CCl$_4$-incuded liver fibrosis through inhibiting TGF-β1/Smads, NF-κB and ERK signaling pathways. Biomed. Pharmacother., 115: 108901.

Tilvi S, Parvatkar R, Singh K S, et al. 2021. Chemical investigation of marine-derived Fungus *Aspergillus flavipes* for potential anti-inflammatory agents. Chem. Biodivers., 18(2): e2000956.

Wang C F, Ma J, Jing Q Q, et al. 2022. Integrating activity-guided strategy and fingerprint analysis to target potent cytotoxic Brefeldin A from a fungal library of the medicinal mangrove *Acanthus ilicifolius*. Mar. Drugs, 20(7): 432.

Wu Y N, Chen S H, Liu H J, et al. 2019. Cytotoxic isocoumarin derivatives from the mangrove endophytic fungus *Aspergillus* sp. HN15-5D. Arch. Pharm. Res., 42: 326-331.

Yan Z Y, Huang C Y, Guo H X, et al. 2019. Isobenzofuranone monomer and dimer derivatives from the mangrove endophytic fungus *Epicoccum nigrum* SCNU-F0002 possess α-glucosidase inhibitory and antioxidant activity. Bioorg. Chem., 94: 103407.

Zhang M Q, Ren X, Zhao Q, et al. 2020. Hepatoprotective effects of total phenylethanoid glycosides from *Acanthus ilicifolius* L. against carbon tetrachloride-induced hepatotoxicity. J. Ethnopharmacol., 256: 112795.

Zhang W X, Hao L L, Qin X Y, et al. 2021. A new lactone from mangrove endophytic fungus *Aspergillus* sp. GXNU-A9. Nat. Prod. Res., 22: 1-7.

11 茜草科（Rubiaceae）

11.1 瓶花木（*Scyphiphora hydrophyllacea*）

瓶花木为组成红树林的常绿灌木树种之一，属于茜草科（Rubiaceae）瓶花木属（*Scyphiphora*）。瓶花木资源贫乏，为嗜热性窄布种，仅见于有淡水输入的热带海岸高潮滩涂和海边泥滩，常与榄李生长在一起。2006年瓶花木被列入《海南省省级重点保护野生植物名录》。瓶花木分布于我国海南及亚洲南部至东南部，南至加罗林群岛、澳大利亚和新喀里多尼亚。历代本草未见瓶花木药用记载。现代研究发现，瓶花木茎叶含三萜类、环烯醚萜类、甾体类、黄酮类、多酚类、苷类、苯丙素类、芳香类、鞣花酸类、倍半萜类等化合物（曾艳波等，2011；邵长伦等，2009）。瓶花木茎和树皮用于抗肝癌（邵长伦等，2009）；枝叶中的东莨菪素显示抗肿瘤活性（戴好富等，2006）；乙醇提取物中分离得到化合物 betulone，其对肝癌细胞 SMMC-7721 的增殖显示抑制活性（曾艳波等，2007）。因此，对瓶花木全面研究具有重要意义。

【分类位置】　被子植物门 Angiospermae 双子叶植物纲 Dicotyledoneae 合瓣花亚纲 Sympetalae 茜草目 Rubiales 茜草科 Rubiaceae 金鸡纳亚科 Cinchonoideae 栀子族 Gardenieae 瓶花木属 *Scyphiphora* 瓶花木 *Scyphiphora hydrophyllacea* Gaertn., 1805（中国科学院中国植物志编辑委员会，1999）。

【形态特征】　瓶花木为灌木或小乔木，高1～4m（图11.1），全株无毛，干时常变黑色或暗褐色；小枝的节间短，节稍膨大，嫩枝和嫩叶有胶状物质。叶革质，倒卵圆形或阔椭圆形，长2.5～7.5cm，宽1.5～4.5cm，顶端圆形，基部楔形，常下延，上面常有光泽；侧脉4～6对，纤细，在两面均不明显。全缘，叶面光亮，幼叶常胶黏在一起。叶柄长0.5～1.5cm；托叶合生呈短筒状，长约3mm，早落。聚伞花序腋生，有花多朵，长1.5～3cm，宽2～2.5cm，总花梗长0.5～1cm；花白色或淡黄色，花梗长1～2mm；萼管长约5mm，萼檐长约1.5mm，顶端近截平或稍具钝小齿；花冠管长4～5mm，喉部被毛，裂片长约2mm，顶端钝；花丝短，花药长约2.5mm，稍伸出；花柱长约5mm，柱头广展。核果长8～11mm，直径为3～5mm，有明显的纵棱6～8条，顶部冠以宿存的萼檐。花期7～11月，果期8～12月（中国科学院中国植物志编辑委员会，1999）。

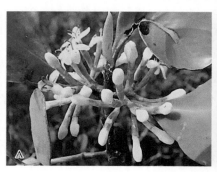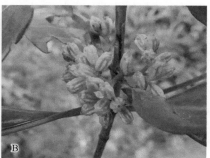

图11.1　瓶花木植物形态

A. 花枝（王文卿和王瑁，2007）；B. 果枝

【生境分布】 瓶花木生长于海拔 5～20m 处的海边泥滩上（图 11.2），分布于我国海南及亚洲南部至东南部，南至加罗林群岛、澳大利亚和新喀里多尼亚。在国内瓶花木产于海南海口市琼山区、文昌市、万宁市、三亚市。东寨港有引种（邓传远，2001）。

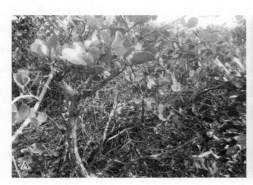
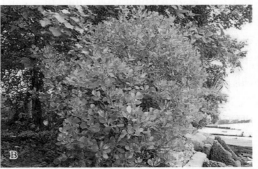

图 11.2　瓶花木生境

A. 生长在红树林中的瓶花木；B. 栽培于海岸的瓶花木（百度百科）

【药材鉴别】

　　药材性状　茎枝长短不一，表面光滑，黑色或暗褐色；节间短，节稍膨大，有叶柄痕；质脆，易折断。叶片呈倒卵圆形或阔椭圆形，长 2～7cm，宽 1.2～4cm，顶端呈圆形，基部楔形而下延，全缘；表面光泽，侧脉 4～6 对，不明显；叶柄长约 1cm；革质（图 11.3）。气微，味微咸、涩。

　　超微形态　花粉粒近球形，大小（极轴×赤道轴）为 24.7（21.0～27.3）μm×25.9（23.4×28.7）μm；具三孔沟，内孔横长或椭圆形（图 11.4）。扫描电镜下，表面具细网状雕纹（刘兰芳和唐绍清，1989）。

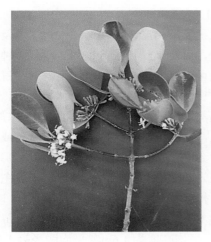
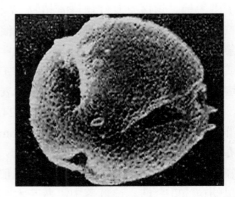

图 11.3　瓶花木茎叶药材形态　　　　图 11.4　瓶花木花粉粒超微形态（刘兰芳和唐绍清，1989）

【生理特性】 瓶花木叶片含盐量与肉质化程度有关，叶片肉质化较强，Cl^-（3.98%）、Na^+（0.96%）、K^+（1.60%）含量较高，而 SO_4^{2-}（0.40%）含量较低（蔡国辉，1990）。瓶花木叶片衰老过程中水分稀释调盐作用较明显，老叶肉质化程度分别相当于幼叶的1.4倍，以幼叶饱和含水量为100，则成长叶饱和含水量为122，老叶饱和含水量为136。对国内33种真红树、半红树植物叶片的Cl^-含量及叶性状的比较发现，瓶花木叶片单位叶面积Cl^-含量为（0.66±0.04）mg/cm^2，高于（0.45±0.15）mg/cm^2，因此Cl^-是与抗盐机制相关的最重要和最关键的离子，它与Na^+一起成为无机渗透调节最主要的贡献者（牟美蓉等，2007）。瓶花木叶片肉质化程度为（4.58±0.19）g/dm^2，高于真红树植物的平均值（3.90±0.89）g/dm^2，叶片肉质化是红树植物调节体内盐分平衡的途径之一，增加叶肉细胞密度，水分利用效率高，可以提高其耐盐性来适应高盐生境。瓶花木与榄李和红榄李多分布于高潮带，耐盐性不强，单位面积叶氮含量平均值为2.35g/m^2，低于其他真红树植物。

　　海南东寨港和清澜港红树植物从低潮滩至高潮滩物种分布的生态序列为：海榄雌一般为先锋植物群落，但由于其适应生境能力强，在不同滩位和潮带均可见；红树、红海榄、杯萼海桑、海桑分布在前沿向海带；秋茄树、桐花树、木榄、海莲、角果木、瓶花木、榄李分布于中间林带；木果楝、老鼠簕、卤蕨分布于后缘靠陆带（刘美龄，2008）。任一物种的分带值越接近1，离水缘就越远，离陆缘就越近，瓶花木的分带值范围为0.14～0.56，其与角果木、桐花树、海漆、榄李、木榄等红树植物可分布于中间潮带的海滩上。

　　瓶花木在中国红树植物耐寒等级序列中排在Ⅵ等级，最低月均温为18～20℃，适宜生长地域为海南岛东岸（包括清澜港）和西岸、台湾岛西南海岸、海南岛东南端（包括三亚市、陵水黎族自治县）及热带珊瑚岛（包括西沙群岛、台湾岛以南海域小岛）（钟才荣等，2011）。

　　【资源状况】　经调查，瓶花木在我国主要分布于海南东寨港（引种）及福建等地。福建的红树林主要分布在南部沿海（诏安县至厦门市）、中部沿海（厦门市至莆田市）、东北部沿海（莆田市至福鼎市）。瓶花木为组成红树林的灌木树种之一，生长于海拔5～20m处的海边泥滩上（方宝新和但新球，2001）。

　　三亚市的红树林主要分布于亚龙湾青梅港、三亚河两岸、红沙榆林水两岸以及林旺铁炉港等地。该区有真红树维管植物17科30种，以及半红树维管植物14科22种。根据三亚市红树林的组成种类、生境以及演替阶段可将其分成3个类型6个群落（符国瑗和黎军，1999），3个类型包括短密灌丛类型、中密丛林类型、高疏或密丛林类型。在高疏或密丛林类型中，有木果楝、红树、瓶花木群落，该群落分布于榆红盐场大茅水岸边，土壤为深厚的淤泥或淤泥化的砂壤土，表层稀烂，富含有机质。该群落呈青绿色或深绿色，群落组成（重要值）为：木果楝（124.93%）、红树（95.57%）、瓶花木（29.50%）等。该群落结构分为三层：上层乔木高3～6m，胸径为6～20cm，以木果楝、红树为主；中层乔木高1.6～2.5m，胸径为6～20cm，以瓶花木为主；下层灌木或幼树高1.5m以下，胸径约为1cm，以角果木为主。该群落郁闭度达0.9以上，林下天然更新合格，每亩有幼树幼苗500余株。该群落中，瓶花木有12株，平均高度为1.6m，平均胸径为1.5cm，相对密度为18.18%，相对频度为0.79%，相对优势度为10.53%。

　　郑德璋和廖宝文（1989）对海南清澜自然保护区进行了调查，该保护区天然分布的红树林群落有11个，包括：海榄雌-桐花树群落、红海榄-角果木群落、秋茄树-桐花树群落、木榄群落、海莲-老鼠簕-卤蕨和海莲-桐花树群落、水椰群落、角果木-桐花树群落、杯萼海桑群落、海桑-桐花树群落、红树群落、榄李-瓶花木群落。其中，在混交群落中，瓶花木呈带状分布，或小面积纯林呈交替带状分布。农寿千（2011）的调查表明，瓶花木群落的面积已经很小，且不连续分布，说明存在较大强度的干扰。例如，红树＋海莲群系的第二层优势种桐花树中混生有瓶花木，高度为 1.0～2.5m；海榄雌-杯萼海桑-角果木群系的灌木层中混生有瓶花木，相对密度为 0.16%，相对频度为 1.37%；红海榄-角果木群系的灌木层优势种角果木中常见瓶花木，相对密度为 0.41%，相对频度为 1.64%；角果木群系中瓶花木的相对密度为 7.48%，相对频度为 10%。

三亚市青梅港有 10 个红树林群落，共有真红树 9 科 11 属 13 种、半红树 7 科 7 属 7 种，伴生植物有 11 科 11 种（钟才荣等，2009）。亚龙湾入海口的中游地段有角果木-瓶花木群落，该群落分布于港湾中部林分中间的高潮滩，是该港湾中结构较复杂的群落，林分盖度为 50%～70%。榄李较矮，高 0.6～1.8m；瓶花木高 0.5～2.5m，基径为 1.5～4.5cm，胸径最大达 3.5cm；角果木高 0.8～2m，基径为 1.0～6.5cm。林内有零星的红海榄、木果楝、苦郎树等伴生。林下有角果木小苗和少量榄李小苗，但无瓶花木小苗。

在文昌市清澜港塔头选取 2 条样带，在东寨港选取 3 条样带，在优势种明显、有代表性的林段设样带，从潮水主道横截至岸边，其样带长 70m，对于每条样带按 10m 设置调查位点，在每个位点记录物种出现情况，调查植物群落系列及其土壤条件。结果显示，在样带一 10m、样带二 20m 和 40m 有瓶花木分布（刘美龄，2008）。

海南文昌市的清澜自然保护区有真红树 11 科 23 种、半红树 7 科 8 种，群落类型有 6 个（涂志刚等，2015）。其中，杯萼海桑-瓶花木群落分布于霞场村，群落外貌疏散，呈黄绿色，林冠参差，呈乔林状，以杯萼海桑和瓶花木为主，覆盖度达 85% 以上，林内伴生海南海桑、海漆、海莲等多种红树植物。在 10m×10m 的群落中，瓶花木有 29 株，平均树高 3.2m，平均基径为 3.5cm，相对多度为 39.2%，相对频度为 7.7%，相对显著度为 5.6%，重要值为 52.5。

【药用价值】 历代本草未见有关瓶花木的药用记载。现代研究报道，瓶花木茎叶含三萜类、环烯醚萜类、甾体类、黄酮类、多酚类、苷类、苯丙素类、芳香类、鞣花酸类、倍半萜类等化合物（曾艳波等，2011；邵长伦等，2009）。瓶花木茎及树皮具有抗肝癌活性（邵长伦等，2009）；枝叶中的东莨菪素显示抗肿瘤活性（戴好富等，2006）；乙醇提取物中分离得到化合物 betulone，其对肝癌细胞 SMMC-7721 的增殖显示抑制活性（曾艳波等，2007）。

【化学成分与药理研究】 从瓶花木及其内生真菌中分离获得的化合物结构类型主要为环烯醚萜类、甾体类、黄酮类等，环烯醚萜类及甾体类化合物主要是从树皮、树叶中分离获得，从内生真菌中分离获得的化合物具有抑菌活性等。

环烯醚萜类 分离自瓶花木的化合物主要为环烯醚萜类（图 11.5）。scyphiphorin A～scyphiphorin D、10-*O*-acetylgeniposidic acid、7-deoxy-8-*epi*-loganic acid、mussaenoside、7-deoxygardoside、10-deoxygeniposidic acid、hydrophylin A、hydrophylin B 为从瓶花木的树皮中获得的环烯醚萜类化合物；scyphiphin C、scyphiphin D 和 shanzhiside methyl ester、geniposidic acid 分离自瓶花木的地上部分（Feng et al.，2010；Zeng et al.，2010；Tao et al.，2007，2009）。从瓶花木中分离获得互为差向异构体的环烯醚萜类化合物 scyphiphin A1、scyphiphin A2、scyphiphin B1、scyphiphin B2，其中 scyphiphin B1 和 scyphiphin B2 对人肝癌细胞 SMMC-7721 显示中等的细胞毒活性，IC$_{50}$ 为 59.1mg/ml（Zeng et al.，2007）。从瓶花木的乙醇提取物中分离获得 shanzhigenin methyl ester、1-epishanzhigenin methyl ester 混合物，其对人肝癌细胞 SMMC-7721 的增殖显示了一定的抑制活性，IC$_{50}$ 为 35.2μg/ml（曾艳波，2011）。

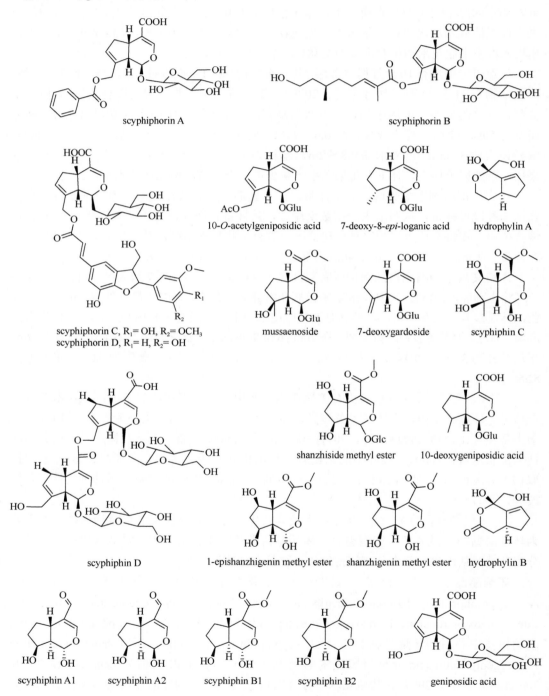

scyphiphorin A

scyphiphorin B

scyphiphorin C, R$_1$= OH, R$_2$= OCH$_3$
scyphiphorin D, R$_1$= H, R$_2$= OH

10-O-acetylgeniposidic acid

7-deoxy-8-epi-loganic acid

hydrophylin A

mussaenoside

7-deoxygardoside

scyphiphin C

scyphiphin D

shanzhiside methyl ester

10-deoxygeniposidic acid

1-epishanzhigenin methyl ester

shanzhigenin methyl ester

hydrophylin B

scyphiphin A1

scyphiphin A2

scyphiphin B1

scyphiphin B2

geniposidic acid

图 11.5　瓶花木中的环烯醚萜类化合物

三萜类　从瓶花木的叶片中分离得到三萜类化合物（图 11.6）guignardone D 和 guig-nardone E（Zeng et al.，2012）；从瓶花木（采自斯里兰卡）的叶片中分离得到 oleanolic acid、ursolic acid 和 eichlerianic acid，对 ursolic acid 和 eichlerianic acid 处理 24h，其抑制人乳腺癌细胞 MCF-7 生长的 IC_{50} 分别为 8.47μg/ml 和 7.78μg/ml，抑制人肺腺癌细胞 NCI-H292 生长的 IC_{50} 分别为 8.86μg/ml 和 10.15μg/ml（Samarakoon et al.，2018）。

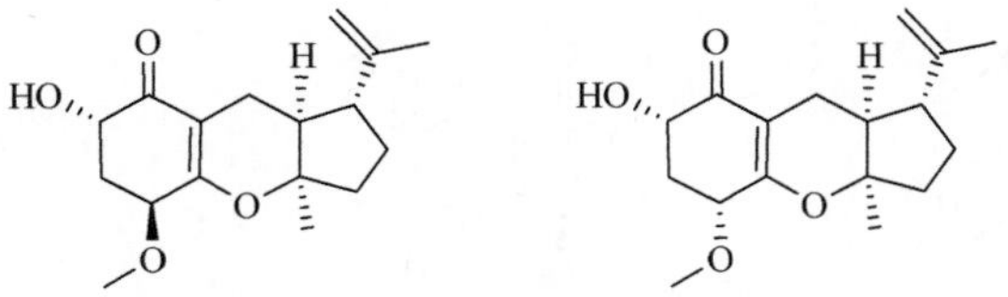

guignardone D　　　　　　　　guignardone E

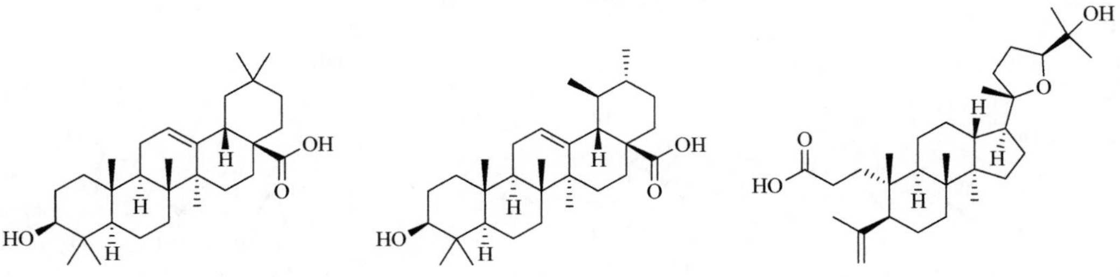

oleanolic acid　　　　　　ursolic acid　　　　　　eichlerianic acid

图 11.6　瓶花木中的三萜类化合物

其他类　从瓶花木（采自中国海南）的叶片中分离得到脂肪酸糖苷 R-3-hydroxyun-decanoic acid methylester-3-O-α-L-rhamnopyranoside（图 11.7），其对金黄色葡萄球菌和耐甲氧西林金黄色葡萄球菌有中等抑制活性（Zeng et al.，2012）。从瓶花木的乙醇提取物中分离得到木栓酮、丁香酸、异莨菪亭、秦皮素、casuarinondiol、guaiacylglycerol-8-fe-rulic acid ether 和东莨菪素（陶曙红等，2009），部分化合物具有药理作用，如东莨菪素有抗肿瘤作用，在体内对小鼠淋巴白血病有活性，在体外对鼻咽癌症 9KB 的 ED_{50} 为 100mg/L（戴好富等，2006）。从瓶花木的乙醇提取物中分离得到化合物 betulone，其对肝癌细胞 SMMC-7721 的增殖显示抑制活性，IC_{50} 为 12.5μg/ml（曾艳波等，2007）。

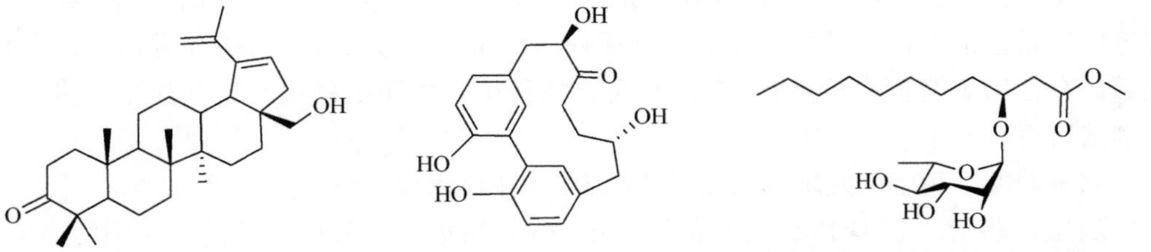

betulone　　　　　　casuarinondiol　　　　　R-3-hydroxyundecanoic acid methylester-
　　　　　　　　　　　　　　　　　　　　　　3-O-α-L-rhamnopyranoside

图 11.7　瓶花木中的其他类化合物

从瓶花木（采自中国海南）内生真菌中分离得到 guignardone F～guignardone I 和 guignardone A、guignardone B（图 11.8）。在抑菌浓度为 65μmol/L 时，guignardone I 对

耐甲氧西林金黄色葡萄球菌和金黄色葡萄球菌的抑菌圈分别为 9.0mm 和 11.0mm，guignardone B 对耐甲氧西林金黄色葡萄球菌的抑菌圈为 8.0mm（Mei et al.，2012）。从瓶花木（采自中国广西）的内生真菌 *Nigrospora* sp. Z18-17 中分离得到 methyl 5-acetamido-6-(4-hydroxyphenyl)-4-oxohexanoate 和 uridine-5′α-hydroxypropanoate，二者抑制人急性髓细胞性白血病细胞 HL-60 增殖的 IC_{50} 都高于 100μmol/L（Chen et al.，2012）。

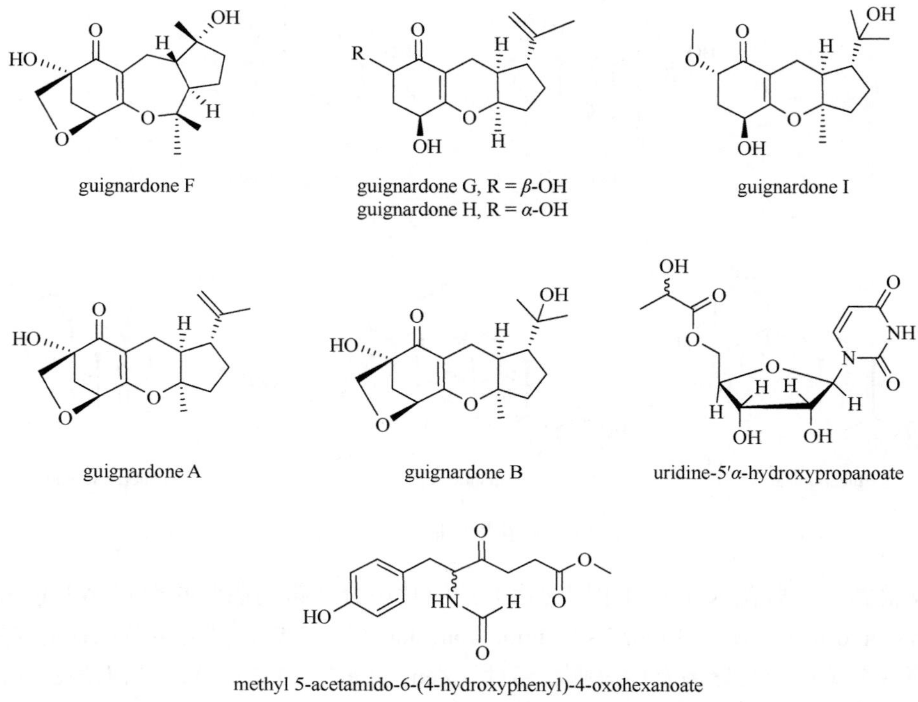

图 11.8　瓶花木内生真菌中的化合物

【栽培技术】　瓶花木属于种子繁殖的非胎生红树植物，可采用种子繁殖法。

人工种子繁殖　及时采集成熟果实，及时播种或临时于 5～10℃ 下储藏。

育苗管理　苗床土壤以肥力高、保水性强的淤泥地或砂壤地为首选。苗床上铺撒 3～5cm 的壤土或营养土，然后用菊酯将苗床中的害虫、螃蟹杀净，再用高锰酸钾或百菌清等广谱杀菌剂对苗床进行消毒后方可播种。育苗床铺撒营养土可提高育苗成苗率和生长量。在苗床上育苗，苗高 3～5cm 时可开始移植，将幼苗移栽入装有营养土的育苗袋中继续培育（钟才荣等，2011）。

水分盐度　种子萌发阶段盐度保持在 5‰ 以内，幼苗阶段可提高到 10‰。

病虫害防治　病害主要有立枯病、灰霉病和炭疽病，常危害种子，苗期为高发期，可用广谱杀菌药防治；虫害主要有卷叶蛾、螟蛾科幼虫、老鼠、螃蟹、地老虎及蟋蟀等，应结合实际情况采取药物或人工防除。

越冬防寒措施　瓶花木属于嗜热性窄布种，幼苗不抗低温，可采取覆盖塑料膜、稻草或水淹保温等措施防寒，喷施适量含钾量高的叶面肥以提高小苗抗性，避免因突然降温和极端天气造成损失（胡宏友等，2012）。

野生抚育　瓶花木分布区域狭窄，资源较为贫乏。根据我国自然保护区相关法律法规，在瓶花木林内实行禁伐更新，加大保护力度；可适当进行人工更新，如适时采集瓶花木成熟果实，在林下适宜区域播种，增加瓶花木小苗数量；对已有的野生瓶花木群落，适宜开展清淤、施肥、修剪、病虫害防治等人工干预；可在瓶花木分布区域以及适宜生长区域采取育苗造林等人工更新的方法扩大瓶花木的分布面积，并将重点放在造林后的管理，包括定期补植、监测红树林病虫害发生情况、做好观测记录、及时清除病虫害致死的植株，防止病虫害泛滥（吕佳和李俊清，2008）。

【资源保护与开发应用】

生态保护　瓶花木为组成红树林的灌木树种之一，生长于海拔 5～20m 处的海边泥滩上。加强对瓶花木的保护能够增加种群数量，保护野生资源，使之达到资源的可持续性。瓶花木耐水湿、不耐旱，根系发达，具有防风消浪、固土护堤的功能。

开发新药的原料　瓶花木的茎和树皮可用于治疗肝癌。建议对瓶花木的药理药化进行全面系统研究，可开发出新型抗肿瘤药等。

其他　瓶花木树皮单宁含量高，可提制栲胶。

参考文献

蔡国辉．1990．红树植物盐分含量及其调节．生态科学，(2): 122-127.

戴好富，梅文莉，吴娇，等．2006．红树植物瓶花木的化学成分研究．中国药学杂志，41(19): 1452-1454.

邓传远．2001．几种红树植物的木材解剖学研究．厦门大学博士学位论文．

方宝新，但新球．2001．中国红树林资源与保护．中南林业调整规划，20(3): 25-33.

符国瑗，黎军．1999．海南岛古老与原生的三亚红树林．热带林业，27(1): 12-18, 11.

胡宏友，陈顺洋，王文卿，等．2012．中国红树植物种质资源现状与苗木繁育关键技术．应用生态学报，23(4): 939-946.

刘兰芳，唐绍清．1989．中国红树植物花粉形态．广西植物，9(3): 221-232.

刘美龄．2008．海南东寨港和清澜港红树植物分布与土壤性质的关系．厦门大学博士学位论文．

吕佳，李俊清．2008．海南东寨港红树林湿地生态恢复模式研究．山东林业科技，(3): 70-72.

牟美蓉，蒋巧兰，王文卿．2007．真红树和半红树植物叶片氯含量及叶性状的比较．植物生态学报，31(3): 497-504.

农寿千．2011．清澜港红树林保护区植物多样性与植被类型特点研究．海南大学博士学位论文．

邵长伦，傅秀梅，王长云，等．2009．中国红树林资源状况及其药用调查Ⅲ民间药用与药物研究状况．中国海洋大学学报（自然科学版），39(4): 712-718.

陶曙红，陈艳芬，沈志滨，等．2009．瓶花木抗肿瘤活性化学成分的 GC-MS 分析．中国民族民间医药，13: 44-45.

涂志刚，吴瑞，张光星，等．2015．海南岛清澜港红树植物群落类型及其特征．热带农业科学，35(11): 21-25.

曾艳波．2011．瓶花木及其内生菌中的生物活性次生代谢产物研究．海南大学博士学位论文．

曾艳波，梅文莉，刘寿柏，等．2011．红树林植物瓶花木中的细胞毒活性成分（Ⅱ）．热带亚热带植物学报，19: 561-564.

曾艳波，梅文莉，庄令，等．2007．红树林植物瓶花木中细胞毒活性成分．热带亚热带植物学报，15(3): 249-252.

郑德璋，廖宝文．1989．海南岛清澜港和东寨港红树林及其生境的调查研究．林业科学研究，2(5): 433-441.

中国科学院中国植物志编辑委员会．1999．中国植物志：第七十一卷 第一分册．北京：科学出版社：368.

钟才荣，李华亮，张影．2011．红树林苗圃的育苗技术．林业实用技术，116(8): 30-32.

钟才荣，林贵生，陈元海，等．2009．三亚清梅港红树林群落特征调查．热带林业，37(3): 45-47.

Chen G, Tian L, Wu H H, et al. 2012. Secondary metabolites from fungus *Nigrospora* sp. J. Asian Nat. Prod. Res., 14(8): 759-763.

Feng C L, Gong M F, Zeng Y B, et al. 2010. Scyphiphin C, a new iridoid from *Scyphiphora hydrophyllacea*. Molecules, 15(4): 2473-2477.

Mei W L, Zheng B, Zhao Y X, et al. 2012. Meroterpenes from endophytic fungus A1 of mangrove plant *Scyphiphora hydrophyllacea.* Mar. Drugs, 10(9): 1993-2001.

Samarakoon S R, Ediriweera M K, Wijayabandara L, et al. 2018. Isolation of cytotoxic triterpenes from the mangrove plant, *Scyphiphora hydrophyllacea* C. F. Gaertn (Rubiaceae). Trop. J. Pharm. Res., 17(3): 475-481.

Tao S H, Qi S H, Zhang S, et al. 2009. Scyphiphorins C and D, two new iridoid glycosides from the Chinese mangrove *Scyphiphora hydrophyllacea.* Heterocycles, 78(6): 1557-1562.

Tao S H, Wu J, Qi S H, et al. 2007. Scyphiphorins A and B, two new iridoid glycosides from the stem bark of a Chinese mangrove *Scyphiphora hydrophyllacea.* Helv. Chim. Acta., 90(9): 1718-1722.

Zeng Y B, Mei W L, Wang H, et al. 2010. Scyphiphin D, a new iridoid glucoside dimer from *Scyphiphora hydrophyllacea.* J. Asian Nat. Prod. Res., 12(11): 1010-1014.

Zeng Y B, Mei W L, Zhao Y X, et al. 2007. Two new epimeric pairs of iridoid from mangrove plant *Scyphiphora hydrophyllacea.* Chin. Chem. Lett., 18(12): 1509-1511.

Zeng Y B, Wang H, Zuo W J, et al. 2012. A fatty acid glycoside from a marine-derived fungus isolated from mangrove plant *Scyphiphora hydrophyllacea.* Mar. Drugs, 10(3): 598-603.

12 棕榈科（Palmae）

12.1 水椰（*Nypa fruticans*）

水椰是一种隐胎生热带海岸红树植物，为组成红树林的常绿灌木树种之一，属于棕榈科（Palmae）水椰属（*Nypa*），是红树植物中唯一的单子叶植物。水椰是棕榈科具有重要系统学地位的单种属孑遗植物（植物活化石），是海南岛特有珍稀植物和渐危物种，《国家重点保护野生植物名录》将水椰列为二级重点保护野生植物。水椰在我国分布于海南三亚市、陵水黎族自治县、万宁市、琼海市、文昌市和海口市等地的沿海港湾泥沼地带，亚洲东部（琉球群岛）、南部（斯里兰卡、恒河三角洲、马来西亚）至澳大利亚、所罗门群岛等热带地区亦有分布。历代本草未见有关水椰的药用记载。我国民间流传水椰根茎具有很高的药用价值（杨连成，1998）。国外民间用其叶捣烂治疗蜈蚣咬伤或皮肤溃疡病。现代研究发现，水椰果实含甾体及其苷类化合物，包括豆甾醇、谷甾醇、β-谷甾酮、豆甾-4,22-二烯-3-酮、胡萝卜苷、薯蓣皂苷元和薯蓣皂苷（邵长伦等，2009；南海函等，2008）。水椰还有较高的经济价值，其嫩果可生食或糖渍，花序割取汁液可制糖、酿酒、制醋，叶子可用于覆盖屋顶，亦可用于编织篮子等用具，在国外一些产地土著居民用其嫩叶作卷烟纸。此外，水椰还有防海潮、围堤、绿化海口港湾和净化空气等用途。

【分类位置】 被子植物门 Angiospermae 单子叶植物纲 Monocotyledoneae 初生目 Principes 棕榈科 Palmae 水椰亚科 Nypoideae 水椰属 *Nypa* 水椰 *Nypa fructicans* Wurmb.，1779（中国科学院中国植物志编辑委员会，1991）。

【别名】 露壁（万宁市）；烛子（文昌市）。

【形态特征】 水椰根茎粗壮，匍匐状，丛生（图12.1）。叶羽状全裂，坚硬而粗，长4～7m，羽片多数，整齐排列，线状披针形，外向折叠，长50～80cm，宽3～5cm，先端急尖，全缘，中脉突起，背面沿中脉的近基部处有纤维束状、"丁"字着生的膜质小鳞片。花序长1m或更长；雄花序葇荑状，着生于雌花序的侧边；雌花序头状（球状），顶生；果序球形，上有32～38个成熟心皮，果实由1个心皮发育而成，核果状，褐色，发亮，倒卵球状，长9～11cm，略压扁而具六棱，顶端圆，基部渐狭，外果皮光滑，中果皮肉质具纤维，内果皮海绵状。种子近球形或阔卵球形，长3～4cm，直径约4cm，胚乳白色，均匀，中空，胚基生。花期7月（中国科学院中国植物志编辑委员会，1991）。

红树林群落的生境为干湿交替、一定的盐度和缺氧的泥滩，生长在此生境的红树植物具有特定的适应形式。水椰和银叶树并非胎生，而是果皮具木栓纤维层，可浮于水面，远漂传播（林益明和林鹏，2001）。

【生境分布】 水椰生长在海湾内缘、地势稍高或咸淡水汇合的河口冲积地带（图12.2），主要分布于亚洲东部（琉球群岛）、南部（斯里兰卡、恒河三角洲、马来西亚）至澳大利亚、所罗门群岛等热带地区。我国于1959年第一次在海南岛发现有水椰生长，并从此将其载入我国的典籍。目前水椰在我国主要分布在海南三亚市、陵水黎族自治县、万宁市、琼海市、

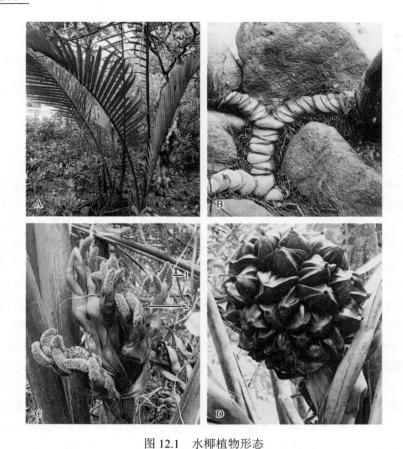

图 12.1　水椰植物形态

A. 植物体；B. 根茎（王文卿和王瑁，2007）；C. 花序（王文卿和王瑁，2007）；D. 果序（王文卿和王瑁，2007）

1. 雄花序；2. 雌花序

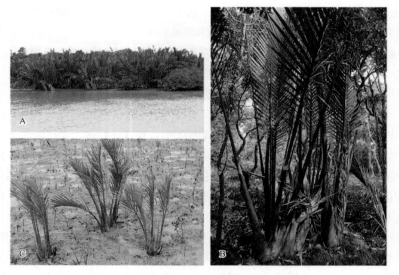

图 12.2　水椰植物生境

A. 生长在海水边的水椰群落；B. 生长在红树林中的水椰植株；C. 栽培于苗圃的水椰小苗

文昌市和海口市琼山区塔市附近的红树林或半红树林中，相当于 18°12′N～19°54′N 的沿海港湾地带。水椰为国家二级重点保护野生植物，是中国热带海岩沼泽土生长的红树林的建群种，为真红树植物，常成纯林，或与其他真红树、半红树植物混生。

【**药材鉴别**】 **药材性状** 水椰根状茎粗壮，不规则扁圆柱形，有分支，长短不一，常截成小段，表面灰棕色或棕色。节显著而密集，节间短，环节呈覆瓦状层层相叠。向地的一面密生不定根，或残留圆形根痕（图 12.3）。质硬，不易折断。气微，味微咸、涩。

水椰叶完整者为大型羽状复叶，全裂，长 4～7m；药材常切成小段。羽片狭长状披针形，长 50～80cm，宽 3～5cm，外向折叠；先端急尖，全缘，叶缘具有向前方排列的小尖刺；中脉在上表面突起，背面近基部沿中脉有"丁"字着生的膜质小鳞片（图 12.4）。质坚硬而粗糙。气微，味微咸、涩。

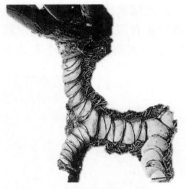

图 12.3 水椰鲜根药材形态（王文卿和王瑁，2007）

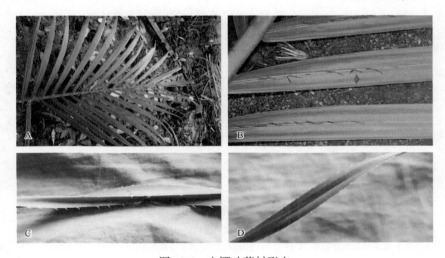

图 12.4 水椰叶药材形态

A. 部分羽状复叶；B. 羽片背面放大（示膜质小鳞片）；C. 上表面（示叶片外向折叠，叶脉突出）；D. 下表面

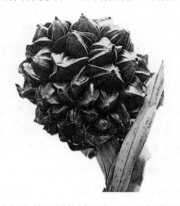

图 12.5 水椰完整干果药材形态（王文卿和王瑁，2007）

水椰果药材为球形果序或分成单个的果实（图 12.5）。果实核果状，褐色，倒卵球状，长 9～11cm，略压扁而具六棱，顶端圆，基部渐狭；外果皮光滑而发亮，中果皮肉质纤维性，内果皮海绵状。种子近球形，长 3～4cm，直径约 4cm，胚乳白色。气微，种子微香，味淡。

组织构造 根茎横切面（图 12.6）呈扁圆形。表皮细胞 1 列，外壁厚，被角质层。皮层宽窄不一，由 3 列至多列切向椭圆形薄壁细胞组成，有数处较宽，呈三角状向中柱部位插入，并有少数小型皮层维管束；皮层纤维壁厚，3 个至十数个或数十个成群，呈类圆形或椭圆形；单宁细胞分布于皮层中。中柱由基本组织、中柱维管束和髓组成；基本组织细胞呈多角形，排列紧密，靠外侧细胞壁增厚；维管束群与单个维管束略呈环状排列，中央为薄壁细胞的髓；中柱维管束有限外韧型，韧皮部较发达，外侧有 1～2 列木化纤维鞘呈半包围状，木质部由 1～2 个大型导管与 1 个至数个小型导管组成，维管束周围分布有少数单宁细胞。

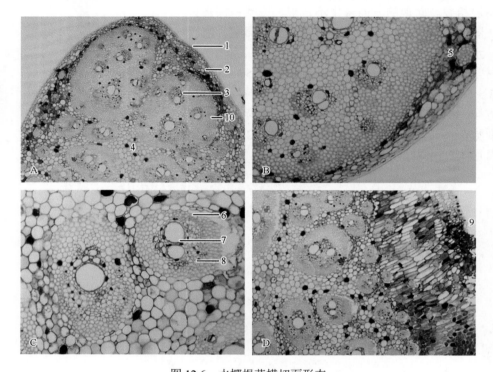

图 12.6　水椰根茎横切面形态

A～C. 根茎部分横切面；D. 中柱部位

1. 表皮；2. 皮层；3. 有限外韧型维管束；4. 髓部；5. 皮层纤维；6. 维管束鞘纤维；7. 木质部；8. 韧皮部；9. 不定根部位；10. 基本组织

　　叶中脉部位横切面（图 12.7）为等面叶，上表面呈三角状突出，下表面较平坦。上、下表皮均为 1 列小型细胞，外被厚角质层，下表皮有气孔分布；上下皮细胞 2 列，下下皮细胞 3 列，靠近表皮的 1 列细胞含黏液。叶肉组织分化不甚明显；上、下栅栏组织由 2～3 列短柱状细胞组成，与海绵组织细胞相似，不通过中脉；侧脉维管束、大小不一的纤维束和单宁细胞分布于海绵组织中；侧脉维管束有限型，韧皮部位于下方，较发达，木质部位于上方，由一个大型导管和数个小型导管组成，外方包围厚壁维管束鞘。中脉维管束由位于上面的 1 个大型主维管束与 5 个或 6 个反向排列的小型维管束组成，均为有限型，维管束之间以木化细胞间隔；主维管束韧皮部在下，较发达，木质部在上，有 3 个或 4 个大型导管和多个小型导管；反向排列的小型维管束在主维管束下面，内方为韧皮部，外方为木质部，以韧皮部与主维管束相对连接，呈半包围状；下方中央一个维管束较大，两侧相对的维管束均较小，木质部大型导管 1 个；中脉维管束的外方包围发达的木化维管束鞘。

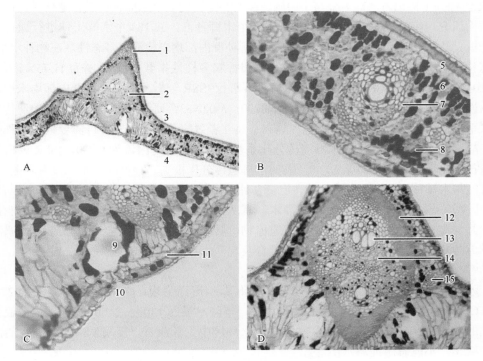

图 12.7 水椰叶中脉部位横切面形态

A. 中脉部位；B. 叶肉部位；C. 叶肉部位下表面（示气孔）；D. 中脉维管束部位

1. 中脉上表面突出部位；2. 叶中脉维管束；3. 上表皮；4. 下表皮；5. 上下皮层；6. 上栅栏组织；7. 侧脉维管束；8. 下栅栏组织；9. 气室；10. 气孔；11. 下下皮层；12. 维管束鞘；13. 木质部；14. 韧皮部；15. 纤维束

超微形态 花粉粒（图 12.8）呈长椭球形，赤道面观近舟形，两端稍尖。花粉粒大小为 53.2（50.5~56.4）μm×（28.2~36.3）μm。单沟，细长，几达两端。外壁两层，厚 2~2.6μm，外层稍厚于内层，表面具长刺纹饰，刺分布均匀，长 3.5~5.8μm，轮廓线锯齿状，刺的基部肥厚，而中部以上突然收细。植物花粉标本采自海南杨梅港（张玉兰和王开发，2002）。

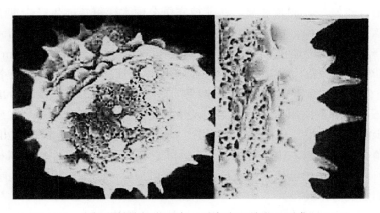

图 12.8 水椰花粉粒超微形态（引自张玉兰和王开发，2002）

【分子鉴别】 简曙光等（2008）采用简单重复序列（simple sequence repeat，SSR）和 ISSR 两种分子标记方法，对分布于中国、越南和泰国的 6 个水椰种群进行遗传多样性及遗传结构研究，筛选出 17 对 SSR 引物，对 6 个水椰种群，共 183 个水椰个体进行遗传多样性分析。结果表明，除了泰国种群，其余水椰种群内部均未检测出多态性。在物种水平上，多态位点百分率（P）、期望杂合度（He）和香农多样性指数（I）分别为 11.76%、0.0279 和 0.0470。用 4 对 ISSR 引物对 6 个水椰种群进行 ISSR 分析，在所有种群内部均未检测出多态性，在物种水平上，P=7.5%，He=0.0290，I=0.0433。研究取样范围内水椰的遗传多样性水平极低，第四纪冰期事件、地理隔离、建立者效应及繁殖方式等可能导致该物种的遗传多样性贫乏。SSR 分析的水椰遗传分化系数为 0.7353，基因流为 0.090，ISSR 分析的水椰遗传分化系数为 1，基因流为 0，表明水椰遗传分化极高，种群间基本上没有基因交流，这可能与水椰种群的地理隔离、遗传漂变、种子传播受限、繁殖体生存力较低等原因有关。

【生理特性】 水椰为丛生常绿灌木，有丛生粗壮的匍匐状茎及肥硕的叶鞘，能抗风浪，是典型的热带海岸植物，又是孑遗植物，具有隐胎生现象，能在海上漂游，遇海滩泥沼就生根，对于研究棕榈科的系统发育及起源，以及热带植物区系、古生物学、古地理学等都很有价值。

水椰适应性较狭窄，喜高温多雨、多海雾和沼泽生境。分布区的年均温为 23.8～25.5℃，最冷月（1 月）均温为 17.3～12℃，年降水量为 1400～2100mm。土壤一般为半碱性的沼泽土，pH 为 6.8～8.0，水椰在淡水环境中生长茂盛，能耐低盐，对海水的高盐浓度敏感，不能忍耐纯海水浇灌。

水椰与红树林的生长条件类似，常在红树林林缘、青梅林林缘成片生长或与红树林混生。但红树林常分布在海岸高潮线之下，而水椰绝大多数分布在高潮线之上，因而又称水椰林为“半红树林”。

水椰具有胎生的现象。它的果实离开母体之前，种子已在果实内发芽，形成幼苗。果实离开母体后，会借助自身的重力下落，坠入泥沼之中，几小时后幼苗就能发育生根，然后慢慢长成一株幼树。如果落下的果实遇上潮水或山洪泻流，它就凭借果皮中的纤维漂浮于海水上，度过一段随波逐流的游荡生活，一旦遇到合适的生活环境，就能定居下来（王萍等，2008）。

【资源状况】 水椰在我国主要分布于海南。水椰的果实可食用，其含糖量较高，从花柄抽出的液汁可制糖、酒精和醋，在菲律宾每公顷水椰每年能生产 3t 糖汁或 3 万 t 含 65% 酒精的饮料（高蕴璋，1981）。

海南东寨港和清澜港是我国两个较大的红树林区，其面积分别为 1733hm² 和 2000hm²。典型群系有红树、红海榄、海莲、红榄李、海桑、木果楝和水椰。一些嗜热性窄布种如瓶花木、水椰、红榄李、红树等仅出现在海南岛的东部（陈桂葵和陈桂珠，1998）。

依据我国红树林群落组成、外貌结构及生物特点，将其划分为 8 个群系。其中，水椰群系分布于海南港北港、杨梅港、乌石港、清澜港（方宝新和但新球，2001）。

水椰群落分布于海南，伴生卤蕨、小花老鼠簕等。从 2010 年中国红树林育苗市场供应情况来看，水椰为胎生苗繁殖的真红树植物，供应区域为琼东沿海，为嗜热性窄布种和建群种（胡宏友等，2012）。

【药用价值】 民间流传水椰根茎具有很高的药用价值（杨连成，1998）。叶捣烂可治疗蜈蚣咬伤或溃疡病（王萍等，2008）。现代研究发现，水椰果实含甾体及其苷类化合物，包括豆甾醇、谷甾醇、β-谷甾酮、豆甾-4,22-二烯-3-酮、胡萝卜苷、薯蓣皂苷元和薯蓣皂苷（邵长伦等，2009；南海函等，2008）。

【化学成分与药理研究】 目前对水椰化学成分的研究很少，主要分离得到甾体及其苷类化合物。从海南三亚市采集的水椰的果实提取物中分离得到 stigmasterol、sitosterol、β-sitostenone、stigmasta-4, 22-dien-3-one、daucosterol、diosgenin、dioscin（南海函等，2008），见图 12.9。

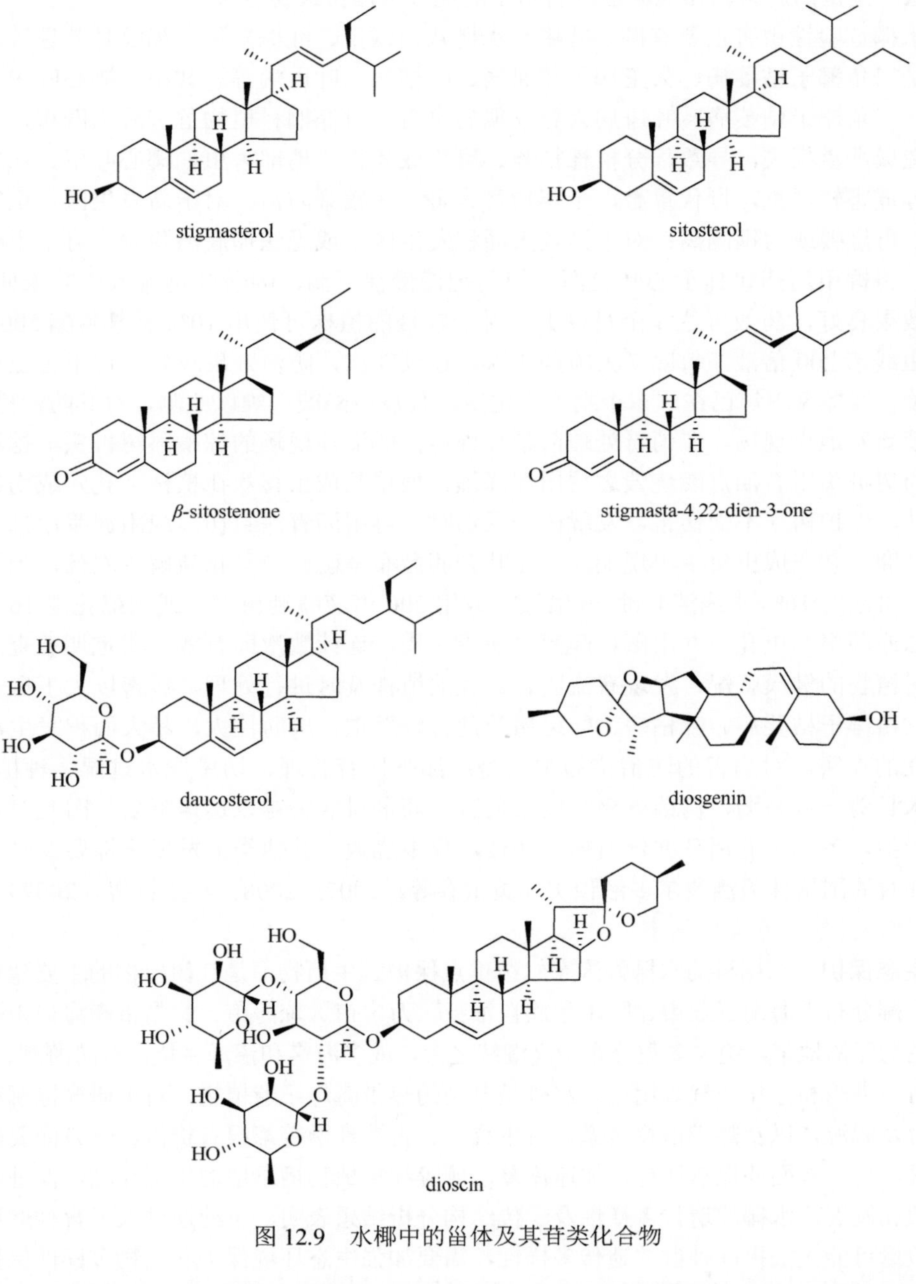

stigmasterol

sitosterol

β-sitostenone

stigmasta-4, 22-dien-3-one

daucosterol

diosgenin

dioscin

图 12.9 水椰中的甾体及其苷类化合物

【栽培技术】 水椰适应范围较窄，根据其生长特性可移栽种植。选择未脱水但已萌发的果实育苗最易成活，对土壤的要求为泥土和沙或泥土和壤土的混合土，粗糙的砾石或河沙均不适宜生长。育苗需经常保持土壤湿润，可将花盆置于有水的盘子内，保证 1/3 的高度浸泡于水中，水体变脏或发臭时换水。幼苗生长时置于荫棚下，有利于植株快速生长及增粗，提高抗风能力，并且在热带温暖地区生长更快。

小苗移栽种植前需疏松土壤，挖取深 1m、宽 3～5m 的洞穴，将水椰苗移植至穴内，在穴周围垒高，以保存水分不易外流。开始还需遮阴，以增强其适应性，保持土壤湿润并施入一定量的肥料。在池塘边含腐殖土的地方水椰苗最易生长。

水椰危险性虫害主要有椰心叶甲、水椰八角铁甲、红棕象甲、褐纹甘蔗象等。病害主要是三角椰子枯萎病、大王椰子芽腐病、叶枯病、叶斑病等。其中，椰心叶甲、红棕象甲、三角椰子枯萎病、叶斑病为新发现病虫害，对棕榈科植物危害最为严重，在局部地区造成严重损失，导致部分植株枯萎、腐烂或死亡。梢部害虫如椰心叶甲、水椰八角铁甲等危害较严重，世代重叠，全年均可为害，比较难防治。对于新发生区，虫害尚未蔓延，可烧毁或封锁隔离；对于已较大面积发生区，或无法彻底清除时，可采用化学防治法。将椰甲清药包挂于心叶上面，使药剂慢慢往下滴，顺着叶褶流入心叶未伸展处，防治效果良好，药效可达 3 个月以上。对于较矮的植株可使用 10% 氯氰菊酯 500 倍液、16% 虫线清 200 倍液，每隔 7 天喷药 1 次，连续 3 次，防治效果较好。蛀干害虫如褐纹甘蔗象、红棕象甲等已在广东个别地方定殖，且疫情隐蔽，难以监测，对其防治措施是：①封锁新发地点现场，在消毒处理前禁止外运；②清理现场的棕榈科树桩头，挖深坑把所有的树桩头用石油点燃烧毁之后用泥深埋，根据其成虫喜欢在植株上孔穴或伤口产卵的习性，保护树干不受伤害，发现树干受伤时，可用沥青涂封伤口或用泥浆涂抹，以防成虫产卵；③在成虫集中出现期，可在叶鞘间撒布辛硫磷及马拉硫磷等农药，当发现虫孔时，可注射 16% 虫线清乳油 50 倍液，或用 200 倍液喷洒树干，或用棉花蘸 16% 虫线清乳油原药塞入虫孔，并用塑料膜密封熏蒸一周，连续数次即有效；④定期调查发生区棕榈科植物的健康状况，发现有流胶、蛀孔的植株及时进行处理。病害以大王椰子芽腐病、三角椰子枯萎病、叶枯病、叶斑病等危害较严重，威胁性大，易大面积发生和造成毁灭性的灾害。对病害的防治措施主要是：加强抚育管理，切忌浇水过湿、种植过密，因树木长势一旦减弱，病菌就极易侵染危害，药剂对病害难以迅速奏效，因此对病害要防重于治，冬季全面清理并修剪病叶病枝，集中烧毁，其他季节发现病株要及时剪除病部，并对周围植株喷洒波尔多液预防（黄山春等，2007，2008；蔡卫群等，2007）。

【资源保护与开发应用】

生态保护　棕榈科的水椰为国家二级重点保护野生植物，是红树植物的主要建群种之一。水椰分布于海南三亚市、陵水黎族自治县、万宁市、琼海市、文昌市和海口市等地的沿海港湾泥沼地带，绝大多数分布于高潮线之上，或多海雾和沼泽生境，有防海潮、围堤、绿化海口港湾和净化空气等用途。水椰是典型的热带海岸子遗植物，对于研究棕榈科的系统发育及起源，以及热带植物区系、古生物学、古地理学等都很有价值。一方面要严禁砍伐水椰，另一方面要退耕还林，加速恢复水椰等红树植物栖息地的生态环境，促进水椰自然繁殖和发展。水椰的遗传多样性及遗传结构分析结果表明，单纯通过人工育种增加种群个体数量可能无法提高种群的遗传多样性，需要加强生态环境保护和生物多样性保护的宣传教育，严格执法，确保水椰遗传结构在自然环境中保存，继续与所处的自然生态环境融合并发生进化作用，持续保护水椰遗传多样性与遗传结构的完整性。另外，若从其他地区具有更高水平遗传多样性的种群进行引种，还需考虑遗传污染带来的风险。

观赏价值　水椰既可以生长于咸淡水交汇的海湾或受潮水影响的海岸，又可以生长于淡水中，叶子由基部根茎处直接伸展出来，形态似棕榈的羽状叶，奇特而美丽，具有很高的观赏价值。从海岸上举目远望，只见广袤无垠的绿海中，显露出一顶顶青翠的树冠。每当涨潮时，树干树根都被潮水淹没，成为壮观的"海上森林"。退潮之后，裸露出粗壮的匍匐状根茎及肥硕的叶鞘枝干，纵横交错，显得十分苍劲。

开发新药的原料　水椰的果实中含有甾体及其苷类等多种化合物，未见药用的报道，药理活性也未知。根茎具有很高的药用价值（杨连成，1998），叶捣烂可治疗蜈蚣咬伤或溃疡病（王萍等，2008）。建议进一步开发研究水椰的药用价值。

食品原料和经济作物　水椰嫩果及种仁可生食或糖渍，味道很像椰子。佛焰花序轴及分枝粗壮多汁，含蔗糖 15% 左右，可制棕榈糖、酿酒、酿醋和制作饮料，在菲律宾每公顷水椰每年能产 3t 糖汁或 3 万 t 含 65% 酒精的饮料，是著名的果品、饮料、粮食兼用植物（高蕴璋，1981）。叶子可用于覆盖屋顶，亦可用于编织篮子等用具，在国外一些产地土著居民用其嫩叶作卷烟纸。应进一步研究水椰的营养成分以及食品安全性，为食品和经济作物的开发奠定基础。

参考文献

蔡卫群，王忠，邓洁英，等．2007．广东省棕榈科植物危险性病虫害发生现状与防治策略．湖南林业科技，34(3): 48-50.

陈桂葵，陈桂珠．1998．中国红树林植物区系分析．生态科学，17(2): 19-23.

方宝新，但新球．2001．中国红树林资源与保护．中南林业调整规划，20(3): 25-33.

高蕴璋．1981．中国的红树林．广西植物，1(4): 9-15.

胡宏友，陈顺洋，王文卿，等．2012．中国红树植物种质资源现状与苗木繁育关键技术．应用生态学报，23(4): 939-946.

黄山春，吕烈标，覃伟权，等．2008．我国经济棕榈植物潜在危险性害虫名录．亚热带农业研究，4(4): 276-282.

黄山春，覃伟权，马子龙，等．2007．我国棕榈植物主要外来入侵虫及其防治．现代农业科技，(9): 91-92.

简曙光，班嘉蔚，任海．2008．红树植物水椰的遗传多样性及遗传结构研究 // 中国生态学学会红树林学组执委会．第四届中国红树林学术会议论文摘要集：25-26.

林益明，林鹏．2001．中国红树林生态系统的植物种类、多样性、功能及其保护．海洋湖沼通报，(3): 8-16.

南海函，尹浩，张偲．2008．水椰的化学成分研究．中国海洋药物，27(1): 40-42.

邵长伦，傅秀梅，王长云．2009．中国红树林资源状况及其药用调查 III．民间药用与药物研究状况．中国海洋大学学报，39(4): 712-718.

谭业华，陈珍．2013．珍稀濒危植物水椰的生物学特性及保护对策．现代园艺，(12): 31-32.

王萍，刘立云，陈思婷，等．2008．孑遗植物水椰的生物学特性及研究展望．中国野生植物资源，27(3): 19-20.

王瑞江，陈忠毅，黄向旭．1989．国产红树林植物的染色体计数．热带亚热带植物学报，6(1): 40-46.

王文卿，王瑁．2007．中国红树林．北京：科学出版社．

谢瑞红．2007．海南岛红树林资源与生态适宜性区划研究．华南热带农业大学硕士学位论文．

谢瑞红，周兆德．2008．海南岛红树植物群系类型及其特征．海南大学学报（自然科学版），26(1): 81-85.

杨连成．1998．奇妙的海南热带植物．海南省经济发展与环境保护基金会．

张玉兰，王开发．2002．我国某些红树植物花粉形态研究及其古环境意义．海洋地质与第四纪地质，22(4): 29-35.

郑德璋，廖宝文．1989．海南岛清澜港和东寨港红树林及其生境的调查研究．林业科学研究，2(5): 433-441.

中国科学院中国植物志编辑委员会．1991．中国植物志：第十三卷 第一分册．北京：科学出版社．

13　　莲叶桐科（Hernandiaceae）

13.1　莲叶桐（*Hernandia nymphaeifolia*）

莲叶桐属于莲叶桐科（Hernandiaceae）莲叶桐属（*Hernandia*）。莲叶桐具有良好的抗风能力，喜阳光，可耐盐碱土地，是海岸林代表树种，现已被列入《国家重点保护野生植物名录》。莲叶桐主要分布在热带地区，为热带海岸林中最重要的组成树种，在我国大多分布在台湾南部、海南文昌市和琼海市及西沙群岛等地。莲叶桐树形优美，可观叶、观果。黑色核果包在黄色的蜡质总苞内，悬挂在树上好像一串串铃铛，果期从9月至次年2月，可种植为庭园优形树及海岸防风林（姚宝琪等，2011）。

现代研究表明，莲叶桐全株含木脂素类和生物碱类等化合物，其中木脂素类包括去氧鬼臼脂素和曾多脂素等，生物碱类包括去甲基异喹啉衍生物，对肿瘤、心血管疾病等有非常好的疗效。此外，枝叶、根皮有抗肿瘤作用。这为研发抗肿瘤新药提供了良好的资源。

莲叶桐对不同重金属元素有较好的转移能力，具有重金属积累的特征，能吸收大量的重金属并通过某些特定的生理机制达到解毒的效果（王鹏等，2014）。将其茎皮煎液和氯喹一起服用可增强氯喹抗慢性疟疾的作用（谢一凡，1998）。

【分类位置】　被子植物门 Angiospermae 双子叶植物纲 Dicotyledoneae 原始花被亚纲 Archichlamydeae 毛茛目 Ranales 莲叶桐科 Hernandiaceae 莲叶桐属 *Hernandia* 莲叶桐 *Hernandia nymphaeifolia* (C. Presl) Kubitzki, 1970，异名 *Hernandia sonora* L.1753，（中国科学院中国植物志编辑委员会，1982）。

【形态特征】　莲叶桐为常绿乔木（图13.1）。树皮光滑。单叶互生，心状圆形，盾状，长20～40cm，宽15～30cm，先端急尖，基部圆形至心形，纸质，全缘，具3～7脉；叶柄几乎与叶片等长。聚伞花序或圆锥。花序腋生，花梗被绒毛，每个聚伞花序具苞片4枚。花单性同株，两侧为雄花，具短的小花梗，花被片6，排列成2轮；雄蕊3枚，每个花丝基部具2个腺体，花药2室，内向，侧瓣裂；中央的为雌花，无小花梗，花被片8，排列成2轮，基部具杯状总苞；子房下位，花柱短，柱头膨大，不规则的齿裂，具不育雄蕊4枚。果为一膨大总苞所包被，肉质，具肋状凸起，直径为3～4cm；种子1粒，球形，种皮厚而坚硬（中国科学院中国植物志编辑委员会，1982）。

【生境分布】　莲叶桐属于嗜热性广布种，主要分布于东非、马达加斯加岛到小笠原群岛和新喀里多尼亚等亚洲热带地区，在我国莲叶桐大多分布在台湾南部、海南文昌市和琼海市及西沙群岛等地（图13.2）。莲叶桐喜阳光，可耐盐碱土地，常生长在滨海高潮带以上疏林、滨海沙地和海滩上（李妮亚等，2011a）。树形优美，可观叶、观果。果期从9月至次年2月，具有良好的抗风能力，可种植为庭园优形树及海岸防风林。研究表明，莲叶桐能在滨海沙地、低盐环境的高潮带海滩上生长良好，可与木麻黄作为混交树种（冯剑，2015）。海岸防护林通常由木麻黄、榄仁、莲叶桐、桐棉、水椰等作为混交树种。

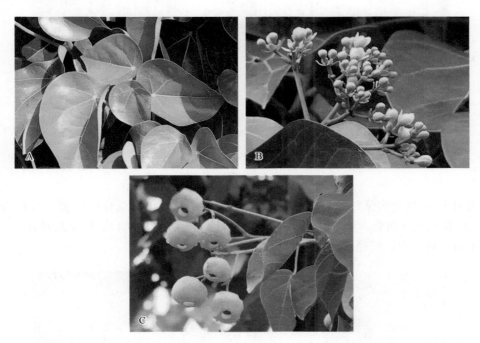

图 13.1　莲叶桐植物形态
A. 枝叶；B. 花枝；C. 果枝

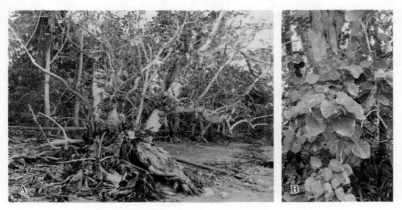

图 13.2　莲叶桐植物生境
A. 生长在海南文昌市的中国最大莲叶桐；B. 生长在海南海口市红树林中的莲叶桐

【药材鉴别】

药材性状　莲叶桐的枝粗细长短不一，表面光滑，有叶柄痕（图 13.3）。叶呈心状圆形，长 20～40cm，宽 15～30cm。先端急尖，基部圆形至心形，全缘。具 3～7 脉，从中心向外射出；叶柄盾状着生，与叶片近等长。近纸质，易碎。气微，味微涩。

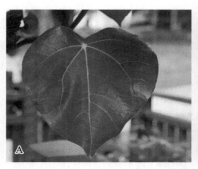
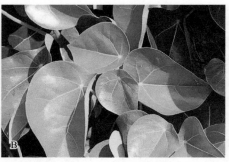

图 13.3　莲叶桐枝叶药材形态

A. 鲜叶（示上表面）；B. 枝叶

　　莲叶桐完整果实呈灯笼形，具肋状凸起，外方为一膨大总苞所包被，直径为 3～4cm。总苞坛状，黄色，肉质，与果实之间有明显空隙（图 13.4）。核果近球形，黑色。种子 1 粒，种皮厚，坚硬。

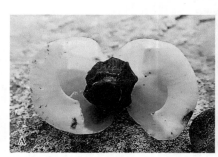
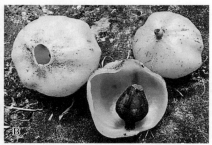

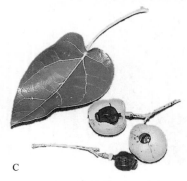

图 13.4　莲叶桐果实药材形态

A. 鲜果实（示剖开总苞，示黑色的核果）；B. 干果实；C. 刚采摘的果实及叶

　　组织构造　莲叶桐上、下表皮细胞均为 1 列，外壁的角质层较厚，且表皮细胞外壁加厚，无内皮层细胞。栅栏组织细胞排列整齐而规则，呈山峰状。海绵组织排列疏松，较规则，具有较大的细胞间隙。气孔只位于下表皮并下陷，气孔下有大的孔下室。同时，莲叶桐只有上栅栏组织，并且排列整齐，没有下栅栏组织，属于异面叶（李妮亚等，2011b），见图 13.5。

　　【生理特性】　对莲叶桐抗氧化防御的研究发现，处于上游陆生高位的莲叶桐抗氧化酶活性要高于上游潮间带低位相应抗氧化酶活性。着生于陆地的莲叶桐在高温、高光、干旱的逆境中，其抗氧化酶活性升高，说明抗氧化酶在陆生莲叶桐防御系统中具有重要的作用（李妮亚等，2011a）。对海南岛北部潮间带红树林对重金属累积特征的研究发现，莲叶桐对于重金属 Cr 和 Ni 的吸收能力强，同时也表现出对 Cr 有较强的转移能力，说明该植物对不同重金属元素有较强的转移能力，具有重金属积累的特征，能吸收大量的重金属并通过某些特定的生理机制达到解毒的效果（王鹏等，2014）。

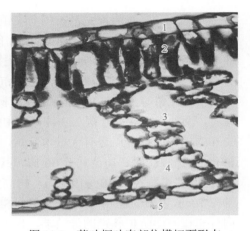

图 13.5　莲叶桐叶肉部位横切面形态（×400）（李妮亚等，2011b）

1. 表皮；2. 栅栏组织；3. 海绵组织；4. 气室；5. 气孔

对真红树和半红树体内元素分布及耐盐差异的比较研究发现，半红树植物苦郎树和莲叶桐与其他半红树植物不同，莲叶桐树干材、树皮、成熟叶等的 K/Na 和 Ca/Na 比值偏小，并不表现优先运输 K 和 Ca，这和它们地上器官具有某些特殊的耐盐特性相关，比如苦郎树成熟叶的肉质化程度较高，可以将较多 Na 储藏在液泡中，从而避免影响细胞质中正常的细胞化学反应的进行（蒋巧兰，2007）。对真红树和半红树的叶片性状的比较发现，莲叶桐与苦郎树肉质化程度较高，其余的半红树植物叶片肉质化平均值仅为 1.77g/dm^2。对叶片主要积累元素的比较发现，半红树植物叶片中 Na 含量普遍偏低，大都在 0.4g/m^3 左右，莲叶桐略为偏高，苦郎树就相当高。对总元素 Ca、Mg、K、Na 和 Cl 积累的研究发现，真红树植物叶片的 K/Na 比值小于 1，半红树植物莲叶桐和苦郎树叶片的 K/Na 比值大于 1，而其余的半红树植物叶片的 K/Na 比值远大于 1。半红树植物叶片 Ca/Na 比值偏大，平均值为 2.33，不过莲叶桐和苦郎树 Ca/Na 比值较小，尤其是苦郎树，Ca/Na 比值仅为 0.11，是所有红树植物中最小的物种。造成这两种半红树植物 Ca/Na 比值偏小的原因在于它们叶片的 Ca 积累较少，而 Na 积累又非常多（牟美蓉，2007）。莲叶桐叶片内 Na、Cl 含量均低于土壤，表现为元素富集率小于 1，为拒盐型植物。叶片能够优先吸收 K，对 Na 的吸收积累较少，具有较强的拒 Na 能力，因此耐盐性提高（李妮亚等，2011b）。

莲叶桐种子的结籽率为 76%，空壳的莲叶桐种子质量在 0.5g 左右，莲叶桐总苞、中果、果核和种子的质量显著递减，同时长度、宽度、厚度及长厚比也显著递减。野生莲叶桐自然繁殖、更新能力极差，自然群系已无法正常更替繁衍，在中国范围内濒临灭绝。在濒危莲叶桐可育植株和败育植株生殖生长期，测定其侧枝的叶、皮、茎、花序轴、总苞、未开雄花、已开雄花、未开雌花和已开雌花 9 个器官的 Na、K、Ca、Mg、Fe、Cu 和 Zn 共 7 种矿质元素的含量。结果表明，在相同育性的莲叶桐植株中，不同器官中的 7 种元素含量都存在差异；在不同育性的莲叶桐植株中，大多数相应器官的 7 种元素含量都差异显著。败育植株的大部分器官中 7 种元素的含量比可育植株高；除了 Na 和 Mg，败育植株未开雌花中的 5 种其他元素的含量都比可育植株未开雌花高出许多倍。可见，Na 和 Mg 对莲叶桐发育的影响较小，而高含量的 K、Ca、Fe、Cu 和 Zn 可能对莲叶桐雌花的发育有抑制作用（张晓楠等，2016）。

【资源状况】 海南文昌市的会文镇、文城镇、东郊镇等地的海岸林中均有莲叶桐分布（李婷婷，2011）。海南红树具有上千年的发展历史，古树随处可见，文昌市有一棵莲叶桐，高10m，胸径为1m多（莫燕妮等，2002）。在海南岛东部沿海，莲叶桐主要自然分布在琼海市博鳌镇和潭门镇，文昌市也有少量分布，海口市东寨港自然保护区有人工栽培（钟才荣等，2011）。琼海市莲叶桐主要自然分布在博鳌镇的下灶坡村和潭门镇的草塘村，两地共生长莲叶桐223株，其中成年树有67株。下灶坡村莲叶桐分布在距离海岸50m的地带，群落周边有大量木麻黄，林下为砂质土壤，各径阶林木分布不均匀，成年树有14株，幼树、幼苗共有36株。其中，胸径在30cm以上，树高为11～17m的莲叶桐有10株；胸径为10～19.9cm，树高为5～7m的莲叶桐有4株；树高在5m以下，胸径在10cm以下的莲叶桐共有24株；树高不足1m的莲叶桐幼苗有12株。草塘村的莲叶桐分布在海岸防护林带的最前端，也为砂质土壤，各径阶林木分布较为均匀，成年树共有53株。其中，胸径大于40cm的莲叶桐共有10株，树高8～18m；胸径为20～39.9m的莲叶桐有20株，树高4～12m；胸径为10～19.9cm的莲叶桐有23株，树高4～8m。林下小苗受到的人为干扰较少，因此数量较多，树高不足1m的幼苗共有97株。群落中有少量的榄仁和木麻黄等混交树种。莲叶桐在文昌市共5株，其中东郊镇2株、文城镇1株、会文镇2株。会文镇的2株莲叶桐，树高分别为12m和5m，2003年以前均能正常开花结果。但是，受2003年的台风破坏，12m高的植株仅剩一个小分枝，2株莲叶桐目前生长均处于亚健康状态，偶有开花，但未结果。其他3株莲叶桐高4～6m，均仅开花，从未结果。从会文镇12m高的莲叶桐上采集部分种子育苗，成功育出4株莲叶桐小苗，并于1997年种植于东寨港自然保护区，现长势良好，曾于2007年和2009年开花，但未结果。

2012年7～12月，对海南岛海岸乡土树种榄仁、莲叶桐的资源分布和数量状况进行了系统调查（冯剑，2015）。其中，莲叶桐分布区较少，主要集中在海口市、琼海市的海岸。莲叶桐分布地占调查地区的16.7%，其中海口市株数较多，占87.5%，同一分布地分布点琼海市较多，有3个样点。琼海市潭门镇石碗村海岸带，海拔2.80m，分布有6株莲叶桐（9°14′30.98″N，110°37′29.47″E），其中1株高5m左右，已结果，其余高1.6m以上。琼海市长坡镇青葛村海岸带，海拔3m，分布有3株莲叶桐（19°18′50.00″N，110°39′0.00″E），该海岸带主要以椰子为防护林，海水养殖塘较多。海口市演丰镇东寨港自然保护区（19°57′04.54″N，110°34′29.13″E），海拔2m，分布有6株莲叶桐，为1997～1999年人工种植。海口市演丰镇博渡村，海拔17m，约有150株莲叶桐（19°59′27.98″N，110°31′41.34″E），为人工种植。

海南岛半红树植物主要分布在海湾或河口感潮河段周边，其物种常由黄槿、海杧果、桐棉、莲叶桐等常见物种构成，在海南岛沿海分布的海岸线较长，但分布面积却很小，多呈狭窄小带状分布（涂志刚等，2015）。

南海诸岛包括东沙群岛、西沙群岛、南沙群岛和中沙群岛，常见乔木有榄仁、抗风桐、海岸桐、红厚壳、橙花破布木、莲叶桐、对叶玫瑰树等（任海等，2017）。植被分布以太平岛为代表，莲叶桐、榄仁和对叶玫瑰树占优势，组成常绿乔木群落，乔木层高达20m，伴生的乔木、灌木树种有海滨木巴戟、抗风桐、红厚壳、露兜树、滨玉蕊、草海桐、银毛树和海岸桐等，偶见刺果苏木和喙荚鹰叶刺等藤本植物。林下草类较少，主要有钝叶草、沙丘草和羽状穗砖子苗等（赵焕庭等，2017）。南沙群岛有以莲叶桐为主组成的单优势种常绿林（吴瑞和王道儒，2013）。

【文献记载】 莲叶桐出自《拉汉药用植物名称和检索手册》。《中华药海》记载，全株称莲叶桐，含去氧鬼臼脂素、曾多脂素和去甲基异喹啉衍生物。口服 9～12g，可治疗腹痛、气滞、顽固性疼痛等。

【药用价值】 莲叶桐属植物是马达加斯加马尔加什的民间药用植物，将其茎皮煎液和氯喹一起服用可增强氯喹抗慢性疟疾的作用。克服疟原虫耐药性的策略之一是寻找能够恢复抗药疟原虫对氯喹敏感性的化合物。从该植物茎皮碱性部位获得异喹啉生物碱及其他生物碱，并从中分离获得 herveline A～herveline D、(S)-retieuline 和 laudanosine 等具有抗疟原虫活性及氯喹增效作用的生物碱类化合物（谢一凡，1998）。

【化学成分与药理研究】 化学成分研究表明，目前从莲叶桐不同部位分离出的化合物主要有生物碱类、木脂素类及甾醇类。其中，生物碱类化合物占莲叶桐化学成分的大部分（刘梨萍等，2014；Chao et al.，2002a，2002b，2002c；Chen et al.，1995a，1995b，1996a，1996b，1997a，1997b；Lai et al.，2020；Wei et al.，2018；Suthiwong et al.，2018）。

生物碱类 对莲叶桐（采自中国台湾）树皮、根、茎进行分离，得到生物碱类化合物（图 13.6），包括 7-formyldehydroovigerine、7-formyldehydronornantenine、dehydrohernandaline、N-methylhernangerine、N-methyl-6, 7-dimethoxyisoquinolone、(+)-malekulatine、backebergine、atheroline（Chen et al.，1995a），sonodione、demethylsonodione、norsonodione（Chen et al.，1995b），oxohernagine、oxohernangerine、4-methoxyhernanymphine（Chen et al.，1996a），oviisocorydine、ovihernangerine、oxohernandaline、(+)-hernandaline、(+)-N-methylovigerine（Chen et al.，1996b），(+)-N-hydroxyhernangerine、N-formyldehydroovigerine、(+)-magnoflorine、(+)-hernovine、(+)-N-methylhernovine、(+)-laurotetanine、(+)-reticuline（Chen et al.，1997b），(+)-nymphaedaline、oxo-O-methylbulbocapnine、(+)-laetine（Chen et al.，2001），3-hydroxyhernandonine、2-O-methyl-7-oxolaetine、hernandonine、7-oxonorisocorydine（Lai et al.，2020；Wei et al.，2018），7-ethoxy-6-methoxy-2-methylisoquinolin-1（2H）-one、7, 8-dihydroxy-6-methoxy-2-methylisoquinolin-1（2H）-one、N-formylhernagine、5, 6-dihydroxy-N-methylphthalimide（Lai et al.，2020）。其中，化合物 (+)-N-methylovigerine、(+)-N-hydroxyhernangerine、N-formyldehydroovigerine、(+)-magnoflorine、(+)-hernovine、(+)-laurotetanine 对小鼠淋巴白血病细胞 P-388、人口腔上皮癌细胞 KB16、人非小细胞肺癌细胞 A549 和人结肠癌细胞 HT-29 表现出显著的细胞毒活性，$ED_{50} < 1\mu g/ml$（Chen et al.，1997b，1996b）。化合物 3-hydroxyhernanandonine、hernandonine、oxohernangerine、oxohernagine 对人中性粒细胞 formyl-L-methionyl-L-leucyl-L-phenylalanine/cytochalasin B（fMLP/CB）产生的超氧阴离子具有抑制作用（$IC_{50} \leqslant 5.72\mu g/ml$）。此外，化合物 3-hydroxyhernanandonine、oxohernangerine 和 oxohernagine 抑制 fMLP/CB 诱导的弹性蛋白酶释放，$IC_{50} \leqslant 5.40\mu g/ml$（Wei et al.，2018）。

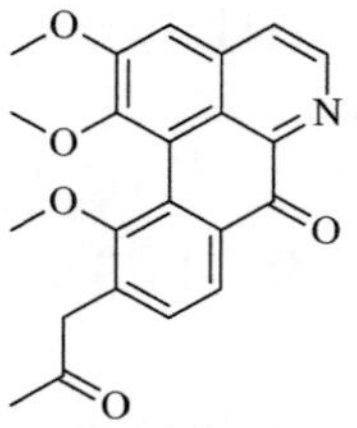

oxohernagine

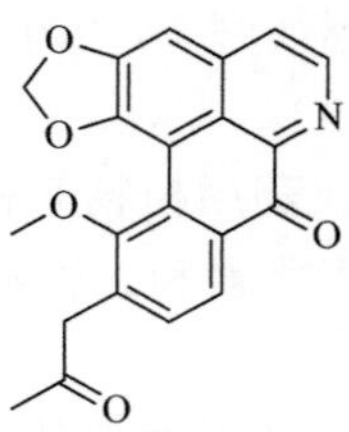

oxohernangerine

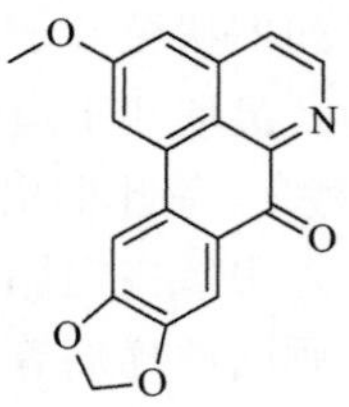

hernanymphine

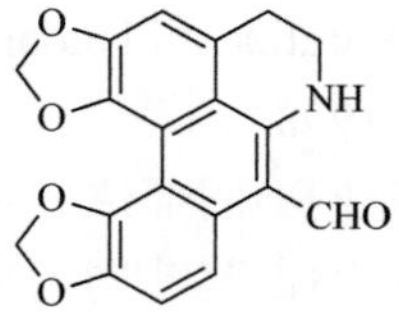

7-formyldehydroovigerine

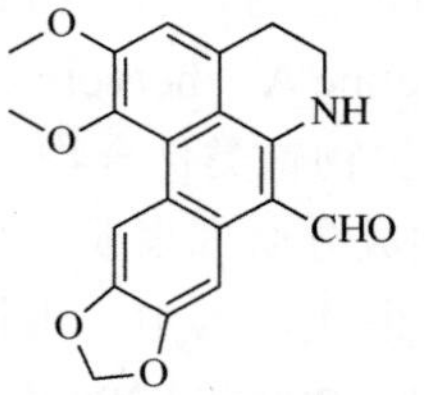

7-formyldehydronornantenine

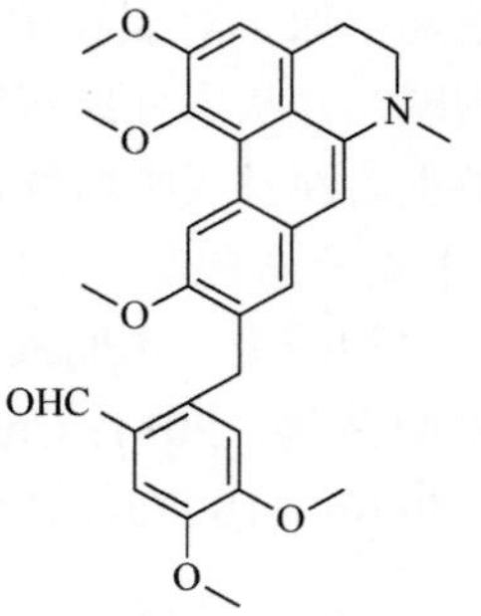

dehydrohernandaline

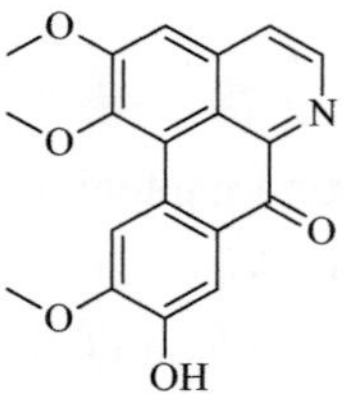

atheroline

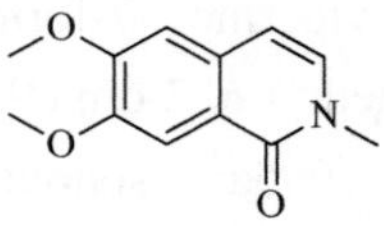

N-methyl-6,7-dimethoxyisoquinolone

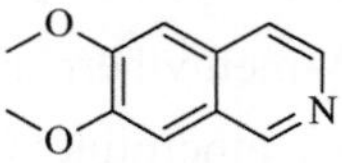

backebergine

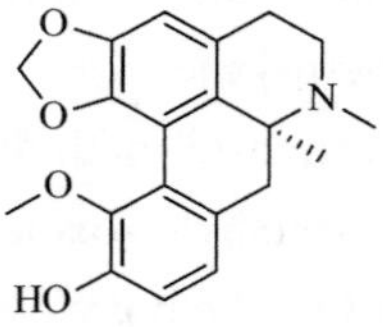

N-methylhernangerine

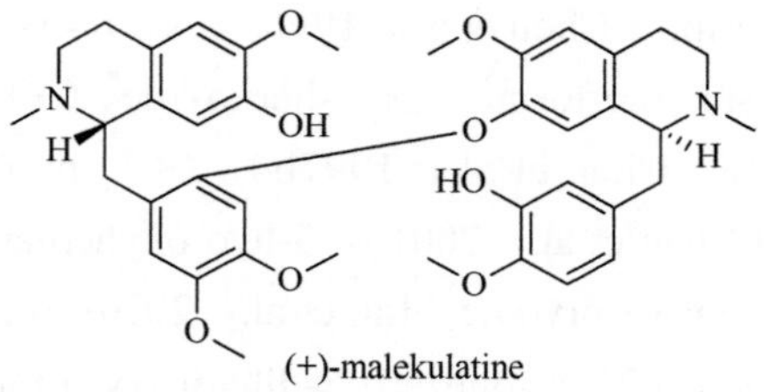

(+)-malekulatine

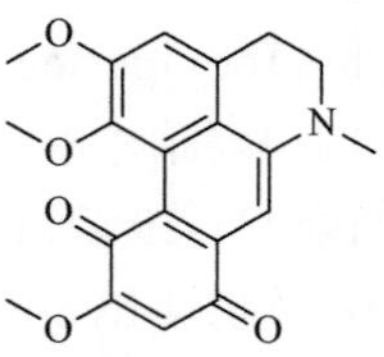

sonodione

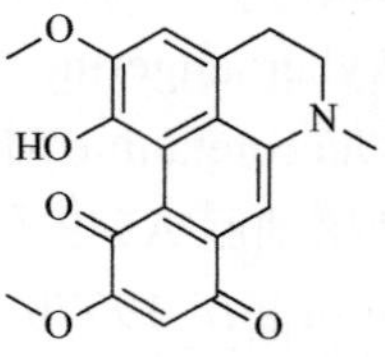

demethylsonodione

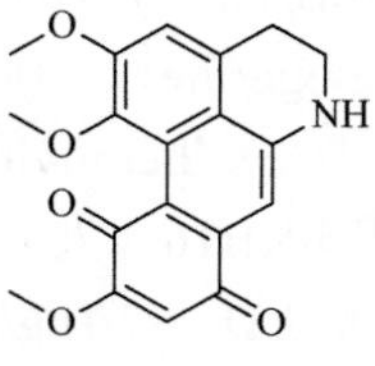

norsonodione

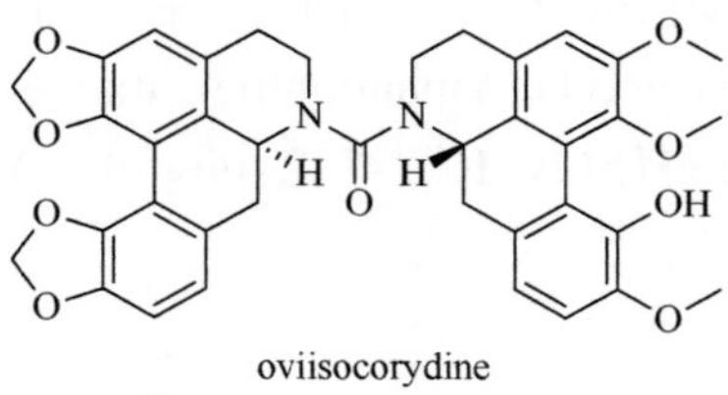

oviisocorydine

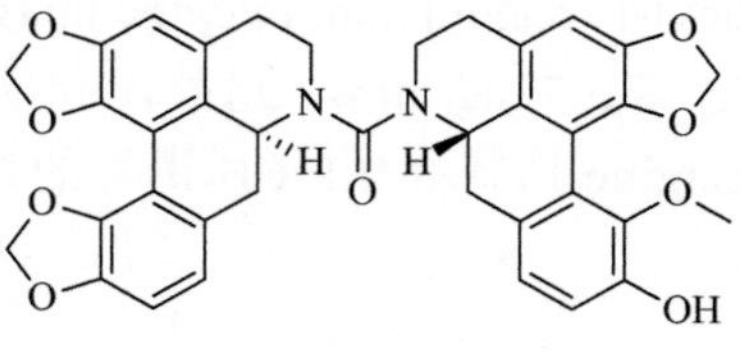

ovihernangerine

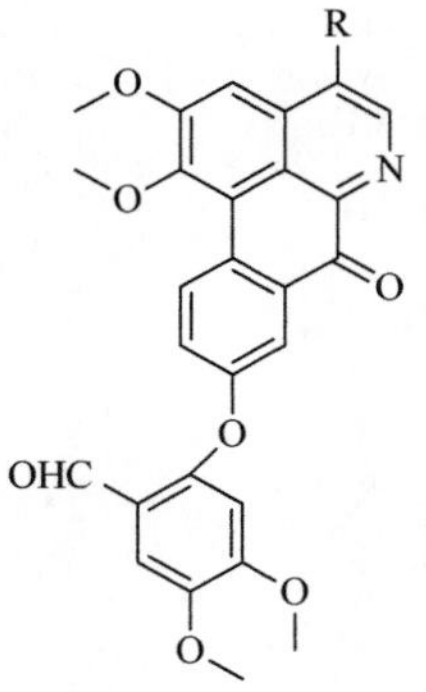

oxohernandaline, R = H
4-methoxyoxohernandaline, R = OCH₃

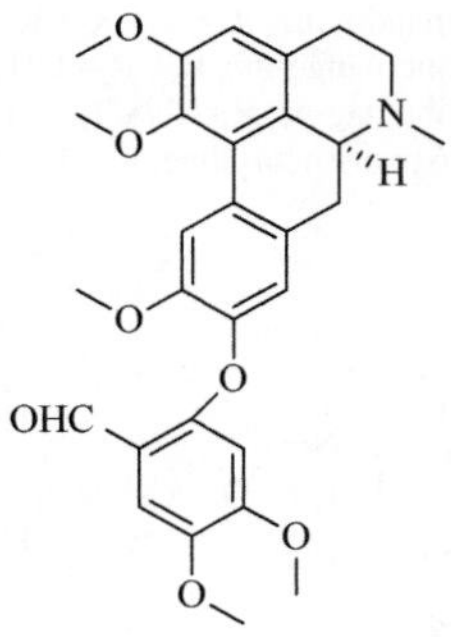

(+)-hernandaline

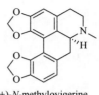

(+)-N-methylovigerine

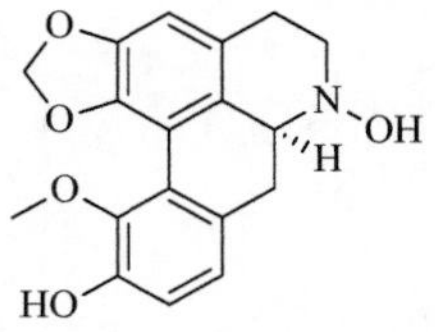

(+)-N-hydroxyhernangerine

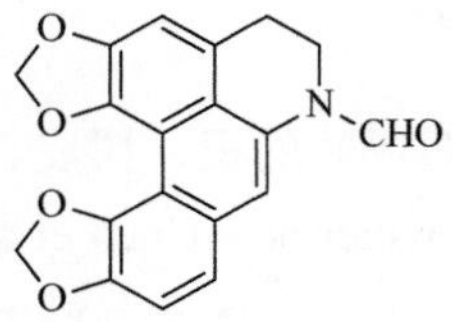

N-formyldehydroovigerine

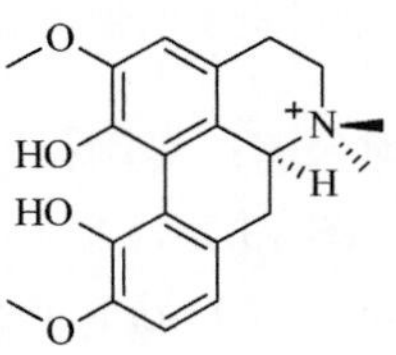

(+)-magnoflorine

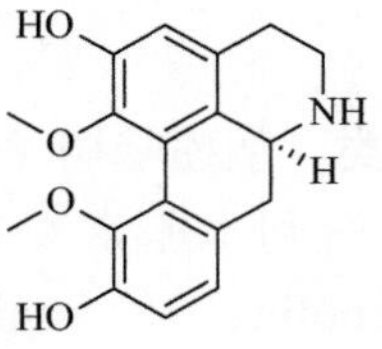

(+)-hernovine

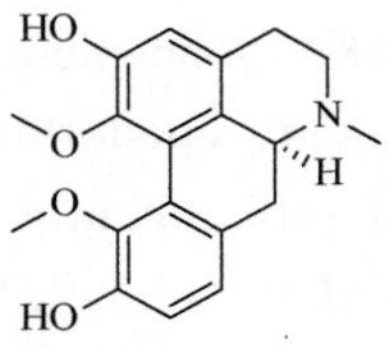

(+)-N-methylhernovine

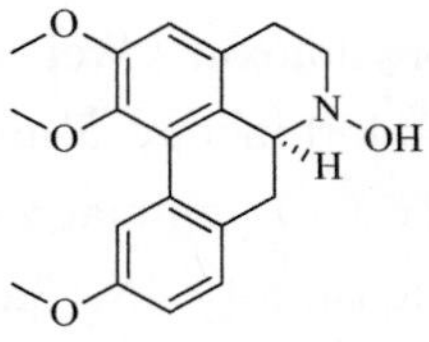

(+)-laurotetanine

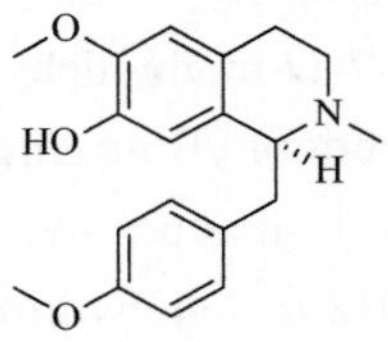

(+)-reticuline

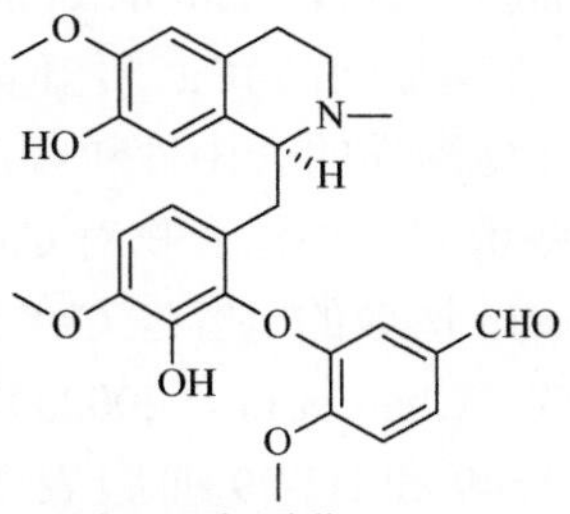

(+)-nymphaedaline

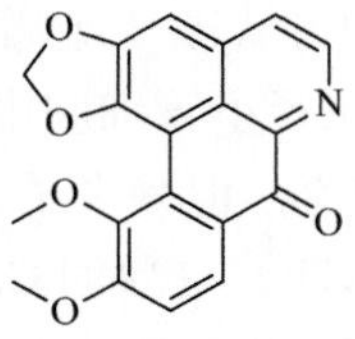

oxo-O-methylbulbocapnine

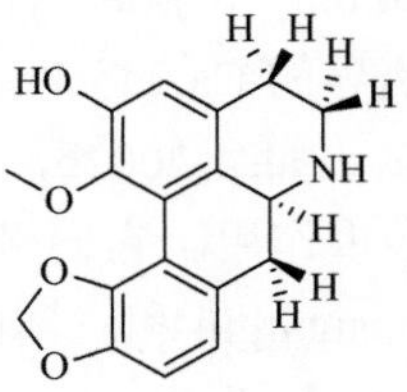

(+)-laetine

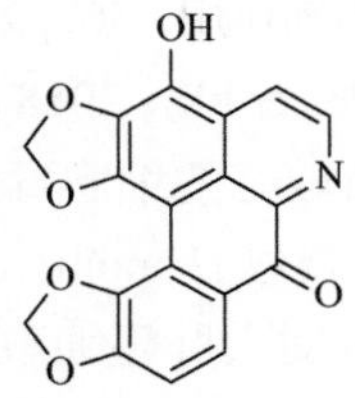

3-hydroxyhernandonine

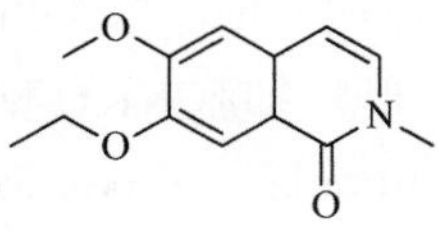

7-ethoxy-6-methoxy-2-
methylisoquinolin-1(2H)-one

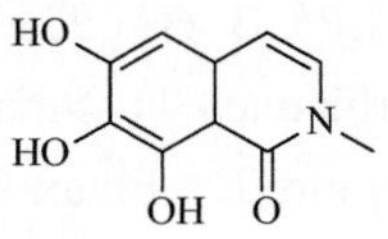

7,8-dihydroxy-6-methoxy-2-
methylisoquinolin-1(2H)-one

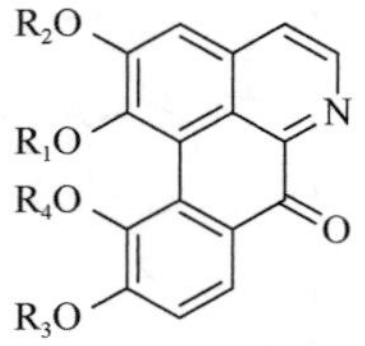

2-O-methyl-7-oxolaetine, R₁= R₂= CH₃, R₃+ R₄= CH₂
hernandonine, R₁+ R₂= R₃+ R₄= CH₂
oxohernangerine, R₁+ R₂= CH₂, R₃= H, R₄= CH₃
oxohernagine, R₁= R₂= R₄= CH₃, R₃= H
7-oxonorisocorydine, R₁= R₂= R₃= CH₃, R₄= H

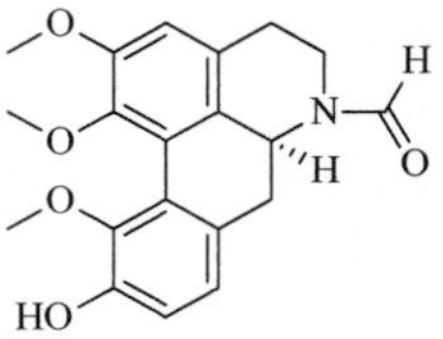

N-formylhernagine

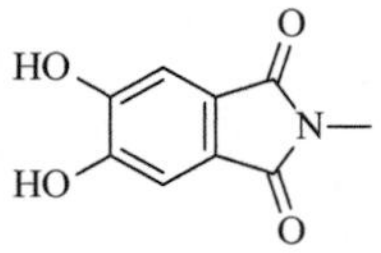

5,6-dihydroxy-N-methylphthalimide

图 13.6　莲叶桐中的生物碱类化合物

木脂素类　从莲叶桐（采自中国台湾；泰国；印度尼西亚）的根、树皮、种子、茎、果实中分离得到木脂素类化合物（图 13.7），包括（+）-ovigerine（Chen et al.，1995a）、（+）-epimagnolin、（+）-epiaschantin、（+）-epiyangambin、（–）-deoxypodophyllotoxin、（–）-yatein（刘梨萍等，2014；Chao et al.，2002a，2002b，2002c；Chen et al.，1996b）、（–）-6′-hydroxyyatein、（–）-hernone、（–）-nymphone（Chen et al.，1997a）、4′-O-demethyl-7-O-methyldehydropodophyllotoxin（Wei et al.，2018）、β-apopicropodophyllin、dehydropodophyllotoxin、deoxypodorhizone、5′-methoxyyatein、epodorhizol、bursehernin、（–）-maculatin、hernanol、（+）-epimagnolin、（+）-epiaschantin（Suthiwong et al.，2018）、tetrahydrofurofuranlignan 5-[（1S，3aR，4S，6aR）-4-（3,4,5-trimethoxy-phenyl）-hexahydrofuro[3,4-c]furan-1-yl]-2H-1,3-benzodioxole（刘梨萍等，2014）、epiashantin、epieudesmin（Aimaiti et al.，2019）。在人中性粒细胞中 epiaschantin、epimagnolin、epiyangambin、（–）-deoxypodophyllotoxin、（–）-yatein 没有改变基础的 $[Ca^{2+}]_i$，但抑制 Ca^{2+} 促进剂诱导的 Ca^{2+} 运动，并以多种方式改变雌激素化合物诱导的人中性粒细胞 Ca^{2+} 信号（Chao et al.，2002b，2002c）。在肾小管细胞中，这些木脂素类化合物对 Ca^{2+} 信号传导发挥多重作用。它们引起 Ca^{2+} 内流，但减少了 apsigargin 诱导的电容性 Ca^{2+} 进入，也减少了 apsigargin 和三磷酸腺苷（ATP）诱导的 Ca^{2+} 释放（Chao et al.，2002a）。化合物（–）-deoxypodophyllotoxin 和（–）-yatein 对 P-388、KB16、A549 和 HT-29 细胞表现出显著的细胞毒活性，$ED_{50} < 1\mu g/ml$（Chen et al.，1996b）。化合物 4′-O-demethyl-7-O-methyldehy-dropodophyllotoxin 对人中性粒细胞 fMLP/CB 产生超氧阴离子具有抑制作用，IC_{50} 为 5.72g/ml，还抑制 fMLP/CB 诱导的弹性蛋白酶释放，IC_{50} 为 5.40g/ml（Wei et al.，2018）。化合物 deoxypodorhizone 和（–）-maculatin 对人肝癌细胞 KKU-M156 具有较强的细胞毒活性，IC_{50} 分别为 5.2μmol/L（Emax 96%）和 5.4μmol/L（Emax 59%）。化合物 β-apopicropodophyl-lin、dehydropodophyllotoxin、deoxypodorhizone 和（–）-maculatin 对人肝癌细胞 HepG2 具有细胞毒活性，IC_{50} 分别为 1.7μmol/L（Emax 84%）、4.1μmol/L（Emax 74%）、4.5μmol/L（Emax 68%）和 5.2μmol/L（Emax 78%）（Suthiwong et al.，2018）。化合物 epiashantin、epieudesmin 分别对化学敏感性癌细胞 A549 和人乳腺癌细胞 MCF-7 略有活性。此外，这

两种化合物对 P-糖蛋白过表达的多药耐药癌细胞（人口腔上皮癌细胞 KB-VIN）表现出显著的活性（IC_{50}=5μmol/L），但对其亲本化学敏感细胞（人口腔癌细胞 KB）活性较低（Aimaiti et al., 2019）。

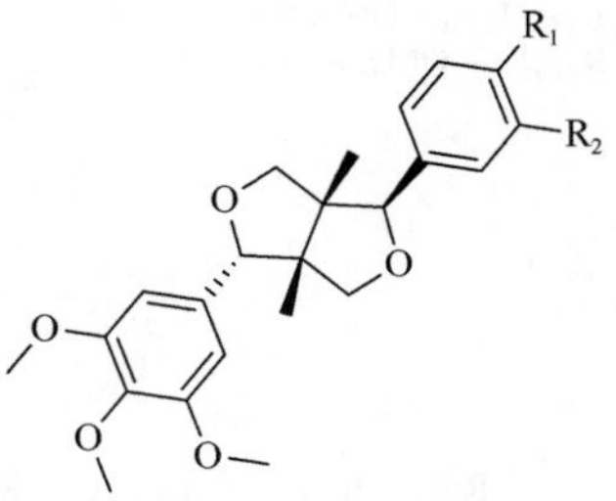

(+)-epimagnolin, $R_1 = R_2 = OMe$
(+)-epiaschantin, $R_1 + R_2 = OCH_2O$

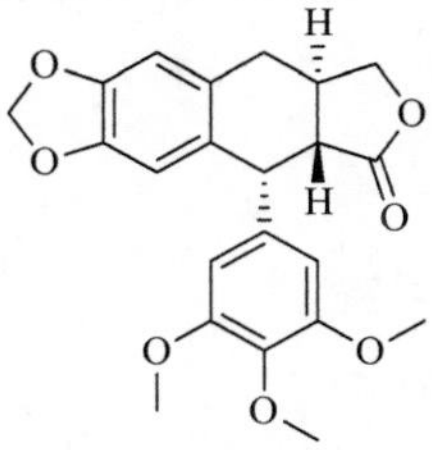

(−)-deoxypodophyllotoxin

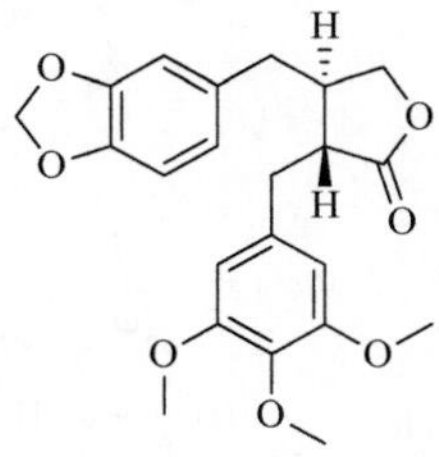

(−)-yatein

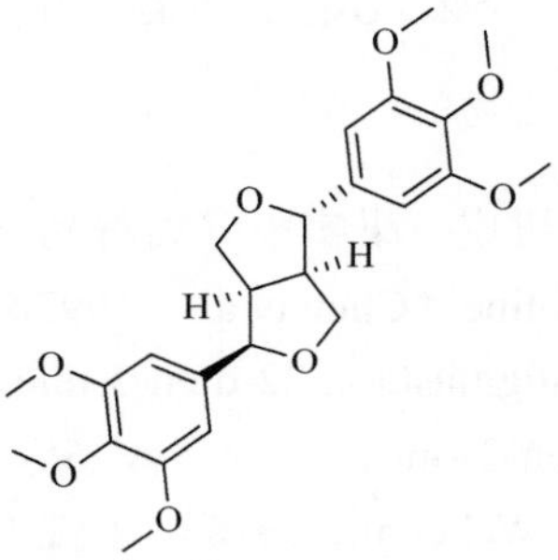

(+)-epiyangambin

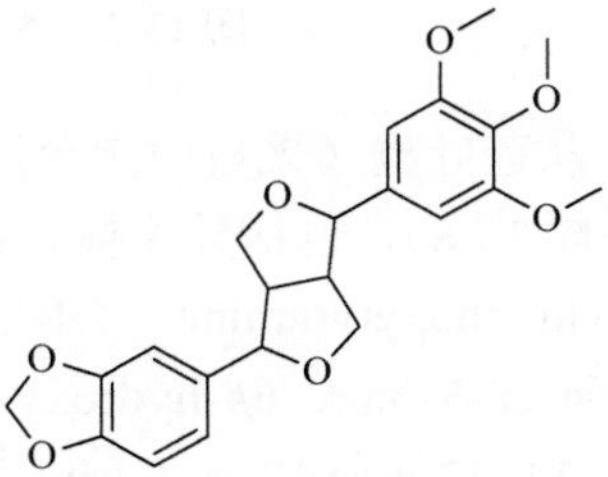

tetrahydrofurofuranlignan 5-[(1S,3aR,4S,6aR)-4-(3,4,5-trimethoxyphenyl)-hexahydrofuro[3,4-c]furan-1-yl]-2H-1,3-benzodioxole

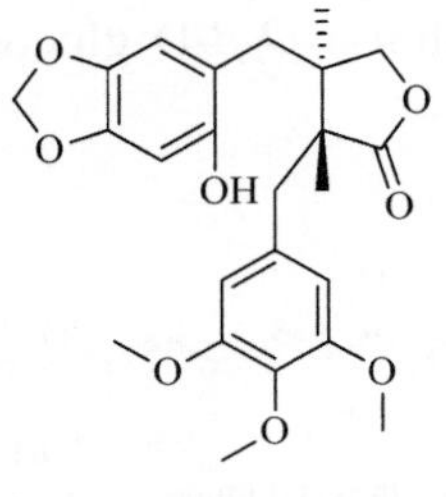

(−)-6′-hydroxyyatein

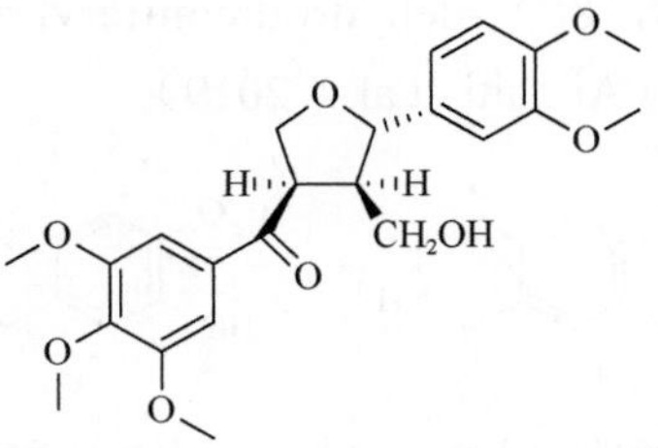

(−)-hernone

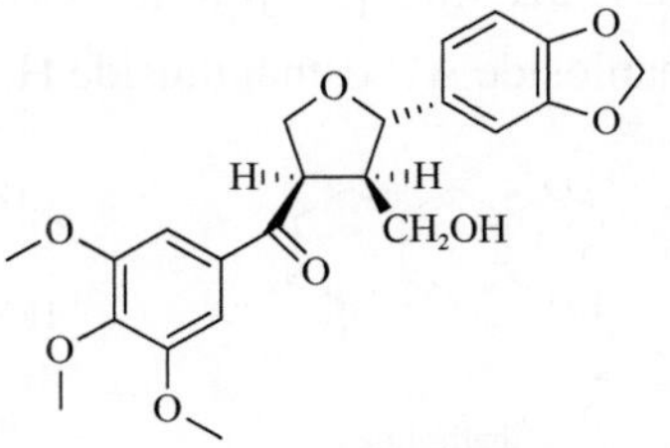

(−)-nymphone

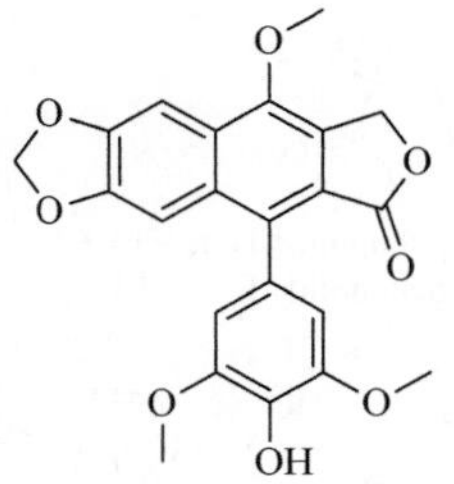

4′-O-demethyl-7-O-methyldehydropodophyllotoxin

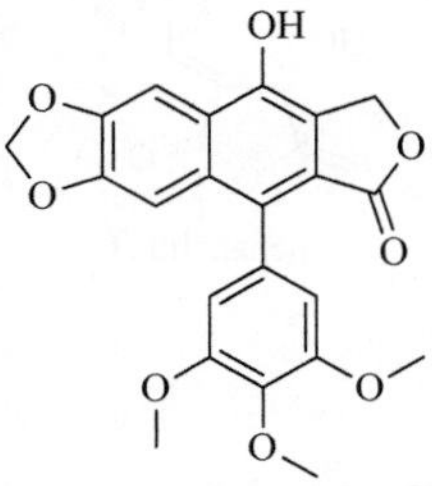

dehydropodophyllotoxin

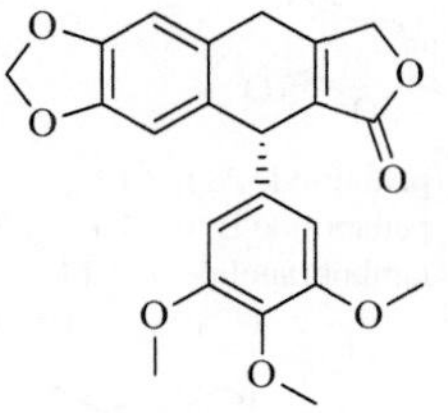

β-apopicropodophyllin

449

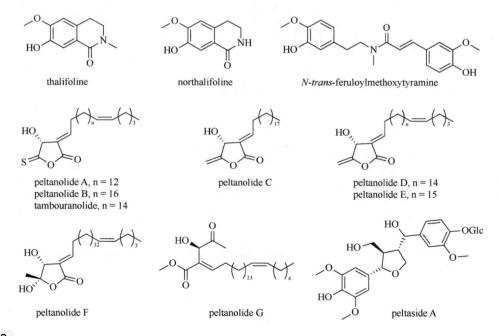

deoxypodorhizone, R₁ + R₂ = OCH₂O, R₃= R₄ = OMe, R₅= R₆= H
5′-methoxyyatein, R₁ + R₂ = OCH₂O, R₃ = R₄ = OMe, R₅ = H, R₆ = OMe
epodorhizol, R₁ + R₂ = OCH₂O, R₃ = R₄ = OMe, R₅ = OH, R₆ = H
bursehernin, R₁ + R₂ = OCH₂O, R₃ = R₄ = OMe, R₅ = H, R₆ = H
(−)-maculatin, R₁ = R₂ = OMe, R₃ = H, R₄ = OMe, R₅ = R₆ = H
hernanol, R₁ = OMe, R₂ = OH, R₃ = R₄ = OMe, R₅ = R₆ = H

	R₁	R₂	R₃	R₄
epiashantin,	H	-OCH₂-	-OCH₂-	OMe
epieudesmin,	H	OMe	OMe	H
(1S,3aR,4R,6aR)-1-(3,4-dimethoxyphenyl)-4-(3′,4′,5′-trimethoxyphenyl)tetrahydro-1H,3H-furo-[3−c]furan,	OMe	OMe	OMe	H

图 13.7　莲叶桐中的木脂素类化合物

其他类　从莲叶桐（采自中国台湾；印度尼西亚）树皮、果实中分离得到一系列其他类化合物（图 13.8），包括异喹啉 thalifoline、northalifoline（Chen et al.，1997b），酰胺 *N-trans*-feruloylmethoxytyramine，类固醇 β-sitostenone、stigmasta-4, 22-dien-3-one、6β-hydroxystigmast-4-en-3-one、6β-hydroxystigmasta-4, 22-dien-3-one、（3β，5α，6β，22E）-ergosterol- Δ 8, 14, 22-diene-3, 5, 6-triol（刘梨萍等，2014；Wei et al.，2018），丁烷内酯 peltanolide A～peltanolide G、tambouranolide，木脂素葡萄糖苷 peltaside A、peltaside B、（1S，3aR，4R，6aR）-1-（3, 4-dimethoxyphenyl）-4-（3′, 4′, 5′-trimethoxyphenyl）tetrahydro-1H，3H-furo-[3-c]furan、（7R，8S）-dehydrodiconiferyl alcohol-4-O-β-D-glucoside、alaschanioside A、osmanthuside H（Aimaiti et al.，2019）。

thalifoline　　　　northalifoline　　　*N-trans*-feruloylmethoxytyramine

peltanolide A, n = 12
peltanolide B, n = 16
tambouranolide, n = 14

peltanolide C

peltanolide D, n = 14
peltanolide E, n = 15

peltanolide F　　　　peltanolide G　　　　peltaside A

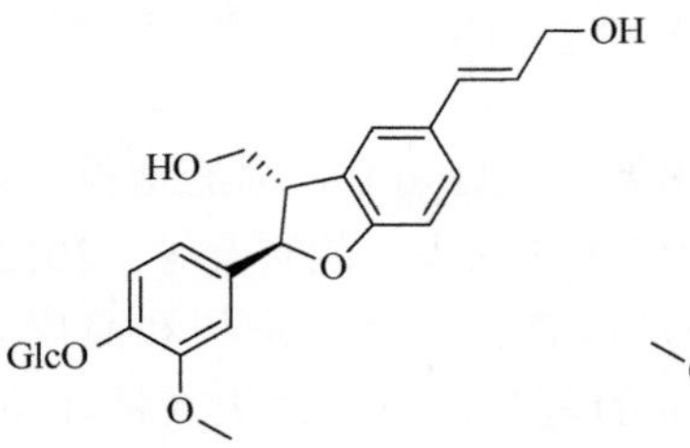

(7R,8S)-dehydrodiconiferyl alcohol-4-O-β-D-glucoside　　　alaschanioside A 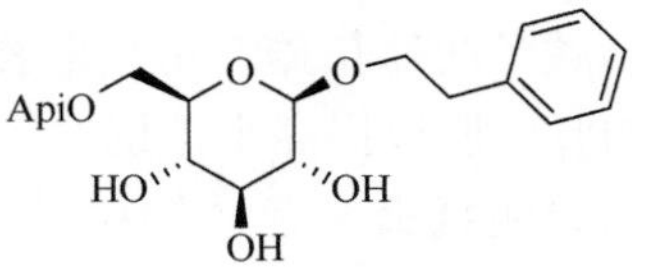　　　osmanthuside H

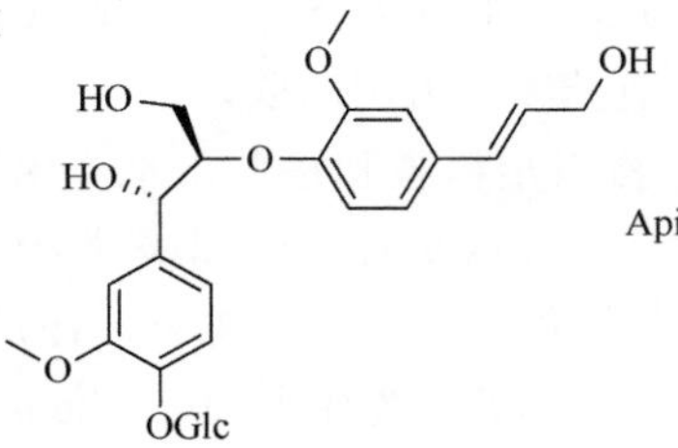

图 13.8　莲叶桐中的其他类化合物

【栽培技术】　莲叶桐属于嗜热性广布种，主要是通过种子繁殖。在我国莲叶桐分布数量较少，在部分地区只开花不结果。种子具有一定的发芽能力，对扩大种源、保护与恢复很有意义，实生苗生长速度快。同时，在研究中发现，100mg/L 萘乙酸（NAA）和赤霉素（GA3）均能提高莲叶桐种子萌发率（分别提高 58.33% 和 64.28%）和缩短萌发时间（分别缩短 36d 和 21d）。扦插繁殖是利用器官的再生能力，插穗根的形成依赖于多种因子，其中扦插基质、生长调节剂种类和浓度都起着重要作用。在研究中还发现，扦插基质、生长调节剂种类和浓度处理组合的莲叶桐插穗存活率和平均侧芽数有明显的变化。就扦插基质而言，红壤：河沙 =1：1 处理组合的莲叶桐存活率最高，可能是混合的土壤通气性及持水性良好，有利于插穗的生长。生长调节剂 NAA 和 3-吲哚丁酸（IBA）处理明显优于艾比蒂 1 号（ABT1）生根粉处理，生长调节剂浓度以 200mg/L 较优。综合考虑，对于莲叶桐较适合的处理组合为红壤：河沙 =1：1（添加 200mg/L 萘乙酸）和红壤：河沙 =1：1（添加 50mg/L 吲哚乙酸）（冯剑，2015）。

对海南滨海木麻黄林下 3 种乡土树种的光合特性研究发现，莲叶桐光合速率在夏季达到一年中的最大值，说明植物在夏季充分利用环境条件，表现出较高的光合速率，出现较高的生长势，此时如果加强水肥管理，能更好地促进植物的快速生长（姚宝琪等，2011）。

中国红树林苗木资源生产供应现状显示，有 13 种真红树和 7 种半红树苗木已商业化，占总量的 52.6%，红树苗木总体开发利用率较低。同时，苗木人工繁殖生产关键技术包括繁育方法、种实采集、育苗方式、水分和盐度管理、病虫害防治及越冬防寒管理等。

苗木人工繁殖生产关键技术　繁育方法　莲叶桐种实产量高，部分物种有胎生现象，实生苗生长速度快，多采用有性繁殖。

种实采集　成熟种实易被海浪带走或动物啃咬，及时采集是育苗的关键。种实采集期因地因种不同，通常根据种实的大小和色泽判断成熟度。种实采集后应及时播种，临时储藏宜 5～10℃冷藏。

育苗方式　多采用容器袋育苗。容器袋栽苗定植成活率高，不易被海浪冲毁。

水分和盐度管理　水分管理宜模拟潮汐供水，盐度则因树种而异。其中，胎生类红树林育苗水体盐度最好控制在 15‰ 以内，种子类萌发阶段控制在 5‰ 以内，幼苗阶段可提高到 10‰。

病虫害防治　病害主要有立枯病、灰霉病和炭疽病，常危害种子类红树植物。苗期为高发期，可用广谱杀菌药防治。虫害主要有卷叶蛾、螟蛾科幼虫、老鼠、螃蟹、地老虎、蟋蟀等，应结合实际情况采取药物或人工防除。

越冬防寒措施　可采取覆盖塑料膜和稻草、水淹保温等措施防寒，喷施适量含钾量高的叶面肥以提高小苗抗性，避免因突然降温和极端天气造成损失（胡宏友等，2012）。

野生抚育　莲叶桐树形优美，可观叶、观果，在产区常被作为行道树和海岸防护林主要树种。琼海市博鳌镇下灶坡村胸径为20～30cm的莲叶桐植株缺失（钟才荣等，2011），很大程度是人为采挖用于园林绿化所致。因此，要对现存莲叶桐植株加强抚育管理，严禁破坏，采取人为提供水肥、修剪、病虫害防治等措施，保障现存植株的正常生长，保存现有种质资源。莲叶桐种子和枝条均具有一定的发芽能力，但自然繁殖更新能力极差，要积极开展人工栽培技术的研究，采用种子育苗法和扦插育苗法扩大莲叶桐种苗生产。将种苗补种到莲叶桐原产地，扩大并改善莲叶桐群落结构；将种苗在相近经纬度区域进行迁地栽培，保存莲叶桐种质资源。

【资源保护与开发应用】

生态保护与观赏　莲叶桐属于观叶、观果濒危观赏植物。黑色核果包在黄色的蜡质总苞内，悬挂在树上好像一串串铃铛，果期从9月至次年2月，可种植为庭园优形树及海岸防风林（姚宝琪，2011）。莲叶桐为海岸林代表树种，抗风能力强，喜阳光，可耐盐碱土质，为我国南部热带海岸林中最重要的组成树种，可用于防风定沙。人工栽培面积的扩大，不仅可以发挥莲叶桐对自然环境的生态保护作用，还可以极大限度地保护莲叶桐种质资源。

强化保护措施　莲叶桐分布于红树林非保护区，基本上处于法律保护的空白区域，因而时常发生盗采盗挖现象。建议对莲叶桐生长区域建立保护区或将其划入相邻的保护区进行强化管理，也可利用国家重点生态公益林相关政策，对其加强管理和保护。莲叶桐属于濒危半红树植物，已被列入《国家重点保护野生植物名录》。要严格禁止人为破坏活动，加大对破坏活动的打击力度。同时，向当地居民积极宣传教育，提高民众对濒危物种重要性的认识，增强其保护濒危物种的自觉性。

药用及开发　目前对莲叶桐主要集中于化学成分的研究，生物碱类化合物具有抗肿瘤活性，树液可用作脱毛剂。

其他　莲叶桐种子具有毒性，但含有的油质可提炼制作肥皂和作为制造橡胶代用品的原料。

参考文献

冯剑. 2015. 海南岛海岸乡土树种榄仁树、莲叶桐的育苗和在木麻黄海防林下种植试验研究. 海南师范大学硕士学位论文.

胡宏友, 陈顺洋, 王文卿, 等. 2012. 中国红树植物种质资源现状与苗木繁育关键技术. 应用生态学报, 23(4): 939-946.

蒋巧兰. 2007. 真红树和半红树体内元素分布及耐盐差异的比较研究. 厦门大学硕士学位论文.

李妮亚, 韩淑梅, 陈坚, 等. 2011a. 不同生境中半红树植物抗氧化防御研究. 西北林学院学报, 26(5): 29-34.

李妮亚, 韩淑梅, 刘强, 等. 2011b. 不同生境中半红树植物盐离子积累与光合特性的研究. 河南师范大学学报(自然科学版), 24(4): 429-438.

李婷婷. 2011. 从红树林植物群落评估中国红树林退化状况. 厦门大学硕士学位论文.

刘梨萍，于瑞同，袁瑾，等 . 2014. 莲叶桐树枝的化学成分 . 青岛科技大学学报（自然科学版），35(2): 162-166.

莫燕妮，庚志忠，王春晓，等 . 2002. 海南岛红树林资源现状及保护对策 . 热带林业，30(1): 46-50.

牟美蓉 . 2007. 基于叶片特征的真红树和半红树植物的比较研究 . 厦门大学硕士学位论文 .

任海，简曙光，张倩媚，等 . 2017. 中国南海诸岛的植物和植被现状 . 生态环境学报，26(10): 1639-1648.

涂志刚，陈晓慧，吴瑞，等 . 2015. 海南省红树林自然保护区红树林资源现状 . 海洋开发与管理，32(10): 90-92.

王鹏，赵志忠，马荣林，等 . 2014. 海南岛北部潮间带红树林对重金属的累积特征 . 生态环境学报，23(5): 842-846.

吴瑞，王道儒 . 2013. 三沙市资源禀赋和生态环境保护 . 海洋开发与管理，30(12): 59-62.

谢一凡 . 1998. 莲叶桐属植物 H. voyronii 中生物碱的氯奎增效作用及 Hervellne D 的结构 . 中草药，64: 58.

姚宝琪 . 2011. 木麻黄海防林中混交种植肖槿、红厚壳、莲叶桐的初步研究 . 海南师范大学硕士学位论文 .

姚宝琪，刘强，蔡梓，等 . 2011. 海南滨海木麻黄林下三种乡土树种的光合特性 . 中南林业科技大学学报，31(12): 92-101.

张晓楠，钟才荣，罗炘武，等 . 2016. 濒危红树植物莲叶桐败育植株中 7 种矿质元素含量 . 湿地科学，14(5): 687-691.

赵焕庭，王丽荣，袁家义，等 . 2017. 南海诸岛的自然环境、资源与开发 . 热带地理，37(5): 659-693.

中国科学院中国植物志编辑委员会 . 1982. 中国植物志：第六十五卷 第一分册 . 北京：科学出版社：154.

钟才荣，李诗川，管伟，等 . 2011. 中国 3 种濒危红树植物的分布现状 . 生态科学，30(4): 431-435.

Aimaiti S, Saito Y, Fukuyoshi S, et al. 2019. Isolation, structure elucidation, and antiproliferative activity of butanolides and lignan glycosides from the fruit of *Hernandia nymphaeifolia*. Molecules, 24(21): 4005.

Chao Y Y, Chen I S, Yeh J L, et al. 2002a. Novel action of lignans isolated from *Hernandia nymphaeifolia* on Ca^{2+} signaling in renal tubular cells. Eur. J. Pharmacol., 443(1-3): 31-38.

Chao Y Y, Jan C R, Ko Y C, et al. 2002b. Effect of lignans isolated from *Hernandia nymphaeifolia* on estrogenic compounds-induced calcium mobilization in human neutrophils. Life Sci., 70(26): 3109-3121.

Chao Y Y, Su W, Jan C R, et al. 2002c. Novel action of lignans isolated from *Hernandia nymphaeifolia* on Ca^{2+} signaling in human neutrophils. Arch. Toxicol., 75(11-12): 695-702.

Chen I S, Chen J J, Duh C Y, et al. 1997a. Cytotoxic lignans from Formosan *Hernandia nymphaeifolia*. Phytochemistry, 45(5): 991-996.

Chen I S, Chen J J, Duh C Y, et al. 1997b. New aporphine alkaloids and cytotoxic constituents of *Hernandia nymphaeifolia*. Planta. Med., 63(2): 154-157.

Chen I S, Chen J J, Tsai I L, et al. 1995b. New *p*-quinonoid aporphine alkaloids and antiplatelet aggregation constituents of *Hernandia sonora*. Planta Med., 61: 537-539.

Chen I S, Chen J J, Tsai I L. 1995a. Alkaloids from *Hernandia sonora*. Phytochemistry, 40(3): 983-986.

Chen J J, Chang Y L, Teng C M, et al. 2001. Vasorelaxing and antioxidant constituents from *Hernandia nymphaeifolia*. Planta Med., 67(7): 593-598.

Chen J J, Ishikawa T, Duh C Y, et al. 1996b. New dimeric aporphine alkaloids and cytotoxic constituents of *Hernandia nymphaeifolia*. Planta Med., 62(6): 528-533.

Chen J J, Tsai I L, Chen I S. 1996a. New oxoaporphine alkaloids from *Hernandia nymphaeifolia*. J. Nat. Prod., 59(2): 156-158.

Lai Y W, Wang S W, Hu Y Y, et al. 2020. Anti-inflammatory alkaloids from the root bark of *Hernandia nymphaeifolia*. Phytochemistry, 173: 112326.

Suthiwong J, Boonloh K, Kukongviriyapan V, et al. 2018. Cytotoxicity against cholangiocarcinoma and HepG2 cell lines of lignans from *Hernandia nymphaeifolia*. Nat. Prod. Commun., 13(1): 1934578X1801300118.

Wei C Y, Wang S W, Ye J W, et al. 2018. New anti-inflammatory aporphine and lignan derivatives from the root wood of *Hernandia nymphaeifolia*. Molecules, 23(9): 2286.

14 豆科（Leguminosae）

14.1 水黄皮（*Pongamia pinnata*）

水黄皮是一种较为常见的半红树植物，属于豆科（Leguminosae）水黄皮属（*Pongamia*）。水黄皮属全世界仅1种，主要分布于我国东南部沿海的广东、海南、广西、福建、香港及台湾等地，在日本、印度、斯里兰卡、巴布亚新几内亚、马来西亚、澳大利亚、波利尼西亚群岛以及马斯克林群岛也有分布。水黄皮自然生长于溪边、水塘边及海边潮水能到达的地方。种子及茎叶大寒，有微毒；可治疥癞，烧灰亦可擦癣；凡血虚者勿用。历代本草有收载。在我国民间，水黄皮种子、花、根皮、茎皮、叶子及心材均可药用。水黄皮种子和种子油用于治疗白斑病、麻风病、腰部风湿病、关节风湿病，叶子用于治疗痔疮、肿瘤或用于伤口消炎等。截至目前，已从水黄皮的种子、花、根皮、茎皮、叶子及心材中分离得到黄酮类、三萜类、生物碱类、甾体类及氨基酸等多种化合物。其中，黄酮类占绝大多数，且多数黄酮类的母核具有呋喃环或吡喃环，黄酮类和油脂类为其药效成分（马建等，2014）。药理研究表明，水黄皮有抗菌、抗炎、镇痛、抗溃疡、抗惊厥、降血糖、抗疟原虫等功效，近十年的药理研究表明，水黄皮在抗氧化、抗痢疾、治疗高血脂等方面有突出活性，为研发皮肤药、新型抗菌药、抗肿瘤药提供了良好的资源。

【分类位置】 被子植物门 Angiospermae 双子叶植物纲 Dicotyledoneae 原始花被亚纲 Archichlamydeae 蔷薇目 Rosales 蔷薇亚目 Rosineae 豆科 Leguminosae 蝶形花亚科 Papilionoideae 灰毛豆族 Tephrosieae 水黄皮属 *Pongamia* 水黄皮 *Pongamia pinnata* (L.) Pierre, 1898（中国科学院中国植物志编辑委员会，1994）。

【别名】 水流豆；野豆、水流兵（何克谏，2009）；水罗豆、水刀豆；九重吹。

【形态特征】 水黄皮为乔木，高 8～15m（图 14.1）。嫩枝通常无毛，有时稍被微柔毛，老枝密生灰白色小皮孔。羽状复叶长 20～25cm；小叶 2～3 对，近革质，卵形，阔椭圆形至长椭圆形，长 5～10cm，宽 4～8cm，先端短渐尖或圆形，基部宽楔形、圆形或近截形；小叶柄短，长 0.6～0.8cm。总状花序腋生，长 15～20cm，通常 2 朵花簇生于花序总轴的节上；花梗长 0.5～0.8cm，在花萼下有卵形的小苞片 2 枚；花萼长约 3mm，萼齿不明显，外面略被锈色短柔毛，边缘尤密；花冠白色或粉红色，长 12～14mm，各瓣均具柄，旗瓣背面被丝毛，边缘内卷，龙骨瓣略弯曲。荚果长 4～5cm，宽 1.5～2.5cm，表面有不甚明显的小疣凸，顶端有微弯曲的短喙，不开裂，沿缝线处无隆起的边或翅，有种子 1 粒，种子肾形。花期 5～6 月，果期 8～10 月（中国科学院中国植物志编辑委员会，1994）。染色体数目：$2n=22$（王瑞江等，1989）。

【生境分布】 水黄皮自然生长于溪边、水塘边及海边潮水能到达的地方（图 14.2），

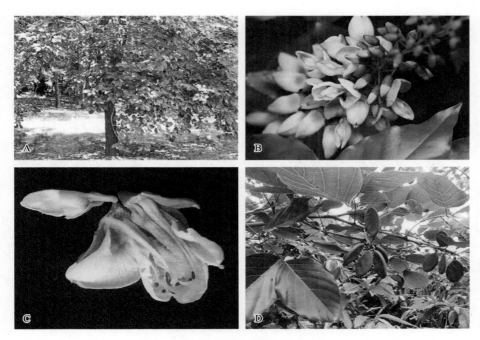

图 14.1　水黄皮植物形态

A. 植物体（尤水雄摄）；B. 花序（万鹏摄）；C. 花解剖（徐克学摄）；D. 果枝（万鹏摄）

是一种既能在潮间带生存，可在海滩上成为优势树种，又能在陆地环境自然繁殖的两栖木本植物。在我国，水黄皮分布于东南部沿海的广东、广西、海南、香港、台湾等地，《福建植物志》记载，福建厦门市同安区也有水黄皮分布。在国外，水黄皮分布于日本、印度、斯里兰卡、巴布亚新几内亚、马来西亚、澳大利亚、波利尼西亚群岛以及马斯克林群岛。文献记载，水黄皮原产于印度次大陆及东南亚，后被引种到中国、澳大利亚、新西兰和美国等国家的湿热气候地区（黄健子等，2015）。

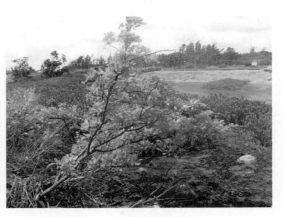

图 14.2　生长在海岸带沟渠荒坡的水黄皮

【药材鉴别】

药材性状　干燥根呈圆柱形，直径为 0.5～4cm，表面黄棕色，粗糙，可见突起的皮孔样疤痕。质坚硬，难折断，断面纤维性。干燥茎呈圆柱形，表面光滑、稍有皱缩，灰褐色，可见侧枝痕和点状皮孔；质坚硬，不易折断；中央髓部明显可见。气微，味微苦、涩。

鲜叶（图 14.3）为单数羽状复叶，小叶近革质，卵形、阔椭圆形至矩圆形，长 5～10cm，宽 4～8cm，先端渐尖或浑圆，基部钝或浑圆，边缘全缘。嫩叶黄绿色，边缘微红紫色；老叶翠绿色，背面色略浅。叶脉在两面均明显，柄短。干燥叶多皱缩、卷曲或破碎；上表面绿棕色，无毛，下表面浅绿色。近革质。气微，味微涩。

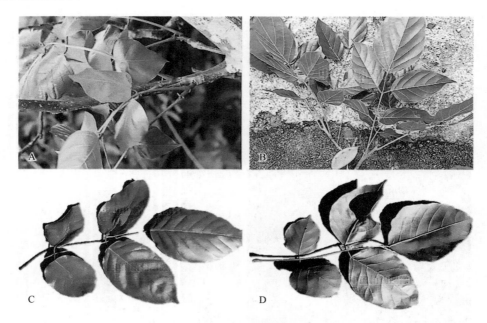

图 14.3 水黄皮鲜叶形态

A. 枝叶（示嫩枝）；B. 枝叶（徐锦泉摄）；C. 复叶上表面（周洪义摄）；D. 复叶下表面（周洪义摄）

荚果呈扁平长椭圆形（图 14.5），长 4～6cm，宽 1.5～2.5cm，两端略尖，先端有微弯的短喙，基部有短梗。鲜果表面绿黄色，饱满，干品表面土黄色至棕褐色，光滑无毛（图 14.4）；体轻，木质，不开裂，能漂浮于水面，故水黄皮又名水流豆。种子常为 1 粒，肾形而侧扁，表面赤褐色或浅棕褐色，有干燥形成的皱褶，剖开后子叶两片。气微，味苦。

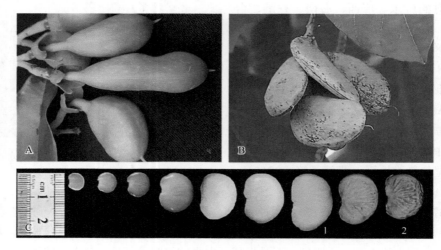

图 14.4 水黄皮药材形态

A. 鲜果实（徐克学摄）；B. 干燥果实（袁华炳摄）；C. 种子发育的不同形态（郝学红，2018）

1. 成熟鲜种子；2. 成熟干燥种子

组织构造 根横切面木栓层由 10～12 列细胞构成。皮层较宽，有石细胞和纤维分布。韧皮部较窄，与皮层界线不明显。形成层不明显，木质部较大，导管多而大，单个散在，

偶有 2～3 个相连，木纤维排列成环；木
射线由 1～2 列细胞组成，排列整齐。无髓。

　　茎横切面（图 14.6）木栓层由 10 余
列细胞组成，细胞壁厚，内含棕色物质；
栓内层细胞 2～3 列，切向长方形，内外
排列整齐。皮层较狭窄，由 10 余列切向椭
圆形细胞组成，细胞排列较紧密；皮层与
韧皮部之间有中柱鞘木化厚壁细胞环带，
环带由纤维束和石细胞群组成。韧皮部较
宽，韧皮薄壁细胞常挤压而不规则；韧皮
纤维非木化，成束或单个散在。形成层环

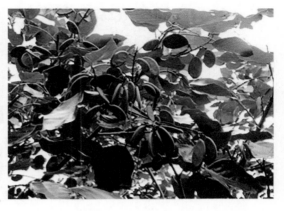

图 14.5　水黄皮树上接近成熟荚果的形态

细胞不明显。木质部宽广，年轮较清晰；大型导管单个或 2 个相聚，少数纵向数个相连；
木纤维切向不规则层状排列，纤维壁厚；木射线 1～3 列细胞。髓部宽广，髓周有单宁
细胞散在。皮层、韧皮部、木质部及髓部薄壁细胞中常含草酸钙方晶。

　　叶中脉部位横切面（图 14.7）为两面叶。上、下表皮各 1 列细胞，类长方形，上表
皮细胞较大；气孔仅存在于下表皮。栅栏组织细胞 2 列，不通过中脉，外侧 1 列细胞排
列整齐而紧密，内侧 1 列细胞长短不一，排列稀疏；海绵组织约占切面的 1/3，细胞不规
则，细胞间隙大，有侧脉维管束通过。主脉部位下表面极为突出；中脉维管束 1 个，呈
类圆形，由两个外韧型维管束相对而成；木质部位于上、下两侧，以下面一个发达；韧
皮部位于木质部的外方，中央髓部为条形薄壁细胞区域；维管束外方为木化纤维束鞘。
中脉部位薄壁细胞中含草酸钙方晶，并有单宁细胞散在。

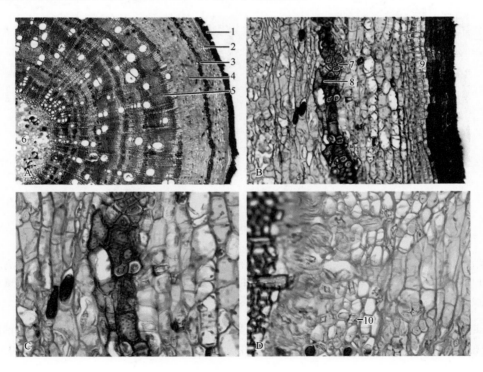

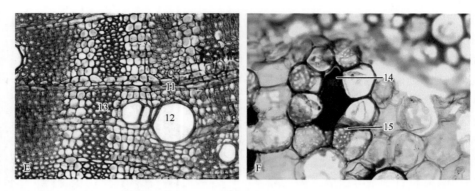

图 14.6　水黄皮茎横切面形态

A. 茎横切面；B. 周皮至韧皮部；C. 中柱鞘部位放大；D. 韧皮部部位；E. 木质部部位；F. 髓部放大

1. 木栓层；2. 皮层；3. 中柱鞘厚壁细胞环；4. 韧皮部；5. 木质部；6. 髓部；7. 木化纤维束；8. 石细胞；9. 栓内层；10. 草酸钙方晶；11. 木射线；12. 大型导管；13. 木纤维；14. 单宁细胞；15. 具纹孔细胞

A. ×40；B、E. ×200；C、D、F. ×400

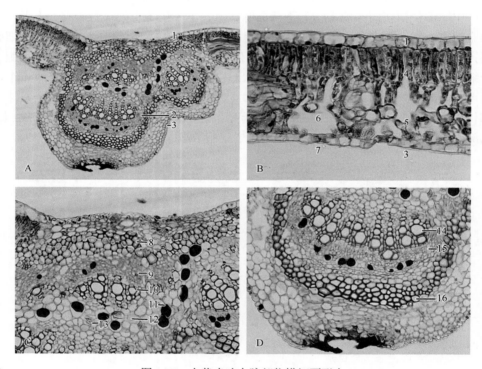

图 14.7　水黄皮叶中脉部位横切面形态

A. 叶中脉部位横切面；B. 叶肉部位；C. 中脉部位上表面；D. 中脉部位下表面

1. 上表皮；2. 中脉维管束；3. 下表皮；4. 栅栏组织；5. 海绵组织；6. 气室；7. 气孔；8. 维管束鞘；9. 中脉维管束上侧韧皮部；10. 中脉维管束上侧木质部；11. 单宁细胞；12. 中脉维管束中央薄壁细胞部位；13. 草酸钙方晶；14. 中脉维管束下侧木质部；15. 中脉维管束下侧韧皮部；16. 维管束鞘

　　叶表面制片上、下表皮细胞呈不规则多角形，垂周壁呈深波状弯曲（图 14.8）。平轴式气孔分布于下表皮细胞，气孔器大小为（12.6～20.1）μm×（9.3～10.5）mm，气孔指数为 10.5。

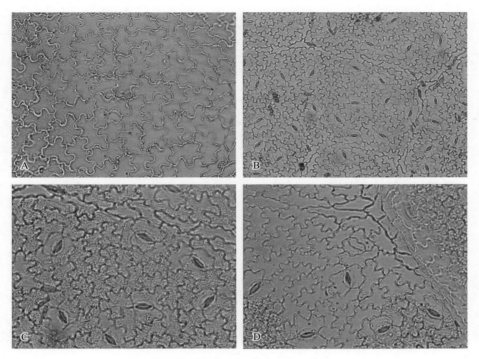

图 14.8　水黄皮叶表皮细胞形态
A. 上表皮（示上表皮形态）；B～D. 下表皮（示气孔分布）
A、C、D. ×400；B. ×200

超微形态　扫描电镜下，水黄皮上表皮细胞垂周壁呈深波状弯曲且突起，细胞呈不规则多角形，角质层平滑，表面有颗粒状纹理和蜡质。下表皮细胞呈多角形，垂周壁呈深波状弯曲，角质层较平滑，放大后可见微显条状的角质纹理，以气孔周边最为明显；气孔平轴式，非内陷，分布较密集，副卫细胞表面有稀疏的条纹状角质纹理，气孔内层结构清晰（图 14.9）。

【分子鉴别】　郭孝欢（2015）通过基于因美纳平台的高通量测序技术对水黄皮种子进行转录组测序及基因功能分类分析，同时还对基于转录组数据获得的潜在 EST-SSR 位点进行多态性筛选。取组织分化期、灌浆期和脱水期三个发育时期的水黄皮种子，进行 RNA 提取，将 RNA 样品等量混合并构建 cDNA 文库，通过因美纳双末端测序得到 80 212 402 条序列片段，再经过组装，最终得到 53 586 条平均长度为 787nt 的基因簇序列，总长度为 42 186 440nt。通过与不同的数据库进行 Blast 比对，发现上述基因簇序列中有 39 602 条（73.9%）与非冗余（non-redundant，NR）数据库中蛋白质序列具有显著的相似性，其中 90% 以上的基因簇序列都指向豆科植物。此外，指向 Nt、Swiss-Prot 和 COG 数据库的基因簇分别是 40 938 条、24 078 条和 13 147 条。GO 功能条目分析和 KEGG 代谢通路分析结果表明，分别有 23 489 条、24 052 条和 23 811 条基因簇序列参与分子功能、细胞组分和生物学过程三大功能条目；同时，有 21 905 条基因簇序列参与包括植物激素信号转导、植物-病原菌互作、剪接体、RNA 转运等在内的 128 个代谢通路，其中有 2093 条基因簇序列参与脂质代谢相关代谢通路。从水黄皮转录组测序所得的基因簇序列

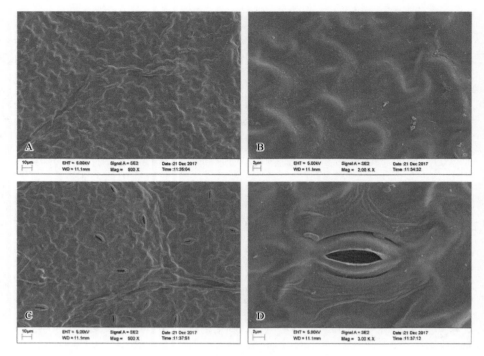

图 14.9　水黄皮叶表面超微形态

A. 上表皮（示表皮细胞）；B. 上表皮放大（示角质纹理及蜡质）；C. 下表皮（示表皮细胞及气孔分布）；D. 下表皮（示气孔及角质纹理）

查找到 8212 个潜在 EST-SSR 位点，这些位点以两碱基重复和三碱基重复为主。进一步从这些潜在位点中挑选 121 个位点，根据其侧翼序列设计引物，通过对从 4 个水黄皮个体中提取的 DNA 进行 PCR 扩增及产物测序，筛选具有多态性的 EST-SSR 位点。结果表明，共有 39 个 EST-SSR 位点在 4 个个体中表现出多态性，这些位点位于 35 条基因簇序列，其中包括 11 条含 12 个多态性 EST-SSR 位点的油脂代谢相关基因序列，以及 24 条含 27 个多态性 EST-SSR 位点的非油脂代谢相关基因序列。

半红树植物水黄皮对土壤盐度有一个较宽的适应范围，但并不像其他红树植物那样具有根部拒盐和叶片泌盐等形态生理特征。因此，该物种对逆境的适应性更有可能归因于其基因表达调控。通过提取海水和淡水处理下若干时间点的水黄皮根部和叶片 RNA，构建了 4 个文库，并采用因美纳平台进行转录组测序，将初始测序结果进行组装和拼接后，共得到 108 598 条平均长度为 606bp 的独立基因序列。通过比较这些独立基因序列在海水和淡水处理下的表达量，从中筛选出 23 815 条在根部或叶片具有显著表达量变化的序列，作为进一步功能分析的候选基因序列。同时，对这些候选基因的 GO 功能条目（gene ontology term）分析和 KEGG 代谢通路（Kyoto Encyclopedia of Genes and Genomes pathway）富集分析显示，水黄皮的根和叶器官在响应盐胁迫时存在一些明显的时空表达差异，这一结果为全面探讨不同类型植物响应盐胁迫的分子机制提供了良好的素材。基于上述候选基因的功能注释和表达量变化情况，初步挑选了若干基因，在获得其全长序列后构建载体转化拟南芥，已获得部分耐盐能力显著提升的转基因株系，对这些基因作用机制的深入研究仍在进行中（黄健子等，2015）。

　　水黄皮是具有 11 对染色体的二倍体木本植物，其核基因组大小估计约为 1300Mb。澳大利亚昆士兰大学的 Gresshoff 研究团队运用第二代高通量测序技术测定水黄皮核基因组序列，并已在美国国家生物技术信息中心（NCBI）网站上发布了两组单端读长分别为 36bp 和 75bp 的短序列数据集，两者各包含了 450Mb 和 2.2Gb 数据。水黄皮核基因组测序结果已经被成功应用于发掘油脂代谢相关基因及设计 ISSR 标记引物（黄健子等，2015）。

　　通过高通量测序技术对水黄皮种子三个发育阶段（胚胎形成期、灌浆期和脱水期）进行 RNA 测序（RNA-Seq）分析，了解其发育过程中基因表达的变化特点及其与油脂代谢变化的相关性。基于种子胚胎形态、干重、鲜重及含水量等多方面特征，确定了水黄皮种子三个发育阶段的时间范围（郝学红，2018）。应用 RNA 测序量化分析三个发育阶段的基因表达水平，测序结果表明，高达 93.88% 的基因簇在三个发育阶段均有表达，只有不到 2% 的基因簇仅在其中一个阶段特异性表达；共发现 8881 个在任意两个阶段间存在显著差异表达的基因。运用反转录-PCR（RT-PCR）技术对与油脂代谢有关的 10 个候选差异表达基因（differentially expressed gene，DEG）进行分析，证明了不同发育阶段 RNA 测序数据的可靠性。通过测量开花后第 10 周、第 14 周、第 18 周、第 22 周、第 26 周和第 30 周种子的含油量发现，从胚胎形成期到灌浆期初期，种子含油量显著增加，然后稳定增加，增加幅度减小，在脱水期含油量达到最大值。以气相色谱检测到棕榈酸、硬脂酸、油酸、亚油酸、亚麻酸、花生酸和山蓇酸等 7 种脂肪酸，油酸在灌浆期后期成为相对含量最高的脂肪酸。基于基因表达谱及含油量分析结果推测，在水黄皮种子胚胎形成期，脂肪酸和甘油三酯生物合成相关基因的一致活跃表达为细胞增殖提供了大量储存脂和膜脂的原料；而在脱水期，甘油三酯（TAG）合成相关基因的重新激活则进一步促进了种子含油量达到最大值。

　　【生理特性】　水黄皮具有耐热、耐旱、耐盐碱、抗风、抗污染和易移植等特性（黄健子等，2015）。水黄皮生长的土壤分析显示，水黄皮生长的最适土壤含水量为 50%～60%，但它可以适应较低的土壤持水量环境；水黄皮较适应在 pH 为 5～6 的环境中生长，较低的 pH 可能是水黄皮不能在山丘（pH=4～5）生长的主要原因；水黄皮土壤电导率（EC 值）为 245～1705μS/cm；水黄皮对土壤有机质和全氮含量水平没有特别要求；水黄皮可以适应较大范围的速效磷供应水平，多数生长区为 1～20mg/kg，因而多数土壤磷供应能满足水黄皮的生长；K 与 Na 含量在一定范围内的变化对水黄皮生长的影响较小，较高的 Ca 和 Mg 含量可能是水黄皮正常生长的一个重要因素（钟玥茜，2013）。

　　彭辉武（1997）研究了几种红树植物在吸收 CO_2、富集重金属以及净化空气方面的生态服务功能。结果表明，在光合作用方面，无瓣海桑、海桑和水黄皮要优于其他树种；在重金属富集方面，水黄皮具有很强的吸收重金属 Cd 的能力，同时所研究红树植物均有很强的富集 Cr 的能力；在净化空气的生态服务功能方面桐棉和水黄皮较其他红树植物要好。

　　室内对半红树植物水黄皮幼苗进行了 7 个盐度（5g/kg、8g/kg、11g/kg、14g/kg、17g/kg、20g/kg、23g/kg）的胁迫处理，对各处理下水黄皮生长量、生物量、生理指标和光合速率进行测定，结合生长信息指标进行主成分分析。结果表明，水黄皮的苗高增量、地径增量、叶片数增量、根干重、径干重、叶干重及总生物量随着盐度的上升均呈下降趋势，在盐度为 5g/kg 和 8g/kg 的处理下保持较高值，盐度超过 11g/kg 后骤降；光合速率在盐度为 5g/kg、8g/kg、11g/kg 处理下保持较高值，最大值出现在盐度为 8g/kg 的处理下；SOD 活性、游离脯氨酸、质膜透性和丙二醛含量均随盐度的上升呈上升趋势；在盐度为 5g/kg、8g/kg 处理下主成分得分较高，水黄皮较适生长，盐度超过 11g/kg 后不适生长（邱凤英等，2010）。

【资源状况】 水黄皮为一种中型快速生长的乔木，性喜高温、湿润和阳光充足或半阴环境，生性强健，萌芽力强，耐盐性、抗强风能力、耐旱性、耐寒性、耐阴性均佳，能抗空气污染，是防风固沙的优良树种。水黄皮的生长环境较广泛，从海边一直到低山丘陵，环境适应性较强（钟玥茜，2013）。

2007 年 8 月至 2008 年 10 月对广东 6 个沿海地区进行的野外调查表明，水黄皮在广州市及其周边地区的分布范围已经大大缩小，成片野生的水黄皮只在海边滩涂地的红树林边缘及少量海边潮水能到达的河涌边零星分布，滨海和内陆一些地方有引种栽培，水黄皮长势良好。广州市南沙区沿海红树林边，水黄皮间杂分布于滩涂地、淤积地和海岸潮间带，有 30 余棵成年植株，高 5m 左右，胸径为 20cm 左右，周围有少量小苗，伴生植物有秋茄树、桐花树、老鼠簕、苦郎树、海刀豆、铺地黍、白花鱼藤、黄槿等。广州市南沙区横沥镇冯马二村河涌边有水黄皮 1 株，高 6m，胸径为 30cm，冠幅直径达 8m，未发现小苗，伴生植物有类芦、铺地黍、构树、山黄麻、朴树等。东莞市虎门镇海边沙滩、潮间带零星分布水黄皮成年植株约 10 株，高 4m 左右，胸径为 15cm 左右，有少量结果，伴生植物有秋茄树、桐花树、黄槿、芦苇、老鼠簕、苦郎树、海刀豆等。东莞市长安镇珠江入海口、潮间带零星分布一些水黄皮小苗，高 1m 左右，伴生植物有桐花树、秋茄树、老鼠簕、无瓣海桑、短叶茳芏等。珠海市淇澳岛海边滩涂地间杂分布 10 多株水黄皮成年植株，伴生植物有秋茄树、桐花树、老鼠簕、苦郎树、海刀豆等。此外，广州市南沙区庙贝沙耐卓苗木公司苗圃引种台湾水黄皮 10 株，高 4m 左右，胸径为 12cm 左右，10 月开花，花呈紫红色，花繁叶茂，结果多，周围有小苗。中国科学院华南植物园比较荫蔽的水塘边引种水黄皮 6 株，高 8m 左右，胸径为 30cm 左右，无小苗。南沙万顷沙湿地公园海边滩涂间杂分布 3～5 株成年水黄皮（钟玥茜，2013）。

澳门红树林有 8 种真红树植物和 4 种半红树植物。半红树植物是黄槿、阔苞菊、水黄皮、海杧果，其中黄槿和水黄皮是海岸防护林树种及绿化树种（何锐华，2009）。

广州市番禺区天然生长的真红树植物和半红树植物共有 5 种，包括桐花树、老鼠簕、苦郎树、水黄皮、阔苞菊，后 3 种半红树植物零星分布于潮水极少到达的高潮滩的后缘及堤岸边，水黄皮为小乔木，其他两种均为矮灌木（陈文沛等，2001）。

广州市南沙区大角山海滨公园共有真红树植物 4 科 5 属 5 种、半红树植物 5 科 5 属 5 种，形成 14 种类型的红树林群落（李海生等，2019）。水黄皮群落主要以片植或列植的形式广泛分布于潟湖岸边的草地上，高 4～8m，郁闭度为 0.4～0.7，胸径平均约 16cm，基径平均约 23cm，林下可见到水黄皮幼苗。此外，潟湖湖边的无瓣海桑-桐花树群落、木榄-桐花树-秋茄树群落中也有少量水黄皮分布。

广州南沙经济技术开发区坦头村红树林是广州市唯一幸存的成片天然红树林，有 12 科 15 属 16 种红树植物，其中人工引进 5 种，有 7 个天然植物群落（刘秋红，2005）。水黄皮群落生长于后缘岸边一带，呈散生或小带状分布，土质硬实，高潮时偶尔可被海水浸到，树高 5～6m，胸径为 3.8～11.0cm。

雷州半岛红树林湿地红树植物有 16 科 25 种（林子腾，2005）。水黄皮呈灌木状，零星分布于沿海各海岸的最高潮水线以外的陆地附近，伴生植物为黄槿、海漆，呈残存的小片乔木半红树林，树高一般为 3～4m，胸径为 8～16cm。

在广西海岸带的重点海湾、河口、旅游海岸、沿海防护林和滨海沼泽区（李丽凤和刘文爱，2017），分布着半红树植物 6 科 8 种，其中水黄皮、桐棉、钝叶臭黄荆、银叶树为濒危半红树植物。植物群落有银叶树群落、黄槿-水黄皮群落、海杧果群落。其中，黄槿-水黄皮群落主要分布在海堤上或河岸上，群落受潮汐的影响较小，水黄皮平均胸径为5.7cm，最大胸径为 6.2cm，伴生植物有桐棉、钝叶臭黄荆、海漆、海杧果、老鼠簕、苦郎树、苦槛蓝等植物，灌木层主要有酒饼簕、刺葵，草本层主要有卤蕨、阔苞菊。

北仑河口自然保护区真红树有 10 种，半红树有 4 种（刘镜法等，2006）。水黄皮等半红树植物主要分布于红树林的向岸边缘、海堤或近岸陆地上。一些种类，如银叶树、黄槿和海杧果，甚至可分布到离海岸较远的河流岸边或陆地上。水黄皮分布于该保护区的新基、石角、交东、贵明、山心、佳邦、巫头、楠木山和黄竹江等地。

东寨港自然保护区真红树植物有 17 科 28 种，半红树植物有 20 科 30 种（符国瑷，1995）。根据红树林的主要组成种类、外貌、结构、生境以及演替阶段等，可将其分成 3个类型 10 个群落。3 个类型分别为：短密灌丛类型、中密丛林类型和高疏丛林类型。高疏丛林类型中的水黄皮-海莲-榄李群落靠近内海岸边村庄，地势较高，土壤为砂质壤土，坚实，表土薄而略黏，呈棕灰色。群落外貌呈青黄色，组成以海莲（重要值为 30.5）、榄李（重要值为 20.23）、水黄皮（重要值为 6.635）等为主。群落结构分为三层，总郁闭度为 0.7 左右；上层高度为 4～7m，胸径为 10～22cm，以水黄皮、榄仁、海杧果为主；中层高度为 2～4m，胸径为 1.5～2cm，以海莲、苦郎树、黄槿为主；下层高度在 2m 以下，胸径为 1.8～2.3cm，以榄李、秋茄树、露兜树为主。林下幼苗幼树多为海莲与秋茄树，其他种群很少有苗木。在林冠较疏处，还有小花老鼠簕、卤蕨等植物。此外，中密丛林类型的榄李群落中水黄皮零星或成片分布。

海南琼海市沿海（19°00′07″N～19°08′59″N，110°27′59″E～110°31′19″E）自然分布的植被物种位于海南较大河流万泉河下游流域，光、温、水资源充足，植被繁茂，共有植物 108 科 311 属 426 种，构成 10 个自然群落。黄槿-水黄皮-滑桃树群落主要分布在万泉河岸边和村边，群落终年常绿，覆盖率达 80% 左右；组成成分以锦葵科、蝶形花科、大戟科、桑科、无患子科、棕榈科等为主，以全缘叶的中型叶占多数；植物群落结构分为 3 层，即乔木层、灌木层和草本层，乔木较矮，但树冠大、下垂和紧密，覆盖度70%～85%，林下灌木层和草本层植物种类较少、结构简单；群落高度为 8～12m；优势植物为黄槿、水黄皮，最大胸径分别达 25cm 和 18cm；人工植被占有一定的比例。黄槿-水黄皮-榕树群落主要分布在砂质河口靠海边的村庄外侧，种类不多，主要是黄槿、水黄皮和榕树，伴生的还有苦郎树、阔苞菊、海南树参和露兜树等，群落覆盖率达 80%左右（郭涛等，2008）。

【文献记载】 水黄皮首见于《生草药性备要》，大寒，有微毒，称为水流兵。治疗疥癞，烧灰，亦可擦癣。凡血虚者勿用。另有记载名水流豆，能败血，虚人勿用。不宜内服。《中药大辞典》记载，我国民间用其种子榨出的油治疗疥癞、脓疮及风湿症。《广州植物志》

记载，种子榨出之油，可治疗疥癣、脓疮及风湿症。水流豆全植物可为催吐剂。《新华本草纲要》记载，全株：味苦，性寒。种子：味苦，性大寒，有毒。《中国中药资源志要》记载，寒。有毒。用于疥癣，脓疮，风湿关节痛。《中药辞海》记载，清热，杀虫，灭疥。《全国中草药名鉴》记载，种子：用于治疗疥癣，脓疮及风湿症；花：用于糖尿病。《中华本草》记载，味苦，性寒，小毒。祛风除湿，解毒杀虫。主治风湿痹痛，癣疥，脓疮。《中华海洋本草：第2卷 海洋矿物药与海洋植物药》记载，味苦，性寒，有小毒。清热，祛风除湿，解毒杀虫。主治风湿痹痛，癣疥，脓疮。全草：催吐。花：用于糖尿病。外用：适量，捣敷；或研末水调敷。内服可引起呕吐，慎用。

【药用价值】 我国民间用水黄皮种子榨油治疗疥癣、脓疮及风湿症（江苏新医学院，1986）。在其他国家，水黄皮作为一味传统药物也被广泛使用，尤其是印度，用水黄皮种子和种子油治疗白斑病、麻风病、腰部风湿病、关节风湿病；叶子用于治疗痔疮、肿瘤、伤口发炎等症（Dey and Mair，1973）。现代研究报道，水黄皮中含有黄酮类、三萜类、生物碱类、甾体类及氨基酸等多种类型化合物。其中，黄酮类占绝大多数，且多数黄酮类的母核具有呋喃环或吡喃环，黄酮类和油脂类为其药效成分（马建等，2014）。药理学研究表明，水黄皮在抗氧化、抗痢疾、治疗高血脂等方面有突出活性。

【化学成分与药理研究】 水黄皮的根、茎、叶等各个部分都具有相应的药理活性。水黄皮种子油提取物具有抗菌活性，采用14种病原菌株进行体外抗菌实验，结果表明，当水黄皮种子油剂量为125μl/ml、250μl/ml、500μl/ml时，对病原体的抑制率分别为14.28%、28.57%、57.14%，表明水黄皮种子油具有抗菌活性，其抗菌机制主要是抑制细菌细胞膜的合成（Kesari et al.，2010；Baswa et al.，2001）。此外，用水黄皮种子提取物开展 Vero 细胞的体外实验，质量浓度为1.20g/L时，种子提取物能抑制单纯性疱疹病毒 HSV-1 和 HSV-2 的生长而对细胞无损害作用（Elanchezhiyan et al.，1993）。水黄皮叶70%乙醇提取物具有显著的抗炎、镇痛以及抗惊厥活性（Manigauha et al.，2009；Srinivasan et al.，2003）；水黄皮（采自印度奥里萨邦坎达马尔区）叶50%乙醇提取物含有黄酮、生物碱、糖苷、蛋白质、氨基酸、胶质以及类黄酮、皂苷和类固醇激素等成分，在浓度为200mg/kg时，该提取物显示出与阳性药地西泮相似的强抗焦虑和中枢神经系统抑制作用（Pattnaik et al.，2021）；水黄皮叶的乙醇提取物能够减少霍乱弧菌及细菌侵入上皮细胞，并能明显抑制霍乱和肠侵袭性细菌引起的血液感染性腹泻痢疾等疾病（Brijesh et al.，2006）。水黄皮花70%乙醇提取物对糖尿病小鼠有降血糖的作用，口服水黄皮花的乙醇提取物能使患糖尿病大鼠的葡萄糖-6-磷酸酶和己糖激酶恢复到正常水平，从而发挥其降血糖作用（Punitha and Manoharan，2006；Punitha et al.，2006；Srinivasan et al.，2003）；水黄皮种子甲醇提取物以及水黄皮根提取物均具有抗溃疡作用（刘可云等，2007；Prabha et al.，2009），其中水黄皮根乙酸乙酯萃取物在乙酸型、阿司匹林型等多种实验性胃溃疡模型中展示出了显著的溃疡治疗效果，进一步研究表明，水黄皮根总黄酮可能通过提高血清中表皮生长因子（EGF）的量，增强溃疡边缘胃黏膜 EGF、转化生长因子-A（TGF-A）的表达，从而促进胃溃疡大鼠醋酸型胃溃疡的愈合（刘可云等，2012）。水黄皮乙醇提取物具有明显的抗疟原虫活性（Simonsen et al.，2001）。水黄皮（采自印度孟买）茎的乙醇提取物对四氧嘧啶诱导的糖尿病具有显著的疗效，口服该提取物可以显著降低实验动物空腹血糖（BSF）、糖化血红蛋白（HbA1c）和平均血糖（MBG）

水平，此外，其能有效地维持胰腺的细胞结构完整性（Morajkar et al.，2021）。

得益于水黄皮丰富的药理活性，对于其化学成分的研究也较多。目前从水黄皮的种子、叶、花、树皮、茎皮及心材等部位分离得到多种类型化合物，主要有黄酮及其苷类、二氢黄酮及其苷类、查耳酮类、异黄酮及其苷类、甾体及其苷类等。研究表明，水黄皮中含有的大量的黄酮衍生物，如黄酮类、黄烷类以及查耳酮类，分布在水黄皮的各个部位，值得注意的是，水黄皮叶中没有黄烷类。从水黄皮中分离得到的其他化合物大多属于倍半萜类和脂肪酸类（Al Muqarrabun et al.，2013）。

黄酮及其苷类　水黄皮中的主要化学成分是黄酮类化合物，其存在于水黄皮的各个部位（Al Muqarrabun et al.，2013）。水黄皮中的黄酮类化合物根据所含取代基种类及位置的不同可以分为线型呋喃黄酮类、角型呋喃黄酮类、角型吡喃黄酮类及其他黄酮类（马建等，2014）。研究表明，水黄皮叶和茎的抗氧化活性可能与其含有的黄酮类成分有关（黄欣碧，2005）。

（1）从水黄皮（采自中国海南）的茎和树皮中分离得到的线型呋喃黄酮类化合物（图 14.10）有 pongamone D、4-methoxy-7-phenyl-5*H*-furo[3, 2-*g*]chromen-5-one、7-（benzo[1, 3]dioxol-5-yl)-4-methoxy-5*H*-furo[3, 2-*g*]chromen-5-one、pongone（李莉娅等，2008；Li et al.，2006；Yin et al.，2005）。

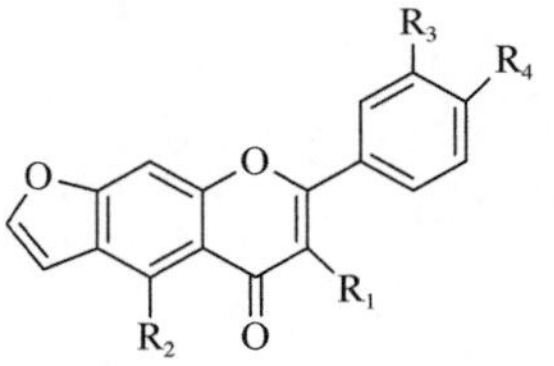

pongamone D, R₁ = H, R₂ = OH, R₃ + R₄ = OCH₂O
4-methoxy-7-phenyl-5*H*-furo[3,2-*g*]chromen-5-one,
R₁ = R₃ = R₄ = H, R₂ = OCH₃
7-(benzo[1,3]dioxol-5-yl)-4-methoxy-5*H*-furo[3,2-*g*]chromen-5-one,
R₁ = H, R₂ = OCH₃, R₃ + R₄ = OCH₂O
pongone, R₁ = R₂ = R₄ = H, R₃ = OCH₃

图 14.10　水黄皮中的线型呋喃黄酮类化合物

（2）从水黄皮（采自日本；印度勒克瑙，高止山脉；孟加拉国梅迪尼普尔；澳大利亚昆士兰州；泰国红树林研究基地；中国广西山口红树林生态自然保护区，南海，海南三亚市）中分离得到的角型呋喃黄酮类化合物（图 14.11）有 ovalifolin、pongamoside A～pongamoside C、pongaglabrone、pongamiaglabra、pongapin、5-methoxy-3′, 4′-methylenedioxyfurano（8, 7-4″, 5″）flavone、2′-methoxy-4′, 5′-methylenedioxyfurano[7, 8: 4″, 5″]-flavone、3′-methoxypongapin、pongaglabol、kanjone、isopongaglabol、3′-hydroxy furo[8, 7: 4″, 5″]flavone、2′-methoxy furano（2″, 3″: 7, 8）flavone、6-hydroxy-3-methoxyfuro[8, 7: 4″, 5″]flavone、pongapinnol C、3′, 4′-dihydroxy-4*H*-furo[2, 3-*h*]chromen-4-one、3′, 5′-dimethoxy-（2″, 3″: 8, 7)-furanoflavone、millettocalyxin C、3, 3′, 4′-trihydroxy-4*H*-furo[2, 3-*h*]chromen-4-one、pongapinnol A、pongapinnol B、pongapinnol D、2′, 6′-dichlore-3′, 5′-dimethoxy-[2″, 3″: 7, 8]-furanoflavone、karanjin（李莉娅等，2008；黄欣碧，2005；尹浩等，2004；Rao et al.，2009；Koysomboon et al.，2006；Yin et al.，2005；Ahmad et al.，2004；Yadav et al.，2004；Carcache-Blanco et al.，2003；Tanaka et al.，1992；Talapatra et al.，1982；Khanna and Seshadri，1963；Row，1952）。其中，从水黄皮花中分离得到的化合物 pongaglabol 具有抗菌活性，对 *Shigella dysenteriae* 和 *Streptococcus β-haemolyticus* 的 MIC 均为 64μg/ml（黄欣碧，2005）。从水黄皮根中分离得到的 3′, 4′-dihydroxy-4*H*-furo[2,

3-*h*]chromen-4-one、3, 3′, 4′-trihydroxy-4*H*-furo[2, 3-*h*]chromen-4-one 具有 α- 葡萄糖苷酶抑制活性，对小鼠肠道 α- 葡萄糖苷酶的抑制率分别为 5.6%～70.341% 与 37.9%～72.6%（Rao et al.，2009）。从水黄皮种子和花中分离得到的化合物 kanjone 具有消炎镇痛作用，是水黄皮发挥消炎镇痛作用的主要化合物（黄欣碧，2005）。从水黄皮的种子、根、茎、花中均可分离得到化合物 karanjin，karanjin 是水黄皮中最具代表性的化合物，它可通过使脂质过氧化和抗氧化酶恢复至正常水平，从而抑制氧化应激（Tanaka et al.，1992）。此外，karanjin 具有十分显著的细胞色素 P450 家族成员 1A1（CYP1A1）抑制活性，IC_{50} 为 30nmol/L（Joshi et al.，2018）。

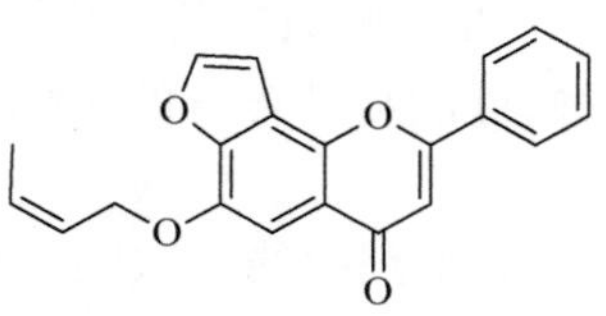

ovalifolin

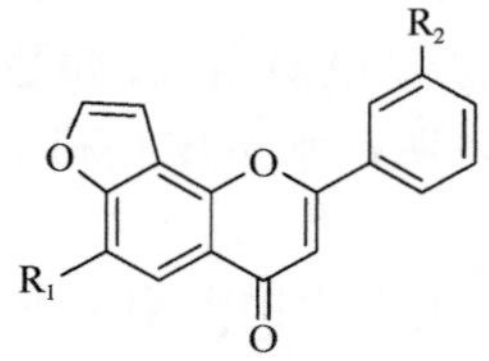

pongamoside A, R_1 = H, R_2 = Glu
pongamoside B, R_1 = OCH_3, R_2 = Glu
pongamoside C, R_1 = glucose, R_2 = H

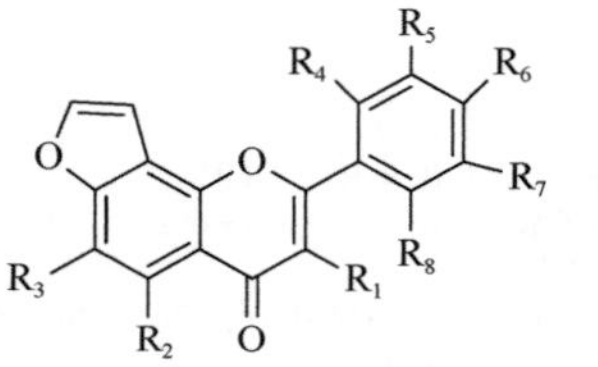

pongaglabol, R_1 = R_3 = R_4 = R_5 = R_6 = R_7 = R_8 = H, R_2 = OH
kanjone, R_1 = R_2 = R_4 = R_5 = R_6 = R_7 = R_8 = H, R_3 = OCH_3
isopongaglabol, R_1 = R_2 = R_3 = R_4 = R_5 = R_7 = R_8 = H, R_6 = OH
3′-hydroxy furo[8,7:4″,5″]flavone, R_1 = R_2 = R_3 = R_5 = R_6 = R_8 = H, R_7 = OH
2′-methoxy furano (2″,3″:7,8) flavone, R_1 = R_2 = R_3 = R_5 = R_6 = R_7 = R_8 = H, R_4 = OCH_3
6-hydroxy-3-methoxyfuro[8,7:4″,5″]flavone, R_1 = OCH_3, R_2 = R_4 = R_5 = R_6 = R_7 = R_8 = H, R_3 = OH
pongapinnol C, R_1 = OCH_3, R_2 = R_3 = R_4 = R_5 = R_6 = R_8 = H, R_7 = OH
3′,4′-dihydroxy-4*H*-furo[2,3-*h*]chromen-4-one, R_1 = R_2 = R_3 = R_4 = R_7 = R_8 = H, R_5 = R_6 = OH
3′,5′-dimethoxy-(2″,3″:8,7)-furanoflavone, R_1 = R_2 = R_3 = R_4 = R_6 = R_8 = H, R_5 = R_7 = OCH_3
millettocalyxin C, R_1 = R_2 = R_3 = R_5 = R_6 = R_8 = H, R_4 = R_7 = OCH_3
3,3′,4′-trihydroxy-4*H*-furo[2,3-*h*]chromen-4-one, R_1 = R_5 = R_6 = OH, R_2 = R_3 = R_4 = R_7 = R_8 = H
pongapinnol A, R_1 = R_7 = OCH_3, R_2 = R_3 = R_4 = R_6 = R_8 = H, R_5 = OH
pongapinnol B, R_1 = R_5 = R_7 = OCH_3, R_2 = R_3 = R_4 = R_6 = R_8 = H
pongapinnol D, R_1 = OCH_3, R_2 = R_4 = R_5 = R_6 = R_7 = R_8 = H, R_3 = OH
2′,6′-dichlore-3′,5′-dimethoxy-[2″,3″:7,8]-furanoflavone, R_1 = R_2 = R_3 = R_6 = H, R_4 = R_8 = Cl, R_5 = R_7 = OCH_3
karanjin, R_1 = OCH_3, R_2 = R_3 = R_4 = R_5 = R_6 = R_7 = R_8 = H

图 14.11　水黄皮中的角型呋喃黄酮类化合物

（3）从水黄皮（采自东南亚沿海；中国海南三亚市；澳大利亚昆士兰州）中分离得到的角型吡喃黄酮类化合物（图 14.12）有 3-methoxy-（3″, 4″-dihydro-3″-hydroxy-4″-acetoxy）-2″, 2″-dimethylpyrano-（7, 8: 5″, 6″）-flavone、3-methoxy-（3″, 4″-dihydro-4″-hydroxy-3″-acetoxy）-2″, 2″-dimethylpyrano-（7, 8: 5″, 6″）-flavone、5-methoxy-（3″, 4″-dihydro-3″, 4″-diacetoxy）-2″, 2″-dimethylpyrano-（7, 8: 5″, 6″）-flavone、pongaflavone、pongachromene、isopongachromene、isopongaflavone/candidin、5-methoxy-3′, 4′-methylenedioxy-2″, 2″-dimethylpyrano-（7, 8-6″, 5″）-flavone（尹浩等，2004；Yin et al.，2006a；

Carcache-Blanco et al.，2003；Saha et al.，1991）。

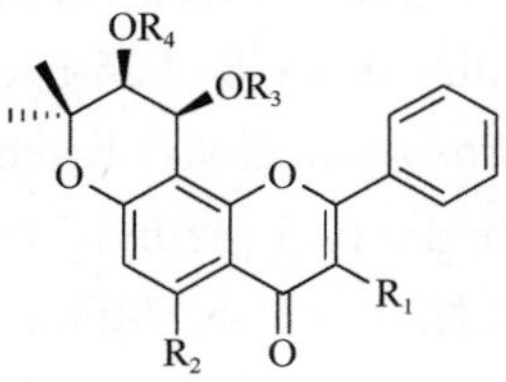

3-methoxy-(3″,4″-dihydro-3″-hydroxy-4″-acetoxy)-2″,2″-
dimethylpyrano-(7,8:5″,6″)-flavone, R$_1$ = OCH$_3$, R$_2$ = R$_4$ = H, R$_3$ = Ac
3-methoxy-(3″,4″-dihydro-4″-hydroxy-3″-acetoxy)-2″,2″-
dimethylpyrano-(7,8:5″,6″)-flavone, R$_1$ = OCH$_3$, R$_2$ = R$_3$ = H, R$_4$ = Ac
5-methoxy-(3″,4″-dihydro-3″,4″-diacetoxy)-2″,2″-dimethylpyrano-
(7,8:5″,6″)-flavone, R$_1$ = H, R$_2$ = OCH$_3$, R$_3$ = R$_4$ = Ac

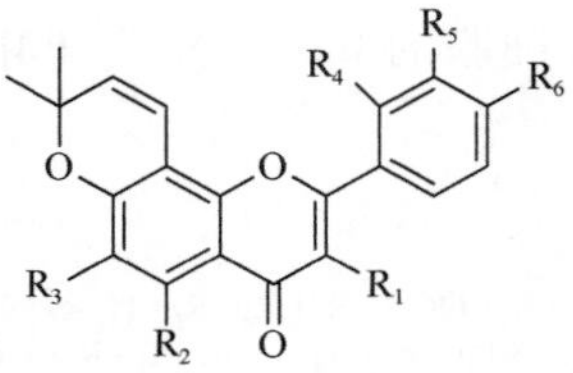

pongaflavone, R$_1$ = OCH$_3$, R$_2$ = R$_3$ = R$_4$ = R$_5$ = R$_6$ = H
pongachromene, R$_1$ = OCH$_3$, R$_2$ = R$_3$ = R$_4$ = H, R$_5$ + R$_6$ = OCH$_2$O
isopongachromene, R$_1$ = R$_2$ = R$_4$ = H, R$_3$ = OCH$_3$, R$_5$ + R$_6$ = OCH$_2$O
isopongaflavone/candidin, R$_1$ = R$_3$ = R$_4$ = R$_5$ = R$_6$ = H, R$_2$ = OCH$_3$
5-methoxy-3′,4′-methylenedioxy-2″,2″-dimethylpyrano-(7,8-6″,5″)-
flavone, R$_1$ = R$_3$ = R$_4$ = H, R$_2$ = OCH$_3$, R$_5$ + R$_6$ = OCH$_2$O

图 14.12　水黄皮中的角型吡喃黄酮类化合物

（4）从水黄皮（采自澳大利亚昆士兰州；印度高止山脉；埃及吉萨动植物园；中国海南海口市）中分离得到的其他黄酮类化合物有 demethoxykanugin、3-methoxy-7-hydroxy-3′, 4′-methylenedioxyflavone、kanugin、kaempferol 3-O-β-D-rutinoside、rutin、vicenin-2、maackiain、medicarpin、11, 12a-dihydroxy-munduserone、12a-hydroxy-α-toxicarol、pongacoumestan、pongamiaflavonylflavonol、3, 4-methylenedioxy-10-methoxy-7-oxo[2]benzopyrano[4, 3-b]benzopyran、2-（benzo[d][1, 3]dioxol-5-yl）-3, 7-dimethoxy-4H-chromen-4-one、3, 7-dimethoxy-2（3′, 4′-methylenedioxy-phenyl）-chromen-4-one、2-（3, 4-dimethoxy-phenyl）-3, 7-dimethoxy-4H-chromen-4-one、3-methoxy-7-hydroxy-3′, 4′-methylene-dioxyflavone、5-hydroxy-7-methoxy-2-phenyl-4H-chromen-4-one（赵映淑，2010；尹浩等，2004；Semalty et al.，2012；Rao et al.，2009；Marzouk et al.，2008；Koysomboon et al.，2006；Yadav et al.，2004；Saha et al.，1991）。其中，化合物 demethoxykanugin 具有显著的消炎镇痛作用，化合物 3-methoxy-7-hydroxy-3′, 4′-methylenedioxyflavone 从水黄皮的种子、花、茎和根都可分离得到，它能显著抑制环氧合酶-2（COX-2），10μg/ml 浓度下抑制率达 80%，IC$_{50}$ 低至 0.31μg/ml，可能是水黄皮提取物发挥抗炎镇痛作用的另一重要化合物（Rao et al.，2009；Saha et al.，1991）。

二氢黄酮类（黄烷类）　水黄皮中的二氢黄酮包括呋喃二氢黄酮、吡喃二氢黄酮和其他二氢黄酮。从水黄皮（采自孟加拉国库尔纳区；中国海南；日本太平洋海岸；东南亚和澳大利亚沿海；印度高止山脉）中分离得到的二氢黄酮类化合物（图 14.13）包括为 isolonchocarpin、pongachin、ponganone Ⅲ、ponganone Ⅳ、ovalichromene B、（−）-isoglabrachromene、3′, 4′-methylenedioxy-（4″, 5″:7, 8）-furanoflavanone、pongamone E、pongamone B、pongaflavanol、ovaliflavanone A、ponganone V、（2S）-5, 7-dimethoxy-8-（2R-hydroxy-3-methyl-3-butenyl）flavanone、pongapinone B、pongamone C、6, 7, 2″, 2″-dimethylchromono-8-dimethylallylflavanone、（2S）-5, 7-dimethoxy-8-formylflavanone、（2S）-5, 7-dimethoxy-8-（2S-hydroxy-3-methyl-3-butenyl）flavanone、（2S）-5, 7-dimethoxy-8-（2S-hydroxy-3-methyl-3-butenyl）-3′, 4′-methylenedioxyflavanone、（2S）-（2″, 3″: 7, 8）-furanoflavanone、6-methoxy-4-oxo-2-phenylfuro[2, 3-*h*]-1-benzo-pyran（Minakawa et al.，2010；Li et al.，2006；Yin et al.，2006a，2006b；Yadav et al.，2004；Carcache-Blanco et al.，2003；Tanaka et al.，1992）。活性研究表明，（2*S*）-5, 7-dimethoxy-8-（2*S*-hydroxy-3-methyl-3-butenyl）flavanone、（2*S*）-5, 7-dimethoxy-8-（2*S*-hydroxy-3-methyl-3-butenyl）-3′, 4′-methylenedioxyflavanone、（2*S*）-5, 7-dimethoxy-8-（2*R*-hydroxy-3-methyl-3-butenyl）flavanone 以及 pongapinone B 均具有抗肿瘤活性，其中化合物（2*S*）-5, 7-dimethoxy-8-（2*S*-hydroxy-3-methyl-3-butenyl）flavanone、（2*S*）-5, 7-dimethoxy-8-（2*S*-hydroxy-3-methyl-3-butenyl）-3′, 4′-methylenedioxyflavanone 抑制肝癌 Hepa 细胞的 IC_{50} 分别为 4.4μg/ml 和 19.3μg/ml（Carcache-Blanco et al.，2003）。

(2*S*)-5,7-dimethoxy-8-formylflavanone, $R_1 = R_3 = OCH_3$, $R_2 = R_5 = R_6 = H$, $R_4 = CHO$
(2*S*)-5,7-dimethoxy-8-(2*S*-hydroxy-3-methyl-3-butenyl) flavanone, $R_1 = R_3 = OCH_3$, $R_2 = R_5 = R_6 = H$, $R_4 = CH_2CH(OH)C(CH_3) = CH_2$
(2*S*)-5,7-dimethoxy-8-(2*S*-hydroxy-3-methyl-3-butenyl)-3′,4′-methylenedioxyflavanone, $R_1 = R_3 = OCH_3$, $R_2 = H$, $R_4 = CH_2CH(OH)C(CH_3) = CH_2$, $R_5 + R_6 = OCH_2O$

(2*S*)-(2″,3″:7,8)-furanoflavanone, $R_1 = R_2 = R_3 = H$
6-*methoxy-4-oxo-2-phenylfuro[2,3-h]-1-benzo-pyran*, $R_1 = R_2 = H$, $R_3 = OCH_3$

isolonchocarpin, $R_1 = R_2 = R_3 = R_4 = H$
pongachin, $R_1 = R_3 = R_4 = H$, $R_2 = OCH_3$
ponganone III, $R_1 = R_2 = H$, $R_3 = R_4 = OCH_3$
ponganone IV, $R_1 = R_3 = R_4 = OCH_3$, $R_2 = H$
ovalichromene B, $R_1 = R_2 = H$, $R_3 + R_4 = OCH_2O$
(−)-isoglabrachromene, $R_1 = H$, $R_2 = OCH_3$, $R_3 + R_4 = OCH_2O$

3′,4′-methylenedioxy- (4″,5″:7,8)-furanoflavanone

pongamone E

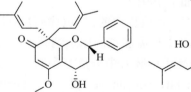

pongamone B

pongaflavanol

ovaliflavanone A

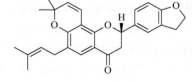

pongaNone V

pongamone C

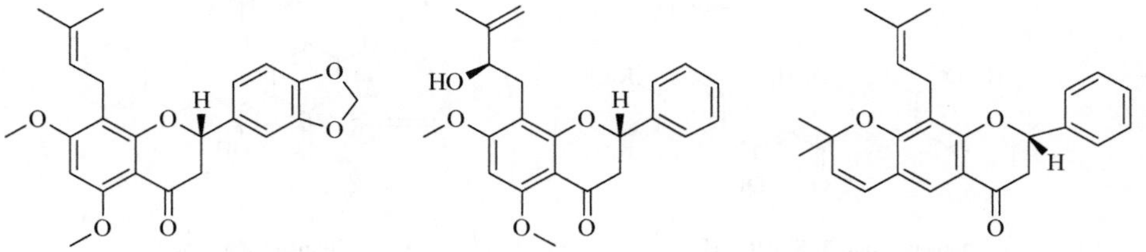

pongapinone B (2S)-5,7-dimethoxy-8-(2R-hydroxy- 6,7,2″,2″-dimethylchromono-8-
3-methyl-3-butenyl) flavanone dimethylallylflavanone

图 14.13　水黄皮中的二氢黄酮类化合物

查耳酮类　从水黄皮（采自日本太平洋海岸；孟加拉国梅迪尼普尔；印度马杜赖；东南亚和澳大利亚沿海）中分离得到的查耳酮类化合物（图 14.14）包括 2′-hydroxy-3, 4, 4′, 6′-tetramethoxychalcone、ponganone X、milletenone、ponganone Ⅶ、dihydromilletenone methyl ether、pongamol、ovalitenone、obovatachalcone、ponganone　Ⅵ、glabrachalcone、glabrachromene、ponganone I、praecansone B、ponganone　Ⅱ、pongapinone A、glabrach-romene Ⅱ、7-methoxypraecansone B、pongagallone A、pongagallone B、tunicatachalcone、pongamiabiaurone（Kumar et al.，2012；Yin et al.，2006a；Carcache-Blanco et al.，2003；Tanaka et al.，1992；Saha et al.，1991；Gandhidasan et al.，1987；Pathak et al.，1983）。

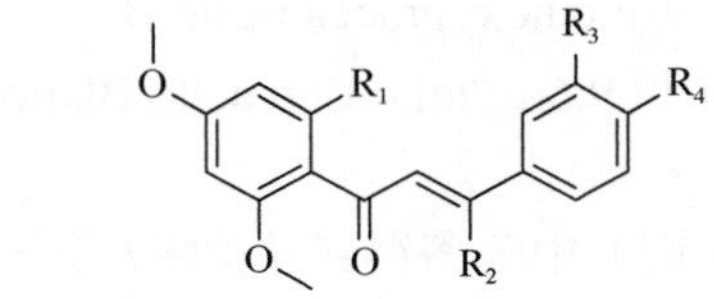

2′-hydroxy-3,4,4′,6′-tetramethoxychalcone, R_1 = OH,
R_2 = H, R_3 = R_4 = OCH$_3$
ponganone X, R_1 = OCH$_3$, R_2 = OH, R_3 + R_4 = OCH$_2$O
milletenone, R_1 = H, R_2 = OH, R_3 + R_4 = OCH$_2$O

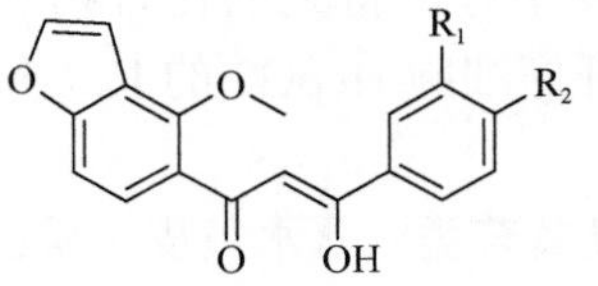

pongamol, R_1 = R_2 = H
ovalitenone, R_1 + R_2 = OCH$_2$O

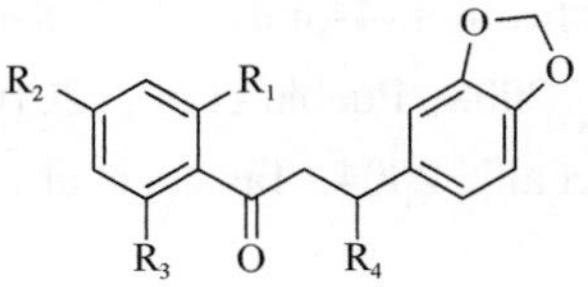

ponganone Ⅶ, R_1 = R_2 = OCH$_3$, R_3 = R_4 = H
dihydromilletenone methyl ether, R_1 = H, R_2 = R_3 = R_4 = OCH$_3$

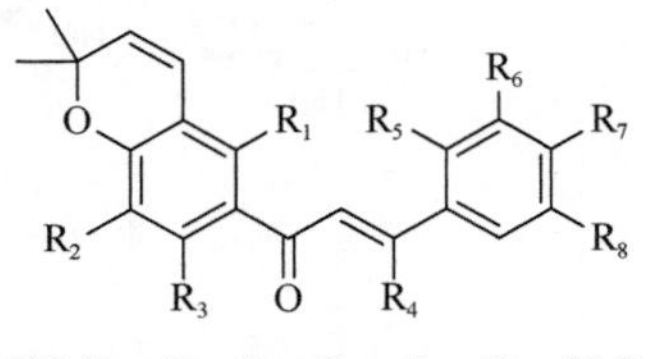

obovatachalcone, R_1 = OH, R_2 = R_4 = R_5 = R_6 = R_7 = R_8 = H, R_3 = OCH$_3$
ponganone VI, R_1 = OH, R_2 = R_6 = R_7 = OCH$_3$, R_3 = R_4 = R_5 = R_8 = H
glabrachalcone, R_1 = OH, R_2 = R_3 = R_4 = R_6 = H, R_5 = R_7 = R_8 = OCH$_3$
glabrachromene, R_1 = OH, R_2 = R_3 = R_5 = R_8 = H, R_3 = OCH$_3$, R_6 + R_7 = OCH$_2$O
ponganone I, R_1 = R_2 = OCH$_3$, R_3 = R_5 = R_6 = R_7 = R_8 = H, R_4 = OH
praecansone B, R_1 = R_3 = OCH$_3$, R_2 = R_5 = R_6 = R_7 = R_8 = H, R_4 = OH
ponganone II, R_1 = R_2 = OCH$_3$, R_3 = R_5 = R_8 = H, R_6 + R_7 = OCH$_2$O, R_4 = OH
pongapinone A, R_1 = R_3 = OCH$_3$, R_2 = R_5 = R_8 = H, R_4 = OH, R_6 + R_7 = OCH$_2$O
glabrachromene II, R_1 = R_4 = OH, R_2 = R_3 = R_5 = R_8 = H, R_6 + R_7 = OCH$_2$O
7-methoxypraecansone B, R_1 = R_3 = R_4 = OCH$_3$, R_2 = R_5 = R_6 = R_7 = R_8 = H

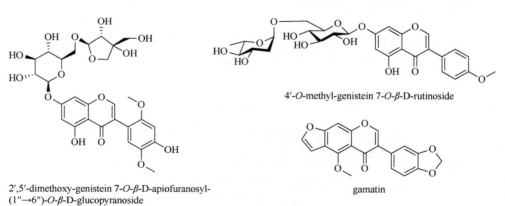

图 14.14　水黄皮中的查耳酮类化合物

从水黄皮的种子、花、根中均可分离得到化合物 pongamol，其除具有抗氧化活性、降血糖活性外，还具有抗菌活性，对 *Bacillus megaterium*、*Streptococcus β-haemolyticus*、*Shigella dysenteriae* 和 *Escherichia coli* 的 MIC 均为 128μg/ml（Tanaka et al.，1992）。此外，从水黄皮树皮中分离得到的化合物 praecansone B、7-methoxypraecansone B 具有抗肿瘤活性，对人肝癌细胞 HepG2 的 IC_{50} 分别为 6.5μg/ml 和 9.6μg/ml（Carcache-Blanco et al.，2003）。

异黄酮及其苷类　从水黄皮（采自日本；中国海南）中分离得到异黄酮及其苷类化合物（图 14.15），分别为 2′, 5′-dimethoxy-genistein 7-*O*-*β*-D-apiofuranosyl-（1″→6″）-*O*-*β*-D-glucopyranoside、4′-*O*-methyl-genistein 7-*O*-*β*-D-rutinoside、gamatin、pongamone A、5-hydroxy-4′-methoxy-7-[（3-methyl-2-butenyl）oxy]-isoflavone、7-methoxy-3-phenyl-4*H*-chromen-4-one、3-（benzo[1, 3]dioxol-5-yl）-7-hydroxy-4*H*-chromen-4-one、3′, 7, 8-trihydroxy-4′-methoxyisoflavone、6-methylbiochanin A（李莉娅等，2008；Puebla et al.，2010；Marzouk et al.，2008；Shankar et al.，2008；Li et al.，2006；Yoon et al.，2004；Tanaka et al.，1992）。

2′,5′-dimethoxy-genistein 7-*O*-*β*-D-apiofuranosyl-
(1″→6″)-*O*-*β*-D-glucopyranoside

4′-*O*-methyl-genistein 7-*O*-*β*-D-rutinoside

gamatin

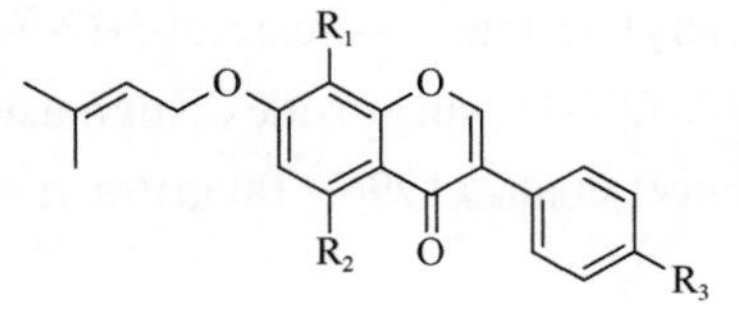

pongamone A, R₁= R₃= OCH₃, R₂= H
5-hydroxy-4′-methoxy-7-[(3-methyl-2-butenyl)oxy]-isoflavone,
R₁= H, R₂= OH, R₃= OCH₃

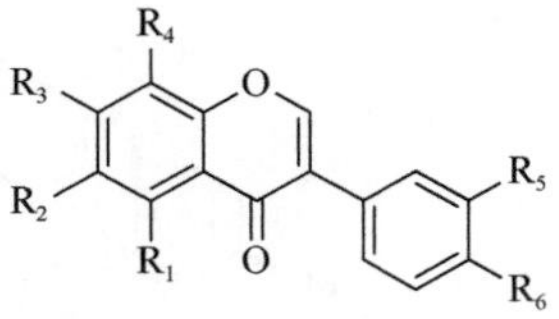

7-methoxy-3-phenyl-4*H*-chromen-4-one, R₁= R₂= R₄= R₅= R₆= H, R₃= OCH₃
3-(benzo[1,3]dioxol-5-yl)-7-hydroxy-4*H*-chromen-4-one, R₁= R₂= R₄= H, R₃= OH, R₅+ R₆= OCH₂O
3′,7,8-trihydroxy-4′-methoxyisoflavone, R₁= R₂= H, R₃= R₄= R₅= OH, R₆= OCH₃
6-methylbiochanin A, R₁= R₃= OH, R₂= CH₃, R₄= R₅= H, R₆= OCH₃

图 14.15　水黄皮中的异黄酮及其苷类化合物

萜类　从水黄皮的树皮、花中分离得到萜类化合物（图 14.16）（包括二萜类、三萜类和倍半萜类），包括 cycloart-23-ene-3*β*，25-diol、friedelin、lupeol、lupenone、betulinic acid、*α*-cadinol、caryophyllene oxide（Yin et al.，2006b；Carcache-Blanco et al.，2003；Talapatra et al.，1982）。其中，化合物 cycloart-23-ene-3*β*，25-diol 从水黄皮花中分离得到，能够清除 DPPH 自由基，与 lupeol 一样具有较强的抗氧化活性。水黄皮的籽油对曲霉属真菌具有抗真菌活性，尤其是曲霉属土曲霉和白念珠菌，化合物 cycloart-23-ene-3*β*，25-diol 是其中具有代表性的抗真菌化合物，它对白念珠菌具有很强的抑制活性，MIC 为 100μg/ml（Minakawa et al.，2010）。

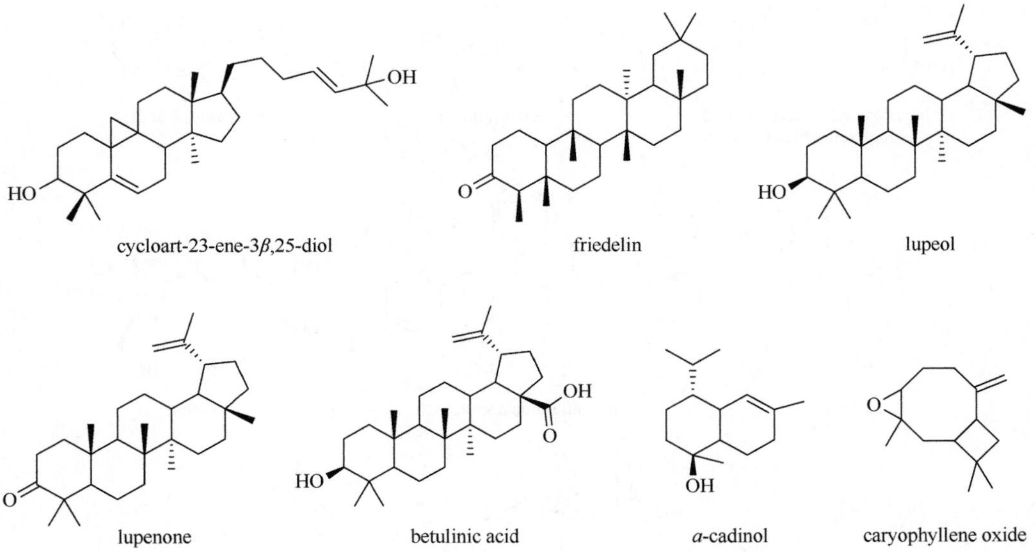

cycloart-23-ene-3*β*,25-diol　　　　friedelin　　　　lupeol

lupenone　　　　betulinic acid　　　　*a*-cadinol　　　　caryophyllene oxide

图 14.16　水黄皮中的萜类化合物

甾体及其苷类　从水黄皮的种子、花、树皮中获得甾体及其苷类化合物（图 14.17），包括β-sitosterol、stigmasterol、β-sitosteryl acetate、stigmasteryl acetate、β-sitosterol-3-*O*-β-D-galactoside、β-sitosterol-3-*O*-β-D-glucoside、stigmasterol-3-*O*-β-D-galactoside、stigmaster-ol-3-*O*-β-D-glucoside（Carcache-Blanco et al.，2003；Shameel et al.，1996；Talapatra et al.，1982）。

β-sitosterol, R = H
stigmasterol, R = Ac
β-sitosteryl acetate, R = galactose
stigmasteryl acetate, R = glucose

β-sitosterol-3-*O*-β-D-galactoside, R = H
β-sitosterol-3-*O*-β-D-glucoside, R = Ac
stigmasterol-3-*O*-β-D-galactoside, R = galactose
stigmasterol-3-*O*-β-D-glucoside, R = glucose

图 14.17　水黄皮中的甾体及其苷类化合物

其他类　从水黄皮中还分离得到了以下化合物：hexacosanyl caffeate、triacontanyl caf-feate、methylkarranjic acid、pyperonylic acid、glabrin、aurantiamide acetate、sucrose、stearyl alcohol、palmitic acid、stearic acid、eicosanoic acid、behenic acid、lignoceric acid、oleic acid、11-eicosenoic acid、erucic acid、linoleic acid、linolenic acid、tridecylate、palmitate、stearate、heptadecylenate、oleate、linoleate、hiragonate、octadecatrienoate、bis（2-methylheptyl）phthalate（Bala et al.，2011；Baki et al.，2007；Rameshthangam and Ramasamy，2007；Carcache-Blanco et al.，2003；Shameel et al.，1996；Talapatra et al.，1982；Rao and Rao，1941）。

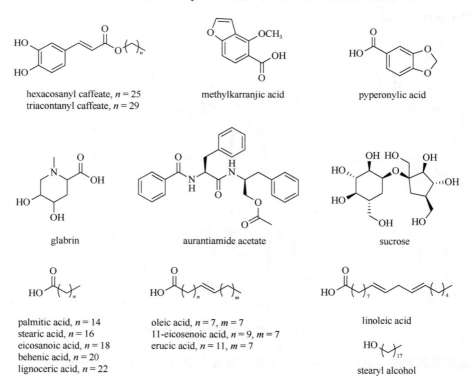

hexacosanyl caffeate, *n* = 25
triacontanyl caffeate, *n* = 29

methylkarranjic acid

pyperonylic acid

glabrin

aurantiamide acetate

sucrose

palmitic acid, *n* = 14
stearic acid, *n* = 16
eicosanoic acid, *n* = 18
behenic acid, *n* = 20
lignoceric acid, *n* = 22

oleic acid, *n* = 7, *m* = 7
11-eicosenoic acid, *n* = 9, *m* = 7
erucic acid, *n* = 11, *m* = 7

linoleic acid

stearyl alcohol

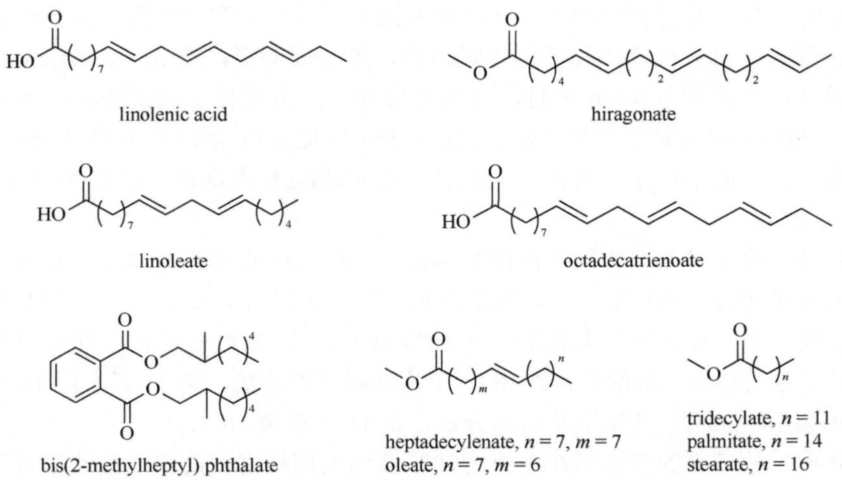

图 14.18　水黄皮中的其他类化合物

【栽培技术】　水黄皮喜光，喜高温多湿气候，耐半阴，能耐短期 5℃ 低温及 0℃ 极端低温，不耐冰雪。2008 年初，华南地区遭遇极端低温天气，很多植物受到寒害，有些甚至被冻死，而水黄皮几乎没有受到寒害的影响，依然生长健康，表明出较好的抗寒性。水黄皮喜肥沃湿润的轻度盐土及酸性土，较耐水湿，抗风力强，可作为海岸防护林树种。

　　水黄皮种子的萌发率较高，较容易繁殖（钟玥茜，2013）。自然条件下，水黄皮种子 15d 开始发芽，2 周后发芽率达 90.5%，发芽后 1 个月苗高 10cm，发芽后 3 个月苗高达 25cm，待茎部木质化后，装入营养袋内，常规苗圃管理，每天浇水，每月施一次薄尿素液肥。水黄皮生长速度较快，1 年生苗高达 80cm，可移至大田种植；2 年生苗高达 250cm，茎粗 2cm；第 3 年开始开花结果。对水黄皮种子采用不同浓度的植物生长调节剂萘乙酸（NAA）、赤霉素（GA）和常温清水浸泡处理开展发芽试验研究（阮长林等，2013）。结果表明，与对照处理相比，不同浓度的 NAA、GA 及常温清水浸泡处理均能促进种子提前发芽，其中不同浓度 GA 处理的促进作用最明显，播种后第 5d 就发芽，比对照处理提前了 6d。100mg/L 的 GA 处理的水黄皮种子发芽率最高，达到 95.33%，常温清水浸泡 3h 发芽率最低，为 75.33%。

　　另有研究比较了 4 种不同的基质，分别为黄心土、黄心土：沙子：复合肥 =200：200：1、黄心土：沙子：基肥 =200：200：1、黄心土：沙子：火烧土 =4.5：4.5：1，生长量、生物量、光合速率及生理生化指标为调查指标，结果表明，水黄皮在基质为黄心土：沙子：基肥 =200：200：1 时生长较好（刘滨尔等，2011）。

　　苗床准备　选择无遮蔽，有充分日照，土壤质地疏松，结构良好，排水容易的泥沙地作为苗圃地。深翻约 20cm，将草根、石砾等杂物清除，将土块碎成较小的团粒，挖排水沟作为苗床。苗床宽为 1m，长 18m，高约 2cm。在苗床上铺一层厚约 6cm 的黄心土：沙子：基肥 =200：200：1 为基质（刘滨尔等，2011）。播种前的 1 周时间内用 500倍的 KMnO₄ 溶液和 1000 倍的辛硫磷溶液浇透苗床消毒，并用薄膜覆盖苗床，7d 后掀开薄膜，待药剂气味散尽后便可播种。

　　种子采集与处理　水黄皮果实在 10～11 月成熟，果实成熟时果皮呈橘黄色，在荚果还没裂开时采收。及时剥出种子，筛选籽粒饱满、颜色正常、无霉烂的种子。种子不易脱水，忌日晒。由于水黄皮种子无休眠习性，可即采即播，或者4℃储藏备用。种子储藏需混湿沙，储藏期为4～6个月，待来年播种。水黄皮种子随采随播，或将储藏种子先用50～70℃热水浸种至自然冷却，再用0.5%的KMnO₄溶液浸泡消毒15min，然后用清水冲洗数次，阴干待用。将消毒后的种子在100mg/L赤霉素中浸种3h（阮长林等，2013）。

播种育苗　将经过处理的种子按株距3cm、行距8cm点播在苗床上，点播完后覆盖一层厚约1cm的细沙，然后浇透水，覆盖薄膜，盖上遮阳网，每天依天气情况适时掀开。通常播种后第5天发芽，第9天发芽率达60%以上，第11天发芽率达80%以上。或者将水黄皮种子除去种皮（韩静等，2010），采用沙播或泥沙播，第11天和第16天的发芽率分别达93%和93.5%，开始发芽时间分别是第11天和第16天。

苗木管理　秋冬季的育苗可在春季将幼苗移到大棚外露天苗圃地继续培育。春季的育苗至幼苗形成后可撤去塑料拱棚，每天浇水1次，适时拔除杂草，5月前后用低浓度尿素施肥1次，7～8月再施1次尿素，浓度比第一次稍高一些。在幼苗形成后要经常清除杂草、浇水，保持土壤湿润，并适时施肥，促进苗木快速生长和形成壮苗。

大苗培育　小苗地径约0.5cm，苗高40～50cm时移入苗圃定植培育大苗。株行距为80cm×80cm，穴规格为40cm×40cm×40cm，起畦沟宽0.8m，田垄1.6～2m。移植前10天在植穴中施2.5kg粪肥作为基肥，填回表土至30cm，打碎拌匀。移植15d后施第一次复合肥，每株25g，以后每月施肥1次，1年后增加到每株50g。移入大田后侧芽生长较多，不定时将侧芽侧枝摘除。

扦插育苗　在早春气温回升后，选取上年度的健壮枝条作为插穗。每段插穗通常保留3～4个节，用浓度为50～100mg/kg的绿色植物生长调节剂双吉尔（GGR）浸泡2～6h，将穗条插在消毒后的基质中，遮盖遮阳网，保持空气相对湿度在75%～85%。间隔5～7d施用多菌灵等杀菌药物喷洒，2～3周后开始长芽，5～6周后生根，水黄皮的扦插成活率高，90%以上的枝条会生根发芽，以后可逐步移去遮阳网。待根系和芽发育完善后，可直接移植到苗床或容器中培育容器苗，水、肥、草按常规管理。

根蘖育苗　水黄皮的萌芽能力极强，其根部的伤口和断根残段，均会萌芽。根蘖育苗是采用人工断根，促使水黄皮根部分蘖、萌芽，对新长出的分蘖萌芽条采用分株法切割，将切割出的萌芽株移栽于苗床或容器中来培育新苗，也按常规方法进行水、肥、草管理。

苗木出圃　无论是采用播种育苗，还是采用扦插育苗或根蘖育苗，培育1年后，水黄皮苗木高度一般为50～80cm，裸根苗可直接用于造林，容器苗既可直接用于造林，又可移植到较大规格的容器袋中，培育成较大规格的绿化苗。苗木出圃起苗过程要小心，保留容器完整。长出容器的根系，要进行断根修剪，枝叶过密的也要进行适度修剪。苗木经包装后再进行运输，装卸过程轻起轻放，长距离运输对苗木要进行遮盖，避免长时间日晒导致苗木失水。水黄皮生长速度较快，第3年开始开花结果，但数量较少，之后花量随树龄逐年增加。水黄皮一年开花两次，分别在4～5月和9～11月，盛花期持续25d以上，果实翌年3～4月成熟。

【资源保护与开发应用】

生态保护　水黄皮为中国海滨盐碱地的半红树乔木，由于成熟果实不开裂，具漂浮性，不下沉，遇适当环境则着地萌芽，因此大多沿河流或溪谷分布，生长环境较广泛，从海边一直到低山丘陵，皆可生长良好，环境适应性较强。水黄皮喜光，喜高温和半阴气候，能耐 5℃短期低温及 0℃极端低温，喜肥沃、湿润的轻度盐土及酸性土。种子萌发率较高，较容易繁殖。水黄皮耐湿、耐旱，抗风力强，可用于退化海岸滩涂地的恢复、改良土壤、防风固沙等，还可作为海岸防风护堤林的优良树种。

观赏价值　水黄皮树冠较开阔，树形优美，叶色亮绿洁雅。花序大，花呈粉红色或淡紫色，鲜艳美丽，边开花边凋落，绿叶扶衬，甚为雅观。水黄皮为优良的观花树种，适合作为园林风景树和行道树。此外，水黄皮木材致密美观，可用于制作各种器具。

新药开发　水黄皮全株可作为催吐剂、杀虫剂；水黄皮的种子油可用于治疗瘙痒、脓疮和其他皮肤类疾病；花可用来治疗糖尿病；根部可用于治疗出血性痔疮、脚气病、糖尿病和用于抗菌。全株已分离得到多种化合物，药理作用有抗菌、抗炎镇痛、抗溃疡、抗痢疾、抗惊厥、降血糖、抗疟原虫、抗氧化、治疗高血脂等，可以进一步研究，开发抗菌、抗炎、镇痛、抗溃疡、降血糖等方面的药物。

生物能源植物　水黄皮是具有巨大发展潜力的非粮油料植物之一，是一种生态恢复和能源利用的"双效植物"。从水黄皮种子中提取油脂用于制备生物柴油的可行性已得到多项研究证明。水黄皮种子含油大多约为 20%，最高可达 40%，且结实率高，单位面积年产油量远高于玉米、大豆、芥花豆和麻风树等物种；种子油的脂肪酸组成中，油酸比例较高，由其制备的生物柴油具有较低的浊点和流点，有利于提升发动机性能。水黄皮适合我国广东、广西、海南和福建等地种植，这些地方的滩涂地总面积约为 25 万 hm^2，如按 5% 的种植面积计算，每年可产油 45 000t，折合人民币约 14 亿元，经济效益十分可观。

参考文献

陈文沛，郑松发，黎锐成，等 . 2001. 番禺地区引种种植红树林的研究 . 林业科学研究，14(3): 308-314.

陈文山 . 2017. 半红树植物水黄皮特征特性及培育技术 . 安徽农学通报，23(12): 102-105.

符国瑗 . 1995. 海南东寨港红树林自然保护区的红树林 . 广西植物，15(4): 340-346.

管华诗，王曙光 . 2009. 中华海洋本草：第 2 卷 海洋矿物药与海洋植物药 . 上海：上海科学技术出版社 .

郭涛，杨小波，李东海，等 . 2008. 海南琼海沿海农村自然植被的物种组成及植被类型分析 . 福建林业科技，35(1): 140-154.

郭孝欢 . 2015. 水黄皮种子转录组构建与分析及多态性 EST-SSR 的筛选 . 深圳大学硕士学位论文 .

韩静，王承南，廖宝文，等 . 2010. 半红树植物水黄皮发芽试验 . 浙江林业科技，30(2): 45-48.

郝学红 . 2018. 水黄皮种子发育过程中含油特性及基因表达谱分析 . 深圳大学硕士学位论文 .

何克谏 . 2009. 生草药性备要 . 广州：广东科技出版社 .

何锐华 . 2009. 澳门红树林及其保护研究 . 暨南大学硕士学位论文 .

黄健子，张万科，黄荣峰，等 . 2015. 半红树植物水黄皮分子生物学研究进展 . 生物工程学报，31(4): 461-468.

黄欣碧 . 2005. 水黄皮化学成分及抗氧化活性研究 . 广西医科大学硕士学位论文 .

江苏新医学院 . 1986. 中药大辞典 . 上海：上海科学技术出版社 .

李海生，欧阳美霞，曾婷，等 . 2019. 广州南沙大角山海滨公园红树林植物资源研究 . 广东第二师范学院学报，39(5): 43-47.

李丽凤，刘文爱 . 2017. 广西半红树植物现状及园林观赏特性 . 安徽农学通报，23(20): 71-73.

李莉娅，李想，石翠，等 . 2008. 半红树植物水黄皮的化学成分研究 . 中国海洋药物，27(1): 18-24.

林子腾 . 2005. 雷州半岛红树林湿地生态保护与恢复技术研究 . 南京林业大学硕士学位论文 .

刘滨尔，廖宝文，韩静，等 . 2011. 不同基质对水黄皮和银叶树幼苗生长及生理生化指标的影响 . 安徽农业科学，39(6): 3449-3453.

刘德浩,郑洲翔,廖文莉,等.2019.半红树植物水黄皮的不同基质育苗试验.安徽农业科学,47(5):127-128.

刘镜法,良思,梁士楚.2006.广西北仑河口国家级自然保护区综合价值的研究.海洋环保,(2):89-95.

刘可云,朱毅,董志,等.2007.水黄皮根乙酸乙酯萃取物抗实验性胃溃疡的作用.中药材,30(5):576-580.

刘可云,朱毅,黄贤珍.2012.水黄皮根总黄酮对大鼠乙酸型胃溃疡胃黏膜EGF及TGF-α表达的影响.中国应用生理学杂志,28(5):435-438.

刘秋红.2005.广州市红树林资源现状及其保护利用对策.福建林业科技,32(2):125-128,136.

吕武杭,李建泽,陈波生.2007.水黄皮的引种栽培技术试验.粤东林业科技,(2):7-9.

马建,吴学芹,陈颖,等.2014.水黄皮的化学成分和药理作用研究进展.现代药物与临床,29(10):1183-1189.

彭辉武.1997.几种红树植物群落生态服务功能的研究.厦门:第四届中国红树林学术会议.

邱凤英,李志辉,廖宝文,等.2010.半红树植物水黄皮幼苗耐盐性的研究.中南林业科技大学学报,30(10):62-67.

阮长林,冯剑,刘强,等.2013.水黄皮种子发芽试验的初步研究.中南林业科技大学学报,33(4):38-42.

王瑞江,陈忠毅,黄向旭.1989.国产红树林植物的染色体计数.热带亚热带植物学报,6(l):40-46.

尹浩,张偲,吴军.2004.水黄皮中黄酮类化合物的研究.中药材,27(7):493-495.

赵映淑.2010.水黄皮质量标准及其提取物安全性评价研究.重庆医科大学硕士学位论文.

中国科学院中国植物志编辑委员会.1994.中国植物志:第四十卷.北京:科学出版社:183.

钟玥茜.2013.半红树植物水黄皮的生态及经济效益浅析.生态科学,32(2):246-252.

Ahmad G, Yadav P P, Aurya R, et al. 2004. Furanoflavonoid glycosides from *Pongamia pinnata* fruits. Phytochemistry, 65: 921-924.

Al Muqarrabun L M R, Ahmat N, Ruzaina S A S, et al. 2013. Medicinal uses, phytochemistry and pharmacolo of *Pongamia pinnata* (L.) Pierre: a review. J. Ethnopharmacol., 150: 395-420.

Baki M A, Sadik G, Mondal K A M S H, et al. 2007. Methylkarranjic acid and pongamol from *Derris indica* seeds and their anti-bacterial activity. Dhaka University J. Pharma. Sci., 6: 9-13.

Bala M, Nag T N, Kumar S, et al. 2011. Proximate composition and fatty acid profile of *Pongamia pinnata*, a potential biodiesel Crop. J. Am. Oil. Chem. Soc., 88: 559-562.

Baswa M, Rath C C, Dash S K, et al. 2001. Antibacterial activity of Karanj (*Pongamia pinnata*) and Neem (*Azadirachta indica*) seed oil: a preliminary report. Microbios, 105(412): 183-189.

Brijesh S, Daswani P G, Tetali P, et al. 2006. Studies on *Pongamia pinnata* (L.) Pierre leaves: understanding the mechanism(s) of action in infectious diarrhea. J. Zhejiang Univ-sc. B., 7(8): 665-674.

Carcache-Blanco E J, Kang Y H, Park E J, et al. 2003. Constituents of the stem bark of *Pongamia pinnata* with the potential to induce quinone reductase. J. Nat. Prod., 66: 1197-1202.

Dey K L, Mair W. 1973. The Indigenous Drugs of India. 2nd ed. New Delhi: The Chronica Botanica.

Elanchezhiyan M, Rajarajan S, Rajendran P, et al. 1993. Antiviral properties of the seed extract of an Indian medicinal plant, *Pongamia pinnata*, Linn., against herpes simplex viruses: *in-vitro* studies on Vero cells. J. Med. Microbiol., 38(4): 262-264.

Gandhidasan R, Neelakantan S, Raman P V, et al. 1987. Components of the galls on the leaves of *Pongamia glabra*: structures of pongagallone-A and pongagallone-B. Phytochemistry, 26: 281-283.

Joshi P, Sonawane V R, Williams I S, et al. 2018. Identification of karanjin isolated from the Indian beech tree as a potent CYP1 enzyme inhibitor with cellular efficacy via screening of a natural product repository. Medchemcomm, 9: 371-382.

Kesari V, Das A, Rangan L. 2010. Physico-chemical characterization and antimicrobial activity from seed oil of *Pongamia pinnata*, a potential biofuel crop. Biomass. Bioenerg., 34(1): 108-115.

Khanna R N, Seshadri T R. 1963. Pongaglabrone, a new component of the seeds of *Pongamia glabra*: its constitution and synthesis. Tetrahedron, 19: 219-225.

Koysomboon S, Altena I, Kato S, et al. 2006. Antimycobacterial flavonoids from *Derris indica*. Phytochemistry, 67: 1034-1040.

Kumar D, Kumar A, Prakash O. 2012. Pharmacognostic evaluation of stem bark of *Pongamia pinnata* (L.) Pierre. Asian. Pac. J. Trop. Biomed., 2: 543-546.

Li L Y, Li X, Shi C, et al. 2006. Pongamone A-E, five flavonoids from the stems of a mangrove plant *Pongamia pinnata*. Phytochemistry, 67: 1347-1352.

Manigauha A, Patel S, Monga J. 2009. Evaluation of anticonvulsant activity of *Pongamia pinnata* Linn. in experimental animals.

Int. J. Pharm. Tech. Res., 1(4): 1119-1121.

Marzouk M S A, Ibrahim M T, El-Gindi O R, et al. 2008. Isoflavonoids glycosides and rotenoids from *Pongamia pinnata* leaves. Z. Naturforsch., 63: 1-7.

Minakawa T, Toume K, Ahmed F, et al. 2010. Constituents of *Pongamia pinnata* isolated in a screening for activity to over cometumornecrosis factor-related apoptosis-inducing ligand-resistance. Chem. Pharma. Bull., 58: 1549-1551.

Morajkar A S, Sharma B B, Kharat K R. 2021. Antihyperglycemic efficacy of *Pongamia pinnata* (L.) Pierre against alloxan induced diabetic rats and its correlation with phytochemical screening. J. Appl. Sci., 21: 51-61.

Pathak V P, Aini T R, Khanna R N. 1983. Glabrachalcone, a chromenochalcone from *Pongamia glabra* seeds. Phytochemistry, 22: 1303-1304.

Pattnaik G, Samantaray B, Panda J. 2021. Pharmacological evaluation for anti-anxiety and CNS depressant activity of hydro-alcoholic leaves extract of *Pongamia pinnata*. J. Drug Deliv. Ther., 11: 22-25.

Prabha T, Dorababu M, Goel S, et al. 2009. Effect of methanolic extract of *Pongamia pinnata* Linn. seed on gastroduodenal ulceration and mucosal offensive and defensive factors in rats. Indian J. Exp. Biol., 47(8): 649-659.

Puebla P, Oshima-Franco Y, Franco L M, et al. 2010. Chemical constituents of the bark of *Dipteryx alata* Vogel, an active species against bothrops jararacussu venom. Molecules, 15: 8193-8204.

Punitha R, Manoharan S. 2006. Antihyperglycemic and antilipidperoxidative effects of *Pongamia pinnata* (Linn.) Pierre flowers in alloxan induced diabetic rats. J. Ethnopharma., 105: 39-46.

Punitha R, Vasudevan K, Manoharan S. 2006. Effect of *Pongamia pinnata* flowers on blood glucose and oxidative stress in alloxan induced diabetic rats. Indian J. Pharmacol., 38: 62-63.

Rameshthangam P, Ramasamy P. 2007. Antiviral activity of bis (2-methylheptyl) phthalate isolated from *Pongamia pinnata* leaves against White Spot Syndrome Virus of *Penaeus monodon* Fabricius. Virus Res., 126: 38-44.

Rao N V S, Rao J V. 1941. A note on Glabrin, a new component of the seeds of *Pongamia glabra*. Proc. Indian Acad. Sci. (Math. Sci.), 14: 123-125.

Rao R R, Tiwari A K, Prabhakar R P, et al. 2009. New furanoflavonoids, intestinal α-glucosidase inhibitory and free-radical (DPPH) scavenging, activity from anti-hyperglycemic root extract of *Derris indica* (Lam.). Bioorg. Med. Chem., 17(14): 5170-5175.

Row L R. 1952. New flavones from *Pongamia pinnata* (L.) Merr. Aust. J. Sci. Res., 5: 754-759.

Saha M M, Mallik U K, Mallik A K. 1991. A chromenoflavanone and two caffeic esters from *Pongamia glabra*. Phytochemistry, 30: 3834-3836.

Semalty A, Semalty M, Kumar P, et al. 2012. Isolation and hypoglycemic activity of a novel pongamia flavonylfavonol from *Pongamia pinnata*. Pods. Int. J. Pharmacol., 8: 265-270.

Shameel S, Usmanghani K, Ali M S, et al. 1996. Chemical constituents from the seed of *Pongamia pinnata* (L.) Pierre. Pak. J. Pharma. Sci., 9: 11-20.

Shankar T, Muthusubramanian S, Gandhidasan R. 2008. Newer constituents of *Derris indica* stem. Nat. Prod. Communic., 3(8): 1329-1331.

Simonsen H T, Nordskjold J B, Smitt U W, et al. 2001. *In vitro* screening of Indian medicinal plants for antiplasmodial activity. J. Ethnopharmacol., 74(2): 195-204.

Srinivasan K, Muruganandan S, Lal J, et al. 2003. Antinociceptive and antipyreticactivities of *Pongamia ponnata* leaves. Phytother. Res., 17(3): 259-264.

Talapatra S K, Mallik A K, Talapatra B. 1982. Isopongaglabol and 6-methoxyisopongaglabol, two new hydroxyfuranoflavones from *Pongamia glabra*. Phytochemistry, 21: 761-766.

Tanaka T, Iinuma M, Yuki K. 1992. Flavonoids in root bark of *Pongamia pinnata*. Phytochemistry, 31: 993-998.

Yadav P P, Ahmad G, Maurya R. 2004. Furanoflavonoids from *Pongamia pinnata* fruits. Phytochemistry, 65(4): 439-443.

Yin H, Zhang S, Wu J. 2005. Prenylated flavonoids from *Pongamia pinnata*. Z. Naturforsch., 60(3): 356-358.

Yin H, Zhang S, Wu J, et al. 2006a. Dihydropyranoflavones from *Pongamia pinnata*. J. Braz. Chem. Soc., 17(7): 1432-1435.

Yin H, Zhang S, Wu J, et al. 2006b. Pongaflavanol: a prenylated flavonoid from *Pongamia pinnata* with a modified ring A. Molecules, 11: 786-791.

Yoon J S, Sung S H, Park J H, et al. 2004. Flavonoids from *Spatholobus suberectus*. Arch. Pharm. Res., 27(6): 589-592.

15 锦葵科（Malvaceae）

15.1 黄槿（*Hibiscus tiliaceus*）

黄槿是一种泛热带的半红树植物，一般生长于红树植物外围，属于锦葵科（Malvaceae）木槿属（*Hibiscus*）。黄槿在我国主要分布于台湾、广东、福建等热带及亚热带滨海地区，越南、柬埔寨、老挝、缅甸、印度、印度尼西亚、马来西亚及菲律宾等国家也常见。黄槿具有清热止咳、解毒消肿等功效。黄槿树叶掺水磨汁，可作祛痰剂和利尿剂。福建、广东、广西、海南、香港、台湾沿海民间用黄槿鲜花或嫩叶捣烂取汁冲白糖水解除木薯中毒，嫩叶或鲜树皮捣烂外敷治疗疮疖肿痛（邵长伦等，2009）。现代研究表明，黄槿含有大量的三萜类、倍半萜类、甾体类、黄酮类、酰胺类化合物，其中木栓烷型三萜和高度氧化的倍半萜是该植物的特征性成分。现代药理学也对其提取物的活性进行了大量研究，证实其提取物具有抗炎、抗肿瘤、抗氧化等活性，为研发新型抗菌药、抗肿瘤药和抗氧化药提供了很好的资源。

【分类位置】 被子植物门 Angiospermae 双子叶植物纲 Dicotyledoneae 原始花被亚纲 Archichlamydeae 锦葵目 Malvales 锦葵科 Malvaceae 木槿族 Hibisceae 木槿属 *Hibiscus* 黄槿 *Hibiscus tiliaceus* Linn., 1753（中国科学院中国植物志编辑委员会，1984）。

【别名】 黄芙蓉；右纳；海麻、没麻、陆麻、叶网麻、丹枚、脉麻、坡麻、木麻、苦皮麻、九重皮；黄木槿、铜麻、山加半、港麻（陈焕镛，1964）；海麻桐；公背树；海南木；糕仔树；果叶（华南）；万年春（广东）；海罗树、弓背树（广西）；盐水面头果、朴仔（台湾）；披麻、桐花（海南）（管华诗和王曙光，2009）。

【形态特征】 黄槿为常绿灌木或乔木，高 4～10m，胸径粗达 60cm；树皮灰白色（图 15.1）；小枝无毛或近于无毛，很少被星状绒毛或星状柔毛。叶革质，近圆形或广卵形，直径为 8～15cm，先端突尖，有时短渐尖，基部心形，全缘或具不明显细圆齿，上面绿色，嫩时被极细星状毛，逐渐变平滑无毛，下面密被灰白色星状柔毛，叶脉 7 条或 9 条；叶柄长 3～8cm；托叶叶状，长圆形，长约 2cm，宽约 12mm，先端圆，早落，被星状疏柔毛。花序顶生或腋生，常数花排列成聚散花序，总花梗长 4～5cm，花梗长 1～3cm，基部有一对托叶状苞片；小苞片 7～10 枚，线状披针形，被绒毛，中部以下连合成杯状；萼长 1.5～2.5cm，基部 1/4～1/3 处合生，萼裂 5，披针形，被绒毛；花冠钟形，直径为 6～7cm，花瓣黄色，内面基部暗紫色，倒卵形，长约 4.5cm，外面密被黄色星状柔毛；雄蕊柱长约 3cm，平滑无毛；花柱枝 5，被细腺毛。蒴果呈卵圆形，长约 2cm，被绒毛，果爿 5，木质；种子光滑，肾形。花期 6～8 月（中国科学院中国植物志编辑委员会，1984）。染色体数目：$2n=96$（王瑞江等，1989）。

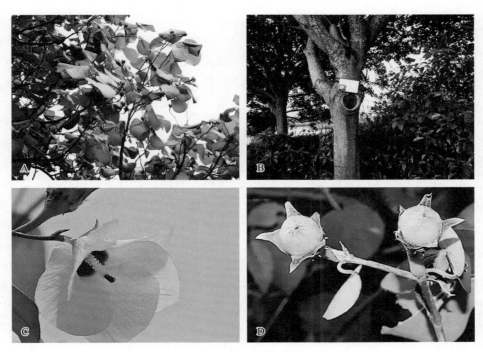

图 15.1 黄槿植物形态
A. 枝叶；B. 茎干；C. 花枝（徐晔春摄）；D. 果枝（刘冰摄）

【生境分布】 黄槿生长于海水可到达的高潮带坚实的泥沙地、淤泥质滩涂或海岸带沙地、平地、红树林内及林缘、堤岸、不受潮汐影响的高地（图 15.2）。在我国黄槿产于福建、广东、广西、海南、香港、台湾沿海，越南、柬埔寨、老挝、缅甸、印度、印度尼西亚、马来西亚及菲律宾等国家也常见。黄槿是 3 个半红树植物泛热带种中最广布的优势种，也是热带海岸重要的防护林树种和行道树种。

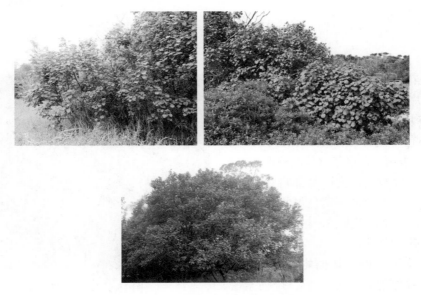

图 15.2 生长在海岸带湿地的黄槿

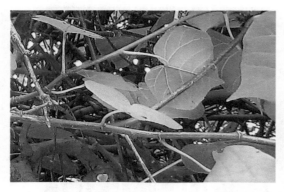

图 15.3 黄槿鲜茎药材形态（示分枝，节部膨大）

【药材鉴别】

药材性状 黄槿根呈圆柱状，略弯曲，直径为 0.5～2.5cm。外表棕黄色至棕红色，有纵沟纹及突起的皮孔。栓皮易脱落，脱落处呈棕黄色。横切面可见木部淡黄色，有多层不规则排列的小孔。质坚韧，不易折断，断面不平坦。气微，味微甜。茎呈圆柱状，直径为 0.5～1.0cm。表面灰黑色，有浅沟纹及突起的叶痕，节部稍膨大（图 15.3）。质坚硬，不易折断。断面木部易与髓部分离，可见髓部呈海绵状。

气微，味淡。干叶多皱缩，质脆，易破碎。完整鲜叶（图 15.4）上表面褐绿色或浅绿色，下表面灰绿色或灰白色，密被灰白色星状毛，近圆形或广卵形，直径为 7～15cm，多平坦，先端渐尖，基部心形，全缘或具不明显细圆齿。叶脉浅黄棕色，于下表面突起，叶柄近圆柱状（图 15.5）。气微，味淡。根皮、茎皮及叶经水浸泡后，手搓有滑腻感（宁小清等，2012）。

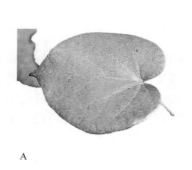 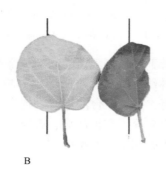 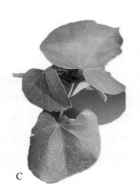

A B C

图 15.4 黄槿鲜叶药材形态

A. 单个鲜叶；B. 鲜叶（示灰白色下表面）；C. 嫩枝叶

黄槿花（图 15.6）花萼呈钟状，先端5 裂，裂片披针形，外方有苞片，线状披针形小苞片 7～10 枚，基部连合，花萼、苞片和小苞片均外被绒毛。花冠呈钟状，直径为 6～7cm。完整花瓣呈倒卵形，5 片，鲜花黄色或浅黄色，内面基部暗紫色，干燥花黄红色，外面密被黄色星状毛。雄蕊柱长 3cm，无毛；花柱 5，被腺毛。质脆，易碎。气微，味淡。

组织构造 根横切面木栓层为 5～7列扁平木栓细胞，类长方形，排列紧密。

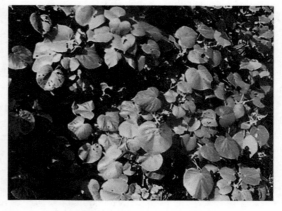

图 15.5 黄槿鲜叶枝形态

皮层窄，散生众多草酸钙簇晶、纤维束及黏液道。韧皮部有众多纤维束切向断续排列成4～6层层环；韧皮射线漏斗状，其薄壁细胞中含有草酸钙簇晶。形成层明显。木质部宽广，射线细胞1～2列；导管多单个排列或数个相连，略呈放射状排列；木纤维不规则散在。

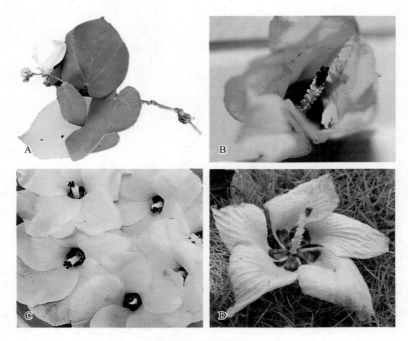

图 15.6 黄槿花形态

A.黄槿花蕾枝叶（徐克学摄）；B、C.鲜黄槿花；D.凋落的黄槿花（示花瓣渐渐变红）（苏丽飞摄）

茎横切面（图15.7）木栓层为2～4列棕色细胞。皮层窄，有众多黏液道。韧皮部较窄，约占横切面的1/4，有多层切向断续排列的纤维束和黏液道。形成层环明显。木质部约占横切面的1/3，导管常单个散在；木纤维多；维管射线细胞1～3（4）列。髓部较宽，约占横切面的1/3，靠近木质部处有众多分泌管。各部位薄壁细胞及射线中含草酸钙簇晶。

茎木质部三切面（图15.8）横切面生长轮不明显，散孔材；导管圆形；木纤维多角形及圆形，细胞壁厚，胞腔狭小。切向纵切面射线组织异Ⅰ型及异Ⅱ型，宽2～4列细胞（多数2～3列细胞），高5～47个细胞（多数8～17个细胞），单列射线少，高2～5个细胞，射线细胞有横卧细胞、方形细胞、直立细胞和瓦形细胞；木纤维呈两端尖削的细长纺锤形，端部及中部有枝形分枝状，长417～1724（1092）mm；导管圆柱形，单纹孔，椭圆形，长151.03～369.13mm，直径为18.66～128.63mm，导管间纹孔互列，射线-导管间纹孔似管间纹孔；薄壁细胞近长方形，末端稍膨大或尖削，具单纹孔。径向纵切面射线呈横带状排列，高（2）5～47个细胞（多数8～17个细胞），其他同切向切面。射线细胞和薄壁细胞中含草酸钙簇晶及少量菱形、方形晶体（陈家宝等，2020）。

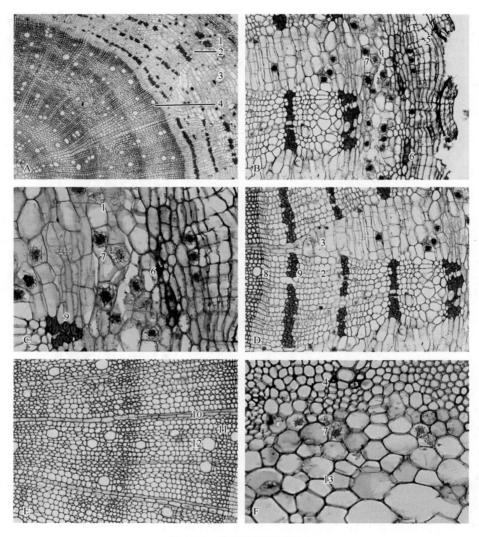

图 15.7　黄槿茎横切面形态

A. 茎部分横切面；B. 周皮至韧皮部；C. 皮层放大；D. 韧皮部；E. 木质部；F. 髓

1. 皮层；2. 韧皮部束；3. 韧皮射线；4. 木质部；5. 木栓层；6. 皮层纤维；7. 草酸钙簇晶；8. 形成层；9. 韧皮纤维束细胞；
10. 木射线；11. 导管；12. 木纤维；13. 髓

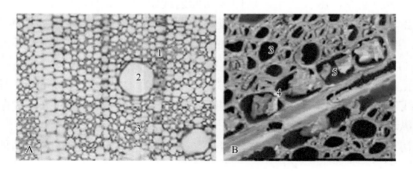

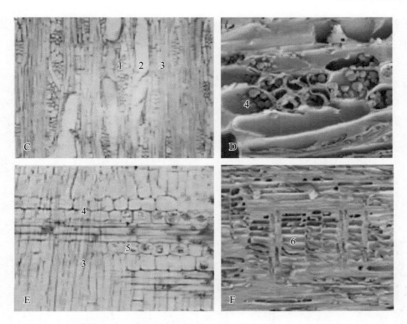

图 15.8　黄槿茎木质部三切面显微与超显微形态（陈家宝等，2020）

A、B. 横切面；C、D. 切向切面；E、F. 径向切面；

A、C、E. 光学显微镜；B、D、F. 扫描电镜

1. 射线；2. 导管；3. 纤维；4. 薄壁细胞；5. 草酸钙簇晶；6. 瓦形射线细胞（径向切面）

　　叶横切面（图 15.9）上表面由 1 列细胞组成，其下方是 1 列细胞组成的下皮层，通过主脉上方，细胞较大，类圆形；下皮层与栅栏组织间有黏液细胞和草酸钙簇晶散在；栅栏组织由 1 列长圆柱形栅状细胞组成，不通过主脉；海绵组织排列较疏松，散在众多草酸钙簇晶。维管束外韧型，韧皮部下方及木质部上方有纤维束，主脉有 2～4 束小型维管束，周围有众多黏液道及草酸钙簇晶。主脉上下表皮内侧为 4～5 列厚角组织。下表皮细胞 1 列，细胞较小，类圆形，有气孔，密被星状非腺毛。

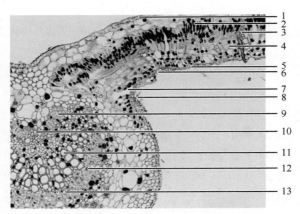

图 15.9　黄槿叶横切面形态

1. 上表皮细胞；2. 栅栏组织；3. 黏液细胞；4. 海绵组织；5. 下表皮细胞；6. 气孔；7. 黏液腔；8. 非腺毛；9. 韧皮部；10. 纤维束；11. 木质部；12. 草酸钙簇晶；13. 厚角组织

　　叶中脉部位横切面（图 15.10）为典型两面叶，叶片厚（154.1±6.6）mm，偶见盐腺，下皮层细胞 1 列，细胞较大，呈类圆形或椭圆形；下表皮细胞 1 列，细胞较小，类圆形，有气孔，密被星状非腺毛。叶肉组织分化明显。栅栏组织为 1（2）列长柱形细胞，不通过中脉；海绵组织细胞不规则，排列疏松。中脉维管束 1 个，外韧型；木质部较发达，韧皮部位于木质部下方，木质部上方和韧皮部外方有纤维形成的维管束鞘；

主脉上、下表皮内侧为4～5列厚角组织。叶肉组织和主脉维管束周围有多数黏液道分布；薄壁细胞中含草酸钙簇晶。

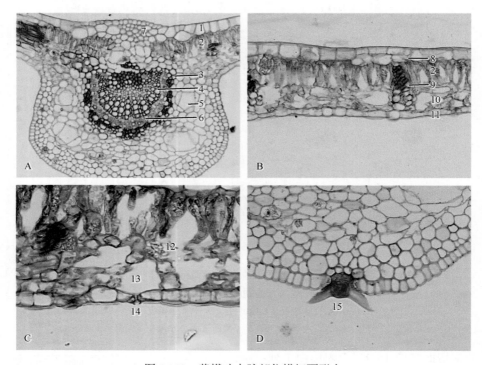

图 15.10　黄槿叶中脉部位横切面形态

A. 叶中脉部位横切面；B. 叶肉部位；C. 叶肉下表面；D. 中脉部位下表面

1. 上表皮细胞；2. 栅栏组织；3. 中脉维管束鞘；4. 木质部；5. 黏液道；6. 韧皮部；7. 厚角组织；8. 下皮组织；9. 侧脉维管束；
10. 海绵组织；11. 下表皮；12. 草酸钙簇晶；13. 气室；14. 气孔；15. 星状非腺毛

叶表面制片上表皮细胞类方形或类多角形，垂周壁增厚；盐腺直径为（27.88±6.25）mm，68.48 个/mm²；无气孔。下表皮星状非腺毛极密集，长（457.66±85.45）mm，有 3～7 条分枝；气孔平轴式，密度高达 1112.77 个/mm²，气孔器大小为（21.5～30.12）mm×（9.3～13.17）mm，气孔指数为 12.1（图 15.11）（王厚麟和缪绅裕，2000）。

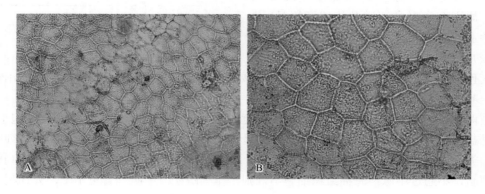

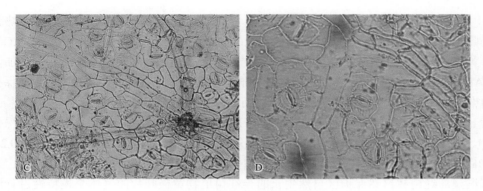

图 15.11　黄槿叶表皮细胞形态

A、B. 上表皮（示上表皮形态）；C. 下表皮（示气孔及星状非腺毛）；D. 下表皮（示气孔）

A、C. ×200；B、D. ×400

黄槿干燥粉末呈灰绿色。单细胞非腺毛大小不一，细胞壁增厚，常3～7个非腺毛分支基部相连呈放射状排列，即星状毛。分泌管呈不规则形，直径为8～19μm，上皮细胞排列整齐。气孔密集，平轴式。草酸钙簇晶众多，直径为13～35μm，棱角短钝。导管为具缘纹孔、网纹及螺纹导管，直径为18～43μm。纤维单个散在或成束，直径为10～36μm，腔小，壁厚。淀粉粒众多，单粒类圆形，类三角形或不规则多角形，直径为3～13μm，脐点不明显；复粒多由2～6分粒组成（宁小清等，2012）。

超微形态　叶表面上、下表皮均由较厚的角质层覆盖，隐约可见表皮细胞形态，垂周壁微隆起；外平周壁角质层外层呈鳞片状覆盖，间有丝状蜡质。下表皮角质层与上表皮相似，但呈轻微堆积状，气孔呈椭圆形，保卫细胞清晰，微隆起，气孔深陷于气孔窝内，气孔保卫细胞及其周围角质层厚（图15.12）。

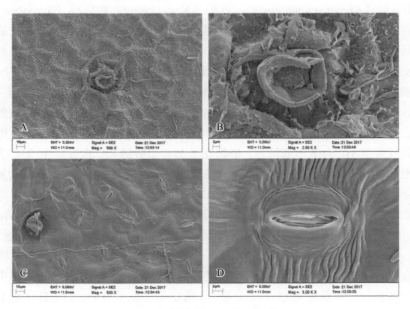

图 15.12　黄槿叶表面超微形态

A. 上表皮（示表皮细胞）；B. 上表皮放大（示腺鳞及角质纹理）；C. 下表皮（示表皮细胞及气孔分布）；D. 下表皮（示气孔及角质纹理）

【生理特性】 黄槿属于典型阳生植物，具有较高的光合潜能，适于在热带亚热带地区光照充足的环境中生长。黄槿叶绿素荧光的光合电子传递速率-光响应曲线（RLC）显示，黄槿的相对电子传递速率（rETR）随光合有效辐射（PAR）的升高而逐渐增加，并在 PAR 为 2751mmol/（m²·s）时达到最大值，说明其光合系统 II 在强光照下也能保持较高的电子传递效率。黄槿叶绿素荧光参数显示，其具有较高的能量利用效率，叶绿素 a/叶绿素 b 比值（2.44：1）略小于理论值（3：1）。黄槿对营养元素的利用率较高，植株体内 N、P、K、Ca、Na、Mg 的加权平均养分含量分别为 1.23%、0.23%、1.34%、0.42%、0.24%、0.41%，P 含量偏低，在其栽培过程中应及时补充 P 元素（张伟伟等，2012）。对广东珠海市淇澳岛红树林自然保护区自然生长的半红树植物黄槿叶片的气体交换特性进行测定发现，①黄槿净光合速率、气孔导度、胞间 CO_2 浓度和蒸腾速率的日变化均表现为单峰型曲线，中午未出现明显光抑制现象；②黄槿较高的净光合速率与其较高的气孔导度相关，而后者则可能与其较大的气孔密度和具有表皮毛等叶片解剖结构特征有关。③黄槿光饱和点、光补偿点、最大净光合速率和日均净光合速率均符合阳生植物特征，因而是一种阳生树种。研究结果说明，黄槿在自然环境中具有快速生长的特性可能与其较强和较稳定的光合能力有关，从而为深入揭示黄槿适应海岸带高温强光生境的生理生态机制提供了基础数据。

通过研究黄槿在不同生境（潮间带和陆生）的抗氧化防御系统变化，发现陆生的黄槿 O_2 产生速率均显著高于其潮间带居群，陆生的黄槿叶片中抗氧化酶类（SOD、APX、CAT、POD 和 GR）活性均高于其潮间带居群，表明陆生的黄槿通过上调抗氧化酶活性，以降低逆境引发的膜脂过氧化，减少电解质外渗，最终提高抗逆性（李妮亚等，2011）。

比较不同 NaCl 浓度的水培条件下桂木（*Artocarpus nitidus* subsp. *lingnanensis*）、秋枫（*Bischofia javanica*）、毛麻楝（*Chukrasia tabularis* var. *velutina*）、黄槿（*Hibiscus tiliaceus*）、非塞楝（*Khaya senegalensis*）、竹柏（*Nageia nagi*）和蒲桃（*Syzygium jambos*）7 个树种的存活率和生理指标，分析其耐盐能力。结果表明，随着 NaCl 浓度的升高，各树种的存活率、PS II 反应中心光化学效率（Fv/Fm）均呈现下降趋势，而叶片相对电导率、叶片 Na^+ 含量呈现上升趋势；三个生理指标对评价耐盐性的贡献率接近；7 个树种中，黄槿为强抗盐性，远强于其余树种。红树林内的植株，每一棵都有数十条至数百条根，有支撑根、防风浪的板状根和呼吸根，这些根能稳固植物体，抵抗潮退潮涨的拉力及冲击。除此之外，有些根还有呼吸功能，由于淤泥的颗粒小而密，淤泥里的空隙极小，可以容纳的氧气量很小，为了适应环境，植物在基部伸出呼吸根，直接从空气中呼吸。另外，红树植物根系朝着四面八方伸展，扎根于浅薄的泥土中，这样不但易于输送氧气，还可以把重力分散，提高承托力（柯欢等，2010）。

受到盐分胁迫时，黄槿有一些明显的症状表现出来，在盐分浓度为 0.6% 时，叶片开始萎蔫并出现干枯、腐烂和提早脱落症状，苗高和地径基本停止生长；通过对苗高、地径和根、茎、叶的干重进行测定，并分析叶片中叶绿素、丙二醛含量以及叶片相对电导率，综合评价分析了黄槿的耐盐性。结果表明，黄槿有一定的耐盐能力，但不适于在高盐环境中生长，可在盐分浓度（盐质量/土壤质量）低于 0.4% 的条件下生长，可作为沿海防护林树种进行大面积引种（刘秀等，2012）。

对珠海市淇澳岛红树林引种的 23 种红树植物采用层次分析法（AHP）进行适应性评

价，建立涵盖生长适应性、抗逆性、观赏性 3 个方面 12 个评价指标的综合评价指标体系。根据综合评价得分，将引进红树林树种分成 4 类（0.6 分以上、0.5～0.6 分、0.4～0.5 分、低于 0.4 分），黄槿得分在 0.6 分以上，适应性最强，因其抗风、耐旱、易繁殖和水陆两栖，适宜作为高潮滩及堤岸的造林树种（田广红等，2012）。

【资源状况】 广州南沙经济技术开发区坦头村红树林是广州市唯一幸存的成片天然红树林，有 12 科 15 属 16 种红树植物，其中人工引进 5 种，有 7 个天然植物群落，包括桐花树群落、秋茄树＋桐花树群落、老鼠簕群落、卤蕨群落、苦郎树群落、黄槿群落、水黄皮群落。其中，黄槿群落生长于秋茄树＋桐花树群落的后缘，群落组成树种有黄槿、水黄皮和少量桐花树。该群落中黄槿高 4～8m，胸径为 4.1～12.2cm；水黄皮平均高 5m，平均胸径为 5.8cm；桐花树平均高 3.8m，平均胸径为 6.7cm。紧靠群落的向海边缘，整个群落郁闭度为 0.8（刘秋红，2005）。

雷州半岛红树林湿地植物物种有 16 科 25 种（林子腾，2005）。黄槿＋海漆群落多为零星分布，在雷州半岛各海岸均可生长，是残存的小片乔木半红树林，伴生树种较多，如水黄皮、苦槛蓝、苦郎树和桐棉等，树高一般为 3～4m，胸径为 8～16cm。

海南琼海市沿海（19°00′07″N～19°08′59″N，110°27′59″E～110°31′19″E）自然分布的植被物种位于海南较大河流万泉河下游流域，有植物 108 科 311 属 426 种，构成 10 个自然群落。黄槿-水黄皮-滑桃树群落主要分布在万泉河岸边和村边，群落终年常绿，覆盖率达 80% 左右；组成成分以锦葵科、蝶形花科、大戟科、桑科、无患子科、棕榈科等为主，以全缘叶的中型叶占多数；优势植物为黄槿和水黄皮，乔木较矮，但树冠大、下垂和紧密，覆盖度 70%～85%。黄槿最大胸径达 25cm；人工植被占有一定的比例。黄槿-水黄皮-榕树群落主要分布在砂质河口靠海边的村庄外侧，优势物种是黄槿、水黄皮和榕树，伴生植物有苦郎树、阔苞菊、海南树参和露兜树等，群落覆盖率达 80% 左右（郭涛等，2008）。

海南文昌市清澜港海莲群落（19°37′36″N，110°50′02″E）位于红树林自然保护区八门湾沿岸（林慧等，2015）。海莲-黄槿群落由海莲、黄槿、银叶树、木果楝、海漆、猫尾木、木榄等 7 种组成，平均胸径为（15.2±0.9）cm，平均树高（8.5±0.2）m，平均冠幅面积为（40.9±3.0）m^2，平均枝下高（2.2±0.2）m，植被密度为 894 株/hm^2。其中，黄槿有 344 株，相对多度为 37.69%，相对频度为 33.21%，相对显著度为 6.55%，重要值为 25.82；枝干生物量为（2.14±0.17）t/hm^2，叶生物量为（0.47±0.03）t/hm^2，地表生物量为（4.36±0.33）t/hm^2，根生物量为（2.31±0.11）t/hm^2，总生物量为（9.28±0.52）t/hm^2。该群落 99% 以上为乔木层，除少量海莲、黄槿、银叶树幼苗外，只有少量的老鼠簕、卤蕨、尖叶卤蕨等其他草本植物。

清澜自然保护区有真红树植物 24 种、半红树植物 13 科 17 属 17 种（农寿千，2011）。真红树植被型分为 12 个群系，黄槿在部分群系中有少量分布。海莲＋木果楝群系的立木层第二层中偶见低矮的黄槿小树，总共仅为 3 株（群系总株数 161 株）；杯萼海桑＋榄李群系中，黄槿占有一定的比例，总株数 22 株，相对密度为 10.53%，相对频度为 7.14%，相对显著度为 11.22%，重要值为 13.68，主要分布于群落最外的海滩上；红树＋海莲群系中偶见黄槿，仅为 2 株（群系总株数 426 株）；在海桑群系中，黄槿有 4 株（群系总株数 237 株）；在桐花树群系中，黄槿有 5 株（群系总株数 119 株）；杯萼海桑群系的靠近海岸边有 7 株黄槿（群系总株数 293 株）；海榄雌＋杯萼海桑＋角果木群系的外围海岸上有黄槿 14 株（群系总株数 643 株）；角果木群系中黄槿有 6 株（群系总株数 475 株）。半红树植物分为 3 个群系。黄槿+海桑群系是文昌市半红树林的最主要植物群落，分布地区较广泛，主要生长于海岸内缘阶地上或在大潮仍可被海水浸淹的靠岸海滩上。靠河或靠海的群落外缘主要是海桑、海莲和黄槿占优势，群落结构比较简单，立木分为两层，第一层高 6.5～9m，以海桑为主，郁闭度为 0.45～0.70，伴生植物有海漆、海榄雌等，第二层高 2.0～4.5m，主要是黄槿占优势，偶见水椰分布。从沿河或沿海外缘向群落内缘、距河或距海的远缘，多以黄槿为单优种，伴生植物有水黄皮、红厚壳、苦郎树、榄仁、海滨木巴戟、莲叶桐等，同时林下生长有阔苞菊、卤蕨等。此外，在银叶树+水黄皮群系中，黄槿为立木第一层的伴生植物。

琼海市博鳌镇玉带滩植被类型划分为自然植被、村落植被、沿海防护林三大类型，分为 10 个植物群系（曾祥全和梁居智，2003）。在自然植被中，半红树林残留、次生林群系分布在玉带滩西边靠河水一边，由水黄皮-海杧果群落、海杧果-黄槿群落组成，主要分布在玉带滩西边的虾场和公路之间及村庄外围，覆盖度达 70%，优势种为海杧果、黄槿、水黄皮，物种比较丰富，400m² 样地中有植物 41 种。在村落植被中，海岛丛林群系有九里香-黄槿群落和苦郎树-水黄皮群落，通常分布在村庄外周及荒废的水田、旱田边缘，覆盖率为 60% 左右，优势树种有黄槿、苦郎树、九里香、木麻黄、水黄皮等。在抽样调查的 400m² 样地中，有 38 种植物，其中黄槿有 13 株，水黄皮有 6 株等。海岛草地群系大多分布在南港村西边荒废的水田、旱田上，群落覆盖度为 40%～50%，物种比较丰富，400m² 样地中有植物 27 种，黄槿、木麻黄等乔木树种零星分布其中。

深圳市龙岗区红树林主要分布于南澳的东冲、鹿咀和葵涌的坝光等地。红树植物分为 6 个群落，其中海杧果+黄槿群落分布于南澳鹿咀、葵涌坝光等地，多生长在平均高潮线以上，大潮或特大潮时才能被淹没。此外，在海榄雌+桐花树群落、海漆+桐花树+老鼠簕群落、银叶树群落、桐花树+老鼠簕群落中有少量黄槿分布（李海生，2006）。

在湛江市特呈岛陆地各自然村村落，成年乔木多呈零星分布，黄槿常以单一树种成片生长。胸径≥20cm 的第一类成年乔木共 1584 株，优势树种显著，100 株以上的有 4 种，黄槿达 228 株。胸径≥20cm、高度≥6m 的第二类成年乔木共 1445 株，分为大、中、小三种乔木，中乔木黄槿有 3 株，小乔木黄槿有 193 株，占总数的 13.6%。成年乔木黄槿属于树形较出众的树种，属于湛江市大面积种植的抗风遮阴树种和重要防护树种（韩维栋等，2007）。

在广西山口红树林生态自然保护区，桐花树群落分布普遍，尤以海滩外缘或海湾河口汇合处为多，近岸有海漆、黄槿。在人工植物群落中，黄槿展现了良好的适应性，北海市高德街道门前孤植的黄槿，胸径高达 50cm，是当地生长时间最长久的 1 株（李安彦，2009）。

【文献记载】 有记载甘、淡，微寒。清热解毒，散瘀消肿。主治木薯中毒，疮疖肿痛。《台湾药用植物志》记载，可用黄槿治肿毒，耳痛。《新华本草纲要》记载，退热、止吐、止咳。用于发热、咳嗽、支气管炎。叶：外敷肿毒。另有记载黄槿在民间可作为药用，具有清热解毒、散瘀消肿的疗效。《中华药海》记载，辛、苦，寒，入肺经。清热止咳。《中国中药资源志要》记载，甘、淡，凉。《中华海洋本草：第 2 卷 海洋矿物药与海洋植物药》记载，味甘、淡，性微寒。归肺、肾经。清肺止咳，散瘀消肿。主治肺热咳嗽，疮疖肿痛，耳痛，木薯中毒。

【**药用价值**】 黄槿的叶、树皮、花和根均可药用。其性甘、淡、微寒，具有清热解毒、散瘀和消肿之效用。在亚洲和非洲的传统医药中，黄槿具有清热解毒、止咳祛痰、散瘀消肿的作用，主治肺热咳嗽，也可治疗痢疾。广西民间用黄槿治疗痈疮肿毒，解除木薯中毒。黄槿树叶掺水磨汁，可作祛痰剂和利尿剂（王忠昭，2009）。黄槿的炮制方法为取原药材，除去杂质，洗净，晒干或切丝（树皮）。解除木薯中毒：鲜花或鲜嫩叶 30～60g，捣烂取汁冲白糖水服用，重者可口服 2～3 剂。治疗疮疖肿毒：鲜嫩叶或鲜树皮，捣烂外敷（管华诗和王曙光，2009）。现代研究报道，黄槿含有大量的三萜类、倍半萜类、甾体类、黄酮类、酰胺类等化合物。现代药理研究证实，其提取物具有抗炎、抗肿瘤、抗氧化等活性。

【**化学成分与药理研究**】 2006 年国内开始对海南分布的黄槿的活性成分进行研究。从采自海南、台湾的黄槿的不同部位分离得到倍半萜类、三萜类、甾体类、黄酮类、苯丙素类及醌类等化合物，主要是三萜类化合物。

倍半萜类 从黄槿（采自中国海南；冲绳岛）中分离得到一系列倍半萜类化合物（图 15.13），包括从心材分离得到的 hibiscone A～hibiscone D、hibiscoquinone A～hibiscoquinone D 以及拉帕酚。从感染的茎中分离得到 hibisceusin A～hibisceusin I，从茎和枝条的甲醇提取物中分离得到 hibiscusterpene I～hibiscusterpene V（Chen et al.，2022；Matsumoto et al.，2020；Zhang，2013）。其中，化合物 hibisceusin Ab、hibisceusin Bb、hibisceusin D、hibisceusin F 和 hibisceusin H 对人肝癌细胞 HepG2 和人肝癌细胞 Huh7 均具有细胞毒活性，IC_{50} 为 3.5～6.8μmol/L（Chen et al.，2022）。

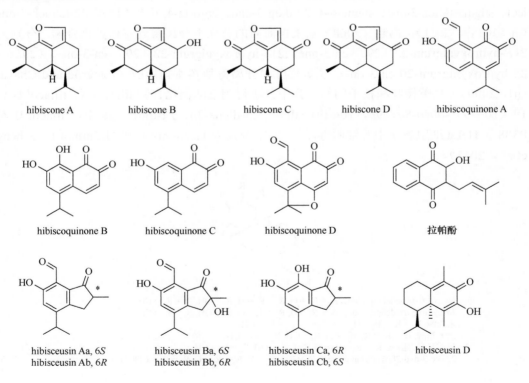

| hibiscone A | hibiscone B | hibiscone C | hibiscone D | hibiscoquinone A |

| hibiscoquinone B | hibiscoquinone C | hibiscoquinone D | 拉帕酚 |

hibisceusin Aa, 6*S*
hibisceusin Ab, 6*R*

hibisceusin Ba, 6*S*
hibisceusin Bb, 6*R*

hibisceusin Ca, 6*R*
hibisceusin Cb, 6*S*

hibisceusin D

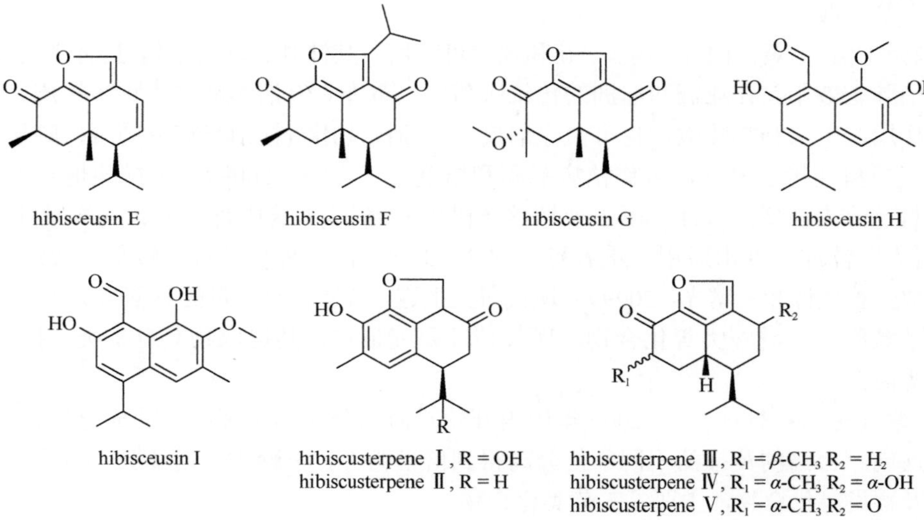

hibisceusin E   hibisceusin F   hibisceusin G   hibisceusin H

hibisceusin I   hibiscusterpene Ⅰ, R = OH   hibiscusterpene Ⅲ, $R_1 = \beta\text{-}CH_3$ $R_2 = H_2$
                  hibiscusterpene Ⅱ, R = H   hibiscusterpene Ⅳ, $R_1 = \alpha\text{-}CH_3$ $R_2 = \alpha\text{-}OH$
                                                      hibiscusterpene Ⅴ, $R_1 = \alpha\text{-}CH_3$ $R_2 = O$

图 15.13　黄槿中的倍半萜类化合物

三萜类　从黄槿（采自中国海南）的茎皮提取物中分离得到三萜类化合物（图 15.14），包括 3α-hydroxyfriedelane-2-one、4α-hydroxyfriedelane-3-one、木栓酮、表木栓醇、粉蕊黄杨二醇 A、27-oic-3-oxo-28-friedelanoic acid、齐墩果酸、3β-O-（p-hy-droxy-Z-cinnamoyl）oleanolic acid 和 3β-O-（p-hydroxy-E-cinnamoyl）oleanolic acid。从黄槿茎和树皮中分离得到三萜类化合物 friedelin、pachysandiol、glutinol、lupeol、germanicol、stigmast-4-en-3-one、stigmast-4, 22-dien-3-one、ergosta-4, 6, 8（14），22-tetraen-3-one（王忠昭等，2011）。冯超（2008）从采自海南的黄槿中分离得到三萜类化合物，分别为 21R-hydroxynigrum-22（29）-en-3-one、21S-hydroxynigrum-22（29）-en-3-one、（20E）-22-hydroxynigrum-20-en-3-one。从黄槿叶中分离得到 β-香树脂醇（Pongrod and Chavasiri，2000）。从黄槿叶和枝干的粗浸膏中分离得到三萜类化合物 tiliacol A、tiliacol B 和 19（10→9）-$abeo$-8α, 9β, 10α-tirucalla-5, 25-diene-3β, 24-diol。其中，tiliacol B 对 P388 和 HeLa 细胞表现中等细胞毒活性，IC_{50} 分别为 11.2mmol/L 和 11.5mmol/L（Cheng et al.，2013）。

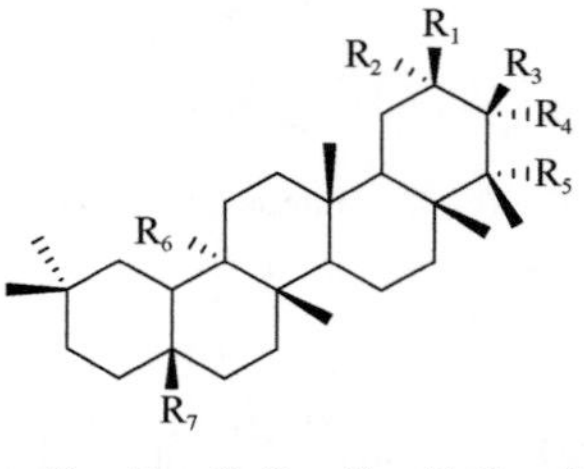

3α-hydroxyfriedelane-2-one, $R_1 = R_2 = O$, $R_3 = R_5 = H$, $R_4 = OH$, $R_6 = R_7 = CH_3$
4α-hydroxyfriedelane-3-one, $R_1 = R_2 = H$, $R_3 = R_4 = O$, $R_5 = OH$, $R_6 = R_7 = CH_3$
木栓酮, $R_1 = R_2 = R_5 = H$, $R_3 = R_4 = O$, $R_6 = R_7 = CH_3$
表木栓醇, $R_1 = R_2 = R_4 = R_5 = H$, $R_3 = OH$, $R_6 = R_7 = CH_3$
粉蕊黄杨二醇 A, $R_1 = R_4 = R_5 = H$, $R_2 = R_3 = OH$, $R_6 = R_7 = CH_3$
27-oic-3-oxo-28-friedelanoic acid, $R_1 = R_2 = R_5 = H$, $R_3 = R_4 = O$, $R_6 = R_7 = COOH$

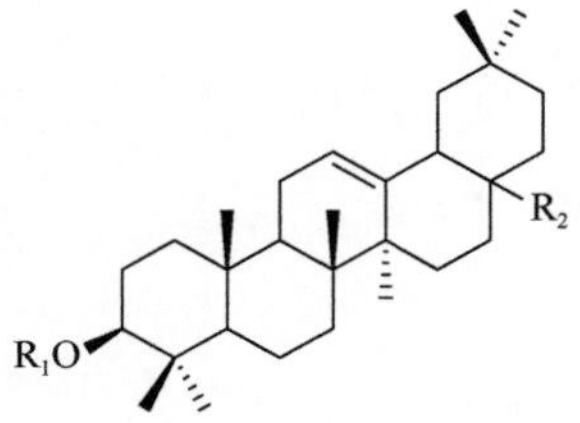

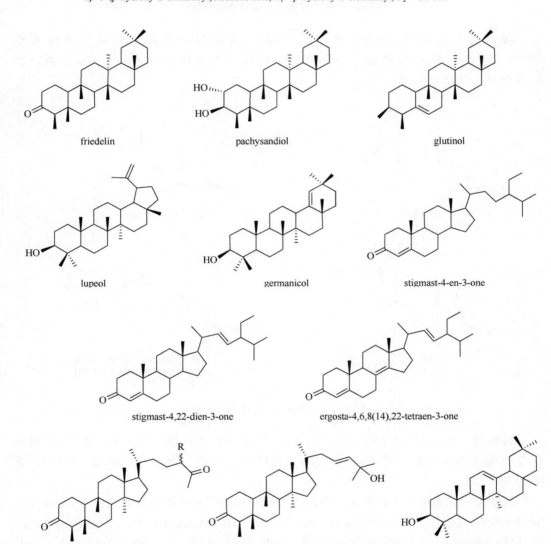

齐墩果酸, R₁ = H, R₂ = COOH
3β-O-(p-hydroxy-Z-cinnamoyl)oleanolic acid, R₁ = p-hydroxy-Z-cioonmoyl, R₂ = COOH
3β-O-(p-hydroxy-E-cinnamoyl)oleanolic acid, R₁ = p-hydroxy-E-cioonmoyl, R₂ = COOH

friedelin

pachysandiol

glutinol

lupeol

germanicol

stigmast-4-en-3-one

stigmast-4,22-dien-3-one

ergosta-4,6,8(14),22-tetraen-3-one

21R-hydroxynigrum-22(29)-en-3-one
21S-hydroxynigrum-22(29)-en-3-one

(20E)-22-hydroxynigrum-20-en-3-one

β-香树酯醇

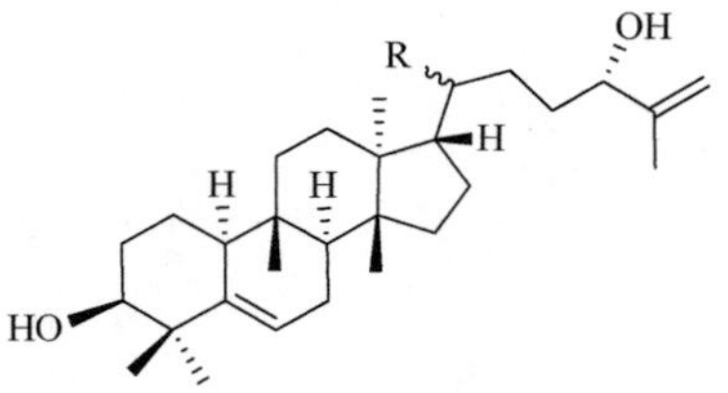

tiliacol A, R = α-Me
19(10→9)-*abeo*-8α,9β,10α-tirucalla-5,25-diene-3β,24-diol, R = β-Me

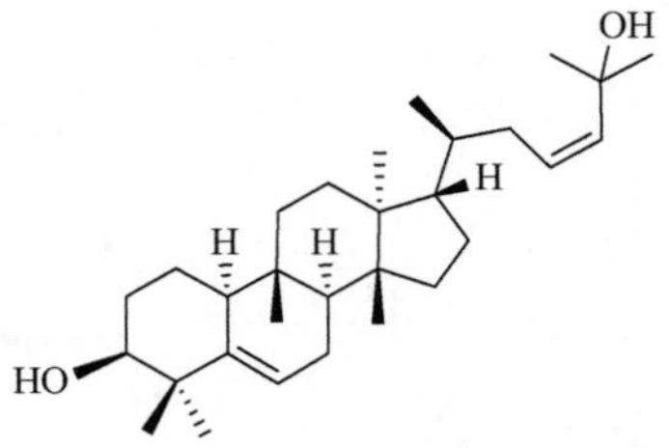

tiliacol B

图 15.14　黄槿中的三萜类化合物

甾体类　王忠昭（2009）和冯超（2008）从黄槿中分离得到甾体类化合物（图 15.15），包括 β-谷甾醇、豆甾醇、β-胡萝卜苷、胆甾-5-烯-3β，7α-二醇、胆甾-5-烯-3β，7β-二醇、胆甾醇。

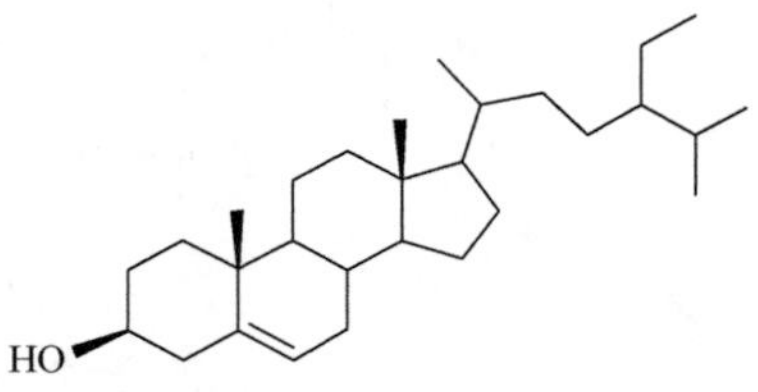

β-谷甾醇

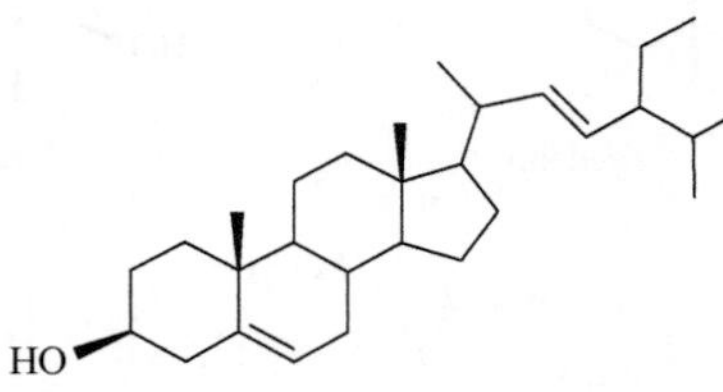

豆甾醇

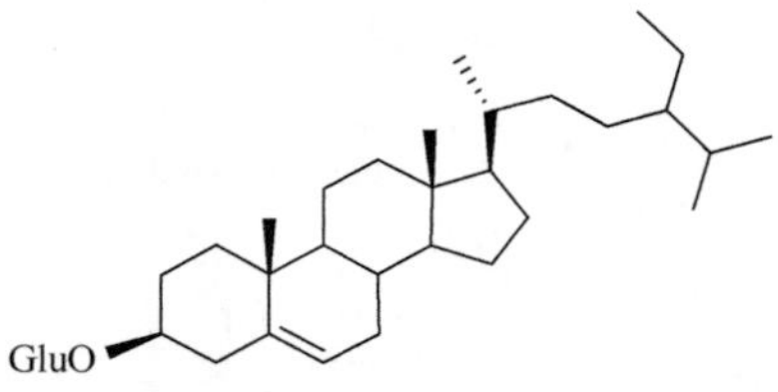

β-胡萝卜苷

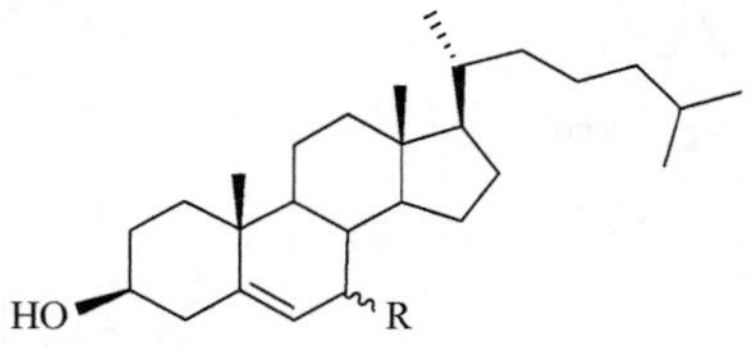

胆甾-5-烯-3β,7α-二醇, R = α-OH
胆甾-5-烯-3β,7β-二醇, R = β-OH
胆甾醇, R = H

图 15.15　黄槿中的甾体类化合物

黄酮类　从黄槿中分离得到的黄酮类化合物有格榄酮、黄芪苷、8-羟基-槲皮素-7-O-葡萄糖苷和 8-羟基-槲皮素-3-O-葡萄糖苷（冯超，2008；Nair et al.，1961），见图 15.16。

其他类　从黄槿（采自中国台湾）的甲醇提取物中分离出香豆素类化合物 scopoletin、hibiscuin 和酰胺类化合物 hibscuamide、*N-trans*-feruloyltyramine、*N-cis*-feruloyltyramine。化合物 hibiscuin 对 P-388 细胞显示中等细胞毒活性，IC$_{50}$ 为（10.2±0.5）μg/ml。其中，化合物 hibscuamide 对 P-388 和 HT-29 细胞显示较强的细胞毒活性，IC$_{50}$ 分别为（1.7±0.3）μg/ml 和（3.8±0.8）μg/ml（Chen et al.，2006）。此外，从黄槿中还分离得到苯丙素类化合物香树脂素和松脂醇。从木槿中还分离得到 tiliaceic acid A（Vinh et al.，2021），见图 15.17。

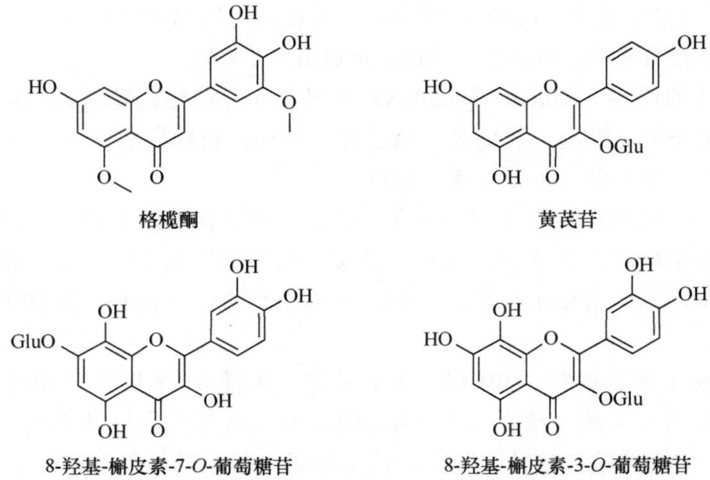

图 15.16　黄槿中的黄酮类化合物

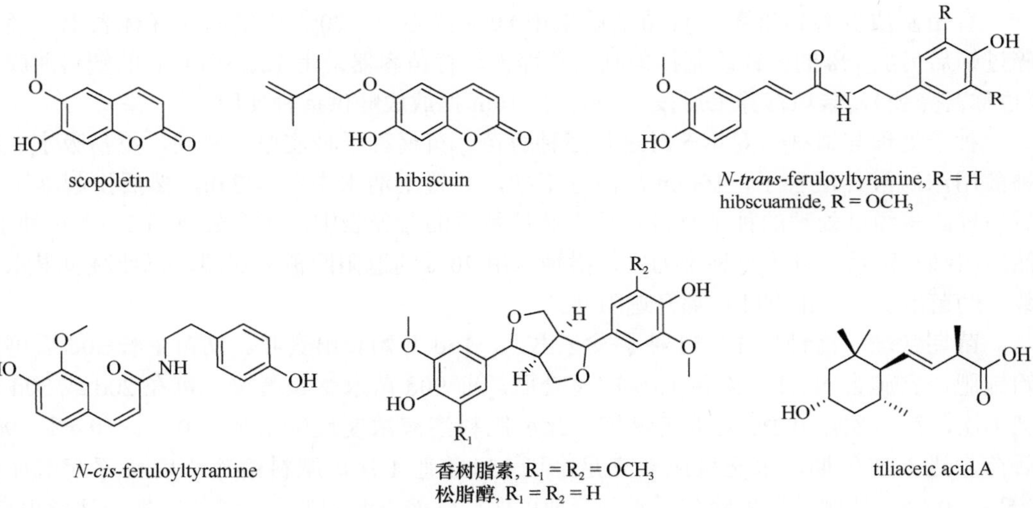

图 15.17　黄槿中的其他类化合物

　　现代药理学研究表明，黄槿具有抗炎、抗氧化、抗肿瘤等生物活性（张小坡等，2011；Kumar et al.，2008；Chen et al.，2006；Li et al.，2006）。有记载黄槿在民间可作为药用，具有清热解毒、散瘀消肿的疗效。现代药理学也对其提取物的活性进行了大量研究，证实其提取物具有抗炎、镇痛、抗肿瘤、抗氧化等活性。

　　抗炎、镇痛　黄槿的各个部位在民间均作为药用，黄槿叶子用于退烧、平喘、祛痰；新鲜的黄槿树皮水煎煮后用来治疗痢疾；新鲜的花用来治疗中耳炎等（Ali et al.，1980）。黄槿根二层皮与黄糖同服治疗腮腺炎（林桧文，1987）。印度分布的黄槿的叶具有显著的抗炎和镇痛活性（Narender et al.，2009）。

　　抗肿瘤　黄槿醋酸乙酯提取物具有明显抑制人宫颈癌细胞生长的活性，IC_{50} 为 12.5μg/ml（戴好富等，2005）。黄槿茎和叶的甲醇提取物具有细胞毒活性。对 Dalton's

腹水淋巴瘤模型小鼠腹腔注射黄槿根提取物，发现其可以明显延长荷瘤小鼠的存活时间，证明黄槿根提取物具有抗肿瘤活性（Sunilson et al.，2008）。

抗氧化及其他活性　Kumar 等（2008）在研究印度黄槿的花时发现，其水提取物具有显著的抗氧化作用及抑制一氧化氮合酶活性。此外，黄槿树皮混水磨汁可用作利尿剂，民间也用来治疗木薯中毒（张小坡等，2011）。

【**栽培技术**】　黄槿在我国主要分布于广西、广东、海南、福建、香港、台湾等地的沿海地区，为阳生树种，喜光照、高温，耐湿，在微酸性到微碱性土壤中均可生长，可耐高盐分的土壤，以砂质壤土为佳。目前，黄槿繁育方法有两种，即种子育苗法和扦插育苗法。

种子育苗法（侯远瑞等，2010）　种子采集　黄槿 6～8 年生开始开花结实，15 年生以后进入正常结实年龄，结实无大小年现象，9～10 月采收成熟果实。将果实在阳光下晾晒 1～2d，用木棒敲打使种子脱落，筛除杂质，留取黑褐色干净种子。出种率 11%，种子千粒重 12g，发芽率达 50%。种子可随采随播，也可置于 6～8℃低温储藏至翌年春播种。

育苗基质及容器准备　育苗基质采用 80% 黄心土、20% 草皮泥或森林表土，经粉碎过筛后另加 1% 的钙镁磷肥拌匀制成营养土。育苗容器采用 12cm×14cm 的塑料薄膜袋（也称营养袋），装填营养土后按宽 1m、长 10m 摆放成畦供播种使用。

种子处理与播种　翌年 5 月进行播种育苗。黄槿种子种皮厚、坚硬，不易吸水，播种前用浓硫酸拌湿种子，15min 后清洗干净，并置于清水中浸泡 24h，然后捞起沥干水后播种。将经过处理的种子直接点播于装填基质的营养袋中，每个袋点播 2～3 粒种子，然后用细土覆盖，以不见种子为宜，播种后用 70% 的遮阳网覆盖保湿，以便减少淋水次数。幼苗出土并长出真叶后揭开遮阳网。

苗期管理　播种后 4～5d 种子发芽出土，15d 开始长出真叶。幼苗生长 30d 后可开始施肥，宜施含 N、P、K 各 15% 的复合肥。前 90d 苗木生长缓慢，可在 20d 或 30d 施肥 1 次，第一次用 0.2% 的水肥淋施，此后肥料溶液浓度逐渐增加到 0.3%～0.4%。90d 后苗木进入速生期，水肥供应要充足，可 15d 施肥 1 次，肥料溶液浓度也逐渐增加到 0.5%～0.6%，施肥前应先除草。水分管理以保持营养土湿润为宜。黄槿苗期应注意虫害，发现有食叶害虫时可用 2.5% 溴氰菊酯乳油 0.05% 的药液或用 90% 敌百虫晶体 0.1% 的药液喷雾防治。苗木生长 150d 后苗高可达 20cm，主根穿破营养袋扎入地下，应开始移动营养袋切断主根进行炼苗，炼苗 10～15d 后便可出圃造林。

扦插育苗法（林武星等，2017；阮长林等，2015；蒋燚等，2009）　扦插基质　分别采用沙土＋菜园土（福建）、红壤：河沙的体积比 =1：1（广西）及河沙（海南）等，装入高 15cm、宽 13cm 的育苗袋内，将育苗袋排列整齐，保持湿润。在扦插前一天用 3g/L 的 $KMnO_4$ 溶液淋湿消毒。

采集插穗　在 5～12 年生的黄槿母树上选取长势旺盛、充实饱满、无病虫害和机械损伤、直径基本一致的上部半木质化的枝条，或半年生枝条，剪截成 15cm 长，或选取直径为 2～4cm、长 80～100cm 的枝条。后者见效快，在生产上可以缩短育苗周期。

插穗处理　插穗剪取后立即将基部 2～3cm 浸泡入清水中。扦插前把插穗基部放在 1500 倍的多菌灵溶液中浸泡 15min。将插穗基部在"根太阳"生长剂（1：750）中处理大约 30min，或在 ABT1 生根粉溶液（100mg/L）中浸泡插条基部 2h，或在已配好促根剂［3-吲哚丁酸 600mg/kg］的糊（促根剂水溶液加滑石粉调成糊状）中将插穗基部切口蘸满促根剂糊。

扦插与管理　将处理好的插穗垂直插入已淋透水的基质中，每个育苗杯中扦插 1 株。为防止扦插时损伤插条，扦插前可先用木棒在基质上打一引导洞，扦插后将其周围基质稍加压实并浇透水。插穗插入基质的深度为 3cm 左右。扦插完后淋 1 次水，并在插床上搭拱棚，用塑料薄膜将整个苗床密封，薄膜上再覆盖 1 层遮阳网，保持棚内相对湿度为 80%～90%，保持基质湿润。扦插后 30d，每隔 7～15d 喷 1 次 1g/L 的多菌灵溶液，以防插条感染病菌。扦插后注意观察插穗的生根情况，大部分插穗生根后揭开薄膜，7d 后再揭开遮阳网，转入常规苗圃管理。

【资源保护与开发应用】

生态保护　野生黄槿为典型的海岸线树种，多生长于海滨、岩岸附近，通常位于红树植物外缘。黄槿树冠茂密，根系发达，生长快，萌芽强，耐盐性强，可防风固沙、保持水土、涵养水源，也可抵御风浪、减缓水流、促淤保滩，对二氧化硫和二氧化碳等有一定抗性，是优良的沿海防护林树种，可作为保护海岸的屏障。

观赏林木　黄槿分布在热带及亚热带滨海地区，枝叶集中，树冠浓密，是鸟儿的绝佳栖所。黄槿花期长近半年，花型大而美观，花瓣呈黄色，鲜艳多蜜，盛开时满树黄花，吸引成群的蝴蝶、蜜蜂，是良好的庭院绿化美化观赏树种，既可在园林中孤植、片植，形成园林景观，也可作为行道树及遮阴树栽植。

开发新药的原料　黄槿具有清热解毒、散瘀消肿的疗效。现代药理学也对其提取物的活性进行了大量研究，证实其提取物具有抗炎、抗肿瘤、抗氧化等活性。民间用黄槿叶止咳化痰，用花治疗炎症和化脓，用根皮治疗腮腺炎，为研发新型抗菌药、抗肿瘤药和抗氧化药提供了很好的海洋中药资源。

经济开发　黄槿树皮纤维供制绳索；木材坚硬致密，耐朽力强，适用于建筑、造船及制作家具等；硕大呈心形的叶子可用于包粿、垫粿，民间称作"糕仔树"或"粿叶树"；嫩叶及花可食用。

参考文献

蔡水花，李婷，周光霞，等 . 2016. 半红树植物黄槿的气体交换特性 . 广西植物，36(4): 397-404.

陈家宝，盛佳乐，齐文玉，等 . 2020. 黄槿木材结构特征的分析 . 西北林学院学报，35(1): 257-260.

戴好富，梅文莉，洪葵，等 . 2005. 海南 16 种红树植物的肿瘤细胞毒活性筛选 . 中国海洋药物，24(6): 44-46.

冯超 . 2008. 两种红树林植物黄槿和长梗肖槿化学成分研究 . 中国科学院研究生院海洋研究所硕士学位论文 .

傅立国，陈潭清，郎楷永，等 . 2003. 中国高等植物 . 青岛：青岛出版社 .

管华诗，王曙光 . 2009. 中华海洋本草：第 2 卷 海洋矿物药与海洋植物药 . 上海：上海科学技术出版社 .

郭涛，杨小波，李东海，等 . 2008. 海南琼海沿海农村自然植被的物种组成及植被类型分析 . 福建林业科技，35(1): 140-154.

国家中医药管理局《中华本草》编委会 . 1999. 中华本草 . 上海：上海科学技术出版社 .

韩维栋，高秀梅，陈益强 . 2007. 特呈岛陆地成年乔木资源的研究 . 广东海洋大学学报，27(1): 84-88.

侯远瑞，蒋燚，钟瑜，等 . 2010. 黄槿实生苗生长节律及容器育苗技术 . 林业实用技术，3: 19-20.

黄宗国 . 2008. 中国海洋生物种类与分布 . 北京：海洋出版社 .

蒋燚，龚建英，侯远瑞，等．2009.黄槿扦插育苗试验研究．广西林业科学，38(2): 98-101.

柯欢，庄雪影，梁珍琦，等．2010.7个华南园林树种的耐盐性研究．广东园林，32(6): 62-65.

李安彦．2009.广西山口红树林自然保护区红树林群落景观及园林应用研究．中南林业科技大学硕士学位论文．

李海生．2006.深圳龙岗的红树林．广东教育学院学报，26(3): 67-69.

李妮亚，韩淑梅，陈坚，等．2011.不同生境中半红树植物抗氧化防御研究．西北林学院学报，26(5): 29-34, 40.

林桧文．1987.黄槿治疗流行性腮腺炎30例．广西中医药，4: 48.

林慧，曾思齐，王光军，等．2015.海南文昌清澜港海莲-黄槿生态系统碳密度及分配格局．中南林业科技大学学报，35(11): 99-103.

林武星，朱炜，连春阳．2017.滨海沙地防风树种黄槿扦插育苗试验．防护林科技，7: 5-7.

林子腾．2005.雷州半岛红树林湿地生态保护与恢复技术研究．南京林业大学硕士学位论文．

刘秋红．2005.广州市红树资源现状及其保护利用对策．福建林业科技，32(2): 125-128, 136.

刘秀，郝海坤，庞世龙，等．2012.两种半红树植物幼苗的耐盐性研究．中南林业科技大学学报，32(6): 43-47.

宁小清，谈远锋，原鲜玲，等．2012.广西海洋药用半红树植物黄槿的生药学鉴别研究．时珍国医国药，23(6): 1474-1475.

农寿千．2011.清澜港红树林保护区植物多样性与植被类型特点研究．海南大学硕士学位论文．

阮长林，冯剑，刘顿，等．2015.海南岛黄槿长枝扦插育苗试验．福建林业科技，42(2): 118-124.

邵长伦，傅秀梅，王长云，等．2009.中国红树林资源状况及其药用调查Ⅲ.民间药用与药物研究状况．中国海洋大学学报，39(4): 712-718.

田广红，李玫，杨雄邦，等．2012.珠海淇澳岛红树林引进树种的适应性评价．福建林业科技，39(1): 104-107.

王厚麟，缪绅裕．2000.大亚湾红树林及海岸植物叶片盐腺与表皮非腺毛结构．台湾海峡，19(3): 372-378.

王瑞江，陈忠毅，黄向旭．1989.国产红树林植物的染色体计数．热带亚热带植物学报，6(1): 40-46.

王忠昭．2009.半红树植物黄槿的化学成分及生物活性研究．中国海洋大学硕士学位论文．

王忠昭，李俊，唐旭利，等．2011.半红树植物黄槿中的三萜和甾醇成分．中国天然药物，9(3): 190-192.

曾祥全，梁居智．2003.琼海市博鳌镇玉带滩植被现状调查．热带林业，31(1): 42-49.

张伟伟，刘楠，王俊，等．2012.半红树植物黄槿的生态生物学特性研究．广西植物，32(2): 198-202.

张小坡，裴月湖，张俊清，等．2011.黄槿化学成分和药理活性研究进展．现代药物与临床，26(6): 434-438.

中国科学院植物研究所．1972.中国高等植物图鉴．北京：科学出版社．

中国科学院中国植物志编辑委员会．1984.中国植物志：第四十九卷 第二分册．北京：科学出版社．

中国药材公司．1994.中国中药资源志要．北京：科学出版社．

Ali S, Singh P, Thomson R H. 1980. Naturally occurring quinones. Part 28. Sesquiterpenoid quinones and related compounds from *Hibiscus tiliaceus*. J. Chem. Soc., 1: 257-259.

Chen D L, Chen M Y, Hou Y, et al. 2022. Cadinane-type sesquiterpenoids with cytotoxic activity from the infected stems of the semi-mangrove *Hibiscus tiliaceus*. J. Nat. Prod., 85(1): 127-135.

Chen J J, Huang S Y, Duh C Y, et al. 2006. A new cytotoxic amide from the stem wood of *Hibiscus tiliaceus*. Planta. Med., 72(10): 935-938.

Cheng C L, Wang Z Z, Li P L, et al. 2013. Tetracyclic triterpenoids isolated from semi-mangrove plant *Hibiscus tiliaceus*. Chinese Chem. Lett., 24(12): 1080-1082.

Kumar S, Kumar D, Prakash O. 2008. Evaluation of antioxidant potential, phenolic and flavnoid contents of *Hibiscus tiliaceus* flowers. EJEAFChe, 7(4): 2863-2871.

Li L, Huang X, Sattler I, et al. 2006. Structure eluxidation of a new friedelane triterpene from the mangrove plant *Hibiscus tiliaceus*. Magn. Reson. Chem., 44(6): 624-628.

Matsumoto T, Imahori D, Achiwa K, et al. 2020. Chemical structures and cytotoxic activities of the constituents isolated from *Hibiscus tiliaceus*. Fitoterapia, 142: 104524.

Nair A G R, Subramanian S S, Swamy M N. 1961. Glycosides from the flowers of *Hibiscus tiliaceus*. J. Sci. Ind. Res., 20B: 553-554.

Narender K S, Kumar D, Kumar V, et al. 2009. Antinociceptive and anti-inflammatory activity of *Hibiscus tiliaceus* leaves. Int. J. Pharmacogn. Phytochem. Res., 1(1): 15-17.

Pongrod K, Chavasiri W. 2000. Chemical constituents of the leaves of *Hibiscus tiliaceus* Linn. and their biological activities. Bangkok: 26th Congress on Science & Technology of Thailand.

Sunilson A J, Mohan S, Mohamed M A, et al. 2008. Anti-tumor activity of *Hibiscus tiliaceus* Linn. Roots. Iranian J. Pharmacol.

Ther., 7(1): 123-125.

Vinh L B, Nguyet N T M, Thanh C D, et al. 2021. Chemical constituents of Vietnamese mangrove *Hibiscus tiliaceus* with antioxidant and alpha-glucosidase inhibitory activity. Nat. Prod. Res., 35(17): 2899-2904.

Zhang X P. 2013. Natural products from semi-mangrove plants in China. Column Chromatography: 193-209.

15.2 桐棉（*Thespesia populnea*）

桐棉，别名杨叶肖槿，属于锦葵科（Malvaceae）桐棉属（*Thespesia*）。桐棉在我国主要产于广东、广西、海南、香港和台湾等地，也分布于越南、柬埔寨、斯里兰卡、印度、泰国、菲律宾及非洲热带沿海地区（中国科学院中国植物志编辑委员会，1984）。桐棉属于半红树植物，是一种既能生长在潮间带，也能生长在陆地非盐渍土的两栖木本植物，常生长于海边和海岸向阳处，是重要的半红树药用植物。历代本草中尚未见桐棉的药用记载。桐棉全株均可药用，根可作滋补品，对高血压有一定疗效。树皮可治疗痢疾、痔疮及皮肤病，树叶用于消炎消肿，熬汁可治疗头痛和疥癣（杨隽娴和田黎，2009）。果实可治疗皮肤病、促进伤口愈合、去虱，果实分泌出的黄色黏液可治疗皮癣。现代研究表明，桐棉含有许多活性成分，其中曼宋酮（mansonone）类化合物为特有化合物，还有萜类、异黄酮类、甾体类、联苯类等多种化合物（邵长伦等，2009；田艳等，2003）。桐棉提取物有止痛、抗炎、降低胆固醇和增强记忆的活性；花提取物具有抗肿瘤、抗氧化和细胞毒活性，花、叶甲醇提取物可抗糖尿病；果实水提取物能缩短伤口愈合时间，减小疤痕面积。现代药理学研究表明，桐棉是一种很有开发潜力的、有效的天然药用植物，为研发抗肿瘤药、抗菌药及消炎药等提供了很好的资源。

【分类位置】 被子植物门 Angiospermae 双子叶植物纲 Dicotyledoneae 原始花被亚纲 Archichlamydeae 锦葵目 Malvales 锦葵科 Malvaceae 桐棉属 *Thespesia* 桐棉 *Thespesia populnea* (Linn.) Soland. ex Corr., 1807（中国科学院中国植物志编辑委员会，1984）。

【别名】 杨叶肖槿（陈焕镛，1964）；伞杨、截萼黄槿、恒春黄槿（甘伟松，1965）。

【形态特征】 桐棉是常绿乔木，高约 6m；小枝具褐色盾形细鳞秕。叶呈卵状心形，长 7～18cm，宽 4.5～11cm，先端长尾状，基部心形，全缘，上面无毛，下面被稀疏鳞秕；叶柄长 4～10cm，具鳞秕；托叶呈线状披针形，长约 0.7cm。花单生于叶腋间；花梗长 2.5～6cm，密被鳞秕；小苞片 3～4 个，线状披针形，被鳞秕（图 15.18），长 0.8～1cm，常早落；花萼呈杯状，截形，直径约 1.5cm，具 5 尖齿，密被鳞秕；花冠呈钟形，黄色，内面基部具紫色块，长约 5cm；雄蕊柱长约 2.5cm；花柱呈棒状，端具 5 槽纹。蒴果呈梨形，直径约 5cm；种子呈三角状卵形，长约 0.9cm，被褐色纤毛，间有脉纹。花期近全年（中国科学院中国植物志编辑委员会，1984）。染色体数目：$2n=26$（王瑞江等，1989）。

【生境分布】 桐棉常生长于海边和海岸向阳处、红树林内缘以及泥滩沿岸（中国科学院中国植物志编辑委员会，1984）（图 15.19），主要产于我国广东（深圳市福田区及粤西、粤东）、广西（北海市、合浦县、防城港市）、海南、香港和台湾等地（徐淑庆等，2010；陈远生等，2001；陈桂珠等，1996），越南、柬埔寨、斯里兰卡、印度、泰国、菲律宾及非洲热带沿海地区也有分布。

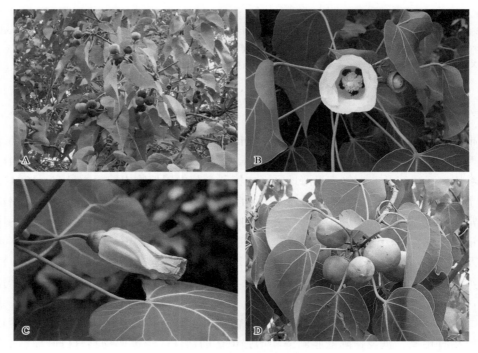

图 15.18　桐棉植物形态

A. 部分植物体；B. 花初开淡黄色（王文卿和王瑁，2007）；C. 花开放后变淡红色或紫色 [中国植物图像库（Plant Photo Bank of China，PPBC）]；D. 果枝（王文卿和王瑁，2007）

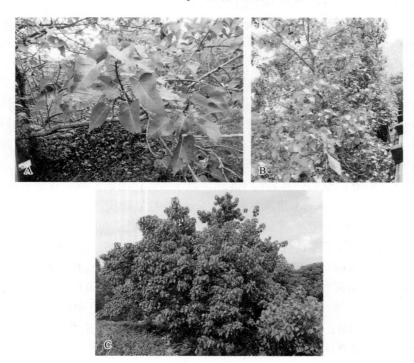

图 15.19　桐棉植物生境

A. 生长于滨海湿地的桐棉；B. 生长于红树林中的桐棉；C. 生长于深圳湾的桐棉（PPBC）

【药材鉴别】

药材性状 根呈圆柱状，直径为 0.4～1.5cm。表面灰黄色，有纵皱纹。质坚硬，不易折断，断面不平坦；木部黄白色，具致密的同心环纹。气微香，味微咸。

树皮（图 15.20）呈筒状或片状，大小不一。外表面灰白色至浅灰绿色，有成片的灰白色地衣斑，绿色苔藓，密集的圆形小皮孔，以及纵横纹理或枝痕。内表面灰黄色，较平滑。质坚韧，不易折断，断面纤维性；水浸后，有黏腻感。气微香，味微咸。

幼枝（图 15.21）呈圆柱状，有分枝。表面灰绿色或灰褐色，有叶柄痕和枝痕，皮孔呈圆形。质坚脆，易折断，断面不平整；皮

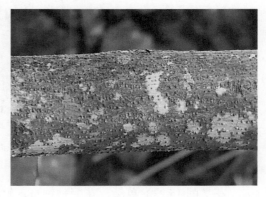

图 15.20 桐棉树皮药材形态（示茎皮外表面）

部薄，灰绿色；木部黄色，放大镜下可见放射状纹理和致密的同心环；髓部宽，占断面的 1/3～1/2；水浸后，茎皮有黏腻感。气微香，味微咸。

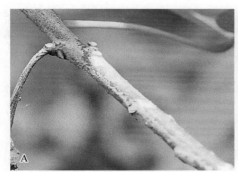

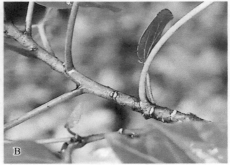

图 15.21 桐棉幼枝（鲜）药材形态

叶（图 15.22）常卷曲或破碎。完整叶展平后呈卵状心形，长 6～17cm，宽 4～10cm。先端长尾状，基部心形，全缘。表面暗绿色至棕绿色，上表面光滑无毛，主脉明显，下表面疏被鳞秕。叶柄长 3～9cm，被鳞秕；偶见线状披针形托叶。体轻，质脆，易碎。气微，味微苦（管华诗和王曙光，2009）。

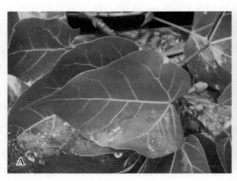

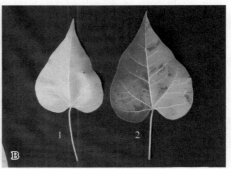

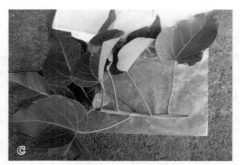

图 15.22 桐棉叶药材形态

A. 鲜枝叶；B. 叶上、下表面（PPBC）；C. 枝叶（李国强摄）

1. 叶下表面；2. 叶上表面

花（图 15.23）单朵，花冠呈钟形，鲜花黄色，内面基部有紫色块，长约 5cm；雄蕊柱长约 2.5cm；花柱呈棒状，顶端有 5 槽纹；干燥花红色至淡紫红色，花瓣皱缩且扭转于一起。花萼呈杯状，截形，直径约 1.5cm，具 5 尖齿，密被鳞秕。残存小苞片 3～4 个，线状披针形，长约 1cm。花梗长 2.5～6cm，密被鳞秕。干燥花质脆，易碎。气微香，味微咸。

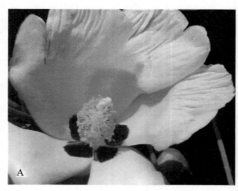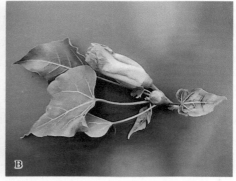

图 15.23 桐棉花药材形态

A. 鲜花朵（徐克学摄）；B. 枝叶（示花开放后变红色，李国强摄）

蒴果呈扁圆梨形，直径约 5cm；表面绿色或黄绿色，较平滑，顶端平，中央微凹，向四周有 4～5 条明显的浅黄色分隔线；干燥果实棕褐色，分割线处隆起。基部残留杯状萼片，棕褐色。果柄较长。破开果皮，5 室，果皮有蜂窝状空隙；内有种子 10 余粒；种子呈三角状卵形，长约 9mm，表面棕褐色，被褐色纤毛，间有脉纹（图 15.24）。气微，种子破开后微有香气。

组织构造 根横切面木栓层由 15～20 列扁平类长方形的木栓细胞组成。皮层窄，3～8 列细胞，薄壁细胞不规则，有簇晶散在。韧皮部射线宽广，筛管群与纤维束层状相间排列。形成层环明显。木质部宽广，约占根横切面的 1/2，导管稀疏，多单个或几个相连径向排列；射线宽 1～3 列细胞，类方形（谈远锋，2013）。

茎横切面（图 15.25）木栓层由 5～7 列扁平类长方形的木栓细胞组成，具皮孔。皮层较窄，散有分泌腔，10～20 个，薄壁细胞含簇晶。韧皮部窄，中柱鞘纤维束呈帽状，内部纤维束常同心形排列，断续成环，射线宽。形成层成环。木质部约占茎横切面的 1/3；射线 1～3 列细胞；导管数个相连或单个径向排列。髓部宽广，占茎横切面的 1/3～

1/2，细胞排列疏松，8～10个分泌腔散在（谈远锋，2013）。

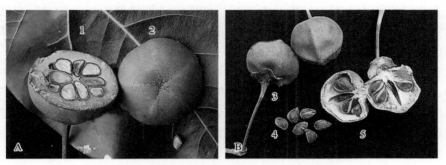

图 15.24　桐棉果实和种子药材形态（徐克学摄）
A. 鲜果实；B. 干燥果实和种子
1. 鲜果实剖开；2. 鲜果实；3. 干燥果实；4. 种子；5. 干燥果实剖开

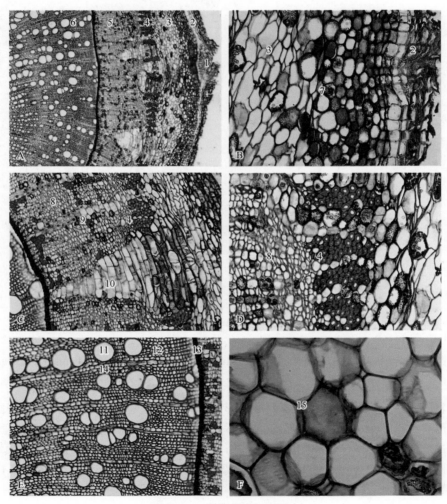

图 15.25　桐棉茎横切面形态
A. 茎部分横切面；B. 皮层部位；C. 韧皮部部位；D. 中柱鞘部位；E. 木质部；F. 髓部
1. 皮孔；2. 木栓层；3. 皮层；4. 中柱鞘纤维束；5. 韧皮部；6. 木质部；7. 草酸钙簇晶；8. 韧皮部束；9. 韧皮纤维束；10. 髓射线；11. 导管；12. 木纤维；13. 形成层；14. 木射线；15. 髓部单纹孔细胞

叶中脉部位横切面（图 15.26）为典型两面叶，叶片厚度为（275.2±8.3）mm。上、下表皮细胞均为 1 列，细胞类圆形或长椭圆形，外被角质层，细胞间有黏液细胞分布；气孔仅分布于下表皮（谈远锋，2013）。叶肉组织分化明显；栅栏组织细胞 2～4 列，不通过中脉；海绵组织细胞不规则，有较大的细胞间隙。中脉维管束由一个大型维管束和两个倒置的小型维管束组成，中央有薄壁组织区域间隔；大型维管束位于下方，为正常结构的外韧型维管束，韧皮部在下方，木质部在上方，形成新月形，韧皮部和木质部均较发达；两个倒置的小型维管束位于上方，韧皮部与木质部倒置，二者均不发达；中脉维管束外方有单个断续环绕木化纤维；黏液腔散在。薄壁细胞中含草酸钙簇晶。

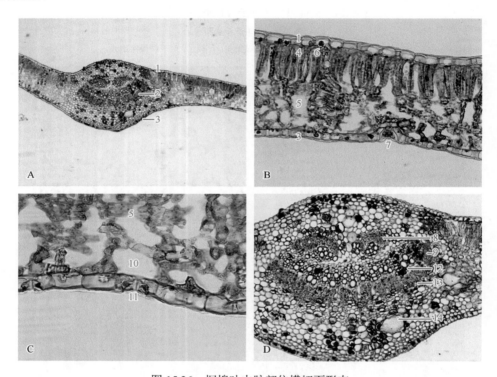

图 15.26　桐棉叶中脉部位横切面形态

A. 叶中脉部位横切面；B、C. 叶肉部位；D. 叶中脉部位

1. 上表皮；2. 中脉维管束；3. 下表皮；4. 栅栏组织；5. 海绵组织；6. 草酸钙簇晶；7. 腺鳞；8. 中脉小维管束（示韧皮部、木质部倒置）；9. 韧皮部；10. 气室；11. 气孔；12. 木质部；13. 中脉大维管束；14. 黏液腔

叶表面制片上表皮细胞呈不规则多角形，排列紧密，垂周壁平直而增厚，表面密被条纹状角质纹理，无气孔。下表皮细胞呈不规则多角形或长多角形，垂周壁微弯曲；气孔不定式，少数不等式，副卫细胞 3～5 个；星状毛散在，基部 5～7 个细胞，顶端 20～30 个细胞，呈辐射状排列（图 15.27）。气孔器大小为（35.9～42.96）×（18.6～25.1）mm，气孔指数为 18.7，气孔密度为（176.3±4.5）个 /mm² （黄依依等，2020）。

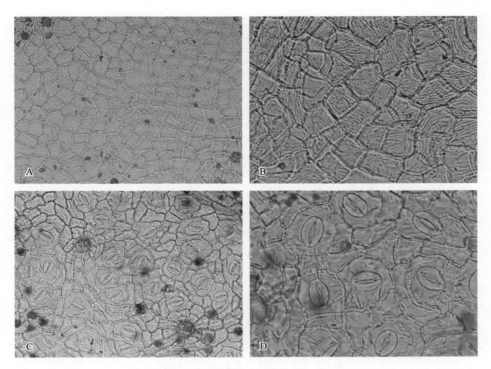

图 15.27　桐棉叶表皮细胞形态

A、B. 上表皮；C、D. 下表皮；

A、C. ×200；B、D. ×400

桐棉粉末为黄绿色。星状毛，基部有 5～7 个细胞，体部细胞 20～30 个，呈花瓣状，辐射排列。可见分泌腔碎片。纤维壁厚，纤维束周围附着含草酸钙簇晶的薄壁细胞，形成晶鞘纤维。气孔为不定式，副卫细胞 3～5 个。簇晶众多，直径为 9.7～23.9μm。导管多为网纹及螺纹，直径为 17.9～22.9μm。淀粉粒多为单粒淀粉粒，有脐点，直径为 3.7～6.0μm（谈远锋，2013）。

超微形态　花粉粒（图 15.28）呈球形，大小为 115.3（94.1～134.6）μm。具散孔，30～50 个，均匀分布于花粉粒表面，萌发孔呈圆形，孔径 5～8μm。外壁 2 层，厚 4～5μm，外层稍厚于内层。表面具刺状纹饰，刺基部宽 5～8μm，刺长 16～24μm，轮廓线锯齿状。

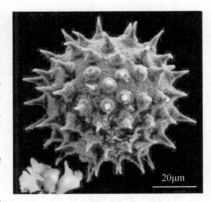

图 15.28　桐棉花粉粒超微形态（毛礼米，2008）

扫描电镜下刺长且均匀分布，外壁剥落处可见内壁近光滑，具细网状纹饰（张玉兰和王开发，2002；毛礼米，2008）。

叶上、下表皮均由较厚的角质层覆盖，隐约可见表皮细胞形态，垂周壁微隆起；外平周壁角质层外层呈鳞片状覆盖，间有丝状蜡质。下表皮角质层与上表皮相似，气孔呈椭圆形，保卫细胞清晰，微隆起，气孔凹陷，气孔保卫细胞及其周围角质层厚，外层也有鳞片状覆盖（图 15.29）。

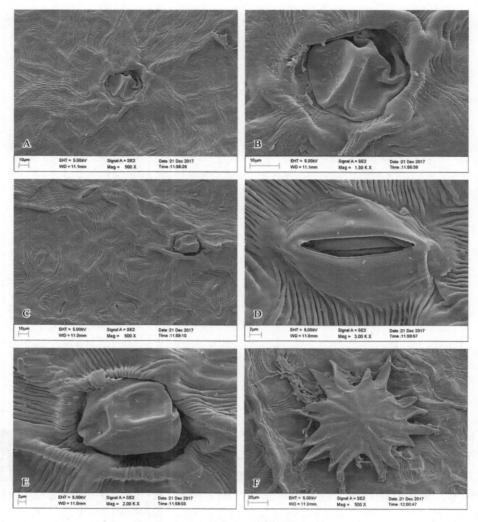

图 15.29　桐棉叶表面超微形态

A. 上表面；B. 上表面放大（示腺鳞）；C. 下表面（示气孔分布）；D. 下表面放大（示气孔）；E. 下表面（示腺鳞）；F. 下表面（示星状毛）

【分子鉴别】　针对珍稀植物桐棉 ISSR 反应特点，建立了适用于桐棉遗传多样性研究的 ISSR 最适反应体系（张永夏等，2012）。通过多梯度试验，建立并优化反应体系，包括：2.0μl 10×Buffer，模板 DNA 27.5ng，2.0μl dNTP，Pyrobest DNA 酶 1.0U，引物 1.25μmol/L。反应程序为 94℃预变性 5min，然后进行 35 个循环：94℃变性 1min，49℃退火 45s，72℃延伸 1min；最后 72℃延伸 10min，4℃终止反应。在桐棉 ISSR 反应体系中，关键是调节 PCR 体系中的引物浓度和反应过程中的退火温度。筛选出了 10 条稳定性强、清晰度高，而且表现出一定多态性的 ISSR 引物（813、814、815、835、873、874、878、880、884 和 886），重复试验表明，其均能扩增出清晰、重复性好、多态性高的条带。10 条引物的序列中，8 条为二碱基重复，2 条为三碱基重复。其中，3 条引物是基于（CT）重复、2 条引物是于（AG）重复扩增的多态性最高。这表明，在珍稀植物桐棉的基因组中，以（CT）和（AG）二碱基重复的微卫星序列最丰富、多态性高、拷贝数多，在个体或种群之间发生突变的概率最大。利用优化的 ISSR-PCR 体系对桐棉总 DNA 进行扩增反应（图 15.30），能达到扩增条带清晰、重复性好、多态性检测能力强等效果。

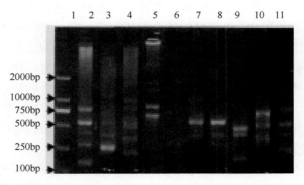

图 15.30　反应条件优化后的 10 条引物对桐棉总 DNA 的 ISSR 扩增结果（张永夏等，2012）

1 为对照模板引物，2～11 分别为 813、814、815、835、873、874、878、880、884 和 886 引物

以改进的 CTAB 法提取珠海市淇澳岛桐花树、木榄、桐棉和海漆 4 种红树植物的总 DNA，使用通用引物分别对其 ITS 区段的序列进行 PCR 扩增（图 15.31）及测序，并对所测序列进行比对分析。结果表明，桐棉的 ITS1 长度为 460bp，ITS2 长度为 231bp。将桐棉 ITS 区段的序列测定结果提交到 GenBank，获得了登录号 KC473945（魏妮娜等，2013）。

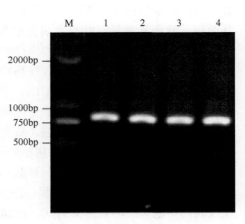

图 15.31　4 种红树植物基因组总 DNA 的 PCR 扩增结果（魏妮娜等，2013）

M. Marker；1. 桐花树；2. 木榄；3. 桐棉；4. 海漆

【生理特性】　桐棉为常绿树种，花期从 6 月上旬持续到 8 月中旬，现蕾期为 6 月上旬至 7 月上旬，始花期为 6 月中旬至 7 月上旬，盛花期为 6 月下旬至 7 月下旬，落花期为 6 月下旬至 8 月中旬，8 月下旬花落光。果期从 7 月中旬持续到次年 3 月上旬，3 月上旬至 5 月中旬进入头年果实的熟果期，3 月上旬开始落果，5 月下旬果实落光；7 月中旬至 7 月下旬又进入新一轮的果期，7 月中旬至 9 月中旬进入盛果期，8 月上旬至 12 月中旬进入熟果期，9 月中旬开始落果，至下年 3 月中旬果实落光（廖宝文和邱凤英，2011；邱凤英，2009）。

对 2008 年极端低温寒害天气时珠海大澳地区桐棉的抗寒性研究发现，树龄 5 年的桐棉叶寒害等级是 5 级，具有较低的抗寒特性。对珠海市淇澳岛引种的桐棉进行育苗实验发现，桐棉的抗寒性较差，具体表现为桐棉（1 年生）的叶和茎均遭受寒害影响，寒害等级分别为 3 级和 2 级。2008 年 1 月 10 日至 2 月 10 日，由于强冷空气的持续影响，广东遭遇了 50 年罕见的大范围持续低温、雨雪冰冻天气，沿海地区红树林寒害情况中，淇澳岛红树林受寒害较严重的面积逾 200hm²，占整个红树林恢复面积的 30%，其中桐棉受害程度为 1 级，较为严重，黄叶枯枝，甚至部分主干干枯，1～2 年生的幼树或小苗大都被冻死（李玫等，2009；廖宝文，2008）。

对引种的桐棉进行育苗实验发现，盐度是桐棉引种育苗成功与否的关键因子。较高的土壤盐度对其苗高及叶片生长产生较大不利影响，尤其是土壤盐度高于15‰时叶片甚至出现脱落；当土壤盐度高于6‰时，单株平均根干、茎、叶等的干质量和总生物量均显著降低。土壤盐度在6‰以下时较适合桐棉育苗，尤以0‰～3‰最适宜（李玫等，2010）。随着土壤盐度升高，桐棉叶片内的多种代谢产物含量呈上升趋势，增加超氧化物歧化酶来防御活性氧或其他氧化物自由基对细胞膜系统的伤害；幼苗叶片内的游离脯氨酸随盐度升高而增加，丙二醛含量随盐度升高而一直上升，表明随盐度升高，幼苗受害程度加深（邱凤英，2009）。从桐棉的生长量看，低盐对其地径生长有一定的促进作用，高盐不利于幼苗叶片的生长，将抑制桐棉的生长；低盐处理对桐棉的光合作用有一定的促进作用，但盐度过高则起抑制作用（邱凤英等，2011）。

桐棉在盐度为5‰、8‰、11‰处理下，幼苗的净光合速率都保持较高值，最高值出现在盐度8‰处理下。在盐度≥17‰处理下，桐棉幼苗的净光合速率为负值，呼吸速率大于光合速率，幼苗生长受限。高盐抑制桐棉叶片生长及叶绿素合成，进而影响植株光合作用，减少植株生物量积累，使桐棉生长变差（邱凤英等，2011）。通过测定桐棉的比叶面积、叶绿素含量、叶绿素荧光参数、光响应曲线等光合特征指标发现，桐棉的光饱和点（LSP）和光补偿点（LCP）分别为519.301μmol/（m²·s）和42.178μmol/（m²·s），属于典型的阳生植物。桐棉具有较高的非光化学猝灭（NPQ）系数，其值为2.264，还具有较高的瞬时水利用效率（IWUE），其值为9.640μmol/mmol，桐棉在强光下的光保护能力和水分利用能力较强；在高于光饱和点的光强下，桐棉叶片光合速率未出现下降趋势，对高温和强光照的适应能力更强（易慧琳等，2015）。

桐棉等半红树植物及真红树植物除了和其他一般绿色植物一样，具有吸收或吸附CO_2和SO_2等有害气体及尘埃，释放O_2，调节林内温湿度，降低噪声，阻隔风浪，减弱风力等功能外，还有富集重金属，净化水体N、P等营养物质的功能，以及防止赤潮发生及其污染危害的特点（彭辉武，2008；杨惠宁等，2004）。

不同N、P、K含量的施肥配比对半年生桐棉育苗期的苗木（盆苗）生长及生理具有一定的影响（刘秀，2009）。促进桐棉苗高、地茎、叶片数及叶绿素含量4个指标增加的较优施肥配比为N 0.7g/盆、P_2O_5 0g/盆、K_2O 0.7g/盆，与对照相比，苗高提高1.54倍、地径提高0.77倍、叶片数增加12.8片、叶绿素含量增加0.99倍。促进苗木根、茎、叶的干重3个指标增加的较优施肥配比为N 0.7g/盆、P_2O_5 0.7g/盆、K_2O 0g/盆，苗木根、茎、叶的干重分别比对照增加7.00倍、7.66倍、8.54倍。促进苗木叶片净光合速率上升的较优施肥配比为N 0.7g/盆、P_2O_5 0.35g/盆、K_2O 1.4g/盆，10时的苗木叶片净光合速率比对照提高2.25μmol/（m²·s）。在育苗期施肥管理时，施用N、P、K三种肥料，对桐棉苗木生长和生理影响的效应不同，以N肥的影响效应最大，其次是P、K肥的影响效应。

对半红树植物在不同生境（潮间带和陆生）中抗氧化防御系统的变化研究发现，处于潮间带的桐棉的SOD、APX、CAT活性显著高于其陆生居群，H_2O_2含量显著低于其陆生居群（李妮亚等，2011）。桐棉的SOD、APX、CAT活性均是低位显著高于高位，此时降低低位的H_2O_2含量；而处于高位的桐棉的POD、GR活性能控制O_2产生的速率。桐棉发达的机械组织（主要是韧型纤维）使其具有较硬重的木材，因此其在沿海滩涂防风造林中得到了大量应用，处于高位（陆生）的桐棉主要通过显著提高 POD、GR 活性来控制 O_2 产生的速率。

对珠海市淇澳岛红树林引种的 23 种红树植物，采用层次分析法（AHP）进行适应性评价，建立涵盖生长适应性、抗逆性、观赏性 3 个方面 12 个评价指标的综合评价指标体系（田广红等，2012）。根据综合评价得分，将引进红树林树种分成 4 类（0.6 分以上、0.5～0.6 分、0.4～0.5 分、低于 0.4 分），桐棉等 7 种得分在 0.6 分以上，适应性最强，其中桐棉、黄槿和海漆 3 种因抗风、耐旱、易繁殖和水陆两栖，适宜作为高潮滩及堤岸的造林树种。

【资源状况】 广西北部湾为中国红树林三大重点分布区之一，红树林现存面积为 8780hm^2，占全国红树林总面积（约 34 472hm^2）的 25.47%，有红树植物 8 科 11 种。桐棉在北海市、合浦县、防城港市等地的红树林群落中有少量分布（徐淑庆等，2010）。广西北仑河口自然保护区红树林位于我国大陆海岸线的西南端（21°31′00″N～21°37′30″N，108°00′30″E～108°16′30″E）（刘镜法等，2006），保护区内的红树植物种类有 14 种，其中真红树 10 种、半红树 4 种。桐棉非主要建群种，分布于保护区的新基、石角、交东、班埃、贵明、佳邦、楠木山、黄竹江等地。

广东红树林是中国红树林中分布广、面积大、种类最丰富的地区之一，红树林现存面积为 19 751hm^2，占全国红树林总面积的 57.30%，大部分集中在广东西部沿海一带。湛江市现有红树林面积 12 273hm^2，占全省现有红树林面积的 72.26%。广东红树林的地理分布，可划分为粤东片、粤中片和粤西片三部分，其中桐棉在粤中片（包括惠州市、深圳市、东莞市、广州市番禺区、珠海市、江门市）和粤西片（包括阳江市、茂名市、湛江市）均有分布（林中大和刘惠民，2003）。粤西片沿海是广东红树林分布最广、面积最大的地区，约占全省现有红树林面积的 80.27%。雷州半岛现有红树林面积约占全国现有红树林总面积的 1/3，主要分布在湛江市麻章区的太平镇和民安街道（雷州湾）、廉江市的高桥镇（英罗湾）和雷州市的北和镇（海康港）等地，现有的红树林面积比新中国成立初期的 14 025hm^2 有所减小，保存率为 88.4%，其中桐棉仅分布在高桥镇英罗港等地（杨惠宁等，2004）。深圳市福田红树林湿地是广东内伶仃岛—福田国家级自然保护区的一部分，面积约 368hm^2。通过对福田红树林自然保护区 2015 年的遥感影像进行解译分析，发现其中红树林总面积为 82.46hm^2，占保护区总面积的 22.38%。在该保护区内，桐棉属于乔木，高度达 4m，分布于红树林带边缘，呈伴生状，数量不多，或在堤岸边可见银叶树、黄槿、桐棉等伴生植物。

海南岛红树林面积为 4836hm^2，红树植物有 27 种，其中桐棉天然分布于儋州市和三亚市（陈焕雄和陈二英，1985）。海南三亚市红树林树种组成有 31 种，被划分为海滩红树林和海岸半红树林 2 个植物亚型和 18 个群丛类型（陶列平和黄世满，2004），属于海岸半红树林的桐棉群丛主要分布于三亚市林旺的一些海岸，小面积或散生于高潮线内外，土壤为砂质，群丛浓绿，树冠稠密，覆盖度为 65%，平均树高 6m，平均胸径为 12cm，林下小苗稀少，可能天然更新较难。

【文献记载】 《新华本草纲要》记载，名桐棉，根、叶：消炎止痛，用于脑膜炎、疝痛、痢疾、痔疾，外敷癣疥。《中国中药资源志要》记载，叶：用于头痛和疥疮。果实：（制药膏）杀虫。《全国中草药名鉴》记载，木材：用于霍乱、胸膜炎、疝痛。树皮：收敛，用于痢疾。根、叶、果：用于疥癣。果实：用于肤痒，偏头痛。花梗胶质：用于皮肤病，跌打损伤。《中华本草》记载，清热解毒，消肿止痛，主治脑膜炎、痢疾、痔疮、睾丸肿痛、疥癣。《中华海洋本草：第2卷 海洋矿物药与海洋植物药》记载，桐棉味苦，性寒。归肝、大肠经。清热解毒，消肿止痛。主治脑膜炎、痢疾、痔疮、疝痛、睾丸肿痛、疥癣。木材：用于霍乱，胸膜炎，疝痛。树皮：收敛，用于痢疾。根、叶、果：用于头痛和癣疥。果实：用于肤痒，偏头痛，（制膏药）杀虱。花梗胶质：用于治疗皮肤病、跌打损伤。

【药用价值】 桐棉根、树皮、木材、叶、花、果均为民间药物。根、叶、果实可用于治疗头痛和疥癣（杨隽娴和田黎，2009）。根为滋补品，对高血压有一定疗效（林鹏，1984）。树皮可用于治疗痢疾、痔疮及各种皮肤疾病。桐棉入药内服建议煎汤服用，用量10~15g；外用建议将其鲜品捣汁涂擦于创口（管华诗和王曙光，2009）。木材水煎服用于治疗霍乱、胸膜炎、疝痛。树叶可消炎消肿，熬汁可用于治疗头痛和疥癣（林鹏，1984）。花梗胶质鲜品捣汁涂搽用于治疗皮肤病、跌打损伤。果实分泌出的黄色黏液可治疗皮癣，果实捣烂制成药膏外用可去虱，印度民间用果实治疗割伤和马伤（田艳等，2003）。而在马来西亚，用于治疗胸膜炎和霍乱的部分药物就来源于桐棉的心材（Parrotta，1994）。现代研究表明，桐棉中含有曼宋酮类、萜类、异黄酮类、甾体类、联苯类等多种化合物（邵长伦等，2009；田艳等，2003）。桐棉花提取物具有抗肿瘤、抗氧化和细胞毒活性，花、叶甲醇提取物可抗糖尿病，果实水提取物能缩短伤口愈合时间，减小疤痕面积。

【化学成分与药理研究】 桐棉树皮、叶、花、种子提取物具有丰富的药理活性，如桐棉树皮水提取物和甲醇提取物均有显著的抗氧化活性，可以抑制 CCl_4 引起的大鼠肝损伤模型下的氧化应激（Ilavarasan et al.，2003），甲醇提取物可以抑制 α-淀粉酶活性，有潜在的降血糖作用（Sangeetha and Vedasree，2012）。乙醇提取物和水提取物有降血糖和降血脂的作用，在剂量为200mg/kg 时，给药28d，可显著降低四氧嘧啶（alloxan）诱导的糖尿病大鼠的血糖和血脂水平，树皮和叶的乙醇提取物对链脲佐菌素（STZ）诱导的糖尿病大鼠具有降血糖的作用（Razak et al.，2016；Belhekar et al.，2013）。乙醇提取物和水提取物还有抗菌活性，乙醇提取物对金黄色葡萄球菌的抑菌活性高于水提取物，对金黄色葡萄球菌的 MIC 为 10μg/ml，对白念珠菌的 MIC 为 750μg/ml（Senthil-Rajan et al.，2013）。水提取物可以缓解溃疡性结肠炎（UC），在剂量为100mg/kg、200mg/kg 时，可以显著降低 2,4-二硝基苯磺酸（DNBS）诱导的 UC 小鼠的血清和肠道中的丙二醛（MDA）含量，升高髓过氧化物酶（MPO）活性，降低蛋白酶活性（Nirmal et al.，2015）。茎皮水提取物有抗氧化能力和止泻活性（Soysa and Silva，2011；Viswanatha et al.，2011）；乙醇提取物有抗炎和镇痛活性，对急性炎症模型中角叉菜胶、组胺和血清素引起的大鼠爪水肿以及慢性模型中甲醛诱导的大鼠关节炎都有不错的疗效，在醋酸诱导的小鼠扭体反应和福尔马林诱导的小鼠爪疼痛中表现出了良好的镇痛作用（Vasudevan et al.，2007）。树皮的甲醇提取物可以通过抗类固醇生成达到抗生育的作用，甲醇提取物（100mg/kg、250mg/kg、400mg/kg）处理组小鼠的双侧卵巢湿重均显著降低，且卵巢胆固醇含量显著升高，$3\beta, 17\beta$-hydroxy steroid dehydrogenase 和血清雌激素、孕酮水平也显著降低（Chandru and Jayakumar，2016）。叶片氯仿提取物抑制人 T 淋巴细胞 Jurkat E6-1 细胞、前列腺癌 PC-3 细胞、小鼠成纤维 L-929 细胞和猴肾 vero 细胞的生长，IC_{50} 分别为（35.73±0.94）μg/ml、

（60.79±1.84）µg/ml、（60.88±1.45）µg/ml 和（83.482±2.05）µg/ml（Kb et al.，2018）。树皮的氯仿提取物抑制人乳腺癌细胞 MDA-MB-231 和 MCF-7 的 IC$_{50}$ 分别为（23.97±2.66）µg/ml 和（20.62±3.47）µg/ml（Gopalakrishnan et al.，2019）。200mg/kg 的乙醇提取物可显著降低 Balb/c 小鼠寄生虫血症程度，提高血红蛋白水平，具有抗疟疾作用，并能显著预防贫血（Utami et al.，2021）。

桐棉花的甲醇提取物通过在早期抑制病毒的细胞融合以及在复制阶段发挥作用，抑制水疱性口炎病毒（EC$_{50}$=100µg/ml）、柯萨奇病毒 B4（EC$_{50}$=100µg/ml）和呼吸道合胞病毒（EC$_{50}$=20µg/ml）的生长（Saravanakumar et al.，2011）；叶片甲醇提取物对土传病原体 *Rhizoctonia solani* 和 *Macrophomina phaseolina* 的抑制率均为 100%，对 *Fusarium oxysporum* 菌丝生长的抑制率为 99%（Tuba et al.，2016）。乙酸乙酯提取物（EASPA）和水溶性原花青素组分（AQS-PA）具有抗氧化活性，体外 DPPH 清除的 IC$_{50}$ 分别为 0.0725mg/ml 和 0.0781mg/ml，处理乳腺癌 MCF-7 细胞 48h，抑制生长的 IC$_{50}$ 分别为 150.0µg/ml 和 150.8µg/ml（Padumadasa et al.，2016）。种子的提取物对羟基自由基清除活性的 IC$_{50}$ 为（254.10±1.20）µg/ml（Rao，2016）。

从桐棉的叶、果实、树皮及心材中分离得到多种结构类型的天然产物，其中包括黄酮、萜类、棉酚、β-谷甾醇、脂肪烃、脂肪酸以及氨基酸等（田艳等，2003）。总萜类成分可以通过减少胃分泌物并提升糖蛋白水平缓解胃溃疡（Patil et al.，2010）；总酚酸成分有护肝的作用，在 240µg/ml 剂量下连续作用 9d 时，对人肝癌细胞 HepG2.2.15 中乙型肝炎表面抗原（HBsAg）分泌的抑制率可达 97.3%，在缓解 CCl$_4$ 引起的大鼠肝损伤模型中，剂量为 2mg/kg 时就可以达到 100mg/kg 水飞蓟素治疗肝部病变的效果，并可以降低大鼠肝损伤模型中 α-肿瘤坏死因子（TNF-α）、白细胞介素-6（IL-6）和白细胞介素-10（IL-10）的水平（Appian，2013；Yuvaraj et al.，2012）。

三萜类 从桐棉中分离得到的三萜类化合物（图 15.32）有羽扇豆醇（lupeol）和羽扇豆烯酮（lupenone）（Goyal and Rani，1987；Goyal and Rani，1989）。

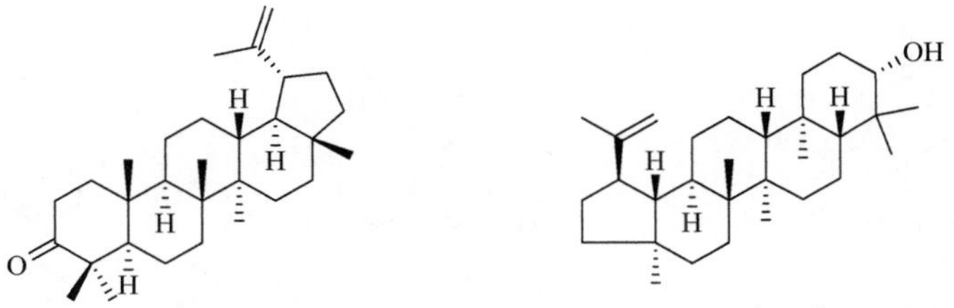

图 15.32 桐棉中的三萜类化合物

倍半萜类 从桐棉中分离得到倍半萜类化合物（图 15.33），包括 thespesenone、dehydrooxoperezinone-6-methyl ether、mansonone C～mansonone H、mansonone M、mansonone S、thespesnone、populene A～populene H、7-hydroxycadalene、thespesone 和 7-hydroxy-2, 3, 5, 6-tetrahydro-3, 6, 9-trimethylnaphtho[1, 8-b, c]pyran-4, 8-dione（冯超，2008；Boonsri et al.，2008；Puckhaber and Stipanovic，2004；Phanse et al.，2016；）。其中，化合物 mansonone E 对人乳腺癌细胞 MCF-7、人宫颈癌细胞 HeLa、人结肠癌细胞 HT-29 和人口腔表皮样癌细胞 KB 表现出强的细胞毒活性，对 MCF-7 的 IC$_{50}$ 为 0.05µg/ml（Boonsri et al.，2008）。化合物 thespesone 可以通过降低胰岛素抵抗能力治疗 2 型糖尿病，在剂量为 5mg/kg、10mg/kg 和 20mg/kg 时，都可以显著降低糖尿病小鼠的血清甘油三酯、血浆葡萄糖水平并增加其体重（Phanse et al.，2016）。从桐棉中分离得到倍半萜类化合物 thespesilactam，其 3-O-Me 产物 3-O-methylthespesilactam 可靶向 JAK 家族激酶抑制人黑色素瘤 A2058 细胞的生长，抑制 JAK1 的 IC_{50} 为 1.08mmol/L，抑制 TYK2 的 IC_{50} 为 2.72mmol/L，是选择性 JAK1 和 TYK2 的强效抑制剂（Li et al.，2013）。

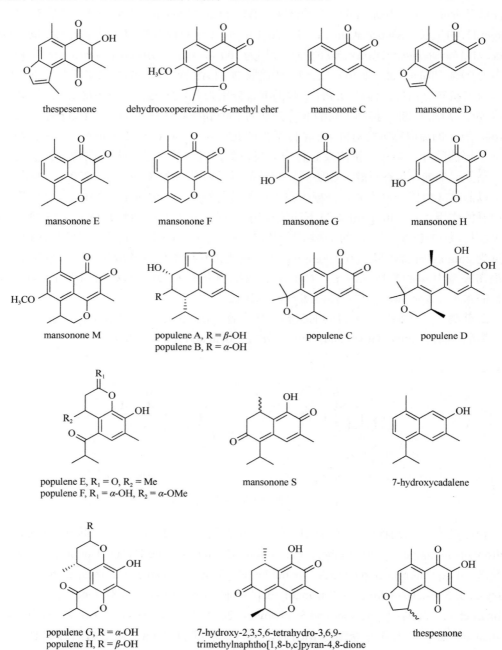

图 15.33　桐棉中的倍半萜类化合物

甾体类　从桐棉树皮的 95% 乙醇粗提物中分离得到甾体类化合物（图 15.34）β-谷甾醇-3-*O*-β-D-葡萄糖苷-6′-棕榈酸酯（张道敬等，2007）。

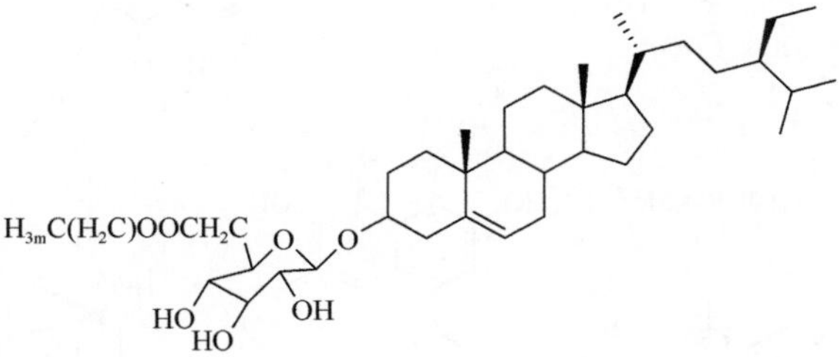

β-谷甾醇-3-O-β-D-葡萄糖苷-6′-棕榈酸酯

图 15.34　桐棉中的甾体类化合物

黄酮类　从桐棉花中分离得到多种黄酮类化合物（图 15.35），如 5, 8-dihydroxy-7-methoxyflavone、7-hydroxyisoflavone、kaempferol-7-*O*-β-D-rutinoside、tamarix etin-7-*O*-β-D-glucoside 和 quercetin-7-*O*-β-D-rhamnoglucoside（田艳等，2003）。

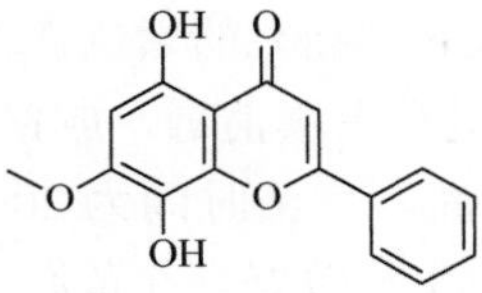

5,8-dihydroxy-7-methoxyflavone 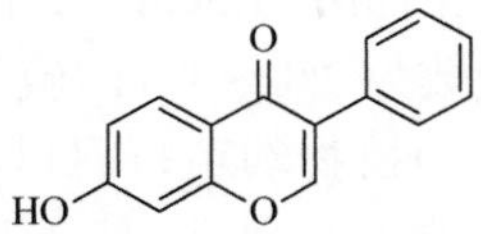　　7-hydroxyisoflavone 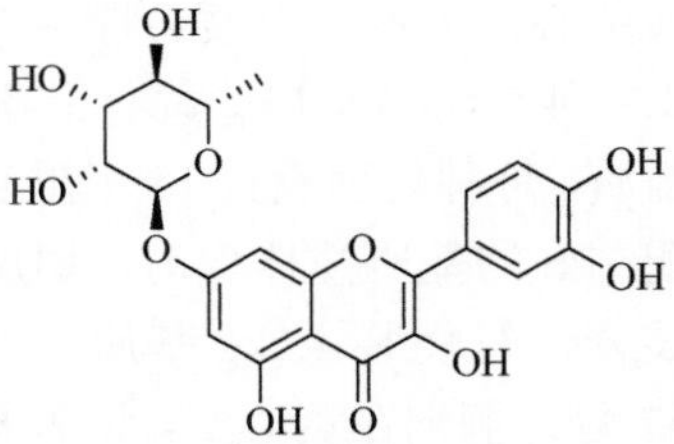　　quercetin-7-*O*-β-D-rhamnoglucoside

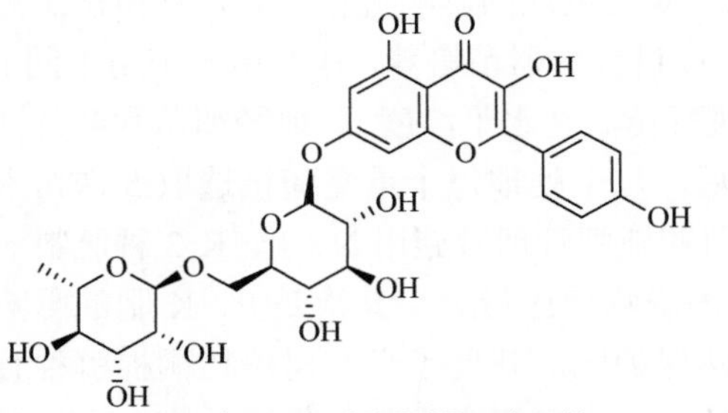

kaempferol-7-*O*-β-D-rutinoside 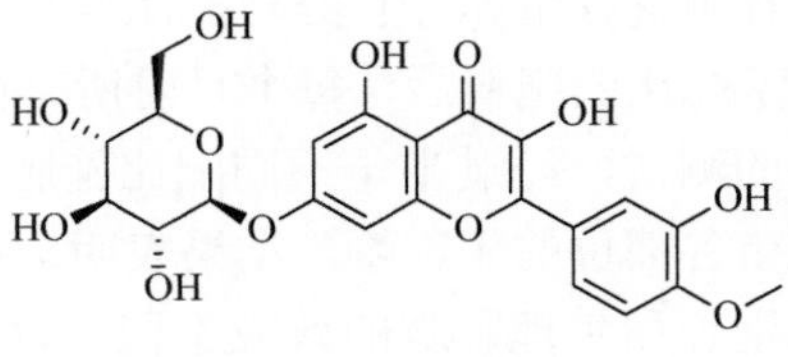　　tamarixetin-7-*O*-β-D-glucoside

图 15.35　桐棉中的黄酮类化合物

其他类　从桐棉的花中分离得到化合物 quercetin 3-*O*-（2″-isobutanoyl-）rutinoside（Solomon et al.，2016）；从桐棉的树皮粗提物以及木材中分离得到棉酚类化合物 dehydroxy gossypol、（+）-gossypol、（+）-6, 6′-methoxygossypol（Boonsri et al.，2008；Rathnasamy et al.，2014）以及生物碱 thespesilactam（图 15.36）。其中（+）-gossypol 对 HeLa 和 KB 细胞均具有较强的细胞毒活性，IC_{50} 分别为 0.08μg/ml 和 0.04μg/ml（Boonsri et al.，2008）。

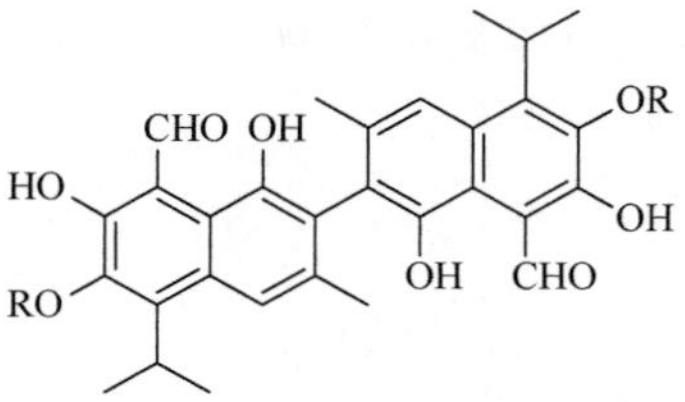

(+)-gossypol, R = H
(+)-6,6'-methoxygossypol, R = Me

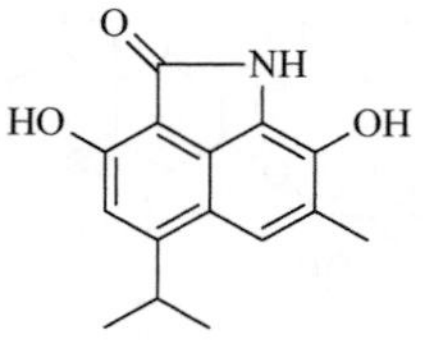

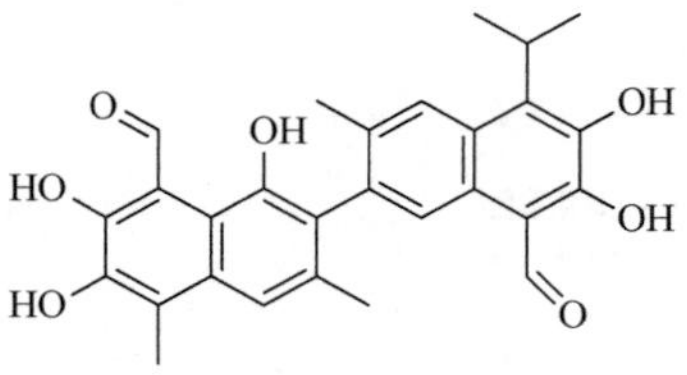

dehydroxy gossypol

thespesilactam

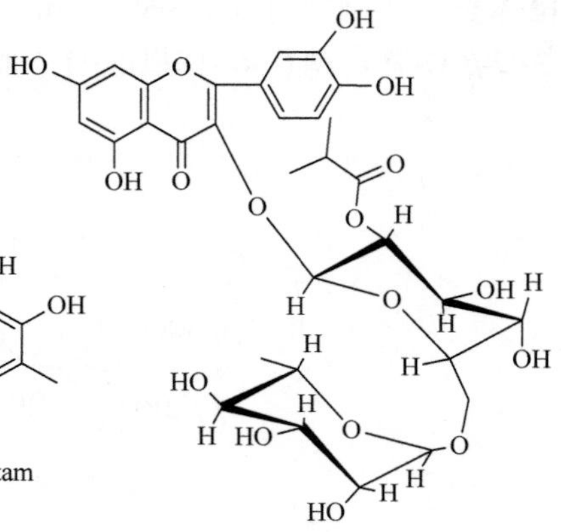

quercetin 3-O-(2″-isobutanoyl-) rutinoside

图 15.36 桐棉中的其他类化合物

【栽培技术】 对桐棉苗木进行不同基质育苗处理，配制黄心土、黄心土-沙子-复合肥（黄心土：沙子：复合肥＝200：200：1）、黄心土-沙子-火烧土（黄心土：沙子：火烧土＝4.5：4.5：1）、黄心土-沙子-基肥（黄心土：沙子：基肥＝200：200：1）4种育苗基质，每种处理设置15个重复。试验选用11.5cm（底径）×23cm（高）的黑色营养袋，将配制好的基质搅拌均匀，用质量分数为2%～3%的硫酸亚铁进行土壤消毒，放置一周后装袋，每袋装4.5kg基质。移栽后的植物幼苗每日以淡水浇灌。育苗时间为2008年2～7月，桐棉在黄心土-沙子-基肥、黄心土-沙子-复合肥基质中生长较好，在黄心土-沙子-火烧土基质中生长较差，基质为黄心土时生长最差（韩静等，2011）。对桐棉盆苗育苗期不同N、P、K含量的施肥配比对苗木生长及生理的影响进行试验，幼苗出土后先在营养杯中进行培养，生长45d后移入花盆继续进行容器苗培养，在对苗木施用不同N、P、K含量配比的肥料后，每个月对所有苗木进行苗高（水平高度）、地径和苗木叶片数3个指标的测定，经过半年不同配比施肥处理后，每个处理每个重复随机选取5株苗木，测定盆苗各部位的生物量，结果表明，在育苗期施肥管理时施用N、P、K 3种肥料对桐棉苗木生长和生理影响的效应不同，以N肥的影响效应最大，其次是P、K肥的影响效应（刘秀，2009）。在珠海市淇澳—担杆岛自然保护区，开展了半红树植物桐棉引种育苗试验，在温室盆栽条件下，其在盐度≤3‰的土壤中可正常生长，土壤盐度≥6‰时将不利于生长，桐棉苗期的抗寒性稍差；种植于高潮滩后，桐棉苗（半年生）的越冬保存率为78.3%，表明其在珠海市淇澳岛具有较好的适应性和生长性状，引种栽培潜力较大（李玫等，2010）。

桐棉移栽技术具有3个要点。其一，被移栽大树的根系易受损伤，影响其吸收水分的能力，减少大树的水分蒸腾对提高其成活率极其重要，因此对待移栽大树应进行截干剪枝，去除部分树叶。桐棉仅留1条强壮枝，并将保留枝截去顶梢，去枝时保证切口平整，不要有破裂，截后即用石蜡或薄膜封口，以便保水，防止枝干由切口开始干枯，导致植株死亡。其二，树木断根是提高移植成活率的主要途径之一，在半红树移栽前1个月左右以树干为中心，在移栽树周围半径50cm处用铁锹进行断根处理。为防止断根后大树歪倒，在大树周围用三根结实的木杆绑定作为三脚支架。其三，半红树移栽过程中为防止树皮破损，起苗前先用麻袋或棉布缠住要绑绳索的树干位置，再用绳索将其绑实吊住，然后拆支架挖土断底根，并将四周的根修剪整齐。将树吊起后用黑色大营养袋进行打包装袋处理，以免树根周围的土因松散而脱离树根（邱凤英等，2008）。

桐棉的野生抚育在珠海市淇澳—担杆岛自然保护区开展，进行了桐棉引种育苗试验，总结了桐棉抚育技术的 4 个要点：①适当的低盐处理对桐棉幼苗的高增长影响不大，对地径和叶片生长有一定促进作用，但高盐度对其苗高及叶片生长产生较大不利影响，尤其是当盐度为 15‰、18‰ 时叶片甚至出现脱落现象；②桐棉有一定耐盐能力，但随着盐度升高（≥6‰）其生长受到明显抑制，研究认为，桐棉在盐度 ≤ 3‰ 的土壤中可正常生长，盐度 ≥ 6‰ 时将不利于生长；③桐棉苗冬春季节生长较慢，夏秋季节生长迅速；④桐棉抗寒能力比其他红树植物弱，因此在引种抚育桐棉时要注意控制温度（李玫等，2010）。

【 资源保护与开发应用 】

生态保护　桐棉净化空气的生态服务功能良好，是红树林消浪林带的重要组成部分，在沿海城市绿化和防护林建设中具有较大开发应用潜力。但是，桐棉仅在广东、广西、海南、香港和台湾等地的红树林群落中偶见或有少量分布。所以，采取有力措施，对桐棉进行人工保护与栽培是非常必要的，各地方红树林保护区各个相关部门要加大人力、物力与财力投入对桐棉进行保护与人工栽培。

海岸景观　桐棉为常绿乔木，天然生长于泥滩内缘高潮带，与其他红树植物混生或在群落外缘生长，最高可达 15m。桐棉树形优美，花冠大，盛开期呈黄色，盛开后期渐变红色，几乎全年是花期；叶片呈心形，叶柄长，在微风中摇曳，观赏性强。桐棉无论是天然野生还是人工栽培，与其他红树植物融为一体，可以构成一道亮丽的海岸观赏景观。

开发新药　桐棉含有具有抗肿瘤、抗菌、消炎、疗伤等药理作用的多种活性物质，可以对桐棉开展系统的药材、化学、药理等研究，为研制抗肿瘤药、抗菌药、消炎药奠定基础。

参考文献

陈桂珠，缪绅裕，章金鸿 . 1996. 深圳福田红树林生态学研究 . 中山大学学报，35: 294-296.

陈焕雄，陈二英 . 1985. 海南岛红树林分布的现状 . 热带海洋，4(3): 74-79.

陈远生，甘先华，吴中亨，等 . 2001. 广东省沿海红树林现状和发展 . 广东林业科技，17(1): 20-26.

冯超 . 2008. 两种红树林植物黄槿和长梗肖槿化学成分研究 . 中国科学院研究生院海洋研究所硕士学位论文 .

甘伟松 . 1965. 台湾药用植物志 . 台北：中国医药研究所 .

管华诗，王曙光 . 2009. 中华海洋本草：第 2 卷 海洋矿物药与海洋植物药 . 上海：上海科学技术出版社 .

韩静，廖宝文，王承南 . 2011. 半红树植物杨叶肖槿和海檬果的不同基质育苗试验 . 中南林业科技大学学报，31(4): 26.

黄依依，蔡水花，谭淑娟，等 . 2020. 真红树和半红树植物叶片性状的比较研究 . 广西植物，40(3): 345-355.

李玫，廖宝文，管伟，等 . 2009. 广东省红树林寒害的调查 . 防护林科技，(2): 29-31.

李玫，田广红，邱凤英，等 . 2010. 珠海淇澳岛的杨叶肖槿引种育苗试验 . 防护林科技，(4): 12-14.

李妮亚，韩淑梅，陈坚，等 . 2011. 不同生境中半红树植物抗氧化防御研究 . 西北林学院学报，26(5): 29-34.

廖宝文 . 2008. 红树林受冻情况及灾后恢复技术要点 . 中国绿色时报，2008-03-17(003).

廖宝文, 邱凤英. 2011. 四种半红树植物生物学特性、耐盐、耐水淹及造林试验. 长春: 中国生态学学会 2012 年学术年会.

林鹏. 1984. 我国药用红树植物. 中国海洋药物, 12(4): 45.

林中大, 刘惠民. 2003. 广东红树林资源及其保护管理的对策. 中南林业调查规划, 22(2): 35-38.

刘镜法, 良思, 梁士楚. 2006. 广西北仑河口国家级自然保护区综合价值的研究. 海洋开发与管理, (2): 89-95.

刘秀. 2009. 不同氮磷钾含量的施肥配比对半年生杨叶肖槿苗木生长及生理的影响. 西部林业科学, 38(4): 58-59.

毛礼米. 2008. 美丽的花粉. 生命世界, 1(15): 63-65.

彭önöng武. 2008. 几种红树植物群落生态服务功能的研究. 厦门: 第四届中国红树林学术会议.

邱凤英. 2009. 几种半红树植物生物学特性、耐盐、耐水淹及造林试验研究. 中南林业科技大学硕士学位论文.

邱凤英, 李志辉, 廖宝文, 等. 2008. 几种半红树植物的移栽技术. 林业实用技术, (9): 46-47.

邱凤英, 廖宝文, 肖复明, 等. 2011. 半红树植物杨叶肖槿幼苗耐盐性研究. 林业科学研究, 24(1): 51-55.

邵长伦, 傅秀梅, 王长云, 等. 2009. 中国红树林资源状况及其药用调查III. 民间药用与药物研究状况. 中国海洋大学学报, 39(4): 712-718.

谈远锋. 2013. 杨叶肖槿的生药学鉴别. 华西药学杂志, 28(6): 596-598.

陶列平, 黄世满. 2004. 海南省三亚地区红树林植物资源与群落类型的研究. 海南大学学报(自然科学版), 22(1): 70-74.

田广红, 李玫, 杨雄邦, 等. 2012. 珠海淇澳岛红树林引进树种的适应性评价. 福建林业科技, 39(1): 104-107.

田艳, 吴军, 张偲. 2003. 半红树药用植物杨叶肖槿的化学成分和药理作用研究进展. 中草药, 34(1): 82-84.

王瑞江, 陈忠毅, 黄向旭. 1989. 国产红树林植物的染色体计数. 热带亚热带植物学报, 6(1): 40-46.

王文卿, 王瑁. 2007. 中国红树林. 北京: 科学出版社: 37.

魏妮娜, 覃义阳, 张秀群, 等. 2013. 珠海淇澳岛 4 种红树植物 ITS 区段的序列测定. 广东科学, (5): 131-133.

徐淑庆, 李家明, 卢世标, 等. 2010. 广西北部湾红树林资源现状及可持续发展对策. 生物学通报, 45(5): 11-14.

杨惠宁, 徐斌, 韩超群, 等. 2004. 雷州半岛红树林资源及其效益. 生态环境学报, 13(2): 222-224.

杨隽娴, 田黎. 2009. 潮间带盐生植物生境微生物药用前景. 菌物研究, 7(3-4): 221-224.

易慧琳, 许方宏, 林广旋, 等. 2015. 半红树植物杨叶肖槿和海芒果的光合特性研究. 生态环境学报, (11): 1818-1824.

张道敬, 张偲, 吴军. 2007. 半红树药用植物杨叶肖槿树皮化学成分的研究. 中成药, 29(10): 1487-1489.

张永夏, 刘晓, 黎科, 等. 2012. 珍稀植物杨叶肖槿 ISSR 体系建立及检测. 西北植物学报, 32(4): 829-834.

张玉兰, 王开发. 2002. 我国某些红树植物花粉形态研究及其古环境意义. 海洋地质与第四纪地质, 22(4): 29-35.

中国科学院中国植物志编辑委员会. 1984. 中国植物志: 第四十九卷 第二分册. 北京: 科学出版社: 93.

Appian S. 2013. Attenuation of expression of cytokines, oxidative stress and inflammation by hepatoprotective phenolic acids from *Thespesia populnea* Soland ex Correa stem bark. Ann. Phytomed., 2(2): 47-56.

Belhekar S N, Chaudhari P D, Saryawanshi J S, et al. 2013. Antidiabetic and antihyperlipidemic effects of *Thespesia populnea* fruit pulp extracts on alloxan-induced diabetic rats. Indian J. Pharm. Sci., 75(2): 217-221.

Boonsri S, Karalai C, Ponglimanont C, et al. 2008. Cytotoxic and antibacterial sesquiterpenes from *Thespesia populnea*. J. Nat. Prod., 71(7): 1173-1177.

Chandru G, Jayakumar K. 2016. Anti-steroidogenic effect of *Thespesia populnea* (L.) Sol. ex Correa. in female mice. World Sci. News, 55: 263-273.

Gopalakrishnan A, Kariyil B J, John R A, et al. 2019. Phytochemical evaluation and cytotoxic potential of chloroform soluble fraction of methanol extract of *Thespesia populnea* in human breast cancer cell lines. Phcog. Mag., 15: S150-S154.

Goyal M M, Rani K K. 1987. Chemical components from the leaves of *Thespesia populnea*. Bangladesh J. Sci. Ind. Res., 22(1-4): 8-11.

Goyal M M, Rani K K. 1989. Antibacterial activity of the natural products from the leaves of *Thespesia populnea*. Acta Cienc. Indica. Chem., 15(2): 117-124.

Ilavarasan R, Vasudevan M, Anbazhagan S, et al. 2003. Antioxidant activity of *Thespesia populnea* bark extracts against carbon tetrachloride-induced liver injury in rats. J. Ethnopharmacol., 87(2-3): 227-230.

Kb M, Cheriyamundath S, Madassery J, et al. 2018. Preliminary screening of phytochemicals, antiproliferative and anti-inflammatory properties of *Thespesia populnea* (L.) soland leaf extracts. Asian J. Pharm. Clin. Res., 11(5): 382-386.

Li M Y, Tian Y, Shen L, et al. 2013. 3-*O*-methylthespesilactam, a new small-molecule anticancer pan-JAK inhibitor against A2058 human melanoma cells. Biochem. Pharmacol., 86(10): 1411-1418.

Nirmal S A, Dhikale R S, Girme A S, et al. 2015. Potential of the plant *Thespesia populnea* in the treatment of ulcerative colitis. Pharm. Biol., 53(9): 1379-1385.

Padumadasa C, Abeysekara A M, Thabrew I, et al. 2016. Pharmacological overview of proanthocyanidins from the bark of *Thespesia populnea* (L.) as an antioxidant and cytotoxic agent. IJPSR, 7(1): 85-92.

Parrotta J A. 1994. *Thespesia populnea* (L.) Soland. ex Correa. portratree, emajaguilla. Res. Note SO-ITF-SM, 76: 553-557.

Patil P H, Patil J Y, Mahal J N, et al. 2010. Evaluation of antiulcer activity of the terpenoid fraction from the leaves of *Thespesia populnea* (L) (Malvaceae) in albino rats. Res. J. Pharm. Biol. Chem. Sci., 1(4): 495-513.

Peter K L. 1999. A guide to the mangroves of singapore 1: the ecosystem and plant diversity. Singapore Bulletin of Singapore Science Center.

Phanse M A, Patil M J, Abbulu K. 2016. Synthesis, characterization and evaluation of the suppression of insulin resistance in Type-II diabetes mellitus animals by treatment with metal complex. Saudi. J. Biol. Sci., 23(3): 420-425.

Puckhaber L S, Stipanovic R D. 2004. Thespesenone and dehydrooxoperezinone-6-methyl ether, new sesquiterpene quinones from *Thespesia populnea*. J. Nat. Prod., 67(9): 1571-1573.

Rao K P. 2016. Phytochemical screening and antioxidant potential of *Thespesia populnea* (L.) seed extract. Der Pharmacia Lettre, 8(12): 200-207.

Rathnasamy R, Kamalakannan P, Karuvalam R P, et al. 2014. An analytical RP-HPLC method and preparative HPLC-MS purification system for the methanolic extract of *Thespesia populnea*. Scholars Research Library, 6(4): 500-507.

Razak S A, Elyas M, Thomas T, et al. 2016. Antidiabetic effect of some medicinal plants bark, leaf and seed extracts in streptozotocin induced diabetic rats. Int. J. Adv. Res., 4(12): 1142-1145.

Sangeetha R, Vedasree N. 2012. *In vitro* α-amylase inhibitory activity of the leaves of *Thespesia populnea*. ISRN Pharmacology: 515634.

Saravanakumar A. Renukadevi P, Vanitha J, et al. 2011. Evaluation of antiviral and cytotoxic activities of methanolic extract of *Thespesia Populnea* (Malvaceae) flowers. J. Herbs Spices Med. Plants, 17(4): 386-391.

Senthil-Rajan D, Rajkumar M, Srinivasan R, et al. 2013. Investigation on antimicrobial activity of root extracts of *Thespesia populnea* Linn. Trop. Biomed., 30(4): 570-578.

Solomon S, Muruganantham N, Senthamilselvi M M. 2016. Isolation and characterization of quercetin 3-*O*-(2″-isobutanoyl-) rutinoside from *Thespesia populnea* (flowers). An International Journal of Advances in Pharmaceutical Sciences, 7(3): 3098-3102.

Soysa P, Silva I K. 2011. Evaluation of phytochemical composition and antioxidant capacity of a decoction containing *Adenanthera pavonina* L. and *Thespesia populnea* L. Pharmacogn. Mag., 7(27): 193-199.

Tuba, Abid M, Shaukat S S, et al. 2016. Antifungal activity of methanolic extracts of some indigenous plants against common soil-borne fungi. Pak. J. Bot., 48(2): 749-752.

Utami P, Setianingsih H, Syafitri I F, et al. 2021. The anti-malarial effect of *Thespesia populnea* (L.) Soland ex Correa extract using malaria mice model infected with P. berghei. Pharmacogn. J., 13(2): 585-590.

Vasudevan M, Gunnam K K, Parle M. 2007. Antinociceptive and anti-inflammatory effects of *Thespesia populnea* bark extract. J. Ethnopharmacol., 109(2): 264-270.

Viswanatha G L, Hanumanthappa S, Krishnadas N, et al. 2011. Antidiarrheal effect of fractions from stem bark of *Thespesia populnea* in rodents: possible antimotility and antisecretory mechanisms. Asian Pac. J. Trop. Med., 4(6): 451-456.

Yuvaraj P, Subramoniam A, Louis T, et al. 2012. Hepatoprotective properties of phenolic acids from *Thespesia populnea* Soland ex. Correa. Ann Phytomed., 1(2): 74-87.

16 梧桐科（Sterculiaceae）

16.1 银叶树（*Heritiera littoralis*）

银叶树是一种既能生长在潮间带，也能在陆地上生长的珍稀半红树植物，是园林绿化观赏和护岸护坡固堤的优良树种，属于梧桐科（Sterculiaceae）银叶树属（*Heritiera*）。银叶树因其幼枝和叶背密被银白色鳞秕而得名。银叶树属于长寿树种，树龄可达 500 年以上，被誉为"活文物"。银叶树为嗜热性广布种，但其地理分布区域狭窄，中国现存野生种群及个体数均很少，已被列入《广西壮族自治区第一批重点保护野生植物名录》和《海南省地区省级重点保护野生植物名录》，暂未被列为濒危植物。银叶树零星分布于我国东南部沿海，非洲东部海岸、亚洲东南部沿海和澳大利亚东北部沿海等地也有分布，是目前世界上中国、印度和日本等国仅有的珍稀植物（中国科学院中国植物志编辑委员会，1983）。民间用银叶树种子治疗腹泻和赤痢，种子还被认为是一种滋补品，也可以榨油（田艳等，2006）。银叶树树皮水煮熬汁内服，可治疗尿血。现代研究表明，银叶树含有倍半萜类、三萜类、甾体类、黄酮类、有机酸类、蒽醌类等化合物（李月娟，2012）。药理学研究表明，银叶树不同部位提取物具有抗氧化、抗菌、抗肿瘤、抗炎等药理活性（张艳军等，2013；邓业成等，2012；戴好富等，2005），为研发抗菌药、抗肿瘤药、消炎药提供了很好的资源。

【分类位置】 被子植物门 Angiospermae 双子叶植物纲 Dicotyledoneae 原始花被亚纲 Archichlamydeae 锦葵目 Malvales 梧桐科 Sterculiaceae 银叶树属 *Heritiera* 银叶树 *Heritiera littoralis* Dryand., 1789（中国科学院中国植物志编辑委员会，1984）。

【别名】 大白叶仔（甘伟松，1965）。

【形态特征】 银叶树是常绿乔木，高约 10m（图 16.1）；树皮灰黑色，小枝幼时被白色鳞秕。叶革质，矩圆状披针形、椭圆形或卵形，长 10～20cm，宽 5～10cm，顶端锐尖或钝，基部钝，上面无毛或几无毛，下面密被银白色鳞秕；叶柄长 1～2cm；托叶呈披针形，早落。圆锥花序腋生，长约 8cm，密被星状毛和鳞秕；花红褐色，萼钟状，长 0.4～0.6cm，两面均被星状毛，5 浅裂，裂片呈三角形，长约 0.2cm；雄花的花盘较薄，有乳头状突起，雌雄蕊柄短而无毛，花药 4～5 个在雌雄蕊柄顶端排成一环；雌花心皮 4～5 枚，柱头与心皮同数且短而向下弯。果木质，坚果状，近椭圆形，光滑，干时黄褐色，长约 6cm，宽约 3.5cm，背部有龙骨状突起；种子呈卵形，长 2cm。一年开花两次，花期 3～4 月和 7～8 月（中国科学院中国植物志编辑委员会，1983）。染色体数目：$2n=28$（王瑞江等，1989）。

【生境分布】 银叶树多生长于高潮线附近的潮滩内缘或大潮、特大潮才能淹及的滩地（图 16.2），以及海陆过渡地带的海岸泥滩和河口海岸土壤已部分淡化的河海陆缘（刘镜法，2002），属于比较典型的水陆两栖的半红树植物种类。银叶树在我国主要分布在广东的深圳市盐灶、海丰县香坑、廉江市、淇澳岛和福田红树林自然保护区等地（简曙光等，2005；周凡等，2003；陈桂珠等，1996），广西的钦州市、防城港市和北海市等（徐淑庆等，2010；刘镜法等，2006），海南的海口市、文昌市、琼海市、万宁市、陵水黎族自治县和三亚市（黄青良和曾健，2004），以及香港、台湾等地（史忠礼，2004）。将银叶树引种到福建厦门市，虽然尚能存活，但未能繁殖后代（王文卿和王瑁，2007）。银叶树是世界广布种，印度、斯里兰卡和东南亚各地以及非洲东部、大洋洲海岸均有分布，东太平洋的夏威夷群岛和汤加群岛也有引种的种群（徐桂红等，2014；韩静，2010）。

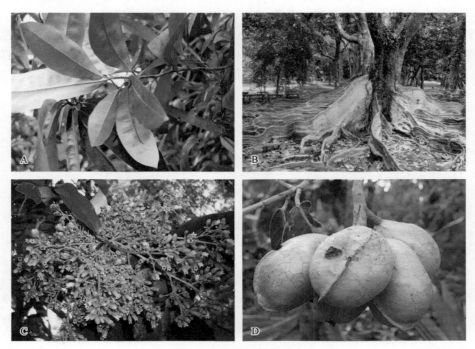

图 16.1　银叶树植物形态

A. 枝叶（示密被银白色鳞秕）；B. 树干基部（示板状根）（王文卿和王瑁，2007）；C. 花枝（金文驰摄）；D. 果枝（王文卿和王瑁，2007）

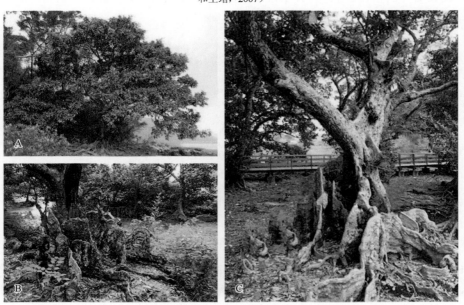

图 16.2　银叶树植物生境

A. 生长于海岸高潮处的银叶树（刘毅摄）；B. 生长于坝光红树林区的银叶树（王钧杰摄）；C. 银叶树板状根（李光敏摄）

【药材鉴别】

药材性状 根（图 16.3）呈圆柱形，表面黑褐色，粗糙，质坚硬，断面不平整，呈黄白色。在树高 3m 时，树干基部就有较早发育的板状根，板状根呈大小不一的不规则板块状，最大高度可达 1m 左右。气微，味微咸（宁小清等，2008）。

树皮（图 16.4）呈片状或半筒状，大小不一，厚 1.0～1.5cm。外表面灰红褐色，有不规则纵裂纹，易呈小片状或长条状剥落。内表面红褐色至暗红褐色，平滑或微有纵纹。质韧，断面红棕色，易呈片状撕裂，平整切面层片状排列。气微，味微咸。

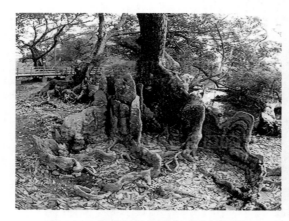

图 16.3　银叶树的根形态（李光敏摄）

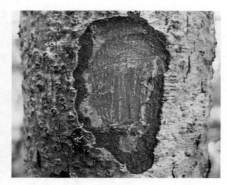

图 16.4　银叶树树皮形态（示茎皮外表面）
（王文卿和王瑁，2007）

茎（图 16.5）呈圆柱形，幼茎银灰色，表面有纵裂纹，少数皮孔；老茎灰色或灰褐色，裂纹明显而粗糙。质坚韧，断面刺状，浅红褐色，中央有髓，平整切面略见年轮。气微，味微咸。

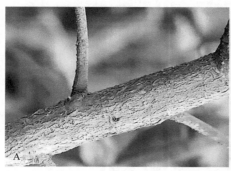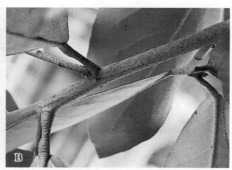

图 16.5　银叶树茎形态

A. 粗茎；B. 幼茎

叶（图 16.6）革质，黄绿色至灰绿色，长圆形、椭圆形或卵形，长 10～20cm，宽 5～10cm。基部钝形或楔形，先端钝或钝尖，上表面光亮无毛，下表面密被银白色鳞片，叶脉显著，叶柄长 1～2cm。气微，味微咸、涩。

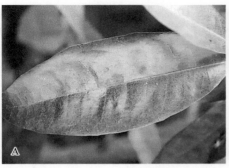 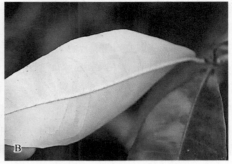

图 16.6　银叶树叶（鲜）形态

A. 上表面；B. 下表面（示银白色鳞片与叶脉）

　　圆锥花序成簇而松散，完整花序长约 8cm，生于叶腋。花单性，雌雄同株，花萼呈钟状，红褐色，长 4～6mm，两面均被星状毛，5 浅裂，无花瓣。雄花花盘有乳状凸起，花丝短、无毛，花药 4～5个在花丝顶端排成一环，雌花心皮 4～5 枚，柱头与心皮同数且向下弯曲。花期 3～4 月和 7～8 月。气微香，味微咸。

　　果（图 16.7）近椭圆形、扁圆形或近心形（图 16.8），长 3.2～4.2cm，宽 2.4～4.6cm，厚 2.2～4mm。表面光滑，被蜡质层，背部有龙骨状突起，顶部有鱼尾状长翅，翅长 1～4cm。鲜时绿色，干

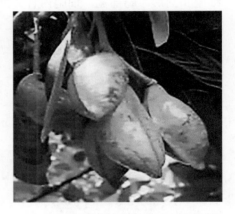

图 16.7　银叶树果药材形态（林广旋摄）

后呈黄褐色或棕褐色。果皮厚，木质化，鲜果重 4.7～23g，外果皮内有厚的木栓状粗纤维层，坚硬，厚约 1mm，内果皮呈海绵状，厚 3～8mm，与外果皮不易分离。内有种子 1 粒，呈扁椭圆形或扁圆形，长 1.8～3.1cm，宽 1.7～3.1cm，厚 1.2～2.3cm，乳黄色至粉红色，重 2.3～8.5g。种子无胚乳，子叶 2 片，子叶肥厚，种皮薄，厚约 1mm，革质化，与子叶完全分离。气微，种子破开后有香气（吕武杭等，2012；宁小清等，2008；陈建海和陈香，2006；高秀梅和韩维栋，2006；曾聪和范航清，2006；刘镜法，2002）。

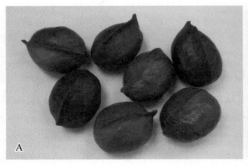 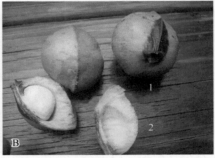

图 16.8　银叶树成熟果实药材形态

A. 干燥果实；B. 鲜果实

1. 完整果实（吴秀美摄）；2. 果实剖开（示种子）（徐锦泉摄）

组织构造 根横切面（图16.9）木栓层细胞10层左右，排列整齐无间隙，木栓形成层明显，2～4列。皮层不发达，薄壁细胞类圆形至椭圆形，纤维束多散在。韧皮部发达，韧皮射线1列或2列细胞，较大，类方形，筛管群分布于韧皮部内侧；木质部宽广，约占横切面的2/3。木纤维较少，成群分布，木射线密集，由单列细胞组成，方晶散在，偶有簇晶分布（宁小清等，2008）。

茎横切面（图16.10）木栓层由13～24层排列紧密的类长方形细胞构成，约占横切面的1/8。皮层宽广，约占横切面的1/3，由排列疏松的类圆形细胞组成，方晶散在，可见簇晶。韧皮部约占横切面的1/5，薄壁细胞类圆形，韧皮纤维束众多，间断排成环状，有单个方晶散在。木质部宽广，导管多数，管口圆形或类圆形，单个或数个径向排列，木纤维细胞数十个排列成束，薄壁细胞内含大量大型方晶，木射线含1列或2列细胞，细胞长圆形。髓部宽，细胞内含大型方晶、簇晶，淀粉粒多数；髓射线扇形，发达，射线细胞宽长方形；分泌道6～7个。异型维管束位于皮层与韧皮部之间，外韧型，结构完整，其外侧有纤维束，间断排列成环，中间有髓部，其内有结晶（宁小清等，2008）。

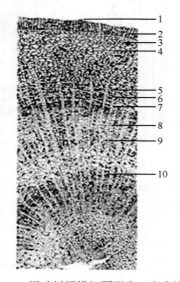 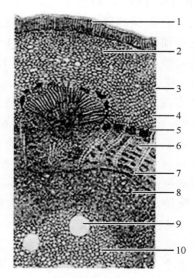

图16.9 银叶树根横切面形态（宁小清等，2008）

1. 木栓层；2. 草酸钙簇晶；3. 皮层；4. 皮层纤维束；5. 韧皮部维管束；6. 韧皮部；7. 形成层；8. 木质部；9. 木射线；10. 木质部纤维束

图16.10 银叶树茎横切面形态（宁小清等，2008）

1. 木栓层；2. 皮层；3. 草酸钙方晶；4. 韧皮纤维；5. 韧皮部；6. 形成层；7. 异型维管束；8. 木质部；9. 髓部；10. 分泌道

叶中脉部位横切面（图16.11）为典型两面叶，中脉处远轴面突出。上表皮细胞1列，长方形或长圆形，较狭窄，长轴垂直于主脉；下皮层细胞2列，细胞内含大型方晶，可见簇晶。下表皮细胞1列，细胞排列不平整；气孔常见，保卫细胞凸起，内有大型气室；星状非腺毛由多细胞柄部和多细胞头部组成，头部细胞呈放射状排列成伞状。中脉维管束发达，由上下两个大型外韧型维管束排列成扁圆形，韧皮部和木质部均发达，外方有木化纤维和纤维束断续环列；中央薄壁组织区域扁长圆形，有2～3个小型维管束位于近轴面；有分泌道分布。栅栏组织2～4列细胞，占叶肉组织的1/2；海绵组织排列疏松，侧脉维管束细胞排列密集，由木化纤维形成的维管束鞘包围，维管束鞘上下延伸直达下皮层，有的部位维管束鞘延伸区彼此连接成"U"字形或"M"字形（宁小清等，2008）。薄壁细胞中含多数大型草酸钙方晶。

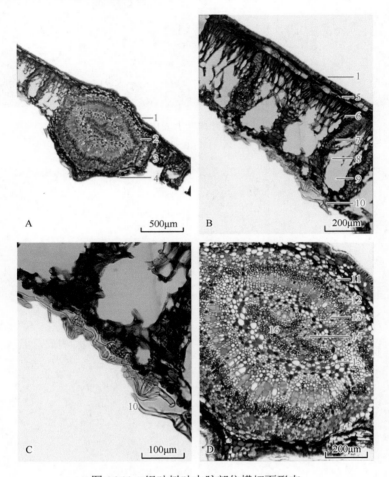

图 16.11　银叶树叶中脉部位横切面形态

A. 叶横切面；B. 叶肉部位；C. 叶肉部位下表面；D. 中脉维管束

1. 上表皮；2. 叶中脉；3. 叶肉；4. 下表皮；5. 下皮层；6. 栅栏组织；7. 纤维束；8. 海绵组织；9. 通气组织；10. 星状毛；11. 维管束鞘；12. 韧皮部；13. 木质部；14. 中央小型维管束；15. 草酸钙方晶；16. 中央薄壁组织区域

　　叶表面制片上表皮细胞呈长方形、多角形或不规则形，垂周壁平直，排列紧密，细胞壁厚，表皮细胞大小为 3.2～10.2μm，少见非腺毛残基，无气孔（图 16.12）。下表皮细胞呈类圆形，不规则，排列疏松，气孔众多，气孔器大小为（20.7～26.57）μm×（12.2～19.1）μm，气孔极密集，平列型；星状毛密集（图 16.13）。沿叶脉可见大量草酸钙方晶。

　　银叶树粉末（图 16.14）为黄褐色，纤维多见，有晶鞘纤维，多成束，长 129.4～965.0μm，宽 6.7～27.7μm。大型非腺毛完整，数量众多，非腺毛放射状排列成伞状，有多细胞组成的柄。草酸钙方晶常见，直径为 6.1～12.1μm，可见簇晶，淀粉粒多数，单粒或半复粒，直径为 5.0～6.0μm。导管多为具缘纹孔导管，直径为 3.5～8.9μm，少数为螺纹导管，直径为 7.0～10.6μm。

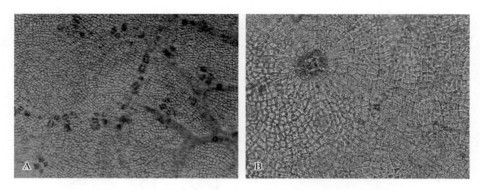

图 16.12　银叶树叶上表皮细胞形态
A. ×100；B. ×200

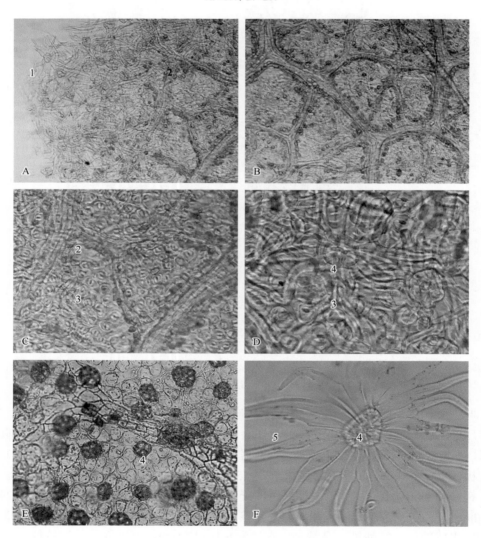

图 16.13　银叶树叶下表皮细胞形态
1. 星状毛；2. 草酸钙方晶；3. 气孔；4. 星状毛多细胞柄部；5. 星状毛多细胞头部
A、B. ×100；C、E. ×200；D、F. ×400

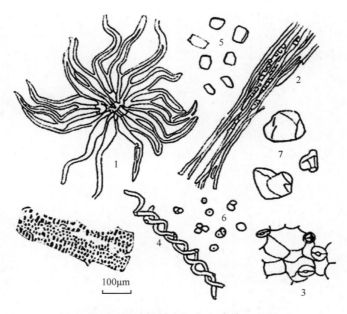

图 16.14　银叶树粉末（宁小清等，2008）

1. 非腺毛；2. 晶鞘纤维；3. 气孔；4. 导管；5. 草酸钙方晶；6. 淀粉粒；7. 棕色块

超微形态　花粉粒（图 16.15）呈椭球形至球形，赤道面观为椭圆形。花粉粒大小为 23.6（18.8～25.3）μm×20.5（16.3～26.3）μm。具三孔沟，孔横长。外壁厚 1.7μm，分为两层，厚度相近，光学显微镜下表面光滑，扫描电镜下外壁呈颗粒状纹饰（张玉兰和王开发，2002）。

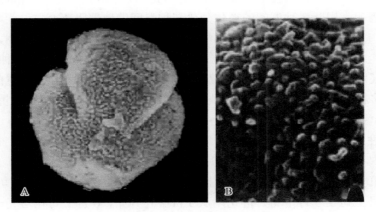

图 16.15　银叶树花粉粒超微形态

A. 1500 倍下花粉粒；B. 5000 倍下花粉粒（张玉兰和王开发，2002）

　　超微结构显示，叶上表皮角质层较厚，表皮细胞不明显，外平周壁被微堆积土样角质纹理，放大后呈细鳞状或颗粒状，间有丝状蜡质；叶下表皮密被鳞片状非腺毛，非腺毛顶端细胞分裂成平铺的伞盖状，细胞由中央向四周放射状紧密排列，自中部分成 30～50 个长三角形尾状裂片，裂片边缘全缘，气孔不易察见（图 16.16）。

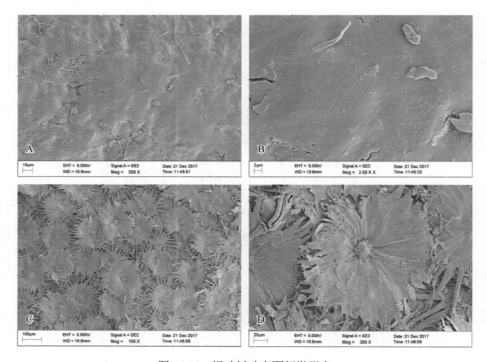

图 16.16　银叶树叶表面超微形态

A、B. 上表面；C. 下表面（示星状毛）；D. 下表面及星状毛放大

【分子鉴别】 Jian 等（2002）采用 cpDNA 基因间隔区序列分析的方法对分布于中国、日本、越南、泰国、印度尼西亚和澳大利亚的 12 个地点的 17 个种群进行了地理学研究，结果表明，银叶树种群间的遗传分化与种群间的地理隔离有关。简曙光和张伟伟（2011）利用 ISSR 技术研究了来自我国华南地区的 6 个自然种群的银叶树，发现银叶树在物种水平上有较高的遗传变异水平，而这些遗传变异的很大部分是在种群内部。Jian 等（2004）还利用 AFLP 等分子标记方法分析了不同生长环境和地理位置的银叶树分布结构与遗传多样性，结果表明，高度分歧的环境因素是地点内遗传分化的重要影响因素。

【生理特性】

生长习性　银叶树为常绿树种，一年开花两次，第一次花期从 3 月上旬持续到 5 月下旬，第二次花期从 7 月上旬持续到 8 月下旬，果期从 5 月下旬持续到 11 月下旬。银叶树在一年内第一轮开花的现蕾期为 3 月上旬至 4 月下旬，始花期为 3 月中旬至 5 月上旬，盛花期为 5 月上旬至 5 月下旬，落花期从 5 月中旬开始，6 月上旬花落光。第二轮开花现蕾期为 7 月上旬至 7 月下旬，始花期为 7 月上旬至 8 月下旬，盛花期为 7 月上旬至 8 月下旬，落花期从 8 月上旬开始，9 月上旬花落光。5 月下旬至 7 月下旬进入始果期，6 月中旬至 10 月中旬进入盛果期，10 月上旬至 10 月下旬进入熟果期，10 月下旬开始落果，至 11 月上旬果实落光（廖宝文和邱凤英，2011）。

抗寒　夜间低温处理能明显降低一年生银叶树幼苗叶的净光合速率和蒸腾速率，降低气孔导度和水分利用率，促进胞间 CO_2 浓度提高，但白天室温恢复时间延长，净光合速率、蒸腾速率、气孔导度和水分利用率有所回升，胞间 CO_2 浓度下降，因此银叶树幼苗对低温有一定的驯化适应能力（杨盛昌等，2001）。通过对 2008 年极端低温寒害天气时珠海大澳地区的银叶树抗寒性进行研究发现，树龄 5 年、平均高度 291cm 的银叶树叶片寒害等级是 1 级，而枝条寒害等级为 0 级，即银叶树具有较高的抗寒特性，在 2008 年寒害期间（平均温度低于 10℃）受害较轻，不影响正常生长。

抗盐 蒋巧兰等（2006）对真红树和半红树植物体内盐分、元素分布及耐盐差异进行了比较研究，结果表明，银叶树 Na 和 Cl 含量较低，幼枝、多年生枝、叶片、树干材的 K、Na 和 Cl 含量排序都为 K＞Cl＞Na，而树皮的含量排序为 Cl＞K＞Na；银叶树各级根系 Cl 含量较低，随着根系直径的增大，Cl 含量有下降的趋势；银叶树不同直径根系 Na 含量较低，说明其根系的拒 Na 能力较强。对银叶树的耐盐性研究结果表明，随着盐度的增大，其幼苗的苗高月平均增量呈下降趋势，即银叶树具有一定的耐盐性；其抗逆性生理指标（如丙二醛含量、质膜透性等）都会随着盐度的增大呈上升趋势；主成分分析结果表明，银叶树在盐度为 5‰ 处理下适应度为最适宜，幼苗呈适应性生长，在盐度为 11‰ 时，促进茎生长作用最强，在盐度≥ 14‰ 处理下呈不适应性生长，受环境的影响很明显。随着盐度的增大，银叶树叶片内的多种代谢产物含量呈上升趋势，增加超氧化物歧化酶来防御活性氧或其他氧化物自由基对细胞膜系统的伤害；银叶树幼苗叶片内的游离脯氨酸含量随盐度增大而上升；银叶树幼苗叶片内的丙二醛含量随盐度增大而一直上升，表明幼苗随盐度增大，受害程度加深。

抗水淹 对银叶树植物苗木进行不同深度水淹处理，即正常浇水、水淹至地茎、水淹至枝下高和完全水淹，结果表明，银叶树根系在水淹条件下不能生长，幼苗茎生长情况与水淹深度有密切关系，对照处理和水淹至地茎处理下生长较好，水淹深度继续加大后不利于生长。

光合作用 杨盛昌等（2001）在研究 5℃ 夜间低温对银叶树幼苗光合速率和蒸腾速率的影响时发现，影响叶片净光合速率的因素有气孔因素和非气孔因素。5℃ 夜间低温处理下银叶树幼苗叶片的叶绿素含量变化不大，说明银叶树幼苗净光合速率的降低不是通过叶绿素的调节来实现；而 5℃ 夜间低温处理下银叶树幼苗叶片的净光合速率与气孔导度的线性关系表明，低温导致银叶树叶片净光合速率的降低与气孔导度的减小密切相关。

【**资源状况**】 银叶树在我国分布面积不足 30hm^2，全部个体数不足 5000 株，成熟个体不超过 1500 株，应定为濒危物种。银叶树在我国的分布区域主要有广东的深圳市盐灶、海丰县香坑、廉江市、淇澳岛、台山市广海、华侨城湿地、福田红树林自然保护区，广西的钦州市、防城港市，海南的清澜港、东寨港、青梅港，香港的赤坑、企岭下海、荔枝园、大滩、土瓜坪，以及台湾的屏东县、台北市、基隆市。种群集中分布的区域为香坑、盐灶、清澜港、防城港市。香坑种群位于广东海丰县小漠港香坑九龙湾，属亚热带季风气候，是我国目前分布最北的银叶树种群。该种群面积为 0.5hm^2，成熟个体 45 株，全部个体 126 株，分布于高潮线上红树林群落内缘及堤岸旁，胸径最大的达 30cm，株高达 12m，生长于潮间带或在高潮时可被海水浸泡的植株较少，个体也较小，生长于堤岸上的植株较多，多数高达 6m 以上。该种群年龄最大约 50 年，种子和幼苗较多，中等苗数量一般，老龄大树较少，年龄结构呈近似正金字塔形。盐灶种群位于广东深圳市东部大鹏半岛的北端，属亚热带季风气候。该种群面积为 0.8hm^2，成熟个体 260 株，全部个体 1430 株。该地银叶树树林主要有两片，一片为内海湾滩地及其邻近的风水林小丘地，面积约 2500m^2，是以银叶树为主的森林群落，另一片为风水林临海面，沿海岸线间断分布，总长约 200m。该地生长于潮间带或在高潮时可被海水浸泡的银叶树较多，植株较大，而生长于风水林海拔较高地方的植株较少。该种群是目前国内发现的最古老的银叶树林，年龄最大约 300 年，种子和幼苗极多，中等苗很少，老龄大树多，年龄结构呈近似正金字塔形，但陆生亚种群呈倒金字塔形。清澜港种群位于海南文昌市清澜自然保护区，属北热带季风气候。该种群面积为 1.3hm²，成熟个体 320 株，全部个体 750 株。银叶树主要集中分布于保护区西北部的松马村，已形成以银叶树为优势种的纯林，株高 5～12m，胸径为 10～20m，上层郁闭度为 0.2～0.6。土壤泥质或沙质，较坚实。生长于潮间带或在高潮时可被海水浸泡的植株较多，生长于岸上环境的植株较少。该种群年龄最大约 50 年，种子较多，幼苗一般，中等苗较少，老龄大树较少，年龄结构呈近似正金字塔形。防城港市种群位于广西防城港市北仑河口自然保护区，属南亚热带海洋气候。该种群面积为 6.0hm²，成熟个体 374 株，全部个体 742 株，仅发现于防城港市的渔万岛、山心岛、江平江口、黄竹江口等地，以银叶树为优势种而成林的仅见于渔万岛和黄竹江口。该种群银叶树年龄最大约 80 年，种子和幼苗较多，中等苗很多，老龄大树相对较少，年龄结构呈正金字塔形（徐桂红等，2014；简曙光等，2004；刘镜法，2002）。

广西银叶树主要分布于防城港市的渔万岛、山心岛、江平江口、黄竹江口等地。渔万岛的银叶树群落郁闭度为 0.7 左右，植株比较高大，树皮呈灰黑色、纵裂，高度平均为 10.5m，最高达 12.5m，胸径平均为 36.1cm，最大达 66.9cm，冠幅直径平均为 7.3m，最大达 12.8m。板状根发达，通常有 2～4 条，多者为 6～8 条，最大的板状根高达 1.08m。山心岛原是银叶树生长极好的地方，目前在该岛只发现 3 株银叶树，其中 1 株是广西目前发现的最高大的银叶树植株，树高达 13.6m，胸径达 81cm，树皮呈灰黑色、纵裂，板状根发达，最多的达 4 条，板状根最高达 1.7m。江平江口两岸的滩涂相对比较平坦，适合红树植物生长，红树植物分布到距河口约 10km 处，其中银叶树零星分布在 5km 的带状范围，共有 8 株，见于河岸边缘，涨潮时仅树干基部被浸泡，而有的则在河岸边的陆地上，较长时间得不到海水的直接浸泡。黄竹江口红树植物分布在距河口约 9km 处，其中银叶树呈小块状分布于距河口约 6km 处，见于河岸边缘和岸边附近的陆地上，单株的银叶树可深入到内陆，距河口约 8km 处。银叶树群落为幼树林，树皮呈银灰色，较光滑，板状根明显，树高一般为 2.1m，最高达 6.1m，胸径平均为 4.5cm，最大达 9cm，冠幅直径平均为 3m，最大达 4m（徐淑庆等，2010；刘镜法，2002）。

广东红树植物有 19 科 28 种，银叶树分布于粤中，为主要的群落类型（林中大和刘惠民，2003）。深圳市东部海边生长着一片珍稀植物古银叶树群落，占地 60 多亩。盐灶银叶树群落是目前中国保存最完整、树龄最大、面积最大的"三最"天然古银叶树群落，有的银叶树高 20～30 米，伸出巨大的树冠，平均树龄在 100 年以上，大部分在 300 年以上，其中的一棵"树爷爷"已有 500 年树龄。整个树群构成了一个完整的湿地生态系统，栖息着 50 多种野生鸟类，是深圳市宝贵的自然遗产（万鸿涛等，2006）。盐灶银叶树群落是全世界迄今为止发现树龄最大的天然古银叶树群落，其中 1 棵树龄超过 500 年，32 棵树龄超过 200 年。该银叶树群落主要分布在滨海的盐生沼泽湿地生境、远海陆地生境以及临海陆地生境。深圳市龙岗红树林主要分布于南澳的东冲、鹿咀和葵涌的坝光等地（李海生，2006），红树林分为海榄雌＋桐花树群落、海漆＋桐花树＋老鼠簕群落、银叶树群落、桐花树＋老鼠簕群落、海漆＋桐花树群落、海杧果＋黄槿群落 6 个群落类型。其中，银叶树群落位于葵涌坝光管理区盐灶村海滩上，植株达 100 株以上，树龄大，最大树龄达 800 年以上，林相完整，是目前我国发现的典型的半红树林代表类群之一。该群落银叶树异龄林密度较大，每 100m² 有大树 8～9 株，平均胸围为 2.2m，平均树高 15m，最大的 1 株胸围为 4.5m，树高 25m，冠幅直径为 22m。由于常遭台风侵袭，银叶树的板状根高 2m，厚仅几厘米，长 3～5m。

珠海市淇澳岛红树林有红树植物 7 科 9 种、半红树 5 科 6 种，红树林群落类型主要有秋茄树-桐花树-老鼠簕群落、桐花树-芦苇群落、老鼠簕群落、无瓣海桑群落、木榄-银叶树群落。其中，木榄-银叶树群落主要分布在北渠道的南岸高地上，银叶树是近年引种的，植株尚未长大，群落呈现明显的人工林的特点，木本植物基本上只有这两种，株距比较平均，一般 3m 左右，均高 25m 的木榄构成该群落上层结构，银叶树一般高约 1.6m。在下层木榄和银叶树之间的空地上有一些常见滨海草本植物（周凡等，2003）。

海南岛红树植物属于东方类群，真红树有 12 科 15 属 27 种，半红树有 9 科 10 属 11 种，现有红树林面积 3930.3hm²，有 8 个红树林自然保护区，主要分布于海口市、文昌市、三亚市、儋州市等沿海地区。红树林生态序列及演替的总体规律是：从外滩经中滩至内滩再到潮上线，依次分布海榄雌群落、桐花树群落、红海榄群落、海莲群落、海桑群落、红树群落、角果木群落、木果楝群落、水椰群落、木榄群落、海漆群落、黄槿群落、银叶树群落和海岸半红树群落（谢瑞红，2007）。其中，银叶树群系常生长于靠近海岸边的村庄，但形成群系已经不多见。在文昌市松马村河漫滩附近曾有较大片银叶树群系，但因遭受砍伐破坏，已经失去了群系的原貌。立地条件为地势平坦，土壤为砂质壤土，坚实，表土薄而略黏，呈棕灰色。群系外貌呈银灰绿色，树冠不甚整齐，具板状根。该群系属于乔林型，覆盖度 50%～70%，单层或两层。少量伴生树种有海漆、海莲，林下有卤蕨、老鼠簕、黄槿等。银叶树群落完全处于岸滩上，仅高潮时可以有潮汐河水淹及，是典型的半红树林，为演替后期的类型。

海南清澜自然保护区有真红树 24 种、半红树 17 种，天然植被划分为 1 个植被类型和 15 个群系。半红树林中的银叶树＋水黄皮群系生长于近岸边的滩涂或海岸内缘的阶地和小丘上，地势较高，土壤为砂质壤土，坚实，表土薄而略黏，呈棕灰色。群落外貌呈灰绿色，林高大，结构简单，立木分为两层，第一层高 6～8m，郁闭度为 0.60～0.85，主要以银叶树占优势，伴生植物有黄槿、海漆等，第二层高 2.5～4.5m，以水黄皮和银叶树的幼树为主，林中混生有水黄皮、海莲，林下草本层主要有泽兰、鱼藤、小花老鼠簕等种类（农寿千，2011）。

【文献记载】《台湾药用植物志》记载，名大白叶仔。《中华药海》记载，甘、涩，平。入大肠经。涩肠止泻。《中华本草》记载，种子味甘、涩，性平。《新华本草纲要》记载，种子：用于腹泻、痢疾。嫩枝含鞣质，用于刷牙对牙龈有益。《中国中药资源志要》记载，树皮：用于血尿症。《中华海洋本草：第 2 卷 海洋矿物药与海洋植物药》记载，名银叶树，种子味甘、涩，性平。归大肠经。涩肠、止泻。

【药用价值】　银叶树树皮水煎液可治疗尿血病（李月娟，2012）。种子涩肠止泻，治疗腹泻和赤痢，种仁有补益作用（邵长伦等，2009）。树根煎剂含漱，治疗口腔感染和牙痛；种子可食用，也可榨油，是一种很好的滋补品（田艳等，2006）。嫩枝刷牙对牙龈有益（张艳军等，2013）。《中华药海》记载，涩肠止泻，用于外感六淫、饮食不佳、劳倦过度、情志失调，以致脾胃运化失常所致大便次数多、大便稀薄，甚则湿热所致便频、里急后重、下痢脓血症。现代研究表明，银叶树含有独特的倍半萜类、三萜类、甾体类、黄酮类、有机酸类、蒽醌类等化合物（李月娟，2012）。银叶树不同部位提取物具有抗氧化、抗菌、抗肿瘤、抗炎等药理活性。

【化学成分与药理研究】 银叶树的化学成分研究始于 20 世纪 70 年代，从该植物的根、茎、叶中分离鉴定的化合物结构类型主要有倍半萜类、三萜类、甾体类和黄酮类等（Miles et al.，1991，1989，1987；Tewtrakul et al.，2010；毕秀莲等，2008；田艳等，2006）。

倍半萜类 从采自菲律宾的银叶树根部分离得到一系列倍半萜类化合物（图 16.17），分别为 vallapianin、vallapin、heritianin、heritol 和 heritonin（Miles et al.，1987；Tewtrakul et al.，2010）。其中，化合物 heritol 在 20ppm 的浓度下对罗非鱼有毒杀作用，化合物 heritonin 在 100ppm 的浓度下在 12h 内对罗非鱼的致死率为 10%，化合物 vallapin 在 0.6mg 的剂量下对棉籽象鼻虫抑制率达 80%（Miles et al.，1991，1989，1987）。

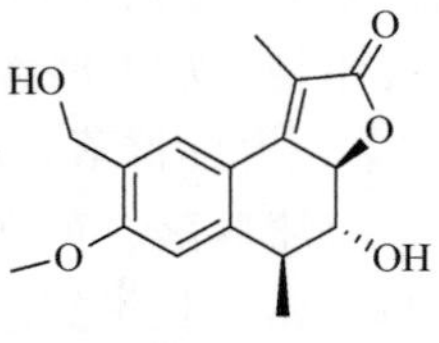

vallapianin 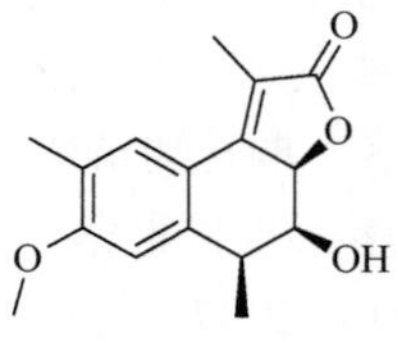　　　　　vallapin 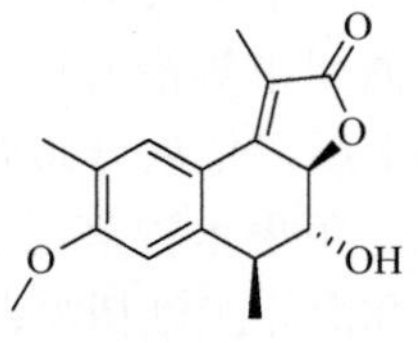　　　　　heritianin

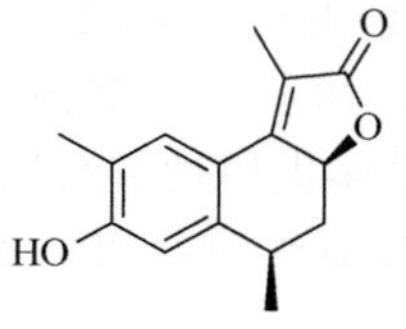

heritol 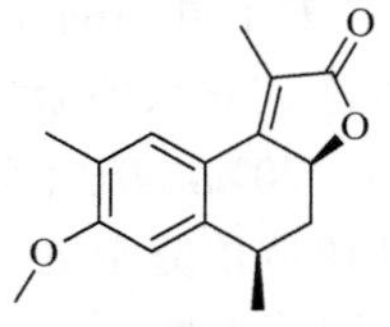　　　　　heritonin

图 16.17　银叶树中的倍半萜类化合物

三萜类 三萜类化合物广泛存在于红树植物中，目前从银叶树中得到的三萜骨架主要有羽扇豆烷型、木栓烷型和齐墩果烷型（图 16.18），包括 betulinic acid、3-hydroxy-30-nor-20-oxo-28-lupan-oic acid、friedelin、3-α-hydroxyfriedelan-2-one、cerin、29-hydroxy-methyl-friedelin、3, 4-seco friedelin、oleanolic acid、taraxerol 和 3-β-O-E-feruloyl oleanolic acid（毕秀莲等，2008；田艳等，2006；Tewtrakul et al.，2010）。

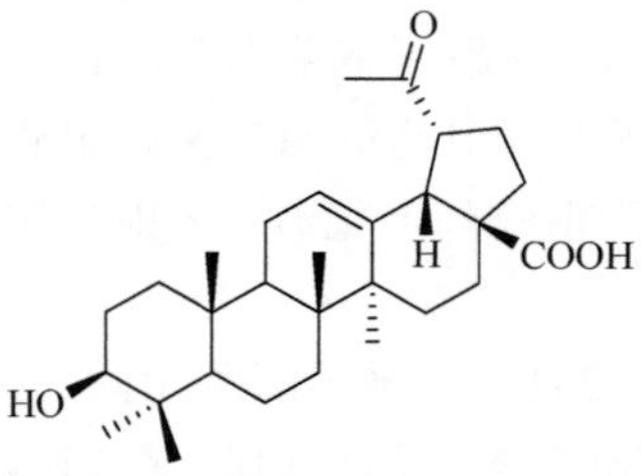

betulinic acid 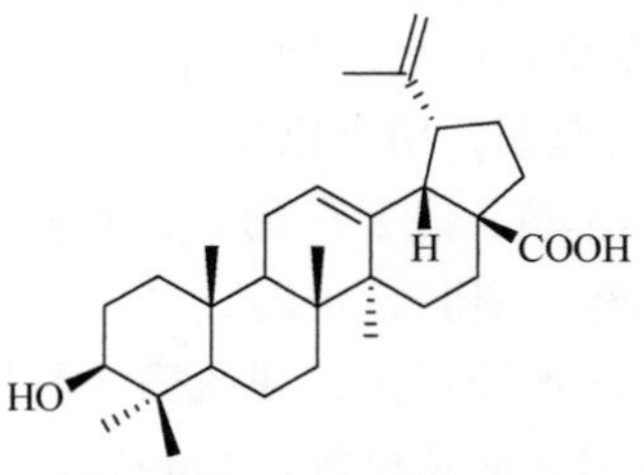　　　　3-hydroxy-30-nor-20-oxo-28-lupan-oic acid 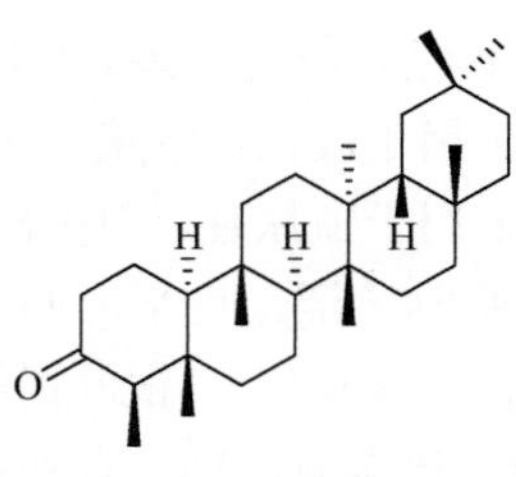　　　　friedelin

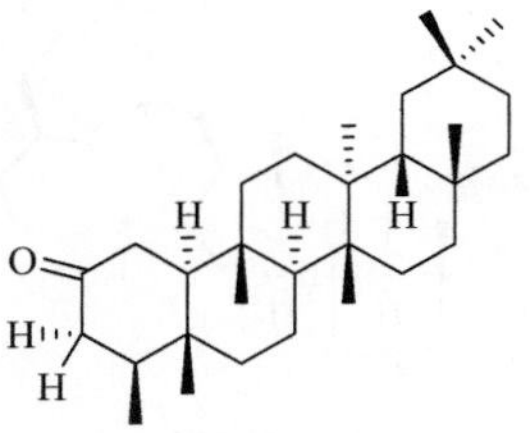

3-α-hydroxyfriedelan-2-one

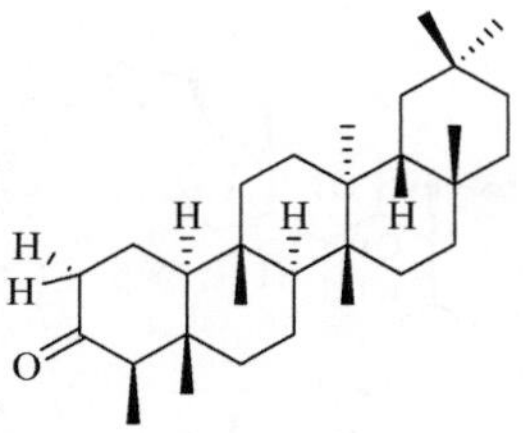

cerin

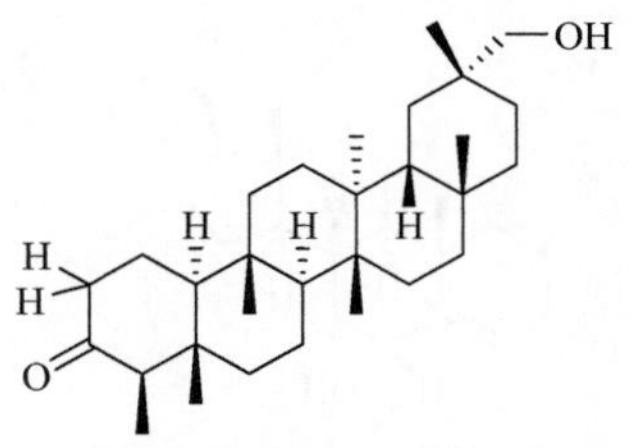

29-hydroxy-methyl-friedelin

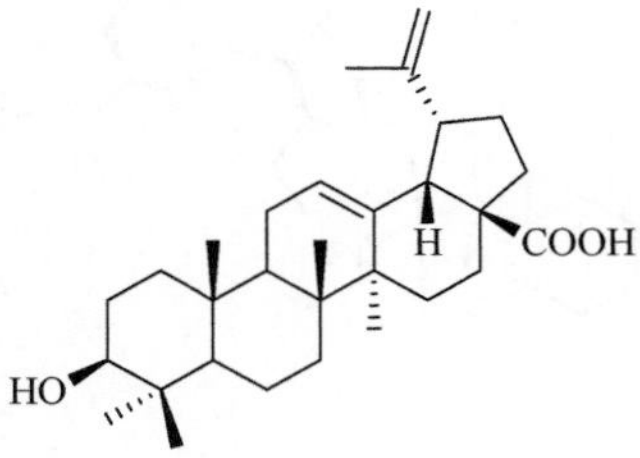

3,4-seco friedelin

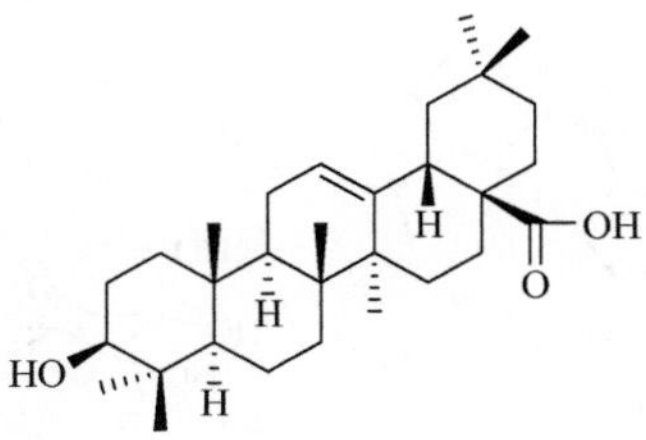

oleanolic acid

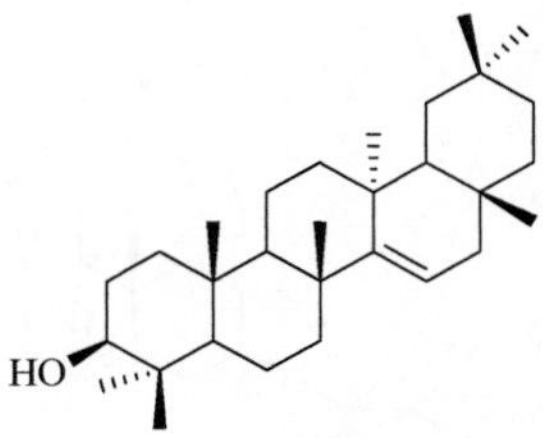

taraxerol

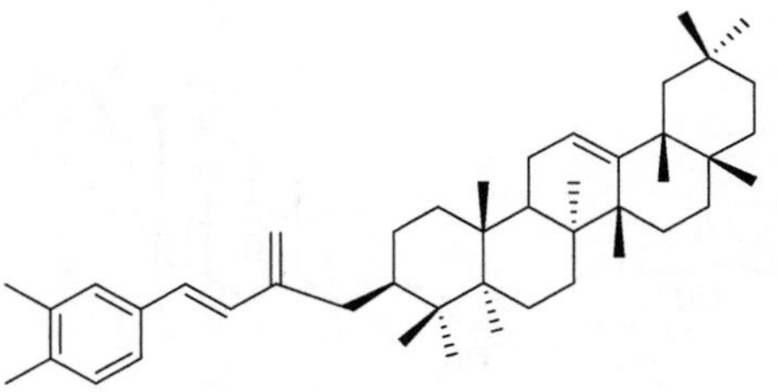

3-β-O-E-feruloyl oleanolic acid

图 16.18　银叶树中的三萜类化合物

甾体类　甾体类化合物是红树植物中常见的一类成分。从银叶树中分离得到甾体类化合物（图 16.19），包括豆甾醇（stigmasterol）、stigmast-4-en-3-one、6-β-hydroxy stigmast-4-en-3-one、6-α-hydroxy stigmast-4-en-3-one、ergosterol peroxide、β-sitosterol、daucosterol、β-sitosterol glucopyranoside、β-sitosteryl-3-O-[β-D-glucopyransyl-（1-6）-β-D-glucopyranoside]（田艳等，2006；Tewtrakul et al.，2010）。在脂多糖（LPS）诱导的巨噬细胞（RAW264.7）体外炎症模型中，化合物 ergosterol peroxide 及 6-α-hydroxy stigmast-4-en-3-one 能够显著减少一氧化氮（NO）、前列腺素 E2（PGE2）及肿瘤坏死因子-α（TNF-α）的释放，其作用机制同降低诱导型一氧化氮合酶（iNOS）和环氧化酶-2（COX-2）的 mRNA 表达密切相关（Tewtrakul et al.，2010）。

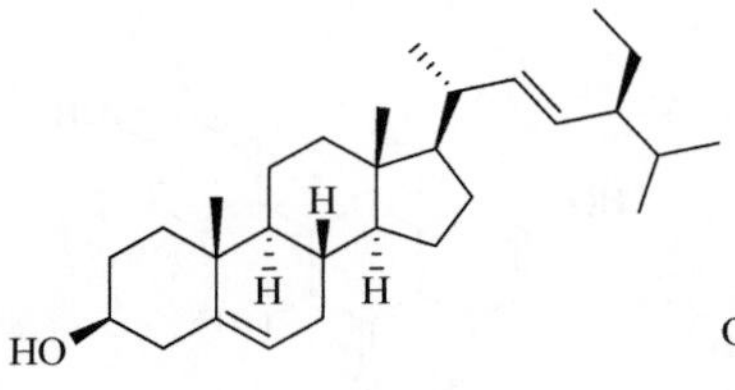

stigmasterol

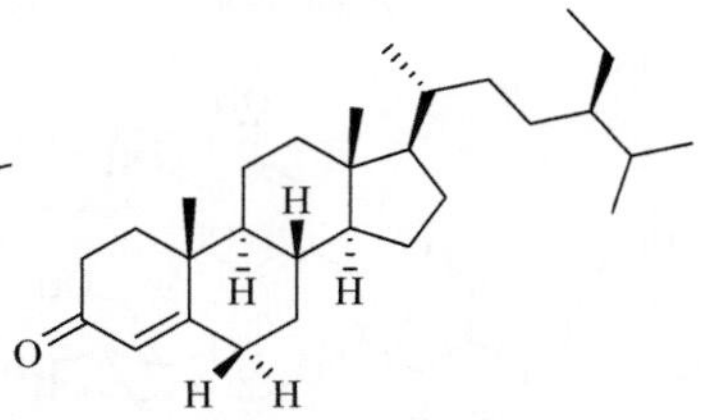

stigmast-4-en-3-one

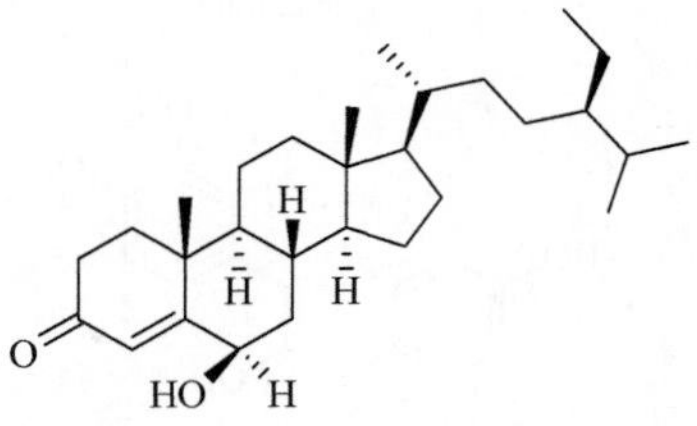

6-β-hydroxy stigmast-4-en-3-one

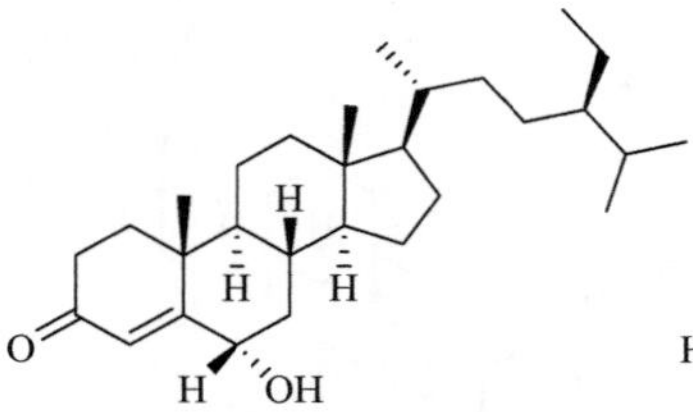

6-α-hydroxy stigmast-4-en-3-one 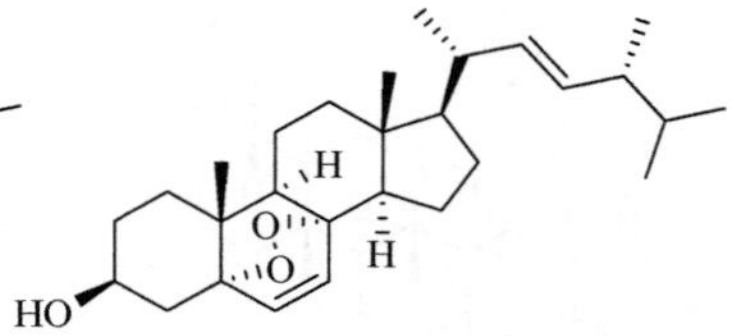 ·· ergosterol peroxide 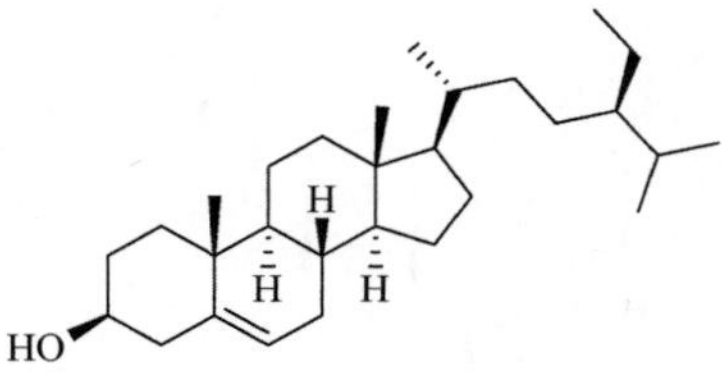 ·· β-sitosterol

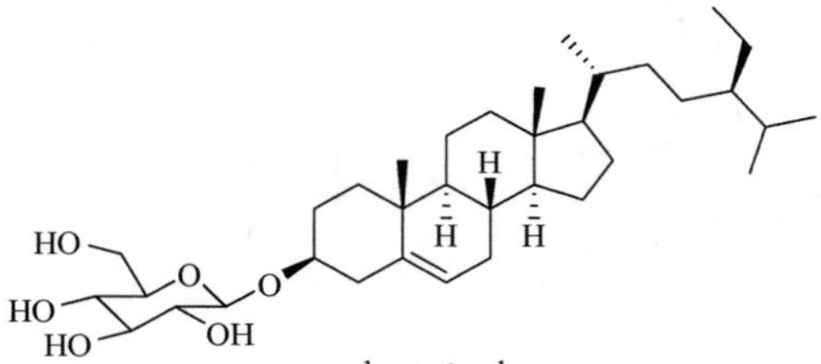

daucosterol 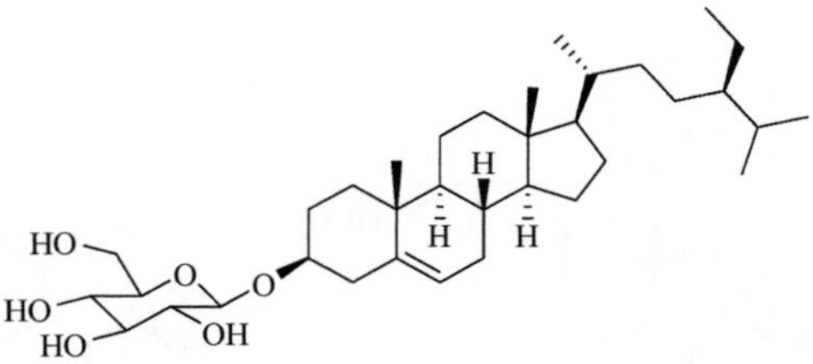 ·· β-sitosteryl-3-O-[D-glucopyranoside-3'-O-heptadecoicate]

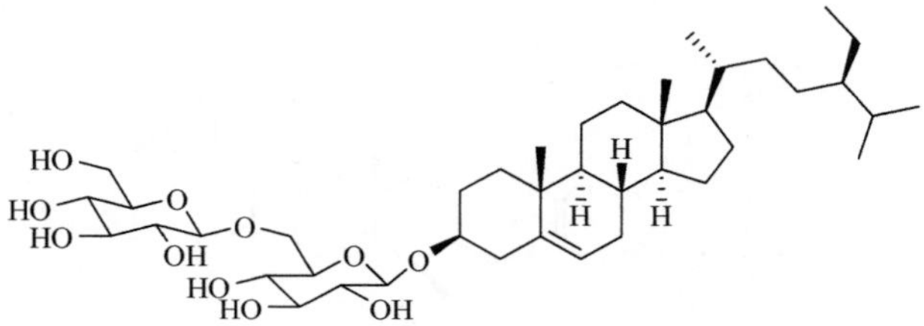

β-sitosteryl-3-O-[β-D-glucopyransyl-(1-6)-β-D-glucopyranoside

图 16.19 银叶树中的甾体类化合物

黄酮类 从银叶树中分离得到的黄酮类化合物（图 16.20）以黄烷-3-醇类、黄酮醇类为主，包括 catechin、epicatechin、eriodictyol、myricetin、quercetin、quercitrin、kaempferol、kaempferitrin、kaempferol-3-O-（6"-O-E-p-coumaroyl）-β-D-glucopyranoside 和 3-cinnamo-yltribuloside（Tian et al.，2004）。

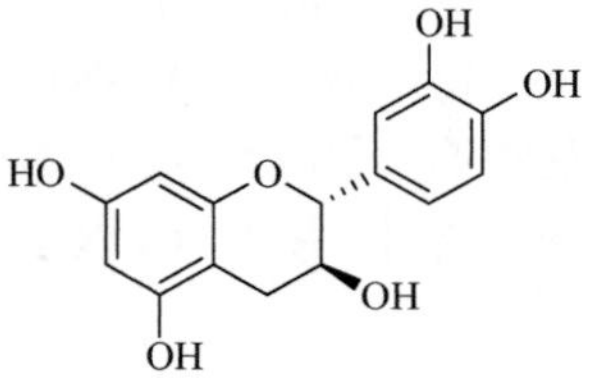

catechin 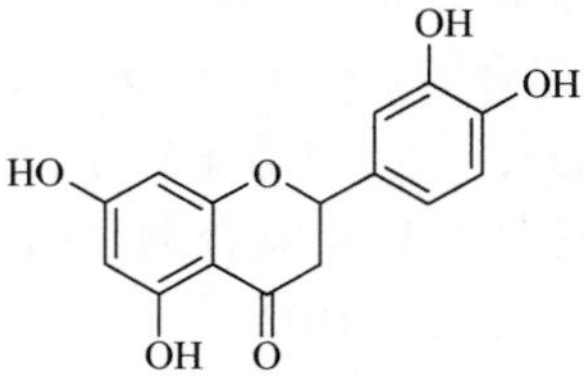 ·· eriodictyol 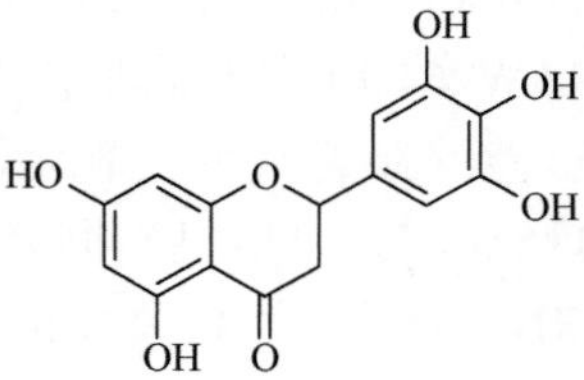 ·· myricetin

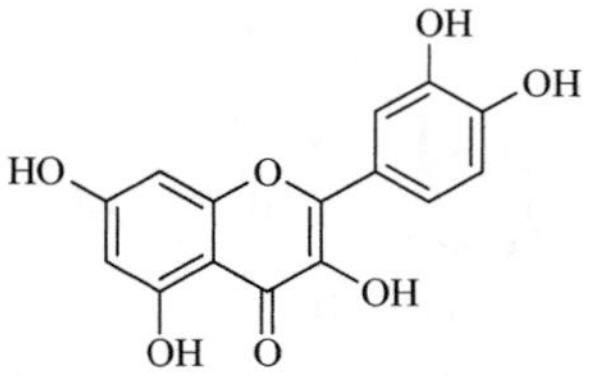

quercetin 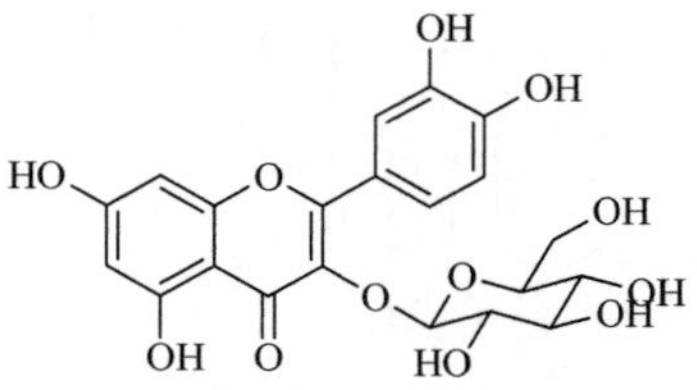 ·· quercitrin 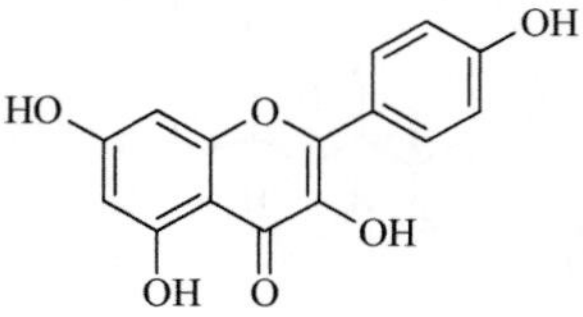 ·· kaempferol

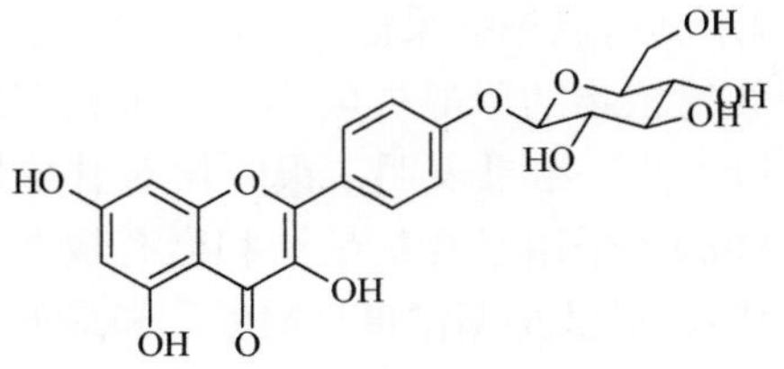

kaempferitrin

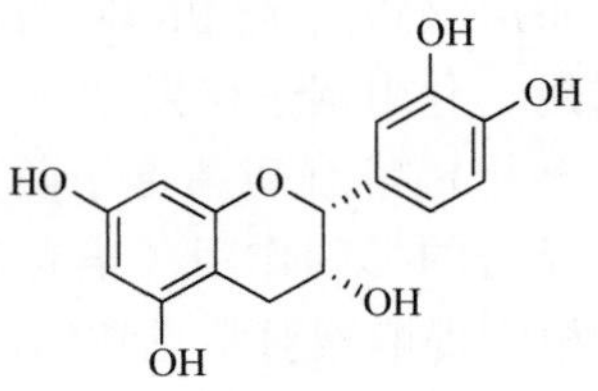

epicatechin

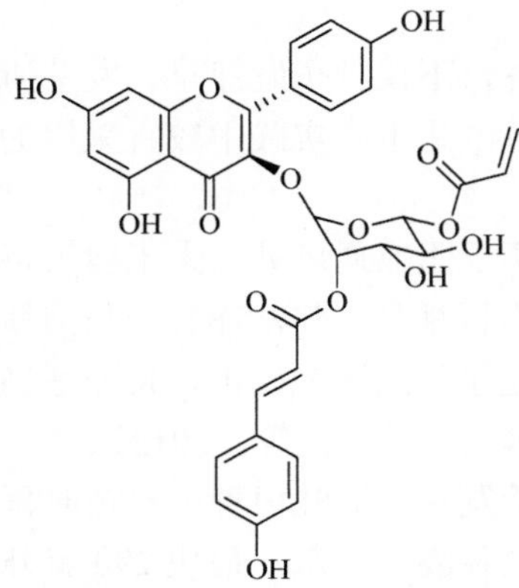

3-cinnamoyltribuloside

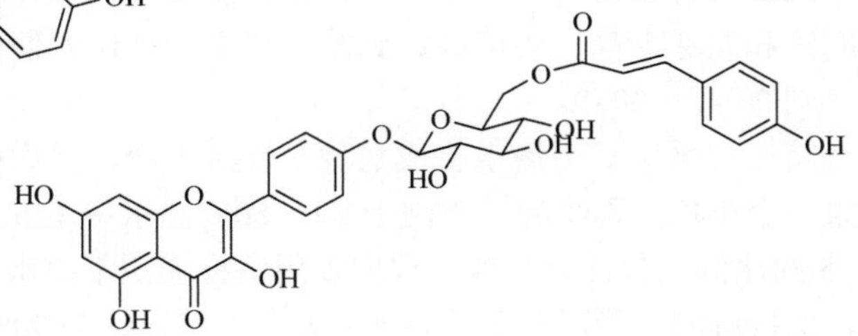

kaempferol-3-*O*-(6″-*O*-*E*-*p*-coumaroyl)-*β*-D-glucopyranoside

图 16.20　银叶树中的黄酮类化合物

其他类　除了上述化学成分，银叶树中还含有机酸、芳香族等化合物，见图 16.21。

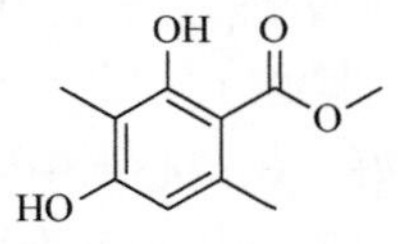

ethyl-3,4-diliydroxy-benzoate

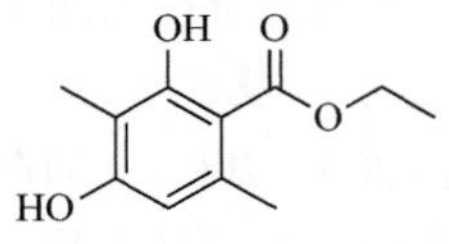

methyl-*β*-orinol carboxylate

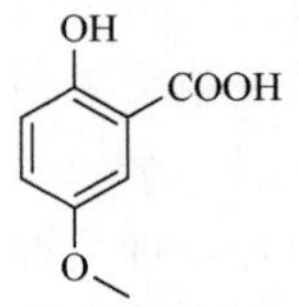

香草酸

图 16.21　银叶树中的其他类化合物

　　现代药理学研究表明，银叶树不同部位提取物分别具有抗氧化、抗菌、抗肿瘤、抗炎等药理活性。

　　抗炎作用　银叶树果实的水提取物对右旋糖酐硫酸钠（DSS）诱导的溃疡性结肠炎（UC）具有显著的治疗作用，调节肠道微生物群以及抑制 NF-κB 通路是其发挥作用的主要途径（Lin et al.，2020）。

　　抗肿瘤作用　戴好富等（2005）利用噻唑蓝（MTT）法对海南 16 种红树植物的提取物进行了癌细胞毒活性筛选，结果显示，银叶树的乙酸乙酯提取物对 HeLa 细胞显示较强的抑制活性。

　　田艳等（2006）结合未分化的成人神经母细胞瘤（SH-SY5Y 细胞）模型对银叶树各萃取组分进行了初步的活性筛选，结果表明，银叶树树皮乙酸乙酯萃取组分可下调 SH-SY5Y 细胞 n-4K 的活性，提示其有抗肿瘤活性，银叶树树皮正丁醇萃取物、树叶水溶性组分可上调 SH-SY5Y 细胞 PI-4K 的活性，提示其对老年痴呆症有活性。

抗菌作用 利用孢子萌发法测定 16 种红树植物的甲醇提取物对西瓜枯萎病菌、甘蔗凤梨病菌和柑橘疮痂病菌孢子萌发的抑制活性，结果表明，银叶树对甘蔗凤梨病菌孢子萌发有显著的抑制作用（毕秀莲等，2008）。采用纸片扩散法和微孔板 2 倍稀释法测定银叶树植物提取液对常见致病菌的抑菌圈、最低抑菌浓度（MIC）和最低杀菌浓度（MBC），结果表明，银叶树树叶的水提取物对金黄色葡萄球菌和表皮葡萄球菌有明显的抑菌和杀菌活性，提示银叶树可作为抗菌药物的原植物进行开发利用。

【栽培技术】

人工苗种繁育 对种子采用常温沙藏处理，发芽整齐，不仅种子发芽早、发芽所需时间短和发芽率高，还可以达到发芽集中，操作方便简单，是生产实践中较宜采用的方法（刘秀等，2007）。

将果实采回后用清水将成熟种子冲洗干净，然后摊晒于阴凉通风处，人工剪去每个蒴果一个小角，再将种子浸泡于 40～50℃温水中 12h 左右再播种，将洁净种子与河沙按 1∶5 的比例均匀混合，沙子湿度以用手握成团不出水、松手触之即散为准，每天适当洒水，保持湿润，最后种子经处理后发芽率可以达到 90% 以上（吕武杭等，2012）。

银叶树种子发芽缓慢，播种后通常 1 个月以上才开始发芽。银叶树种子育苗时采取脱壳处理，用淡水浇灌，并且在全日照条件下育苗，早晚各浇一次水，最快 29d 就开始发芽，发芽率最终可达 100%。海水浇灌对银叶树种子发芽率有负面影响，但银叶树种子用盐度高达 18‰ 的海水浇灌时，破壳处理的发芽率仍可达 61.6%，说明银叶树有较强的耐盐能力（陈建海和陈香，2006）。

12 月采集种质圃中生长旺盛的半木质化枝条作为插条，并用 3-吲哚丁酸为 3000～4000mg/kg 的溶液浸泡 1～2min，这是扦插繁殖银叶树的最佳处理方法（黎霞等，2009）。

银叶树在基质为黄心土∶沙子∶基肥 =200∶200∶1、黄心土∶沙子∶火烧土 =4.5∶4.5∶1、黄心土∶沙子∶复合肥 =200∶200∶1 时生长均较好，在黄心土中生长均较差（刘滨尔等，2011）。种苗管理过程中应做好苗床保湿与除草等（高秀梅和韩维栋，2006）。

野生抚育 银叶树是梧桐科银叶树属红树植物，一般生长在高潮线附近的潮滩内缘或大潮、特大潮才能淹及的滩地，以及海陆过渡地带的海岸泥滩和河口海岸土壤已部分淡化的河海陆缘（刘镜法，2002），既能在盐度高的环境中生长，又可在陆地非盐土上生长。首先应在银叶树生长地进行封禁管理，划出专门的保护区，停止人为破坏，制止将其生长地转为其他用途，保护银叶树种群。

在银叶树生长较为茂密的区域，根据银叶树的生物学特性及生长环境，采用适宜方法，防治病虫害，人工辅助繁殖，促进种群繁殖和生长，扩大银叶树群落。

对遭受破坏的银叶树生长区域，在封禁管理的基础上，采用分株繁殖、人工补种等方法进行补苗移栽，人为增加银叶树种群数量，并且人工补种移栽后要加强管理。

塞洪英等（2006）在云南昆明市进行了银叶树引种试验，发现引种的两种不同品种的银叶树生长周期虽然大致相同，但是生长量却相差甚大。因此，对于银叶树的引种抚育要因地制宜，选择合适的品种进行异地抚育。

【资源保护与开发应用】

生态保护 银叶树树干高大，可以防风阻浪，减少海岸侵袭。树干基部突出地面厚度均匀的发达板状根，对树体起着支撑与固定作用，可提高抵抗台风侵袭和海水冲刷以及增加根部呼吸面积的能力。银叶树具有典型的海陆生境适应性和独特的生态功能，在恢复滨海湿地植被、丰富物种多样性和探讨海陆植物群落演替等方面具有极其重要的研究价值。将银叶树生态保护和野生抚育相结合，增加银叶树种群数量，达到资源的可持续性。

海岸观赏 银叶树树干通直，树形优美，枝叶四季浓密，深绿色的叶面与银白色的叶背交相辉映，夏季红花相衬，秋季形态奇特的果实挂满枝头，板状根发达，具有较高的观赏价值，是很好的景观树种，可以作为红树林生态教育和生态旅游的重要内容之一。

新药开发 银叶树树根、树皮、树叶、果实、种子等都有较高的药用价值。现代药理学研究表明，银叶树不同部位含有具有抗炎、抗肿瘤、抗菌等药理作用的多种活性物质，通过进一步研究，可以开发出抗炎、抗肿瘤、抗菌等药物。

食品开发 民间有食用银叶树种仁的习惯，其被作为一种滋补品。富含淀粉和脂肪的种子，还可以榨油。种子蛋白的吸水性、起泡性和泡沫稳定性优于大豆分离蛋白。可进一步研究银叶树种子的营养价值及安全性，为食品开发奠定基础。

其他 银叶树木材被称作"银口树"，木心材呈红褐色，具光泽和油腻感，纹理交错，质重，强度高，材质优。果壳活性炭脱色、吸附性能优良，符合商品活性炭标准。

参考文献

毕秀莲，邓业成，陈凯灵 . 2008. 红树植物提取物对 3 种植物病原真菌孢子的抑制活性 . 植物保护, 34(1): 89-92.

陈桂珠，缪绅裕，章金鸿 . 1996. 深圳福田红树林生态学研究 . 中山大学学报（自然科学版），S1: 298-304.

陈建海，陈香 . 2006. 银叶树育苗技术的研究 . 林业科技, 34(2): 29.

陈彧，方龙之，黄士绮，等 . 2011. 银叶树造林试验研究 . 热带林业, 39(4): 32-33.

戴若富，梅文莉，洪葵，等 . 2005. 海南 16 种红树植物的肿瘤细胞毒活性筛选 . 中国海洋药物, 24(6): 44-46.

邓业成，骆海玉，张丽珍，等 . 2012. 14 种红树植物对动物病原菌的抑菌活性 . 海洋科学, 36(3): 37-41.

高秀梅，韩维栋 . 2006. 银叶树育苗试验研究 . 福建林业科技, 33(3): 140-143.

甘伟松 . 1965. 台湾药用植物志 . 台北：中国医药研究所 .

管华诗，王曙光 . 2009. 中华海洋本草：第 2 卷 海洋矿物药与海洋植物药 . 上海：上海科学技术出版社 .

郭乐东，黄芳芳，张卫强，等 . 2019. 银叶树群落优势树种分布与土壤环境、群落竞争的关系研究 . 生态环境学报, 28(10): 1951-1960.

韩静 . 2010. 几种半红树植物的育苗技术研究 . 中南林业科技大学硕士学位论文 .

黄青良，曾健 . 2004. 海南岛东海岸线滨海乡土观赏植物资源的调查与开发利用研究 . 绵阳：中国生态学会第七届全国会员代表大会 .

简曙光，唐恬，张志红，等 . 2004. 中国银叶树种群及其受威胁原因 . 中山大学学报（自然科学版），43(S1): 91-96.

简曙光，韦强，唐恬，等 . 2005. 深圳盐灶银叶树种群的生物学特性研究 . 华南农业大学学报, 26(4): 84-87, 91.

简曙光，张伟伟 . 2011. 基于 cpDNA 基因间隔区序列的银叶树谱系地理学研究 . 温州：中国第五届红树林学术会议 .

塞洪英，熊丽，桂敏，等 . 2006. 几种新型木本切花在昆明的引种试种试验初报 . 中国农学通报, 22(1): 200-203.

蒋巧兰，牟美蓉，王文卿，等 . 2006. 真红树和半红树植物体内盐分分布的比较研究 . 厦门大学学报（自然科学版），45(6): 867-872.

黎霞，吴旻，塞洪英，等 . 2009. 扦插时间和植物生长调节剂对银叶树插条生根的影响 . 中国农学通报, 25(2): 143-147.

李海生 . 2006. 深圳龙岗的红树林 . 广东第二师范学院学报, 26(3): 67-69.

李娜 . 2014. 广东沿海红树林海洋生态效应研究 . 上海海洋大学硕士学位论文 .

李月娟 . 2012. 银叶树树叶化学成分研究 . 广西大学硕士学位论文 .

廖宝文，邱凤英 . 2011. 四种半红树植物生物学特性、耐盐、耐水淹及造林试验 . 长春：中国生态学学会 2012 年学术年会 .

林中大，刘惠民 . 2003. 广东红树林资源及其保护管理的对策 . 中南林业调查规划, 22(2): 35-38.

刘滨尔，廖宝文，韩静．2011.不同基质对水黄皮和银叶树幼苗生长及生理生化指标的影响．安徽农业科学，39(6): 3449-3453.

刘德浩，郑洲翔，廖文莉，等．2019.不同种源银叶树优树子代苗期生长变异分析．安徽农业科学，47(6): 108-110.

刘镜法．2002.广西的银叶树林．海洋开发与管理，19(6): 66-68.

刘镜法，良思，梁士楚，等．2006.广西北仑河口国家级自然保护区综合价值的研究．海洋开发与管理，23(2): 89-95.

刘秀，李志辉，廖宝文，等．2007.不同贮存方法对两种半红树植物种子发芽的影响．广东林业科技，23(6): 9-12.

栾建国，杜灿坤，何德善．2011.深圳地区红树植物淡水种植试验．水生态学杂志，32(2): 63-68.

吕武杭，林雄，谢少鸿，等．2012.银叶树育苗栽培技术．林业实用技术，9: 31-32.

马化武，林雄，郑建宏，等．2017.半红树种银叶树栽培技术．现代园艺，2: 36-37.

宁小清，谢丽莎，侯小涛，等．2008.红树药用植物银叶树的生药学研究．中国海洋药物，27(3): 42-45.

农寿千．2011.清澜港红树林保护区植物多样性与植被类型特点研究．海南大学硕士学位论文．

邱凤英．2009.几种半红树植物生物学特性、耐盐、耐水淹及造林试验研究．中南林业科技大学硕士学位论文．

邵长伦，傅秀梅，王长云，等．2009.中国红树林资源状况及其药用调查Ⅲ．民间药用与药物研究状况．中国海洋大学学报，39(4): 712-718.

史忠礼．2004.台湾热带树种大观．浙江林业，6: 36-37.

田艳，吴军，漆淑华，等．2006.银叶树的三萜成分研究．中草药，37(1): 35-36.

万鸿涛，王叶林，吴云军．2006.海边珍稀古树群请您呵护．深圳商报，2006-07-03(B02).

王瑞江，陈忠毅，黄向旭．1989.国产红树林植物的染色体计数．热带亚热带植物学报，6(1): 40-46.

王文卿，王瑁．2007.中国红树林．北京：科学出版社．

谢瑞红．2007.海南岛红树林资源与生态适应性区划研究．华南热带农业大学硕士学位论文．

徐桂红，程华荣，李瑜．2014.我国半红树植物银叶树资源现状及保护对策．湿地科学与管理，10(1): 17-20.

徐淑庆，李家明，卢世标，等．2010.广西北部湾红树林资源现状及可持续发展对策．生物学通报，45(5): 11-14, 63-64.

杨盛昌，林鹏，中须贺常雄．2001.5℃夜间低温对红树幼苗光合速率和蒸腾速率的影响．植物研究，21(4): 587-591.

曾聪．2006.红树植物银叶树的繁殖生态研究．广西大学硕士学位论文．

曾聪，范航清．2006.红树植物银叶树果实和种子的形态结构研究．广西科学，13(2): 147-150.

张艳军，彭重威，钟秋平，等．2013.广西红树植物银叶树不同部位提取物体外抗氧化性分析．南方农业学报，44(12): 2066-2070.

张玉兰，王开发．2002.我国某些红树植物花粉形态研究及其古环境意义．海洋地质与第四纪地质，22(4): 29-36.

张忠华，胡刚，梁士楚．2007.广西红树林资源与保护．海洋环境科学，26(3): 275-282.

中国科学院中国植物志编辑委员会．1983.中国植物志：第四十九卷 第二分册．北京：科学出版社．

中国科学院中国植物志编辑委员会．1984.中国植物志：第四十九卷 第二分册．北京：科学出版社：93.

中国药材公司．1994.中国中药资源志要．北京：科学出版社．

周凡，邝栋明，简永强，等．2003.海市淇澳岛红树林群落组成初步研究．生态科学，22(3): 237-241.

Jian S G, Shi S, Zhong Y, et al. 2002. Genetic diversity among south China *Heritiera littoralis* detected by inter-simple sequence repeats (ISSR) analysis. J. Genet. Mol. Biol., 13(4): 272-276.

Jian S G, Tang T, Zhong Y, et al. 2004. Variation in inter-simple sequence repeat (ISSR) in mangrove and non-mangrove population of *Heritiera littoralis* (Sterculiaceae) from China and Australia. Aquatic Botany, 79: 75-86.

Lin G, Li M, Xu N, et al. 2020. Anti-inflammatory effects of *Heritiera littoralis* fruits on dextran sulfate sodium-(DSS) induced ulcerative colitis in mice by regulating gut microbiota and suppressing NF-κB pathway. Biomed. Res. Int., (1): 8893621.

Miles D H, Chittawong V, Lho D S, et al. 1991. Toxicants from mangrove plants, VII. Vallapin and vallapianin, novel sesquiterpene lactones from the mangrove plant *Heritiera littoralis*. J. Nat. Prod., 54(1): 286-289.

Miles D H, Lho D S, de la Cruz A A, et al. 1987. Toxicants from mangrove plant. 3. Heritol, a novel ichthyotoxin from the mangrove plant *Heritiera littoralis*. J. Org. Chem., 52(13): 2930-2932.

Miles D H, Ly A M, Chittawong V, et al. 1989. Toxicants from mangrove plants, VI. Heritonin, a new piscicide from the mangrove plant *Heritiera littoralis*. J. Nat. Prod., 52(4): 896-898.

Tewtrakul S, Tansakul P, Daengrot C, et al. 2010. Anti-inflammatory principles from *Heritiera littoralis* bark. Phytomedicine, 17(11): 851-855.

Tian Y, Wu J, Zhang S. 2004. Flavonoids from leaves of *Heritiera littoralis* D. J. Chin. Phar. Sci., 13(3): 214-216.

17 千屈菜科（Lythraceae）

17.1 水芫花（*Pemphis acidula*）

　　水芫花，属于千屈菜科（Lythraceae）水芫花属（*Pemphis*），为嗜热性窄布种，在我国主要分布在海南和台湾，从非洲东部一直到东南亚、波利尼西亚沿海及岛屿均有分布，是热带、亚热带海岸盐土和珊瑚礁的灌木状指示植物。由于水芫花可以用来制作名贵的盆景，因此采挖严重，加之环境的恶化，现已近于濒危状态，属海南岛珍贵稀有半红树植物，已被列入《海南省省级重点保护野生植物名录》《国家重点保护野生植物名录》。历代本草未见水芫花药用记载。现代研究发现，水芫花茎枝含多糖和黄酮类化合物，提取物在体外具有抗氧化、抑菌、抗肿瘤、消炎等活性（徐盛颖等，2016）。因此，可将水芫花作为一种潜在的抗肿瘤、抗菌新药研究的天然植物资源，应尽快展开保护研究工作。

　　【分类位置】　被子植物门 Angiospermae 双子叶植物纲 Dicotyledoneae 原始花被亚纲 Archichlamydeae 桃金娘目 Myrtiflorae 千屈菜科 Lythraceae 水芫花属 *Pemphis* 水芫花 *Pemphis acidula* J. R. Forster & G. Forster, 1776（中国科学院中国植物志编辑委员会，1983）。

　　【别名】　海芙蓉、海梅（台湾）。

　　【形态特征】　水芫花为多分枝小灌木，高约 1m，有时呈小乔木状，高达 11m（图 17.1）；小枝、幼叶和花序均被灰色短柔毛。叶对生，厚，肉质，椭圆形、倒卵状矩圆形或线状披针形，长 10～30mm，宽 5～15mm；无叶柄或叶柄仅长 2mm。花腋生，花梗长 5～13mm，苞片长约 4mm，花二型，花萼长 4～7mm，有 12 棱，6 浅裂，裂片直立；花瓣 6 枚，白色或粉红色，倒卵形至近圆形，与萼等长或更长；雄蕊 12 枚，6 长 6 短，长短相间排列，在长花柱的花中，最长的雄蕊长不及萼筒，较短的雄蕊约与子房等长，花柱长约为子房的 2 倍，在短花柱的花中，最长的雄蕊超出花萼裂片，较短的雄蕊约与萼筒等长，花柱与子房等长或较短；子房呈球形，1 室。蒴果革质，几乎全部被宿存萼管包围，倒卵形，长约 6mm；种子多数，红色，光亮，长 2mm，有棱角，互相挤压，四周因有海绵质的扩展物而成厚翅（中国科学院中国植物志编辑委员会，1983）。染色体数目：2n=32（王瑞江等，1989）。

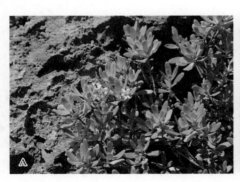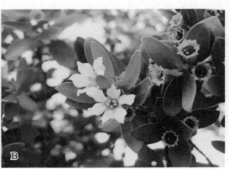

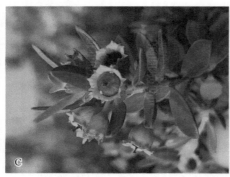
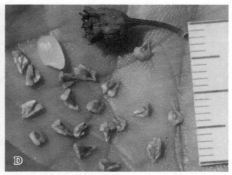

图 17.1　水芫花植物形态

A. 生长于珊瑚礁的部分植物体（陈炳华摄）；B. 花枝（王文卿和王瑁，2007）；C. 果枝（黄青良摄）；D. 种子

　　【生境分布】　水芫花多生长于高潮线附近、含盐量及 pH 较高的热带岩石岸礁与珊瑚岛礁之上的石灰岩缝（图 17.2），耐盐碱能力很强，属于嗜热性窄布种，能适应我国温度最低月（平均气温大于 20℃）的环境，是热带、亚热带海岸盐土和珊瑚礁的指示植物（张乔民和隋淑珍，2001）。在我国水芫花仅天然产于海南文昌市清澜自然保护区、西沙群岛以及台湾南部海岸，数量稀少（应俊生和徐国士，2002；郑德璋等，1995；邢福武等，1993）。东半球热带海岸也有水芫花分布，印度、菲律宾、马来西亚、泰国、澳大利亚、日本、基里巴斯等地都有记载。水芫花多分布在阳光充足、降雨量大的地区，适应强光照、高湿

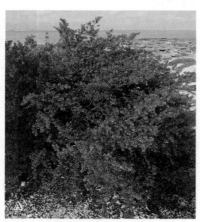

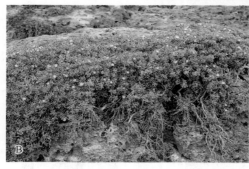
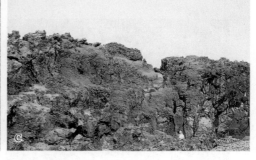

图 17.2　水芫花植物生境

A（黄青良摄）、B（沈兢辰摄）. 生长于海岛珊瑚礁的水芫花；C. 生长于海岸高潮带的水芫花群落

度的气候，对温、水、光的要求较高。因此，该种群在我国分布有限，这也是其处于濒危边缘的重要原因（王健等，2010）。林鹏和傅勤（1995）将水芫花划分为我国最不耐寒的半红树植物。目前水芫花常常遭到盗挖，加之其生长缓慢，生态环境遭到人为破坏，在许多地区已经处于濒危状态。菲律宾、印度和我国台湾等地已将水芫花列为保护野生植物。

【药材鉴别】

药材性状　茎枝长短粗细不一，呈圆柱形，不顺直，多分枝（图 17.3）。表面灰白色或灰棕色，被灰色短柔毛；嫩枝灰绿色。有对生突起的叶柄痕、枝痕和小型皮孔。质韧，折断不平整，纤维状突出。气微，味微咸。

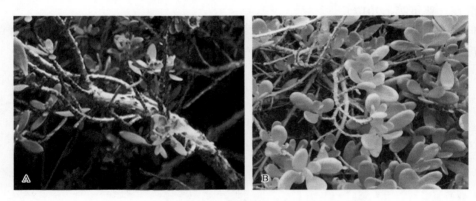

图 17.3　水芫花茎药材（鲜）形态

A. 粗茎枝（何志堃摄）；B. 枝叶

叶呈椭圆形、倒卵状矩圆形或线状披针形，长 1～3cm，宽 0.5～1.5cm。鲜叶绿色或黄绿色（图 17.4），干品灰绿色。表面有贴伏的灰白色毛茸，中脉不甚明显。无柄或叶柄仅长 2mm。质厚，易折断。气微，味微咸。

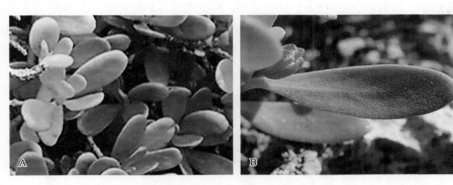

图 17.4　水芫花叶（鲜）药材形态

A. 叶枝；B. 叶上表面

组织构造　根常露出地面，以适应土壤空气的不足，并同时显示偏心的结构。木栓细胞常具薄的细胞壁，偶见由多层栓内层构成的次生皮层；木栓层夹杂有石细胞层，皮层薄壁组织细胞常常排列紧密，通气组织不发达，胞间隙甚少。较老的茎和根一样，木栓细胞常具薄的细胞壁，偶见多层栓内层或木栓细胞间隔着石细胞。皮层薄壁组织致密，胞间隙极少，纵向通气道不见；导管的排列普遍呈散孔材，单管孔与复管孔结合；机械组织发达。

茎横切面木栓层为数列薄壁细胞，有时可见石细胞层。皮层薄壁组织致密，胞间隙极少。韧皮部较狭窄。木质部导管的排列普遍呈散孔材，单管孔与复管孔结合；韧型纤维发达。皮层及韧皮部薄壁组织中有单宁细胞散在（黄庆昌等，1993）。

叶为典型等面叶，高度肉质化。横切叶片厚度为704mm，上、下表皮均为1列大型细胞，排列紧密，具有贮水作用，外被角质层，并着生非腺毛。叶肉组织分化明显，栅栏组织厚度为193.548mm，栅栏细胞呈长柱状，排列紧密，海绵组织厚度为344.456mm，细胞排列不规则。栅栏组织与海绵组织的厚度比为0.562。薄壁组织中有黏液细胞和单宁细胞散在（曹策等，2017）。

叶表面制片上表皮细胞呈多角形或长多角形，下表皮细胞呈类圆形（图17.5）。气孔密度为44个/mm²，气孔指数为0.085，气孔保卫细胞长43mm。

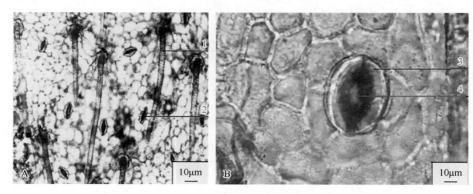

图 17.5　水芫花叶表皮细胞形态（曹策等，2017）

1. 非腺毛；2. 气孔；3. 保卫细胞；4. 气孔放大

超微形态　花粉粒（图17.6）呈椭圆形，极面观3～4裂圆形。大小为32.6（29.8～38.2）μm×40.3（34.6～46.7）μm。3～4孔沟，沟中间宽，向两极渐变狭，沟具沟膜，孔圆形，孔径为6～8μm。外壁厚约3μm，外层厚于内层，表面具模糊颗粒状纹饰。扫描电镜下表面具细颗粒状。

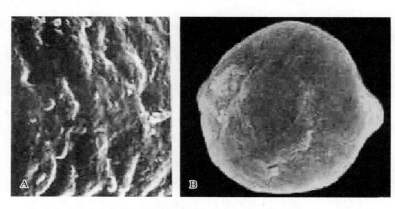

图 17.6　水芫花花粉粒超微形态（张玉兰和王开发，2002）

A. ×5000；B. ×1000

【分子鉴别】 邓书麟等（2008）利用 SSR 技术分析了台湾恒春半岛、小琉球、兰屿及绿岛等地 15 个种群 150 株水芫花个体，发现其主要遗传变异源于种群内个体间，种群之间遗传变异较小，但也出现了分化趋势。种群间地理距离与遗传距离呈正相关关系，符合距离隔离模式，推测是自然散布的结果。研究认为，水芫花族群基因交流并不畅通，不同岛屿间已有分化现象，推测为岛屿间区隔对族群间遗传分化产生了较显著的影响，建议采用就地保育的措施。

【生理特性】 水芫花自然生长于热带海滨或海岸地区，主要分布在含盐量及 pH 较高的珊瑚礁和石灰质岩岸，生长环境光照充足、土壤贫瘠、水分奇缺，这些生长条件限制了其分布范围，因而水芫花种群处于濒危边缘。水芫花还适合种植在鱼池假山边以及制造树石盆景（张海峰，2014）。1991 年通过对西沙群岛 7 个岛屿植物区系的调查发现，水芫花靠着海流传播，生长在无土壤、也无鸟粪堆积和矿化的珊瑚石灰岩基质上，被认为是较早出现的植物之一（邢福武等，1993）。水芫花为西沙群岛的热带植物区系，拥有代表东南亚珊瑚岛的植被特征，也是我国热带珊瑚岛植物区系的重要代表，且向北延伸分布到海南岛和台湾。

曹策等（2017）的研究表明，较小的比叶面积可以在一定程度上防止干旱环境中植物水分的丧失，自然生长在西沙群岛的水芫花比叶面积仅为 55.526cm^2/g，远小于沙丘生境的植物。叶片厚度是划分植物抗旱性的重要形态学指标之一，水芫花叶片厚度为 703.798mm，远大于干旱、半干旱地区的灌木，栅栏组织厚度为 193.548mm，海绵组织厚度为 344.456mm，栅栏组织与海绵组织的厚度比值为 0.562，叶片呈现高度肉质化的特征。气孔密度反映植物的耐旱能力，水芫花气孔密度仅为 44.44 个 /mm^2，气孔面积指数也较小，可以减弱其蒸腾作用，降低植物体内水分的散失，维持较高的耐旱能力。导管直径越大，导管密度越高，植物运输水分的效率就越高，水芫花的导管直径为 35.639mm，导管密度为 49.528 个 /mm^2，处于耐旱植物的范围内，有利于提升水分利用效率并有效避免栓塞，在干旱环境下可以保持体内的水分平衡。

水芫花叶片 SOD 活性较高（340.827U/g），总抗氧化能力高达 834.016U/g，说明水芫花可能含有其他抗氧化物质，这些抗氧化物质与 SOD 协同作用增强了水芫花总体抗氧化能力。总酚含量较高（16.482mg/g），是其具有高抗逆性的重要原因之一。MDA 含量仅为 10.490nmol/g，说明其通过增强抗氧化能力降低膜脂过氧化伤害程度。脯氨酸（Pro）是表征植物耐旱性的指标之一，脱落酸（ABA）具有加速叶片、果实脱落的作用，同时可以促进叶片气孔关闭。水芫花脯氨酸和脱落酸的含量较高，分别为 231.626mg/g、109.951mg/g，说明其抵御环境胁迫引起的氧化伤害的能力较强。水芫花是一种阳生植物，对干旱环境的耐受能力强，对环境逆境引起的氧化胁迫具有较强的抵御能力，对土壤养分的吸收利用能力强。水芫花生长环境的土壤养分含量低，但 Ca 含量高达 38.570g/kg，含水量仅为 9.5%，土壤环境较差。但是，水芫花叶片的 N、P 含量属于正常水平，说明其能够高效利用贫瘠土壤中的养分。因此，水芫花具有较强的抗干旱能力和抗胁迫能力，适宜生长于较为贫瘠的热带滨海土壤生境中，是热带珊瑚岛植被恢复的重要备选物种。

牟美蓉等（2007）对 33 种红树植物成熟叶片的结构性状（肉质化程度、比叶面积、单位质量叶氮含量和单位面积叶氮含量）和叶片主要元素积累（Ca、Mg、K、Na 和 Cl）等叶片特征之间的差异进行了详细研究，发现水芫花叶片具有高肉质化和小比叶面积的特征，单位面积叶片 Cl 含量 1.32mg/cm² 和肉质化程度 6.99（2.79±1.77）g/dm² 都远高于其他半红树植物。这是因为水芫花生境非常特殊，大多为迎风石块的缝隙中，不仅土壤中盐分可以通过蒸腾流达叶片，海水中盐分也可以通过浪花飞溅进入叶片，从而造成水芫花叶片中 Cl 含量比真红树植物还高。真红树一般具有较小的比叶面积，平均值为 70.6cm²/g，且最大值未超过 100.0cm²/g，而半红树植物平均值高达 160.4cm²/g，水芫花的比叶面积略小于 100.0cm²/g，介于真红树和半红树之间。水芫花单位质量叶氮含量为 15.95mg/g，低于半红树植物平均值（26.28±7.06）mg/g，接近真红树植物平均值（16.34±6.60）mg/g，单位面积叶氮含量为 1.78g/m²。水芫花叶片中 Mg、Na、Cl 的含量和总元素含量相当高，K/Na 远小于 1，说明水芫花为了适应极度高盐、贫瘠和风浪袭击的恶劣生境，在 Cl 含量和叶片性状方面表现出了特殊性。

花柱异型是由遗传控制的花部多态现象，它包括二型花柱（distyly）和三型花柱（tristyly），花的雄蕊和柱头高度互不相同（陈明林等，2010）。水芫花具有独特的二型花柱繁殖体系，自交不亲和，必须同时具备二型花柱和有效授粉媒介才能正常结实，形成有繁殖力的后代。我国海南文昌市清澜港的水芫花种群植株数目太少，可能达不到适当的花型比例，或者缺乏适当的授粉媒介，这可能是采收种子无法萌发的原因。新加坡和马来西亚的 2 个水芫花种群，花朵形态方面长花柱和短花柱比例相等；长花柱种群中的中位花药低于正常的中等位置，而接近低位花药的位置，短花柱种群中的中位花药接近高位花药的位置；短花柱类型的花粉粒明显大于长花柱类型；花粉在自身来源的花型上不能萌发，即自交不亲和。所以，水芫花是类似于三型花柱的异型花柱，由于中型花柱的缺失而成为完全的二型花柱，并且仍处于通过突变和选择向二型花柱转变的过程中。从非洲到我国台湾的 40 个水芫花群体中，绝大部分是二态种群，只有位于马达加斯加的一个种群是只有长花柱的单态种群；绝大部分种群是自交不育的，但是长花柱的单态种群自交可育，另外，在其他 9 个种群中也有约 10% 的频率出现自交可育现象，说明水芫花的生殖体系仍处于不稳定的选择和进化中。水芫花的气味挥发性物质主要有苯乙醛和 2-苯乙醇，这 2 种物质可能吸引某些蛾类和一种绣眼鸟为之传粉。水芫花生长缓慢，花期集中于春、夏季节，对其开花结实和果实种子传播过程等均缺乏细致研究（王健等，2010）。

水芫花在海南清澜自然保护区主要分布于海岸石滩上，而在台湾、西沙群岛等地主要是位于含盐量及 pH 较高的石灰质岸礁或珊瑚礁上，而且往往可以形成优势群落，其耐盐碱力很强。据考察，水芫花多分布于阳光充足、降雨量大的地区，清澜港年均降雨量 1541.3～1759.1mm，海水盐度变化较大，一般为 1.5‰～（3.0‰～30.0‰）。可见，水芫花对温、水、光的要求较高，这直接造成该种群在我国的分布受限，这也是水芫花处于濒危边缘的重要原因（王健等，2010）。在我国红树植物的耐寒性等级系列中，水芫花被评为Ⅶ级，为最不耐寒的红树植物，生长区域在海南岛东南岸端（包括三亚市、陵水黎族自治县）及热带珊瑚岛（包括西沙群岛、台湾岛以南海域小岛），最低温度月均 20～22℃（陈鹭真等，2017）。

文昌市会文镇冯家湾的水芫花均能正常开花结果，种子极小，千粒重仅为 8.1g，但多年均未发现有幼苗更新。钟才荣等（2011）曾采集少量水芫花种子开展发芽试验，其种子能够萌发，但难以成苗，表明该物种具有一定的种子发芽能力，可积极开展人工栽培技术的研究，努力扩大其种源。此外，水芫花多小枝直接从基部萌生。目前，人工播种繁殖一直未获得成功，采收的种子基本为空粒，无法发芽。清澜港的水芫花种群植株数目太少，可能达不到适当的花型比例，或者缺乏适当的授粉媒介，这都可能是目前采收种子无法萌发的原因（王健等，2010）。

【资源状况】　水芫花属于嗜热性窄布种，在我国仅自然分布于海南岛东南岸与台湾高雄市以南海岸，能适应温度最低月（平均气温大于 20℃）的环境（张乔民和隋淑珍，2001）。海南岛东部沿海文昌市会文镇冯家湾一个面积约 0.7hm² 的小孤岛，受风浪侵蚀的影响，表面几乎无土壤，周围岩礁较低处石缝间自然分布有 23 株水芫花（钟才荣等，2011），分布状况统计见表 17.1。

表 17.1　文昌市会文镇冯家湾小孤岛水芫花分布状况统计表

径阶（cm）	株数（株）	主干直径（cm）	树高（m）	冠幅直径（m）	分枝数（个）
12.0～13.9	1	12.3	5.5	4.8	3
10.0～11.9	1	10.6	3.4	3.7	4
8.0～9.9	3	8.5～9.5	2.8～5.0	4.3～5.8	4～9
6.0～7.9	3	6.3～7.5	1.5～3.5	2.8～5.4	1～5
4.0～5.9	8	4.1～5.9	1.3～2.2	1.8～5.3	1～11
2.0～3.9	2	2.2～2.4	1.5～2.0	1.3～2.6	1～4
无主干	5	—	1.4～2.0	4.3～5.8	无明显主干

小孤岛中央较高处分布的植物有苦郎树、单叶蔓荆、黄槿、露兜树、钝叶臭黄荆、草海桐、海滨木巴戟、银毛树、厚藤、木麻黄等。该地水芫花高 1.3～5.5m，平均高为 2.3m；分枝明显，主干直径为 2.2～12.3cm，各径阶均有分布，其中径阶 4.0～5.9cm 数量最多，有 8 株。水芫花通常从基部分枝，分枝数从 1 个到 11 个不等，平均为 5 个分枝，最大枝条直径为 14.9cm，多数为 4～8cm；5 株无明显大枝条，多小枝直接从基部萌生。清澜港有真红树植物 23 种、半红树植物 8 种，其中珍稀濒危红树植物种类有银叶树、尖叶卤蕨、小花老鼠簕、海南海桑、拟海桑、玉蕊、水芫花、莲叶桐、海滨猫尾木（涂志刚等，2015）。海南岛典型热带珍稀濒危植物有 187 种，按世界自然保护联盟（IUCN）对濒危物种等级系统划分标准，水芫花可列为极危（CR）级别（梁淑云和杨逢春，2009）。水芫花在我国生长分布极少，2006 年被列入《海南省省级重点保护野生植物名录》（辛欣等，2016），目前已被列入《国家重点保护野生植物名录》。在海南众多的海湾之中，文昌市清澜自然保护区热带海岸海边裸露的礁石和沙子中，仅有 9 株水芫花，2005 年遭到"达维"台风袭击后，部分植株枝条出现枯萎，涨潮时海浪的不断侵袭，使其生长地只剩下礁石和沙子，若不加强保护，极可能会有灭绝的危险（于伟慧和郑善，2006）。

西沙群岛位于海南岛东南部，有永兴岛、石岛、赵述岛、北岛、中岛、南岛、东岛、珊瑚岛等岛屿。西沙群岛有野生种 212 个，水芫花等是西沙群岛灌丛中的优势种，常常形成单优群落，是我国热带珊瑚岛植物区系的重要代表。水芫花见于西沙群岛东岛。东岛是一个珊瑚岛，属热带海洋气候，年平均气温 26～27℃，年降水量 1～500mm，年蒸发量 2～400mm，降水集中于 6～11 月，占全年的 87%，12 月至次年 5 月为干季，年平均湿度为 81%。海南文昌市铜鼓岭及三家峙附近也有水芫花（曹策等，2017；邢福武等，1993；邢福武和吴德邻，1993）。西沙群岛珍稀濒危植物较少，亟待加大保护力度的珍稀濒危植物有水芫花和海人树等。水芫花因木材坚硬，不易劈裂，常被用作工具把柄，也可供制锚、木钉等，容易被人们挖采。目前在西沙群岛仅发现了不足 5 株较大的水芫花，因此，必须采取有效措施，重点开展水芫花的保护工作，以免灭绝（王清隆等，2019）。

台湾种子植物区系的旧世界热带分布属是指分布于亚洲、非洲和大洋洲热带地区及其邻近岛屿的属，一些属是海岸植物，千屈菜科的水芫花属在系统发生上是比较古老的类型，有 2 种，其中水芫花分布于旧世界热带海岸或海滩及我国南部岛屿和台湾南部海岸（应俊生和徐国士，2002）。

【文献记载】《中国植物志》记载，木材坚硬，不易劈裂而易光滑，常被用作工具把柄，也可供制锚、木钉等；也作护岸树种。

【药用价值】 历代本草未见有关水芫花的药用记载。现代研究发现，水芫花茎枝含多糖和黄酮类化合物，茎枝提取物具有抗肿瘤、消炎、抗氧化和抑菌等活性（徐盛颖等，2016；王友绍等，2004）。

【化学成分与药理研究】 关于水芫花中化学成分的研究很少，从水芫花（采自冲绳岛）叶子的甲醇提取物中主要分离得到一系列黄酮苷类化合物（图 17.7），包括没食子酰化黄酮糖苷 quercetin-3-*O*-（6-*O*-galloyl-*β*-D-galactopyranoside）、quercetin-3-*O*-（6-*O*-galloyl-*β*-D-glucopyranoside）、kaempferol-3-*O*-（6-*O*-galloyl-*β*-D-galactopyranoside）、kaempferol-3-*O*-（6-*O*-galloyl-*β*-glucopyranoside），以及黄酮糖苷 quercetin-3-*O*-galactopyranoside、quercetin-3-*O*-*β*-glucopyranoside、kaempferol-3-*O*-*β*-galactopyranoside 和 kaempferol-3-*O*-*β*-glucopyranoside（Masuda et al.，2001）。抗氧化活性显示，没食子酰化黄酮类化合物的抗氧化活性远高于黄酮糖苷类化合物，这说明没食子基团对活性起到重要作用。

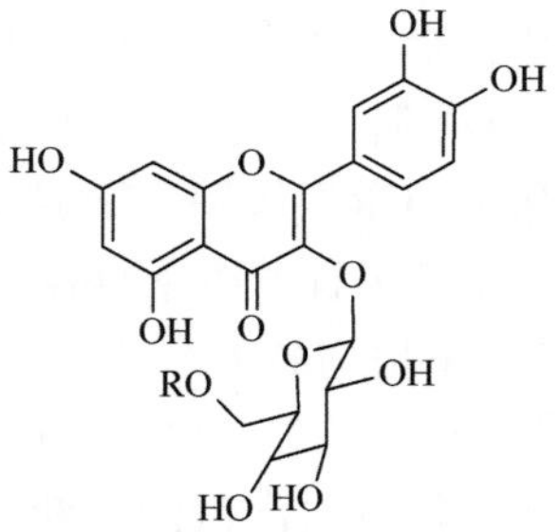

quercetin-3-*O*-(6-*O*-galloyl-*β*-D-galactopyranoside), R =

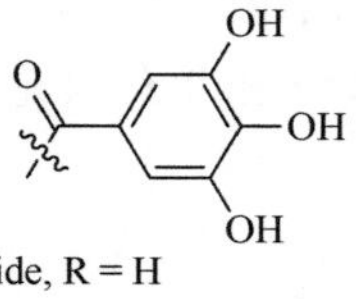

quercetin-3-*O*-galactopyranoside, R = H

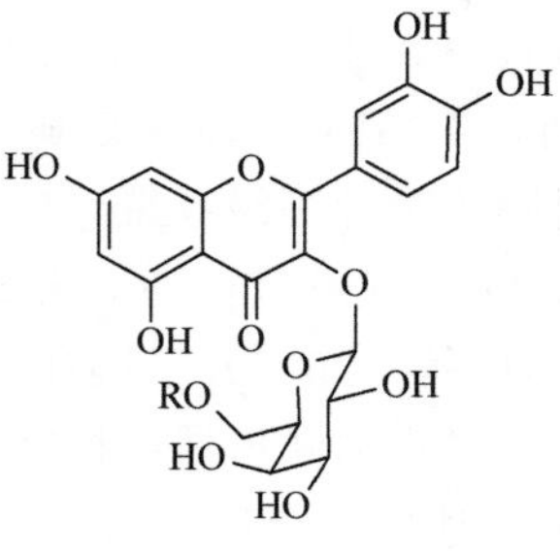

quercetin-3-*O*-(6-*O*-galloyl-*β*-D-glucopyranoside), R =

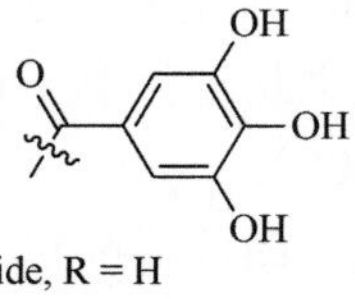

quercetin-3-*O*-*β*-glucopyranoside, R = H

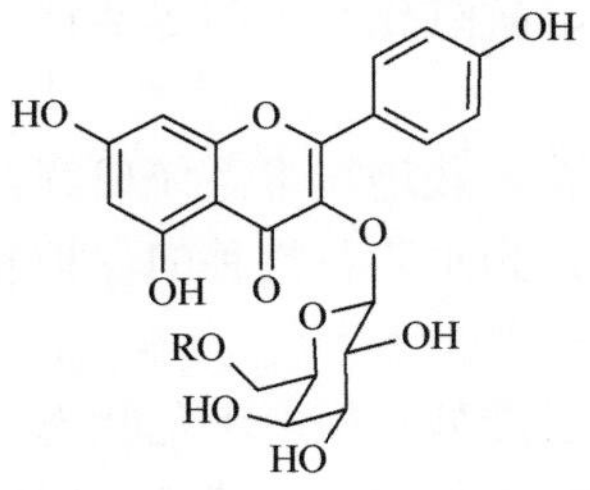

kaempferol-3-*O*-(6-*O*-galloyl-*β*-D-galactopyranoside), R =

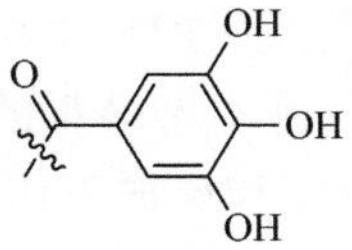

kaempferol-3-*O*-*β*-galactopyranoside, R = H

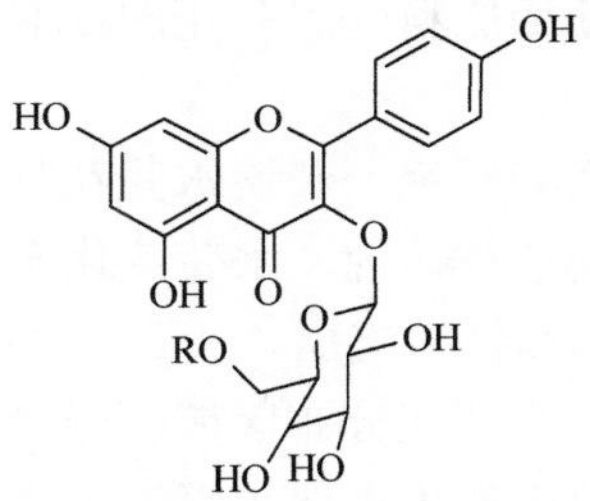

kaempferol-3-*O*-(6-*O*-galloyl-*β*-glucopyranoside), R =

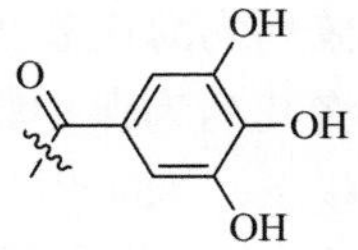

kaempferol-3-*O*-*β*-glucopyranoside, R = H

图 17.7　水芫花中的黄酮苷类化合物

　　水芫花提取物具有一定的体外抗氧化活性和抑菌活性，利用石油醚、氯仿、乙酸乙酯、丙酮、乙醇以及蒸馏水提取的不同组分中，抗氧化活性顺序为乙醇提取物＞丙酮提取物＞乙酸乙酯提取物＞石油醚提取物＞氯仿提取物＞蒸馏水提取物，但各提取物的抗氧化能力均小于阳性对照品维生素 C（VC）的抗氧化能力，抑菌活性顺序为丙酮提取物、乙醇提取物＞蒸馏水提取物、乙酸乙酯提取物＞氯仿提取物、石油醚提取物（徐盛颖等，2016）。

　　【栽培技术】　目前一直未获得完全成功的水芫花人工繁殖技术。根据水芫花的生理特性，其繁殖方法可以尝试从种子播种法、压条法、基部萌芽分株法、扦插法、组织培养法几种方法开展试验。

　　栽培要点：栽培土质以砂质壤土为佳，排水、光照需良好。春季至秋季施肥，每 2～3 个月 1 次。水芫花喜高温，生长适宜温度为 22～32℃。

　　水芫花野生资源采用就地保育的措施，在原产地建立热带珊瑚岛森林植被自然保护区，加强管理和保护，严禁盗挖。在海水冲刷不到的高潮地域，可人工培植沙土，进行施肥管理。水芫花具有一定的种子发芽能力，可积极开展人工繁育和栽培技术研究，也可尝试组织培养等方式，扩大水芫花种源。

　　【资源保护与开发应用】

　　生态保护　水芫花具有适应热带海滨环境的生理生态特性，为热带珊瑚岛植被恢复、海滩固沙、保护海岸线水土的重要物种。水芫花分布于非保护区的地方，建议建立热带珊瑚岛森林植被自然保护区，或划入相邻自然保护区进行重点管理，也可利用国家重点生态公益林相关政策，对其加强管理和保护。严禁人为盗挖破坏活动，加大打击力度。目前已经将其列为海南省重点保护野生植物和国家Ⅱ级重点保护野生植物，对于其保育工作应尽快展开，以防止其濒危程度进一步加剧。

　　优良景观植物　水芫花由于原产地季候风及海潮影响，以及土壤贫瘠、水分奇缺等原因，多呈分枝的匍匐状附着礁石而生。其枝叶夏季呈墨绿色、冬季呈黄绿色，老干则蟠曲斑驳；夏季开白色小花，花瓣呈皱缩状，姿色虽平庸但却颇具观赏价值，是重要的海岛景观植物物种。水芫花枝叶密集，树形优美，在中国台湾、菲律宾等地是天然的优良盆景材料，也可在鱼池、假山边做成树石盆景，适宜滨海防风护岸、植被恢复和庭植美化。

开发新药原料　水芫花的提取物具有抗肿瘤、消炎、抗氧化和抑菌等活性，可用于新药开发。

开展系统研究　开展水芫花野生资源保育、人工繁育和栽培技术系统研究，水芫花独特的二型花柱研究，水芫花化学、药理和生药等研究，为水芫花物种的保护和利用提供理论基础和技术支撑。

其他　水芫花分布区域十分狭窄，数量极为稀少，已经处于极度濒危状态。水芫花已被列为海南省重点保护野生植物和国家Ⅱ级重点保护野生植物；菲律宾、印度等国也已将其列为保护野生植物。鉴于珊瑚岛植被是我国不可多得的植被类型以及水芫花的濒危状态，为防物种灭绝，建议加强其人工栽培研究和保护工作。

参考文献

曹策，简曙光，任海，等.2017. 热带海滨植物水芫花(*Pemphis acidula*)的生理生态学特性. 生态环境学报, 26(12): 2064-2070.

陈鹭真，郑文教，杨盛昌，等.2017. 红树林耐寒性和向海性生态系列对气候变化响应的研究进展. 厦门大学学报(自然科学版), 56(3): 306-313.

陈明林，游亚丽，张小平.2010. 花柱异型研究进展. 草业学报, 19(1): 226-239.

邓书麟，吕福原，沉勇强，等.2008. 台湾与邻近岛屿水芫花族群遗传多样性之研究. 中华林学季刊, 41(2): 149-164.

黄庆昌，黄桂玲，杨曼玲.1993. 半红树植物的营养器官结构与生态适应. 广西植物, 13(1): 70-73, 100-102.

梁淑云，杨逢春.2009. 海南岛珍稀濒危植物. 亚热带植物科学, 38(1): 50-55.

林鹏，傅勤.1995. 中国红树林环境生态及经济利用. 北京: 高等教育出版社: 28-34.

牟美蓉，蒋巧兰，王文卿.2007. 真红树和半红树植物叶片氯含量及叶性状的比较. 植物生态学报, 31(3): 497-504.

涂志刚，吴瑞，张光星，等.2015. 海南岛清澜港红树植物群落类型及其特征. 热带农业科学, 35(11): 21-25.

王健，龚萍，赵钟鑫，等.2010. 水芫花研究进展. 安徽农业科学, 38(20): 10729-10730.

王清隆，汤欢，王祝年，等.2019. 西沙群岛植物资源多样性调查与评价. 热带农业科学, 39(8): 40-52.

王瑞江，陈忠毅，黄向旭.1989. 国产红树林植物的染色体计数. 热带亚热带植物学报, 6(1): 40-46.

王文卿，王瑁.2007. 中国红树林. 北京: 科学出版社.

王友绍，何磊，王清吉，等.2004. 药用红树植物的化学成分及其药理研究进展. 中国海洋药物, 23(2): 26-31.

辛欣，宋希强，雷金睿，等.2016. 海南红树林植物资源现状及其保护策略. 热带生物学报, 7(4): 477-483.

邢福武，李泽贤，叶华谷，等.1993. 我国西沙群岛植物区系地理的研究. 热带地理, 13(3): 250-257.

邢福武，吴德邻.1993. 西沙群岛植物资源调查. 植物资源与环境, 2(3): 1-6.

徐盛颖，干晶露，张桑桑，等.2016. 水芫花提取物的体外抗氧化活性和抑菌活性研究. 黑龙江医药科学, 39(1): 41-44, 46.

应俊生，徐国士.2002. 中国台湾种子植物区系的性质、特点及其与大陆植物区系的关系. 植物分类学报, 40(1): 1-51.

于伟慧，郑善.2006. 水芫花全岛仅存9株. 海南日报, 2006-09-18(002).

张海峰.2014. 海滨植物的生长习性与景观应用. 现代园艺, (8): 101.

张乔民，隋淑珍.2001. 中国红树林湿地资源及其保护. 自然资源学报, 16(1): 28-36.

张玉兰，王开发.2002. 我国某些红树植物花粉形态研究及其古环境意义. 海洋地质与第四纪地质, 22: 29-35.

郑德璋，廖宝文，郑松发，等.1995. 红树树种适应生境能力与水平分布. 林业科学研究, 8(1): 67-72.

中国科学院中国植物志编辑委员会.1983. 中国植物志: 第五十二卷 第二分册. 北京: 科学出版社: 89.

钟才荣，李诗川，管伟，等.2011. 中国3种濒危红树植物的分布现状. 生态科学, 30(4): 431-435.

Masuda T, Iritani K, Yonemori S, et al. 2001. Isolation and antioxidant activity of galloyl flavonol glycosides from the seashore plant, *Pemphis acidula*. Biosci. Biotechnol. Biochem., 65(6): 1302-1309.

18 玉蕊科（Lecythidaceae）

18.1 滨玉蕊（*Barringtonia asiatica*）

滨玉蕊属于玉蕊科（Lecythidaceae）玉蕊属（*Barringtonia*）。滨玉蕊果实、种子、树皮有毒，捣烂可用于杀虫、治疗皮肤病（钟义，1992）。滨玉蕊的果汁可以用于抑制疔疮的形成，叶子用于治疗胃痛和风湿，坚果用于止痛和治疗咳嗽、流行性感冒、喉咙痛、痢疾和痢疾过后的脾脏肿胀，树皮用于治疗结核病。现代研究表明，滨玉蕊中含有萜类及皂苷等化合物，药理活性包括抗肿瘤和抗微生物等（黄建设，2004）。

【分类位置】 被子植物门 Angiospermae 双子叶植物纲 Dicotyledoneae 原始花被亚纲 Archichlamydeae 桃金娘目 Myrtiflorae 玉蕊科 Lecythidaceae 玉蕊属 *Barringtonia* 滨玉蕊 *Barringtonia asiatica* (L.) Kurz., 1876，异名 *Agasta indica* Miers, 1851（中国科学院中国植物志编辑委员会，1983）。

【别名】 棋盘脚树（台湾）。

【形态特征】 滨玉蕊为常绿乔木，高 7～20m；小枝粗壮，有大的叶痕。叶丛生枝顶，有短柄，近革质，倒卵形或倒卵状矩圆形，甚大，长可达 40cm，宽可达 20cm，顶端钝形或圆形，微凹头而有一小凸尖，基部通常钝形，有时微心形，全缘，两面无毛，侧脉常 10～15 对，两面凸起，边脉可见，网脉明显。总状花序直立，顶生，稀侧生，长 1～2cm；苞片呈卵形，无柄，长 0.8～1.5cm；小苞片呈三角形，长 0.15～0.2cm；花梗长 4～6cm；花芽直径为 2～4cm；萼撕裂为 2 个不等大的裂片，长 3～4cm，纸质；花瓣 4 枚，椭圆形或椭圆状倒披针形，长 5.5～8.5cm；雄蕊 6 轮，内轮退化，花丝长 8～12cm，退化雄蕊长 2～3.5cm；子房近球形或有 4 棱，4 室，隔膜不完全，胚珠每室 4 颗或 5 颗。果实呈卵形或近圆锥形，长 8.5～11cm，直径为 8.5～10cm，常有 4 棱，外果皮薄，外面有腺点，中果皮厚 2～2.5cm，海绵质，内果皮富含纵向交织的纤维；种子呈矩圆形，长 4～5cm，向上渐狭，凹头（管华诗和王曙光，2009；中国科学院中国植物志编辑委员会，1983）。

【生境分布】 滨玉蕊生长于海滨海岸林中海边高潮线至 50m 左右花岗岩风化的裸岩和沙滩，分布于我国海南万宁市白鞍岛和台湾的屏东、台东、兰屿等地（钟义，1992），亚洲、东非和大洋洲各热带、亚热带地区也有分布（徐晔春，2010；孙海燕等，2006；黄建设，2004；中国科学院中国植物志编辑委员会，1983）。

【生理特性】 滨玉蕊为耐盐半红树植物，高低盐度下均可生存，常绿乔木，花果期为近全年，喜海边高潮线至 50m 左右花岗岩风化处，可形成单一群落。滨玉蕊等半红树植物及真红树植物除了和其他一般绿色植物一样，可吸收或吸附 CO_2 和 SO_2 等有害气体及尘埃、释放 O_2、调节林内温湿度、降低噪声、阻隔风浪、减弱风力等，还有净化水体 N、P 等营养物质及其他污染物的功能，以及防止赤潮发生及其污染危害的特点（杨惠宁等，2004）。

【资源状况】 钟义（1992）研究发现，海南滨玉蕊主产地为万宁市白鞍岛。廖宝文和张乔民（2014）总结研究发现，海南红树林面积为 4836hm²，广东红树林面积为

3813hm^2，广西红树林面积为5654hm^2，福建红树林面积为719hm^2，浙江红树林面积仅存8hm^2，台湾红树林面积为120hm^2，香港红树林面积为178hm^2，澳门红树林面积经澳门生态学会核实为60hm^2，其中海岸边红树林面积为45hm^2，鸟类红树林保护区面积为15hm^2。其中，玉蕊属植物仅分布在海南红树林区和台湾红树林区，并且在福建引种成功。

【文献记载】《台湾药用植物志》记载，根为解热剂；叶敷治皮肤痒及水痘；果实治咳嗽、哮喘、腹泻，研粉为末，与他药合用，外用治皮肤病；果汁涂鼻治溃疡；种子治腹痛、眼病、疝痛及结膜炎。种仁与牛乳同服，治黄疸及其他胆汁疾患。种子芳香，有催胎之功。《中国植物志》记载，根可退热，果实可止咳。《中药辞海》记载，退热，止咳，主治发热、咳嗽。《全国中草药名鉴》记载，叶、根、树皮外用于肤痒及水痘。《中华本草》记载，根清热，主治热病发热；叶祛湿止痒，主治皮肤瘙痒、水痘；果实止咳平喘，止泻，主治咳嗽、哮喘、腹泻；种子清热利湿，退黄，止痛，主治目赤肿痛、黄疸、腹痛、疝痛。《中华海洋本草：第2卷 海洋矿物药与海洋植物药》记载，根清热，止咳，主治热病发热、咳嗽，外用于肤痒及水痘；叶祛湿止痒，主治皮肤瘙痒、水痘；果实止咳平喘，止泻，主治咳嗽、哮喘、腹泻，外用于皮肤病；果汁外用于鼻溃疡；种子清热利湿，退黄，止痛，主治目赤肿痛、结膜炎、黄疸、腹痛、疝痛。

【药用价值】 滨玉蕊果实、种子、树皮有毒，捣烂可用于杀虫、治疗皮肤病（钟义，1992）。滨玉蕊的果汁可以用于抑制疥疮的形成，叶子用于治疗胃痛和风湿，坚果用于止痛和治疗咳嗽、流行性感冒、喉咙痛、痢疾和痢疾过后的脾脏肿胀，树皮用于治疗结核病。现代研究表明，滨玉蕊中主要含有萜类化合物及皂苷等化合物，药理活性包括抗肿瘤和抗微生物等（黄建设，2004）。

【化学成分与药理研究】 滨玉蕊的药理活性虽然丰富，但目前对其化学成分的研究较少，仅分离得到少量的化合物，主要为萜类化合物。

萜类 从滨玉蕊果实中分离得到三萜类化合物 bartogenic acid、anhydrobartogenic acid 和 19-epibartogenic acid（Rao et al.，1981，1984），见图18.1。

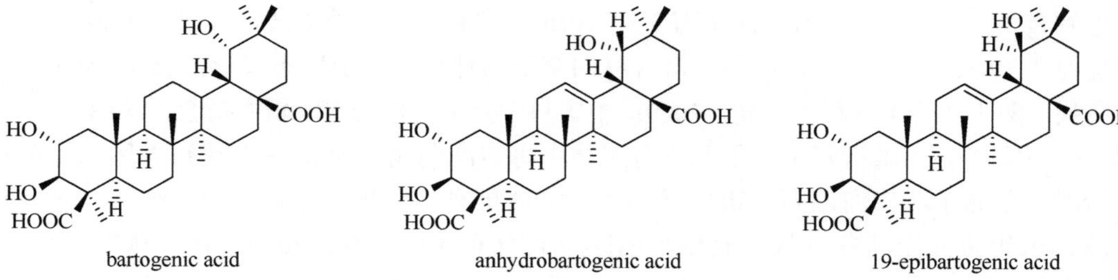

图18.1 滨玉蕊果实中的萜类化合物

从滨玉蕊（采自印度尼西亚北苏拉威西；萨摩亚）种子甲醇提取物中分离得到三萜皂苷化合物 3-O-{[β-D-galactopyranosyl（1→3）-β-D-glucopyranosyl（1→2）]-β-D-glucuronopyranosyloxy}-22-O-（2-methylbutyroyloxy）-15, 16, 28-trihydroxy-（3β, 15α, 16α, 22α）-olean-12-ene、3-O-{[β-D-galactopyranosyl（1→3）-β-D-glucopyranosyl（1→2）]-β-D-glucuronopyranosyloxy}-22-O-[2（E）-methyl-2-butenyloyloxy]-15, 16, 28-trihydroxy-（3β, 15α, 16α, 22α）-olean-12-ene（Herlt et al.，2002），以及齐墩果烷型三萜皂苷化合物 3-O-{[β-D-galactopyranosyl-（1→3）-2-β-D-glucopyranosyl-（1→2）]-β-D-glucuronopyranosyloxy}-21-O-{[（2E）-2-meth-yl-1-oxo-2-butenyl]oxy}-22-O-（2-methyl-1-oxobutoxy）-15, 16, 28-trihydroxy-（3β, 15α, 16α, 22α）-olean-12-ene（Burton et al., 2003）。其中，3-O-{[β-D-galactopyranosyl-（1→3）-2-β-D-glucopyranosyl-（1→2）]-β-D-glucuronopyranosyloxy}-21-O-{[（2E）-2-methyl-1-oxo-2-butenyl]oxy}-22-O-（2-methyl-1-oxobutoxy）-15, 16, 28-trihydroxy-（3β, 15α, 16α, 22α）-olean-12-ene 展示出了较强的鱼毒活性。此外，从滨玉蕊种子中还分离得到三萜类化合物 camelliagenin A 和 A₁-barrigenol（Rumampuk et al., 2012），见图 18.2。

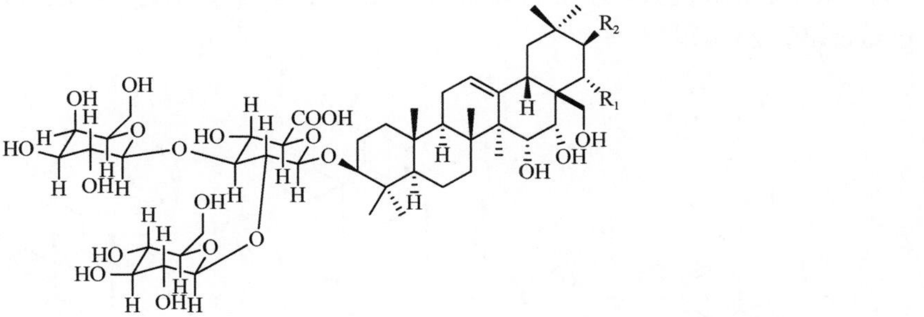

3-O-{[β-D-galactopyranosyl(1→3)-β-D-glucopyranosyl(1→2)]-β-D-glucuronopyranosyloxy}-22-O-(2- methylbutyroyloxy)-15,16,28-trihydroxy-(3β,15α,16α,22α)-olean-12-ene,

$R_1 =$ （结构式）, $R_2 = H$

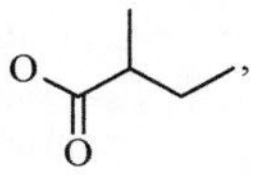

3-O-{[β-D-galactopyranosyl(1→3)-β-D-glucopyranosyl(1→2)]-β-D-glucuronopyranosyloxy}-22-O-(2(E)- methyl-2-butenyloyloxy)-15,16,28-trihydroxy-(3β,15α,16α,22α)-olean-12-ene,

$R_1 =$ （结构式）, $R_2 = H$

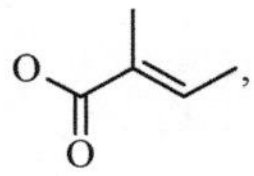

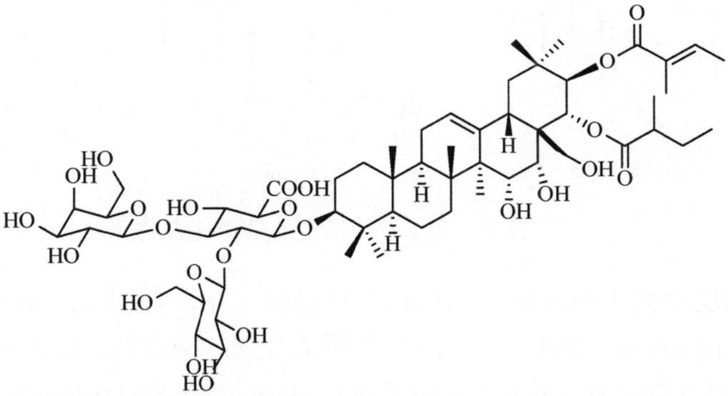

3-O-{[β-D-galactopyranosyl-(1→3)-2-β-D-glucopyranosyl-(1→2)]-β-D-glucuronopyranosyloxy}-21-O-{[(2E)-2-methyl-1-oxo-2-butenyl] oxy}-22-O-(2-methyl-1-oxobutoxy)-15,16,28-trihydroxy-(3β,15α,16α,22α)-olean-12-ene

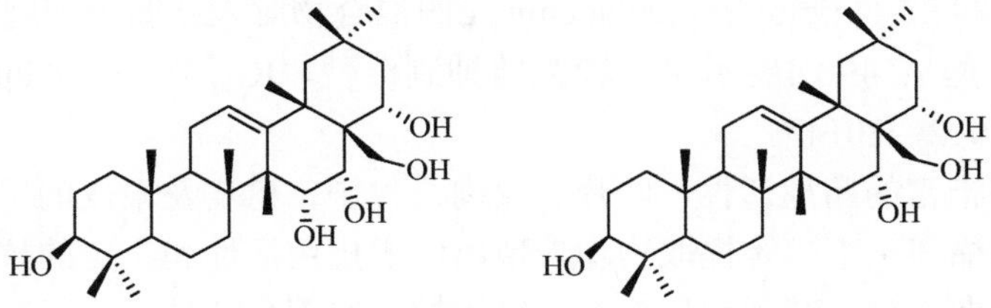

camelliagenin A   A₁-barrigenol

图 18.2 滨玉蕊种子中的萜类化合物

从滨玉蕊叶子中分离得到 germanicol caffeoyl ester、camelliagenone、germanicol *trans*-coumaroyl ester、germanicol *cis*-coumaroyl ester、germanicol、camelligenone A 等三萜类化合物（图 18.3）。其中，化合物 germanicol caffeoyl ester、camelliagenone、germanicol *trans*-coumaroyl ester、germanicol *cis*-coumaroyl ester 和 germanicol 对白念珠菌具有抑制活性，germanicol caffeoyl ester、camelliagenone、germanicol *trans*-coumaroyl ester 对金黄色葡萄球菌具有抑制活性，germanicol 对铜绿假单胞菌以及金黄色葡萄球菌均具有抑制活性（Ragasa et al.，2011，2014），此外，germanicol 还具有一定的抗肿瘤活性，对人结肠癌细胞 HCT-116 以及人非小细胞肺癌细胞 A549 的 IC_{50} 分别为 29.6μg/ml 和 35.6μg/ml（Ragasa et al.，2014）。

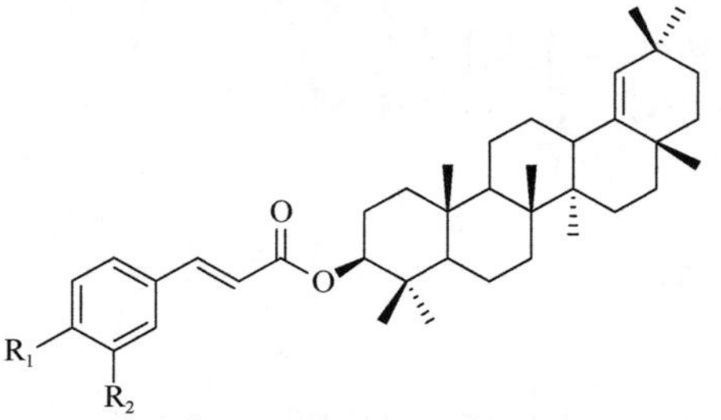

germanicol caffeoyl ester, $R_1 = R_2 = OH$
germanicol *trans*-coumaroyl ester, $R_1 = OH, R_2 = H$

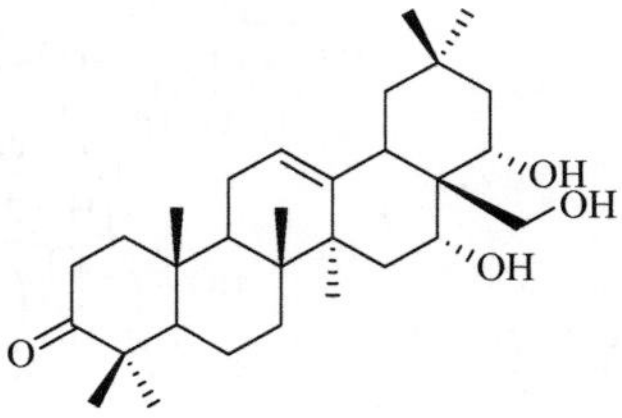

camelliagenone

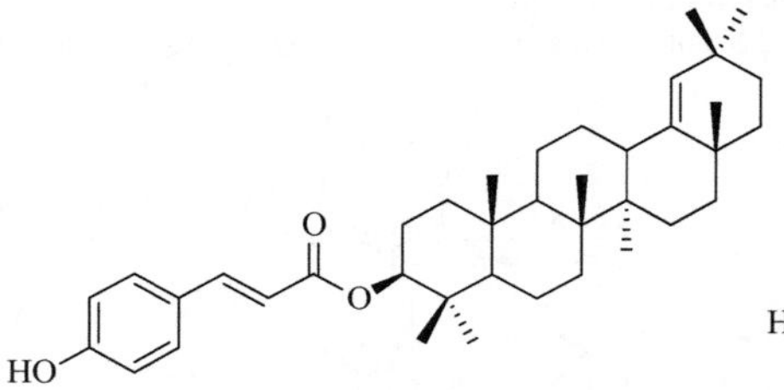

germanicol *cis*-coumaroyl ester

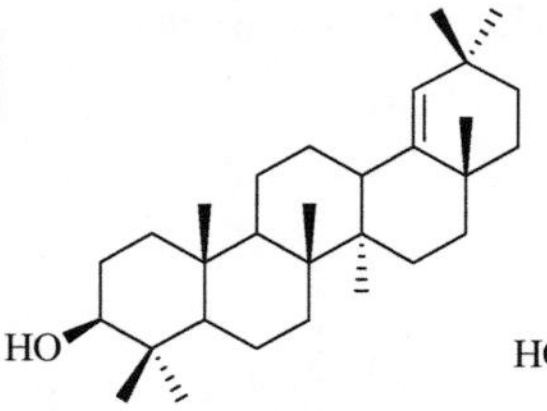

germanicol

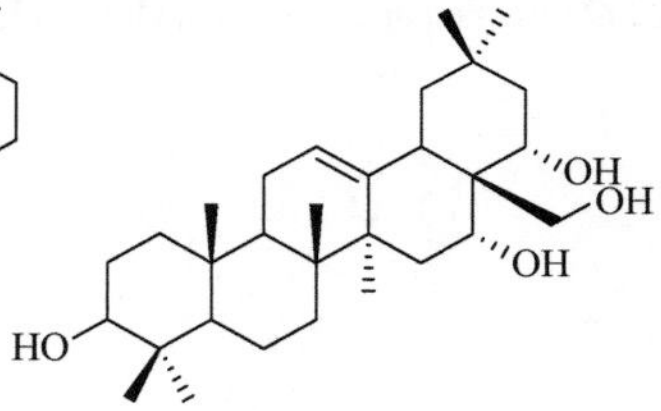

camelligenone A

图 18.3　滨玉蕊叶子中的萜类化合物

从滨玉蕊干燥的树皮中分离得到三萜类化合物（3β，11α）-11-hydroxyolean-12-en-3-yl palmitate（Ragasa et al.，2012），以及三萜类化合物的混合物，如 betulinic acid 和 22-*O*-tigloylcamelliagenin A 混合物（比例 1∶2）、(3β)-olean-18-en-3-yl palmitate、(3β)-urs-12-en-3-yl palmitate 和 (3β)-olean-12-en-3-yl palmitate 的混合物（比例 4∶1∶2）（图 18.4），其中 betulinic acid 和 22-*O*-tigloylcamelliagenin A 的混合物对人结肠癌细胞 HCT-116 以及人非小细胞肺癌细胞 A549 均展示出了较强的抑制活性，IC_{50} 分别为 8.0μg/ml 和 6.0μg/ml（Ragasa et al.，2012，2014）。

滨玉蕊具有丰富的药理活性，叶片、果肉、种子、树皮及根皮的甲醇、石油醚、二氯甲烷、乙酸乙酯和正丁醇等提取物均表现出广谱抗菌活性和一定的抗真菌活性，其中叶片的正丁醇萃取部分，叶子和树皮的二氯甲烷萃取部分，种子、果实和根皮的乙酸乙酯萃取部分的抗菌活性尤为明显（Khan and Omoloso，2002）。此外，滨玉蕊（采自菲律宾）种子甲醇提取物对肿瘤模型测试生物 *Saccharomyces cerevisiae* 显示出了中等强度的抑制活性，在浓度为 195～3125μg/ml 时，几乎 100% 抑制 *Saccharomyces cerevisiae* 的生长；同时该提取物对人卵巢癌细胞 A2780 显示出了中等强度的细胞毒活性，IC_{50} 为 35.08μg/ml（Dalisay et al.，2021）。

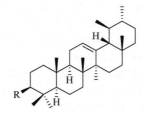

(3β,11α)-11-hydroxyolean-12-en-3-yl palmitate,
R_1 = palmitate, R_2 = OH
(3β)-olean-12-en-3-yl palmitate, R_1 = palmitate,
R_2 = H

(3β)-urs-12-en-3-yl palmitate,
R = palmitate

(3β)-olean-18-en-3-yl palmitate,
R = palmitate

22-*O*-tigloylcamelliagenin A, R_1 = O-C-C=C(CH₃), ...
R_2 = CH₂OH

betulinic acid

图 18.4　滨玉蕊树皮中的萜类化合物

【资源保护与开发应用】

　　生态保护　滨玉蕊分布于海岸边泥滩或沿海河口区域的红树林边缘。为了抵御海洋风暴和海潮的侵袭，滨玉蕊可以固着海岸泥滩、促淤护岸；密丛生的株形可以防风阻浪、减少海岸侵蚀。滨玉蕊的生态保护应与野生抚育工作相结合，借助中药材野生抚育的成熟技术，增加种群数量，保护野生资源，使之达到资源的可持续性。

　　观赏景观　滨玉蕊主要分布于热带、亚热带沿海。高度盐渍化的潮间带，高温多雨，台风频繁，潮高浪急，只有红树植物能够适应这种特殊的环境条件。滨玉蕊树形美观，树姿优雅，枝繁叶茂，四季常绿，花期长，在热带地区几乎全年开放，且花多，几乎每个枝条都有一枝或一枝以上的花序。花香淡雅，沁人心怀，赏心悦目，具有极高的观赏价值。

　　开发新药　滨玉蕊根提取物对多种细菌有抑制作用，可以进一步研究，开发出新型抗菌药。

参考文献

蔡志全，曹坤芳，冯玉龙，等 . 2003. 热带雨林三种树苗叶片光合机构对光强的适应 . 应用生态学报，14(4): 493-496.
管华诗，王曙光 . 2009. 中华海洋本草：第 2 卷 海洋矿物药与海洋植物药 . 上海：上海科学技术出版社 .

黄建设 . 2004. 红树植物玉蕊的化学成分和药理活性 . 天然产物研究与开发 , 16(2): 167-169.

廖宝文 , 张乔民 . 2014. 中国红树林的分布、面积和树种组成 . 湿地科学 , 12: 435-440.

彭辉武 . 2008. 几种红树植物群落生态服务功能的研究 . 厦门 : 第四届中国红树林学术会议 .

孙海燕 , 龙丽娟 , 吴军 , 等 . 2006. 红树植物玉蕊的化学成分研究 . 中药材 , 29(7): 671-672.

吴竹妍 , 蔡静如 , 钱塘璜 , 等 . 2015. 盐胁迫下 5 种华南乡土植物的反应特性及耐盐性评价 . 江西农业学报 , 12: 19-24.

徐晔春 . 2010. 奇特美丽的玉蕊科观赏植物 . 花木盆景 (花卉园艺), (12): F0002.

杨惠宁 , 徐斌 , 韩超群 , 等 . 2004. 雷州半岛红树林资源及其效益 . 生态环境学报 , 13(2): 222-224.

郑元春 . 2010. 台湾海滨植物棋盘脚树 . 园林 , 12: 78-79.

中国科学院中国植物志编辑委员会 . 1983. 中国植物志 : 第五十二卷 第二分册 . 北京 : 科学出版社 .

钟琼芯 . 1997. 海岛奇葩——滨玉蕊 . 植物杂志 , 2: 4.

钟义 . 1992. 海南省植物增补 . 广西植物 , 12(2): 105-106.

Burton R A, Wood S G, Owenet N L. 2003. Elucidation of a new oleanane glycoside from *Barringtonia asiatica*. Arkivoc, 13: 137-146.

Dalisay D S, Saludes J P, Sabido E M, et al. 2021. *Barringtonia asiatica* seed extract induces G1 cell cycle arrest in *Saccharomyces cerevisiae* and exhibits cytotoxicity in A2780 human ovarian cancer cells. J. Int. Pharm. Res., 33(53A): 372-387.

Herlt A J, Mander L N, Pongoh E, et al. 2002. Two major saponins from seeds of *Barringtonia asiatica*: putative antifeedants toward *Epilachna* sp. larvae. J. Nat. Prod., 65: 115-120.

Khan M R, Omoloso A D. 2002. Antibacterial, antifungal activities of *Barringtonia asiatica*. Fitoterapia, 73: 255-260.

Ragasa C Y, Espineli D L, Shen C C. 2011. New triterpenes from *Barringtonia asiatica*. Chem. Pharm. Bull. (Tokyo), 59: 778-782.

Ragasa C Y, Espineli D L, Shen C C. 2012. A new triterpene from *Barringtonia asiatica*. Nat. Prod. Res., 26(20): 1869-1875.

Ragasa C Y, Espineli D L, Shen C C. 2014. Cytotoxic triterpene from *Barringtonia asiatica*. Pharm. Chem. J., 48: 529-533.

Rao G S R S, Prasanna S, Kumar V P S, et al. 1981. Bartogenic acid, a new triterpene acid from *Barringtonia speciosa*. Phytochemistry, 20: 333-334.

Rao G S R S, Yadagiri B, Rao S N, et al. 1984. Anhydrobartogenic acid and 19-epibartogenic acid, two triterpenes from *Barringtonia speciosa*. Phytochemistry, 23: 2962-2963.

Rumampuk R J, Pongoh E J, Tarigan P, et al. 2012. Complete assignment of the ^{1}H and ^{13}C NMR spectra of the camelliagenin A and A$_1$-Barrigenol from the seed of *Barringtonia asiatica*. The Open Natural Products Journal, 5: 7-12.

18.2　玉蕊（*Barringtonia racemosa*）

　　玉蕊为半红树植物，属于玉蕊科（Lecythidaceae）玉蕊属（*Barringtonia*），是嗜热性广布种（张娆挺和林鹏，1984）。在我国玉蕊主要分布于台湾（台北、台中和台东等地）、海南等滨海地区林中，广布于非洲、亚洲和大洋洲的热带、亚热带地区（中国科学院中国植物志编辑委员会，1983；林鹏，1981）。玉蕊可以在低盐分土壤中生存，也具有较高的耐盐性，在潮水浸及的地方也能正常生活（林晞，1998）。《世界自然保护联盟濒危物种红色名录》于 2017 年将其列为濒危物种（覃海宁等，2017）。玉蕊作为民间草药历史悠久，根可退热，具有与金鸡纳树相似的药效；果可以有效治疗咳嗽、哮喘、痢疾；种子对疝气等有一定的治疗作用，并具有芳香味，印度民间用其种子抗肿瘤（黄建设等，2004）。玉蕊树皮的乙醇提取物和水提取物对蚜虫有抑制作用。研究表明，玉蕊含萜类特别是三萜类化合物及其皂苷、黄酮类、内酯类、3,3′-二甲氧基鞣花酸、双氢杨梅素、没食子酸等化学成分（孙海燕等，2006；黄建设等，2004）。现代药理学研究表明，玉蕊根、树皮提取物具有抗真菌活性；树皮提取物具有止痛、抗菌功能，还可抑制蚜虫；种子提取物具有抗肿瘤活性。因此，玉蕊可为研究新型抗菌药和抗癌药提供天然资源（黄建设等，2004）。

【分类位置】　被子植物门 Angiospermae 双子叶植物纲 Dicotyledoneae 原始花被亚纲 Archichlamydeae 桃金娘目 Myrtiflorae 玉蕊科 Lecythidaceae 玉蕊属 *Barringtonia* 玉蕊 *Barringtonia racemosa* (Linn.) Spreng., 1826（中国科学院中国植物志编辑委员会，1983）。

【别名】　细叶跟脚树、水贡仔、水茄冬（甘伟松，1965）。

【形态特征】　玉蕊为常绿小乔木或中等大乔木，稀灌木状，高可达 20m（图 18.5）；小枝稍粗壮，直径为 3～6mm，干燥时灰褐色。叶常丛生枝顶，有短柄，纸质，倒卵形至倒卵状椭圆形或倒卵状矩圆形，长 12～30cm 或更长，宽 4～10cm，顶端短尖至渐尖，基部钝形，常微心形，边缘有圆齿状小锯齿；侧脉 10～15 对，稍粗大，两面凸起，网脉清晰。总状花序顶生，稀在老枝上侧生，下垂，长达 70cm 或更长，总梗直径为 0.2～0.5cm；花疏生，花梗长 0.5～1.5cm 或稍过之；苞片小而早落；萼撕裂为 2～4 片，裂片等大或不等大，椭圆形至近圆形，长 0.7～1.3cm；花瓣 4 枚，椭圆形至卵状披针形，长 1.5～2.5cm；雄蕊通常 6 轮，最内轮为不育雄蕊，发育雄蕊花丝长 3～4.5cm；子房常 3～4 室，隔膜完全，胚珠每室 2～3 颗。果实呈卵圆形，长 5～7cm，直径为 2～4.5cm，微具 4 钝棱，果皮厚 0.3～1.2cm，稍肉质，内含网状交织纤维束；种子呈卵形，长 2～4cm。花期几乎全年（管华诗和王曙光，2009；中国科学院中国植物志编辑委员会，1983）。染色体数目：$2n=52$（王瑞江等，1989）。玉蕊原产于哥伦比亚，已被列入《世界自然保护联盟濒危物种红色名录》。

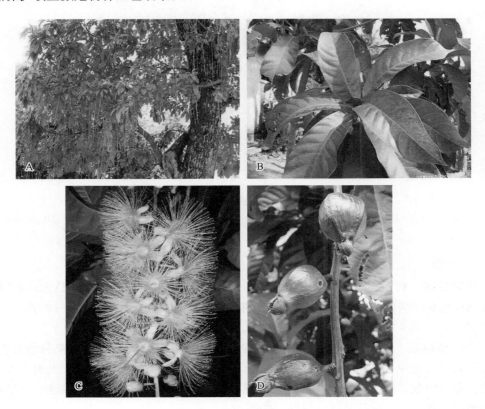

图 18.5　玉蕊植物形态

A. 部分植物体（尤水雄摄）；B. 枝叶（金文驰摄）；C. 花序（夏佟摄）；D. 果枝（王文卿和王瑁，2007）

【生境分布】 玉蕊在我国分布于广东湛江市、海南文昌市及东北部海滩或海岸、台湾台北市、恒春半岛等地滨海地区的红树林内缘、海岸低洼地和鱼塘堤岸（廖宝文和许方宏，2012；陈建辉，2008；黄世满和谢国干，1999）（图18.6）。在文昌市清澜港，玉蕊常与海桑等生长于河岸。玉蕊还广布于非洲、亚洲和大洋洲的热带、亚热带地区（徐晔春，2010；孙海燕等，2006；黄建设等，2004）。

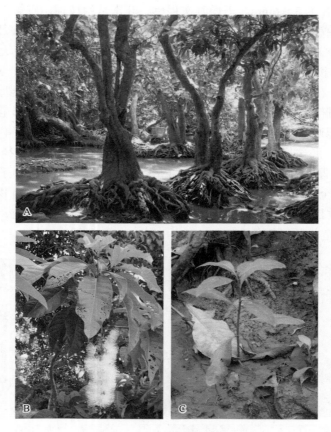

图18.6　玉蕊植物生境（夏佟摄）

A. 生长于海南儋州市中和镇七里村玉蕊林的玉蕊古树；B. 生长于海边红树林区的玉蕊；C. 生长于海南儋州市中和镇七里村玉蕊林的玉蕊小苗

【药材鉴别】

药材性状　树皮呈块状或半筒状，大小不一。外表面灰绿色，有灰白色地衣斑块、突起的皮孔和纵横微凸起痕（图18.7）；老树皮有纵横裂纹。质韧，折断面纤维性。气微，味微涩。

小枝稍粗壮，长短不一；表面灰绿色至灰褐色，有突起的小皮孔和灰白色地衣斑。叶片呈长椭圆形至倒卵状椭圆形（图18.8），长12～30cm，宽5～15cm；先端急尖至短渐尖，基部渐狭，叶缘有小锯齿；上表面深绿色，有光泽，下表面颜色较浅；中脉和侧脉均明显。质脆，干燥品易碎。气微，味涩。

花（图18.9）疏生于总花梗或脱落。花瓣4枚，呈椭圆形至卵状披针形，长1.5～2.5cm；雄蕊多数，排成6轮，最内轮不育，发育雄蕊花丝长3～4.5cm。花萼2～4裂，裂片呈椭圆形至近圆形，长 0.7～1.3cm。气微香，味淡。

果实（图 18.10）呈卵形或长椭圆状卵形，长 5～7cm，直径为 2～4.5cm，微具 4 钝棱；外果皮革质，平滑，绿色，成熟时淡紫红色，顶部有宿存花萼；中果皮厚，全部为纤维质；内果皮呈坚实的软木质；干燥果实果皮质轻，能随水漂浮传播种子。种子呈长卵形，长 2～4cm。果皮气微，味涩。种子破开后微有香气，有毒。

组织构造　叶中脉部位横切面（图 18.11）为典型两面叶，上表面为小尖凸，下表面突出较大。上、下表皮均为 1 列细胞，扁平长方形或类方形，外被角质层；气孔仅存在于下表皮。栅栏组织细胞 1 列，宽约占叶肉组织的 1/6，不通过中脉；海绵组织宽，细胞排列疏松。中脉主要由 3 个较大维管束组成，中间一个最大；维管束均为外韧型，近环状或上方有开口，维管束外方包围薄壁维管束鞘；上表皮内方尚有 3～5 个极小维管束散布。薄壁细胞中含有草酸钙簇晶。

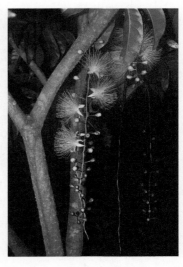

图 18.7　玉蕊茎干形态（示玉蕊树皮外表面形态）（金宁摄）

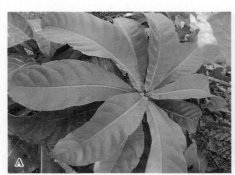
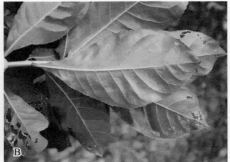

图 18.8　玉蕊枝叶（鲜品）形态
A. 上表面（徐锦泉摄）；B. 下表面（王龙远摄）

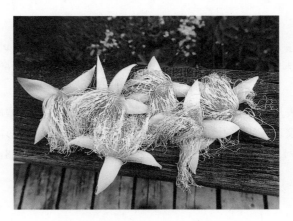

图 18.9　玉蕊花药材形态（曲崇烈摄）

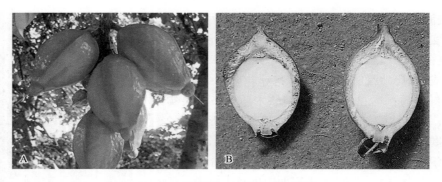

图 18.10　玉蕊果实（鲜品）药材形态

A. 完整果实（雷金睿摄）；B. 果实剖开（示果皮和种子）（金文驰摄）

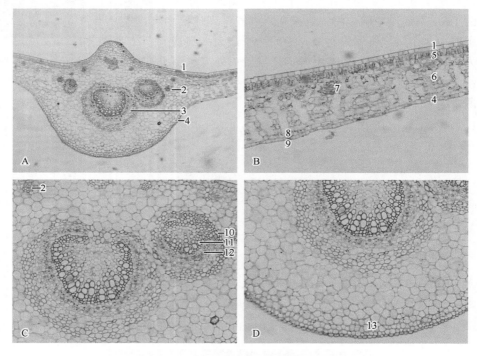

图 18.11　玉蕊叶中脉部位横切面形态

A. 叶横切面；B. 叶肉部位；C、D. 叶中脉部位放大（示中脉维管束）

1. 上表皮；2. 极小维管束；3. 中脉维管束；4. 下表皮；5. 栅栏组织；6. 海绵组织；7. 侧脉维管束；8. 气室；9. 气孔；10. 维管
束鞘；11. 木质部；12. 韧皮部；13. 厚角组织

　　叶表面制片上表皮细胞呈不规则长方形或多角形，垂周壁略增厚，平直或微弯，平
周壁具线纹状角质纹理，无气孔；下表皮细胞呈多角形或不规则形，垂周壁近平直，气
孔器大小为（8.51～13.82）mm×（5.2～6.1）mm，气孔指数为 22.8，多为不定式，偶见
平轴式（图 18.12）。

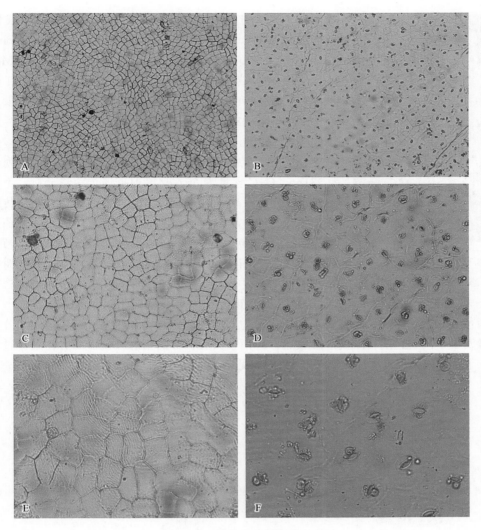

图 18.12　玉蕊叶表皮细胞形态

A、C、E. 上表皮；B、D、F. 下表皮

A、B. ×100；C、D. ×200；E、F. ×400

超微形态　花粉粒（图 18.13）呈长球形，赤道面观椭圆形。花粉粒大小为 61.9（56.0～71.5）μm×44.4（40.3～47.3）μm。花粉粒表面较光滑，厚 2μm 左右，分为两层，外层厚于内层；具三合沟（3 条萌发沟在两极处相汇合），沟长达两极，萌发沟区具有穴状粗网状纹饰。扫描电镜下外壁为粗网状，网孔较大（毛礼米，2008；张玉兰和王开发，2002）。

叶表面制片上表皮外被极厚角质层，细胞完全被覆盖，细胞轮廓不能察见；角质纹理呈碎片状和颗粒状，并有蜡质覆盖。下表皮角质层平坦，具微颗粒纹饰，细胞轮廓不明显；分布有气孔器和乳头状突起；气孔保卫细胞略突出于表面，表面角质纹理平滑，气孔内部结构清晰（图 18.14）。

【分子鉴别】　对玉蕊等 6 种红树植物（红树、对叶榄李、秋茄树、海桑、玉蕊和

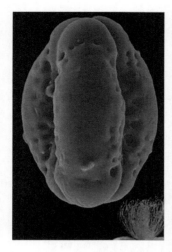

图 18.13 玉蕊花粉粒超微形态（毛礼米，2008）

×2500 赤道面观

阔苞菊）进行 ITS2（DNA 内转录间隔区序列 2）条码鉴定，提取 DNA、PCR 扩增和双向测序。运用 Codoncode Aligner 3.7.1 软件对测序峰图进行校对拼接，再用 HMMer 注释方法去除两端 5.8S 和 28S 区段，获得 ITS2。6 种红树植物 ITS2 片段序列的长度范围为 206～231bp，G+C 含量范围为 53.74%～71.03%。6 种红树植物所有的样品 ITS2 经比对后长度为 262bp，保守位点 82 个，变异位点 179 个，信息位点 168 个。其中，玉蕊登录号为 AF20869；ITS2 序列长度为 231bp，G+C 含量为 66.67%。根据遗传距离分析，不同科最小种间遗传距离（阔苞菊和玉蕊）大于同科种间遗传距离（红树和秋茄树），二者均大于最大种内遗传距离（秋茄树）。通过 MEGA5.1 软件比较各序列间的变异性，计算遗传距离，采用邻接法（neighbor-joining method，NJ）构建系统树。在 NJ 树聚类分析中，不同来源的同种植物样品分别聚在一起，6 种植物之间呈现一定的单系性，能明显地区分开来；玉蕊和阔苞菊分为一支，二者同属于半红树植物，这种现象可以解释为二者在传统的分类学上虽属于不同科，遗传距离理应较远，但由于具有相似的生态环境，二者在进化过程中产生了基因的相似性（陈怡君等，2018），见图 18.15。

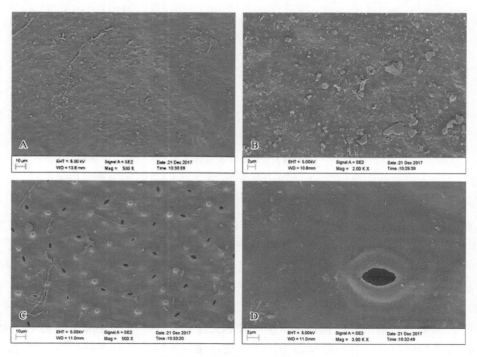

图 18.14 玉蕊叶表面超微形态

A. 上表皮；B. 上表皮放大（示角质纹理）；C. 下表皮；D. 下表皮放大（示气孔）

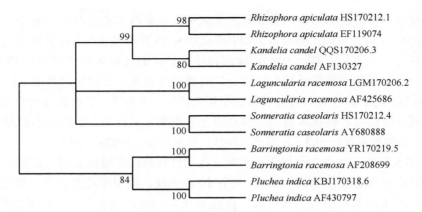

图 18.15　基于 ITS2 构建的 6 种红树植物的 NJ 系统树（陈怡君等，2018）

【生理特性】　玉蕊为耐盐半红树植物，高低盐度下均可生存，常绿乔木，花果期为近全年，在厦门市花期也达半年以上（5～11 月），且玉蕊开花有一个特点，白天闭合，晚间开放，一个花序轴上的花往往同时开放（林晞，1998）。

光合作用　通过对玉蕊暗呼吸等对生长光环境的适应进行研究，发现弱光环境中生长的玉蕊比叶重、光合能力、光饱和点、光补偿点、暗呼吸速率、叶绿素 a/ 叶绿素 b 比值较低，叶绿素含量较高，这是其耐阴的重要特性。不同光强下生长的玉蕊日间光抑制较重，中等光强下玉蕊能减少光能吸收、提高热耗散，同时光化学量子产量长期下调。玉蕊光合能力较弱，没有及时有效地利用和耗散掉吸收的光能，导致长期光抑制（胁迫诱导）的发生，表明其不适宜在强光下生长，这与其在林下的分布是一致的（王博轶等，2012；蔡志全等，2003；冯玉龙等，2002a，2002b）。

温度的适应　玉蕊在自然降温过程中叶绿素含量和净光合速率明显下降，生长在中等光强下的幼苗比生长在低光强下的幼苗下降的比例大。叶绿素含量下降的同时减小吸收的光能，并减轻由过剩光能产生的活性氧对光合机构的伤害，因而有助于增强吸收单位量子光能的保护能力和抗氧化能力，叶绿素含量下降既是对低温胁迫的反应，同时也可能是长期适应低温的响应（蔡志全和曹坤芳，2004；冯玉龙等，2004）。

适盐能力　玉蕊在盐胁迫过程中受害程度随着胁迫浓度增加而加重，在同一盐浓度下，受害指数随胁迫时间的延长而逐渐增大，高浓度胁迫 30d 后，玉蕊成活率较低，相对电导率、丙二醛含量均有不同程度的增加，同时积累可溶性糖和脯氨酸，在盐胁迫后，Na^+ 和 K^+ 浓度显著升高（梁芳等，2019；吴竹妍等，2015）。

生态调节　玉蕊在吸收 CO_2、富集重金属以及净化空气方面都具有较好的功效，其中净化空气的生态服务功能方面效果最优。玉蕊等半红树植物及真红树植物除了和其他一般绿色植物一样，具有吸收或吸附 CO_2 和 SO_2 等有害气体及尘埃、释放 O_2、调节林内温湿度、降低噪音、阻隔风浪、减弱风力等功能外，还有净化水体 N、P 等营养物质及其他污染物的功能，以及防止赤潮发生及其污染危害的特点（杨惠宁等，2014；严玉平等，2006）。

【资源状况】　玉蕊属植物原来仅分布在海南红树林区和台湾红树林区。用对卫星影像图的分析和解译与实地样方、样线调查相结合的方法对海南岛的红树植物种类及红树植物群系进行了详细调查和研究（谢瑞红和周兆德，2008），结果表明，在面积为 13 539.7hm²

的红树林林地，玉蕊仅零星分布于文昌市文城镇及海南岛东北部海滩或海岸（黄世满和谢国干，1999）。调查发现，海南岛主要海漂植物有 59 种，生长在海岸林地的玉蕊为海南岛海漂植物之一（方赞山等，2016）。清澜自然保护区的红树林自然植被与 13 年前的调查结果相比，玉蕊和水椰群系的个体较少，仅镶嵌分布在半红树林群系中，已不形成群系。在卤蕨群系中，伴生植物有苦郎树、小花老鼠簕、玉蕊等，该群系分布于大潮时能被浸淹的区域，在红树林被破坏后的废弃盐渍土上也有大量分布，常形成小面积群落，高1～1.51m，郁闭度为 0.3～0.7（农寿千，2011；郑德璋等，1995a，1995b）。

2012 年 5 月在广东湛江市拟建的雷州九龙山红树林国家湿地公园（雷州市调风镇九龙山月岭港）规划建设过程中，发现一块有 1000 多株、集中连片的玉蕊天然纯林，为早期被人砍伐后重新萌发生长的次生林，高度多在 4～6m，树上攀爬有较多的藤本植物，影响了其正常生长（廖宝文和许方宏，2012）。

广东雷州市和徐闻县生长着野生玉蕊种群，但数量较少，分布面积不大。随着经济的快速发展和对河岸的过度开发和利用，玉蕊资源受到较严重的人为破坏。调查发现，宝林禅寺月岭河河中的植物群落为玉蕊单优群落，玉蕊为群落内乔木层的单优势种，林下郁闭度为 0.7～0.8，河流的水流湍急，灌草丛稀少；关刀岭河河岸上的植物群落为黄槿＋玉蕊群落，群落中乔木层有 5 科 5 属 5 种植物，分别是玉蕊、黄槿、山黄麻、水黄皮、露兜树。其中，价值较大的树种有玉蕊和黄槿，群落内玉蕊和黄槿等乔木矮化、弯曲、杂乱，林下郁闭度为 0.8～0.9，乔木幼苗和草本植物稀少。生长在河中和河岸的玉蕊种群中，低龄级和老龄级玉蕊个体数量较少，中龄级玉蕊个体数量较多，玉蕊种群呈现衰退趋势。两种生境中玉蕊种群的存活曲线相似，Ⅰ龄级的幼苗较少，进入Ⅱ龄级的成树进一步减少。以标准化最高存活量为起点，生长在河中和河岸的玉蕊种群的存活曲线都趋于 Deevey-Ⅱ型曲线。时间序列分析表明，生长在河中和河岸上的玉蕊种群龄级的预测序列相似，随着时间的推移，老龄级株数逐渐增加，幼龄级株数越显过少，最终老龄级株数也急剧减少，使得玉蕊种群呈现衰退趋势（钟军弟等，2018）。

雷州半岛东海岸的九龙山红树林国家湿地公园内，目前保存有我国大陆最大的半红树植物玉蕊的自然生长区。该区域为北热带季风气候，年平均气温为 22℃，年温差明显（12.9℃左右），降水集中在 6～9 月，年降水量为 1550mm。园区内玉蕊以片状或零星单株分布于站堰河两侧，沿河长达约 3000m，分为玉蕊纯林群落及其与黄槿形成的混交群落。玉蕊属于半红树林品种，位于红树林群落边缘，易受到海水的周期性浸淹。利用样方调查、遥感影像分析以及生态系统服务功能价值测算等方法开展研究，目前雷州半岛红树林玉蕊群落主要受到植物入侵、河流改道及病虫害的共同干扰。其中，植物入侵以微甘菊入侵最为严重，其次为飞机草，植物入侵在玉蕊群落的草本层、灌木层和乔木层呈现显著的垂直分布差异；河流改道对凹凸两岸的玉蕊进行机械冲刷，导致玉蕊种群密度降低、连通性下降，群落格局趋于破碎；病虫害干扰主要为考氏白盾蚧对玉蕊下层生长的抑制，干扰程度存在垂直空间差别。3 种干扰分别对玉蕊群落的水质净化、固碳、生产 O_2、气候调节、污染物降解和维持生物多样性等生态服务功能产生影响，造成玉蕊的潜在生态损失最大可达 24.9 万元 /a（郭程轩等，2019）。

以粤西沿海地区 17 处典型半红树植物群落为研究对象，分析了半红树植物种群分布、生境特点、生境面临的威胁及其保护对策。结果表明，该地区有真红树植物 3 种、半红树植物 4 种。在雷州半岛遂溪县西边的调查样地（ZJ05）发现的玉蕊种群，是目前为止在中国大陆记录的第二个、也是分布最北的自然玉蕊种群（黄嘉欣等，2020）。

1992 年厦门大学从海南岛引进玉蕊，经过 6 年多的培育，株高已近 4m，且能正常开花结果，并能成功地繁殖后代（林晞，1998）。

【文献记载】《台湾药用植物志》记载，名细叶根脚树、水贡仔、水茄苳。味苦，根为解热剂。《中国植物志》记载，根可退热，果实可止咳。《中华辞海》记载，退热止咳，主治发热咳嗽。《全国中草药名录》记载，叶、根、树皮，外用于肤痒及水痘。《中华本草》记载，味苦性凉，清热，主治热病发热。《中华海洋本草：第 2 卷 海洋矿物药与海洋植物药》记载，味苦，性凉。归心肺经。清热，止咳。主治热病发热、咳嗽，外用于肤痒及水痘。

【药用价值】 玉蕊作为民间草药历史悠久，常用炮制方法为：取原药材，除去杂质，洗净，润透，切片后干燥（管华诗和王曙光，2009）。玉蕊的根具有与金鸡纳树相似的药效，水煎服可退热，有一定毒性。鲜叶捣碎外敷，主治皮肤瘙痒。果实水煎服，止咳，治腹泻，有一定毒性；外用可治疗鼻溃疡及皮肤病。种子水煎服或入丸、散剂，主治目赤肿痛、黄疸、腹痛、疝痛和结膜炎（邵长伦等，2009）。现代研究报道，玉蕊中含有三萜类及其皂苷类、黄酮类、内酯类等多种化合物。玉蕊树皮的乙醇提取物和水提取物对蚜虫有抑制作用（黄建设等，2004）。

【化学成分与药理研究】 在玉蕊的化学成分研究中发现其主要含有二萜类、三萜类等多种化合物（Hasan et al.，2000）。

二萜类 从玉蕊（采自孟加拉国库尔纳港口）根的 95% 乙醇提取物中分离得到二萜类化合物 nasimalun A 和 nasimalun B，见图 18.16（Hasan et al.，2000）。

nasimalun A　　　　　　　　nasimalun B

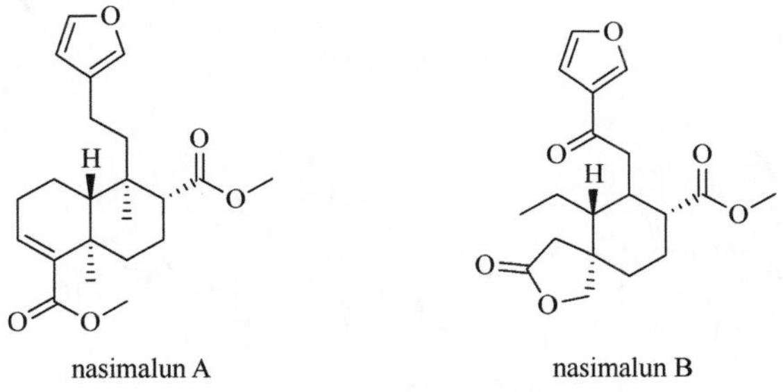

图 18.16　玉蕊中的二萜类化合物

三萜类 从玉蕊中分离得到三萜多羟基 β-香树醇和多羟基齐墩果-12-烯-三萜酸等齐墩果烷型三萜类化合物（图 18.17），包括 racemosol A～racemosol E（Ponnapalli et al.，2015，2017；Annam et al.，2015；Gowri et al.，2009）、stigmasterol、barringtogenol C（Gowri et al.，2009）、triacetylracemosol C、3β，21β，15α，28-tetraacetoxyracemosol D、betulinic acid、bartogenic acid（孙海燕等，2006；Ponnapalli et al.，2015；Patil et al.，2011）、isoracemosol B（Ponnapalli et al.，2017）、ichigoside F1、barrigenol、23-hydroxy-tormentic acid、arjunic acid、maslinic acid（Van et al.，2019）。其中，racemosol B 对人非小细胞肺癌细胞 A-549、人乳腺癌细胞 MDA-MB-231、宫颈癌细胞 HeLa 和人慢性髓性白血病细胞 K-562 显示较弱的细胞毒活性，IC_{50} 分别为 64.03μmol/L、115.00μmol/L、

90.44μmol/L 和 54.02μmol/L（Annam et al.，2015）；化合物 racemosol C 具有 α-葡萄糖苷酶抑制作用，IC$_{50}$ 为 5.6μmol/L（Ponnapalli et al.，2015）；bartogenic acid 对多形核白细胞 PMN 趋化有促进作用，在体外模型中，分离出的 bartogenic acid 显示出强大的免疫刺激活性（Agrawal et al.，2015）。Patil 等（2011）在大鼠模型中评估了 bartogenic acid 对于弗氏佐剂（CFA）诱导的关节炎的有效性，结果表明，剂量为 2mg/（kg·d）、5mg/（kg·d）和 10mg/（kg·d），可保护大鼠免受 CFA 引起的原发性和继发性关节炎病变、体重变化和血液系统紊乱的影响，炎症和关节炎的血清标志物，如 C 反应蛋白和类风湿因子也相应降低。

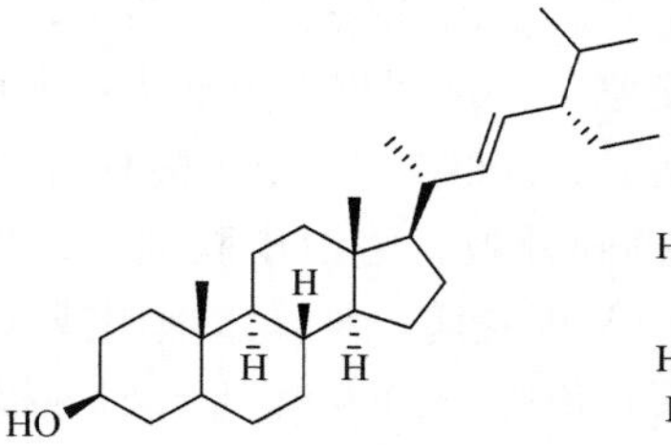

stigmasterol

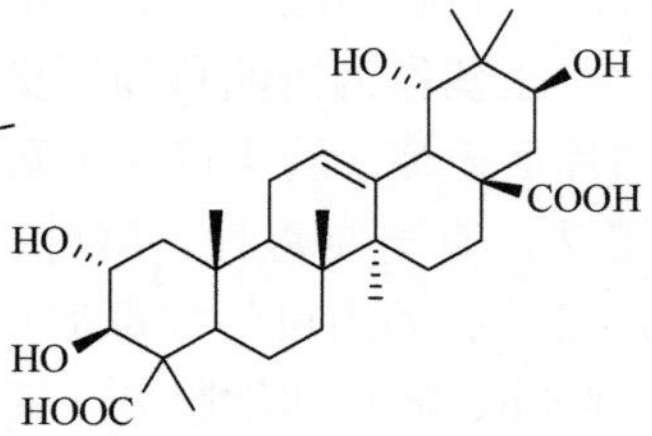

barringtogenol C

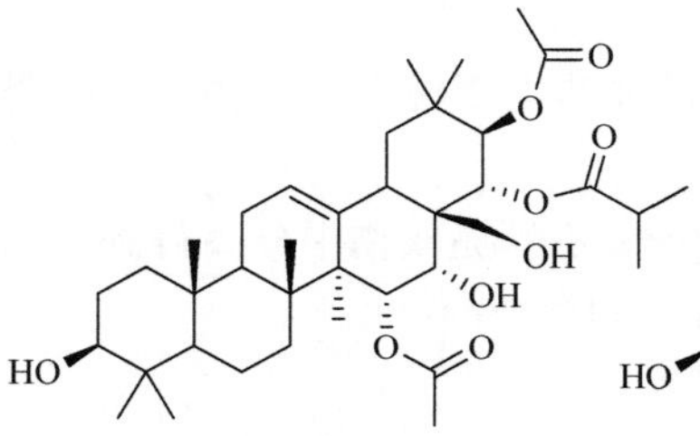

racemosol B

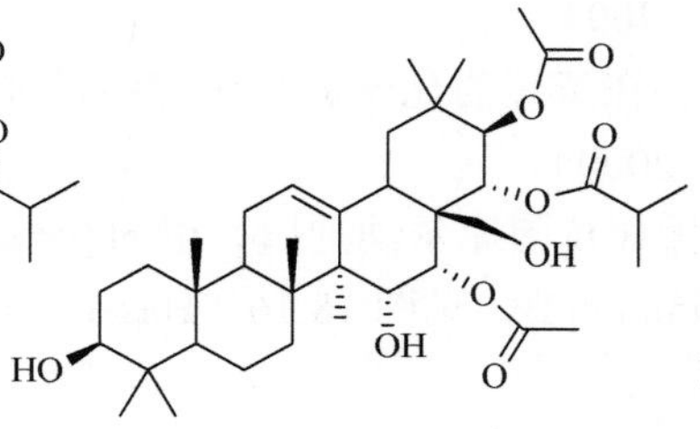

isoracemosol B

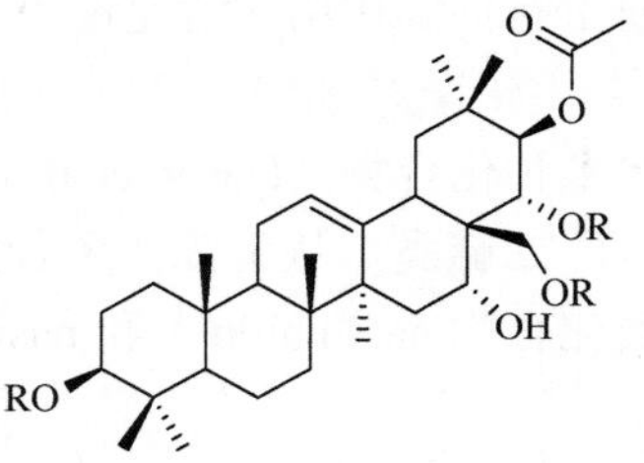

racemosol C, R = H
triacetylracemosol C, R = Ac

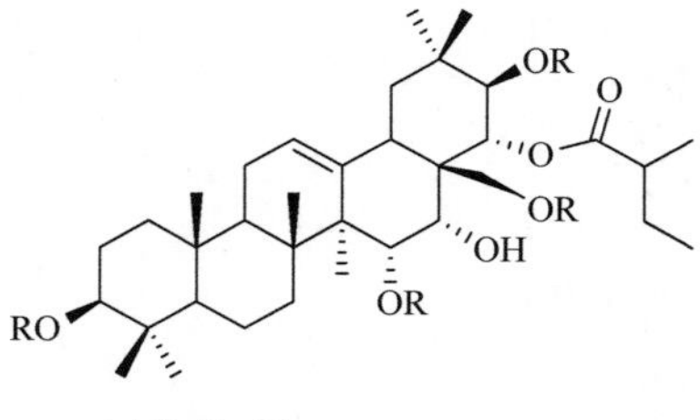

racemosol D, R = H
3β,21β,15α,28-tetraacetoxyracemosol D, R = Ac

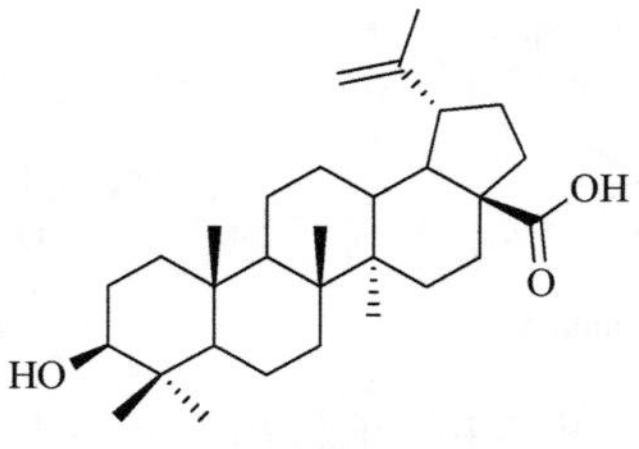

betulinic acid

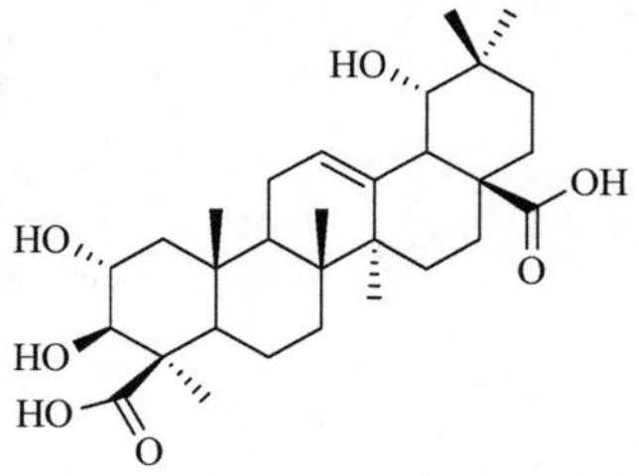

bartogenic acid

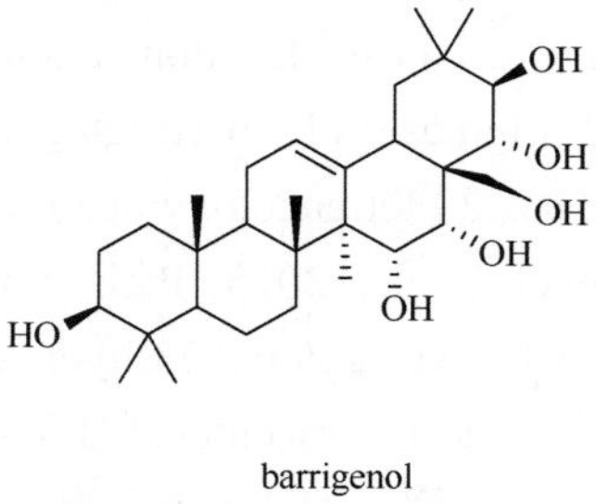

barrigenol

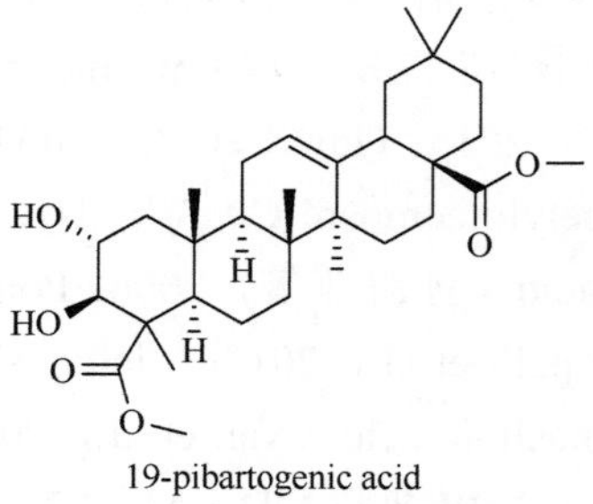

19-pibartogenic acid

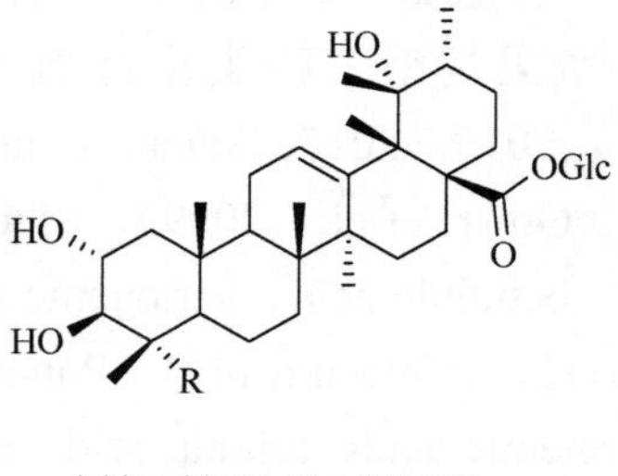

ichigoside F1, R = CH$_2$OH
rosamultin, R = CH$_3$

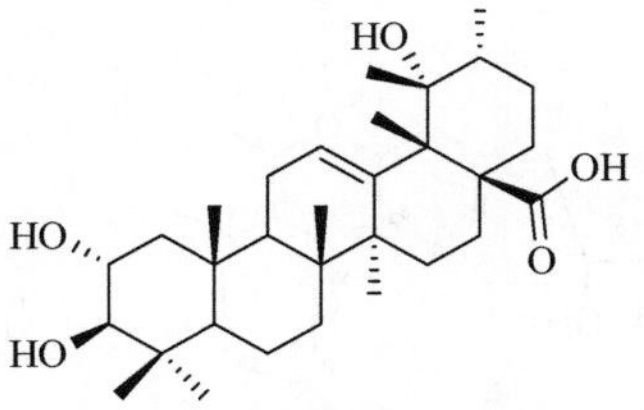

23-hydroxytormentic acid

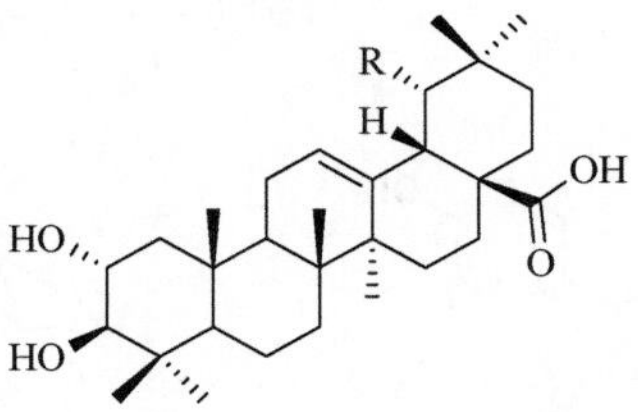

arjunic acid, R = OH
maslinic acid, R = H

图 18.17　玉蕊中的三萜类化合物

其他类　从玉蕊中分离得到一系列其他类化合物（图 18.18），包括 3, 3′-二甲氧基鞣花酸、双氢杨梅素、没食子酸（孙海燕等，2006），苯甲酸类 gallic acid、protocatechuic acid，黄酮类 quercetin 3-O-rutinoside、rutin、ellaglc acid、quercetin、kaempferol（Samanta et al.，2010；Kong et al.，2016），酰胺类化合物 racemosaceramide A（Ponnapalli et al.，2017），黄酮苷类化合物 barringoside G～barringoside I，多酚类化合物 barringtin M1、barringtin D1～barringtin D3、barricyclin D1、valoneic acid dilactone、schimawalin A（Van et al.，2020；Yoshikawa et al.，2021）。其中，化合物 barringoside I 对脂多糖（LPS）诱导的 RAW264.7 细胞 NO 生成具有中度抑制作用，IC_{50} 为（52.48±1.04）μmol/L（Van et al.，2020）。

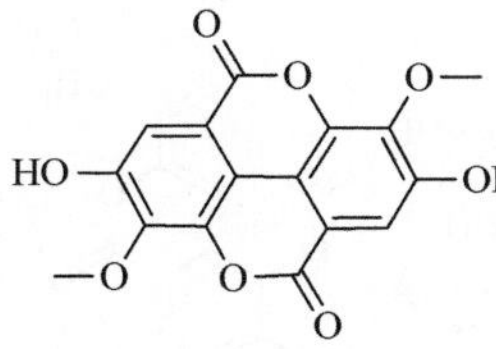

3,3′-二甲氧基鞣花酸

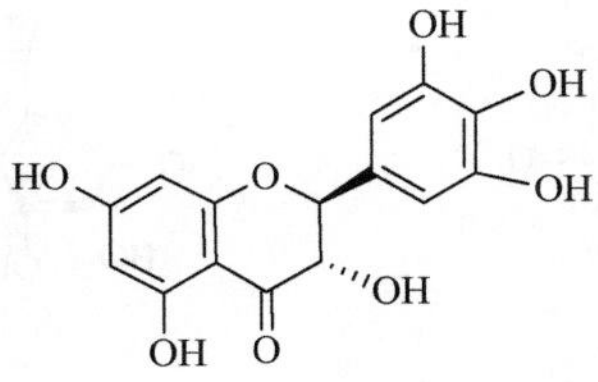

双氢杨梅素

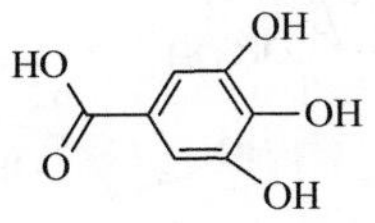

没食子酸

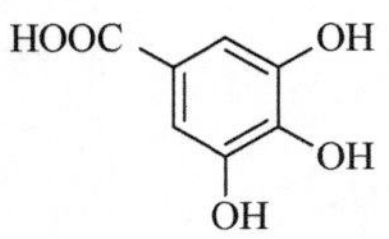

gallic acid

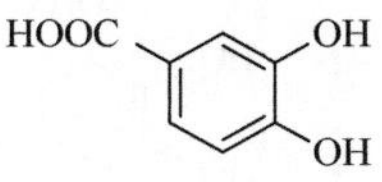

protocatechuic acid

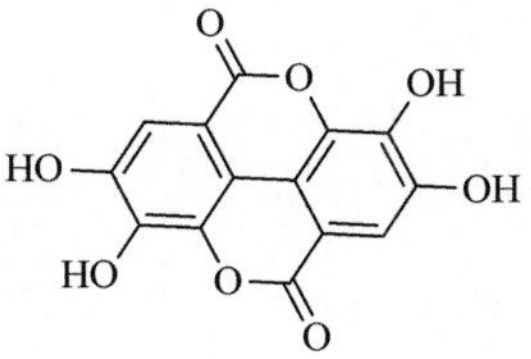

ellaglc acid

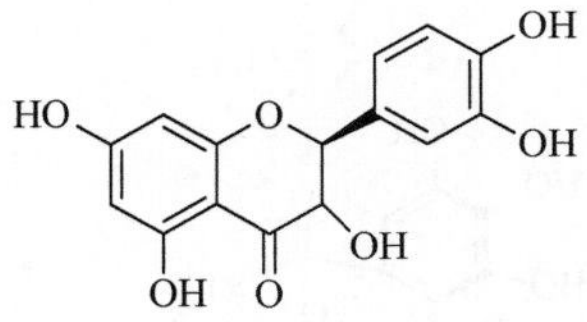

quercetin

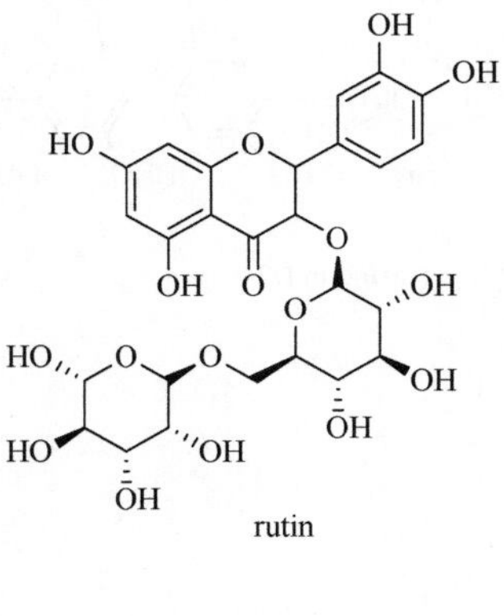

rutin

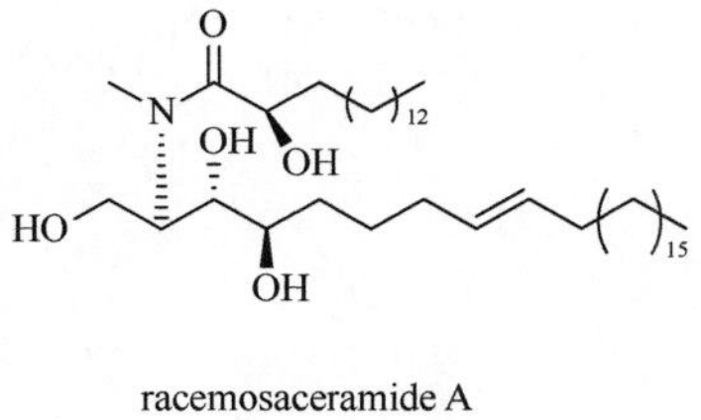

racemosaceramide A

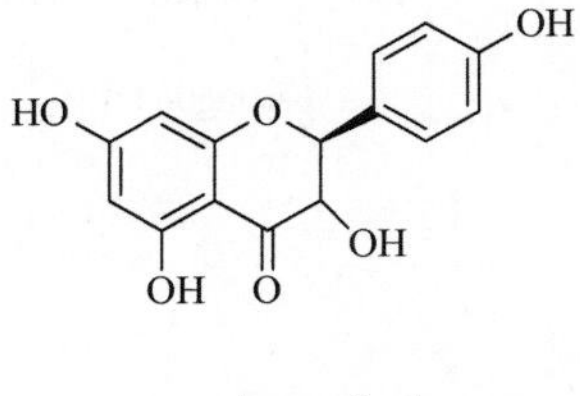

kaempferol

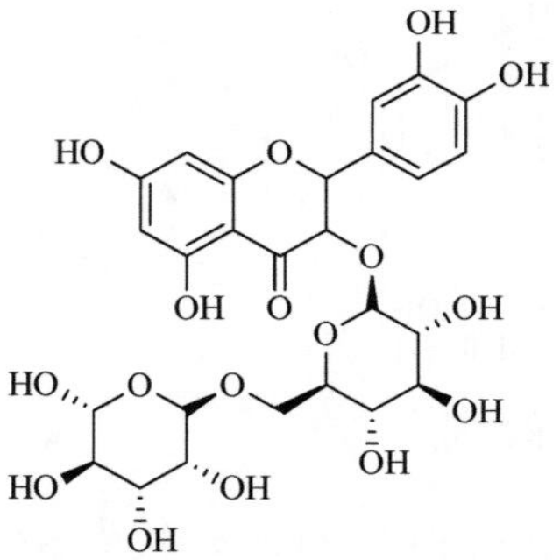

quercetin 3-*O*-rutinoside

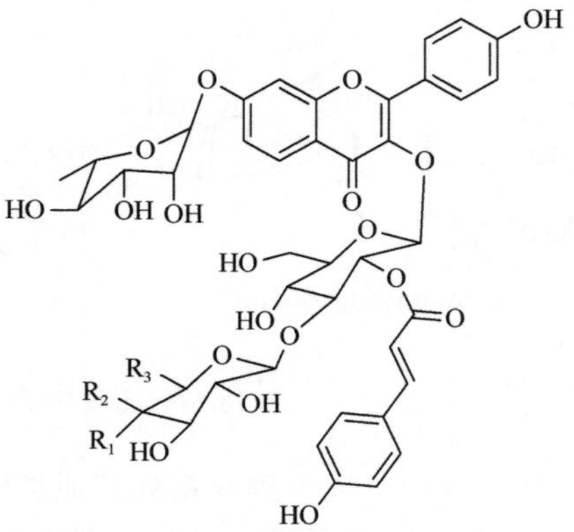

barringoside G, R₁ = R₃ = H, R₂ = OH
barringoside H, R₁ = OH, R₂ = H, R₃ = CH₂OH

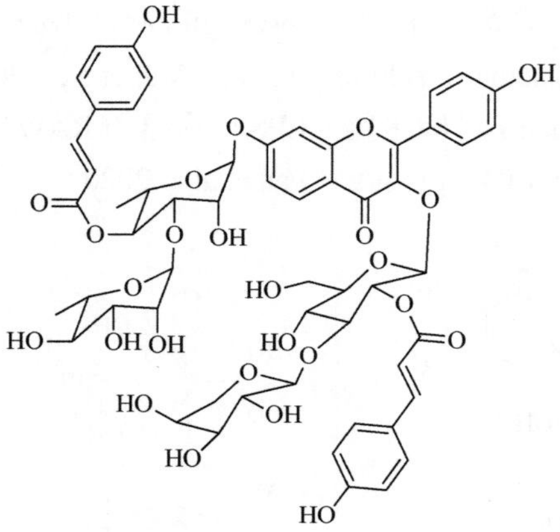

barringoside I

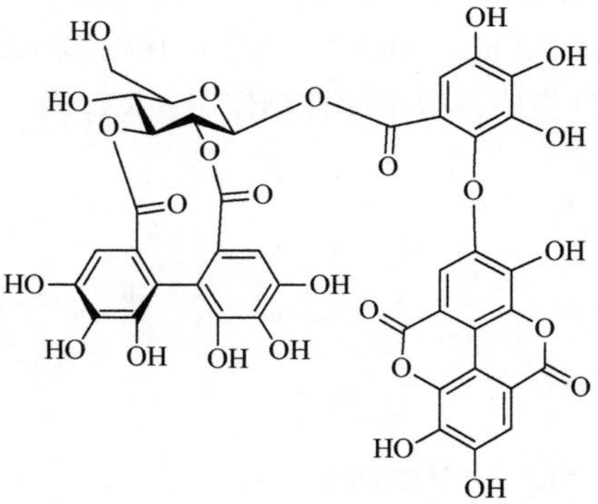

barringtin M1

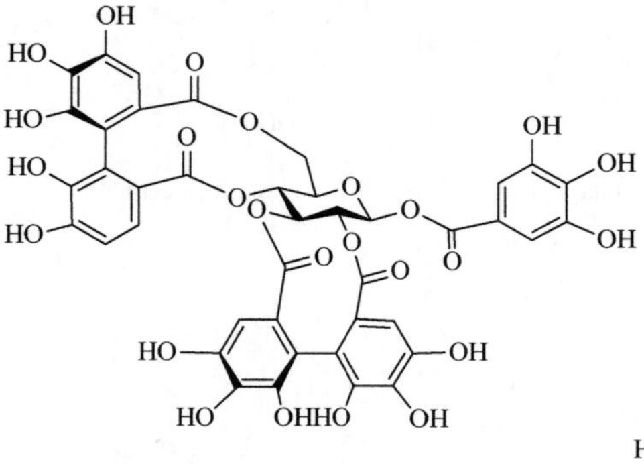

barringtin D1

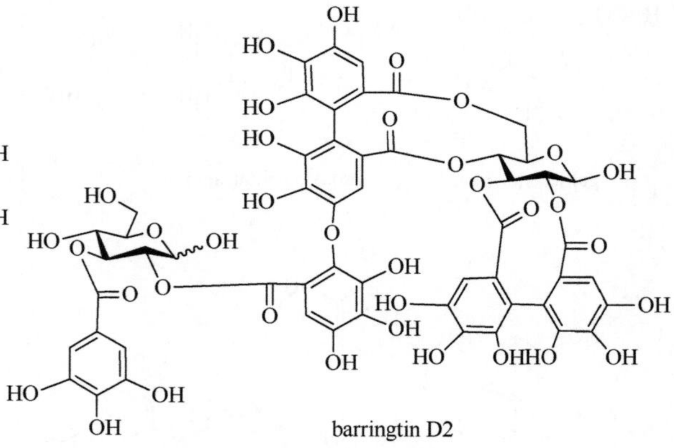

barringtin D2

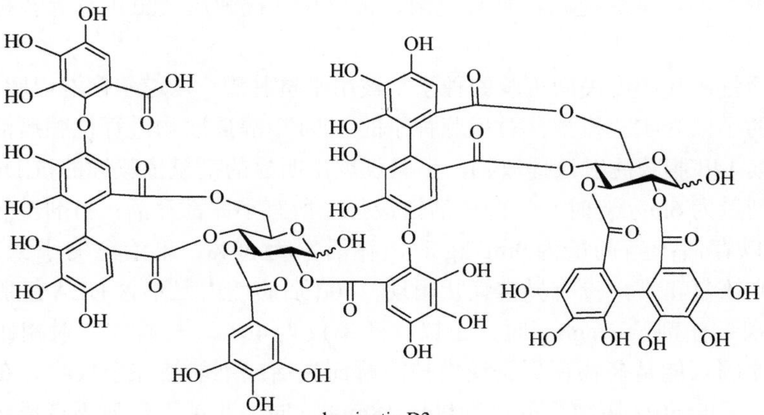

barringtin D3

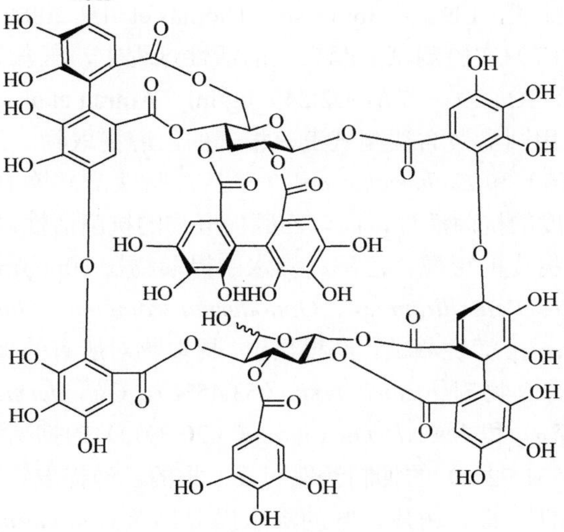

barricyclin D1

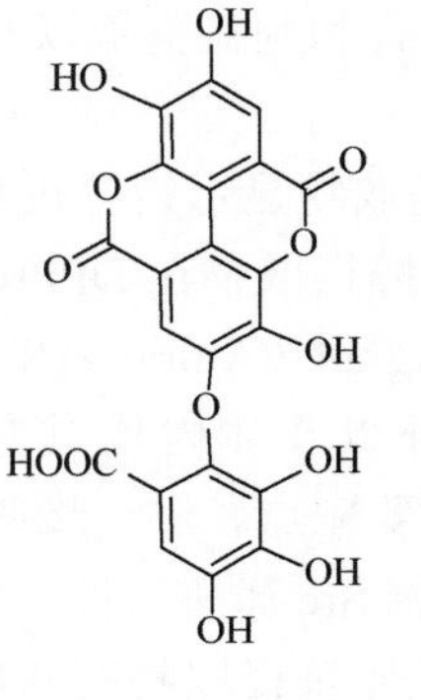

valoneic acid dilactone

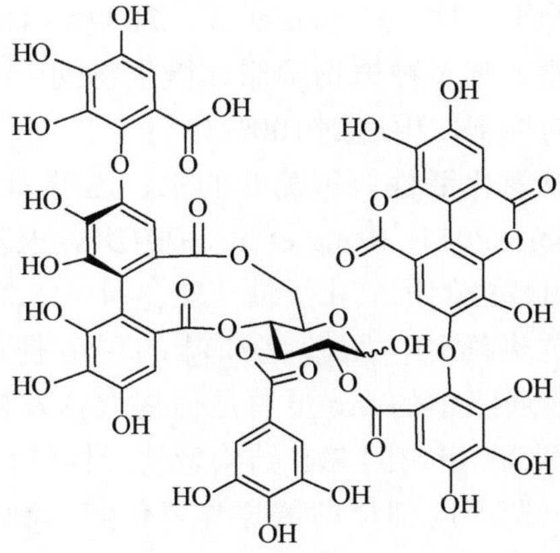

schimawalin A

图 18.18　玉蕊中的其他类化合物

活性研究表明，玉蕊提取物具有抗菌、抗氧化、抗肿瘤及虫鱼毒等多种活性，具体如下。

抗肿瘤活性　在印度民间玉蕊的种子常被用于抗肿瘤。以道尔顿淋巴腹水癌（DLA）细胞感染过的小鼠为实验模型，对玉蕊种子的 50% 甲醇提取物进行抗肿瘤活性测试。结果显示，连续 14d 腹腔注射该提取物，小鼠表现出明显的剂量依赖性的抗 DLA 活性。当玉蕊提取物剂量为 6mg/kg 时，抗肿瘤活性最强，所有小鼠都存活；当剂量为 3mg/kg 时，40% 小鼠可以存活；当剂量为 9mg/kg 时，存活率为 60%。未治愈的小鼠 20d 后死亡，治愈的小鼠则恢复正常，没有异常症状出现，40d 后腹腔内已不含 DLA 细胞。而阳性对照药长春碱在最佳剂量 1mg/kg 时，小鼠存活率仅为 40%。与腹腔注射相比，口服给药效果较差，原因可能是药物在胃肠道内被降解而失活或不能被完全吸收。在动物毒性实验中，玉蕊种子的 50% 甲醇提取物剂量 ≤ 18mg/kg 时，小鼠无任何不良反应，但当剂量 ≥ 24mg/kg 时，小鼠呈现不活跃状态、头昏、动作迟缓、头毛竖起、体温过低、饮食摄水明显下降等毒副症状，LD_{50} 为 36mg/kg（Thomas et al.，2002）。

在噻唑蓝（MTT）实验测试玉蕊果实的活性过程中，玉蕊果实的甲醇提取物表现出较高的细胞毒活性，IC_{50} 为（57.61±2.24）μg/ml（Amran et al.，2016）。

抗菌活性　采用圆盘散布法测试玉蕊根部的乙醇提取物、氯仿提取物对 *Bacillus cereus*（革兰氏阳性菌）和 *Escherichia coli*（革兰氏阴性菌）等 19 种细菌的作用，发现它们都表现出不同程度的抗菌活性，而以乙醇提取物的抗菌活性最强（Khan et al.，2001）。对玉蕊的叶、茎、树皮的甲醇、乙醇、沸水的提取物在 50mg/ml 下进行抗 *Fusarium* sp.、*Tricoderma koningii*、*Penicillium* sp.、*Ganoderma tropicum*、*Ganoderma lucidum*、*Aspergillus* sp. 和 *Rhizopus* sp. 活性测试。结果显示，提取物对所有的真菌都有较好的抑制活性。其中，叶的甲醇提取物对 *Fusarium* sp.（53.45%）、*Ganoderma lucidum*（34.57%）、*Aspergillus* sp.（32.27%）和 *Tricoderma koningii*（20.99%）的抑制活性较强；叶的沸水提取物对 *Fusarium* sp.（51.72%）的抑制活性明显；根的乙醇提取物对 *Rhizopus* sp.（37.50%）有较明显的抑制活性；根、树皮、叶的沸水提取物对 *Ganoderma tropicum* 和 *Tricoderma koningii* 未显示抑制活性。在对所有提取物的测试中，对真菌 *Fusarium* sp. 均显示出较敏感的抑制活性（Hussin et al.，2009）。Hasan 等（2000）的研究表明，玉蕊树皮的甲醇提取物能抑制多种植物病原体微生物的生长，对弯孢霉和刺盘孢霉以及番茄等的炭疽病原菌的抑制作用达到 100%。

抗氧化活性　玉蕊叶的水、乙醇和正己烷的提取物显示中等抗氧化作用（Sulaiman and Ooi，2014；Kong et al.，2012）。玉蕊果实的甲醇提取物在 DPPH 自由基清除试验中表现出较强的抗氧化活性，IC_{50} 为（15.26±1.25）μg/ml（Amran et al.，2016）。

抗炎活性　玉蕊茎和叶的甲醇提取物在体外以及体内均具有显著的抗炎活性，NF-κB 通路中的 Src 蛋白是该提取物发挥作用的主要靶点。进一步研究表明，该提取物通过与 Src 蛋白的 SH_2 结构域特异性结合，从而抑制 Src 激酶活性（Jo et al.，2021）。在测定玉蕊不同部位的黄嘌呤氧化酶抑制实验中，花序轴提取物在 0.1%（*w/v*）时的抑制能力最强，为（59.54±0.001）%，其次是叶片、果皮和胚乳的提取物，分别为（58.82%±0.001）%、（57.99%±0.003）% 和（57.20%±0.003）%（Osman et al.，2016）。利用急性和慢性炎症实验模型，研究了玉蕊果实乙酸乙酯提取物的抗炎活性，口服剂量为 5mg/kg、

10mg/kg 和 20mg/kg 时，提取物在急性和慢性炎症实验模型中均表现出剂量依赖性抗炎活性（Patil and Patil，2017）。玉蕊干样品的氯仿和己烷的提取物等非极性提取物在不同浓度下对 NO 具有较强的抑制作用，并且氯仿和己烷的提取物同时具有较强的自由基清除活性，IC_{50} 分别为 54.29μg/ml 和 63μg/ml（Behbahani et al.，2019）。利用卡拉胶诱导的大鼠足部炎症模型，检测出玉蕊的乙酸乙酯提取物有较强的抗炎活性（Patil et al.，2011）。

虫鱼毒性　玉蕊树皮的乙醇提取物和水提取物对蚜虫有抑制作用。

镇痛　通过痛感模型检测，玉蕊的水提取物具有抗痛感活性（在热板和福尔马林试验中评估，但在甩尾试验中没有），不会产生不必要的副作用或毒性（Deraniyagala et al.，2003）。

其他活性　玉蕊种子的己烷、乙醇和甲醇的提取物具有较强的酵母和肠道 α-葡萄糖苷酶抑制活性，其中甲醇浸膏效果较好，而乙醇提取物和甲醇提取物对胰腺 α-淀粉酶活性均无抑制作用（Gowri et al.，2007）。

【**栽培技术**】　玉蕊的繁殖方式主要有种子繁殖和扦插繁殖等。

种子繁殖　种子　果实成熟期为 7～12 月，选择自然脱落、发育良好的果实，取出种子，通常宜随采随播。由于玉蕊的种子属于顽拗型，不耐干燥和低温，种子含水率高，易失水而丧失发芽能力，因此种子含水量低于 15% 或储藏温度低于 5℃均对种子活力有不良影响，播种前需短期储藏，应用 1 份种子加 3 份湿沙混匀后放置于阴凉处，并经常喷水保湿。

育苗基质　播种可以采用沙床。培育容器苗，营养袋大小为（12×16）cm ～（12×18）cm，育苗基质配方为森林表土 2 份 + 黄心土 1 份 +1% 左右磷肥。

播种　种子播种于沙床或育苗容器中，保持足够的湿度，覆盖遮阳网。培养过程中喷洒 1 次或 2 次稀释的淡海水（含盐量为 2‰～5‰），可促进种子萌发和幼苗生长。出苗时间一般不超过一个月。玉蕊种子繁殖的出苗率较低（＜50%）。

苗期管理　种子萌发后保持足够的湿度。10 月中旬后，除去遮盖物，在全日照条件下培育，并停止施肥及逐渐减少淋水次数和淋水量，以促进苗木的木质化，增强苗木的抗旱、抗病能力，提高造林成活率。幼苗需要用竹子支撑，每年春季进行强修剪，以保持树干笔直，成树后可粗放管理。在出圃前，如果苗木穿袋严重，可用锋利的铁铲（或枝剪）将穿出袋外的根系铲（剪）断，并将袋苗挪位培育，待苗木恢复正常后，可出圃种植。第一年冬天注意保温，待春季转暖后即可种植。一般培育 1.5 年生的容器苗，苗高为 50～70cm，地径为 0.7～1.1cm，选择健壮苗木种植，种植成活率可达 95% 以上。

病虫害防治　玉蕊在苗期可能会出现立枯病、根腐病等，可用 50% 代森锌铵水溶液或 70% 甲基托布津可湿性粉剂 1000 倍液喷施。虫害防治主要是在嫩芽时注意防蚜虫，可用 40% 克蚜星乳油 800 倍液，或 40% 乐果乳油 1000 倍液交叉喷杀；嫩叶主要防豆荚螟，用复方菜虫菌粉剂 500～600 倍液，或苏云金芽孢杆菌乳剂 250～300 倍液，或 5% 抑太宝乳油 1500～2000 倍液，或 10% 氯氰菊酯乳油 1000 倍液防治（陈建辉，2008）。

移栽与管理　移栽时间以春季为宜，要随挖、随运、随栽、随浇，栽种前施足基肥。春季至夏季为生长旺盛期，每 1～2 个月追肥一次，可施用各种有机肥料。花期前施用磷肥、钾肥，有利于鲜花盛开，花后期施用氮肥、磷肥、钾肥，有利于营养生长，入秋后停止施肥，有利于苗木增强防冻能力。移栽成活后，要注意平衡修剪，将徒长枝、交叉枝、下垂枝、病虫枝、枯枝和过密枝去除，保持原有树形。

扦插繁殖（陈建辉，2008；农淑霞和黎明，2006）　插条　5～6月为玉蕊生长旺盛期，选择2～3年生成熟且已半木质化的枝条作为插穗，插穗长约15cm，上部留少量叶片。高压繁殖应选用前一年生或当年生且已木质化的枝条，宜在8月以前进行。

扦插与管理　用腐殖质土、湿沙或蛭石建育苗床，消毒。将插穗经50mg/L 2,4-D溶液处理，扦插于育苗床内，搭棚遮阴，并经常喷雾保湿，当年即可生根，次年1～4月可选择优质苗种植。根据扦插苗木的生长情况进行合理施肥、除草等管理，并做好病虫害的防治工作。第一年冬天注意保温，玉蕊苗冬春季节生长较慢，夏秋季节生长迅速，待春季转暖后即可种植。玉蕊扦插成活率较高，无性繁殖育苗已在厦门万石植物园栽培成功。

野生抚育　红树林群落中的天然玉蕊群落属于中低层、不适合在高光强下进行抚育的敏感植物。玉蕊苗极易受到各类干扰的影响。为有效防治各类干扰对玉蕊群落的破坏，需要树立"防重于治"的生态保护理念，结合多种生态途径对其干扰和影响进行防护和野生抚育。定期对红树林玉蕊林内部和周边区域的微甘菊、飞机草等入侵植物进行灭除，定期清理攀爬的藤本植物及其周边杂草，防止各类工程项目携带入侵物种进入园区。预防以微甘菊为代表的植物入侵干扰和病虫害干扰，在其发生初期采用人工铲除根、茎的方法进行物理防治。通过群落改造及增种适宜玉蕊林的灌草植物，增加郁闭度和提高物种多样性，以抑制入侵植物及病虫害的干扰。同时，对玉蕊群落更新动态及生境变化开展监测与研究，在园区内划定生态保护红线，建立空间管制，严格控制各类建设项目等潜在风险对天然玉蕊林的侵害。

【资源保护与开发应用】

生态保护　玉蕊分布于海岸边泥滩或沿海河口区域的红树林边缘。为了抵御海洋风暴和海潮的侵袭，玉蕊可以固着海岸泥滩、促淤护岸，密丛生的株形可以防风阻浪、减少海岸侵蚀。玉蕊的生态保护应与野生抚育工作相结合，借助中药材野生抚育的成熟技术，增加种群数量，保护野生资源，使之达到资源的可持续性。

景观观赏　玉蕊树形美观，树姿优雅，枝繁叶茂，四季常绿，花期长，在热带地区几乎全年开放，且花多，几乎每个枝条都有一枝或一枝以上的花序。花香淡雅，沁人心怀，赏心悦目，具有极高的观赏价值，是庭院、人行道绿化美化的优良树种，也是滨海地区湿地公园绿化的优良树种。

开发新药　玉蕊根、树皮、种子等提取物具有抑菌、抗肿瘤活性，可进一步研究，开发出新型抗菌药、抗肿瘤药。

参考文献

蔡志全, 曹坤芳, 冯玉龙, 等. 2003. 热带雨林三种树苗叶片光合机构对光强的适应. 应用生态学报, 14(4): 493-496.

蔡志全, 曹坤芳. 2004. 遮荫下2种热带树苗叶片光合特性和抗氧化酶系统对自然降温的响应. 林业科学, 40(1): 47-51.

陈建辉. 2008. 园林绿化优良滨海树种——穗花棋盘脚. 中国花卉园艺, (15): 72-73.

陈怡君, 李外, 牛建均, 等. 2018. 6种红树林植物的ITS2条码鉴定. 中国海洋药物, 37(2): 19-24.

方赞山，孟千万，宋希强．2016．海南岛海漂植物资源及其园林应用综合评价．中国园林，6(10)：83-88．

冯玉龙，曹坤芳，冯志立．2002a．生长光强对 4 种热带雨林树苗光合机构的影响．植物生理与分子生物学学报，28(2)：153-160．

冯玉龙，曹坤芳，冯志立，等．2002b．四种热带雨林树种幼苗比叶重、光合特性和暗呼吸对生长光环境的适应．生态学报，22(6)：901-910．

冯玉龙，曹坤芳，冯志立．2004．夜间低温对不同光强下生长的两种沟谷雨林树苗荧光参数的影响．植物生态学报，28(2)：150-156．

甘伟松．1965．台湾药用植物志．台北：中国医药研究所．

管华诗，王曙光．2009．中华海洋本草：第 2 卷 海洋矿物药与海洋植物药．上海：上海科学技术出版社．

郭程轩，陈祁琪，徐颂军，等．2019．雷州半岛东海岸玉蕊群落的干扰机制及潜在生态损失分析．华南师范大学学报（自然科学版），51(4)：67-75．

国家中医药管理局中华本草编委会．1999．中华本草．上海：上海科学技术出版社．

黄嘉欣，郑明轩，黄颖彦，等．2020．粤西沿海地区半红树植物群落组成和分布及其影响因子研究．湿地科学，18(1)：91-99．

黄建设，赖小燕，钟明君，等．2004 红树植物玉蕊的化学成分和药理活性．天然产物研究与开发，16(2)：167-171．

黄世满，谢国干．1999．海南岛树木资源（续 7）．热带林业，1：45-47．

梁芳，黄秋伟，於艳萍，等．2019．濒危半红树植物玉蕊对盐胁迫的生理响应及其相关性分析．中南林业科技大学学报，39(10)：12-18．

廖宝文，许方宏．2012．广东省雷州半岛发现较大面积的半红树植物——玉蕊．湿地科学与管理，8(4)：39．

林鹏．1981．中国东南部海岸红树林的类群及其分布．生态学报，1(3)：283-289．

林晞．1998．玉蕊——一种极具开发价值的园林观赏树种．亚热带植物通讯，(2)：45-47．

毛礼米．2008．微小花粉粒的科学与美学．生命世界，1(15)：60-62．

农寿千．2011．清澜港红树林保护区植物多样性与植被类型特点研究．海南大学硕士学位论文．

农淑霞，黎明．2006．优良园林观赏树种——玉蕊．中国林业，11A：39．

邵长伦，傅秀梅，王长云，等．2009．中国红树林资源状况及其药用调查Ⅲ．民间药用与药物研究现状．中国海洋大学学报，39(4)：712-718．

孙海燕，龙丽娟，吴军．2006．红树植物玉蕊的化学成分研究．中药材，29(7)：671-672．

覃海宁，杨永，董仕勇，等．2017．中国高等植物受威胁物种名录．生物多样性，25(7)：696-744．

王博轶，马洪军，苏腾伟，等．2012．两种热带雨林树苗对环境光强变化的生理响应和适应机制．植物生理学报，48(3)：232-240．

王瑞江，陈忠毅，黄向旭．1989．国产红树林植物的染色体计数．热带亚热带植物学报，6(1)：40-46．

王文卿，王瑁．2007．中国红树林．北京：科学出版社．

吴竹妍，蔡静如，钱瑭璜，等．2015．盐胁迫下 5 种华南乡土植物的反应特性及耐盐性评价．江西农业学报，27(12)：19-24，28．

谢瑞红，周兆德．2008．海南岛红树植物群系类型及其特征．海南大学学报（自然科学版），26(1)：81-85．

徐晔春．2010．奇特美丽的玉蕊科观赏植物．花木盆景（花卉园艺），(12)：F0002．

严玉平，沙丽清，曹敏．2006．西双版纳三种树木树干呼吸日变化特征．山地学报，24(3)：268-276．

杨惠宁，徐斌，韩超群，等．2014．雷州半岛红树林资源及其效益．生态环境学报，13(2)：222-224．

张娆挺，林鹏．1984．中国海岸红树植物区系研究．厦门大学学报（自然科学版），(2)：232-239，266．

张玉兰，王开发．2002．我国某些红树植物花粉形态研究及其古环境意义．海洋地质与第四纪地质，22(4)：29-35．

郑德璋，廖宝文，郑松发，等．1995a．海南岛清澜港红树林树种适应生境能力与水平分布．林业科学研究，8(1)：67-72．

郑德璋，郑松发，廖宝文，等．1995b．海南岛清澜港红树林垂直结构与演变动态规律．林业科学研究，8(2)：152-158．

中国科学院中国植物志编辑委员会．1983．中国植物志：第五十二卷 第二分册．北京：科学出版社．

钟军弟，成夏岚，莫雨杏，等．2018．雷州九龙山红树林国家湿地公园玉蕊种群动态．湿地科学，16(2)：231-237．

Agrawal S A, Patil S D, Biyan K R, et al. 2015. *In-vitro* immunomodulatory effects of isolated bartogenic acid from *Barringtonia racemosa* Roxb. World J. Pharm. Res., 4(6): 1495-1504.

Amran N, Rani A A N, Mahmud R, et al. 2016. Antioxidant and cytotoxic effect of *Barringtonia racemosa* and *Hibiscus sabdariffa* fruit extracts in MCF-7 human breast cancer cell line. Pharmacogn. Res., 8(1): 66-70.

Annam S C V A R, Madhu A, Gowri P M, et al. 2015. Regioisomericacylatedpolyhydroxytriterpenoids from the stems of *Barringtonia racemosa*. Phytochem. Lett., 13: 370-374.

Behbahani M, Ali A M, Muse R, et al. 2019. Anti-oxidant and anti-inflammatory activities of leaves of *Barringtonia racemose*.

International Journal of Medicinal Plant Research, 8(2): 1-8.

Deraniyagala S A, Ratnasooriya W D, Goonasekara C L. 2003. Antinociceptive effect and toxicological study of the aqueous bark extract of *Barringtonia racemosa* on rats. J. Ethnopharmacol., 86(1): 21-26.

Gowri P M, Radhakrishnan S V S, Basha S J, et al. 2009. Oleanane-type isomeric triterpenoids from *Barringtonia racemosa*. J. Nat. Prod., 72(4): 791-795.

Gowri P M, Tiwari A K, Ali A Z, et al. 2007. Inhibition of α-glucosidase and amylase by bartogenic acid isolated from *Barringtonia racemosa* Roxb. Seeds. Phytother. Res., 21(8): 796-799.

Hasan C M, Khan S, Jabbar A, et al. 2000. Nasimaluns A and B: neo-clerodane diterpenoids from *Barringtoni aracemosa*. J. Nat. Prod., 63(3): 410-411.

Hussin N M, Muse R, Ahmad S, et al. 2009. Antifungal activity of extracts and phenolic compounds from *Barringtoni aracemosa* L. (Lecythidaceae). Afr. J. Biotechnol., 8(12): 2835-2842.

Jo M, Lee J, Kim H G, et al. 2021. Anti-inflammatory effect of *Barringtonia angusta* methanol extract is mediated by targeting of Src in the NF-κB signalling pathway. Pharm. Biol., 59(1): 799-810.

Khan S, Jabbar A, Hasan C M, et al. 2001. Antibacterial activity of *Barringtoni aracemosa*. Fitoterapia, 72(2): 162-164.

Kong K W, Mat-Junit S, Aminudin N, et al. 2016. Protective effects of the extracts of *Barringtonia racemosa* shoots against oxidative damage in HepG2 cells. PeerJ., 4(1): e1628.

Kong K W, Mat-Junit S, Aminudin N, et al. 2012. Antioxidant activities and polyphenolics from the shoots of *Barringtonia racemosa* (L.) Spreng in a polar to apolar medium system. Food Chem., 134(1): 324-332.

Osman N I, Sidik N J, Awal A, et al. 2016. *In vitro* xanthine oxidase and albumin denaturation inhibition assay of *Barringtonia racemosa* L. and total phenolic content analysis for potential anti-inflammatory use in gouty arthritis. J. Intercult. Ethnopharmacol., 5(4): 343-349.

Patil K R, Patil C R, Jadhav R B, et al. 2011. Anti-arthritic activity of bartogenic acid isolated from fruits of *Barringtonia racemosa* Roxb. (Lecythidaceae). Evid. Based Complement Alternat. Med., 2011: 785245.

Patil K R, Patil C R. 2017. Anti-inflammatory activity of bartogenic acid containing fraction of fruits of *Barringtonia racemosa* Roxb. in acute and chronic animal models of inflammation. Journal of Traditional and Complementary Medicine, 7(1): 86-93.

Ponnapalli M G, Dangeti N, Sura M B, et al. 2017. Self gelating isoracemosol A, new racemosaceramide A, and racemosol E from *Barringtonia racemosa*. Nat. Prod. Res., 31(1): 63-69.

Ponnapalli M G, Sukki S, Annam S C V A R, et al. 2015. α-Glucosidase inhibitory monoacylated polyhydroxytriterpenoids from the fruits of *Barringtonia racemose*. Tetrahedron Lett., 56(12): 1570-1574.

Samanta S K, Bhattacharya K, Mandal C, et al. 2010. Identification and quantification of the active component quercetin 3-*O*-rutinoside from *Barringtonia racemosa*, targets mitochondrial apoptotic pathway in acute lymphoblastic leukemia. J. Asian Nat. Prod. Res., 12(8): 639-648.

Sulaiman S F, Ooi K L. 2014. Antioxidant and α-Glucosidase inhibitory activities of 40 tropical juices from malaysia and identification of phenolics from the bioactive fruit juices of *Barringtoniaracemosa* and *Phyllanthusacidus*. J. Agric. Food Chem., 62(39): 9576-9585.

Thomas T J, Panikkar B, Subramoniam A, et al. 2002. Antitumour property and toxicity of *Barringtonia racemose* Roxb seed extract in mice. J. Ethnopharmacol., 82(2-3): 223-227.

Van Q T T, Vien L T, Hanh T T H, et al. 2019. Triterpenoid derivatives from *Barringtonia racemosa*. Vietnam. J. Chem., 57(1): 96-100.

Van Q T T, Vien L T, Hanh T T H, et al. 2020. Acylated flavonoid glycosides from *Barringtonia racemosa*. Nat. Prod. Res., 34(9): 1276-1281.

Yoshikawa S, Chen L, Yoshimura M, et al. 2021. Barricyclin D1—a dimeric ellagitannin with a macrocyclic structure—and accompanying tannins from *Barringtonia racemose*. Biosci. Biotech. Bioch., 85(7): 1609-1620.

19　夹竹桃科（Apocynaceae）

19.1　海杧果（*Cerbera manghas*）

海杧果是一种有剧毒的半红树植物，属于夹竹桃科（Apocynaceae）海杧果属（*Cerbera*），因果实似芒果，生长于海岸边，故得名海杧果。海杧果主要分布于我国广东南部、海南、广西南部、香港、澳门和台湾等地，亚洲其他亚热带和澳大利亚热带地区也有分布（中国科学院中国植物志编辑委员会，1977）。海杧果味咸性平，具有催吐、泻下、流产等作用，此后历代本草也有收载。海杧果有毒，民间用树叶流产（管华诗和王曙光，2009），树皮、叶、乳汁能制药剂，有催吐、下泻、流产的效用，但用量需慎重，多服能致死（中国科学院中国植物志编辑委员会，1977）。海杧果果实含氢氰酸、海杧果碱、生物碱、毒性苦味素等，稍微多食即可致命。在印度西南部的喀拉拉邦地区，50% 的植物中毒事件由海杧果造成，10% 的中毒事件与海杧果有关（刘秀，2008）。现代研究表明，海杧果含有环烯醚萜及其他萜类、木脂素类、黄酮类、强心苷、甾体类化合物以及其他化合物。海杧果苷是一种显效快、正性肌力作用强、持续时间短的强心苷，可用于治疗急性心力衰竭（林鹏等，2005）。海杧果具有广泛抗癌、杀虫、抑菌等生物活性，为研发抗癌、杀虫剂、抗菌药物提供了很好的资源。

【分类位置】　被子植物门 Angiospermae 双子叶植物纲 Dicotyledoneae 合瓣花亚纲 Sympetalae 捩花目 Contortae 夹竹桃科 Apocynaceae 鸡蛋花亚科 Plumerioideae 萝芙木族 Rauvolfieae 海杧果属 *Cerbera* 海杧果 *Cerbera manghas* L., 1753（中国科学院中国植物志编辑委员会，1977）。

【别名】　牛心茄子；山样仔、猴欢喜；黄金茄、牛金茄；海檬果（林鹏，1984）；山杧果、牛心荔、黄金调、牛心茄、香军树（海南）；香果树（广东）。

【形态特征】　海杧果为乔木，高 4～8m，胸径为 6～20cm；树皮灰褐色；枝条粗厚，绿色，具不明显皮孔，无毛（图 19.1）；全株具丰富乳汁。叶厚纸质，倒卵状长圆形或倒卵状披针形，稀长圆形，顶端钝或短渐尖，基部楔形，长 6～37cm，宽 2.3～7.8cm，无毛，叶面深绿色，叶背浅绿色；中脉和侧脉在叶面扁平，在叶背凸起，侧脉在叶缘前网结；叶柄长 2.5～5cm，浅绿色，无毛。花白色，直径约 5cm，芳香；总花梗和花梗绿色，无毛，具不明显的斑点；总花梗长 5～21cm，花梗长 1～2cm；花萼裂片呈长圆形或倒卵状长圆形，顶端短渐尖或钝，长 1.3～1.6cm，宽 0.4～0.7cm，不等大，向下反卷，黄绿色，两面无毛；花冠筒呈圆筒形，上部膨大，下部缩小，长 2.5～4cm，上部直径为 0.7～1cm，下部直径约为 0.3cm，外面黄绿色，无毛，内面被长柔毛，喉部染红色，具 5 枚被柔毛的鳞片，花冠裂片白色，背面左边染淡红色，倒卵状镰刀形，顶端具短尖头，长 1.5～2.5cm，宽上面 1.5～2.5cm，下面约 0.8cm，两面无毛，水平张开；雄蕊着生在花冠筒喉部，花丝短，黄色，基部肋状凸起，花药呈卵圆形，顶端具短尖，基部圆形，向内弯；无花盘；心皮 2，离生，无毛；花柱呈丝状，长 2.3～2.8cm，柔弱，无毛，柱头呈球形，基部环状，顶端浑圆而2裂。核果双生或单个，阔卵形或球形，长5～7.5cm，直径为4～5cm，顶端钝或急尖，外果皮纤维质或木质，未成熟时绿色，成熟时橙黄色；种子通常为1颗。花期3～10月，果期7月至翌年4月（中国科学院中国植物志编辑委员会，1977；管华诗和王曙光，2009）。

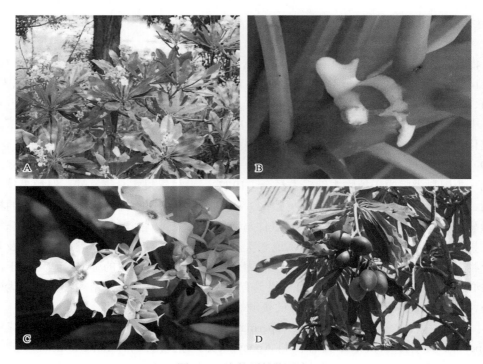

图19.1　海杧果植物形态

A. 部分植物体；B. 嫩茎与叶柄基部（示掰掉叶柄有白色乳汁流出）（徐克学摄）；C. 花枝；D. 果枝（示不同成熟期果实的颜色）（徐晔春摄）

【生境分布】　海杧果喜生于高潮线以上的滨海沙滩、泥滩、海堤或近海的河流两岸湿润地带及村庄边（图19.2），也经常在红树林林缘出现，产于我国海南的海口市、文昌市、琼海市、澄迈县、临高县和三沙市等地（陆彦盼等，2015），广东的湛江市（韩维栋和高秀梅，1998）、深圳市龙岗区（李海生，2006）和福田区等地（陈桂珠等，1996），

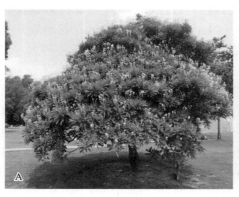
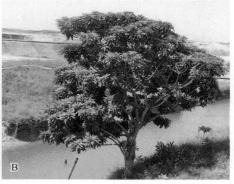

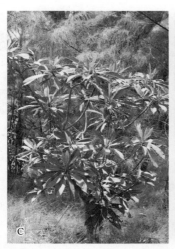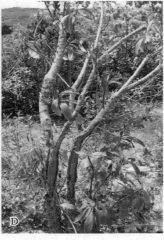

图 19.2　海杧果植物生境

A. 栽植于华南国家植物园的海杧果（周洪义摄）；B. 生长于海沟旁的海杧果（王文卿和王瑁，2007）；C. 栽植于木麻黄混
交林的海杧果；D. 生长于红树林边缘的海杧果

广西南部的合浦县、防城港市（徐淑庆等，2010），福建平潭县等地（林平华，2016），以及香港、澳门和台湾等地，云南药用植物园、上海植物园有引种，东南亚和大洋洲热带沿海地区也有分布。

【药材鉴别】

药材性状　树皮呈半筒状或不规则片块，大小不一，外表面灰褐色或灰黑色，具纵向粗皱纹及稀疏圆形高突的皮孔（图 19.3）。枝皮绿褐色，长短粗细不一，平直或弯曲；干品表面灰褐色或灰白色，鲜枝绿色，有枝痕、半圆形叶痕和稀疏圆形小皮孔，可见白色乳汁，无毛；内表面棕色；质硬，断面纤维性，皮部棕褐色，木部黄褐色，髓部较大。气微，味微涩。

海杧果鲜叶绿色，呈倒卵状长圆形或倒卵状披针形，长 5～15cm，宽 3～7cm，先端具短尖的刺状突起，基部楔形，全缘，质脆易碎；叶中脉于叶面下陷，于叶背突出；叶柄长 1～4cm（图 19.4）。干燥叶皱缩，完整叶片展平后干品边缘向后反卷，有破碎；干燥叶上表面暗绿色，下表面灰绿色，有的棕绿色；气微，味微涩。

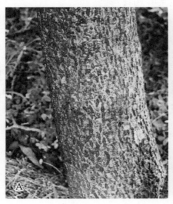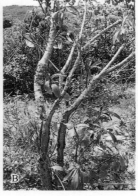

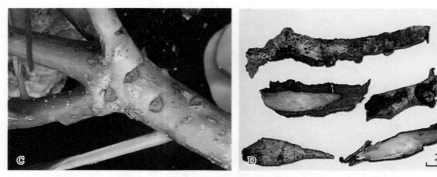

图 19.3　海杜果药材形态

A. 海杜果茎干（示树皮外表面）（徐克学摄）；B. 茎枝；C. 鲜茎枝（徐克学摄）；D. 干燥茎枝和树皮药材饮片

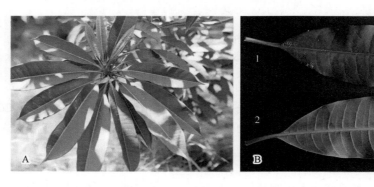

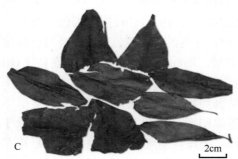

图 19.4　海杜果叶药材形态

A. 枝叶；B. 鲜叶；C. 干燥叶

1. 上表面；2. 下表面

　　核果呈阔卵形或类球形，长 5～7.5cm，直径为 4～5.6cm，顶端钝或急尖，形似芒果，因成熟度不同，表面绿色、橙黄色、橙红色或紫色。鲜品果皮光滑，外层肉质；脱去外层果皮的干品果核坚硬，表面有纤维质形成的纵向纹理，断面果皮呈纤维木质性，便于借助海流漂泊（图 19.5）。种子常为 1 粒，长卵形而扁，种皮褐色或棕褐色，菲薄易碎；种仁白色，油脂。果皮气微；种仁气微香，有剧毒，不宜口尝。

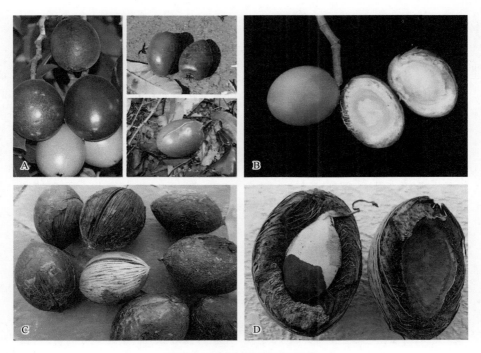

图 19.5　海杧果果实药材形态

A. 鲜果实（不同颜色示不同成熟度的果实）（http://blog.sina.com.cn/msjkz；周洪义 PPBC id：3927121）；B. 鲜果实及剖
开（徐克学摄）；C. 干燥果实（http://blog.sina.com.cn/u/2024694671）；D. 干燥果实剖开（示果皮及种仁）（王文卿和王瑁，
2007）

组织构造　茎横切面（图 19.6）木栓层由 5～7 列扁平类长方形的木栓细胞组成，细胞内充满棕色物质。皮层宽，其间散有分泌腔；皮层内侧靠近韧皮部处，散布非木化纤维及纤维束，断续成环；薄壁细胞中含淀粉粒和草酸钙方晶（图 19.7）。双韧型维管束。外生韧皮部较狭窄，呈环状，射线多为 1 列细胞，呈径向椭圆形；韧皮薄壁细胞呈多角形，紧密排列，显著小于射线细胞。形成层成环。木质部环列，导管数个相连或单个径向排列；射线细胞多为 1 列，常含草酸钙方晶；内生韧皮部狭窄，位于木质部内方。髓部宽广，约占茎横切面的 1/2，细胞呈不规则类多角形，大小不一，有的细胞中含草酸钙簇晶。乳汁管分布于皮层、韧皮部和髓部薄壁组织中，薄壁细胞含草酸钙方晶，有的细胞中含多个方晶。

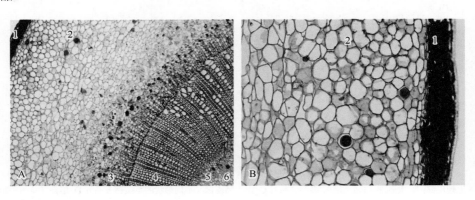

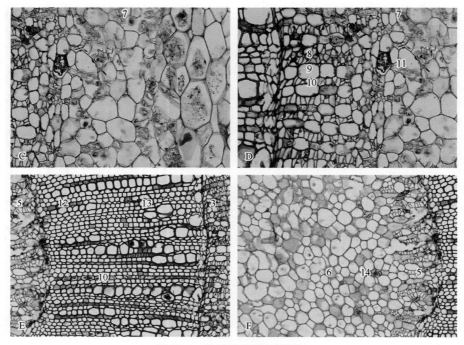

图 19.6　海杜果茎横切面形态

A. 茎部分横切面；B. 木栓层至皮层部位；C. 皮层内侧（示纤维束）；D. 外生韧皮部；E. 木质部；F. 髓部与内生韧皮部

1. 木栓层；2. 皮层；3. 外生韧皮部；4. 木质部；5. 内生韧皮部；6. 髓；7. 中柱鞘纤维；8. 韧皮部束；9. 韧皮射线；10. 草酸钙
方晶；11. 散落的厚壁纤维；12. 木射线；13. 导管；14. 草酸钙簇晶

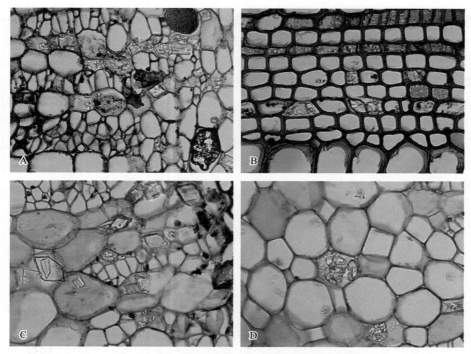

图 19.7　海杜果茎中草酸钙结晶形态

A. 外生韧皮部；B. 木质部（1 个细胞中多个结晶）；C. 内生韧皮部（不同形状的草酸钙方晶）；D. 髓部（草酸钙簇晶）

　　叶中脉部位横切面（图19.8）为典型两面叶。上、下表皮细胞各1列，呈类方形或长椭圆形，外被厚角质层；气孔仅见于下表皮。叶肉组织分化明显；栅栏组织细胞2列，细胞呈短柱状，排列紧密而整齐，不通过中脉；海绵组织约占叶肉组织的3/4，细胞呈不规则形，形成大型气室，有乳汁管分布。中脉维管束双韧型，呈新月状，外生韧皮部形成层明显；乳汁管散在韧皮部和表皮内侧组织中。薄壁细胞偶见草酸钙簇晶。

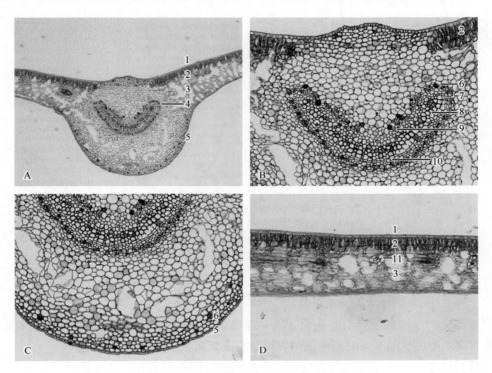

图 19.8　海杧果叶中脉部位横切面形态

A. 叶中脉部位横切面；B. 中脉部位上表面；C. 中脉部位下表面；D. 叶肉部位

1. 上表皮；2. 栅栏组织；3. 海绵组织；4. 中脉维管束；5. 下表皮；6. 乳汁管；7. 外生韧皮部；8. 木质部；9. 内生韧皮部；
10. 形成层；11. 侧脉维管束

　　叶表面制片上、下表皮细胞呈不规则多角形或长方形，垂周壁深波状，平周壁具微细条纹状角质纹理，气孔仅见于下表皮。气孔器大小为（19.4～22.6）μm×（15.3～20.17）μm，气孔指数为26.7，气孔式为环绕型，由4～6个副卫细胞围绕保卫细胞而形成（图19.9）。

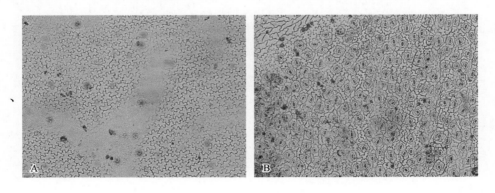

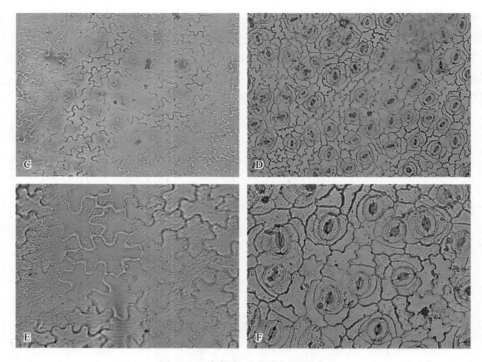

图 19.9　海杜果叶表皮细胞形态
A、C、E. 上表皮；B、D、F. 下表皮
A、B. ×100；C、D. ×200；E、F. ×400

　　缪绅裕和王厚麟（2001）研究了海杜果气孔器的发育，其气孔器发育属于周源型，即副卫细胞由保卫细胞母细胞周围的表皮细胞发育而来。

　　超微形态　上表皮细胞角质层厚，表皮细胞轮廓不易察见；角质纹理呈碎片状、沙粒状和堆积状，隐约可见断续条纹状结构。下表皮角质纹理呈覆盖状，微见条纹状角质纹理呈不规则分布，其间颗粒状纹饰散布，细胞轮廓不清晰；气孔器无规律分布，气孔呈椭圆形，保卫细胞和气孔内层结构清晰（图 19.10）。

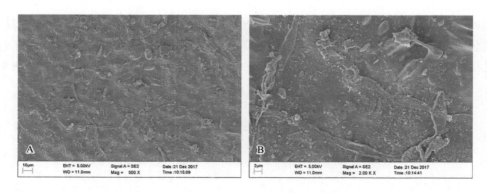

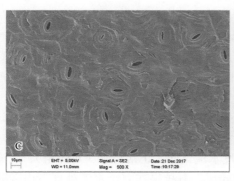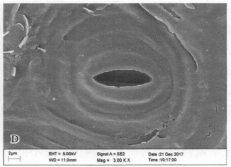

图 19.10　海杧果叶表面超微形态

A、B. 上表面；C. 下表面；D. 下表面气孔放大

【生理特性】

生长习性　海杧果属于偏阳性树种，喜温暖湿润气候，具有耐干旱、耐土壤贫瘠和耐盐碱习性，喜生长于海边。海杧果树冠呈伞形且浓绿，花期持续时间长，一年四季花果色艳形美（陆彦盼等，2015）。海杧果的现蕾期为 3 月上旬至 7 月下旬，始花期为 4 月下旬至 7 月下旬，盛花期为 5 月上旬至 8 月上旬，落花期为 6 月中旬至 8 月上旬，至 8 月中旬花落光，6 月上旬至 7 月下旬进入始果期，6 月中旬至 10 月上旬进入盛果期，7 月下旬至 10 月下旬进入熟果期，8 月下旬开始落果，至 11 月上旬果实落光（邱凤英，2009）。

耐盐程度　盐度是海杧果引种育苗成功与否的关键因子。对高（18.67±3.50）cm、地径为（0.54±0.08）cm 的海杧果幼苗进行 7 个盐度（5g/kg、8g/kg、11g/kg、14g/kg、17g/kg、20g/kg、23g/kg）胁迫处理，经生长量、生物量、生理指标和光合速率等数据测定，结合生理指标进行适应度分析。结果显示，海杧果的苗高增量、地径增量、叶片数增量，以及根、径、叶的干质量及总生物量随着盐度的上升均呈现下降趋势，单株叶干质量和总生物量均在对照处理下最大，且显著高于其他处理，分别为最小值的 23.07 倍和 4.74 倍。低盐处理下海杧果光合作用较强，高盐抑制海杧果的光合作用。随着盐度的上升，海杧果幼苗叶绿素总量、叶绿素 A 含量和根活力呈现下降趋势，SOD 活性、丙二醛和游离脯氨酸的含量呈现上升趋势。生理指标适应度分析表明，海杧果可耐受盐度为 8g/kg 的处理，在盐度 ≥ 11g/kg 处理下呈不适应性生长（邱凤英等，2010；邱凤英，2009）。刘秀等（2012）以 3 个月苗龄的海杧果和黄槿实生苗为试材，设置 10 个盐分梯度胁迫试验，受到盐分胁迫时，海杧果表现出一些明显的症状，在土壤盐分（盐质量 / 土壤质量）达 0.6% 时，叶片开始萎蔫并出现干枯、腐烂和提早脱落症状，苗高和地径基本停止生长；通过对苗高、地径和根、茎、叶的干重进行测定，并分析叶片中叶绿素、丙二醛的含量以及叶片相对电导率，综合评价分析了海杧果的耐盐性。结果表明，海杧果耐盐性强于黄槿，但不适于在高盐环境下生长，可以在盐分低于 0.8% 时维持生长。

光合速率　通过对海杧果的比叶面积（SLA）、光合生理生态指标系统研究发现，海杧果的光饱和点（LSP）和光补偿点（LCP）分别为 268.287μmol/（m²·s）和 29.862μmol/（m²·s），属于典型的中生植物。海杧果具有较大的比叶面积（99.07cm²/g）、叶绿素 a/ 叶绿素 b 比值（3.519），能在低光环境中有效吸收和转化光能，对低光环境有一定的适应力。研究表明，在海岸带绿化中，海杧果适合种植于非开阔地带，或与其他阳生植物搭配种植或种植于林缘（易慧琳等，2015）。

抗寒特性 调查半红树植物在 2008 年广东极端低温天气下（气温降至 4.6℃，连续 10d）的抗寒性发现，珠海市淇澳—担杆岛自然保护区树龄 5 年的海杧果叶寒害等级是 0 级（不受害，生长正常），枝条寒害等级也是 0 级（不受害，生长正常），说明海杧果具有较高的抗寒特性，在严冬气候下，受寒害较轻，不影响正常生长（邱凤英，2009）。

抗水淹特性 对海杧果树苗设置不同深度水淹试验：正常浇水（对照组）、水淹至地茎、水淹至枝下高和完全水淹。连续处理 60d 后，海杧果在完全水淹处理下出现死苗现象，成活率仅 62.5%。树苗苗高增量在正常浇水和水淹至地茎两个处理下均保持较高值，随后随水淹深度的增大而显著下降（$P < 0.05$）；地径增量在前三个水淹深度处理下均无显著差别，在完全水淹处理下的地茎增量显著低于前三个处理（$P < 0.05$）；叶片增量随水淹深度的加大显著下降，在水淹至枝下高处理下已经出现了明显脱叶现象。幼苗的单株茎干重、叶干重和总生物量在对照组均显著高于其他处理，单株根干重、茎干重、叶干重和总生物量在水淹至地茎和水淹至枝下高处理间均无显著差异。幼苗的净光合速率在对照组和水淹至地茎处理间无显著差异（$P < 0.05$）。水淹处理后的 10 项生长信息指标主成分分析表明，海杧果幼苗在对照处理和水淹至地茎处理下生长较好，而水淹深度继续加大后则不利于幼苗生长，在水渍地或常有涝害地上可以选择海杧果造林（邱凤英，2009）。

造林适应性 对珠海市淇澳—担杆岛自然保护区 8 个不同样地（大澳红树林岸边、大澳沙土地、东涌红树林岸边、东涌岸上、东涌岸中、东涌岸下、五门闸岸上、五门闸岸下）土壤中海杧果的造林适应性进行比较，结果显示，成活率为 83.3%～100%；东涌岸上和五门闸岸上造林全部存活，岸下造林的成活率相对较低，这与各样地土壤养分条件不同有关，而且岸下样地地势低洼，积水时间和深度都大于岸上样地，不利于海杧果生长；通过多元线性回归全部选入法，对海杧果树高生长和地茎生长与造林年数及立地土壤理化指标等因素之间的关系进行回归分析，得出了树高生长与造林年数及立地土壤理化指标的回归方程（$y_1 = 1.3230x_1 + 0.0090x_2 + 0.6310x_3 - 0.1480x_4 + 3.1510x_5 + 0.0001x_6 - 6.7570x_7 + 0.0004x_8 - 4.3520$），以及地茎生长与造林年数及立地土壤理化指标的回归方程（$y_2 = 3.9540x_1 + 0.0090x_2 + 1.9800x_3 - 0.4340x_4 + 9.5320x_5 + 0.0001x_6 - 20.0580x_7 + 0.0030x_8 - 15.6590$），其中 $x_1 \sim x_8$ 分别代表造林年数、土壤含水率、土壤全盐量、土壤有机质含量、土壤 pH、土壤速效氮含量、土壤速效磷含量和土壤速效钾含量，y_1 和 y_2 分别代表海杧果树高和地茎（邱凤英，2009）。

【资源状况】 海杧果天然资源在我国主要分布于海南、广东、广西、台湾、香港、澳门等地，福建有引种（廖宝文和张乔民，2014）。基于 Google 卫星地图，采用踏查与典型样地调查相结合的方法对海南琼北地区海口市、文昌市、琼海市、澄迈县和临高县等海岸带的海杧果种群进行了种质资源调查，结果表明，16 个调查区中仅 7 个调查区发现有海杧果分布，分别为海口市的后尾村、林排村、苍头村和北港村，以及文昌市的山雅村、乐大村和湖心村，有成片海杧果种群的分布，集中在 19°59′42.83″N～20°3′27.60″N 的狭窄地带，总分布面积达 177hm²，但破碎化严重，海杧果成树平均分布密度仅为 95.59 株 /hm^2。其中，海口市的 4 个分布区面积为 150hm^2，占总分布面积的 84.75%，海杧果种群的林龄结构属于幼龄林，结果量平均每株 6 枚；文昌市的 3 个分布区面积仅占 15.25%，海杧果种群属于成熟林，且海杧果种群的结果量显著多于海口市，平均每株 58 枚。海杧果天然更新能力很强，两个分布区内幼苗、幼树的平均更新密度为 2429～2790 株 /hm^2，其中湖心村和北港村点状分布种群的幼苗、幼树更新密度为 7394～7778 株 /hm^2。但由于海杧果种质资源在海南尚未得到足够重视，在各种干扰和破坏下，海杧果种质资源破碎化严重，有限的海杧果种群仅残存在木麻黄人工林的边缘，以及荒地处或荒芜的田地、田埂间（陆彦盼等，2015；吕冰，2014）。大洲岛地处海南万宁市东南部，位于 18°39′19″N～18°41′26″N，110°01′26″E～110°29′40″E。海杧果群落集中分布在大洲岛前、后港两岸的低海拔沿岸，群落面积较大，独立成林，长势良好，平均高度约为 4.5m，且林下植物丰富；海杧果多生长于岩石裸露程度达 70%以上的区域，部分生长于海岸沙地，海拔分布上限可达 61m，且处于台风或大风时常肆虐的海岸带区域，说明海杧果对环境的适应性较强，且有良好的抗风能力（吕林玲等，2019）。榄仁-水黄皮-海杧果群落分布在加井岛西部的坡地上，植物群落高度为 4～6m，覆盖度为 80%～90%，生物量为 8～11kg/m^2，该群落结构以榄仁、水黄皮、海杧果为优势种，常见分布的植物还有露兜树、黄槿等 12 种（陈道云和钟琼芯，2014）。

广东全省沿海海岸及河口地区的红树林区及宜林滩涂有红树植物 24 种，包括海杧果、海滨猫尾木、阔苞菊、水黄皮、黄槿等（何克军等，2006）。广东海陵岛滨海植物资源调查发现，野生植物有 38 科 76 种，其中乔木有 23 种。以生长繁殖力、耐盐性、抗病虫害能力、耐修剪性、观赏效果 5 个特征指标作为评价指标，筛选适应性强、园林应用价值较高的野生植物。每个指标分为 5 个等级，赋值 1～5 分，评价等级分越高表明该指标的优越性越高。海杧果得分为 23 分，仅次于台湾相思树，频度为 33.3%，被列为该地区绿化植物推荐树种（黄建荣等，2015）。深圳市龙岗区红树林主要分布于南澳的东冲、鹿咀和葵涌的坝光等地，可分为 6 个群落类型，其中海杧果-黄槿群落分布于南澳鹿咀、葵涌坝光等地，它们多生长在平均高潮线以上，大潮或特大潮时才能被淹没。位于葵涌坝光管理区盐灶村海滩上的银叶树群落、位于葵涌坝光村河流入海处的海榄雌-桐花树群落和位于南澳鹿咀河流入海处的海漆-桐花树-老鼠簕群落中亦有海杧果零星分布（李海生，2006）。深圳市鹿咀（22°32′N，114°36′E）红树植物有 11 种，其中半红树植物有 4 种，分为 12 个主要群落类型。黄槿-海杧果群落主要分布于潟湖南面，呈带状分布。群落外貌呈黄绿色，长势较好，郁闭度为 0.7，黄槿和海杧果是群落的优势种，黄槿高 2.5～4.0m，胸径为 20～30cm，海杧果高 3.0～6.0m，胸径为 20～40cm（李海生等，2019）。雷州半岛有真红树植物 8 种和半红树植物 9 种，共 16 个群落类型（韩维栋等，2003），海杧果群落见于特呈岛等岛屿的侵蚀性海岸沙滩的高潮线上，群落大小为 6m×4m，呈小片状分布，每小片有 5～11 株，胸径平均为 5.0～6.0cm，树冠高平均为 2.8～3.5m，总面积不到全半岛红树林面积的 0.5%。银叶树-海杧果群丛见于廉江市新华镇小片残存半红树林，分布于高潮线上，树高 6～8m，胸径为 10～20cm，覆盖度为 80% 以上，属稀有红树林群落类型。

广西半红树植物有 6 科 8 种，有银叶树群落、黄槿-水黄皮群落和海杧果群落。其中，海杧果喜温暖湿润气候，适应性强，分布范围较广，生长快，萌芽更新强。广西海岸带上的海杧果群落主要分布在从滩边海堤到完全脱离潮汐生境的陆地边缘，部分海杧果人为引种种植在建筑物周边，美化建筑环境，形成片林。河口岸滩上也有海杧果分布，海杧果和黄槿、桐棉、卤蕨、老鼠簕形成群落。海杧果还散生于黄槿-水黄皮群落中。广西北部湾地区有真红树植物 12 种（外来种 2 种）、半红树植物 8 种，海杧果为较常见的半红树植物，喜生长于高潮线以上的滨海沙滩、海堤或近海的河流两岸及村庄边，也经常在红树林林缘出现，主要分布于合浦县、钦州市和防城港市江平镇的巫头和万尾村（潘良浩等，2018；李丽凤和刘文爱，2017；徐淑庆等，2010）。

海杧果作为绿化栽培树种已被引种到南沙群岛美济礁（黄圣卓等，2019），并作为滨海防护林被成功引种到福建（陈恒彬，2018）。

【文献记载】 有记载名牛心茄子，产于琼州。一核者入口立死，两核者可以粪清解之。种仁入外科膏药用，麻药用。此药只可外敷，不宜内服。另有记载名山样仔、猴欢喜。《南方主要有毒植物》记载，名黄金茄，牛金茄。《海洋药物》记载，名海檬果。《广东植物志》记载，名海杧果。树液可作泻下剂。另有记载，种仁：麻醉。入外科膏药或外敷。《中国中药资源志要》记载，种子用于外科膏药或麻醉药。树液：催吐泻下，堕胎。《全国中草药名鉴》记载，树液催吐，泻下，用于心力衰竭的急性病例。《中国现代研究荟萃》记载，种仁：忌内服或注射。另有记载树叶和果实有毒，核仁最毒。《中华海洋本草：第 2 卷 海洋矿物药与海洋植物药》记载，味咸，性平。有毒。止痛。主治外伤疼痛。种子：用于外科膏药或麻醉药。树液：催吐，泻下，堕胎。用于急性心力衰竭。

【药用价值】 海杧果在医药方面具有极大的开发价值。民间用海杧果树叶流产；树皮、叶、乳汁能制药剂，有催吐、下泻、流产的效用。现代研究报道，海杧果（采自印度尼西亚香料和药用植物研究所）的叶片丁醇提取物和正己烷提取物对肺炎克雷伯菌（*Klebsiella pneumoniae*）均具有较强的抑菌活性（Musdja et al.，2018）。海杧果（采自萨摩亚群岛）的 80% 乙醇提取物对大肠杆菌和铜绿假单胞菌具有较强的抑菌活性，MIC 均为 4μg/ml。此外，该提取物在浓度为 32μg/ml 时，能显著促进成纤维细胞的迁移（Frankova et al.，2021）。海杧果中含有多种强心苷类化合物，因此其具有开发治疗充血性心力衰竭及某些心律失常的药物的潜力。此外，海杧果提取物对乳腺癌、肺癌、表皮样癌细胞均具有良好的抑制作用（Chang et al.，2000）。

【化学成分与药理研究】 对海杧果化学成分的研究始于 20 世纪 70 年代，已经从海杧果的根、茎、叶、果实和种子等部位分离得到包括甾体类、黄酮类、木质素类、萜类等在内的上百个化合物，其中部分化合物显示出较好的细胞毒活性。

甾体类 从海杧果的果实、茎、树皮中分离得到的甾体类化合物（图 19.11）有 2'-*O*-acetyl-thevetin B、thevetin B、nerifolin、cerberin、getiobiosyl deacetyltanghinin、deactyltanghinin、17β-*H*-deacetyltanghinin、17β-*H*-neriifolin（Abe and Yamauchi，1977），5α-豆甾-3, 6-二酮、β-谷甾醇、胡萝卜苷、3β-acetyllupeol、12β-hydroxyl-pregnane-4,16-diene-3,20-dione、12β-hydroxyl-5α-pregnane-16-diene-3,20-dione（张小坡等，2008；王继栋等，2007）。其中，化合物 2'-*O*-acetyl-thevetin B 在浓度为 4μmol/L 时对人肝癌细胞 HepG2 显示出非常好的活性（Abe and Yamauchi，1977）。

从海杧果的叶中分离得到的甾体类化合物（图 19.12）有 deacetanghinin、17α-deacetanghinin、tanghinigenin-*α*-L-acofriosid、neriiforlin、17*α*-neriifolin、solanosid、17*α*-so-lanosid、cerleaside A、17*β*-cerdollaside、17*α*-cerdollaside、17*α*-digitexigenin-*β*-D-apiosyl-（1-6）-*β*-D-glucosyl-（1-4）-*α*-L-thevetoside、17*α*-digitexigenin-*β*-cellobiosyl-（1-4）-*α*-L-thevetoside、17*β*-digitexigenin-*β*-D-glucos-3-ulosyl-（1-4）-*α*-L-thevetoside、17*α*-digitex-igenin-*β*-D-glucos-3-ulosyl-（1-4）-*α*-L-thevetoside、17*α*-tanghinigenin-*β*-D-glucos-3-ulosyl-（1-4）-*α*-L-thevetoside、cerleaside B、digitoxigenin-*β*-D-gentiotriosyl-（1-4）-*α*-L-thevetoside（Yamauchi et al.，1987a，1987b）。其中，化合物 digitoxigenin-*β*-D-gentiotriosyl-（1-4）-*α*-L-thevetoside 在 5μmol/L 浓度下对人肝癌细胞 HepG2 显示较强的细胞毒活性（Feng et al.，2012）。

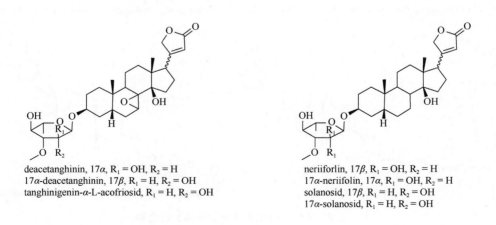

图 19.11　海杧果果实、茎、树皮中的甾体类化合物

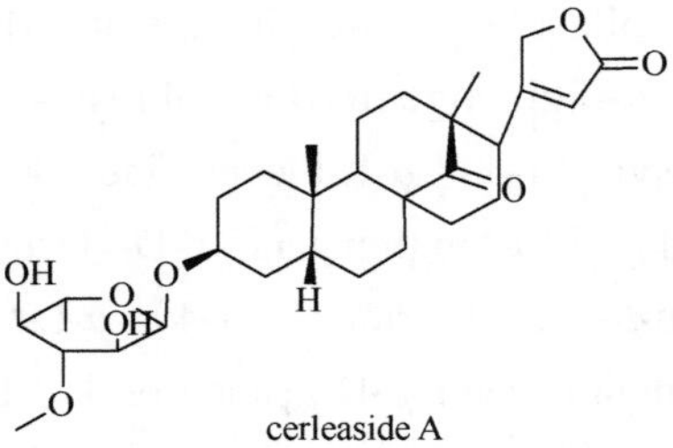

cerleaside A

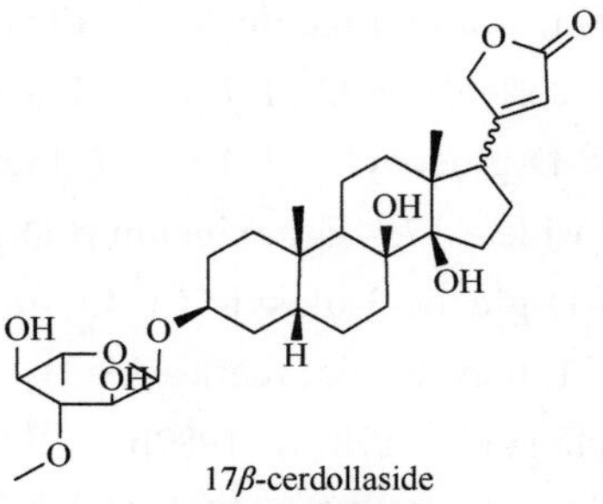

17β-cerdollaside
17α-cerdollaside

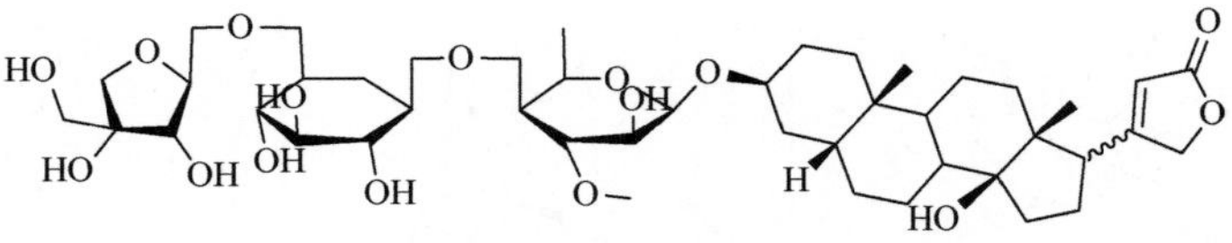

17α-digitexigenin-β-D-apiosyl-(1-6)-β-D-glucosyl-(1-4)-α-L-thevetoside

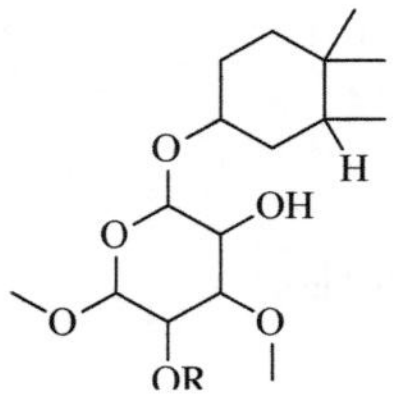

17α-digitexigenin-β-cellobiosy1-(1-4)-α-L-thevetoside, R = glc

17β-digitexigenin-β-D-glucos-3-ulosyl-(1-4)-α-L-thevetoside, R = glc

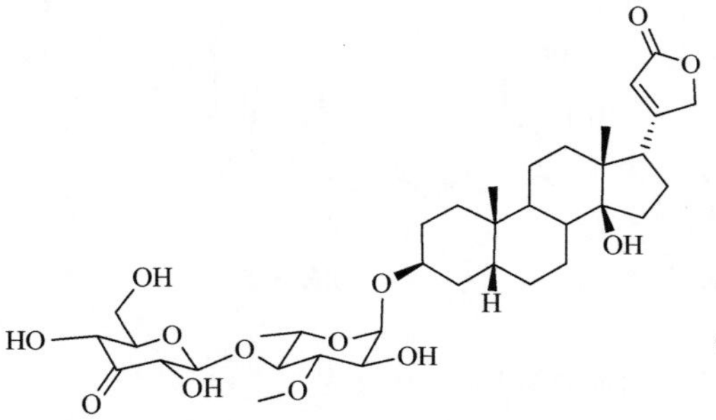

17α-digitexigenin-β-D-glucos-3-ulosyl-(1-4)-α-L-thevetoside

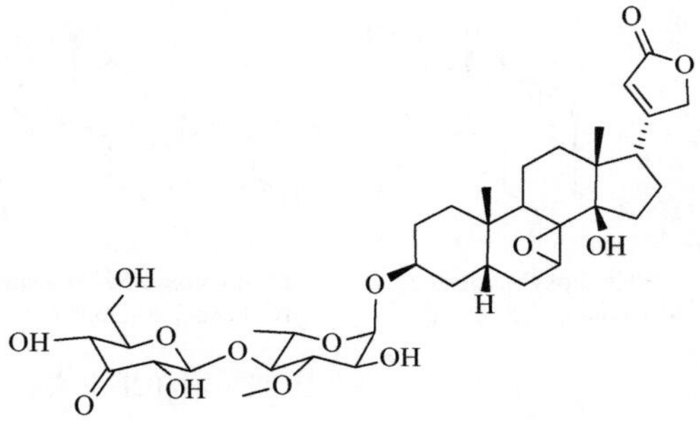

17α-tanghinigenin-β-D-glucos-3-ulosyl-(1-4)-α-L-thevetoside

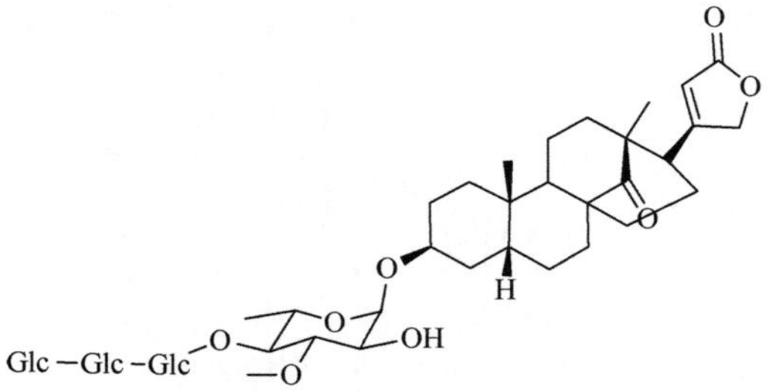

cerleaside B

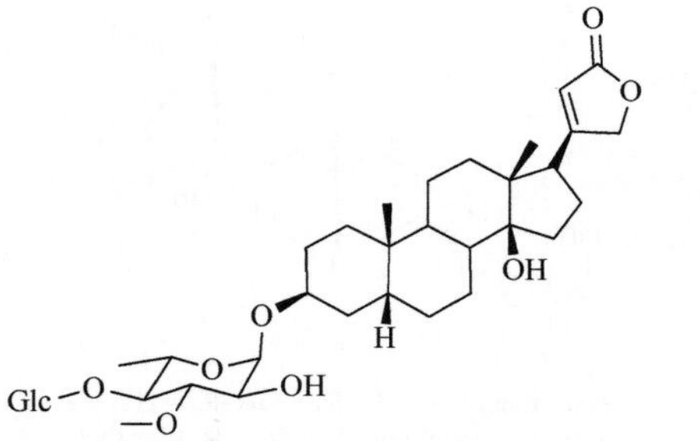

digitoxigenin-β-D-gentiotriosy1-(1-4)-α-L-thevetoside

图 19.12　海杧果叶中的甾体类化合物

从海杧果的根中分离得到甾体类化合物（−)-14-hydroxy-3β-（3-O-methyl-6-deoxy-α-L-rhamnosyl）-11α，12β-epoxy-（5β，14β，17βH）-card-20（22）-enolide 和（−）-14-hydroxy-3β-（3-O-methyl-6-deoxy-α-L-glucopyranosyl）-11α，12α-epoxy-（5β，14β，17βH）-card-20（22）-enolide，见图 19.13，两者均显示出良好的抗恶性肿瘤增殖活性（Chang et al.，2000）。

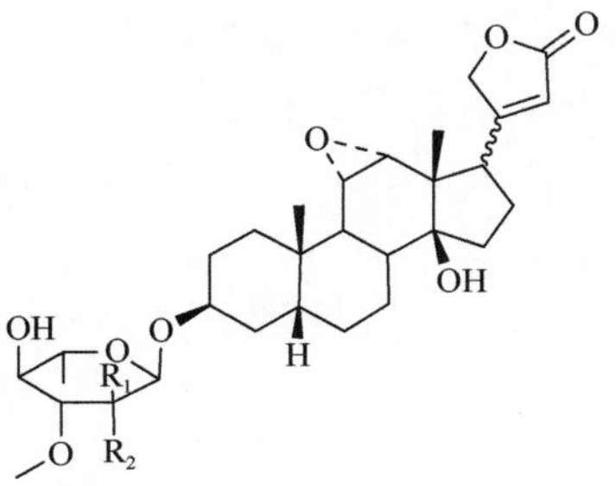

(−)-14-hydroxy-3β-(3-O-methyl-6-deoxy-α-L-rhamnosyl)-11α,12β-epoxy-
(5β,14β,17βH)-card-20(22)-enolide, R$_1$ = H, R$_2$ = OH
(−)-14-hydroxy-3β-(3-O-methyl-6-deoxy-α-L-glucopyranosyl)-11α,12α-epoxy-
(5β,14β,17βH)-card-20(22)-enolide, R$_1$ = H, R$_2$ = OH

图 19.13　海杧果根中的甾体类化合物

从海杧果的种子中分离得到甾体类化合物 3β-O-（2-O-acetyl-α-L-thevetosyl）-14β-hydroxy-7-en-5β-card-20（22）-enolide、7, 8-dehydrocerberin、17β-neriifolin、deacetyltanghinin、tanghinin、cerberin 和 2′-O-acetyl-cerleaside A，见图 19.14。其中，7, 8-dehydrocerberin、deacetyltanghinin、tanghinin 对人口腔表皮癌细胞 KB、人乳腺癌细胞 BC 和人小细胞肺癌细胞 NCI-H187 均有较强的细胞毒活性（Cheenpracha et al.，2004）。

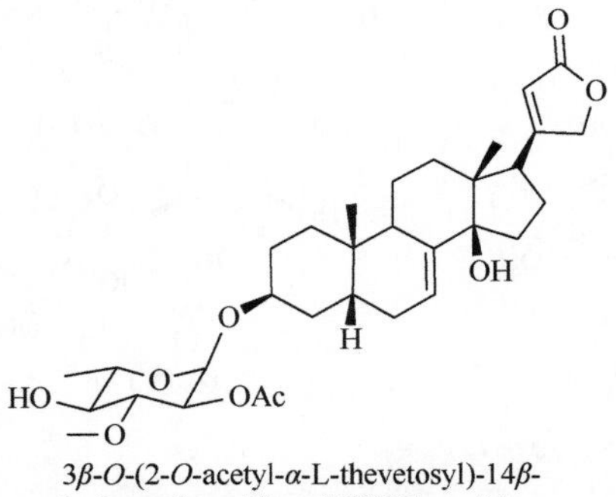

3β-O-(2-O-acetyl-α-L-thevetosyl)-14β-
hydroxy-7-en-5β-card-20(22)-enolide

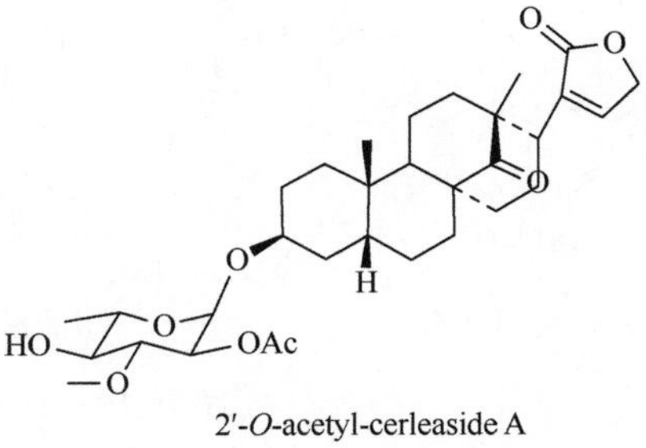

2′-O-acetyl-cerleaside A

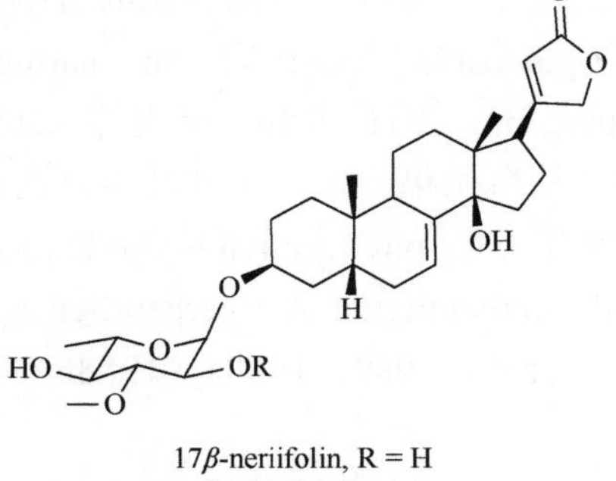

17β-neriifolin, R = H
cerberin, R = Ac

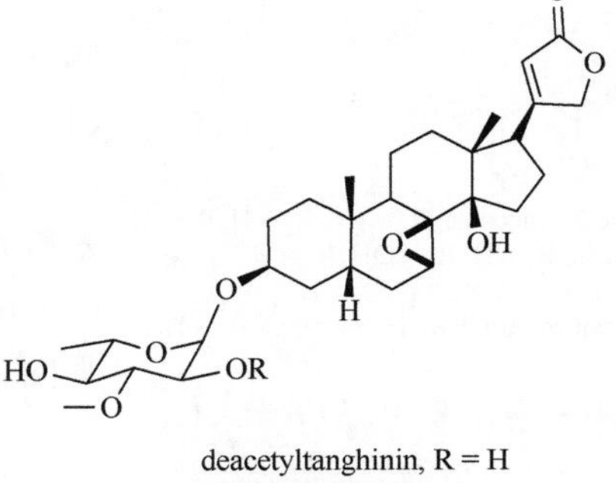

deacetyltanghinin, R = H
tanghinin, R = Ac

图 19.14　海杧果种子中的甾体类化合物

黄酮类 从海杧果叶中分离得到多种黄酮类化合物（图 19.15），分别为槲皮素、柚皮素、香橙素、山柰酚-7-*O*-葡萄糖苷、5-*O*-葡萄糖-7,4′-二羟基-3′,5′-二甲氧基-二氢黄酮、山柰酚、山柰酚-3-*O*-芸香糖苷和芦丁（张小坡等，2010）。

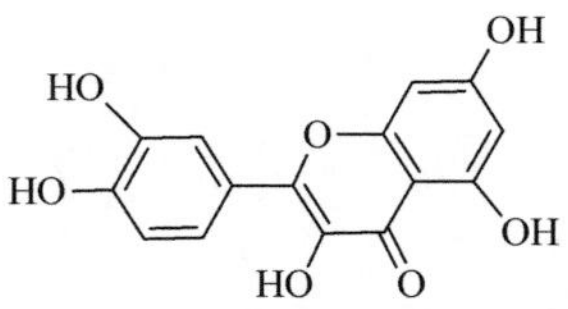

槲皮素 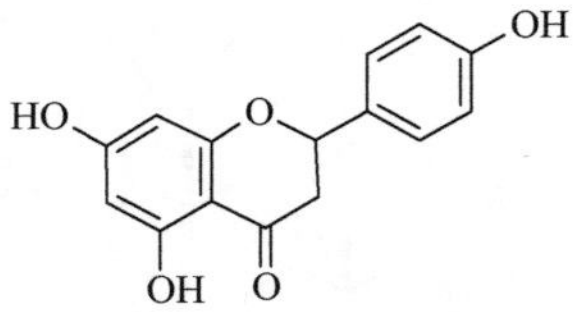   柚皮素 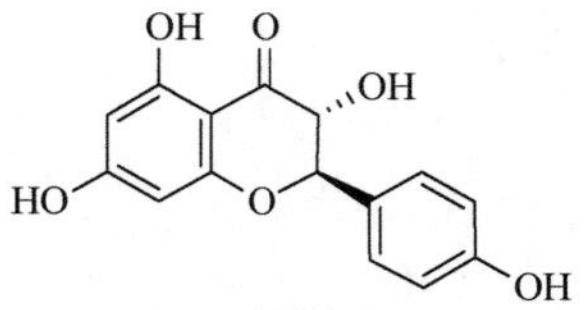   香橙素

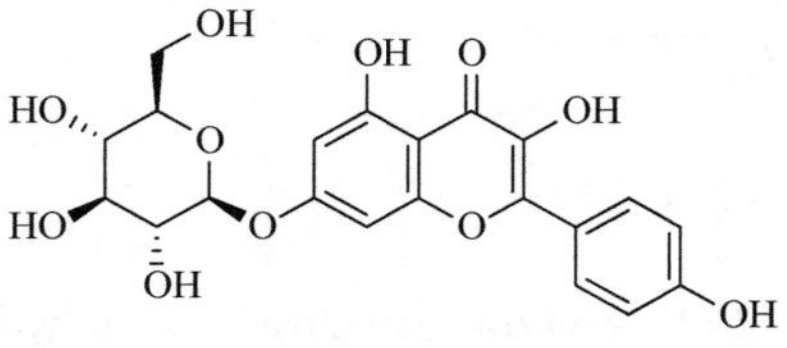

山柰酚-7-*O*-葡萄糖苷 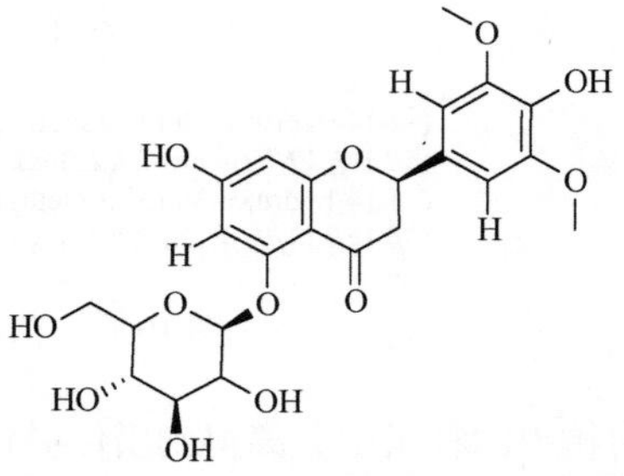   5-*O*-葡萄糖-7,4′-二羟基-3′,5′-二甲氧基-二氢黄酮

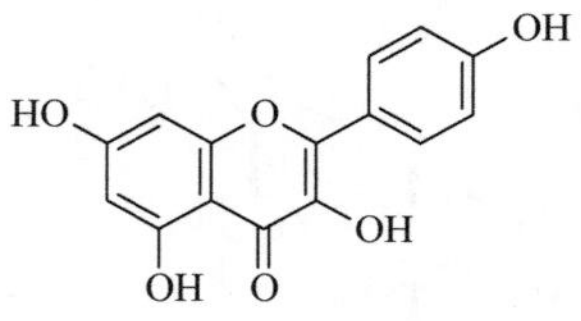

山柰酚 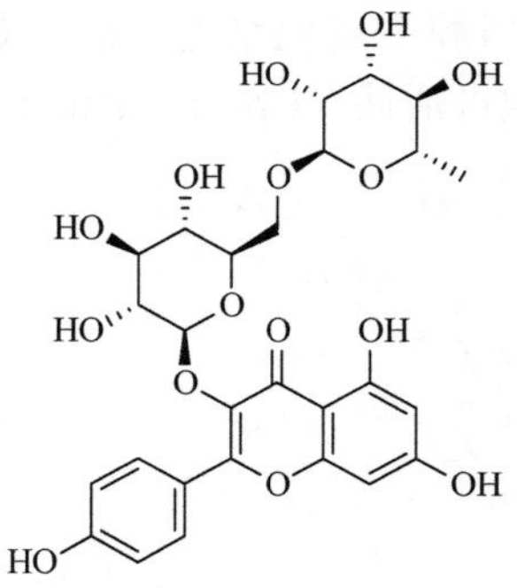   山柰酚-3-*O*-芸香糖苷 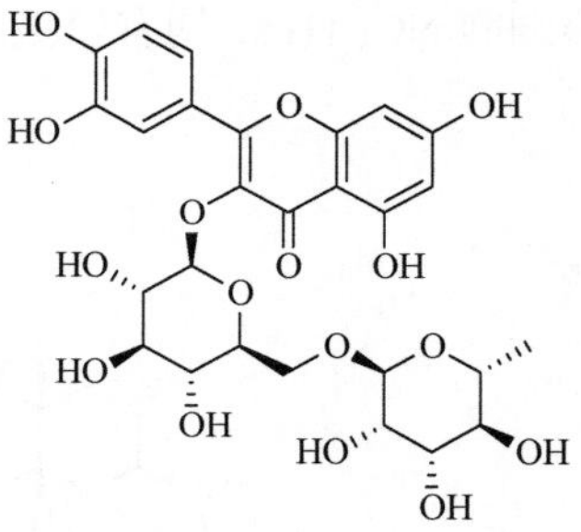   芦丁

图 19.15　海杧果叶中的黄酮类化合物

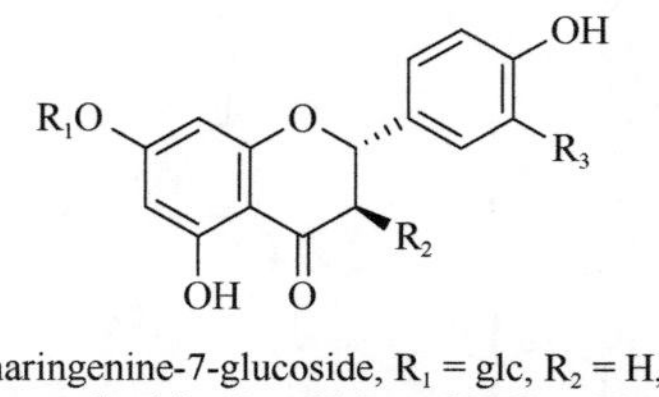

naringenine-7-glucoside, R₁ = glc, R₂ = H, R₃ = H
aromadendrin, R₁ = H, R₂ = OH, R₃ = H
naringenine, R₁ = H, R₂ = H, R₃ = H
(+)-dihydroquercetin, R₁ = H, R₂ = OH, R₃ = H

图 19.16　海杧果茎中的黄酮类化合物

从海杧果的茎中分离得到结构类似的黄酮类化合物 naringenin-7-glucoside、aromadendrin、naringenine、（+）-dihydroquercetin，见图 19.16（于霞等，2009）。

木质素类 从海杧果的干茎和鲜叶中分离得到的木质素类化合物有（−）-olivil、olivil 4-*O*-β-D-glucoside、（−）-cycloolivil、cerberalignan A～cerberalignan N 等，见图 19.17（Abe et al.，1989，1988a，1988b）。

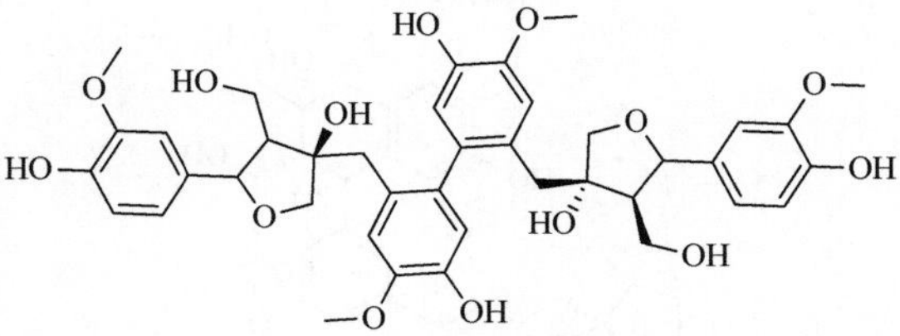

cerberalignan A

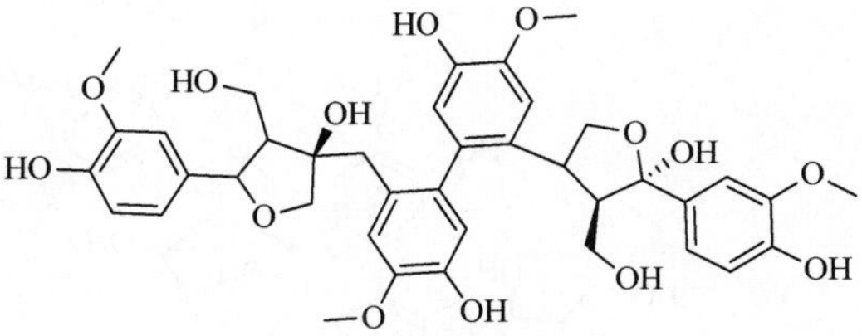

cerberalignan B

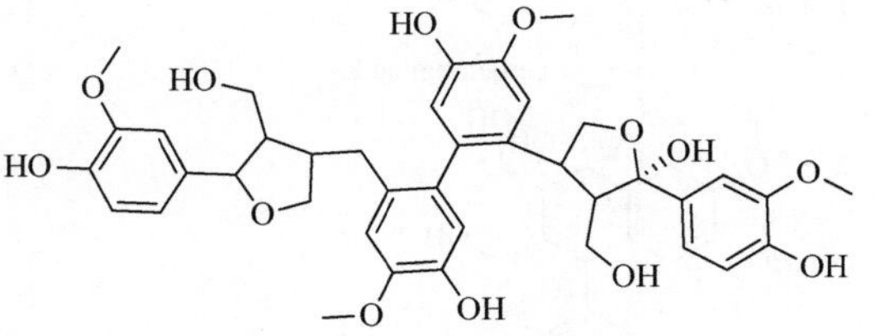

cerberalignan C

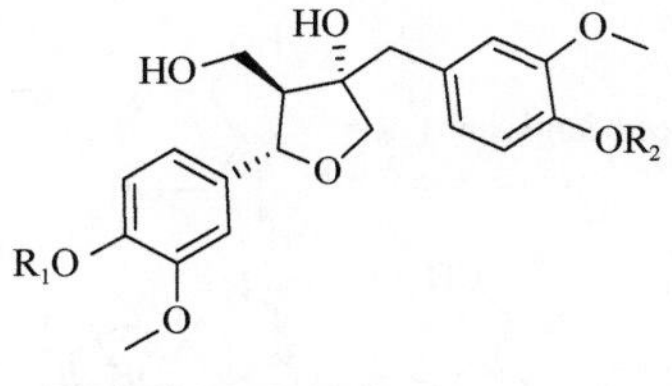

(−)-olivil, R₁ = R₂ = H
(−)-cycloolivil, R₁ = β-glucosyl, R₂ = H
olivil 4-O-β-D-glucoside, R₁ = H, R₂ = β-glucosyl

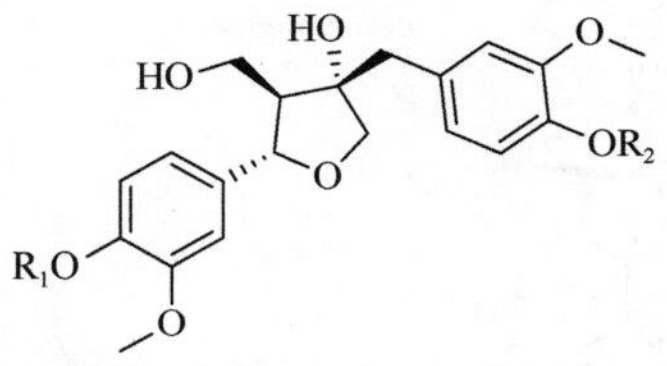

olivil, R₁ = H, R₂ =
cerberalignan F, R =

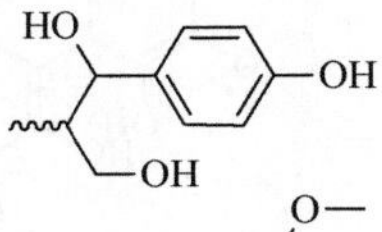

cerberalignan G, R₁ = H, R₂ =

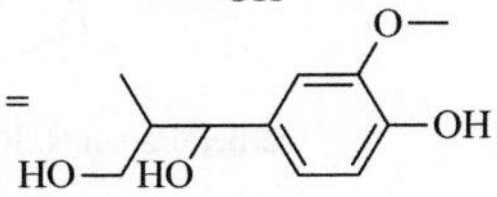

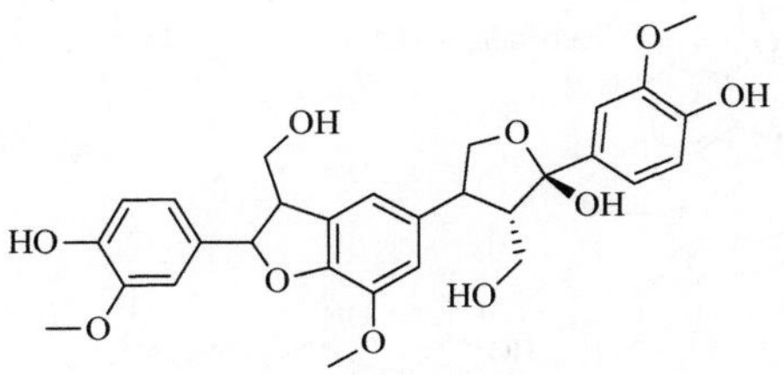

cerberalignan D

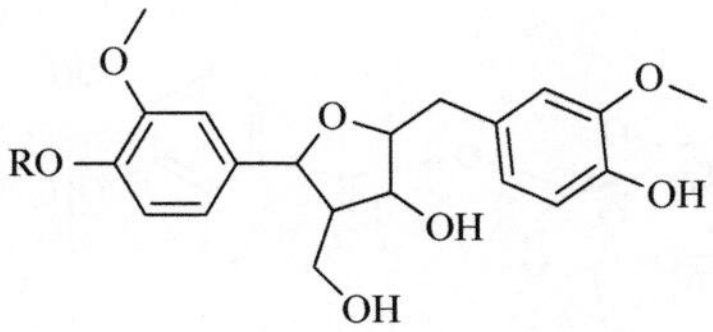

cerberalignan J, R =

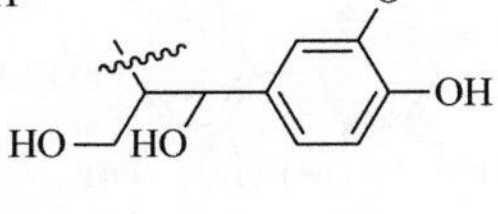

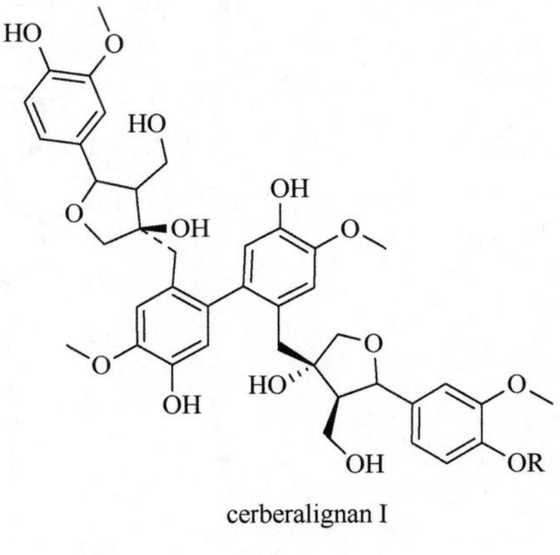

cerberalignan I

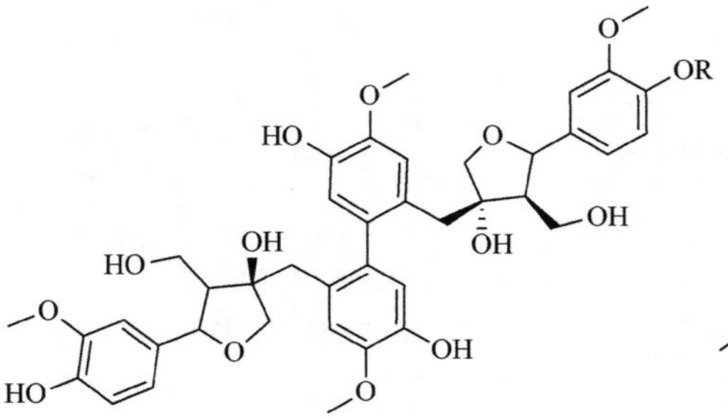

cerberalignan H, R =

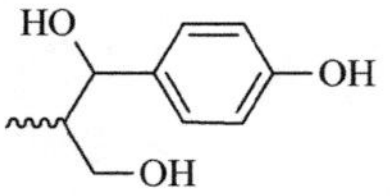

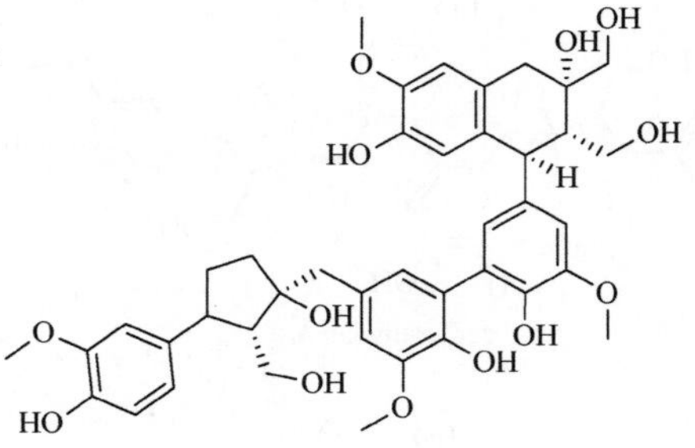

cerberalignan K

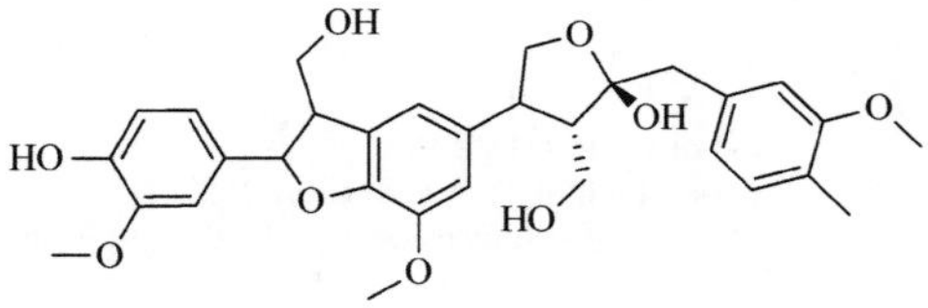

cerberalignan E

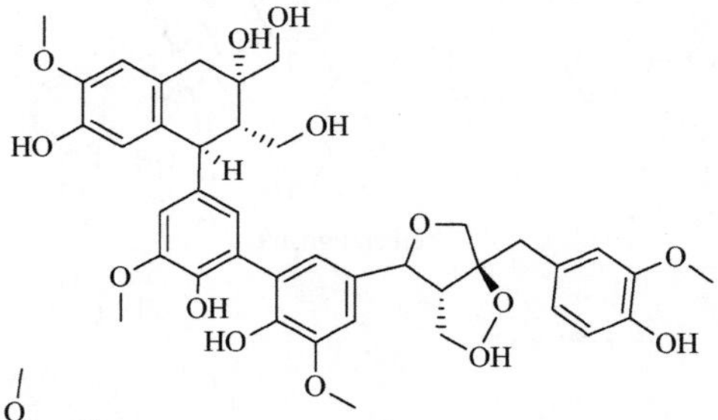

cerberalignan L

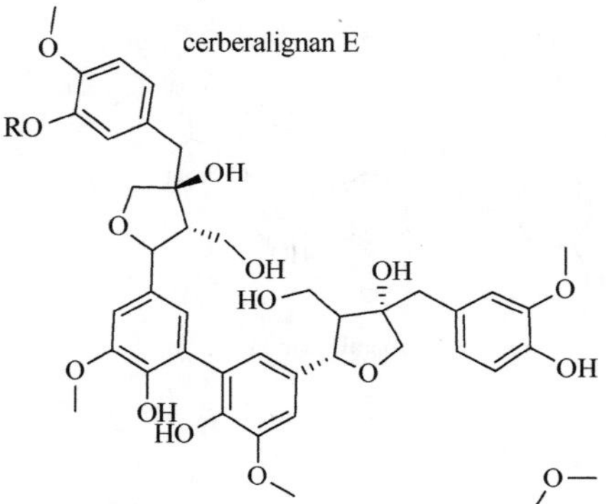

cerberalignan M, R =

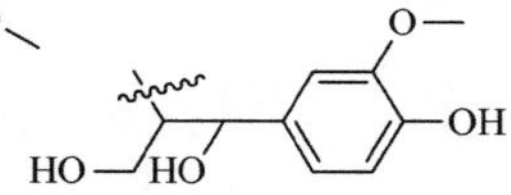

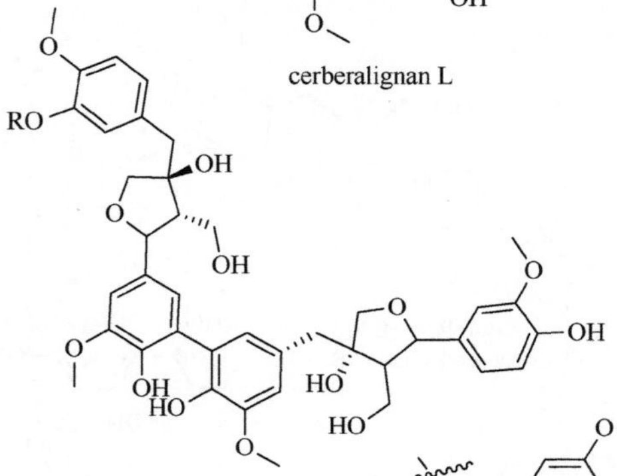

cerberalignan N, R =

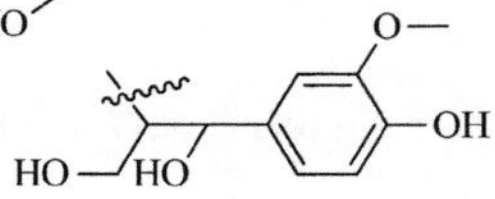

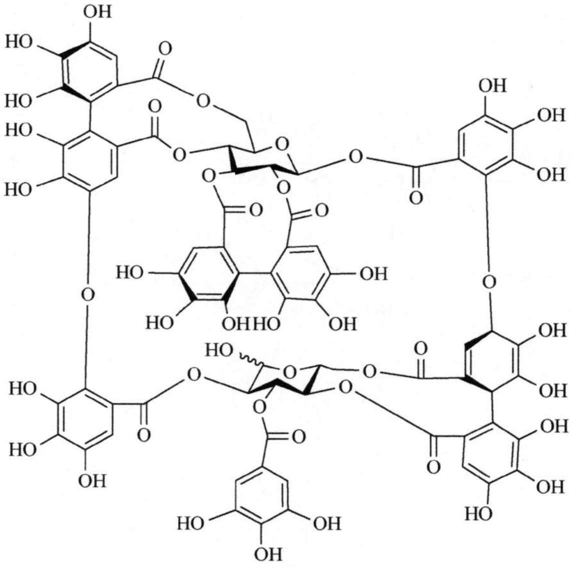

barricyclin D1

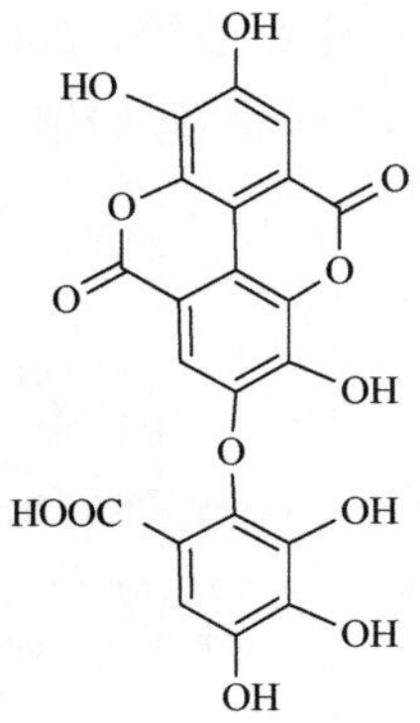

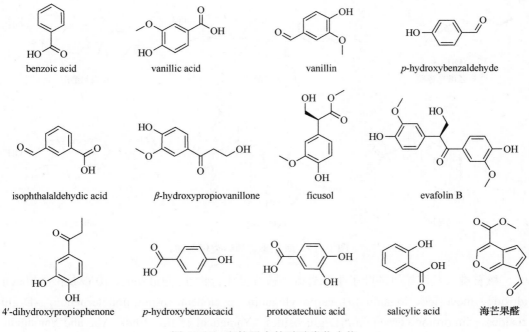

valoneic acid dilactone

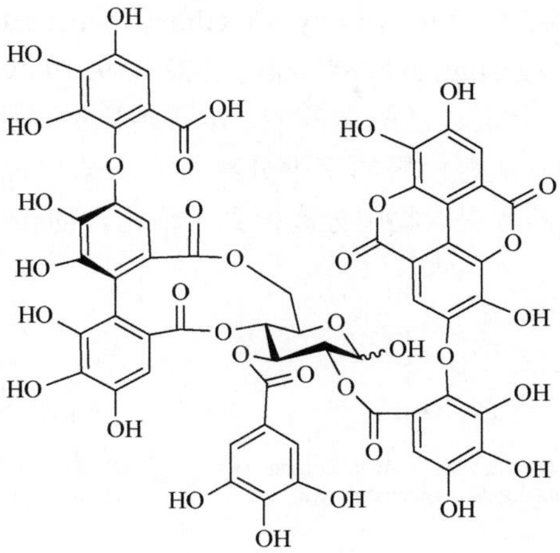

schimawalin A

图 19.17　海杧果中的木质素类化合物

酚酸类　从海杧果果实中分离得到酚酸类化合物（图 19.18），分别为苯甲酸（benzoic acid）、香草酸（vanillic acid）、香草醛（vanillin）、对羟基苯甲醛（*p*-hydroxybenzaldehyde）、间醛基苯甲酸（isophthalaldehydic acid）、*β*-hydroxypropiovanillone、ficusol、楝叶吴萸素 B（evafolin B）、4′-dihydroxypropiophenone、对羟基苯甲酸（*p*-hydroxybenzoicacid）、原儿茶酸（protocatechuic acid，PA）、salicylic acid、海杧果醛（曹雷雷等，2013；张小波等，2006）。

benzoic acid

vanillic acid

vanillin

p-hydroxybenzaldehyde

isophthalaldehydic acid

β-hydroxypropiovanillone

ficusol

evafolin B

4′-dihydroxypropiophenone

p-hydroxybenzoicacid

protocatechuic acid

salicylic acid

海芒果醛

图 19.18　海杧果中的酚酸类化合物

萜类　从海杧果叶中分离得到萜类化合物（图 19.19），分别为 blumenol A、3*R*, 5*S*,

6S, 7E, 9S-3, 5, 9-trihydroxy-6-methoxy-7-megastigmane、3R, 5S, 6R, 7E, 9S-3, 5, 9-te-trahy-droxy-7-megastigmane、熊果醇、(23Z)-9, 19-cycloart-25-ene-3β, 24-diol、大戟醇、乌苏酸、2α-羟基乌苏酸、乙酰乌苏酸、α-香树脂醇（张小坡等，2011；张小波等，2006）。于霞等（2009）从海杧果的茎中分离得到三萜化合物 triterpenoid。曹雷雷等（2013）从海杧果果实的乙醇提取物中分离得到三萜化合物 ursolic acid。

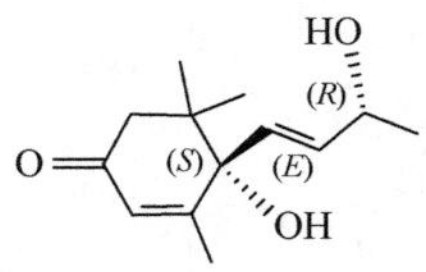

Absolute stereochemistry shown, Rotation (+)
Double bond geometry shown

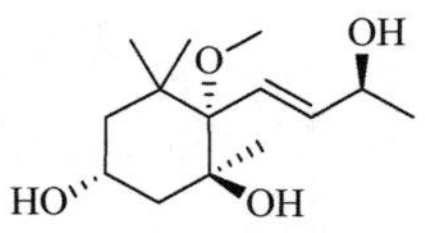

3R,5S,6S,7E,9S-3,5,9-trihydroxy-6-methoxy-7-megastigmane

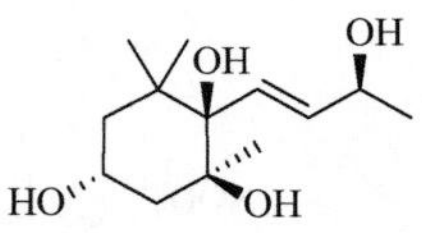

3R,5S,6R,7E,9S-3,5,9-te-trahydroxy-7-megastigmane

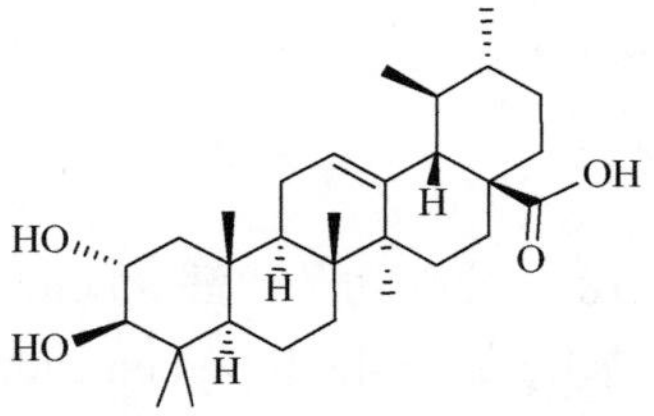

2α-羟基乌苏酸

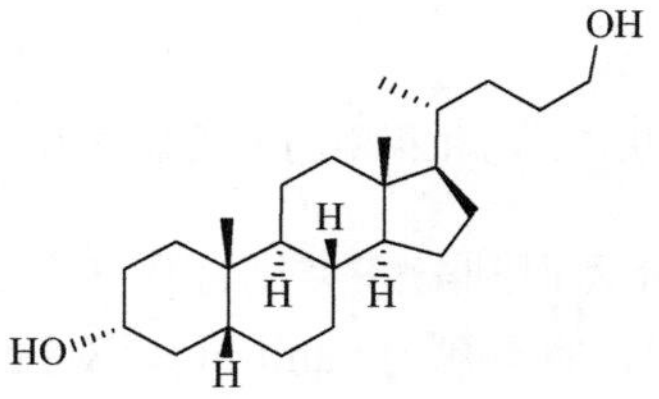

(23Z)-9,19-cycloart-25-ene-3β, 24-diol

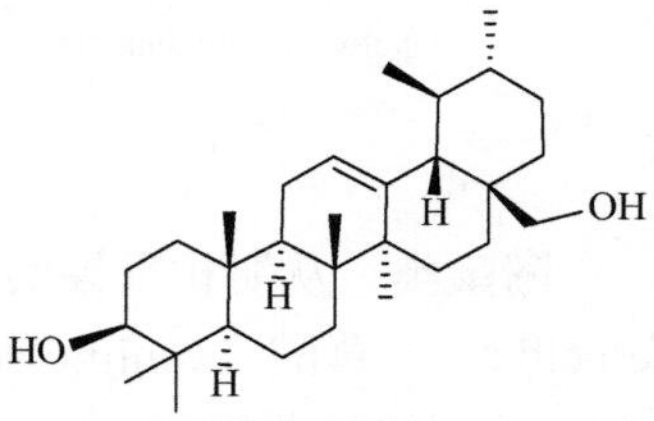

熊果醇

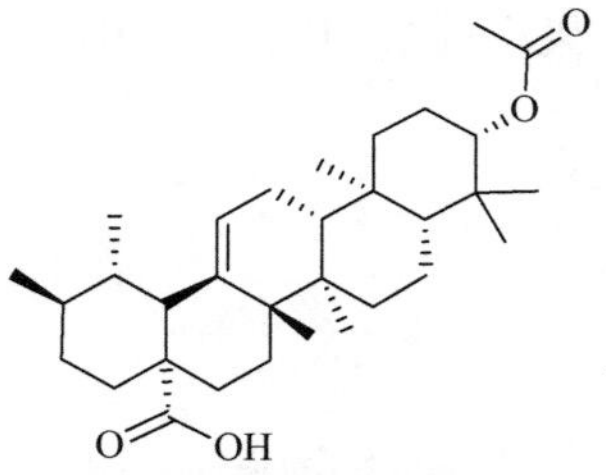

乙酰乌苏酸

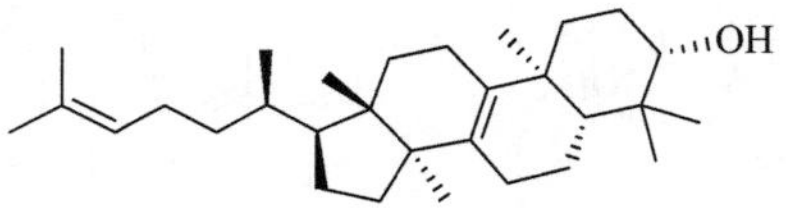

大戟醇

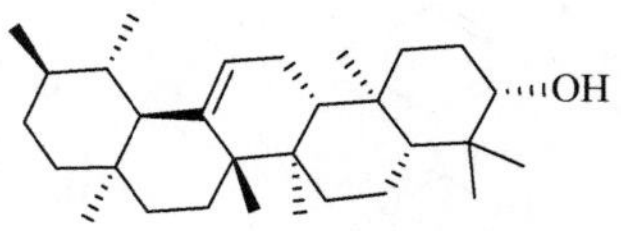

α-香树酯醇

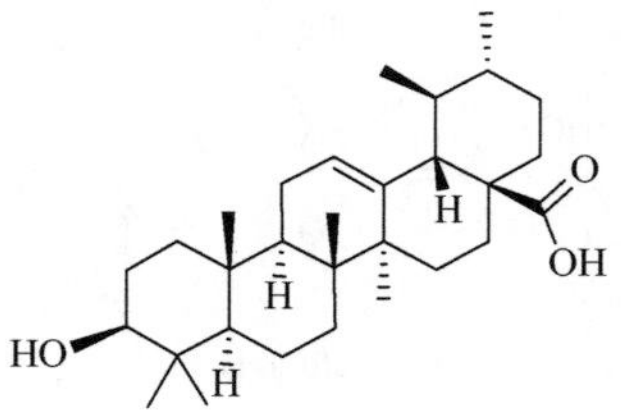

乌苏酸

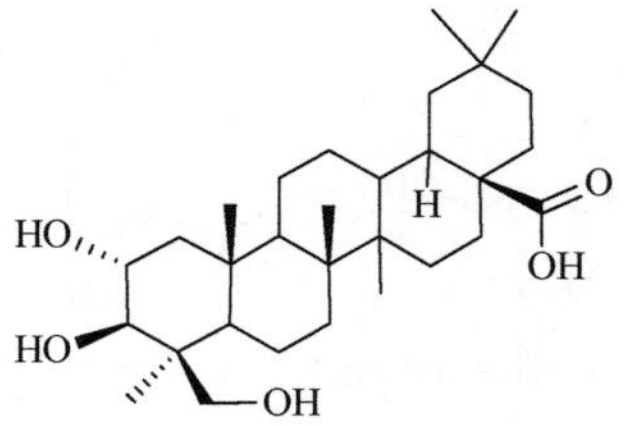

triterpenoid

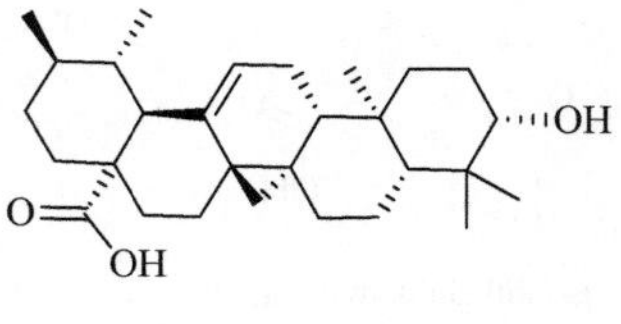

ursolic acid

图 19.19　海杧果中的萜类化合物

核苷类　从海杧果的叶子中分离得到核苷类化合物 theviridoside、10-O-benzoylthevir-idoside、theveside、loganin、10-carboxyloganin、cyclopentano-mormonoterpenoin-β-D-glu-cosides、dimormonoterpenoin-β-D-glucosides（Yamauchi et al.，1990；Abe and Yamauchi，1977，1996），并得到部分衍生物（图 19.20）。此外，从海杧果的茎皮中也分离得到核苷类化合物（张小坡等，2008，2011）。

其他类 从海杧果的茎中分离得到苯衍生物 1,3-bis（*m*-carboxylphenyl）-propan-2-one、2-（*m*-carboxylphenyl）-3（*m*-carboxylphenyl）succinic acid（Zhang et al.，2009）。从海杧果的叶中分离得到苯衍生物 benzamide，脂肪酸酯 *n*-hexadecane acid monoglyceride，以及环烯萜 loliolide（Zhang et al.，2010）。张小坡等（2008）从海杧果的茎皮中分离得到脂肪酸化合物 pamlnitic acid（图 19.21）。

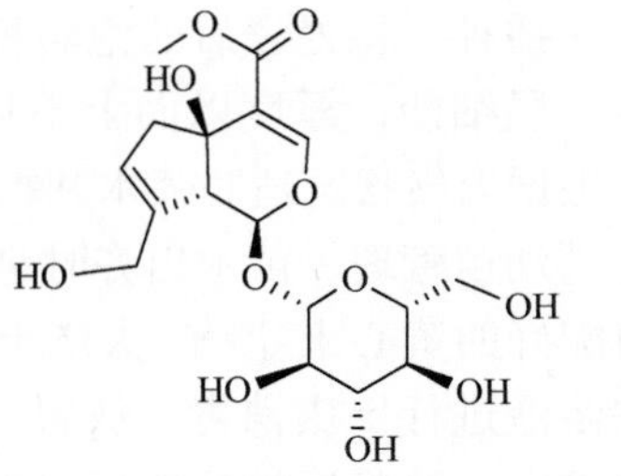

theviridoside

图 19.20 海杧果中的核苷类化合物

从海杧果的茎和果实的乙醇粗提物中分离得到 neriifolin，neriifolin 可以抑制丝氨酸 / 苏氨酸激酶（AKT）活化并导致细胞周停滞在 G_1 期，减少干细胞标志物转录因子 Sox2 的表达。此外，neriifolin 在体内可显著抑制 CD133-GBM 肿瘤的生长（Tsai et al.，2018）。

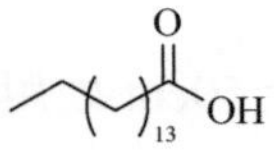

pamlnitic acid

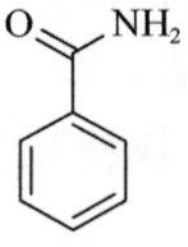

benzamide

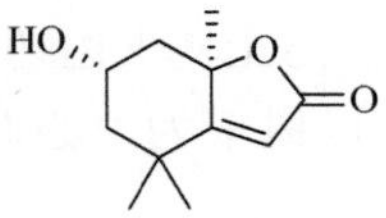

loliolide

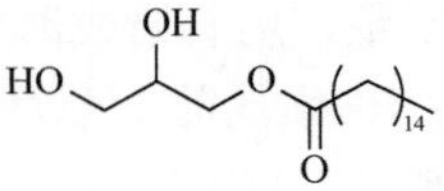

n-hexadecane acid monoglyceride

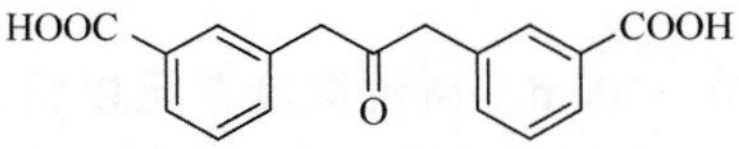

1,3-bis(*m*-carboxylphenyl)-propan-2-one

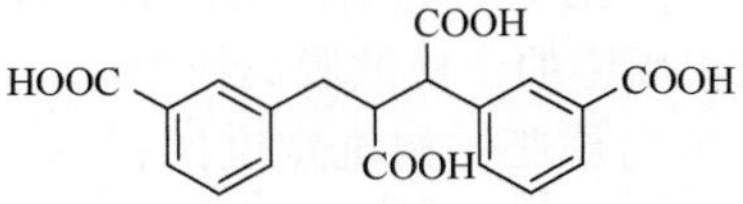

2-(*m*-carboxylphenyl)-3(*m*-carboxylphenyl) succinic acid

图 19.21 海杧果中的其他类化合物

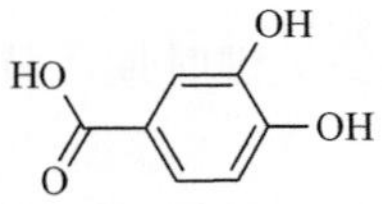

protocatechuic acid

图 19.22 海杧果中的原儿茶酸

海杧果的果实水溶液对 3 种常见有害藻类的生长有抑制作用，对 *Alexandrium tamarense*、*Scrippsiella trochoidea* 和 *Karenia mikimotoi* 的 EC_{50} 分别为 0.986g/L、1.567g/L 和 1.827g/L。研究发现，原儿茶酸（PA）可能是所研究的海杧果水提取物中的主要药效化合物（图 19.22），原儿茶酸可能通过阻碍醌类电子的还原和破坏植物叶绿体中的光系统 II（PSII）中的电子传递而对 *Scrippsiella trochoidea* 的光合作用产生负面作用（Chen et al.，2020）。

【栽培技术】

种子育苗繁殖法 种子收集 种子成熟落地后收集或由青绿色变为紫黑色时采摘，筛选大小、颜色基本一致且饱满充实的种子，采收后用麻袋包裹，放于室内，每天充分淋水，保持潮湿。待果皮变软开始腐烂后用手揉搓并用清水冲洗，去除杂质后晾干水分。采用常温沙藏法储藏种子，即采用洁净的河沙（湿度以用手握成团不出水，松手触之即散为准），将种子与河沙按 1 ∶ 3 的比例均匀混合，每天适当喷水，保持湿润。

种子处理 将种子先用 0.1% 的 $KMnO_4$ 溶液消毒 2h，再用赤霉素（40mg/L 或 60mg/L）溶液浸泡 24h，取出用蒸馏水洗净，或用初始温度为 80～90℃的热水浸泡种子 48h。

播种　将处理后的饱满种子点播在苗圃经过消毒的沙床上，种子点播后在苗床上覆盖一层细沙，厚度以面上不见种子为宜，然后将苗床用水喷湿，用塑料拱棚保温保湿，并根据天气状况适时喷水和揭开塑料膜透气。大约1个半月开始出苗。

幼苗管理　苗木出齐时进行移苗。选用11.5cm（底径）×23cm（高）的黑色营养袋，将配好的黄心土-沙子-火烧土（4.5∶4.5∶1）混合基质搅拌均匀，用2%～3%的硫酸亚铁溶液进行土壤消毒，放置一周后装袋，每袋装4.5kg基质。将苗木移植到营养袋中继续培育，移栽后幼苗每日以淡水浇灌，保持湿度（韩静，2010；韩静等，2011）。通常，海杧果在3月下旬播种，经过大约两个半月形成幼苗，6月上旬移入营养袋（林武星等，2011）。营养袋苗在8月上旬之前生长比较缓慢，8月上旬之后生长加速，到9月上旬苗高生长达到最大，10月中旬之后生长开始明显下降，到12月上旬生长基本停止（陆彦盼等，2018；林武星等，2011；刘秀，2008；刘秀等，2007）。

移栽时间　移栽（2年生以上）以秋季落叶后至春季萌芽前为宜。

移栽关键技术　修剪：海杧果保留顶端2根或3根强壮枝，截去顶梢，去除全部叶片，保证切口平整，用石蜡或薄膜封口，防止枝干由切口干枯。

断根：在移栽前1个月左右，以树干为中心，在移栽树周围半径50cm处用铁锹进行断根处理。

起苗、打包、吊装：起苗前用麻袋或棉布缠住要绑绳索的树干位置，再用绳索将其绑实吊住，然后挖土断底根，用枝剪将根修剪整齐。将树吊起后用黑色大营养袋打包装袋，以免树根周围的土松散脱离树根。

挖坑、坑内施肥：树坑宽度比根部土球大20～30cm，树坑深度要足以将土球埋没并且深30～40cm，在坑内施用适量复合肥及少量农家肥，用挖出的土拌匀，在所施肥料上再填5cm厚的土。

定植：大树定植后，分层向坑内填入从原树苗生长地运回的本土夯实，将根部土球全部埋于地下，浇透水。

移栽后养护管理　浇水：大树移栽后的第1个月是水肥管理的关键时期，移栽后每天浇水1次。

病虫害防治：移栽前先在坑内喷洒0.14%的$KMnO_4$溶液进行土壤消毒，移栽后2个月内选晴天对树体伤口处及叶片每半月喷洒1次0.14%的$KMnO_4$溶液，预防病虫害的发生（邱凤英等，2008）。

扦插育苗繁殖法　插穗　插穗为采自2年生的海杧果母树上部半木质化的粗壮枝条。插穗长10～12cm，切口平整。插穗扦插前分别用质量分数为$100×10^{-6}$的吲哚丁酸和质量分数为$25×10^{-6}$的萘乙酸溶液浸泡3h。

扦插容器　容器采用生产上普遍采用的薄膜容器，容器直径为6.0cm，高9.0cm。容器内装满河沙-黄心土-草木灰均匀混合土壤。

扦插　扦插容器置于苗圃塑料大棚中，先将容器内的土壤浇透，然后在插壤上采用枝棒引洞，插穗深入基质部分为插穗的1/2，扦插后将周围的土稍加压实。

扦插后管理　采用人工间歇喷雾法保持湿度。扦插后每天喷雾13～18次，每次喷雾2～3min。苗床温度控制在28℃以下，高于28℃时应增加喷雾次数和时间。若苗床发生病虫害，采用百菌灵、甲基托布津、退菌特等药物进行防治，每10d轮换一种药剂使用，以防止病虫产生抗性。每隔半月除草松土一次。扦插苗生根后，施用质量分数为0.8%的过磷酸钙溶液和0.1%的尿素溶液3次、草木灰2次（林武星等，2011）。

组织培养繁殖法 培养基 以MS培养基、木本植物用培养基（WPM）为基础培养基，添加外源激素作为培养基，诱导叶片产生愈伤组织的最适合培养基是MS+5mg/L 2,4-D，并在黑暗条件下培养，诱导率达40.91%，促使茎段膨大效果最好的培养基是MS+2mg/L 2,4-D+0.5mg/L 6-BA，诱导茎段芽发生最快的培养基组合是MS+2mg/L 6-BA+0.4mg/L NAA+0.5mg/L GA3。

外植体 以海杧果幼嫩茎段和嫩叶为外植体，先用洗洁精清洗外植体并浸泡1h，然后将外植体用流水冲洗，茎段用流水冲洗2h，嫩叶用流水冲洗30～40min。清洗干净后，用青霉素浸泡1h，然后封口并置于4℃冰箱冷藏待用。

接种 嫩叶用0.1%氯化汞消毒7min，茎段用0.1%氯化汞连续消毒两次（7min+5min）。将外植体消毒后切成合适大小，茎段以茎尖向上斜插入培养基，叶片平贴在培养基表面，叶片背面紧贴培养基，腹面向上。茎段每瓶接种1个，叶片每瓶接种2个。

培养与观察 将接种好的培养基放入培养箱，分为光照条件下和黑暗条件下培养，温度保持（25±1）℃恒温，日光灯光源，光照度约2000lx照射16h。定期进行观察与记录，并及时处理被污染的组培瓶（吕冰，2014）。

野生抚育 海杧果一般生长在高潮线附近的潮滩内缘或大潮、特大潮才能淹及的滩地以及海陆过渡带的陆地，既能在盐度高的环境中生长，又可在陆地非盐土上生长。应在海杧果生长地进行封禁管理，划出专门的保护区，停止人为破坏，制止将其生长地转为其他用途，保护海杧果种群。在海杧果生长较为茂密的区域，根据海杧果的生物学特性及生长环境，采用适宜方法，防治病虫害，人工辅助繁殖，促进种群繁殖和生长，扩大海杧果群落。对遭受破坏的海杧果生长区域，在封禁管理的基础上，采用分株繁殖、人工补种等方法进行补苗移栽，人为增加海杧果种群数量，并且人工补种移栽后要加强管理。海杧果属于中等光强下适宜的植物，因此在抚育过程和其生长过程中应避免阳光暴晒的生存环境（易慧琳等，2015）。

【资源保护与开发应用】

生态保护 海杧果属于乔木型的半红树植物，分布于高潮线以上的滨海沙滩、海堤，也常在红树林林缘出现，具有优良的环境适应性、良好的抗风性能、抗寒性能和一定的耐盐碱习性，是沿海防护林的优良树种之一。

海岸观赏 海杧果树冠呈伞形且浓绿美观，枝叶浓密，花香，果实色艳，形态奇特，观赏价值高，是滨海地区优良的园林绿化和行道树树种。

新药开发 海杧果中含有多种强心苷类化合物。强心苷是一类对心肌有兴奋作用、具有强心生理活性的甾体类化合物，能选择性地作用于心肌，加强心肌收缩力，临床上用于治疗充血性心力衰竭及某些心律失常。海杧果提取物对体外培养的乳腺癌、肺癌、表皮样癌细胞都具有很好的增殖抑制作用，可以用于新药开发。海杧果果实中含有的剧毒成分，在医药方面具有开发价值。海杧果果实中含有一种精油，具有特殊的香味和光泽，早期缅甸人曾将其当作化妆品，因此其在化妆品领域亦具有开发潜力。

参考文献

曹雷雷，田海妍，王友绍，等 . 2013. 红树植物海芒果果实的化学成分研究 . 中国药学杂志，48(13): 1052-1056.

陈道云，钟琼芯 . 2014. 万宁加井岛植被调查与研究 . 海南师范大学学报 (自然科学版)，27(1): 52-56.

陈桂珠，缪绅裕，章金鸿 . 1996. 深圳福田红树林生态学研究 . 中山大学学报 (自然科学版)，(1): 298-304.

陈恒彬 . 2018. 福建滨海观赏植物的多样性及园林应用 . 亚热带植物科学，47(4): 345-351.

管华诗，王曙光 . 2009. 中华海洋本草：第 2 卷 海洋矿物药与海洋植物药 . 上海：上海科学技术出版社 .

韩静 . 2010. 几种半红树植物的育苗技术研究 . 中南林业科技大学硕士学位论文 .

韩静，廖宝文，王承南，等 . 2011. 半红树植物杨叶肖槿和海檬果的不同基质育苗试验 . 中南林业科技大学学报，31(4): 25-30.

韩维栋，高秀梅 . 1998. 湛江红树林的保护策略 . 广东林业科技，(3): 18-22.

韩维栋，高秀梅，卢昌义，等 . 2003. 雷州半岛的红树林植物组成与群落生态 . 广西植物，23(2): 127-132.

何克军，林寿明，林中大 . 2006. 广东红树林资源调查及其分析 . 广东林业科技，(2): 89-93.

黄建荣，李子华，郭淑红，等 . 2015. 广东海陵岛滨海植物资源调查与造景应用效果研究 . 本土植物资源及园林应用，37(3): 10-13.

黄圣卓，段瑞军，王军，等 . 2019. 我国美济礁引种植物调查 . 热带作物学报，40(5): 1022-1031.

李海生 . 2006. 深圳龙岗的红树林 . 广东教育学院学报，26(3): 67-69.

李海生，董华杰，张彩婵，等 . 2019. 深圳鹿咀红树林资源现状及保护 . 安徽农业科学，47(20): 110-112.

李丽凤，刘文爱 . 2017. 广西半红树植物现状及园林观赏特性 . 安徽农学通报，23(20): 71-73.

廖宝文，张乔民 . 2014. 中国红树林的分布、面积和树种组成 . 湿地科学，12(4): 435-440.

林鹏 . 1984. 我国药用的红树林植物 . 海洋药物：12(4): 45.

林鹏，林益明，杨志伟，等 . 2005. 中国海洋红树林药物的研究现状、民间利用及展望 . 海洋科学，(9): 78-81.

林平华 . 2016. 平潭县主要植物资源及造林技术探索 . 安徽农学通报，22(1): 85, 102.

林武星，聂森，朱炜，等 . 2011. 海檬果种子苗生长规律及扦插繁殖技术研究 . 防护林科技，(1): 24-26.

刘秀 . 2008. 几种半红树植物的生物学特性与育苗技术的研究 . 中南林业科技大学硕士学位论文 .

刘秀，郝海坤，庞世龙，等 . 2012. 两种半红树植物幼苗的耐盐性研究 . 中南林业科技大学学报，32(6): 43-47.

刘秀，李志辉，廖宝文，等 . 2007. 不同贮存方法对两种半红树植物种子发芽的影响 . 广东林业科技，23(6): 9-12.

陆彦盼，吕冰，陈微，等 . 2018. 海芒果种子萌发特性及影响因素 . 科技通报，34(3): 59-64.

陆彦盼，吕冰，赵威，等 . 2015. 海南琼北地区海芒果种质资源调查与分析 . 林业资源管理，(6): 160-164.

吕冰 . 2014. 海芒果繁殖及混交技术的研究 . 海南师范大学硕士学位论文 .

吕林玲，陈慧，李伟杰，等 . 2019. 大洲岛海芒果群落及其物种多样性特征 . 热带作物学报，40(11): 2270-2277.

缪绅裕，王厚麟 . 2001. 大亚湾红树林与海岸植物叶片气孔特征及其发育 . 台湾海峡，(2): 251-258.

潘良浩，史小芳，曾聪，等 . 2018. 广西红树林的植物类型 . 广西科学，25(4): 352-362.

邱凤英 . 2009. 几种半红树植物生物学特性、耐盐、耐水淹及造林试验研究 . 中南林业科技大学硕士学位论文 .

邱凤英，李志辉，廖宝文，等 . 2008. 几种半红树植物的移栽技术 . 林业实用技术，(9): 46-47.

邱凤英，廖宝文，蒋燚 . 2010. 半红树植物海檬果幼苗耐盐性研究 . 防护林科技，(5): 5-9.

王继栋，董美玲，张文，等 . 2007. 红树林植物海芒果的化学成分研究 . 天然产物研究与开发，19(1): 59-62.

王文卿，王瑁 . 2007. 中国红树林 . 北京：科学出版社 .

徐淑庆，李家明，卢世标，等 . 2010. 广西北部湾红树林资源现状及可持续发展对策 . 生物学通报，45(5): 11-14.

杨新华 . 1998. 雷州半岛红树林的生态演替及防护作用 . 防护林科技，(1): 29-30.

易慧琳，许方宏，林广旋，等 . 2015. 半红树植物杨叶肖槿和海芒果的光合特性研究 . 生态环境学报，24(11): 1818-1824.

于霞，徐岷涓，邓志威，等 . 2009. 红树植物海芒果中一个新的单萜 . 中国药学，18(3): 232-235.

张小波，林文翰，邓志威，等 . 2006. 海芒果叶的化学成分研究 . 中草药，37(10): 1447-1450.

张小坡，裴月湖，刘明生，等 . 2010. 海芒果叶中黄酮类成分的研究 . 世界科学技术 (中医药现代化)，12(3): 423-425.

张小坡，裴月湖，刘明生，等 . 2011. 海芒果叶中三萜类成分的研究 . 天然产物研究与开发，23(3): 443-445.

张小坡，张俊清，刘明生，等 . 2008. 海芒果茎皮化学成分的研究 . 中草药，39(8): 1138-1140.

中国科学院中国植物志编辑委员会 . 1977. 中国植物志：第六十三卷 第一分册 . 北京：科学出版社 .

Abe F, Yamauchi T. 1977. Studies on *Cerbera*. I. Cardiac glycosides in the seeds, bark, and leaves of *Cerbera manghas* L. Chem. Pharm. Bull., 25(10): 2744-2748.

Abe F, Yamauchi T. 1996. 10-Carboxyloganin, normonoterpenoid glucosides and dinormonoterpenoid glucosides from the leaves of *Cerbera manghas* (studies on Cerbera. 10). Chem. Pharm. Bull., 44(10): 1797-1800.

Abe F, Yamauchi T, Wan A. 1988a. Lignans related to olivil from genus *Cerbera*(*Cerbera*. VI). Chem. Pharm. Bull., 36(2): 795-799.

Abe F, Yamauchi T, Wan A. 1988b. Sesqui-, sester- and trilignans from stems of *Cerbera manghas* and *C. odollam*. Phytochemistry, 27(11): 3627-3631.

Abe F, Yamauchi T, Wan A. 1989. Cerberalignans J-N, oligolignans from *Cerbera manghas*. Phytochemistry, 28(12): 3473-3476.

Chang L C, Gills J J, Bhat K P, et al. 2000. Activity-guided isolation of constituents of *Cerbera manghas* with antiproliferative and antiestrogenic activities. Bioorganic Med. Chem. Lett., 10(21): 2431-2434.

Cheenpracha S, Karalai C, Rat-a-pa Y, et al. 2004. New cytotoxic cardenolide glycoside from the seeds of *Cerbera manghas*. Chem. Pharm. Bull., 52(8): 1023-1025.

Chen Q, Sun D, Fang T, et al. 2020. *In vitro* allelopathic effects of compounds from *Cerbera manghas* L. on three *Dinophyta* species responsible for harmful common red tides. Sci. Total Environ., 747: 142253.

Feng B, Guo Y W, Huang C G, et al. 2010. 2′-epi-2′-*O*-Acetylthevetin B extracted from seeds of *Cerbera manghas* L. induces cell cycle arrest and apoptosis in human hepatocellular carcinoma HepG2 cells. Chem. Biol. Interact., 183(1): 142-153.

Feng B, Guo Y W, Huang C G, et al. 2012. *β*-D-Glucosyl-(1-4)-*α*-L-thevetosides of 17*β*-digitoxigenin from seeds of *Cerbera manghas* L. induces apoptosis in human hepatocellular carcinoma HepG2 cells. Exp. Toxicol. Pathol., 64(5): 403-410.

Frankova A, Vistejnova L, Merinas-Amo T, et al. 2021. *In vitro* antibacterial activity of extracts from Samoan medicinal plants and their effect on proliferation and migration of human fibroblasts. J. Ethnopharmacol., 264: 113220.

Musdja M Y, Aeni M, Djajanegara I. 2018. Comparison of antibacterial activities leaves extracts of *Cerbera manghas* and leaves extracts of *Azadirachta indica* against *Klebsiella pneumoniae*. Asian J. Pharm. Clin. Res., 11(3): 2455-3891.

Tsai J C, Liu W S, Tseng Y T, et al. 2018. Extracts of *Cerbera manghas* L. effectively inhibit the viability of glioblastoma cell lines and their cancer stemloids *in vitro* and in mouse xenograft model. J. Funct. Foods., 48: 283-296.

Yamauchi T, Abe F, Wan A. 1987a. Studies on *Cerbera*. IV. polar cardenolide glycosides from the leaves of *Cerbera odollam* and *Cerbera mangha*s. Chem. Pharm. Bull., 35(12): 4813-4818.

Yamauchi T, Abe F, Wan A. 1987b. Studies on *Cerbera*. V. minor glycosides of 17*α*-digitoxigenin from the stems of genus *Cerbera*. Chem. Pharm. Bull., 35(12): 4993-4995.

Yamauchi T, Abe F, Wan A. 1990. Benzoyltheveside and 10-dehydrogeniposide from the leaves of *Cerbera manghas*. Phytochemistry, 29(7): 2327-2328.

Zhang X P, Liu M S, Zhang J Q, et al. 2009. Chemical constituents from the bark of *Cerbera manghas*. J. Asian. Nat. Prod. Res., 11(1): 75-78.

Zhang X P, Pei Y H, Liu M S, et al. 2010. Chemical constituents from the leaves of *Cerbera manghas*. Chinese Pharm. J., 53(6): 291-301.

20 马鞭草科（Verbenaceae）

20.1 苦郎树（*Clerodendrum inerme*）

苦郎树为一种半红树植物，属于马鞭草科（Verbenaceae）大青属（*Clerodendrum*），为嗜热性广布种，常生长于海岸沙滩和潮汐能至的地方。在我国苦郎树分布于福建、广东、广西、海南、台湾、香港和澳门等南部沿海的红树林适生地区，在广西的苍梧县、贵港市等内陆地区偶见分布，也分布于热带亚洲、澳大利亚及太平洋沿岸。苦郎树是一种传统的药用植物，其根、茎、叶等都具有较高的药用价值。《生草药性备要》记载，嫩枝叶味苦，性寒，有大毒，洗蟆癫，热毒。根名水胡满根，清热解毒、舒筋活络。广西民间用苦郎树根或全株煎水外洗治疗念珠菌性阴道炎；枝叶有小毒（宁小清等，2013）。苦郎树叶粉与樟脑、大蒜和胡椒粉一起用于治疗水肿、肌肉疼痛、风湿疼痛。泰国用苦郎树鲜叶治疗皮肤病。苦郎树中含生物碱类、三萜类、甾体类、黄酮类、糖苷类等化合物。苦郎树鲜叶、全株提取物或活性成分具有清除 DPPH 自由基、抗肿瘤、抑菌、杀虫的药理活性，具有研发新型药物的潜力（韦龙宾等，2007）。药理学研究表明，苦郎树提取物对供试的植物病原真菌有抑制作用，为研发新型抗菌药提供了资源。

【分类位置】 被子植物门 Angiospermae 双子叶植物纲 Dicotyledoneae 合瓣花亚纲 Sympetalae 管状花目 Tubiflorae 马鞭草科 Verbenaceae 牡荆亚科 Viticoideae 大青族 Clerodendreae 大青属 *Clerodendrum* 大青组 *Clerodendrum* 腋序系 *Axilliflorae Schauer* 苦郎树 *Clerodendrum inerme* (Linn.) Gaertn., 1788（中国科学院中国植物志编辑委员会，1982）。

【别名】 水胡满、蟛蜞茎、虎狼草（何克谏，2009）；臭苦朗、臭苦萌、臭矢茉莉；缸瓦冧；苦萌树；许树（陈焕镛，1964）；假茉莉、见水生；枯那般、臭栗生、浒树；臭苦莭；白花苦蓝盘、苦槛盘（台湾）；猪蟆怕、水孤闷、相公担屎桶、水芙满（广东广州市）；哭冧三、黄藤、臭黄藤、拦棚枝、吊气还魂、猪蟆挞、虎卡、臭藤（广东）；水泡木（广西平南县）；鲫鱼胆、海长山（广西）；苦朗（海南）；苦蓝盘、海常山、缸瓦棪（云南）。

【形态特征】 苦郎树为攀缘状灌木（图 20.1），直立或平卧，高可达 2m；根、茎、叶有苦味；幼枝呈四棱形，黄灰色，被短柔毛；小枝髓坚实。叶对生，薄革质，卵形、椭圆形或椭圆状披针形、卵状披针形，长 3～7cm，宽 1.5～4.5cm，顶端钝尖，基部楔形或宽楔形，全缘，常略反卷，表面深绿色，背面淡绿色，无毛或背面沿脉疏生短柔毛，两面都散生黄色细小腺点，干后褪色或脱落而形成小浅窝，侧脉 4～7 对，近叶缘处向上弯曲而相互汇合；叶柄长约 1cm；聚伞花序通常由 3 朵花组成，少为 2 次分歧，着生于叶腋；花很香，花序梗长 2～4cm；苞片呈线形，长约 2mm，对生或近于对生；花萼呈钟状，外被细毛，顶端微 5 裂或在果时几乎平截，萼管长约 7mm；花冠白色，顶端 5 裂，裂片呈长椭圆形，长约 7mm，花冠管长 2～3cm，外面几乎无毛，有不明显的腺点，内面密生绢状柔毛；雄蕊 4 枚，偶见 6 枚，花丝紫红色，细长，与花柱同伸出花冠，花柱较花丝长或近等长，柱头 2 裂。核果呈倒卵形，直径为 0.7～1cm，略有纵沟，多汁液，内有 4 分核，外果皮黄灰色，花萼宿存。花果期 3～12 月。染色体数目：2n=46（王瑞江等，1989）。

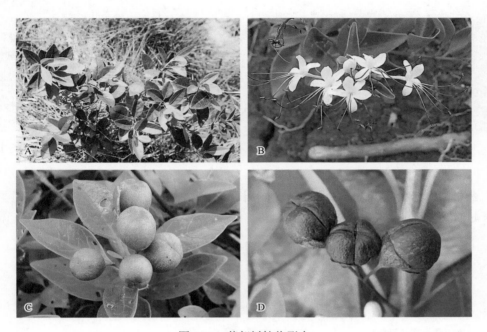

图 20.1　苦郎树植物形态

A. 枝叶；B. 花枝（王文卿和王瑁，2007）；C. 果枝（王文卿和王瑁，2007）；D. 成熟果实（徐克学摄）

【生境分布】　苦郎树常生长于海岸沙滩和潮汐能至的地方，生境多样，海岸沙地、红树林内、红树林内缘、海堤、鱼塘堤岸等处均可见（图 20.2～图 20.5）。苦郎树产于我国福建、广东、广西、海南、台湾、香港和澳门的滨海地区，印度、东南亚至大洋洲北部沿海也有分布。

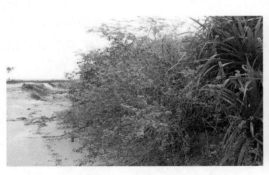

图 20.2　生长在海岸沙滩的苦郎树（引自中国红树保育联盟）

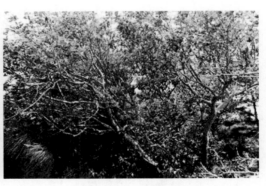

图 20.3　生长在海岸红树林中的苦郎树

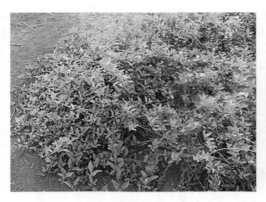
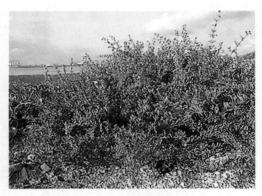

图 20.4　生长在海岸红壤中的苦郎树　　图 20.5　生长在砂石海岸的苦郎树（徐克学摄）

【药材鉴别】

　　药材性状　嫩茎（图 20.6）近四棱形，长短不一，表面灰绿色，枝黄绿色，被短柔毛，有突起的皮孔，对生的枝叶痕。干燥后质脆，易折断，断面有髓，髓部坚实。气微，微辛。

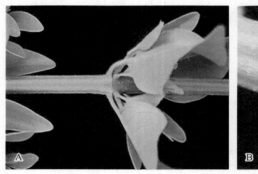
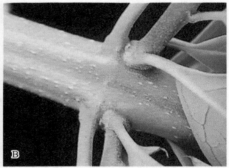

图 20.6　苦郎树嫩茎形态（徐克学摄）

A. 鲜嫩茎；B. 鲜嫩茎（示节部）

　　干燥叶皱缩或破碎。完整叶展平后呈卵形、椭圆形或椭圆状披针形，长 2～6cm，宽 1～4cm。先端钝尖，基部楔形或宽楔形，全缘，叶缘反卷。上表面深绿色或暗绿色，下表面浅绿色，无毛或背面沿叶脉疏生短柔毛，两面散生黄色细小的腺点，或腺点褪色、脱落而形成细小的浅窝（图 20.7）。叶柄长约 1cm。叶薄而脆，易碎。气微，味苦。

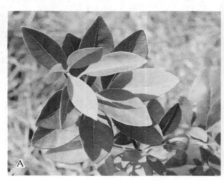
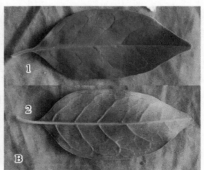

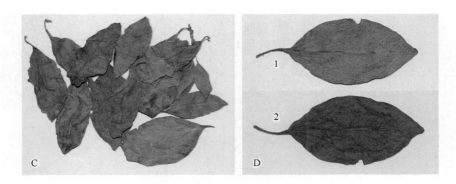

图 20.7　苦郎树叶药材形态
A. 嫩枝叶；B. 鲜叶上、下表面；C. 干燥叶；D. 干燥叶上、下表面
1. 上表面；2. 下表面

组织构造　嫩茎横切面（图 20.8）表皮细胞 1 列，呈类方形或长方形，下皮纤维断续单列，壁厚，木化；内方有木栓形成层分化，有时可见皮孔。皮层较狭窄，细胞类圆形或椭圆形，排列紧密，有少数石细胞散布。韧皮部狭窄，外方中柱鞘纤维断续环列，纤维束宽 1～3 列细胞；韧皮细胞排列紧密，韧皮纤维单个散在或成群。形成层成环。木质部宽广，有大型导管散在，或 2～5 个纵向相连，孔径为 10～50mm，射线 2～4 列细胞，径向延长。髓部宽广，细胞类圆形，排列紧密。

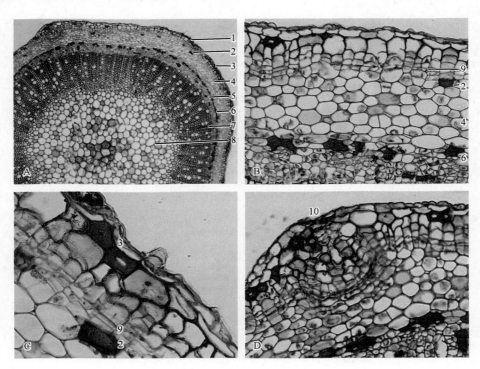

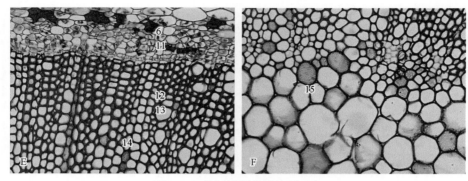

图 20.8　苦郎树嫩茎横切面形态

A. 茎横切面；B. 皮层部位（示石细胞）；C. 表皮及栓内层部位；D. 皮层部位（示皮孔）；E. 维管束部位；F. 髓部

1. 表皮；2. 皮层石细胞；3. 下皮纤维；4. 皮层；5. 韧皮部；6. 中柱鞘纤维；7. 木质部；8. 髓部；9. 木栓形成层；10. 皮孔；
11. 韧皮纤维；12. 木纤维；13. 导管；14. 木射线；15. 髓部具单纹孔薄壁细胞

木质部横切面（图 20.9）为环孔材，导管由单管孔和管孔群组成，常见管孔链和管孔团是管孔群，大部分管孔团由宽窄导管组成。射线通常为双列木射线，偶见单列木射

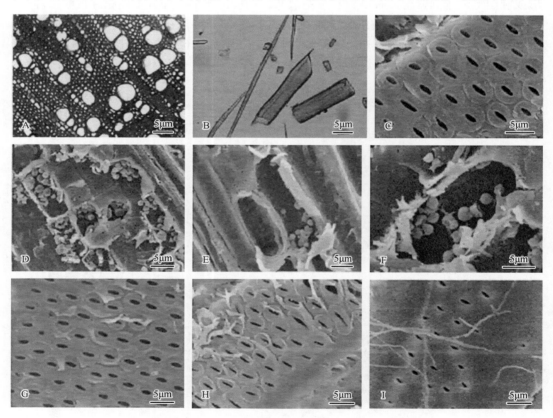

图 20.9　苦郎树木质部横切面形态（方笑，2018）

A. 横切面（示导管的分布类型）；B. 导管分子（示具尾尖和不具尾尖）；C. 切向面（示管间纹孔，导管纹孔室和纹孔口具
点状和块状附物）；D. 径向面（示轴向薄壁细胞）；E. 切向面（示射线细胞，纹孔不规则排列，含淀粉粒）；F. 径向面（示
导管-薄壁细胞，含淀粉粒）；G. 切向面（示导管纹孔室和外纹孔口，不具附物）；H. 切向面（示导管纹孔室和外纹孔口，
具点状、块状和棒状附物）；I. 径向面（示导管内壁，具不规则分支附物）

线和多列木射线。导管分子呈圆柱形，单穿孔，有的导管分子端壁末端平缓无尾尖或尾尖不明显，有的导管分子端壁末端倾斜，具较长尾尖。扫描电镜下，导管为具缘纹孔，内纹孔口为狭缝形或长椭圆形，外纹孔口为长椭圆形。导管-薄壁细胞间纹孔呈近圆形，含淀粉粒。射线细胞间纹孔呈圆形或近椭圆形，不规则排列，含淀粉粒。附物多分布在内、外纹孔口及纹孔室，形成附物纹孔。导管侧壁上有具附物纹孔和不具附物纹孔，纹孔附物类型主要有点状、块状、棒状、丝状附物和不规则分支附物（方笑，2018）。

叶中脉部位横切面（图 20.10）上、下表皮各 1 列细胞，上表皮细胞较大，下表皮细胞较小。上、下表皮均有腺鳞，头部 8 个细胞，柄部 2 个细胞（王厚麟和缪绅裕，2000）。气孔存在于下表皮。叶肉组织分化明显，栅栏组织细胞 3～4 列，呈短柱状，靠近上表皮的 1 列最长，不通过中脉；海绵组织细胞类圆形或长圆形，排列疏松。中脉维管束 1 个，外韧型，木质部较发达，韧皮部呈半包围状，维管束外方有少数纤维断续环列；下表皮细胞内方厚角组织发达。

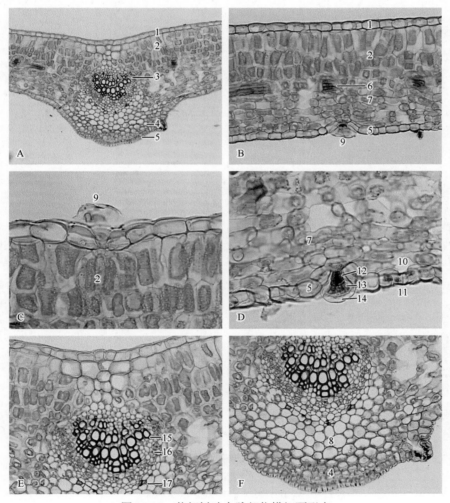

图 20.10　苦郎树叶中脉部位横切面形态

A. 叶中脉部位横切面；B. 叶肉部位；C. 叶肉部位上表面；D. 叶肉部位下表面；E. 中脉部位上表面；F. 中脉部位下表面
1. 上表皮；2. 栅栏组织；3. 中脉维管束；4. 厚角组织；5. 下表皮；6. 侧脉维管束；7. 海绵组织；8. 薄壁组织；9. 腺鳞；10. 气室；11. 气孔；12. 腺鳞柄部；13. 腺鳞头部；14. 腺鳞角质层及分泌物；15. 木质部；16. 韧皮部；17. 维管束鞘纤维

　　叶表面制片上表皮细胞呈不规则多边形或长多角形，垂周壁为微弯曲或弓形，略呈连珠状增厚，平周壁稀见条状角质纹理；腺鳞稀疏分布，密度为 28.0 个 /mm^2，直径为（50.84±8.55）mm；无气孔分布。下表皮细胞呈多角形，垂周壁弓形弯曲，少有浅波状，平周壁条纹状角质纹理清晰，由气孔器边缘向四周呈胡须状发出；腺鳞分布较密集，密度为 54.40 个 /mm^2，直径为（43.63±6.45）mm；气孔只分布于下表皮，气孔不定式，大小为（26.7～33.6）mm×（13.2～18.2）mm，气孔指数为 6.9，气孔周围副卫细胞不甚明显（图 20.11）。

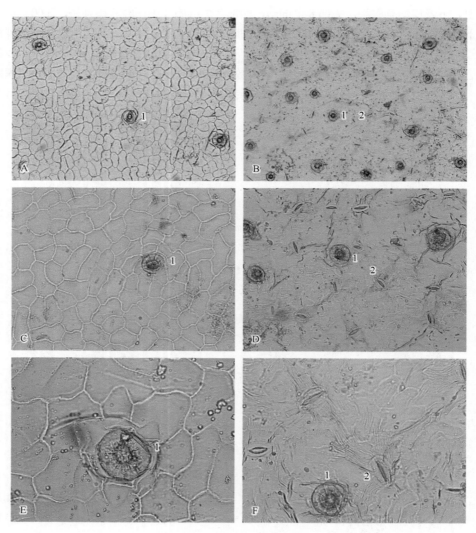

图 20.11　苦郎树叶表皮细胞形态

A、C、E. 叶上表面；B、D、F. 叶下表面

A、B. ×100；C、D. ×200；E、F. ×400

1. 腺鳞；2. 气孔

　　超微形态　叶上表皮平周壁被角质层，垂周壁微凸起，细胞轮廓为多角形或长多角形，有微细稀疏的角质纹理；腺鳞稀疏分布，呈突起的圆盘状，表面有褶皱，周围

凹陷，有皱褶及微细纹理；未见气孔器分布。叶下表皮细胞轮廓不清晰，表面条状角质纹理较密集，有腺鳞和气孔分布；腺鳞呈圆盘状，顶端平坦或凹陷，常不突出于表面；气孔分布不规律，保卫细胞表面有短线状突起，条状角质纹理由气孔器两侧向四周呈胡须状发出（图20.12）。

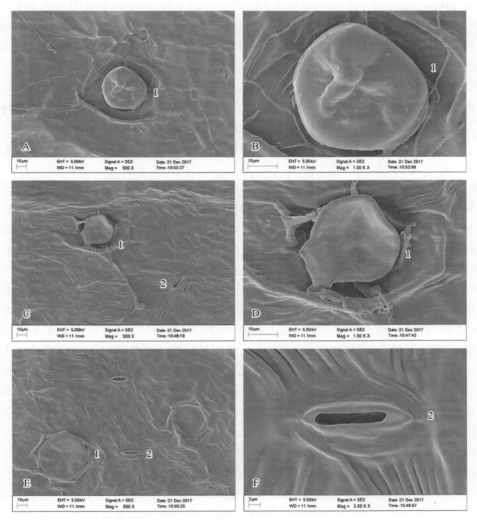

图20.12　苦郎树叶表面超微形态

A、B. 上表面；C～F. 下表面

1. 腺鳞；2. 气孔

【分子鉴别】　选用适应甜土种植10余年的红树植物苦郎树分株，在室内分别以盐水与自来水进行沙培，分别提取叶片的总RNA。通过oligo(dT)$_{12}$CA反转录合成cDNA第1链，以此为模板，用4组10核苷酸随机引物与锚引物oligo(dT)$_{12}$CA组成的引物对进行PCR扩增，选择差异表达片段，发现3个稳定的差异cDNA只存在于盐水培养下的苦郎树叶片中，而自来水培养条件下却没有。这3个差异cDNA分别命名为colb1、colb2和colb3。对3个cDNA采用高效DNA地高辛标记和检测试剂盒Ⅰ（DIG-High Prime DNA

Labeling and Detection Starter Kit I）进行 RNA 杂交检测，只有 colb1 在盐水培养下的苦郎树叶片中呈现稳定的显色信号，在自来水浇灌的苦郎树叶片中却无显色信号，colb2 和 colb3 均无显色。可见，colb1 是耐盐相关 cDNA。将片段 colb1 克隆，并进行序列分析，colb1 片段是由 OPI_{11} 与 Oligod $T_{12}CA$ 引物对扩增出来的，全长 463bp，扣除两端引物则有 439bp，其中 A═T 核苷酸对共 271 对，占 61.73%；G═C 核苷酸对共 168 对，占 38.27%。将所获得的耐盐相关 cDNA 序列提交至 NCBI 进行 BLASTN 和 BLASTX 查询，未发现相关同源序列 cDNA。耐盐相关 cDNA 的获得为分离全长耐盐基因和分析其耐盐机制的研究奠定了基础（单家林和郑学勤，2005）。

采用当前植物学界推荐的 5 条热点候选序列 psbA-trnH、rbcL、matK、ITS2 和 ITS，对马鞭草科苦郎树等 32 种 55 个样本进行序列筛选（陈倩等，2012）。其中，matK 片段的 PCR 扩增成功率过低；55 个样本的 ITS（568～641bp）、ITS2（233～275bp）、psbA-trnH（232～413bp）以及 rbcL（683～684bp）的扩增及测序成功率分别为 83.6%（46 个）、83.6%（46 个）、96.4%（53 个）和 98.2%（54 个），GC 含量分别为 60.9%、64.7%、24.3%、43.2%；4 条序列的鉴定成功率除 rbcL 序列为 77.8%、75.9% 外都为 100%。对种内、种间差异理想条形码序列的筛选发现，ITS2 序列的种间和种内差异均为最大，rbcL 序列的差异均为最小。但对 ITS2 序列的威尔科克森（Wilcoxon）检验分析表明，无论是种间还是种内差异，ITS2 与 psbA-trnH 序列之间无显著差异，二者的种间差异远大于 rbcL 和 ITS 序列；对于种内差异，psbA-trnH 和 ITS、ITS2 无显著差异，均大于 rbcL 序列，ITS2 的种内差异大于 ITS。不同 DNA 条形码候选序列的条形码间隙（barcoding gap）检验发现，ITS2 序列的条形码间隙最为明显，较 psbA-trnH 和 ITS 有明显优势。经对比法（BLAST1）和最小距离法（nearest distance）两种方法评价，在属水平上 4 条序列的鉴定成功率都为 100%；在种水平上，除 rbcL 序列外，其他 3 条序列的鉴定成功率也都为 100%；ITS2 序列进一步纳入网上 163 个样品的数据后，在样本量增大的情况下物种水平上的鉴定成功率可达 89.5% 和 87.6%；psbA-trnH 在纳入网上 11 个数据后物种水平上的鉴定成功率达到 95.3% 和 85.9%，由于物种较少，代表性有限，但可作为马鞭草科潜在的条形码候选序列或者补充序列。研究推荐将 ITS2 序列作为马鞭草科首选的 DNA 条形码序列，其与 psbA-trnH 是适合马鞭草科植物鉴别的一个较好 DNA 条形码序列组合。

研究苦郎树总 RNA 提取方法（余琳和单家林，2008），取 800～1000mg 苦郎树鲜叶，加液氮研磨后制成提取液，在提取液中加入试剂并于 4℃下离心，冰浴后在室温下离心，依次添加试剂后于室温下离心，即得总 RNA 样品。采用分光光度计检测，提取的总 RNA 的 A_{260}/A_{230} 大于 2.10，A_{260}/A_{280} 在 1.93 左右，提取的溶液中 RNA 浓度约为 4.0mg/ml。该方法采用试剂种类较少，每根柱只需洗 4 次便可获得较好质量的总 RNA，一次研磨 800～1000mg 材料可提取约 700mg 总 RNA，电泳检查表明提取的总 RNA 符合分子生物学研究要求，可直接用于各种分子生物学试验。

【生理特性】 高盐生境可以影响苦郎树叶片的形态结构、主要光合色素变化以及成熟叶片矿质元素积累（单家林等，2008）。在盐水生境下，苦郎树的叶片肉质化加强，气孔频度由淡水培育的 163.5 个 $/mm^2$ 降低到盐水培育的 115.7 个 $/mm^2$，降低约 29%，表明苦郎树降低了气孔频度，以减少水分的蒸腾而适应高盐逆境，同时也减少了一些依靠蒸腾力而被动吸收的无机盐在叶中的积累，如 Ca^{2+} 减少了约 61.3%。苦郎树叶片积累较多的 Na、Cl 离子，在盐水条件下叶片积累的 Na 与 Cl 分别为 3.74% 和 1.277%，分别是淡水条件下叶片积累的 Na、Cl 的 19.7 倍、1.2 倍。淡水培育的苦郎树叶片中含有较高含量的叶绿素，叶绿素 a、叶绿素 b 与叶绿素 a+b 的含量分别为 10.213mg/g 干重、3.474mg/g 干重和 13.684mg/g 干重；盐水条件下，苦郎树成熟叶片的叶绿素含量明显降低，叶绿素 a、叶绿素 b 与叶绿素 a+b 的含量比淡水条件下分别降低 53.75%、44.35% 和 51.37%；但为了适应强光照的阳生生境，叶绿素 a/叶绿素 b 仍为 2.44，表现出其对环境的适应。

对不同浓度（w/v）NaCl 溶液（0.5%、1.0%、1.5%、2.0%、3.0%）处理下的苦郎树种子进行萌发试验，以去离子水为对照。0.5% NaCl 溶液胁迫下，苦郎树种子的发芽率、发芽势、发芽指数、活力指数均优于对照，随着 NaCl 浓度的增加（> 0.5%），苦郎树种子的初始发芽时间和萌发高峰均推迟，发芽率、发芽势、发芽指数、活力指数、根长、苗长均呈逐渐下降趋势。低浓度（≤ 0.5%）NaCl 溶液对苦郎树幼苗发育的生长不构成威胁，高浓度（> 0.5%）NaCl 溶液对苦郎树植株的伸长生长有显著的抑制作用。苦郎树种子能在 0.5% 的盐浓度下正常萌发，生长良好（刘德浩等，2020）。

为提高厦门市滨海地区园林绿化质量，以苦郎树等 9 种植物幼苗为材料，将饱和 NaCl 溶液均匀喷洒于叶片表面，观测各树种盐雾危害症状，测定叶片含水量、叶绿素含量、超氧化物歧化酶（SOD）活性和丙二醛（MDA）含量等生理指标，以评价 9 种植物耐盐雾能力（陈国军等，2018）。经盐雾胁迫处理后，9 种植物的叶片均受到不同程度的盐害，表现出失绿发黄、萎蔫干枯、失水变褐等现象。与对照相比，盐雾胁迫处理下 9 种植物叶片的含水量和叶绿素含量均显著下降，MDA 含量增加，苦郎树等 6 种植物均表现为随时间延长 SOD 活性升高。结果表明，苦郎树等 3 种植物盐雾抗性弱。

通过设计不同的基质、水分及氮素梯度，探究基质、水分及氮素对苦郎树水分利用率及抗逆性生理指标的影响，找出最适宜苦郎树生长的基质、水分及氮素管理水平（张弯弯，2018；聂丽云等，2020）。研究结果表明，红土对苦郎树生境的砂质盐碱土有良好的改善作用，而由海砂、泥炭、椰糠、红土组成的混合基质在短时间内更有利于苦郎树根系的生长及生物量的积累。基质、水分、氮素及其交互作用对苦郎树叶绿素、丙二醛、脯氨酸的含量及相对电导率均有显著影响。相同水氮条件下，海砂基质中的苦郎树叶绿素含量较低、丙二醛含量较高，植株的抗逆性较差，尤其是在高频灌溉下；不同水氮条件下，混合基质中的苦郎树叶绿素含量稳定而偏高，丙二醛含量较低，植株的抗逆性较强。可见，苦郎树水分利用率受基质、水分、氮素及其相互作用的影响极其显著。海砂基质保水能力有限，前中期必须提高灌溉频率才能保证苦郎树对水分的吸收与利用；经过一定时期的适应调节，在胁迫后期的水分利用率显著提高。在 4 种改良基质中，氮素在高频灌溉下对提高苦郎树的水分利用率起到一定的促进作用，而在低频灌溉下则会起到反作用。苦郎树水分利用率与叶绿素及脯氨酸的含量有显著的正相关关系，叶绿素含量与脯氨酸含量呈极显著的正相关关系。脯氨酸的积累有助于提高苦郎树的抗逆性，促进苦郎树的叶绿素合成，从而提高光合速率、增加有机物的积累。苦郎树对珊瑚岛礁原海砂基质的适应能力较强，在合理养护的基础上，基本无须进行客土改良。在种植后的前 3 个月，宜采用高频灌溉与高氮相结合的管理方式，待苦郎树的生长状况趋于稳定后，可采用低频灌溉与低氮相结合的管理方式，从而提高苦郎树的抗逆性及水分利用率。

【资源状况】 中国红树林主要分布于东南沿海热带和亚热带海岸港湾、河口湾等受掩护水域。由海南岛向北，随着纬度逐渐升高，气候带由中热带（海南岛南部）、北热带（海南岛北部、雷州半岛和台湾南部）、南亚热带（广西、广东、台湾北部和福建南部沿海）到中亚热带（福建北部和浙江沿海）。全国红树林面积在历史上曾达 25 万 hm²，20 世纪 90 年代出版物中的全国红树林面积从 1.3646 万 hm² 到 1.6209 万 hm²，真红树植物有 26 种，半红树植物有 12 种。苦郎树在我国广泛分布于海南、广东、广西、福建、香港、澳门和台湾（廖宝文和张乔民，2014）。苦郎树耐盐性好，花有一定观赏价值，南部沿海常用于防沙造林，也可用于公园、绿地等丛植或制作绿篱（黄丹，2016）。

调查海南岛沿海的海岸带及港口的苦郎树资源分布情况（罗炘武，2016），在环海南岛海岸的 79 个调查点中分布点达到 27 个，其中东部 12 个分布点、西部 14 个分布点、北部 1 个分布点，以东部的文昌市分布最多，达到 8 个分布点，苦郎树在大部分的分布点成片分布，在少数分布点零星分布。

以海南东寨港、三亚河和青梅港红树林自然保护区为研究对象，在 1959 年和 2008 年的数据基础上，分析了近 50 年海南岛红树林种类、群落和面积的变化与环境之间的关系。苦郎树资源在三个地区的变化不大。海漆＋黄槿＋苦郎树群落经历 50 年的时间，现存面积损失率在东寨港为 46.61%，在三亚河为 93.13%；斑块形状指数在东寨港为 1.73，在三亚河为 1.33；多样性指数在三亚河为 1.02（王丽荣等，2010）。

广东沿海红树林现存面积为 14 670hm²，真红树植物有 24 种。其中，苦郎树为高约 1.2m 的灌木，主要分布于粤西和珠三角（陈远生等，2001）。江门市沿海红树林有真红树植物 10 种、半红树植物 7 种，分为 16 个类型。其中，海漆＋苦郎树群落分布于镇海湾、广海湾等地高潮线或高潮线以上（李矿明等，2006）；海漆胸径为 5～12cm，横坡渡口有的胸径达 16cm，林冠一般高 5～7m；苦郎树与海漆呈片状混交，还混生分布在高潮线或高潮线以上黄槿群落中。广州市南沙区大角山海滨公园红树植物资源有 9 科 10 属 10 种，共 14 个群落类型（李海生等，2019b）。苦郎树群落分布于两处，一处位于公园东面海岸堤坝上，面积约 25m²，均高 1.5m，覆盖度为 70%；另一处位于大角山水闸东南近堤坝处，面积约 40m²，高 2～3m，覆盖度为 70%，群落中散生有芦苇等。广州南沙经济技术开发区坦头村红树林区有红树植物 12 科 15 属 16 种共 10 个主要群落类（李海生等，2018）。苦郎树群落位于槽船涌和英东船厂北侧近堤坝处，槽船涌的苦郎树高 1.5～2.5m，覆盖度达 80%，其上大面积覆盖有鱼藤，对苦郎树的生长产生严重影响，还有鸡屎藤、微甘菊等缠绕在部分植株上；英东船厂北侧近堤坝处的苦郎树群落在多个地段都有分布，高 1.5～2m，覆盖度为 70%～90%，散生有老鼠簕。苦郎树还稀疏分布在无瓣海桑群落中。广州市坝光区域滨海河溪有红树植物 12 科 14 属 14 种，共 8 个群落类型。该区域红树植物群落大多以半红树植物为优势种，主要有木麻黄、黄槿、银叶树和苦郎树。木麻黄-黄槿-海漆-苦郎树群落位于河溪接近入海口处，苦郎树是主要优势种之一，群落外观以黄绿色为主基调，零星点缀深绿色和青绿色。银叶树-木麻黄-苦郎树-海漆-黄槿群落位于入海河溪两岸的植物区域，苦郎树为该群落灌木层的优势种（王帆，2017）。深圳市鹿咀有红树植物 8 科 10 属 11 种，共 12 个主要群落类型（李海生等，2019a）。黄槿-海漆-苦郎树群落分布于潟湖堤坝上，群落外貌呈黄绿色，郁闭度达 0.7。该群落分为三层，第一层以黄槿为优势种，均高 4m，平均胸径为 25cm；第二层以海漆为优势种，均高 3m，平均胸径为 15cm；第三层以苦郎树为优势种，均高 2m，覆盖度为 20%。在海漆-桐花树群落和海漆-黄槿-老鼠簕群落中，有少量苦郎树分布，大多高1～1.8m。

广西有真红树植物12种（外来种2种）、半红树植物8种。苦郎树生境多样，多生长于海岸沙地、红树林林缘、基岩海岸石缝和堤岸，尤其是在堤岸石质护坡的缝隙中生长旺盛，经常可以覆盖整个堤岸，为半红树植物中最常见的种类。在广西沿海堤岸，苦郎树均有分布，高度可达2m（潘良浩等，2018）。苦郎树作为非优势种，散生于黄槿-水黄皮群落中（李丽凤和刘文爱，2017）。广西具有药用价值的真红树有6科9种，半红树有6科8种。其中，苦郎树分布于广西北海市、合浦县、钦州市和防城港市，在广西民间全株可药用（宁小清等，2013；徐淑庆等，2010）。

福建有真红树植物10种、半红树植物5种（引种6种）。苦郎树天然分布于厦门市海岸，并可形成单纯的苦郎树群落（杨忠兰，2002）。在福建苦郎树被列为滨海天然沙生药用植物资源，为沙岸防风固沙的蔓生灌木，花可观赏，枝叶可入药。对苦郎树的生态价值、药用价值和观赏价值进行综合评价，综合应用价值得分达66分（刘小芬等，2017）。

【文献记载】 苦郎树始载于《生草药性备要》，名水胡满、蟛蜞茎、虎狼草。另有记载名臭苦朗、臭苦郎、臭矢茉莉。理跌打，能消肿，祛瘀生新，捣汁冲酒服，以渣外敷。《广东中草药》记载，苦，寒，气臭，有小毒，治跌伤内脏。另有记载散瘀逐湿，通经祛痹，清热消肿，止痛。《新华本草纲要》记载，祛风除湿、散瘀活络、清热解毒、消肿止痛及截疟。《中药辞海》记载，祛瘀，消肿，除湿，杀虫，截疟。另有记载清热解毒，祛风湿，散瘀活络。《中华本草》记载，祛瘀止血，燥湿杀虫。《袖珍草药图本》记载，消炎，退肿，清热解毒，祛风除湿。《中华海洋本草：第2卷 海洋矿物药与海洋植物药》记载，清热解毒，祛瘀止血，舒筋活络，燥湿杀虫，截疟，主治风湿骨痛、风湿性关节炎、腰腿痛、坐骨神经痛、胃痛、感冒发热、疟疾、肝炎、肝脾肿大、跌打损伤、血瘀肿痛、内伤吐血、外伤出血、疮癣疥癞、湿疹、瘙痒。

【药用价值】 苦郎树味苦，微辛，性寒有毒，归肝、脾经，洗蟛癞，热毒，以根入药，可清热解毒、舒筋活络（傅立国等，1999）。在泰国新鲜的苦郎树叶片被用于治疗皮肤病（Kanchanapoom et al.，2001）。树叶磨成的粉末与樟脑、大蒜和胡椒粉一起用于治疗水肿、肌肉疼痛、风湿疼痛，根用于治疗性病（Nadkarni et al.，1996）。苦郎树是一种被广泛应用于印度阿育吠陀医学和悉达医学中的药用植物，常被用来治疗多种不同的疾病，如炎症性疾病、糖尿病、神经精神疾病、哮喘、风湿病、消化系统疾病、泌尿系统疾病等。此外，它也是一种常用的苦味补药。苦郎树水溶性或醇溶性化合物具有止痛、止泻、抗疟、降血糖、镇静、平喘、抗真菌、抗寄生虫及抗关节炎等多种作用和疗效。苦郎树入药时内服建议煎汤服用，用量10～15g，或是浸酒饮服，外用时取适量药物捣敷或煎水洗用于创口。现代研究表明，苦郎树中含生物碱类、三萜类、甾体类、黄酮类、糖苷类等化合物。苦郎树鲜叶、全株提取物或活性成分具有清除DPPH自由基、抗肿瘤、抑菌、杀虫的药理活性（韦龙宾等，2007）。

【化学成分与药理研究】 目前从苦郎树茎及叶等部位提取物中发现的化合物主要有甾体类、萜类、黄酮类、糖苷类化合物（Chen et al.，1996；Kanchanapoom et al.，2001；Pandey et al.，2003，2005，2007；Srisook et al.，2015；Vinh et al.，2018）。

甾体类 从苦郎树中分离得到甾体类化合物4α-methyl-24β-ethyl-5α-cholesta-14,

25-dien-3β-ol 和另一种新的甾醇 24β-ethylcholesta-5, 9（11），22E-trien-3β-ol（Pandey et al.，2003），见图 20.13。

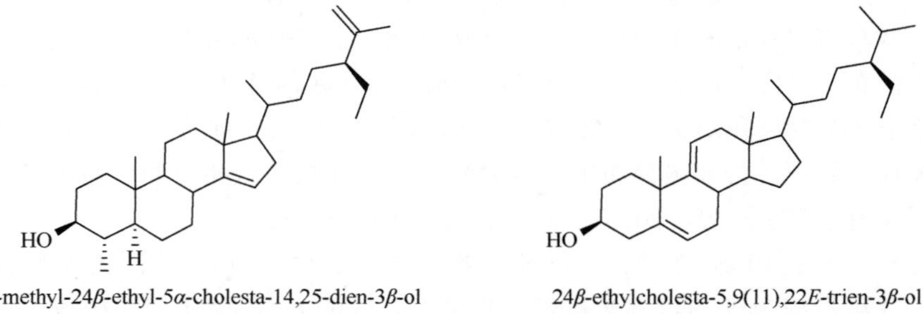

4α-methyl-24β-ethyl-5α-cholesta-14,25-dien-3β-ol

24β-ethylcholesta-5,9(11),22E-trien-3β-ol

图 20.13　苦郎树中的甾体类化合物

萜类　从苦郎树中分离得到的萜类化合物包括二萜类、环烯醚萜类和三萜类。其中，二萜类化合物有 clerodermic acid、inermes A、inermes B、14, 15-dihydro-15β-methoxy-3-epicaryoptin、14, 15-dihydro-15β-hydroxy-3-epicaryoptin（Pandey et al.，2005，2003）。从苦郎树（采自越南广宁）叶片中提取获得重排松香烷二萜 crolerodendrum B，该化合物具有体外 DPPH 清除的活性，ED$_{50}$ 为（17.6±2.1）μmol/L（Vinh et al.，2018），见图 20.14。

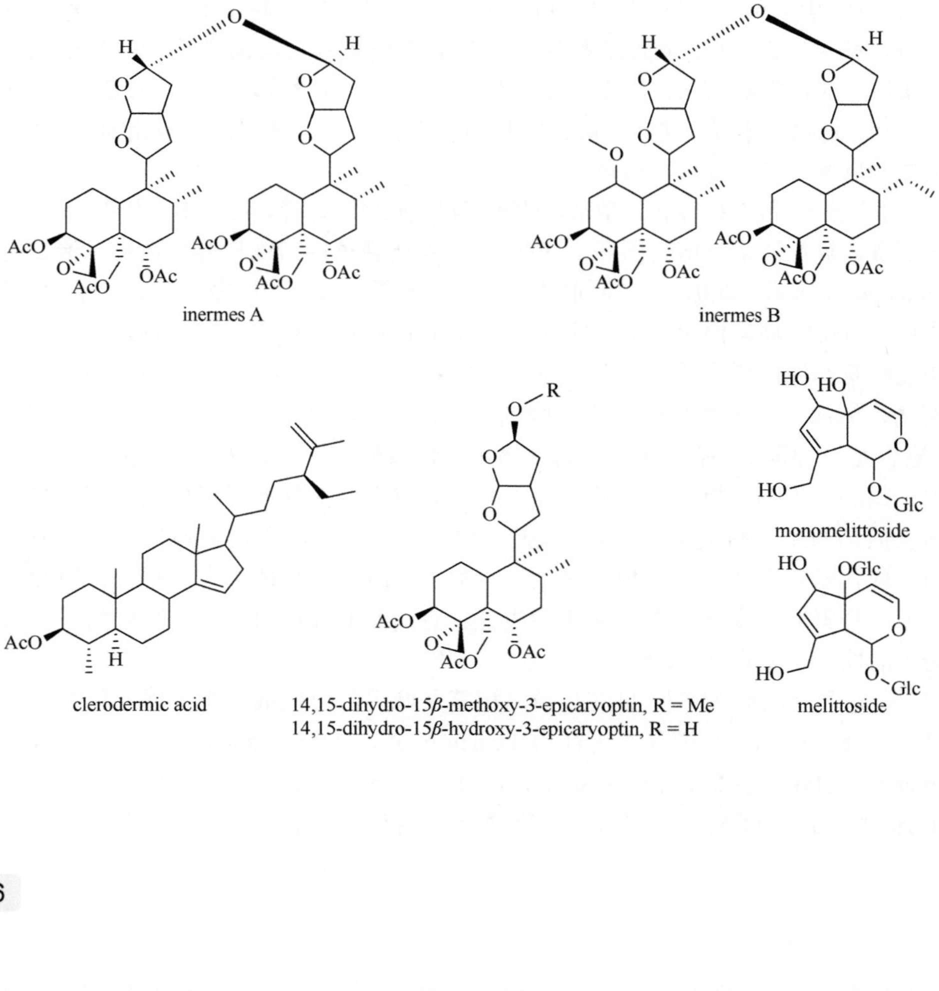

inermes A

inermes B

clerodermic acid

14,15-dihydro-15β-methoxy-3-epicaryoptin, R = Me
14,15-dihydro-15β-hydroxy-3-epicaryoptin, R = H

monomelittoside

melittoside

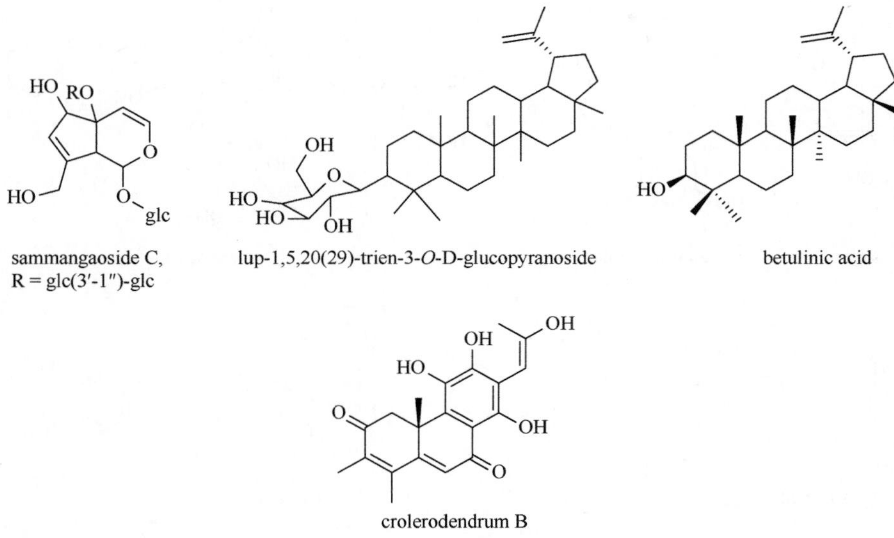

图 20.14　苦郎树中的萜类化合物

从苦郎树（采自泰国）的地上部分提取获得的环烯醚萜类化合物包括 monomelittoside、melittoside、sammangaoside C，三萜类化合物包括 lup-1, 5, 20（29）-trien-3-O-D-glucopyranoside、betulinic acid（Pandey et al.，2007；Kanchanapoom et al.，2001）。从苦郎树（采自中国甘肃）中分离得到的二萜类化合物对鳞翅目害虫具有拒食活性（Gebbinck et al.，2002），该类化合物还具有抗菌活性（Chen et al.，1996）。

黄酮类　从苦郎树（采自泰国）中分离得到黄酮类化合物 acacetin、hispidulin 和 diosmetin（图 20.15），该类化合物具有抗炎活性（Srisook et al.，2015）。

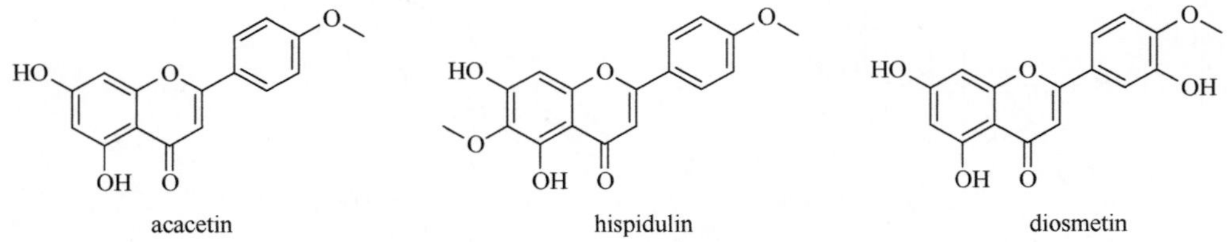

图 20.15　苦郎树中的黄酮类化合物

糖苷类　从苦郎树（采自泰国）中分离获得的糖苷类化合物包括甲基环己烯糖苷化合物、类苯基丙烷糖苷化合物、苯乙醇糖苷化合物、新木脂素糖苷化合物。其中，甲基环己烯糖苷化合物有 sammangaoside A 和 sammangaoside B，类苯基丙烷糖苷化合物有 verbascoside、isoverbascoside、leucosceptoside A，苯乙醇糖苷化合物有 decaffeoylverbascoside、darendoside B、salidroside（Kanchanapoom et al.，2001），见图 20.16。

其他类　从苦郎树中还分离获得了其他类化合物，如脂肪族酮化合物 11-pentacosanone 和 6-nonacosanone（Pandey et al.，2003），见图 20.17。

药理学研究表明，苦郎树提取物或活性成分具有清除 DPPH 自由基、抗肿瘤、抑菌、杀虫等药理活性。

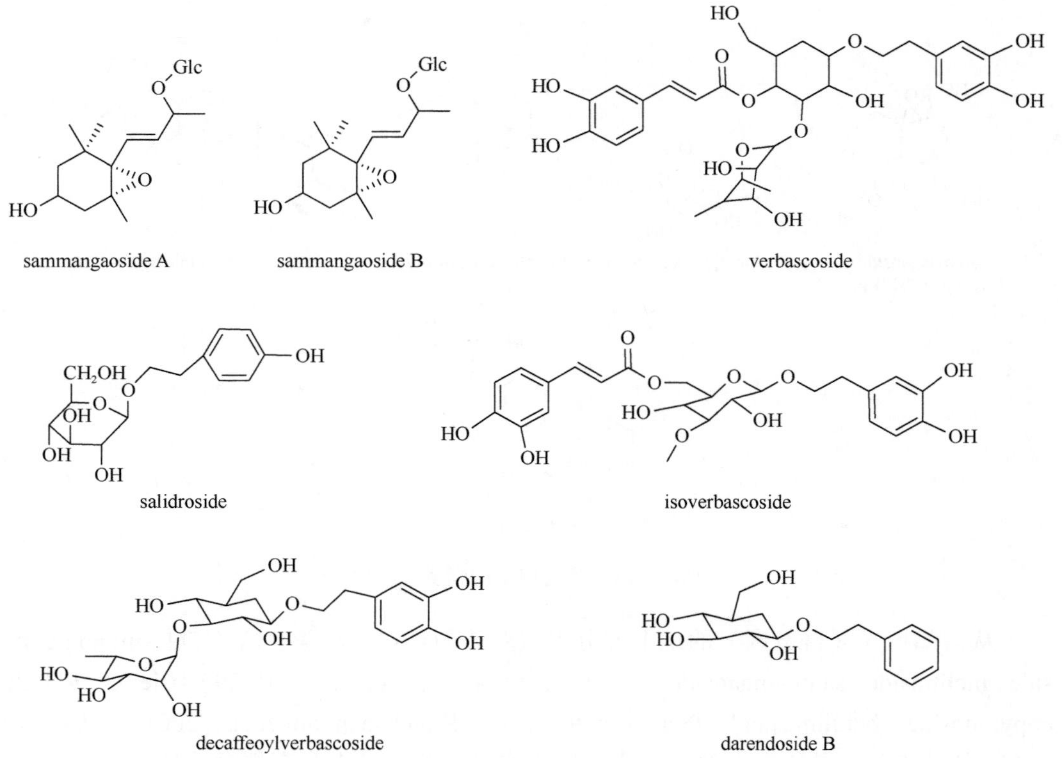

sammangaoside A　　　　sammangaoside B　　　　　　　　verbascoside

salidroside　　　　　　　　　　isoverbascoside

decaffeoylverbascoside　　　　　　　　　　darendoside B

图 20.16　苦郎树中的糖苷类化合物

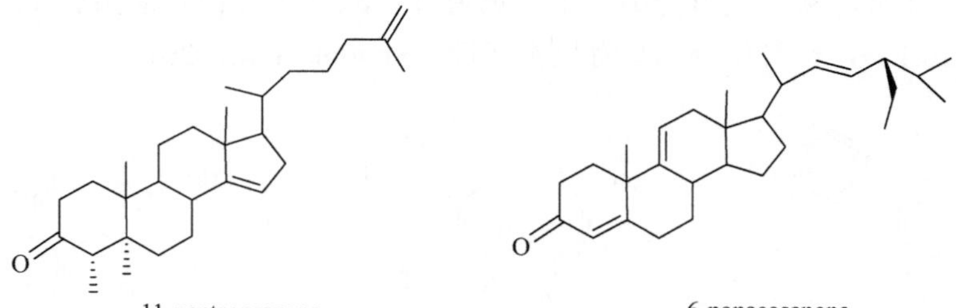

11-pentacosanone　　　　　　　　　　6-nonacosanone

图 20.17　苦郎树中的其他类化合物

　　苦郎树的甲醇粗提物对多种病原菌具有抑制活性，可以抑制人非小细胞肺癌细胞 A549 的迁移、侵袭和黏附，抑制 K^+/H^+-ATP 酶泵的 IC_{50} 为 20.560μg/ml（Bandekar and Nagamani，2021；Tayeh et al.，2020）。苦郎树的水提取物和乙醇提取物显示了广泛的抗菌活性，可以抑制金黄色葡萄球菌、表皮葡萄球菌、大肠杆菌和铜绿假单胞菌的生长，乙醇提取物显著抑制人类永生化表皮细胞 HaCaT 的生长，IC_{50} 为（386.8±87.1）μg/ml（Wisessombat and Tayeh，2021）。苦郎树（采自埃及吉萨）的叶片乙醇提取物对结核分枝杆菌显示出显著的抗菌活性（Elaskary et al.，2020）。部分化合物具有拒食、抑菌等生物活性。

　　邓业成等（2012）研究发现，苦郎树叶、茎和果提取物对供试的植物病原真菌有抑制作用，其中以叶提取物的抑菌活性最强，说明其抑菌活性物质主要集中在叶中，而茎和果中的抑菌活性物质含量相对较低。在浓度为 10g/L 时，叶的甲醇提取物对甘蔗凤梨病菌、梨黑斑病菌、梨褐斑病菌、柑橘疮痂病菌、香蕉炭疽病菌、芒果叶枯病菌和西瓜枯萎病菌的抑菌率分别为 100.00%、93.72%、86.95%、77.01%、60.92%、42.29% 和 22.37%。其中，活性成分 KLS-46 和 KLS-54 对甘蔗凤梨病菌、梨黑斑病菌、梨褐斑病菌、柑橘疮痂病菌和香蕉炭疽病菌 5 种植物病原真菌菌丝有抑菌活性，活性成分 KLS-46 对 5 种植物病原真菌菌丝的 EC_{50} 分别为 $1.10\times10^{-2}g/L$、$9.79\times10^{-3}g/L$、$7.88\times10^{-2}g/L$、$6.99\times10^{-2}g/L$ 和 $4.17\times10^{-2}g/L$，活性成分 KLS-54 的 EC_{50} 分别为 $9.78\times10^{-3}g/L$、$9.26\times10^{-3}g/L$、$5.11\times10^{-2}g/L$、$9.75\times10^{-2}g/L$ 和 $4.75\times10^{-2}g/L$，2 种活性成分对 5 种植物病原真菌菌丝的毒力相近。在浓度为 0.25g/L 时，活性成分 KLS-46 对甘蔗凤梨病菌、柑橘疮痂病菌和西瓜枯萎病菌孢子萌发的抑制率分别为 98.31%、100.00% 和 98.15%，活性成分 KLS-54 的抑制率分别为 99.83%、100.00% 和 99.33%，说明 2 种活性成分对 3 种植物病原真菌孢子萌发均有明显的抑制作用。Praveen 等（2001）从苦郎树中提取出了对病毒具有防御功能的诱导蛋白，对其进行了鉴定。Gebbinck 等（2002）从苦郎树中分离出的二萜类化合物对鳞翅目害虫具有拒食活性，该类化合物还具有抗菌活性（Chen et al.，1996）。研究发现，苦郎树叶能抑制家蝇生长和个体成熟（Ahmed et al.，1981），在家蝇幼虫饲料中混入苦郎树叶，蛹的重量减轻，出现的成熟个体减少。它还能刺激大鼠子宫收缩和抑制肠道蠕动（Husain et al.，1992）。傅立国等（1999）从苦郎树中分离出具有抗菌活性的蛋白质。阳振等（2007）对苦郎树甲醇提取物的抑菌活性进行了初步研究，发现苦郎树甲醇提取物对多种病原菌具有抑制活性。苦郎树对由 CCl_4 引起的小鼠肝中毒具有保护作用（Gopal and Sengottuvelu，2008）。从苦郎树叶片中分离出来的 (levo)-3-epicaryoptin 类化合物对家蝇和蚊子具有生长抑制和拒食活性（Pereira and Gurudutt，1990）。在研究苦郎树的生物活性时发现，当甲醇提取物浓度为 10g/L 时，其对甘蔗凤梨病菌和西瓜枯萎病菌孢子萌发的抑制率均高于 95%，对柑橘疮痂病菌孢子萌发的抑制率为 77.29%。同时，在苦郎树与苦槛蓝的对比中发现，苦郎树对西瓜枯萎病菌孢子的毒力稍低，对柑橘疮痂病菌孢子的毒力与苦槛蓝相近（毕秀莲，2008）。

【栽培技术】 苦郎树属于嗜热性广布种，主要通过种子和扦插繁殖。

人工种子繁育方法（胡宏友等，2012） 种实采集与处理 苦郎树种实产量高，实生苗生长速度快，多采用有性繁殖。成熟种实易被海浪带走或动物啃咬，及时采集是育苗的关键。种实采集期因地因种不同，通常根据种实的大小和色泽判断成熟度。种实采集后应及时播种，临时储藏宜 5～10℃冷藏。

育苗方式 多采用容器育苗。容器袋栽苗定植成活率高，不易被海浪冲毁。

水分和盐度的管理 水分管理宜模拟潮汐供水，盐度管理则因树种而异。

病虫害防治 病害主要有立枯病、灰霉病和炭疽病，常危害种子类红树植物。苗期为病害高发期，可用广谱杀菌药防治。虫害主要有卷叶蛾、螟蛾科幼虫、老鼠、螃蟹、地老虎、蟋蟀等，应结合实际情况采取药物或人工防除。

越冬防寒措施 可采取覆盖塑料膜和稻草、水淹保温等措施防寒，喷施适量含钾量高的叶面肥以提高小苗抗性，避免因突然降温和极端天气造成损失。

人工扦插繁殖法（陈智涛等，2020；罗炘武，2016） 采集插穗 选择生长健壮的成年苦郎树母树，以苦郎树植株当年生枝条为材料，剪取中上部木质化程度较低、充实饱满、长势旺盛、无病虫害、无机械损伤的枝条，剪成 40cm 长，剪掉侧枝及树叶作为插穗，插穗上切口为平口，以减少水分散失，下端斜切并尽量靠近叶节处。

插穗基质 采用河沙、红壤、珍珠岩或泥炭土（88.9%）作为苦郎树的扦插基质。将基质装于育苗杯中，将育苗杯均匀摆在苗床上。

插穗处理 将制备好的插穗用自来水冲洗干净，然后把基部放入 0.3% 的 $KMnO_4$ 溶液中浸泡消毒处理 15min，再放入 ABT1 100mg/L、IBA 100mg/L 的植物生长调节剂处理液中，浸泡 2h。

扦插 采用直插法，将处理好的插穗竖直插入育苗杯基质中，每个育苗杯内扦插 2 株插穗。扦插前先用木棒在基质上打一引导洞，扦插后将其周围基质稍加压实并浇透水，之后视基质湿度、水分状况进行适当浇灌。扦插 1 个月后用 1000 倍多菌灵溶液进行消毒。

壮苗 扦插苗生长至 3 个月后，将长势基本一致的苦郎树扦插苗移栽到更大的相同基质的育苗袋中，适量施肥、浇水和防治病虫害。3 年生的扦插苗可移栽。

移栽 清明节前后雨水较多，有利于苗木成活。在挖好的种植穴底部加入适量有机肥，并回填 10cm 左右的土层，之后将去除育苗袋的苗木放入种植穴内。种植时边扶正边填土，土壤分层回填，每填一层压实一次，以确保苗木不会倒伏，直至回填到盖住根部，种植后立即浇灌定根水。

野生抚育 建议在亚热带和热带沿海地区苦郎树的自然生长地进行封禁管理，划出专门的保护区，停止对沿海海岸、堤岸、湿地、河口等原生境的人为破坏，制止将现存苦郎树分布区转为他用。在苦郎树生长茂密区，根据苦郎树的生物学特性及生长环境，适宜采取根部培土、剪除杂草、防治病虫害等措施，促进野生种群繁殖和生长。对于已遭破坏的苦郎树生长区，在封禁管理的基础上，采用分株繁殖、扦插育苗等方式进行补苗移栽，增加苦郎树的种群数量。进一步深入研究苦郎树的栽培技术，实行仿野生栽培，加强人工管理，扩大苦郎树种群。

【资源保护与开发利用】

生态保护 苦郎树作为一种半红树植物，其植株茎干和枝条纤维发达，枝叶茂盛，能够有效地阻挡台风、海啸等自然灾害的破坏，同时苦郎树既能在高盐的海水中浸泡，也能在海水退却后的陆地上生长，生性强健，不拘土质，适宜种植在海陆交界处，可作为沿海防护林的重要树种，在海岸带上苦郎树往往形成单优势灌木群落，连片分布的苦郎树是防风护堤的天然屏障。苦郎树为海岸线先锋树种，是良好的护沙固土灌木，管理粗放，可修剪成球形及绿篱，片植形成沙海绿洲景观。因此，对苦郎树加强选育和研究以满足沿海防护林的建设要求，具有重要的生态意义。

开发新药的原料 苦郎树根、茎、叶均可入药。叶的成分可以作为抗菌剂和退热药，具有抗微生物活性和兴奋心血管的作用，能促进大鼠子宫蠕动并有抑制肠胃运动的功能。因此，苦郎树在研发新药方面具有很大潜力。

参考文献

毕秀莲 . 2008. 红树植物苦郎树的抑菌活性物质 . 广西师范大学硕士学位论文 .

陈国军，刘维刚，徐迎春，等 . 2018. 9 种滨海植物盐雾的耐性评价 . 森林于环境学报，38(3): 341-347.

陈倩，刘义梅，刘震，等 . 2012. ITS2 和 *psbA-trnH* 序列鉴别马鞭草科药用植物 . 中国中药杂志，37(8): 1107-1113.

陈远生，甘先华，吴中亨，等 . 2001. 广东省沿海红树林现状和发展 . 防护林科技，(1): 32-35.

陈智涛，刘德浩，廖文莉，等 . 2020. 不同基质对苦郎树嫩枝扦插的影响 . 安徽农业科学，48(4): 106-107, 111.

邓业成，毕秀莲，杨林林，等 . 2012. 红树植物苦郎树提取物及其活性成分对植物病原真菌的抑菌活性研究 . 湖北农业科学，51(10): 2010-2013.

方笑 . 2018. 桐花树和苦郎树次生木质部的生态解剖学研究 . 福建农业大学硕士学位论文 .

傅立国，陈潭清，郎楷永，等 . 1999. 中国高等植物：第九卷 . 青岛：青岛出版社：379.

管华诗，王曙光 . 2009. 中华海洋本草：第 2 卷 海洋矿物药与海洋植物药 . 上海：上海科学技术出版社 .

何克谏 . 2009. 生草药性备要 . 广州：广东科技出版社 .

胡宏友，陈顺洋，王文卿，等 . 2012. 中国红树植物种质资源现状与苗木繁育关键技术 . 应用生态学报，23(4): 939-946.

黄丹 . 2016. 海南海滨观赏植物及应用 . 花卉，270(3): 43-47.

李海生，曾婷，吴灿雄，等 . 2018. 广州南沙坦头村红树林资源现状与保护 . 广东第二师范学院学报，38(5): 67-71.

李海生，董华杰，张彩婵，等 . 2019a. 深圳鹿咀红树林资源现状及保护 . 安徽农业科学，47(20): 110-112.

李海生，欧阳美霞，曾婷，等 . 2019b. 广州南沙大角山海滨公园红树林植物资源研究 . 广东第二师范学院学报，39(5): 43-47.

李矿明，邓小飞，韩维栋 . 2006. 广东江门沿海红树林及其它湿地植被 . 中南林业调查规划，25(1): 35-38.

李丽凤，刘文爱 . 2017. 广西半红树植物现状及园林观赏特性 . 安徽农学通报，23(20): 71-73.

廖宝文，张乔民 . 2014. 中国红树林的分布、面积和树种组成 . 湿地科学，12(4): 435-440.

刘德浩，廖文莉，邓仿东，等 . 2020. 盐胁迫对苦郎树种子萌发特性的影响 . 林业与环境科学，36(1): 68-72.

刘小芬，丁志山，陈舒婷 . 2017. 福建沙生药用植物综合价值初步研究 . 中国民族民间医药，26(6): 11-14, 17.

罗炘武 . 2016. 海南 2 种乡土灌木的繁殖技术及 2 种灌木在海防林中的应用 . 海南师范大学硕士学位论文 .

聂丽云，张弯弯，李仕裕，等 . 2020. 基质和水氮处理对假茉莉水分利用率及生物量的影响 . 广西植物，40(3): 367-374.

宁小清，林莹波，谈远锋，等 . 2013. 广西药用红树植物种类及其民间药用功效研究 . 中国医药指南，11(18): 73-75.

潘良浩，史小芳，曾聪，等 . 2018. 广西红树林的植物类型 . 广西科学，25(4): 352-362.

邱凤英，李志辉，廖宝文 . 2008. 半红树植物研究现状 . 湿地科学与管理，12(3): 51-54.

单家林，余琳，郑学勤 . 2008. 海岸植物许树耐盐生物学初探 . 福建林业科技，143(2): 100-103.

单家林，郑学勤 . 2005. 利用 mRNA 差别显示技术分离红树植物许树耐盐相关 cDNA . 热带作物学报，26(2): 34-38.

王帆 . 2017. 深圳坝光区域滨海河溪红树植物群落生态与景观特性研究 . 仲恺农业工程学院硕士学位论文 .

王厚麟，缪绅裕 . 2000. 大亚湾红树林及海岸植物叶片盐腺与表皮非腺毛结构 . 台湾海峡，19(3): 372-378.

王丽荣，李贞，蒲杨健，等 . 2010. 近 50 年海南岛红树林群落的变化及其与环境关系分析——以东寨港、三亚河和青梅港红树林自然保护区为例 . 热带地理，30(2): 114-120.

王瑞江，陈忠毅，黄向旭 . 1989. 国产红树林植物的染色体计数 . 热带亚热带植物学报，6(1): 40-46.

王文卿，王瑁 . 2007. 中国红树林 . 北京：科学出版社 .

韦龙宾，陈丛瑾，朱栗琼，等 . 2007. 马鞭草科一些植物鲜叶提取物清除 DPPH 自由基活性的研究 . 安徽农业科学，35(20): 6011-6012.

徐淑庆，李家明，卢世标，等 . 2010. 广西北部湾红树资源现状及可持续发展的现状及可持续发展对策 . 生物学通报，45(5): 11-14, 63-64.

阳振，邓业成，陈新华 . 2007. 红树植物甲醇提取物的抑菌活性研究 . 热带海洋学报，26(1): 78-80.

杨忠兰 . 2002. 福建省红树林资源现状分析与保护对策 . 华东森林经理，16(4): 1-4.

余琳，单家林 . 2008. 海岸植物许树和单叶蔓荆提取 total RNA 的简便方法 . 安徽农业科学，36(20): 8492-8509.

张弯弯 . 2018. 热带岛礁植物假茉莉的基质及水氮管理技术研究 . 仲恺农业工程学院硕士学位论文 .

中国科学院中国植物志编辑委员会 . 1982. 中国植物志：第六十五卷 第一分册 . 北京：科学出版社：154.

Ahmed S M, Chander H, Pereira J. 1981. Insecticidal potential and biological activity of Indian indigenous plants against *Musca domestica* L. Int. Pest Control, 23(6): 170-175.

Bandekar S S, Nagamani J E. 2021. Hypoacidic activity of the herbal extract: a study on the inhibition of parietal cell K$^+$/H$^+$ ATPase pump. Int. J. Pharm. Sci. Res., 12(2): 1173-1176.

Chen H, Tan R X, Liu Z L, et al. 1996. Antibacterial neoclerodane diterpenoids from *Ajuga lupulina*. J. Nat. Prod., 59(7): 668-670.

Elaskary H I, Sabry O M, Khalil A M, et al. 2020. UPLC-PDA-ESI-MS/MS Profiling of *Clerodendrum inerme* and *Clerodendrum splendens* and significant activity against *Mycobacterium tuberculosis*. Pharmacogn. J., 12(6s): 1518-1524.

Gebbinck E A K, Jansen B J M, de Groot A. 2002. Insect antifeedant activity of clerodane diterpenes and related model compounds. Phytochemistry, 61(7): 737-770.

Gopal N, Sengottuvelu S. 2008. Hepatoprotective activity of *Clerodendrum inerme* against CCL4 induced hepatic injury in rats. Fitoterapia, 79(1): 24-26.

Husain A, Virmani O P, Popli S P, et al. 1992. Dictionary of Indian medicinal plants. Phytochemistry, 33(5): 142-143.

Kanchanapoom T, Kasai R, Chumsri P, et al. 2001. Megastigmane and iridoid glucosides from *Clerodendrum inerme*. Phytochemistry, 58(2): 333-336.

Nadkarni K M, Nadkarni A K, Chopra R N. 1996. Indian Materia Medica. Mumbai: Popular Prakashan Ltd.

Pandey R, Verma R K, Gupta M M. 2005. Neo-clerodane diterpenoids from *Clerodendrum inerme*. Phytochemistry, 66(6): 643-648.

Pandey R, Verma R K, Gupta M M. 2007. High-performance thin-layer chromatographic method for quantitative determination of 4alpha-methyl-24beta-ethyl-5alpha-cholesta-14, 25-dien-3beta-ol, 24beta-ethylcholesta-5, 9(11), 22*E*-trien-3beta-ol, and betulinic acid in *Clerodendrum inerme*. J. Sep. Sci., 30(13): 2086-2091.

Pandey R, Verma R K, Singh S C, et al. 2003. 4α-Methyl-24β-ethyl-5a-cholesta-14, 25-dien-3β-ol and 24β-ethylcholesta-5, 9(11), 22*E*-trien-3β-ol, sterols from *Clerodendrum inerme*. Phytochemistry, 63(4): 415-420.

Parveen M, Khanam Z, Ali M, et al. 2010. A novel lupene-type triterpenic glucoside from the leaves of *Clerodendrum inerme*. Nat. Prod. Res., 24(2): 167-176.

Pereira J, Gurudutt K N. 1990. Growth inhibition of *Musca domestica* L. and *Culex quinquefasciatus* (say) by (−)-3-epicaryoptin isolated from leaves of *Clerodendron inerme* (Gaertn)(Verbenaceae). J. Chem. Ecol., 16: 2297-2306.

Praveen S, Tripathi S, Varma A. 2001. Isolation and characterization of an inducer protein (Crip-31) from *Clerodendrum inerme* leaves responsible for induction of systemic resistance against viruses. Plant Sci., 161(3): 453-459.

Srisook K, Srisook E, Nachaiyo W, et al. 2015. Bioassay-guided isolation and mechanistic action of anti-inflammatory agents from *Clerodendrum inerme* leaves. J. Ethnopharmacol., 165: 94-102.

Tayeh M, Hiransai P, Kommen H, et al. 2020. Anti-migration and anti-invasion abilities of methanolic leaves extract of *Clerodendrum inerme* on lung cancer cells. Pharmacogn. J., 12(5): 1024-1031.

Vinh L B, Nguyet N T M, Yang S Y, et al. 2018. A new rearranged abietane diterpene from *Clerodendrum inerme* with antioxidant and cytotoxic activities. Nat. Prod. Res., 32(17): 2001-2007.

Wisessombat S, Tayeh M. 2021. *In vitro* wound healing potential and antimicrobial activity of *Clerodendrum inerme* leave extracts. Pharmacogn. J., 13(6): 1542-1548.

20.2　钝叶臭黄荆（*Premna obtusifolia*）

　　钝叶臭黄荆属于马鞭草科（Verbenaceae）豆腐柴属（*Premna*），《中国植物志》已修订名称，正名为伞序臭黄荆（*Premna serratifolia*），为低海拔疏林或溪沟的嗜热性广布种，海岸珊瑚礁岩间常见（胡宏友等，2012），分布于印度、斯里兰卡、马来西亚、菲律宾、澳大利亚和新西兰以及中国海南、台湾、广西与广东等地。钝叶臭黄荆含丰富的矿物质、维生素、β-胡萝卜素以及氨基酸等营养物质，其中总糖、甘氨酸、维生素 C、钾的含量较高，具有重要的药用和食用价值（钟惠民和王宝源，2010）。药理学研究表明，豆腐柴属植物提取物有萜类和糖苷类，具有免疫调节、抗病毒（二萜类化合物）、抗肿瘤（乙醇提取物）、止痛、抗炎、抗菌、抗结核、抗衰老、抗高血脂等药理活性。钝叶臭黄荆叶提取物的纳米颗粒对白化病小鼠的肝癌治疗有效果，其提取物在 DPPH、ABTS 和 H_2O_2 清除中显示出显著的抗氧化活性（张婷婷，2017）。钝叶臭黄荆具有潜在的新药开发前景，有待系统研究和开发。

【分类位置】 被子植物门 Angiospermae 双子叶植物纲 Dicotyledoneae 合瓣花亚纲 Sympetalae 管状花目 Tubiflorae 马鞭草科 Verbenaceae 牡荆亚科 Viticoideae 牡荆族 Viticeae 豆腐柴属 *Premna* 豆腐柴组 *Premna* 钝叶臭黄荆 *Premna obtusifolia* R. Br., 1810（中国科学院中国植物志编辑委员会，1982）。

【别名】 伞序臭黄荆（陈焕镛，1964）；臭娘子、牛骨仔树、牛骨仔、钝叶鱼臭木、台湾鱼臭木、厚壳仔（甘伟松，1965）。

【形态特征】 钝叶臭黄荆为攀缘状灌木或小乔木（图 20.18），高 1～3m；老枝有圆形或椭圆形黄白色皮孔，嫩枝有短柔毛。叶片呈长圆状卵形、倒卵形至近圆形，顶端钝圆或短尖，但尖头钝，基部阔楔形或圆形，全缘，两面沿脉有短柔毛；叶柄长 0.3～1.5cm，有短柔毛，上面常有沟。聚伞花序在枝顶组成伞房状；苞片呈披针形或线形，长不超过 3mm；花萼两面疏生黄色腺点，外面有细柔毛，二唇形，上唇较长而明显 2 裂，下唇常全缘而不明显的 2～3 裂；花冠淡黄色，外面疏被柔毛，微呈二唇形，上唇全缘，下唇 3 裂，3 裂片几乎等长或中间裂片稍短而宽，喉部密被长柔毛；子房无毛。核果呈球形或倒卵形，疏被黄色腺点，花果期 7～9 月（中国科学院中国植物志编辑委员会，1982）。

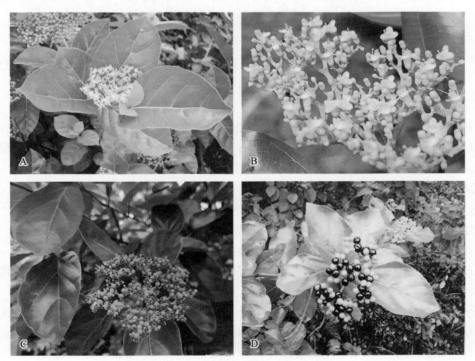

图 20.18　钝叶臭黄荆植物形态

A. 花枝（王文卿和王瑁，2007）；B. 花序；C. 果枝（示幼果期）；D. 果枝（示成熟期）（王文卿和王瑁，2007）

【生境分布】 钝叶臭黄荆生长于低海拔的海岸灌丛或大潮可以淹及的海岸林缘或低

海拔的疏林或溪沟边（图 20.19），在虾塘取水用的水沟中也常出现，在中国主要集中在海南、广西（合浦县、钦州市、防城港市）、广东和台湾，在印度、斯里兰卡、马来西亚、菲律宾、澳大利亚和新西兰也有分布（徐淑庆等，2010）。

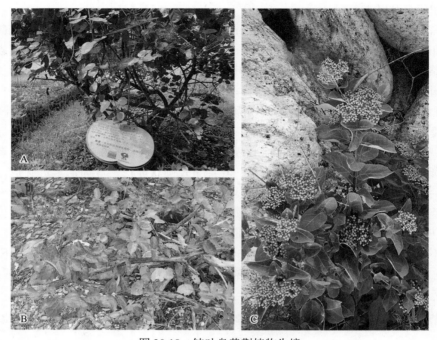

图 20.19　钝叶臭黄荆植物生境

A. 栽培于海口市绿化带的钝叶臭黄荆（张佳瑞摄）；B. 生长于海岸的钝叶臭黄荆（从睿摄）；C. 生长于石质海岸的钝叶臭黄荆（杨聪摄）

【药材鉴别】

药材性状　茎叶、茎枝长短不一（图 20.20），茎枝近方柱形；老茎灰色至灰白色，有圆形或椭圆形黄白色皮孔，嫩茎绿色，有短柔毛；干燥品质脆，断面有髓。干燥叶不完整，完整叶展平后呈长圆状卵形、倒卵形至近圆形；长 3～8cm，宽 2.5～5cm；顶端钝圆或短尖，基部阔楔形或圆形，全缘，两面沿脉有短柔毛；叶柄长 0.3～1.5cm，有短柔毛，上面常有沟；质脆，易破碎。搓揉叶片后，有强烈特异臭气，味苦。

组织构造　上、下表皮均有镰刀状非腺毛（图 20.21）分布，由 1 个基细胞、1～2 个干细胞和 1～2 个终端细胞组成。上表皮非腺毛长（38.17±4.42）mm，480 个 /mm；下表皮非腺毛长（95.42±11.01）mm，极密集。王厚麟和缪绅裕（2000）研究了其发育过程：非腺毛拟分生组织细胞行平周分裂 1 次，产生 1 个基细胞和 1 个上部细胞，上部细胞平周分裂 1 次，产生 1 个干细胞和 1 个顶部细胞（细胞壁上有稠密的内向疣状突），顶部细胞平周分裂 1 次产生 2 个细胞，顶端 1 个为终端细胞，此为主要发育方式。另一种发育方式为：在产生 1 个干细胞和 1 个顶部细胞后，由干细胞平周分裂 1 次产生 2 个干细胞，而顶部细胞不分裂即为终端细胞。钝叶臭黄荆的非腺毛随叶片成熟而不断产生，其发育过程具有多样性。

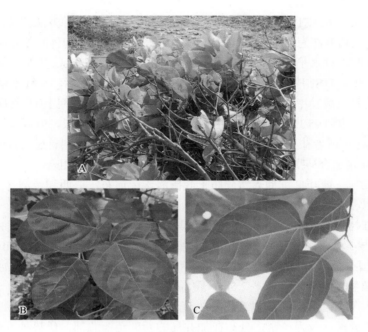

图 20.20　钝叶臭黄荆枝叶药材形态

A. 枝叶（何志堃摄）；B. 叶上表面（https://ppbc.iplant.cn/tu/6203570）；C. 叶下表面（https://ppbc.iplant.cn/tu/6203588）

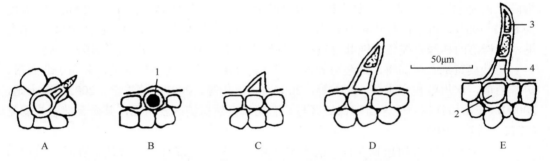

图 20.21　钝叶臭黄荆叶表皮非腺毛形态（王厚麟和缪绅裕，2000）

A. 上表皮表面观（示非腺毛形态）；B～E. 纵切面观

1. 表皮毛拟分生组织；2. 基细胞；3. 终端细胞；4. 干细胞

【分子鉴别】　采用当前植物学界推荐的 5 条热点候选序列 *psbA-trnH*、*rbcL*、*matK*、ITS2 和 ITS，对马鞭草科 32 种（包括红树植物）55 个样本进行序列筛选（陈倩等，2012）。结果显示，55 个样本的 ITS（568～641bp）、ITS2（233～275bp）、*psbA-trnH*（232～413bp）以及 *rbcL*（683～684bp）的扩增及测序成功率分别为 83.6%（46 个）、83.6%（46 个）、96.4%（53 个）和 98.2%（54 个）。对种内、种间差异理想条形码序列的筛选发现，ITS2 序列的种间和种内差异均为最大，*rbcL* 序列的差异均为最小。威尔科克森（Wilcoxon）检验分析表明，无论是种间还是种内差异，ITS2 与 *psbA-trnH* 序列之间无显著差异，二者的种间差异远大于 *rbcL* 和 ITS 序列；对于种内差异，*psbA-trnH* 和 ITS、ITS2 无显著差异，均大于 *rbcL* 序列，ITS2 的种内差异大于 ITS。4 条序列的鉴定成功率除 *rbcL* 序列为 77.8%、75.9% 外都为 100%，但 ITS2 序列的种间、种内差异，以及条形码间隙较 *psbA-trnH* 和 ITS 有明显优势。经对比法（BLAST1）和最小距离法（nearest distance）两种方法评价，在属水平上 4 条序列的鉴定成功率都为 100%；在种水平上，*rbcL* 序列在种内和种间差异保守，也没有明显的条形码间隙，种水平上的鉴定成功率较低，为 77.8%，75.9%，其他 3 条序列的鉴定成功率则都为 100%；ITS2 序列进一步纳入网上 163 个样品的数据后，在样本量增大的情况下物种水平上的鉴定成功率可达 89.5% 和 87.6%；*psbA-trnH* 在纳入网上 11 个数据后物种水平上的鉴定成功率达到 95.3% 和 85.9%。由于物种较少，代表性有限，但可作为马鞭草科潜在的条形码候选序列或者补充序列。研究推荐 ITS2 序列作为马鞭草科首选的 DNA 条形码序列，其与 *psbA-trnH* 是适合马鞭草科植物鉴别的较好 DNA 条形码序列组合。

【资源状况】　钝叶臭黄荆天然分布于我国海南、广东、广西和台湾（王文卿和王瑁，2007；焦昆鹏，2005）。

海南岛红树植物有 21 科 25 属 40 种，其中真红树有 12 科 15 属 27 种（包含一个变种和一个引进种），半红树有 9 科 10 属 11 种，主要分布于海口市、文昌市、三亚市、儋州市等沿海地区（谢瑞红，2007）。赛木患和钝叶臭黄荆群落主要分布在海南加井岛西部的坡地上，植物群落高度为 2～2.5m，覆盖度为 85%～95%，生物量为 5～7kg/m²，该群落灌木较为茂密，群落组成以赛木患为优势种，次优势种为钝叶臭黄荆。热带半落叶季雨林有 2 种群落，较为茂密，分布在加井岛的西部至西北部，优势种为榄仁、笔管榕、海岸桐、海杧果、水黄皮、钝叶臭黄荆等，高度为 4～7m，覆盖度达 85%～95%。灌丛有 2 种群落，面积位列加井岛植被面积的第二位，主要分布在加井岛的东部到西南部，为陡峭的基岩海岸一带，主要物种为常绿灌木，也有木质藤本，高 1.5～2.5m，覆盖度为 85%～95%，群落内优势种有赛木患、钝叶臭黄荆等（陈道云和钟琼芯，2014）。东寨港木榄群落的林缘有榄仁、钝叶臭黄荆、红厚壳等乔、灌、草散生（符国瑗，1995）。

钝叶臭黄荆、苦郎树、阔苞菊等为广西红树林沿岸常见的植物种类，分布于北海市、防城港市、钦州市和合浦县（刘秀等，2009；张忠华等，2007；莫竹承，2002；梁士楚，2000），在山口红树林生态自然保护区与北仑河口自然保护区较常见，其余天然海岸偶见（潘良浩等，2018）。

雷州半岛有半红树植物 9 种，灌木类钝叶臭黄荆属于疏林地，林地多裸露，植物间隔较大，不能形成群落（韩维栋等，2003）。特呈岛仅见的少数几株呈伴生植物分布的真红树植物有秋茄树，高约 1.5m；半红树植物有水黄皮、钝叶臭黄荆、苦郎树等（韩维栋和高秀梅，2007）。经过 30 多年的变化，粤东有红树植物 25 种，与 1985 年相比，红树林周边的钝叶臭黄荆、草海桐两种伴生植物已无分布记录，新增了无瓣海桑、海桑、对叶榄李 3 种真红树植物（李皓宇等，2016）。

【文献记载】　《海南植物志》记载，名伞序臭黄荆。《台湾药用植物志》记载，名臭娘子、牛骨仔树、牛骨仔、钝叶鱼臭木、台湾鱼臭木、厚壳仔等。根苦、辛、寒，有清热解毒的功效。

【药用价值】　钝叶臭黄荆含丰富的矿物质、维生素、*β*-胡萝卜素以及氨基酸等营养物质，其中总糖、甘氨酸、维生素 C、钾的含量较高，具有重要的药用和食用价值（钟惠民和王宝源，2010）。根苦、辛、寒，有清热解毒的功效。现代研究报道，钝叶臭黄荆提取物成分主要为萜类和糖苷类化合物。药理学研究表明，豆腐柴属植物提取物具有免疫调节、抗病毒、抗肿瘤（乙醇提取物）、止痛、抗炎、抗菌、抗结核、抗衰老、抗高血脂等药理活性。此外，钝叶臭黄荆叶提取物的纳米颗粒对白化病小鼠的肝癌治疗有效果，其提取物在 DPPH、ABTS 和 H_2O_2 清除中显示出显著的抗氧化活性（张婷婷，2017）。

【化学成分与药理研究】 钝叶臭黄荆根茎提取物主要为萜类化合物和糖苷类化合物，其中萜类化合物以二萜类化合物为主（Asik et al.，2010；Razak et al.，2010，2011；Salae et al.，2009，2012；Salae and Boonnak，2013）。钝叶臭黄荆茎和细枝的己烷和二氯甲烷粗提物对小鼠巨噬细胞 RAW264.7 中脂多糖介导的 NO 的产生有很强的抑制作用，IC_{50} 分别为 4.3μg/ml 和 6.1μg/ml（Salae and Boonnak，2013）。钝叶臭黄荆根茎提取物表现出显著的抗炎、抗菌和抗肿瘤的药理活性。

萜类 钝叶臭黄荆（采自泰国南部萨顿）根茎提取物中富含萜类化合物，包括二萜类化合物和倍半萜类化合物（图 20.22）。二萜类化合物 6-hydroxysalvinolone 具有显著的抗菌活性，其绝对构型为 4bS, 8aS, 10R（Razak et al.，2010；Salae et al.，2009）。其他萜类化合物还有 6α-hydroxy-5, 6-dihydrosalviasperanol、11, 12-dihydroxy-10, 6, 8, 11, 13-icetexa-pentan-1-one、12-hydroxy-6, 7-secoabieta-8, 11, 13-triene-6, 7-dial、isopimara-7, 15-dien-1β, 19-diol、sugiol、13-epi-5, 15-rosadien-3α, 11β-diol、6α, 11, 12-trihydroxy-7β, 20-epoxy-8, 11, 13-abieta-triene、abietatrien-1β-ol、O-methylferruginol、abietatrien-1β, 12-diol、horminone、royleanone、5α, 11, 12-trihydroxy-6-oxa-abieta-8, 11, 13-trien-7-one、lambertic acid、salviasperanol、11, 12-di-hydroxy-6, 8, 11, 13-icetexatatraen-1-one、obtusinone A～obtusinone E、montbretrol、14-de-oxycoleon、taxodion、salvicanaraldehyde、5, 6-dihydro-6α-hydroxy-salviasperanol、arucadiol、ferruginol、4β, 5β-dihydroxy-10-epi-eudesmane、11, 12-dihydroxy-8, 11, 13-icetexatrien-1-one 等（Asik et al.，2010；Razak et al.，2011；Salae and Boonnak，2013；Salae et al.，2012）。其中，obtusinone A 具有显著的抗 NO 活性，IC_{50} 为 1.7μmol/L；14-deoxycoleon、obtusinone B 和 taxodion 也表现出较强的活性，IC_{50} 分别为 6.1μmol/L、6.2μmol/L 和 7.8μmol/L。14-de-oxycoleon 对枯草芽孢杆菌、金黄色链球菌、粪肠球菌、耐甲氧西林金黄色葡萄球菌、万古霉素耐药肠球菌、伤寒沙门菌和宋内志贺菌均显示出显著的抗菌活性，MIC 分别为 4.68μg/ml、2.34μg/ml、4.68μg/ml、2.34μg/ml、2.34μg/ml、2.46μg/ml、4.68μg/ml。salviasperanol 对索氏链球菌显示出显著的抗菌活性，MIC 为 2.34μg/ml（Salae et al.，2012）。

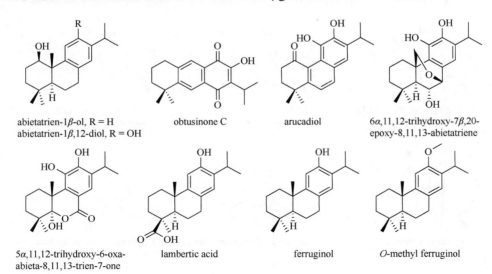

abietatrien-1β-ol, R = H
abietatrien-1β,12-diol, R = OH

obtusinone C

arucadiol

6α,11,12-trihydroxy-7β,20-epoxy-8,11,13-abietatriene

5α,11,12-trihydroxy-6-oxa-abieta-8,11,13-trien-7-one

lambertic acid

ferruginol

O-methyl ferruginol

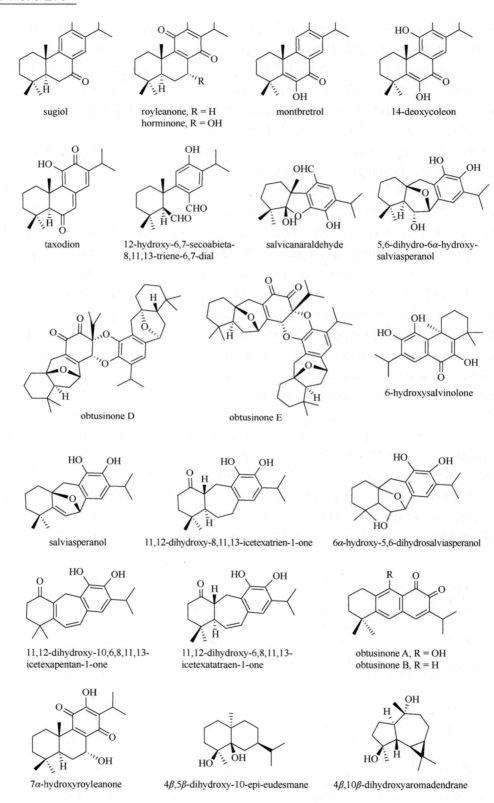

sugiol

royleanone, R = H
horminone, R = OH

montbretrol

14-deoxycoleon

taxodion

12-hydroxy-6,7-secoabieta-
8,11,13-triene-6,7-dial

salvicanaraldehyde

5,6-dihydro-6α-hydroxy-
salviasperanol

obtusinone D

obtusinone E

6-hydroxysalvinolone

salviasperanol

11,12-dihydroxy-8,11,13-icetexatrien-1-one

6α-hydroxy-5,6-dihydrosalviasperanol

11,12-dihydroxy-10,6,8,11,13-
icetexapentan-1-one

11,12-dihydroxy-6,8,11,13-
icetexatatraen-1-one

obtusinone A, R = OH
obtusinone B, R = H

7α-hydroxyroyleanone

4β,5β-dihydroxy-10-epi-eudesmane

4β,10β-dihydroxyaromadendrane

isopimara-7,15-dien-1β,3β-diol,
R$_1$ = R$_2$ = OH
isopimaradiene, R$_1$ = R$_2$ = H

isopimara-7,15-dien-1β,19-diol

13-epi-5,15-rosadien-3α,11β-diol

图 20.22　钝叶臭黄荆中的萜类化合物

从钝叶臭黄荆（采自印度）叶、根皮和根材的甲醇提取物中分离得到二萜类化合物 11, 12, 16-trihydroxy-2-oxo-5-methyl-10-demethyl-abieta-1[10], 6, 8, 11, 13-pentene，其对神经母细胞瘤细胞 SHSY-5Y 和黑色素瘤细胞 B16 的细胞毒活性分别是粗提物的 21 倍和 23 倍，分别为（1.5±0.3）μmol/L 和（4.7±0.9）μmol/L，与标准抗癌化合物依托泊苷相比，其对 SHSY-5Y 和 B16 细胞的作用分别为 5.2 倍和 9.6 倍。同时，该化合物还具有体外抗氧化作用，IC$_{50}$ 为（20.4±1.3）μmol/L，可作为有效的自由基清除剂（Habtemariam and Varghese，2015）。

糖苷类　从钝叶臭黄荆（采自日本冲绳岛）茎的甲醇提取物中分离获得角胡麻苷（martynoside）衍生物 premnafolioside、verbascoside、rhamnopyranosylcatalpol、premcoryoside、6-O-α-L-（3″-O-trans-p-coumaroyl）rhumnopyranosylcatalpol，其中 premnafolioside 结构中包含一个以上吡喃糖单元（Otsuka et al.，1993；Yuasa et al.，1993）；从钝叶臭黄荆（采自中国海南东寨港）中分离得到芫花素-5-O-β-D-葡萄糖苷（王宝源等，2011），见图 20.23。

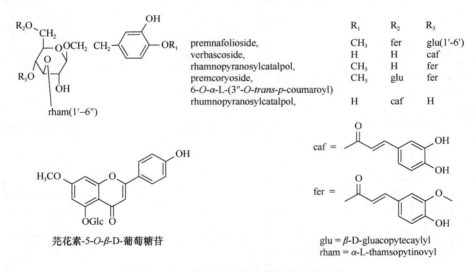

	R$_1$	R$_2$	R$_3$
premnafolioside,	CH$_3$	fer	glu(1′-6′)
verbascoside,	H	H	caf
rhamnopyranosylcatalpol,	CH$_3$	H	fer
premcoryoside,	CH$_3$	glu	fer
6-O-α-L-(3″-O-trans-p-coumaroyl) rhumnopyranosylcatalpol,	H	caf	H

rham(1′-6″)

caf =

fer =

glu = β-D-gluacopytecaylyl
rham = α-L-thamsopytinovyl

芫花素-5-O-β-D-葡萄糖苷

图 20.23　钝叶臭黄荆中的糖苷类化合物

黄酮类　从钝叶臭黄荆（采自中国海南东寨港）中分离得到槲皮素、山柰酚-3-O-β-D-半乳糖苷、芹菜素、5,7,3′-三羟基-4′-甲氧基黄酮等黄酮类化合物（王宝源等，2011；王宝源，2011），见图 20.24。

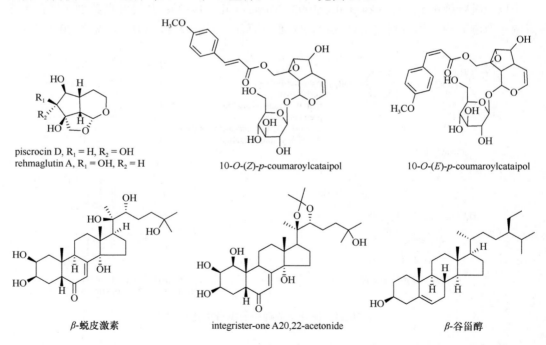

槲皮素　　　　　　　　　山奈酚-3-O-β-D-半乳糖苷

芹菜素　　　　　　　　　5,7,3′-三羟基-4′-甲氧基黄酮

图 20.24　钝叶臭黄荆中的其他类化合物

其他类　从钝叶臭黄荆（采自中国海南东寨港）中分离得到 piscrocin D、rehmaglu-tin A、10-O-（Z）-p-coumaroylcataipol、10-O-（E）-p-coumaroylcataipol、β-蜕皮激素、integrister-one A20, 22-acetonide、β-谷甾醇、2-hexylidene-3-meth-ylsuccinic acid、2′-脱氧胸腺嘧啶核苷（王宝源等，2011；王宝源，2011），见图 20.25。

piscrocin D, R$_1$ = H, R$_2$ = OH
rehmaglutin A, R$_1$ = OH, R$_2$ = H

10-O-(Z)-p-coumaroylcataipol　　　　　10-O-(E)-p-coumaroylcataipol

β-蜕皮激素　　　　　integrister-one A20,22-acetonide　　　　　β-谷甾醇

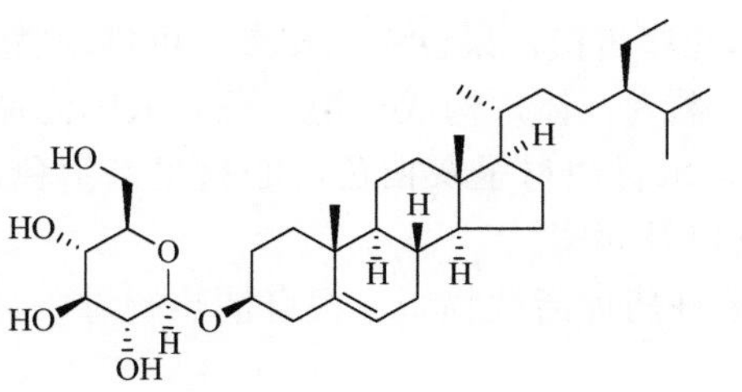

β-胡萝卜苷 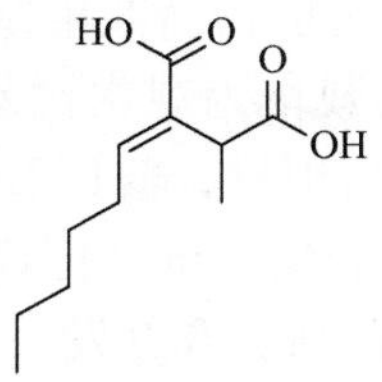　　　2-hexylidene-3-meth-ylsuccinic acid 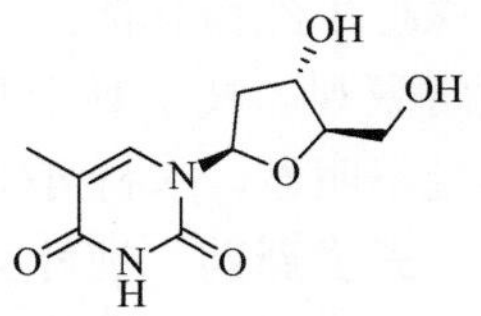　　　2′-脱氧胸腺嘧啶核苷

图 20.25　钝叶臭黄荆中的其他类化合物

【栽培技术】　钝叶臭黄荆适宜分布地区为琼东沿海，采用种子繁殖法与扦插育苗法相结合的栽培技术。

种子繁殖法　采集成熟种子，可临时 5～10℃冷藏。采用育苗床育苗，将半红树植物常用的黄心＋土沙＋基肥基质填充于苗床上，将种子撒播于苗床上，覆盖一层薄土，喷水浇透后，搭遮阳网，保持苗床的湿度。出苗 3～4 个月后，也可移栽于育苗袋中培养。苗期应注意病虫害防治，应采用广谱杀菌药、杀虫药或人工防除。钝叶臭黄荆属于嗜热性广布种，幼苗对低温抵抗性差，可采取覆盖塑料膜和稻草、水淹保温等措施防寒，喷施适量含钾量高的叶面肥以提高小苗抗性，避免因突然降温和极端天气造成损失（胡宏友等，2012；韩静，2010）。

扦插育苗法　选择生长健壮的成年钝叶臭黄荆母树，剪取当年生枝条，截成 30～40cm 长的小段，去掉侧枝及树叶作为插穗，插穗上切口为平口，下端斜切并尽量靠近叶节处。采用河沙、珍珠岩等作为扦插基质。将基质填于育苗杯中，将育苗杯均匀摆在苗床上。将剪好的插穗用自来水冲洗干净，基部置于 0.3% 的 $KMnO_4$ 溶液中消毒，再放入植物生长调节剂处理液中，浸泡 2h。采用直插法，将处理好的插穗竖直插入育苗杯基质中，每个育苗杯内扦插 2 株插穗。扦插后用水浇透，之后视基质湿度、水分状况适当浇灌。扦插苗生长至 3 个月后，将长势基本一致的扦插苗移栽到更大的相同基质的育苗袋中，适量施肥、浇水和防治病虫害。3 年生的扦插苗可移栽（陈智涛等，2020；罗炘武，2016）。

野生抚育　在钝叶臭黄荆适宜生长地进行封禁管理，划出专门保护区，停止对沿海河口原生境的人为破坏，以保护钝叶臭黄荆种群。在钝叶臭黄荆分布区域，根据其生物学特性及生长环境，采取根部培土、修剪、防治病虫害等措施，促进种群繁殖和生长。对已遭破坏的钝叶臭黄荆分布区域，在封禁管理的基础上，采用补种等方式人为增加种群数量，补种后加强管理。对钝叶臭黄荆已灭绝区域，要在原生境产地进行重新引种，实行仿野生栽培，加强人工管理，繁殖和培育钝叶臭黄荆种群。

【资源保护与开发应用】

生态保护　钝叶臭黄荆生长于低海拔的疏林或溪沟边。该树种生长快速，有耐旱、抗风、耐贫瘠的生态特性，是防风林、绿篱的优良树种。钝叶臭黄荆的生态保护应与野生抚育工作相结合，借助中药材野生抚育的成熟技术，增加钝叶臭黄荆的种群数量，保护野生资源，使之达到资源的可持续性。

观赏及使用价值 钝叶臭黄荆叶色翠绿，伞形花序雪白，果色绿黑相参，可供观赏，植株位于红树林前面，与其他红树植物高低相参，融为一体，构成一道景色宜人的海岸观赏景观。枝干易于整形，常被栽培为观赏盆栽。木材边材呈灰白色，心材呈茶褐色，年轮不明显，木材可作为小型建筑用材、器具用材以及薪柴。

开发新药 钝叶臭黄荆含抗肿瘤、抗氧化等多种药理活性物质，根可清热解毒，具有潜在的新药开发前景，有待系统研究和开发。

参考文献

陈道云，钟琼芯．2014. 万宁加井岛植被调查与研究．海南师范大学学报（自然科学版），27(1): 52-56.

陈倩，刘义梅，刘震，等．2012. ITS2 和 *psbA-trnH* 序列鉴别马鞭草科药用植物．中国中药杂志，37(8): 1107-1113.

陈智涛，刘德浩，廖文莉，等．2020. 不同基质对苦郎树嫩枝扦插的影响．安徽农业科学，48(4): 106-107, 111.

符国瑗．1995. 海南东寨港红树林自然保护区的红树林．广西植物，15(4): 340-346.

甘伟松．1965. 台湾药用植物志．台北：中国医药研究所．

韩静．2010. 几种半红树植物的育苗技术研究．中南林业科技大学硕士学位论文．

韩维栋，高秀梅．2007. 特呈岛红树林资源保护与利用研究．林业资源管理，(2): 77-81.

韩维栋，高秀梅，卢昌义，等．2003. 雷州半岛的红树林植物组成与群落生态．广西植物，23(2): 127-132.

胡宏友，陈顺洋，王文卿，等．2012. 中国红树植物种质资源现状与苗木繁育关键技术．应用生态学报，23(4): 939-946.

焦昆鹏．2005. 浅谈我国红树林湿地生态系统．生物学教学，30(7): 7-10.

李皓宇，彭逸生，刘嘉健，等．2016. 粤东沿海红树林物种组成与群落特征．生态学报，36(1): 252-260.

梁士楚．2000. 广西红树植物群落特征的初步研究．广西科学，7(3): 210-216.

刘秀，蒋燚，陈乃明，等．2009. 钦州湾红树林资源现状及发展对策．广西林业科学，38(4): 259-260.

罗炘武．2016. 海南 2 种乡土灌木的繁殖技术及 2 种灌木在海防林中的应用．海南师范大学硕士学位论文．

莫竹承．2002. 广西红树林立地条件研究初报．广西林业科学，31(3): 122-127.

缪绅裕，王厚麟．2011. 大亚湾红树林与海岸植物叶片气孔特征及其发育．台湾海，20(2): 251-258.

潘良浩，史小芳，曾聪，等．2018. 广西红树林的植物类型．广西科学，25(4): 352-362.

王宝源．2011. 伞序臭黄荆及海星 (ZDLDWO32) 化学成分研究．青岛科技大学硕士学位论文．

王宝源，钟惠民，曹俊伟，等．2011. 伞序臭黄荆化学成分研究．中草药，42(6): 1072-1074.

王厚麟，缪绅裕．2000. 大亚湾红树林及海岸植物叶片盐腺与表皮非腺毛结构．台湾海峡，19(3): 372-378.

王文卿，王瑁．2007. 中国红树林．北京：科学出版社．

谢瑞红．2007. 海南岛红树林资源与生态适宜性区划研究．华南热带农业大学硕士学位论文．

徐淑庆，李家明，卢世标，等．2010. 广西北部湾红树林资源现状及可持续发展的现状．生物学通报，45(5): 11-14.

张婷婷．2017. 黄毛豆腐柴的化学成分及抗肿瘤活性研究．浙江工商大学硕士学位论文．

张忠华，胡刚，梁士楚．2007. 广西红树林资源与保护．海洋环境科学，26(3): 275-282.

中国科学院中国植物志编辑委员会．1982. 中国植物志：第六十五卷 第一分册．北京：科学出版社．

钟惠民，王宝源．2010. 伞序臭黄荆营养成分分析．氨基酸和生物资源，32(1): 57-58.

Asik S I, Razak I A, Salae A W, et al. 2010. 6α-Hydroxy-5, 6-dihydro-salviasperanol. Acta Cryst., E66: o2899.

Habtemariam S, Varghese G K. 2015. A novel diterpene skeleton: identification of a highly aromatic, cytotoxic and antioxidant 5-methyl-10-demethyl-abietane-type diterpene from *Premna serratifolia*. Phytother. Res., 29(1): 80-85.

Otsuka H, Watanabe E, Yuasa K, et al. 1993. A verbascoside iridoid glucoside conjugate from *Premna corymbosa* var. *obtusifolia*. Phytochemistry, 32(4): 983-986.

Razak I A, Chantrapromma S, Salae A W, et al. 2011. 11, 12-Dihydroxy-10, 6, 8, 11, 13-icetexapentan-1-one. Acta. Cryst., E67: o256-o257.

Razak I A, Salae A W, Chantrapromma S, et al. 2010. Redetermination and absolute configuration of 7α-hydroxy-royleanone. Acta

Cryst., E66: o1566-o1567.

Salae A W, Boonnak N. 2013. Obtusinones D and E, linear and angular fused dimeric icetexane diterpenoids from *Premna obtusifolia* roots. Tetrahedron Lett., 54(11): 1356-1359.

Salae A W, Chantrapromma S, Fun H K, et al. 2009. 6-Hydroxy-salvinolone. Acta Cryst., E65: o2379-o2380.

Salae A W, Rodjun A, Karalai C, et al. 2012. Potential anti-inflammatory diterpenes from *Premna obtusifolia*. Tetrahedron, 68: 819-829.

Yuasa K, Ide T, Otsuka H, et al. 1993. Premnafolioside, a new phenylethanoid, and other phenolic compounds from stems of *Premna corymbosa* var. *obtusifolia*. J. Nat. Prod., 56(10): 1695-1699.

21 紫葳科（Bignoniaceae）

21.1 海滨猫尾木（*Dolichandrone spathacea*）

海滨猫尾木为半红树植物，是集海岸防护林、观赏林和行道树种为一体的海南珍稀濒危植物（梁淑云和杨逢春，2009），属于紫葳科（Bignoniaceae）猫尾木属（*Dolichandrone*）。海滨猫尾木为嗜热性广布种，分布于我国广东、海南等地的海边。该树种是我国于 1987 年在海岸带植物调查和海南岛珍稀、濒危植物种类调查中首次发现的新分布树种（胡启明等，1987），海滨猫尾木的药用在历代本草中未见记载。现代研究表明，海滨猫尾木是一种含有 α-葡萄糖苷酶抑制剂的药用植物，其活性单体物质为 dolichandroside A，α-葡萄糖苷酶抑制剂能够降低餐后高血糖，对糖尿病及糖尿病并发症的预防和治疗有很好的效果（季芳等，2010）。同属植物西南猫尾木（*Dolichandrone stipulata*）水提取物所含的毛蕊花糖苷具有抗菌、抗炎、抗氧化和抗肿瘤等药理活性，可以制备成抗氧化保健茶（陈琳琳等，2017）。从种子中还获得 5,6,7,3′,4′-五甲氧基黄酮和 3,6,7,4′-四甲氧基黄酮（李游等，2013）。这些都为进一步研究海滨猫尾木的药效物质和开发利用提供了理论依据。

【分类位置】 被子植物门 Angiospermae 双子叶植物纲 Dicotyledoneae 合瓣花亚纲 Sympetalae 紫葳科 Bignoniaceae 猫尾木属 *Dolichandrone* 海滨猫尾木 *Dolichandrone spathacea* (L. f.) K. Schum., 1889（胡启明等，1987）。

【别名】 佛焰苞猫尾木。

【形态特征】 海滨猫尾木为常绿乔木（图 21.1）。高 5～20m，树皮灰色至深褐色；小枝粗壮。奇数羽状复叶对生，具 2～3（4）对小叶，小叶呈卵形至卵状披针形，长 5～16cm，宽 3～7cm。总状花序具 2～6（8）（4）花，花梗粗壮；花萼绿色，筒状，长 4～8cm，开花时近轴的一方分裂近达基部，呈佛焰苞状，先端钝，具反折的短尖头，尖端外面具紫色腺体；花冠初时绿色，开放时白色，喇叭状，冠筒上部外面有腺体。蒴果呈筒状而稍扁，下垂，通常稍弧曲，长 25～50cm，宽约 1.8cm；初期绿色，成熟时变白色，扭曲裂开成 2 瓣。种子多数，具木栓质的厚翅，长方形，有浮力，可借海水漂流传播。花期 5～6 月，果期 7～8 月（胡启明等，1987）。

【生境分布】 海滨猫尾木属于嗜热性广布种（图 21.2），自印度马拉巴尔海岸经中南半岛、马来西亚至巴布亚新几内亚、所罗门群岛、新赫布里底群岛和新喀里多尼亚岛均有分布，分布区域为 18°21′N～18°26′N、109°34′E～109°42′E（符国瑗，1985）。根据 20 世纪 80 年代的调查，海滨猫尾木分布于海南万宁县乌石港牛岭海边、崖县林旺区石龟村海边、文昌县红树林保护站，广东湛江市海康县雷高区仙脉海边也有分布（胡启明等，1987）。海滨猫尾木生长于海岸内滩和河口涨潮时海水可到达的积水池，也可在完全不受潮汐影响的陆地生长。土壤为灰黄色潜育性明显的砂土，伴生种类有水椰（*Nypa fructicans*）、木榄（*Bruguiera gymnorrhiza*）、海莲（*Bruguiera sexangula*）、光叶藤蕨

（*Stenochlaena palustris*）、鱼藤（*Derris trifoliata*）、水黄皮（*Pongamia pinnata*）、红榄李（*Lumnitzera littorea*）、榄李（*Lumnitzera racemosa*）、海杧果（*Cerbera manghas*）、须叶藤（*Flagellaria indica*）等（胡启明等，1987）。

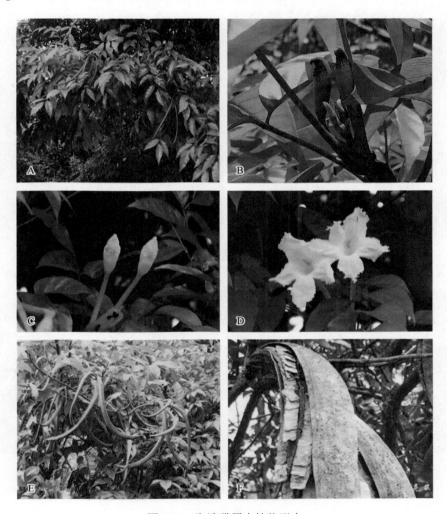

图 21.1　海滨猫尾木植物形态

A. 部分植株；B. 花枝（示花蕾）；C. 开放前的花蕾；D. 开放的花；E. 果枝（王文卿和王瑁，2007）；F. 成熟果实开裂

【药材鉴别】

药材性状　鲜叶（图 21.3）为奇数羽状复叶，叶轴细长，紫褐色，上表面有纵槽，小叶对生，2～4 对，具短柄。小叶片呈卵状长圆形至椭圆状披针形，长 5～16cm，宽 3～7cm；叶脉于两面均明显；纸质。干燥后小叶片质脆。气微，味微涩。

　　成熟果实内含有多数种子，排成 2 列。种子呈长方形，边缘具有木栓质厚翅，厚翅有浮力，使种子可借海水漂流传播；去掉厚翅的种子呈蝴蝶形，淡棕色，中间纵向凹陷缢缩，两侧肥厚向上下伸展（图 21.4）。

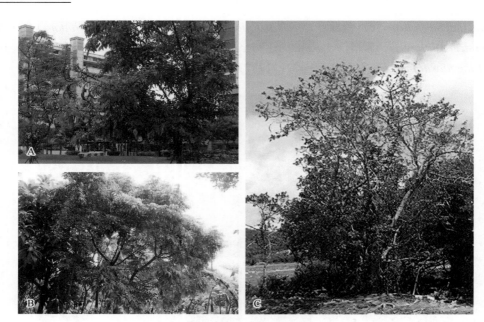

图 21.2　海滨猫尾木植物生境

A. 栽植于道边绿地的海滨猫尾木；B. 栽植于公园的海滨猫尾木；C. 生长于滨海岸边湿地的海滨猫尾木

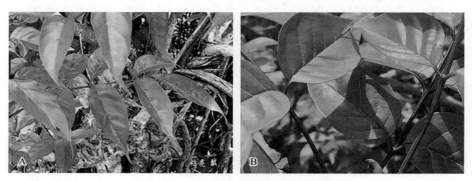

图 21.3　海滨猫尾木鲜叶形态

A. 羽状复叶；B. 叶片上表面

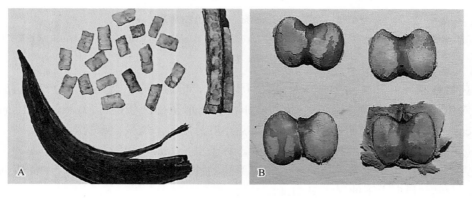

图 21.4　海滨猫尾木种子形态

A. 果实与种子（示种子长方形）；B. 除去种翅的种子

组织构造　叶横切面为两面叶，叶片厚度为（172.14±11.33）mm。表皮细胞1列，角质层厚（39.65±5.91）mm。叶肉组织分化明显，栅栏组织厚（51.92±8.54）mm，海绵组织厚（80.49±3.2）mm（田尚青等，2016）。

叶表面主叶脉（一级至三级）密度达（7.85±1.31）mm/mm^2，小叶脉（四级和五级）密度为（27.7±3.03）mm/mm^2，小叶脉（四级和五级）间距为（32.91±9.81）mm；总叶脉密度为（35.55±3.62）mm/mm^2。气孔仅见于下表皮，密度为（857.72±32.7）个/mm^2。

【分子鉴别】　为引进优良种质资源，对广东珠海市淇澳岛红树林湿地公园引进的海滨猫尾木、无瓣海桑和尖叶卤蕨进行分子鉴定（彭莉萍等，2014）。采用改进的CTAB法，提取3种植物叶片中的基因组DNA，以真核生物rDNA ITS序列通用引物分别对其ITS区段进行PCR扩增、测序，对测序结果进行比对、分析。结果表明，海滨猫尾木rDNA ITS序列的长度为707bp，将ITS序列测定结果提交到GenBank数据库，获得登录号KJ161167，从分子水平上为其种质资源的研究提供了依据。

为评估DNA条形码对鉴定红树植物的通用性和有效性，在广东分布的红树林中，采集包括海滨猫尾木在内的红树植物16科22属23种，共144个样品，进行DNA条形码测序（武锋等，2020），采用改进的CTAB法提取红树植物DNA。选取叶绿体基因片段*rbcL*、*matK*以及*trnH-psbA* 3个分子序列作为研究扩增片段，DNA片段的PCR扩增成功率分别为100%、（80.29±8.49）%、（99.38±1.25）%。测序成功率最高为*rbcL*，*trnH-psbA*次之，*matK*最低，分别为100%、（94.57±5.06）%和（75.04±6.26）%。结果表明，*rbcL*和*trnH-psbA*片段在红树林群落中都具有较好的通用性。应用BLAST和NJ树两种方法计算红树植物的物种识别率。BLAST结果表明，单片段中*trnH-psbA*的物种识别率最高，为（84.48±12.09）%，*rbcL*次之，*matK*最低。NJ树分析显示，单片段中*rbcL*的物种识别率最高，为（66.65±17.35）%；*trnH-psbA*次之，*matK*最低。两种分析方法都显示，多个片段组合使用时，*rbcL*或*trnH-psbA*是提高物种平均识别率的主要片段。利用单片段*rbcL*即可获得平均节点支持率最高的红树植物系统发育树，且能准确区分不同树种。*trnH-psbA*片段可以识别*rbcL*片段不能识别的物种，可以作为补充片段。综合比较，推荐将*rbcL*、*trnH-psbA*作为红树植物DNA条形码片段。

【生理特性】　在广东珠海市淇澳岛，海滨猫尾木4月中旬叶芽萌动，5月上旬新梢开始生长。在花期5~6月，花冠初时呈绿色，开放时呈白色喇叭状，冠筒上部外面有腺体。7月末8月初果实成熟，蒴果初时呈绿色，成熟后变为黄棕色，并扭曲裂开。种子多数，呈长方形，具木栓质翅（田广红等，2011）。海滨猫尾木种子适宜随采随播，发芽率和发芽势随着播种时间推移逐渐降低，首次出芽时间为9~16d。种子发芽持续天数随季节而变化，春、夏、秋季发芽持续时间比冬季短（刘德浩等，2019）。

海滨猫尾木幼苗具有较强的耐水淹特性，在正常浇水、水淹至根茎处和水淹至苗高1/2处等3种处理下60d后均能存活。水淹至根茎处的植株生长受抑制；水淹至苗高1/2处的叶片出现萎蔫；完全水淹情况下22d后开始死苗，60d后存活率为58.35%。海滨猫尾木的耐水淹特性使其能够适应海岸潮间带的不同潮位（刘德浩等，2019）。

0%、0.4%、0.8%、1.2%盐分胁迫处理60d后，海滨猫尾木植株能正常生长；1.6%盐分胁迫处理37d后幼苗开始死亡，60d后幼苗存活率为86.8%；2.0%盐分胁迫处理25d

后幼苗开始死亡，60d 后幼苗存活率下降至 52.6%（刘德浩等，2019）。海滨猫尾木幼苗适生盐度范围广，耐受盐分浓度为 10g/kg，盐分浓度超过 10g/kg 不利于幼苗正常生长，盐分浓度超过 18g/kg 幼苗叶片开始卷曲、脱落。

海滨猫尾木喜光，稍耐阴，树性强健，生长迅速，喜高温、湿润气候，不耐寒。根据 2009 年 2 月初的调查，引种到淇澳岛的海滨猫尾木 I～V 级寒害率分别为 86.7%、13.3%、0%、0%、0%，寒害指数为 1.33，表明海滨猫尾木耐寒能力较强，在不遭遇特大低温雨雪灾害的前提下能安全过冬（田广红等，2011）。海滨猫尾木幼苗不耐低温，6℃时叶片出现萎蔫现象，3℃时幼苗少量叶片出现反卷、脱落，0℃时幼苗大部分叶片出现萎蔫、反卷现象，呈现半致死状态。随着温度的降低，细胞膜渗透性升高，相对电导率也逐渐升高。与对照（25℃）相比，温度降至 3℃和 0℃的相对电导率分别是对照的 3.93 倍和 5.03 倍（刘德浩等，2019）。

司怀通等（2017）研究了红树植物的气孔行为与水力功能相互协调的关系，以海南文昌市清澜自然保护区海滨猫尾木等 9 种红树植物为研究对象，测定了它们的叶片气孔导度（Gs）对光强和蒸汽压差（VPD）的响应曲线、Gs 日变化、叶片的凌晨水势（Ψ_{pd}）和中午最低水势（Ψ_{min}）以及叶片导水率（K_{leaf}）。结果表明，9 种红树植物的 Gs 均随光强的增加而线性增大，并且 Ψ_{pd} 越高的植物往往对光强有更强的响应。随蒸汽压差的升高，9 种红树植物表现出 3 种不同的气孔响应模式：Gs 不断上升、Gs 先升后降、Gs 先降后维持在低值水平。海滨猫尾木的 Gs 在清晨到中午时间段内逐渐上升，中午有明显的降低，之后的时间段内则持续下降（图 21.5A）。随着大气湿度降低，VPD 增大，在VPD 增大的前期（1～2 kPa），海滨猫尾木 Gs 上升，而后逐渐降低（图 21.5B）。这种不同的气孔响应行为可能与植物的叶片解剖特征以及不同的水分利用策略有关。叶片的 Ψ_{pd} 和 Ψ_{min} 均与一天中最大 Gs 呈显著线性相关，高的叶片水势有助于植物达到更高的 Gs。此外，红树植物 K_{leaf} 与一天中的最大 Gs 呈显著正相关，说明红树植物的气孔行为与水力功能是相互协调的。

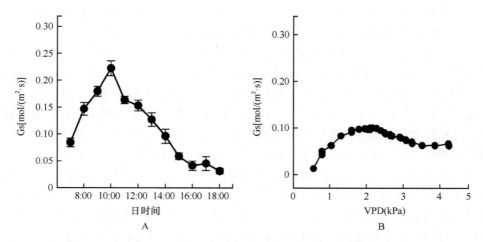

图 21.5　海滨猫尾木气孔行为与水力功能的关系（司怀通等，2017）
A. 气孔导度日变化；B. 气孔导度对蒸汽压差（VPD）的响应

海滨猫尾木比叶重为（56.03±2.53）g/m²，光合速率为（7.23±1.86）µmol/（m²·s），叶肉导度为（0.09±0.04）mol/（m²·s），叶片导水率为（3.62±0.99）mmol/（m²·s·MPa）。叶肉导度与最大光合速率呈显著正相关，而与比叶重无显著相关性，其原因是比叶重与叶片厚度、叶片密度不存在相关性（田尚青等，2016）。

吴世军等（2012）研究了海南东寨港和清澜两个自然保护区海滨猫尾木等23种红树植物（15种真红树植物、8种半红树植物）叶片衰老过程中N、P的内吸收率。结果表明，真红树植物与半红树植物相比，其叶片营养元素含量相对较低（N_{mass}=17.3mg/g；P_{mass}=1.4mg/g），N、P含量随叶片衰老而降低；大部分红树植物叶片N/P比值小于31，说明红树植物存在氮限制；真红树植物N内吸收率平均为63.6%，远高于半红树植物（52.2%）以及一般常绿植物（47.0%），但真红树植物P内吸收率（53.4%）和半红树植物（49.4%）不存在显著的差异。因此，真红树植物拥有更强的N保存能力，使其更适应于在缺氮环境下生存。

申智骍（2016）测量了产于海南的海滨猫尾木、黄槿、银叶树等9种红树植物的5个叶片性状。结果表明，海滨猫尾木单位面积最大净光合速率（A_{area}）为（7.22±3.2）µmol/（m²·s），在9种红树植物中最小；暗呼吸速率（Rb）为（0.41±0.2）µmol/（m²·s），在9种红树植物中稍大于Rb最小的银叶树；单位质量叶片的N含量为34.10mg/g，高于其他所有的红树植物以及其他所有生境（生态系统）的平均N含量；P含量为2.02mg/g；N/P比值为16.88，生长过程受N的限制比较多；比叶重为（55.79±12）g/m²，在9种红树植物中最小，甚至小于全球草本植物叶片平均值（69g/m²），而比叶面积最大，为（187.90±45）cm²/g，极显著高于其他红树植物，反映了其叶片捕获光照资源的能力较强，适应林下弱光环境。高比叶面积通常还与单位质量的叶氮含量、相对生长速率和净光合速率成正比。具有高比叶面积的植物保持体内营养的能力较强。海滨猫尾木净碳收益效率（CGEn）为21.16，表明其具有较强的耐缺氧和耐阴生的能力。

田广红等（2011）以广东珠海市淇澳岛红树林引种园23个主要红树林引进树种（2年生）为研究对象，建立了涵盖生长适应性、抗逆性、观赏性3个方面12个指标的综合评价指标体系，利用层次分析法（AHP）对引进树种进行了适应性评价，得到各指标权重和各指标值，计算各参选树种综合评价值。根据最终的综合评价得分，将红树林引进树种分成4类：得分在0.6分以上的7种，适应性最强；得分为0.5～0.6分的适应性较强；得分为0.4～0.5分的适应性一般；得分低于0.4分的适应性最差。海滨猫尾木生长适应性得分0.699分，抗逆性得分0.505分，观赏性得分0.561分，综合得分0.6060分，属于适应性最强的一类，兼具较高的观赏性，适宜在滨海城市绿化中推广。

【资源状况】 海滨猫尾木天然分布于我国海南东海岸和广东湛江市等地（廖宝文和张乔民，2014；王文卿和王瑁，2007）。

海滨猫尾木在海南东海岸从文昌市清澜港到三亚市均有分布，一般散生于红树林内缘、大潮可淹及的内滩，但更多的植株生长在不受潮水影响的海岸林或堤岸，未发现集中分布区，更没有以海滨猫尾木为优势种的群落。所有海滨猫尾木植株生长良好，开花和结果正常，地上有小苗（李婷婷，2011）。在海南清澜港海滨猫尾木散生于海莲群落（云氏村）中，平均树高8m，平均基径为19.7cm，重要值为15.2（涂志刚等，2015）。亚龙湾红树林群落的边缘分布着海滨猫尾木群丛，位于高潮线内外，土壤为灰黑色砂石土，群丛常绿，树冠较稀疏，覆盖度为 57%，平均树高 4m，平均胸径为 8cm（陶列平和黄世满，2004）。

胡启明等（1987）报道，海滨猫尾木在广东湛江市海康县雷高区仙脉（现雷州市雷高镇仙脉村）海边有分布。但 2009 年 9 月经实地调查该地，没有发现任何海滨猫尾木个体。该地曾经有大面积的红树林，现在已经完全被鱼塘所代替，至今还可以在鱼塘、水沟边发现一些卤蕨、海漆、黄槿、苦郎树等，由海到陆，基本景观格局为滩涂 → 海堤 → 鱼塘 → 桉树林，已经找不到适合海滨猫尾木生存的空间（李婷婷，2011）。广东红树林根据地理分布划分为粤东片、粤中片和粤西片，海滨猫尾木分布于粤西片（林中大和刘惠民，2003）。

【药用价值】 历代本草未见有关海滨猫尾木的药用记载。但同属植物西南猫尾木（*Dolichandrone stipulata*）的种子具有清热解毒、退热的功效，傣医用于治疗感冒高热，其水提取物所含的毛蕊花糖苷具有抗菌、抗炎、抗氧化和抗肿瘤等药理活性（陈琳琳等，2017）。现代研究报道，海滨猫尾木是一种含有 α-葡萄糖苷酶抑制剂的药用植物，α-葡萄糖苷酶抑制剂能够降低餐后高血糖，对糖尿病及糖尿病并发症的预防和治疗有很好的效果（季芳等，2010）。

【化学成分与药理研究】 从海滨猫尾木（采自越南）的树叶和树皮中分离得到三萜类化合物 dolichandrone A 和 dolichandrone B，环烯醚萜类化合物 6-*O*-[（*E*）-4-methoxycin-namoyl]-1β-hydroxy-dihydrocatalpolgenin、6-*O*-[（*E*）-4-methoxycinnamoyl]-1α-hydroxy-dihydrocatalpolgenin、6-*O*-[（*E*）-4-methoxycinnamoyl] catalpol、specioside、6-*O*-[（*E*）-3, 4-dimethoxycinnamoyl]catalpol 和 minecoside，见图 21.6。其中，dolichandrone B 对人口腔表皮样癌细胞 KB 具有显著的细胞毒活性，IC_{50} 为 18.77μmol/L（Nguyen et al.，2018），6-*O*-[（*E*）-4-methoxycinnamoyl] catalpol、6-*O*-[（*E*）-3, 4-dimethoxycinnamoyl]catalpol 在浓度为 25μg/ml 时，对 LPS 诱导的 RAW 264.7 细胞产生的炎症因子 IL-6 和 TNF-α 有抑制作用，对 NO 抑制的 IC_{50} 分别为 324.28μmol/L 和 335.48μmol/L。此外，从树叶和树皮中还分离出 uncaric acid、succrose octaacetate 和 1-hentriacontanol（Nguyen et al.，2018；Thao et al.，2021a）。

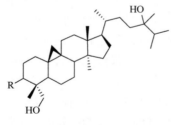

dolichandrone A, R = OH
dolichandrone B, R = O

6-*O*-[(*E*)-4-methoxycinnamoyl]-1β-hydroxy-dihydrocatalpolgenin, R = OH, R′ = H
6-*O*-[(*E*)-4-methoxycinnamoyl]-1α-hydroxy-dihydrocatalpolgenin, R = H, R′ = OH

6-*O*-[(*E*)-4-methoxycinnamoyl] catalpol,

6-*O*-[(*E*)-3,4-dimethoxycinnamoyl] catalpol,

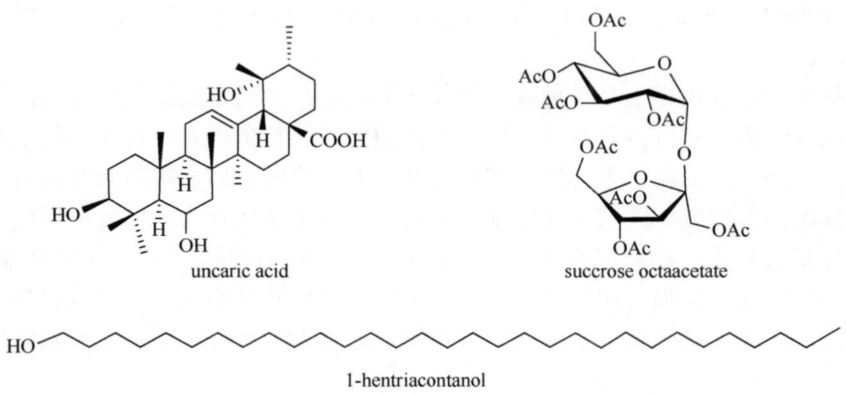
HO
COOH
H
OH
uncaric acid
OAc
AcO
O
OAc
succrose octaacetate
HO
1-hentriacontanol

图 21.6　海滨猫尾木中的化合物

从海滨猫尾木（采自越南）的树叶中分离的梓醇 nemoroside（图 21.7）对 α- 葡萄糖苷酶有显著的抑制作用，IC_{50} 为 0.05μmol/L，且其满足“五倍率法则”，有望开发成抗糖尿病口服药物（Thao et al.，2021b）。

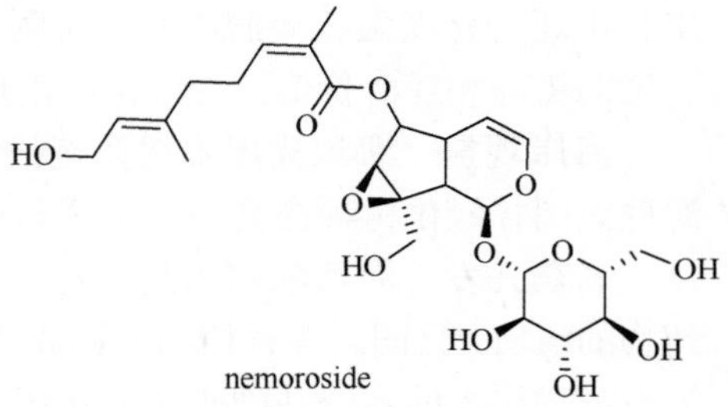
HO
O
OH
nemoroside

图 21.7　海滨猫尾木中的梓醇

【栽培技术】 海滨猫尾木种实产量高，实生苗生长速度快，多采用种子育苗繁殖法（刘德浩等，2019；田广红等，2011）。

种子育苗繁殖法　种子采集　7 月初选择植株健壮、无病虫害、生长良好的海滨猫尾木母树，采集黄褐色、成熟果实，置于阴凉处，待蒴果自然阴干裂开后选取优质种子。种子千粒重 50～60g，种子密度为 $0.021g/cm^3$，临时储藏可采用 5～10℃冷藏。

播种育苗　育苗基质采用沙子或黄心土：沙子：泥炭土 =3：3：4，将基质平铺于育苗床上，播种前用 0.1% $KMnO_4$ 溶液消毒。将种子播种于育苗床上，喷水，搭遮阳网，保持湿度。通常 7d 后种子萌发出土，待苗高 5～10cm 时将苗转入营养袋（12cm×15cm）内培育。营养土由红壤 50%、土杂肥 5%、火烧土 15%、细沙 30% 混合而成，并用 $KMnO_4$ 溶液消毒。苗期每天早、晚各浇水 1 次，采用遮阳网（遮阴度 50%）满足苗期的荫蔽条件。

病虫害防治　海滨猫尾木苗期易患猝倒病，茎基部产生水渍状病变，病部缢缩，扩展后猝倒，所以应及时拔除病苗，同时喷洒浓度为 50% 的利菌克 WP1000 倍液，隔 10d 左右喷 1 次，连续防治 3 次或 4 次。虫害有蚜虫、绿鳞象甲等，危害幼嫩枝叶、顶芽，可用 2.5% 敌杀死乳油 5000～10 000 倍液、20% 速灭杀丁乳油 2000～3000 倍液或 40% 氧化乐果 1000～1500 倍液喷洒，隔 10d 左右喷 1 次，连续防治 3 次或 4 次（田广红等，2011）。

苗木移植　营养袋苗生长 1～3 年后，均可于翌年 4 月移植。通常 1 年生营养袋苗平均高约 0.65m，平均地径约 0.90cm；2 年生幼树平均高约 1.29m，平均地径约 3.80cm，平均冠幅约 100cm×109cm；3 年生幼树平均高约 1.83m，平均地径约 7.16cm，平均冠幅达 219cm×199cm。在高潮滩的树木园中，种植规格为 4m×4m。定植前后按规范操作技术进行整地、浇水。

野生抚育　海滨猫尾木是一种既能生长在潮间带，又能生长于内陆非盐渍地区的两栖树种。在海滨猫尾木自然分布区，可以有计划地开展野生抚育。首先要将其划入自然保护区内，在野生海滨猫尾木密集区域适宜开展人工修剪、病虫害防治等抚育工作；在野生海滨猫尾木受到破坏区域，要依据相关规定，停止破坏行为，恢复原有生境，对尚存植株进行根部培土、追肥、小苗护理等抚育工作；在野生海滨猫尾木极为稀疏区域，采取小苗补种方式，加强后期管理工作，逐步恢复其自然分布状态。海滨猫尾木实生苗生长速度快，在其灭绝区域，实行仿野生栽培，加强人工管理，培育和繁殖海滨猫尾木种群。

【资源保护与开发应用】

生态保护　海滨猫尾木是优良的海岸防护林半红树树种，喜光，稍耐阴，树性强健，生长迅速，喜高温、湿润气候，不耐寒，可以应用于红树林消浪林带体系建设中，具有一定的生态和经济价值，为中国华南地区的生态环境建设发挥作用（田广红等，2011）。

海岸观赏　海滨猫尾木树姿挺拔，花大而美丽，蒴果形似猫尾，可作为一种热带沿海地区园林绿化树种在公园、景区和行道上广泛栽培以供观赏。

新药开发　海滨猫尾木是一种含 α-葡萄糖苷酶抑制剂的植物，具有开发治疗糖尿病药物的潜质，且同属多种植物为民族药物，有的具有抗氧化、抗菌、抗炎和抗肿瘤等活性，为海滨猫尾木的系统基础研究和新药开发提供了参考。

其他　海滨猫尾木木材质地轻，易加工，可用作木屐、火柴和薪柴。

参考文献

陈琳琳，张文州，彭飞，等．2017.西南猫尾木保健茶的制备及其毛蕊花糖苷含量和抗氧化能力测定．食品研究与开发，38(15): 93-99.

符国瑗．1985.海南岛新树种——佛焰苞猫尾木．林业科技通讯，12: 11.

胡宏友，陈顺洋，王文卿，等．2012.中国红树植物种质资源现状与苗木繁育关键技术．应用生态学报，23(4): 939-946.

胡启明，李泽贤，邢福武．1987.红树林植物海滨猫尾木在我国首次发现．广西植物，7(4): 303-304.

季芳，肖国春，董莉，等．2010.药用植物来源的 α-葡萄糖苷酶抑制剂研究进展．中国中药杂志，35(12): 1640.

李婷婷．2011.从红树林植物群落评估中国红树林退化状况．厦门大学硕士学位论文．

李游，邓旭坤，蔡俭，等．2013.猫尾木的化学成分研究．中国当代医药，20(4): 4-6.

梁淑云，杨逢春．2009.海南岛珍稀濒危植物．亚热带植物科学，38(1): 50-55.

廖宝文，张乔民．2014.中国红树林的分布、面积和树种组成．湿地科学，12(4): 435-440.

林中大，刘惠民．2003.广东红树林资源及其保护管理的对策．中南林业调查规划，22(2): 35-38.

刘德浩，廖文莉，陈智涛，等．2019.海滨猫尾木种子萌发和实生苗抗逆性研究．亚热带植物科学，48(2): 134-138.

彭莉萍，牛克立，姬可平，等．2014.广东淇澳岛 3 种红树 rDNA ITS 序列分析．贵州农业科学，42(11): 29-32.

申智骅．2016.华南红树植物叶片经济学及元素特征．广西大学硕士学位论文．

司怀通，于天卉，关心怡，等．2017.红树林植物气孔对环境因子的响应及其与水力功能的协调．植物生理学报，53(3): 487-496.

陶列平，黄世满．2004.南省三亚地区红树林植物资源与群落类型的研究．海南大学学报(自然科学版)，22(1): 70-74.

田广红，李玫，杨雄邦，等．2011.珠海淇澳岛海滨猫尾木的引种栽培研究．安徽农业科学，39(16): 9618-9619.

田尚青，朱师丹，朱俊杰，等．2016.红树林植物叶片形态和解剖特征对叶肉导度、叶片导水率的影响．植物科学学报，

34(6): 909-919.

涂志刚，吴瑞，张光星，等. 2015. 海南岛清澜港红树植物群落类型及其特征. 热带农业科学, 35(11): 21-25.

王文卿，王瑁. 2007. 中国红树林. 北京：科学出版社.

吴世军，王赞博，王文卿. 2012. 红树植物叶片衰老过程中养分的内吸收. 泉州师范学院学报, 30(6): 47-52.

武锋，裴男才，廖宝文，等. 2020. 广东省主要红树林植物 DNA 条形码评价. 东北林业大学学报, 48(4): 42-49.

Nguyen V T, Do L Q, Nguyen T A, et al. 2018. New cycloartanes and new iridoids from *Dolichandrone spathacea* collected in the mangrove forest of Soc Trang Province, Vietnam. J. Asian Nat. Prod. Res., 20(9): 889-896.

Thao T T P, Bui T Q, Quy P T, et al. 2021a. Isolation, semi-synthesis, docking-based prediction, and bioassay-based activity of *Dolichandrone spathacea* iridoids: new catalpol derivatives as glucosidase inhibitors. RSC Adv., 11(20): 11959-11975.

Thao T T P, Chi N L, Luu N T, et al. 2021b. Phytochemistry and anti-inflammatory activity of iridoids from *Dolichandrone spathacea* collected in the mangrove forest of Phu Loc district, Thua Thien Hue Province, Vietnam. Vietnam J. Chem., 59(6): 943-950.

22 菊科（Compositae）

22.1 阔苞菊（*Pluchea indica*）

阔苞菊为半红树植物，是典型的海岸植物，属于菊科（Compositae）阔苞菊属（*Pluchea*），为嗜热性广布种。在我国阔苞菊主要产于台湾和南部各省沿海一带及一些岛屿，在印度、马来西亚、印度尼西亚、菲律宾及中南半岛也有分布。阔苞菊茎叶及根为民间用药。阔苞菊味甘，性微温，具有暖胃去积、软坚散结、祛风除湿的功效（谭红胜等，2010），叶暖胃消积（刘小芬等，2016）。民间于四月初八浴佛节，摘取阔苞菊叶，捣烂后和米粉及糖制成栾樨饼，食之能暖胃去积。现代研究表明，阔苞菊含噻吩类、倍半萜类、奎尼酸类、黄酮类、三萜类及甾体类等化学成分，具有抗氧化、抗炎、抗肿瘤、抗菌及保肝等药理活性，为研究新型药物提供了很好的资源。

【分类位置】 被子植物门 Angiospermae 双子叶植物纲 Dicotyledoneae 合瓣花亚纲 Sympetalae 桔梗目 Campanulales 菊科 Compositae 管状花亚科 Carduoideae 旋覆花族 Inuleae 阔苞菊亚族 Plucheinae 阔苞菊属 *Pluchea* 阔苞菊 *Pluchea indica* (L.) Less, 1831（中国科学院中国植物志编辑委员会，1979）。

【别名】 栾樨；苑樨、烟茜叶、烟茜、燕茜（谢宗万，1996）；格杂树；杜草（江西）；五里香（广西）。

【形态特征】 阔苞菊为灌木（图 22.1）。茎直立，高 2～3m，直径为 5～8mm，分枝或上部多分枝。有明显细沟纹，幼枝被短柔毛，后脱毛。下部叶无柄或近无柄，倒卵形或阔倒卵形，稀椭圆形，长 5～7cm，宽 2.5～3cm，基部渐狭呈楔形，顶端浑圆、钝或短尖，上面稍被粉状短柔毛或脱毛，下面无毛或沿中脉被疏毛，有时仅具泡状小突点，中脉两面明显，下面稍凸起，侧脉 6～7 对，网脉稍明显，中部和上部叶无柄，倒卵形或倒卵状长圆形，长 2.5～4.5cm，宽 1～2cm，基部楔尖，顶端钝或浑圆，边缘有较密的细齿或锯齿，两面被卷短柔毛。头状花序直径为 3～5mm，在茎枝顶端作伞房花序排列；花序梗细弱，长 3～5mm，密被卷短柔毛；总苞呈卵形或钟状，长约 6mm；总苞片 5～6 层，外层呈卵形或阔卵形，长 3～4mm，有缘毛，背面通常被短柔毛，内层狭，线形，长 4～5mm，顶端短尖，无毛或有时上半部疏被缘毛。雌花多层，花冠呈丝状，长约 4mm，檐部 3～4 齿裂。两性花较少或数朵，花冠呈管状，长 5～6mm，檐部扩大，顶端 5 浅裂，裂片三角状渐尖，背面有泡状或乳头状突起。瘦果呈圆柱形，有 4 棱，长 1.2～1.8mm，被疏毛。冠毛白色，宿存，约与花冠等长，两性花的冠毛常于下部联合成阔带状。花期全年（中国科学院中国植物志编辑委员会，1979）。

【生境分布】 阔苞菊成片生长于红树林林缘、鱼塘堤岸、水沟两侧、海滨及河口沙地，或近潮水的空旷地（图 22.2）。在我国阔苞菊主要分布于海南、广东、广西、福建、香港、澳门、台湾沿海海岸及一些岛屿，印度、马来西亚、印度尼西亚、菲律宾及中南半岛也有分布。

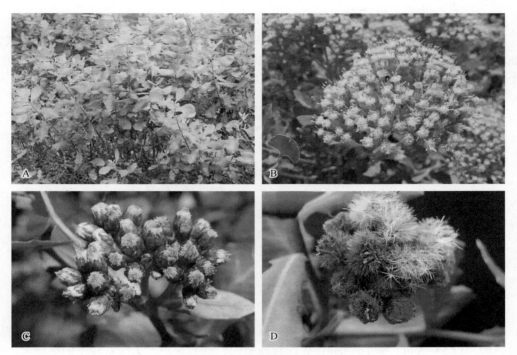

图 22.1　阔苞菊植物形态

A. 部分植物体；B. 盛花期植物体（张代贵摄）；C. 花枝（徐克学摄）；D. 果枝（徐克学摄）

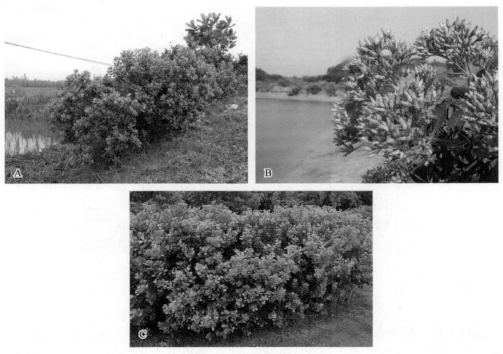

图 22.2　阔苞菊植物生境

A. 生长在海岸带水塘边的阔苞菊群落（王文卿和王瑁，2007）；B. 生长在海岸带水塘边的盛花期阔苞菊（林广旋摄）；
C. 生长在红树林边缘的阔苞菊群落（金宁摄）

【药材鉴别】

药材性状　根（图 22.3）呈不规则圆柱形，长短不一。顶端具有茎基分枝，下端较细。表面红棕色，有纵皱纹、少数皮孔及细根。质硬，不易折断。断面皮部薄，淡红棕色，木部黄色。气微，味淡。

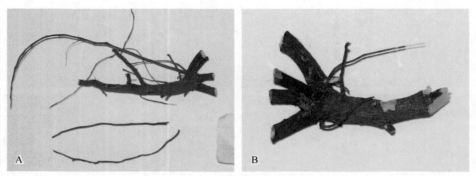

图 22.3　阔苞菊根药材形态

A. 完整根；B. 除去须根和末梢的根

茎呈圆柱形，幼枝被短柔毛。叶皱缩或破碎，互生；完整叶片展平后呈倒卵形或倒阔卵形，长 5～7cm，宽 1～3cm；先端钝或短尖，基部楔形，边缘有较密的细锯齿；干品灰绿色，表面有粉状短柔毛；叶柄短；体轻，质脆；气微，味甜（图 22.4）。

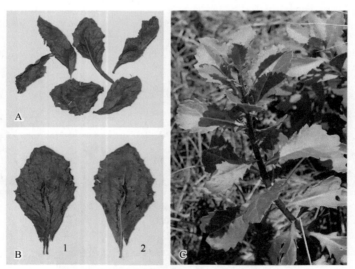

图 22.4　阔苞菊茎叶药材形态

A. 干燥叶；B. 干燥叶（示上、下表面）；C. 鲜茎叶

1. 上表面；2. 下表面

组织构造　根横切面（图 22.5）木栓层 4～6 列细胞，细胞呈切向延长的扁平类长方形，排列紧密。皮层较宽，细胞呈类圆形或切向椭圆形，排列较疏松；切向椭圆形分泌腔在靠近韧皮部一侧散在，内含黄棕色物质。韧皮部与皮层宽度相当，髓射线外侧呈喇叭口状，韧皮部束细胞排列紧密。形成层由 1～3 列扁平细胞组成。木质部宽广；导

管大小不一，单个散在，或 2 个至数个径向排列；射线宽广，由 2～5 列径向延长的类方形细胞组成。无髓（何梦玲和张泽娜，2011）。

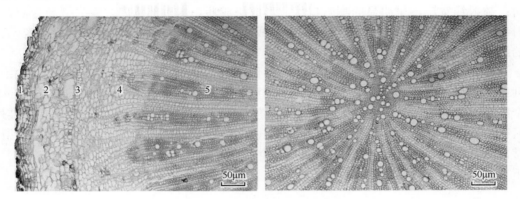

图 22.5　阔苞菊根横切面形态

1. 木栓层；2. 皮层；3. 分泌腔；4. 韧皮部；5. 木质部

茎横切面（图 22.6）木栓层为 5～10 列细胞，呈切向类方形或长方形，细胞壁略增厚，内含棕色或红棕色物质。皮层狭窄，由多列薄壁细胞组成，皮层中靠近表皮

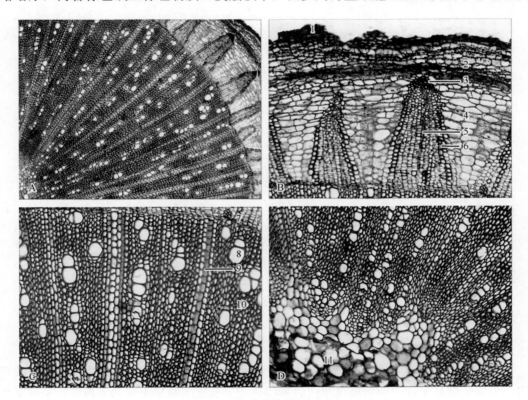

图 22.6　阔苞菊茎横切面形态

A. 茎部分横切面；B. 木栓层至韧皮部；C. 木质部；D. 木质部至髓部

1. 木栓层；2. 皮层；3. 中柱鞘纤维束；4. 髓射线；5. 韧皮部束；6. 韧皮部厚壁细胞；7. 形成层；8. 导管；9. 木射线；10. 木纤维；11. 髓

处有 3～4 列厚角组织细胞，分泌腔散在。韧皮部较宽；韧皮部束呈狭三角形，两侧有 1（2）列细胞的壁增厚，外方有半月形中柱鞘纤维束分化，韧皮薄壁细胞排列紧密；髓射线宽广，呈明显的喇叭口状。形成层成环。木质部宽广，有大型导管散在，射线由 2～4 列径向延长的长方形细胞组成。髓部较大，细胞类圆形，排列紧密，有的细胞可见密集的纹孔。

叶片横切面（图 22.7）为等面叶。如图 22.6～图 22.9 所示，上、下表皮各由 1 列细胞组成，上表皮细胞较大，下表皮细胞较小，外被角质层，有单细胞或由 2～3 个细胞组成的非腺毛。上、下表皮内方均有 1 列栅栏组织细胞，细胞呈短柱状，排列紧密整齐，均含有大量的叶绿体；海绵组织较宽，细胞排列疏松。主脉维管束外韧型，常由 2～5 个大小悬殊的维管束组成，每个维管束均围有微木化的维管束鞘；主脉上、下方靠近表皮处均有明显的厚角组织。

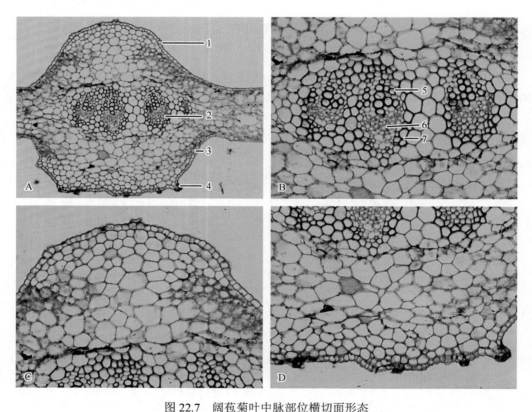

图 22.7　阔苞菊叶中脉部位横切面形态

A. 叶中脉部位横切面；B. 中脉维管束部位；C. 中脉上表皮部位；D. 中脉下表皮部位

1. 上表皮；2. 中脉维管束；3. 下表皮；4. 非腺毛；5. 木质部；6. 韧皮部；7. 维管束鞘

叶表面制片上表皮细胞呈不规则长方形（图 22.9），垂周壁略增厚，不规则微弯曲，平周壁微显平行的细角质纹理；偶见气孔。下表皮细胞呈不规则多角形，垂周壁深波状弯曲；气孔不定式，保卫细胞大小为（20.29±1.26）mm×（18.29±1.11）mm。副卫细胞 3～4 个，自气孔向两侧发散出细密的角质纹理；气孔指数为 10.71，气孔密度为（241.92±33.28）个 /mm^2，叶面积为（5.71±0.33）cm^2（缪绅裕和王厚麟，2011）。

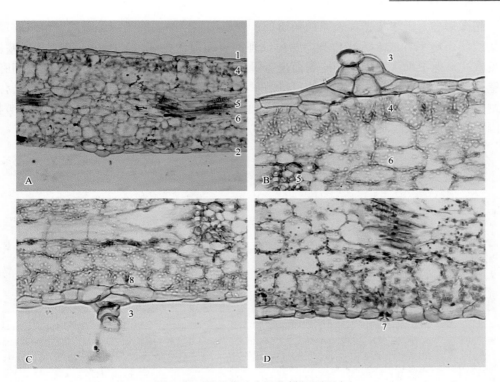

图 22.8　阔苞菊叶肉部位横切面形态

A. 叶肉部位横切面；B. 叶肉上表皮部位；C、D. 叶肉下表皮部位

1. 上表皮；2. 下表皮；3. 非腺毛；4. 上栅栏组织；5. 侧脉维管束；6. 海绵组织；7. 气孔；8. 下栅栏组织

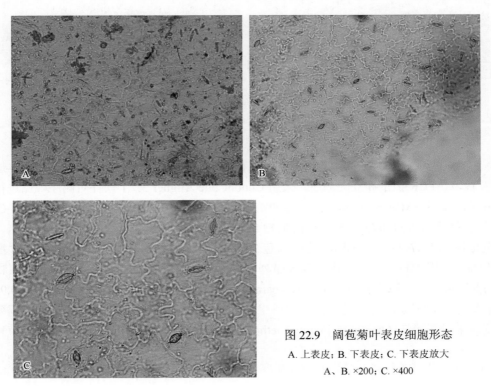

图 22.9　阔苞菊叶表皮细胞形态

A. 上表皮；B. 下表皮；C. 下表皮放大

A、B. ×200；C. ×400

超微形态 上表皮覆盖较厚的角质层，表皮细胞轮廓不清晰；外平周壁角质纹理呈粗条纹状，略平行或水流状排列，角质纹理的表面覆盖微细角质颗粒，间有片状蜡质；偶见气孔，保卫细胞和副卫细胞表面覆盖颗粒状角质纹理和雪片状蜡质。下表皮细胞垂周壁微突起，多角形细胞轮廓隐约可见；平周壁不甚平坦，有褶皱，角质纹理由气孔两侧发出，呈细条纹状；气孔较多，椭圆形，内部较平滑，保卫细胞角质条纹环向褶皱状，周围细胞及条纹状角质纹理表面覆盖细密鳞片状角质纹理（图22.10）。

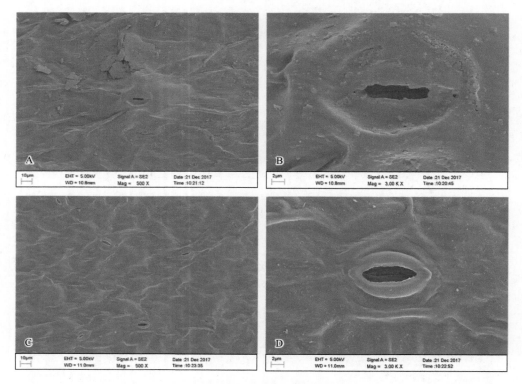

图22.10 阔苞菊叶表面超微形态

A. 上表皮（示表皮细胞）；B. 上表皮放大（示腺鳞及角质纹理）；C. 下表皮（示表皮细胞及气孔分布）；D. 下表皮（示气孔及角质纹理）

【分子鉴别】 对海南的阔苞菊等6种红树植物的ITS2条形码进行研究，对样本进行DNA提取、PCR扩增和双向测序。采用CodonCode Aligner 3.7.1软件对测序峰图进行校对拼接，再用HMMer[①]注释方法去除两端5.8S和28S区段，获得ITS2。阔苞菊的Gen-Bank登录号为AF430797。6种红树植物ITS2片段序列的长度范围为206～231bp，GC含量范围为53.74%～71.03%，其中阔苞菊ITS2片段序列的长度为227bp，GC含量为69.43%。采用MEGA 5.1软件比较各序列间的变异性，计算遗传距离，6种红树植物中平均Kimura双参数距离（Kimura two-parameters distance，K2P）种间距离最大为0.909，属于阔苞菊和海桑，变异最大；不同科平均K2P种间距离最小为0.533，属于阔苞菊和玉蕊。采用邻接法（neighbor-joining method）构建系统树，其中玉蕊和阔苞菊属于独立

---

① HMMer是一种常用的序列比对工具，它是基于隐马尔可夫模型（hidden Markov model）的算法。

分支的三级分支，这与二者在遗传距离的分析中是不同科间遗传距离最小相一致，可能是二者均属于半红树植物，具有相似的生态环境，促使二者在进化过程中产生了基因的相似性（陈怡君等，2018）。

【生理特性】 分析海南东寨港自然保护区高位（陆生或特大高潮滩）和低位（低潮间带）两种生境的阔苞菊等 5 种半红树植物叶片中 K、Na、Ca、Mg 和 Cl 等元素的含量。结果显示，处于低位的半红树叶片中 5 种元素的含量均高于处于高位的半红树叶片，阔苞菊叶片中 Na、Cl 元素的含量均显著高于其他半红树，而 K 元素的含量却显著低于其他半红树。两种生境的半红树对土壤中 5 种元素的富集率均小于 1，对土壤元素富集系数的大小顺序为 Ca ＞ Mg ＞ K ＞ Na ＞ Cl；处于低位的阔苞菊根际土壤中 Cl 元素的含量极显著高于高位（$P < 0.01$），表明低位生境中阔苞菊长期处于较高盐分的环境中（李妮亚等，2011）。

两种生境的阔苞菊等 5 种半红树植物中，处于高位的阔苞菊、黄槿、莲叶桐叶片的表观量子产率（AQY）、光饱和净光合速率（P_{max}）、光系统Ⅱ（PSⅡ）最大光化学效率（Fv/Fm）、光化学猝灭（qP）均高于低位，而非光化学猝灭（NPQ）却低于低位，其中阔苞菊高位与低位 AQY 和 P_{max} 差异显著（$P < 0.05$）（李妮亚等，2011）。

海南东寨港自然保护区不同生境的阔苞菊具有较好的抗氧化保护特征。处于潮间带的阔苞菊的抗坏血酸过氧化物酶（APX）、过氧化氢酶（CAT）活性显著高于其陆生居群，H_2O_2 含量显著低于其陆生居群；而陆生阔苞菊居群超氧化物歧化酶（SOD）、过氧化物酶（POD）、谷胱甘肽还原酶（GR）活性高于其潮间带居群，因而超氧阴离子产生的速率显著低于其潮间带居群。不同树种对不同生境有不同抗氧化防御策略。陆生半红树抗氧化酶活性高于其潮间带居群，尤其是 POD、GR 活性显著高于其潮间带居群，暗示环境胁迫造成的选择压力导致半红树植物适应性的反应。高温、强光照、干旱是对陆生半红树的逆境胁迫，上调抗氧化酶活性，以降低逆境胁迫对半红树的膜脂过氧化，减少电解质外渗，最终提高半红树的抗逆性（李妮亚等，2011）。

【资源状况】 阔苞菊天然分布于我国海南、广东、广西、福建、香港、澳门和台湾（辛欣等，2016；傅秀梅等，2009；王文卿和王瑁，2007）。

阔苞菊在海南岛分布较广泛。在海南岛西部地区，阔苞菊生长于海滩外缘浅滩的灌草丛或草丛中，位于半流动沙滩或固定沙滩上；文昌市清澜自然保护区真红树和半红树植物种类丰富，阔苞菊分布其中；在三亚市，阔苞菊分布于铁炉港和青梅港；海南岛周边海域岛屿也有阔苞菊分布（农寿千，2011；邓必玉，2010；姚轶锋等，2010；钟琼芯等，2002）。

阔苞菊分布于广东的粤西、珠三角、粤东以及粤中的南亚热带常绿季雨林地带（陈远生等，2001；林有润等，1987）。粤东现有真红树植物 18 种，半红树植物以黄槿、阔苞菊和苦郎树为主，其分布地点均在 10 个以上，阔苞菊分布于福田、东涌、澳头、蟹洲、红楼、盐洲、招魁、咸埭、香坑、红星等地，但在粤东海岸红树林植被中不占优势，仅少量点缀于红树林向陆缘（李皓宇等，2016）。大亚湾及大亚湾西北海岸的澳头港有阔苞菊零散分布，不能形成群落（陈学梅等，1998）。广东江门市沿海和海湾区域分布有 16 个红树林群落，其中阔苞菊群落是以阔苞菊为优势种的群落，分布在汶村等地的高潮线之上，阔苞菊盖度约 100%，群落高 1～1.5m，群落中基本没有其他成分，边缘有海杧果、卤蕨等红树植物（李矿明等，2006）。番禺地区天然生长的真红树植物和半红树植物共有5种，阔苞菊为3种半红树植物中的一种，零星分布于潮水极少到达的高潮滩的后缘及堤岸边，不能大面积造林（陈文沛等，2001）。

广西北部湾有真红树8科11种、半红树6科8种。阔苞菊主要分布于北海市、合浦县、钦州市和防城港市（徐淑庆等，2010）。阔苞菊在广西沿海堤岸均有分布，高0.5~2m，常成片生长于红树林林缘、鱼塘堤岸、水沟两侧及沙地等，也可生长在大潮时潮水可淹及的滩涂中（潘良浩等，2018）。阔苞菊群落生长于广西滨海沙地或近潮水的空旷地，株高2~3m，英罗港海堤边黄槿、水黄皮群落林下也有阔苞菊分布，目前尚无园林引种的报道，可作为滨海沙地的景观绿化植物（李丽凤和刘文爱，2017）。

福建野菜资源丰富，阔苞菊的嫩叶在福建局部地区可食用，并具有潜在的发展优势（李国平和刘剑秋，1999）。在福建临海海岸线地区发现，91种植物中有80种高度耐盐和11种中度耐盐，阔苞菊属于高度耐盐植物，红树-木麻黄-苦郎树-阔苞菊-海马齿适合泥岸景观应用的植物群落种植模式（卞阿娜等，2013）。刘小芬等（2017）对36种福建本土沙生药用植物资源的综合价值采用层次分析法、百分制评价法、心理物理学法以百分制进行了评分，阔苞菊得分为48分。

【文献记载】《香港中草药》记载，治风湿骨痛、腰痛：栾樨根15g。水煎服。另有记载治板病，取茎叶捣取自然汁，加入牛皮胶、海带，炖溶服之。《全国中草药名鉴》记载，名苑樨、烟茜叶、烟茜、燕茜。另有记载名格杂树。《中药辞海》记载，软坚散结。《中国中药资源志要》记载，茎叶用于板病、胃脘痛。《中华本草》记载，暖胃去积、软坚散结、祛风湿。《药用植物辞典》记载，茎叶：健脾和胃，温中散寒、化食。软坚散结。用于阳气不足身受寒邪、饮食生冷、寒积凝滞、消化不良、腹痛下痢、瘰疬痰核、瘿瘤。全草：芳香，发汗，收敛，疗伤。用于腹泻、腰痛、创伤。叶和根：印度用于解热镇痛。《中华海洋本草：第2卷 海洋矿物药与海洋植物药》记载，暖胃消积。软坚散结，祛风湿。主治小儿食积、胃脘痛、瘿瘤、痰核、风湿骨病。

【药用价值】 阔苞菊属植物有较高的药用价值（邱蕴绮等，2010），在世界各地作为民间用药被广泛使用，目前药用的主要有阔苞菊、披针阔苞菊（*Pluchea lanceolata*）、*Pluchea arabica*、*Pluchea symphytifolia*、*Pluchea quitoc*和翼茎阔苞菊（*Pluchea sagittalis*）（邱蕴绮等，2008）。阔苞菊根可用于治疗风湿骨痛、腰痛。茎叶或根：味甘，性微温，归胃、肝经；暖胃消积、温中散寒、软坚散结、祛风湿；用于治疗阳气不足、腹痛下痢、瘰疬痰核、瘿瘤。叶：暖胃消积；用于治疗小儿食积、胃脘痛、瘿瘤、痰核、风湿骨痛。全草：芳香，发汗、收敛、疗伤。我国台湾民间用根茎煎水内服，治疗风湿骨痛、坐骨神经痛、筋骨酸痛、抽痛、月经疼痛，还可解热发汗。花用于治疗小肠疝气。现代研究表明，阔苞菊含噻吩类、倍半萜类、奎尼酸类、黄酮类、三萜类及甾体类等化学成分，具有抗氧化、消炎、抗肿瘤、抗溃疡、保肝、抗结核及神经药理学等多种药理活性（邱凤英等，2008；邱蕴绮等，2008）。

【化学成分与药理研究】 从阔苞菊根部和全草提取物中分离得到的化合物结构涉及倍半萜及其苷类、苯衍生物、生物碱类等多种类型。

倍半萜及其苷类 从阔苞菊（采自中国海南）枝叶的乙醇提取物中分离得到的化合物有valenc-1（10）-ene-8, 11-diol、valenc-1（10）-ene-2, 8, 11-triol、5-oxo-5, 6-*H*-silphiperfolen（王健等，2008）。从阔苞菊（采自巴基斯坦卡拉奇）的甲醇提取物中分离得到 plucheoside A、plucheoside B 以及其他化合物（Zhang，2013；Uchiyama et al.，1989），见图 22.11。

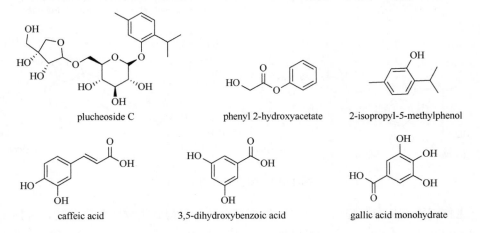

valenc-1(10)-ene-8,11-diol

valenc-1(10)-ene-2,8,11-triol

plucheoside B

plucheoside A

图 22.11　阔苞菊中的倍半萜及其苷类化合物

苯衍生物　从阔苞菊（采自中国海南三亚市）根的环己烷提取物、正己醇提取物、乙酸乙酯提取物中分离得到 plucheoside C、2-isopropyl-5-methylphenol、3, 4-dihydroxy-benzaldehyde、caffeic acid（谭红胜等，2010）。从阔苞菊（采自巴基斯坦卡拉奇）的甲醇提取物中分离得到化合物 3, 5-dihydroxybenzoic acid、syringate、gallic acid monohydrate、benzyl glucoside、methyl salicylate glucoside、phenyl 2-hydroxyacetate、（Z）-3-hexenyl glucoside、4, 4′-（（3aR，6aR）-tetrahydro-1H，3H-furo[3, 4-c]furan-1, 4-diyl）bis（2-me-thoxyphenol）、eugenyl glucoside、4-allyl-2, 6-dimethoxyphenyl glucoside、pinoresinolmono-glucoside、syringaresinol monoglucoside、1, 2-bis-（4-hydroxy-3-methoxyphenyl）-propane-1, 3-diol（*erythro*）、1, 2-bis-（4-hydroxy-3-methoxyphenyl）-propane-1, 3-diol（*threo*）、1-（4-hydroxy-3-phenyl）-2-{2-methoxy-4-[1-（E）-propene-3-ol]-phenoxy}-propane-1, 3-diol（*threo*）、hedyotisol B、hedyotisol A 等（Uchiyama et al.，1989），见图 22.12。

plucheoside C

phenyl 2-hydroxyacetate

2-isopropyl-5-methylphenol

caffeic acid

3,5-dihydroxybenzoic acid

gallic acid monohydrate

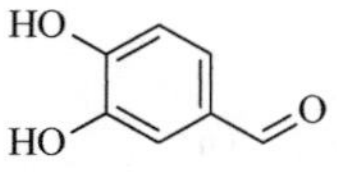

3,4-dihydroxybenzaldehyde

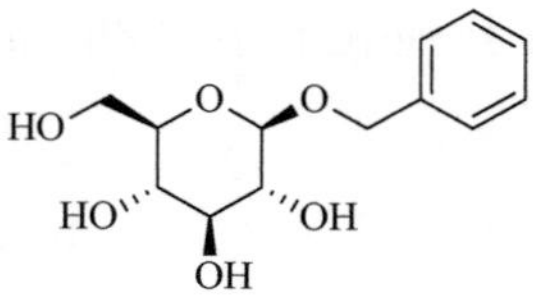

benzyl glucoside

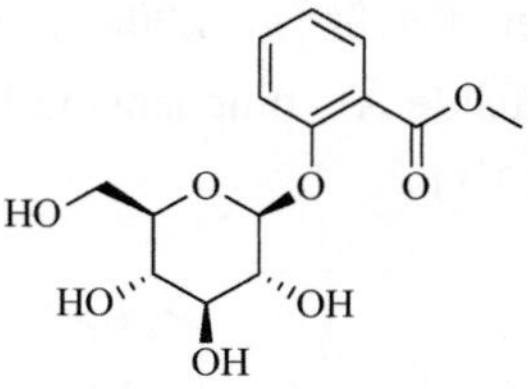

methyl salicylate glucoside

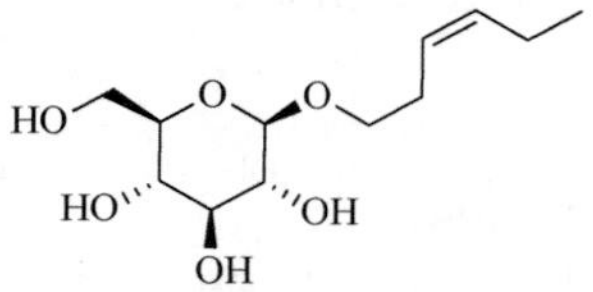

(Z)-3-hexenyl glucoside

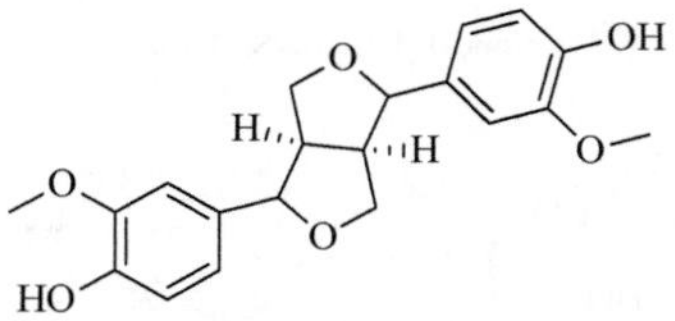

4,4'-((3aR,6aR)-tetrahydro-1H,3H-furo[3,4-c] furan-1,4-diyl) bis (2-methoxyphenol)

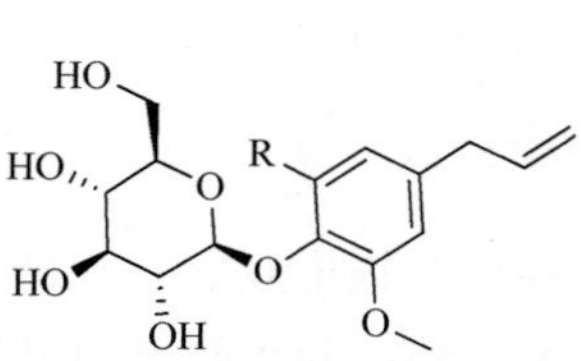

eugenyl glucoside, R = H
4-allyl-2,6-dimethoxyphenyl glucoside, R = OCH₃

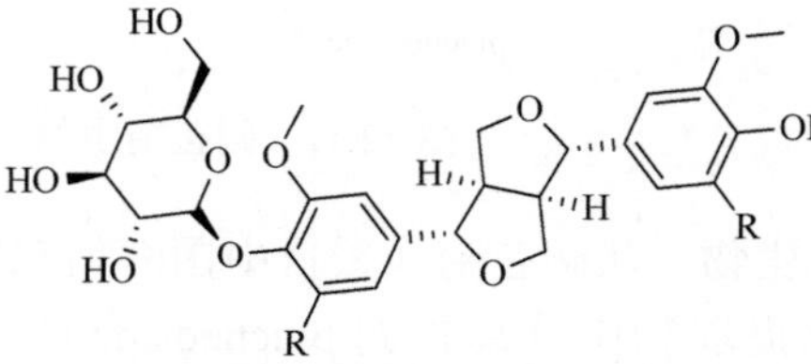

pinoresinolmonoglucoside, R = H
syringaresinol monoglucoside, R = OCH₃

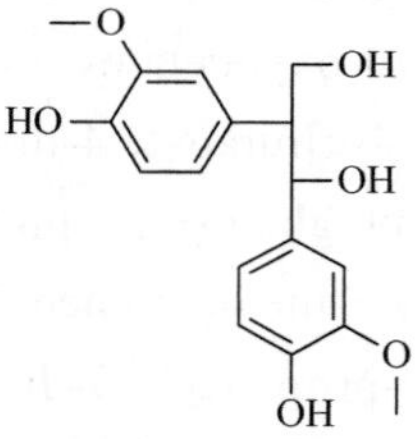

1,2-bis-(4-hydroxy-3-methoxyphenyl)-propane-1,3-diol(erythro)
1,2-bis-(4-hydroxy-3-methoxyphenyl)-propane-1,3-diol(threo)

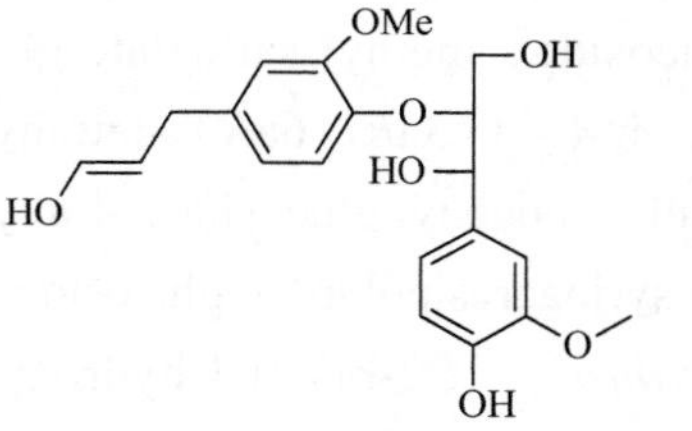

1-(4-hydroxy-3-phenyl)-2-{2-methoxy-4-[1-(E)-propene-3-ol]-phenoxy}-propane-1,3-diol(erythro)
1-(4-hydroxy-3-phenyl)-2-{2-methoxy-4-[1-(E)-propene-3-ol]-phenoxy}-propane-1,3-diol(threo)

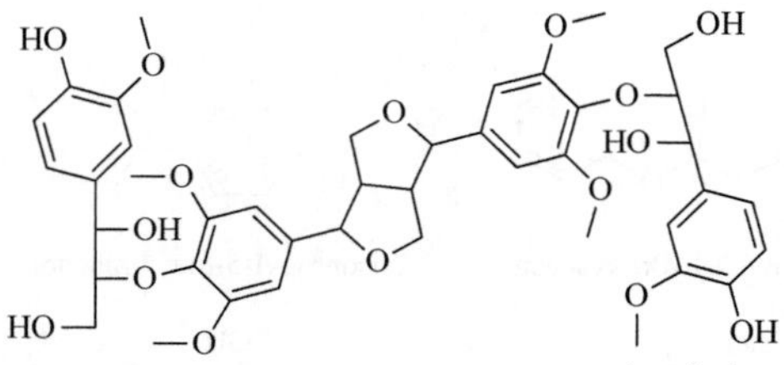

(erythro)   hedyotisol A   (erythro)

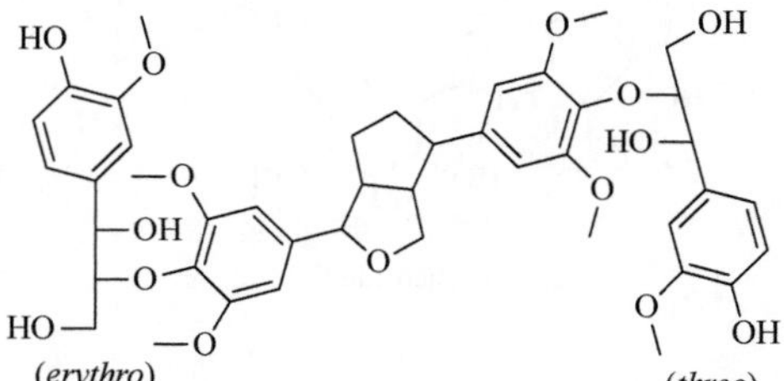

(erythro)   hedyotisol B   (threo)

图 22.12 阔苞菊中的苯衍生物

生物碱类　从阔苞菊（采自泰国尖竹汶府）分离得到生物碱类化合物，包括 apigenin、luteolin 和 quercetin，它们可以抑制人类肝脏细胞色素 P450（CYP）2A6 酶和呼吸道

CYP2A13 酶的活性（Boonruang et al.，2017）。

其他类 从阔苞菊中分离得到的其他类化合物包括 stigmasteryl glucoside、R/J/3、2-（pant-1, 3-diynyl）-5-（4-acetoxy-3-hydroxybuta-1-ynyl）-thiophene、2-（pant-1, 3-diynyl）-5-（3, 4-dihydroxybuta-1-ynyl）-thiophene、2-（prop-1-inyl）-5-（6-acetoxy-5-hydroxyhexa-1, 3-diinyl）thiophene 和 2-（prop-1-inyl）-5-（5, 6-dihydroxyhexa-1, 3-diinyl）thiophene 等化合物（图 22.13）（王健等，2008；Boonruang et al.，2017；Biswas et al.，2007）。其中，R/J/3 具有抗阿米巴原虫的作用，在 50mg/L 剂量下表现出最佳的抑制增殖活性，在处理 4h 后对滋养体的细胞有溶解作用（Biswas et al.，2007）。

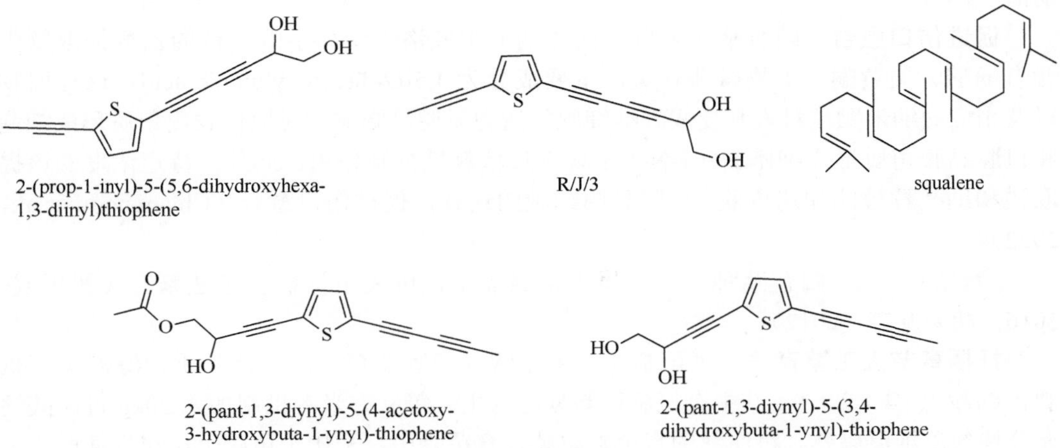

图 22.13　阔苞菊中的其他类化合物

药理学研究表明，阔苞菊具有抗炎镇痛、抗氧化、促进伤口愈合等多种药理活性，在世界各地被广泛应用。

抗炎镇痛作用 阔苞菊地上部分甲醇提取物具有抗炎活性，口服甲醇提取物（1～2g/kg），能够抑制角叉菜胶所导致的鼠爪水肿，并在甩尾测试和酸所致的扭体试验中显示了镇痛作用；甲醇提取物能抑制疼痛的两个阶段（神经源性和炎症性），局部给药甲醇提取物还能抑制巴豆油导致的鼠耳水肿（Barros et al.，2006）。

阔苞菊根部的氯仿提取物在 100g/kg、300g/kg 时可使角叉菜胶诱发的大鼠脚趾肿胀体积分别下降 75.2% 和 88.9%，口服及腹腔给药均有效，该提取物对组胺、5-羟色胺（5-HT）、透明质酸诱发的炎症也具有明显的抑制作用。对角叉菜胶诱发的胸膜炎，提取物可明显降低腹腔中的白细胞数量，说明其能抑制炎症引起的通透性增强作用。同时，提取物对乙酸诱发的小鼠渗出性炎症亦具有明显的抑制作用。提取物对棉球诱发的肉芽肿的抑制率分别为 41.9%、51.8%，对角叉菜胶诱发的肉芽肿的抑制率分别为 63.1%、68.8%，对尿酸钠引起的痛风性关节炎也有明显的疗效。此外，提取物对弗氏佐剂及甲醇诱发的多关节炎均有明显的治疗效果，说明其对慢性关节炎有治疗作用；对松节油诱发的关节炎在给药 1h、2h、3h、4h、5h 后均产生抑制作用，其作用强于阳性对照药苯丁唑酮。由此可看出，阔苞菊根部提取物对渗出性炎症及炎症的扩展均有很好的疗效（岳丽霞，1992；Sen and Chaudhuri，1991）。

神经系统作用 阔苞菊根部提取物能减弱小鼠运动能力，并可能通过改变 γ-氨基丁酸（GABA）水平延长小鼠苯巴比妥催眠时间（Thongproditchote et al.，1996）。

抗氧化活性 阔苞菊根部甲醇提取物（150mg/kg、300mg/kg）能在较长时间内（＞24h）显著抑制脂氧化酶引起的鼠爪水肿，并具有较强的羟自由基清除能力（$IC_{50}=$10.77μg/ml），显示出了较强的抗氧化活性（Sen et al.，2002）。

护肝作用 阔苞菊提取物的甲醇组分对 CCl_4 诱导大鼠和小鼠实验性肝损害呈现明显的保肝作用，能显著降低 CCl_4 诱导实验性肝损害大鼠和小鼠血清酶（丙氨酸氨基转氨酶、天门冬氨酸氨基转氨酶、乳酸脱氢酶、碱性磷酸酶）浓度及血清胆红素浓度的增加（蔡幼清，1994）。

促进伤口愈合 阔苞菊（采自泰国诗纳卡宁威洛大学药学院）枝的乙醇提取物中含有酚酸、类黄酮、生物碱和萜类，主要成分为 4,5-*O*-dicaffeoylquinic acid。该提取物以及相应的纳米颗粒对人真皮成纤维细胞的活力无明显影响，对原代表皮角质形成细胞和口腔黏膜角质形成细胞 HO-1-N-1 呈现剂量依赖性抑制作用。此外，特定浓度的该提取物和纳米颗粒能加速皮肤／口腔黏膜细胞的迁移，促进伤口愈合（Chiangnoon et al.，2022）。

【栽培技术】 阔苞菊种子小，属于常绿灌木，可采用扦插育苗法繁育（罗炘武，2016；胡宏友等，2012）。

扦插育苗人工繁育法 育苗基质 采用营养袋容器育苗，育苗基质为海泥：有机肥：细沙土 =4：2：1，其中有机肥以蘑菇肥为主，每立方米有机肥加入 20kg 过磷酸钙充分拌匀后堆沤腐熟。将腐熟的育苗基质装入育苗袋中，平排于苗床上，在扦插前一天用 3g/L 的 $KMnO_4$ 溶液消毒。

插穗与育苗 选择无病虫害生长健康的母株，剪取半木质化茎枝，截成 30cm 长的小段作为插穗。扦插前把插条基部先放在 1500 倍的多菌灵溶液中浸泡消毒 15min，并在生根粉溶液中处理。将插穗垂直插入营养袋的基质中，插入深度 3cm 左右。扦插完后淋1 次水，并在苗床上搭遮阳网，保持棚内湿度和温度适宜。苗期注意病虫害和草害防治。

起苗与移植 阔苞菊株高 25cm 时出圃造林，株行距为 0.5m×0.5m。起苗前，宜先挖好种植穴，种植穴直径大于苗木根部土球，穴深大于土球约 20cm，种植穴内施用充分腐熟的有机肥，与种植土均匀混合。选择健康苗木起苗，保证苗木的土球不松散，对苗木进行适当修剪，种植时容器苗表面入土深 5～10cm。

野生抚育 阔苞菊属于半红树植物，是既能生长于潮间带，又可生长在陆地非盐渍土的两栖物种。由于海陆过渡带的破坏，阔苞菊植株数量减少，主要体现在海堤的建设，以及鱼塘、虾塘的建设，阔苞菊的生境受到破坏。再加上保护意识不强，致使半红树植物数量减少，红树植物生长空间受到限制，陆岸受到侵蚀，从而引发一系列生态问题。阔苞菊为嗜热性广布种，可以在自然分布区域开展野生抚育。首先，在适宜生长区域人为培育造林，阔苞菊具有较高的观赏价值，适应性强、生长速度快、抗逆性强，可以进行引种培育，形成优良的园林绿化树种，不仅可在城市建设和庭院美化中利用，还可防风固沙，可在滨海湿地广泛栽植。在保护原有植物群落的基础上，进行人工繁殖、育苗，为海岸湿地造林提供优质种苗，使滨海植被生境恢复，促进生态系统可持续发展。对于阔苞菊群落的修复，采用针对性的修复和保护，改善生境，并进行监测、管理和评价。

尽快总结出一套成熟可行的育苗试验，早日推广到生产造林实践中。禁止人为破坏阔苞菊生境，消除不当的人为影响，不能为了眼前的经济发展而乱砍滥伐，建设适合阔苞菊生长的海陆过渡带环境迫在眉睫。对现存阔苞菊群落进行就地保护，禁止砍伐和其他破坏性活动。加强海岸带管理工作，严格管控虾塘、鱼塘的建设数量。此外，根据适地适树的原则，避免在海岸过渡带大面积营造其他侵入性物种，防止破坏物种多样性，引发一系列生态问题，如水土流失、物种丧失等（陈士林等，2004）。

【资源保护与开发应用】

生态保护和海岸带观赏　阔苞菊对环境适应性强，病虫害少，具有沙岸固沙作用，植株花色美丽，花期长，成片生长具有非常独特的景观效果，是热带滨海地区园林绿化和防风固沙的优良树种。

开发新药原料　阔苞菊是我国南方地区应用广泛的药用植物，根、茎、叶均可药用，含有抗氧化、抗炎、抗溃疡、抗肿瘤、保肝及神经药理学活性物质。我国南方地区具有丰富的阔苞菊资源，应在民间药用的基础上进行系统的活性成分和生物活性研究，加强与化学成分相配合的药理筛选，为进一步研发新药奠定基础。

食品开发　另有记载栾樨饼。取栾樨叶捣烂取汁，和米粉做饼（食之）。现代广州民间摘取阔苞菊叶，捣烂后和米粉及糖制成饼，小孩食之有暖胃去积之效。

参考文献

卞阿娜，王文卿，陈琼．2013．福建滨海地区耐盐园林植物选择与配置构想．南方农业学报，44(7): 1154-1159.

蔡幼清．1994．阔苞菊提取物在啮齿动物实验性急性肝损害中的保肝作用．国外医学（中医中药分册），4: 42.

陈士林，魏建和，黄林芳，等．2004．中药材野生抚育的理论与实践探讨．中国中药杂志，29(12): 1123-1126.

陈文沛，郑松发，黎锐成，等．2001．番禺地区引种种植红树林的研究．林业科学研究，14(3): 307-314.

陈学梅，缪绅裕，罗志荣，等．1998．大亚湾红树林研究 1. 澳头港的红树植物群落．植物学通报，15(4): 55-58.

陈怡君，李外，牛建均，等．2018．6 种红树林植物的 ITS2 条码鉴定．中国海洋药物，37(2): 20-24.

陈远生，甘先华，吴中亨，等．2001．广东省沿海红树林现状和发展．广东林业科技，17(1): 20-26.

邓必玉．2010．海南省西部沿海地区野生药用植物资源调查研究．海南大学硕士学位论文．

傅秀梅，王亚楠，邵长伦，等．2009．中国红树林资源状况及其药用研究调查Ⅱ. 资源现状、保护与管理．中国海洋大学学报，39(4): 705-709.

管华诗，王曙光．2009．中华海洋本草：第 2 卷 海洋矿物药与海洋植物药．上海：上海科学技术出版社．

何梦玲，张泽娜．2011．烟樨的生药学研究．广东药学院学报，27(4): 375-378.

胡宏友，陈顺洋，王文卿，等．2012．中国红树植物种质资源现状与苗木繁育关键技术．应用生态学报，23(4): 939-946.

黄庆昌，黄桂林，杨曼玲．1993．半红树植物的营养器官结构与生态适应．广西植物，13(1): 70-73.

李国平，刘剑秋．1999．福建野菜资源及开发利用．西南农业大学学报，21(5): 437-443.

李皓宇，彭逸生，刘嘉健，等．2016．粤东沿海红树林物种组成与群落特征．生态学报，36(1): 252-260.

李矿明，邓小飞，韩维栋，等．2006．广东江门沿海红树林及其它湿地植被．中南林业调查规划，25(1): 35-38.

李丽凤，刘文爱．2017．广西半红树植物现状及园林观赏特性．安徽农学通报，23(20): 71-73.

李妮亚，韩淑梅，陈坚，等．2011．不同生境中半红树植物抗氧化防御研究．西北林学院学报，26(5): 29-34, 40.

林有润，张桂才，王学文，等．1987．广东省药用植物的种类、分布特点及药材生产中值得注意的若干问题．广西植物，7(4): 305-311.

刘小芬，丁志山，陈舒婷．2017．福建沙生药用植物综合价值初步研究．中国民族民间医药，26(6): 11-17.

刘小芬，褚克丹，丁志山，等．2016．福建省野生沙生药用植物资源与研究进展．中国野生植物资源，35(5): 41-46.

罗炘武 . 2016. 海南 2 种乡土灌木的繁育技术及 2 种灌木在海防林中的应用 . 海南师范大学硕士学位论文 .

缪绅裕 , 王厚麟 . 2011. 大亚湾红树林与海岸植物叶片气孔特征及其发育 . 台湾海峡 , 20(2): 251-258.

农寿千 . 2011. 清澜港红树林保护区植物多样性与植被类型特点研究 . 海南大学硕士学位论文 .

潘良浩 , 史小芳 , 曾聪 , 等 . 2018. 广西红树林的植物类型 . 广西科学 , 25(4): 352-362.

邱凤英 , 李志辉 , 廖宝文 . 2008. 半红树植物研究现状 . 湿地科学与管理 , 12(3): 51-54.

邱蕴绮 , 漆淑华 , 张偲 . 2008. 阔苞菊属植物化学成分与药理活性研究进展 . 中草药 , 39(7): 1101-1105.

邱蕴绮 , 漆淑华 , 张偲 , 等 . 2010. 阔苞菊的化学成分研究 (Ⅱ). 中草药 , 41(1): 24-27.

谭红胜 , 沈征武 , 林文翰 , 等 . 2010. 阔苞菊化学成分研究 . 上海中医药大学学报 , 24(4): 83-86.

王健 , 裴月湖 , 林文翰 , 等 . 2008. 半红树植物阔苞菊茎叶的化学成分 . 沈阳药科大学学报 , 25(12): 960-962.

王文卿 , 王瑁 . 2007. 中国红树林 . 北京 : 科学出版社 .

谢宗万 . 1996. 全国中草药名鉴 . 北京 : 人民卫生出版社 .

辛欣 , 宋希强 , 雷金睿 , 等 . 2016. 海南红树林植物资源现状及其保护策略 . 热带生物学报 , 7(4): 477-483.

徐淑庆 , 李佳明 , 卢世标 , 等 . 2010. 广西北部湾红树林资源现状及可持续发展的现状 . 生物学通报 , 45(5): 11-14.

姚轶锋 , 廖文波 , 宋晓彦 , 等 . 2010. 海南三亚铁炉港红树林资源现状与保护 . 海洋通报 , 29(2): 150-155.

岳丽霞 . 1992. 阔苞菊根提取物抗炎作用的评价 . 国外医药 (植物药分册), 3: 127.

中国科学院中国植物志编辑委员会 . 1979. 中国植物志 : 第七十五卷 . 北京 : 科学出版社 : 50-51.

钟琼芯 , 刘强 , 汤成雄 , 等 . 2002. 海南岛周边海域岛屿药用植物资源与开发利用 . 贵州科学 , 20(3): 48-51.

Barros I M C, Lopes L D G, Borges M O R, et al. 2006. Anti-inflammatory and anti-nociceptive activities of *Pluchea quitoc* (DC.) ethanolic extract. J. Ethnopharmacol., 106(3): 317-320.

Biswas R, Dutta P K, Achari B, et al. 2007. Isolation of pure compound R/J/3 from *Pluchea indica* (L.) Less. and its anti-amoebic activities against *Entamoeba histolytica*. Phytomedicine, 14: 534-537.

Boonruang S, Prakobsri K, Pouyfung P, et al. 2017. Inhibition of human cytochromes P450 2A6 and 2A13 by flavonoids, acetylenic thiophenes and sesquiterpene lactones from *Pluchea indica* and *Vernonia cinerea*. J. Enzyme. Inhib. Med. Chem., 32(1): 1136-1142.

Chiangnoon R, Samee W, Uttayarat P, et al. 2022. Phytochemical analysis, antioxidant, and wound healing activity of *Pluchea indica* L. (Less) branch extract nanoparticles. Molecules, 27(3): 635.

Sen T, Chaudhuri A K N. 1991. Anti-inflammatory evaluation of a *Pluchea indica* root extract. J. Ethnopharmacol., 33(1-2): 135-141.

Sen T, Dhara A K, Bhattacharjee S, et al. 2002. Antioxidant activity of the methanol fraction of *Pluchea indica* root extract. Phytother. Res., 16(4): 331-335.

Thongproditchote S, Atsumoto K M, Temsiririrkkul R, et al. 1996. Neuropharmacological actions of *Pluchea indica* Less root extract in socially isolated mice. Biol. Pharm. Bull., 19(3): 379-383.

Uchiyama T, Miyase T, Ueno A, et al. 1989. Terpenic glycosides from *Pluchea indica*. Phytochemistry, 28(12): 3369-3372.

Zhang X P. 2013. Natural products from semi-mangrove plants in China. Column Chromatography: 193-209.